陈潮祖医学传承书系

陈潮祖

方剂学讲稿——方理求真

陈潮祖◇著

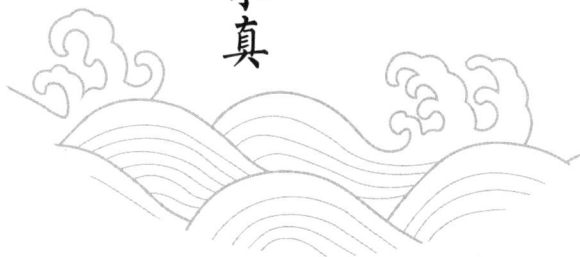

中国健康传媒集团

中国医药科技出版社·北京

内 容 提 要

　　本书是方剂学大家陈潮祖的经验总结，内容分总论和各论两部分。总论分为治法概述和方剂概述两章。各论共分 19 个治疗大法，大法下面包括 97 个针对脏腑和气血津液病机拟定的治法，法下罗列 483 个正方，每方又都体现一个治法。全书的治法反映了治疗原则、治疗大法、一证一法、一方一法四个层次，成为由粗到细，法中有法的编写形式。本书立论新颖，内容丰富，理法周详，方药实用，可供广大中医药院校师生、中医临床和科研工作者及中医药爱好者阅读参考。

图书在版编目（CIP）数据

　　陈潮祖方剂学讲稿：方理求真 / 陈潮祖著 .
北京：中国医药科技出版社，2025. 7. -- (陈潮祖医学
传承书系). -- ISBN 978-7-5214-5317-1

　　Ⅰ . R289

　　中国国家版本馆 CIP 数据核字第 2025A6T573 号

美术编辑　　陈君杞
版式设计　　也　在

出版　**中国健康传媒集团** | 中国医药科技出版社
地址　北京市海淀区文慧园北路甲 22 号
邮编　100082
电话　发行：010-62227427　邮购：010-62236938
网址　www.cmstp.com
规格　787 × 1092 mm $\frac{1}{16}$
印张　38 $\frac{1}{4}$
字数　907 千字
版次　2025 年 7 月第 1 版
印次　2025 年 7 月第 1 次印刷
印刷　北京盛通印刷股份有限公司
经销　全国各地新华书店
书号　ISBN 978-7-5214-5317-1
定价　**168.00 元**

获取新书信息、投稿、为图书纠错，请扫码联系我们。

谢　序

　　因开学琐务繁忙，辛巳年九月二十八日下午，我七点过才回家。一进门，就看到恩师陈潮祖教授坐在客厅里，左手持燃烟，右手把盏，正兴致勃勃地和我内子、小女摆谈。我看老师容光焕发，神态悠闲，心情舒畅，满面堆欢，轻轻松松，人也显得年轻，惊讶莫名。恩师少时，家境清寒，又发愤苦读，耗尽心力，孱弱消瘦，气血亏虚。三十五六年前，我跟从老师学习，那时老师不满四旬，而患者无论尊卑长幼，皆呼之曰"陈爷爷"，可见当时老师苍老之甚，而今天老师年逾七十，貌有壮容，喜滋滋，乐融融，因而颇为诧异，百思不解，内子又云："陈公不到五点就来了，已经等了两个多钟头。"老师一向惜时如金，砥砺学问，精勤博采，穷究方术，编摩著录，闭门读书，足不出户，偶有要事，造访故旧，也是直言不讳，开门见山，兴尽即归，从不留恋。但今天老师却破天荒来我家等了这么久，且一改过去那种庄穆整肃之貌，和颜悦色，有说有笑，怎不使我受宠若惊，诚惶诚恐，正要向老师问候，老师已抢先站了起来，兴冲冲地说："《方理求真》终于完成了，今天空闲，到你这儿坐坐。"啊，怪不得，怪不得，老师满面春风到我家，原来是跟我分享快乐和喜悦。陈公从事中医学教育三十多年，博闻强识，学识精湛，如泰山北斗，饮誉赤县神州。其讲演也，如大江奔涌，滔滔汩汩，一泻千里，气势如虹，说到动情处，则奋迅激励，慷慨昂扬，振聋发聩，电闪雷鸣；其诲人也，如春风化雨，点点滴滴，绵绵密密，循循善诱，润人心田；其为文也，纵横捭阖，握笔如椽，钩深致远，比踪前贤，恣肆汪洋，气象万千。老师著述极丰，犹未满足，曾言："方剂学反映异病同治之法，而临床诸科则是反映同病异治之法。二者既有区别，又有侧重。唐宋以前，多以方书指导临床；金元以后，内、外、妇、儿诸科分化渐细，著述日多。然而尚未有一部书，能上总方书阐述治疗大法，下启临床分论百病证治，执简驭繁，方便读者。余思之再三，欲从方书重新分类，另辟蹊径，寻求新的辨证模式。思之十年，不敢动笔，因方药为用，性命所系，稍有不

1

慎，动关生死，安得草草，孜孜汲汲？再思之十稔，犹未有成，义理不明，技艺不精，砆玉难辨，疑虑未通，怎敢尔尔，忙忙匆匆，复游杏林十余载，服务桑梓，为医四方，寻师问道，祖述岐黄。有感焉，记而为文；有获焉，述而成章。日积月累，积土成山；年移代革，点水成渊。一孔之见，不敢自隐；一壶之浆，不敢已尝。殚精竭虑，刮垢磨光；方理求真，去短扬长。积三十余年之经验，犹觉捉襟见肘，考百家学说之异同，更感学识浅陋。真乃自讨苦吃，备极艰辛，篇幅浩繁，精思极论，字斟句酌，劳心费神。恐有不虞，怎敢怠惰。时不我待，岂能蹉跎？"

是以老师绝交游，罢娱乐，舍休息，避宾朋，食不甘味，寝不安席，奋切编撰，焚膏继晷，旁征博引，推陈出新，纲举目张，条分缕析。概述方剂、治则为双璧，总结治法十九条，针对脏腑气血津液病机拟定具体治法凡百数，收正方483首，载附方187则。几易寒暑，笔不停挥，钩深索隐，阐幽发微，集古训己意之大成，呕心沥血，吐七十余万言而后快。如今良方传，妙术集，奇书成，夙愿遂。屈平辞、相如赋、史迁文、逸少帖，公得与之并而为五；越王剑、和氏璧、周公鼎、随侯珠，相形见绌。且大功告竣，公神清气朗，体妙心玄，熙熙生乐，飘飘欲仙，康健犹胜于昔时，必将大有作为于来年。真真可庆可贺，可喜可乐。我为老师鸿篇巨制终告完成而欢欣，受老师如此难得兴高采烈所鼓舞，于是情不自禁，和老师谈古论今。盐铁桑麻，士农商工，盛衰兴废，海阔天空。一时激动，得意忘形，不揣冒昧，斗胆请缨。学生不敏，孤陋寡闻，不能分劳，有负先生，能做之事，唯题书名，蒙恩师不弃，幸甚幸甚。

原成都中医药大学副校长　谢克庆
2001年9月（辛巳年秋）识于浣花书屋

自　序

　　方剂是理法方药四个环节中的一环，内、外、妇、儿各科都以方剂作为治病手段，它是临床各科的基础。作为基础学科的方剂学，其任务就是传授学者如何据理立法和依法组方，以便临床各科应用。方剂学又是探索同一病机可以出现多种证象，同一方法可以治疗多种疾病的学科，反映了异病同治的辨证方法。临床各科则恰好相反，是探索不同病机出现同一证象，不同方法治疗同一证象的学科，反映了同病异治的辨证方法。由此可见，方剂学的任务除了为临床各科打好基础以外，更为重要的是使学者掌握异病同治的辨证方法，以便与临床各科的辨证方法相辅相成，构成一经一纬的完整辨证体系。

　　古人治病主要是以方书指导临床，故其内容包罗万象，应有尽有。《备急千金要方》如此，《外台秘要》如此，《圣济总录》《太平圣惠方》诸书都是如此。直到金、元时代方书才由综合分类走向专科分类，这种分类方法促进了内、外、妇、儿各科的分化，逐渐形成了分科分证的辨证模式。通过方书新的分类，是否会形成新的辨证模式，我看是可能的。方是根据治法组成，法是根据病机拟定。病机包含病因、病位、病性三个要素，用脏腑辨证定位、八纲辨证和气血津液辨证定性来归纳病机，再据病机对方剂进行分类，就可以形成新的辨证模式。拙著《中医治法与方剂》一书，方按脏腑病机进行分类，就是想要形成新的脏腑辨证体系。除据脏腑病机对方剂进行分类以外，还有别的分类方法可以达到这一目的吗？本书根据治疗大法分类就是一种尝试。这种分类方法早在清代就已形成，目前中医院校所用教材也是沿用这一分类方法。本书以治疗大法为纲，下面再据脏腑病机和气血津液病机细分若干治法，是想使它除具一般方书功能之外，也成为一种新的辨证模式。这种设想能否达到目的则需拭目以待。

　　本书内容分总论、各论两部分。总论分为治法概述和方剂概述两章，介绍治疗原则及治法和方剂的有关知识。各论共分 19 个治疗大法，大法下面包括 97 个针对脏腑和气血津液病机拟定的治法，法下罗列 483 个正方，每方又都体现一个治法。全书的治法反映了治疗原则、治疗大法、一证一法、一方一法四个层次，是由粗到细，法中有法的编写形式。部分正方下面列入 187 首变化方剂，又是示人以加减变化之法。

书中还着重考虑了下面五个问题。一是选方：方是法的形体，不同的治法需要不同的方剂来体现。如果选方太少就不可能全面反映各种治法。同一治法也应选入两首以上方剂，才能展示同中有异的结构，以便临证选用。所选之方多数都是常用方剂，有些虽不常用，但因它能治疗某种特殊疾病，体现某种特殊治法，展示某种特殊结构，也被选入。二是分类：本书在统编教材的基础上作了一些修改。将治外感六淫的祛暑和表里双解二法归入解表法中，其意在反映解表大法全貌。理气、理血两个治疗大法层次太高，分为升降、理气、活血、止血四个治疗大法，其意在于使第三层次的治法更加具体。将补益分成滋阴与补益两法，主要是使学者明白津液病变有不通、太通、亏损三种基本病变。治风法改为解痉法，想使学者知道所有治疗大法都是针对病因、病位、病性施治，唯有解痉才是针对组织结构施治的治法。三是小法的拟定：治疗大法下面的 97 个治法是根据 97 个证型拟定的。一个证型代表一个病机，大体反映了脏腑和气血津液的盈、虚、通、滞变化，概括了内、外、妇、儿各科疾病的基本病机。临床辨证审属何种病机即可按图索骥。四是方理解释：每方遵循辨证析理、据理立法、依法释方的程序剖析方理。任何疾病都是致病因素引起脏腑功能失调、组织结构的弛张失度导致气血津液发生盈、虚、通、滞。所以一切方剂多由消除致病原因、调理脏腑功能、通调气血津液、缓解经脉挛急四类药物组成，依此析理，才能较为客观地阐述组方原理和揭示组方规律。又因一切疾病都反映气血津精阻滞、外泄、亏损三种基本病变，一切方剂都着眼于流通、固涩、补充气血津精，其中阻滞占十之七八，所以"五脏六腑宜通，气血津液宜通"也就成为剖析方理的指导思想。五是临证应用：主要说明一方能够治疗多种疾病，突出异病同治的特点。收集古今医家应用记录附于这一项下，其用意就在于此。

书中某些带有共性的基本病理常在不同的治法和方剂中反复出现，如果删去又不利于初学者学习，虽有重复也被保留下来，所有治法都是拙著《中医治法与方剂》中移植过来的，主要是想使这些治法经过反复推敲才会更趋完善，我虽从事方剂教学 38 年，有些方理剖析仍觉不深不透，甚至出现错误。如果读者提出意见，我将衷心感谢。

本书可供教学和科研之用，特别宜于临床参考，亦可作为学生学习方剂学时的参考书[①]。

本书又劳我校谢克庆副校长为其作序并题写书名，在此一并致谢。

六爱主人　陈潮祖

2001 年 10 月写于成都中医药大学

---

① 根据现代用药规定补充内容如下：为保留方剂原貌，犀角、穿山甲等现已禁止使用的药品，未予改动，读者在临床应用时应使用相应的代用品。

目 录

总 论

各论

总论

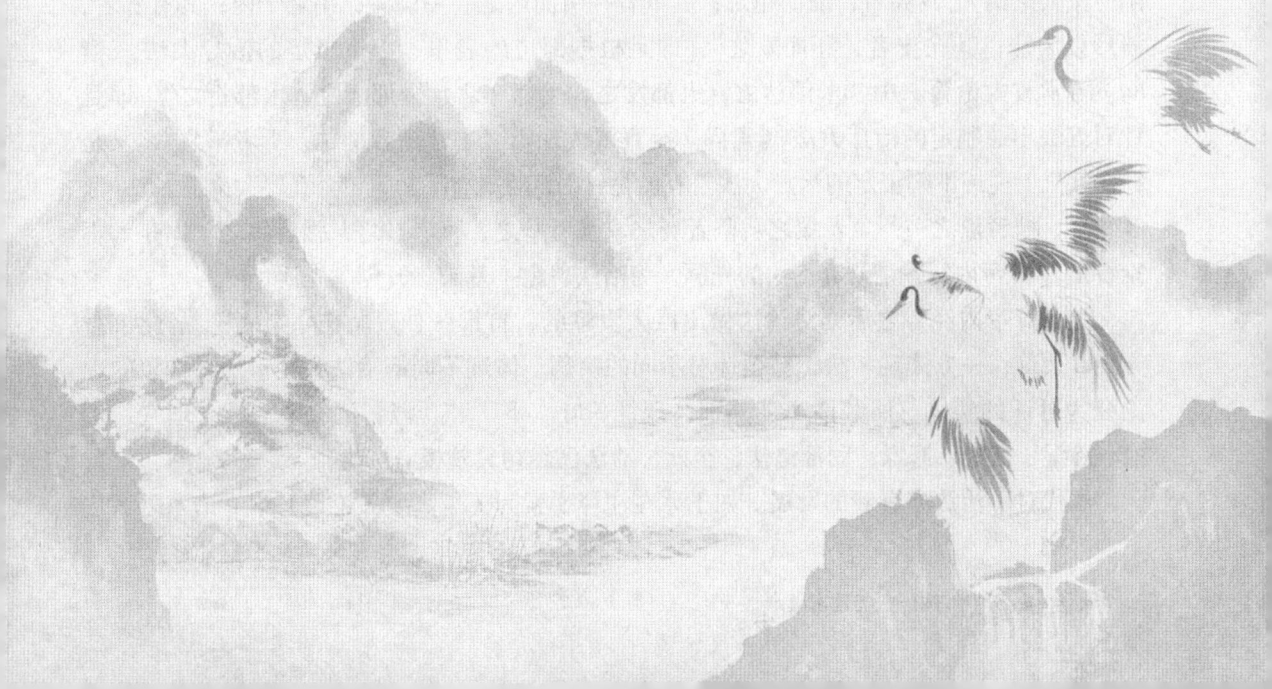

第一章　治法概述

治法是根据病机拟定的治疗方案，是指导制方的理论依据，是辨证论治的重要环节，是连接病机与方药的桥梁。

辨证论治是中医诊治疾病的基本程序。辨证的关键，在于捕捉病机；论治的关键，在于确定治法。治法是针对病机拟定的治疗方案，是指导制方的理论依据，起着承上启下的重要作用。治法是否切中病情，决定了治疗的成败。深入研究治法，揭示治法原理，是非常有必要的。

第一节　治法源流

一、发展简史

治法是方剂发展到一定数量时总结出来的组方规律，再反过来指导组方，从有方到有法，是认识上的一次飞跃。治法发展成为今天的格局，经历了一个漫长的过程。先由《黄帝内经》提出治疗原则和治疗大法，尔后经过历代医家的深化，才出现了具体的治法。

《素问·阴阳应象大论篇》《素问·五常政大论篇》《素问·至真要大论篇》等篇提出了"治病必求于本""谨察阴阳所在而调之，以平为期""实则泻之，虚则补之""热无犯热，寒无犯寒""微者随之，甚者制之，和者平之，暴者夺之""逆者正治，从者反治，寒因寒用，热因热用，塞因塞用，通因通用""善治者，治皮毛""发表不远热，攻里不远寒""大积大聚，其可犯也，衰其大半而止""大毒治病，十去其六"等原则。上述治疗原则，至今仍有指导价值。

三篇大论提出的治疗大法，有的是针对病因，如《素问·至真要大论篇》中"寒者热之，热者寒之，温者清之，清者温之，燥者润之"即是。有的是针对病位，如《素问·阴阳应象大论篇》"其高者，因而越之；其下者，引而竭之；中满者，泻之于内；其有邪者，渍形以为汗；其在皮者，汗而发之"，即是根据部位的表里、上下拟定的治疗大法，《素问·五常政大论篇》中"木郁达之，火郁发之，土郁夺之，金郁泄之，水郁折之"，即是针对五脏不通制定的治疗大法，《素问·至真要大论篇》中"高者抑之，下者举之"，又是针对气机上逆或下陷拟定的治疗大法。有的是针对病性，如《素问·至真要大论篇》中"散者收之，抑者散之……急者缓之，坚者耎之，脆者坚之，衰者补之，强者泻之"即是。不难看出，《黄帝内经》是研究治法的先驱，为治法奠定了基础，开创了先河。

继《黄帝内经》之后，对治法做出巨大贡献的，首推张仲景《伤寒杂病论》。此书载方 300 余首，一方体现一法，甚至针对不同的疾病，体现不同的治法，使治法由抽象的理论变为可证的实体。所载诸方，分别体现汗、吐、下、和、温、清、消、补、理气、理血、除湿、祛痰、润燥、固涩诸法，至此，治法已经初具规模。

唐代对于治法亦有新的发展。如王冰在注释《素问·至真要大论篇》中"诸寒之而热者取之阴，热之而寒者取之阳"时指出："寒之不寒，是无水也，'壮水之主，以制阳光'；热之不热，是无火也，'益火之源，以消阴翳'。"这一名论，至今已成治疗阴虚、阳虚的定法。

金元时期的刘河间、张子和、李东垣、朱丹溪，史称金元四大家，对治法多有建树。刘河间主火，张子和善攻，为汗、吐、下、消、清诸法的形成，立下了汗马功劳；朱丹溪倡导"阴常不足，阳常有余"之说，有助于滋阴降火法的形成；李东垣制补中益气汤、生脉散诸方，为气虚下陷、气阴两虚病变创立新方，开拓治法，对于治疗大法的贡献虽不及刘河间、张子和，但对第三层次的治法贡献不小。

成无己在《伤寒明理论》中说："伤寒邪在表者，必渍形以为汗；邪在里者，必荡涤以为利；其于不外不内，半表半里，既非发汗之所宜，又非吐下之所对，是当和解则可矣！小柴胡汤为和解表里之剂也。"成无己对于和法的形成起了决定性的作用。

《景岳全书》重视虚证，张景岳对补法的形成，贡献良多。书中方按补、和、攻、散、寒、热、固、因八门分类，以《古方八阵》名之，反映了按法分类的形式，开创了以法统方先河。

清代治法渐趋成熟。汪昂在《医方集解》中按方的功用归类，程钟龄在《医学心悟》中提出汗、吐、下、和、温、清、消、补八法，都对治疗大法起到完善作用。针对众多病机的治法，发展速度更快。其中以叶天士为代表的温病学派，对温病治法的形成，作出了不朽贡献。叶天士在《温热经纬》中提出"卫之后方言气，营之后方言血。在卫汗之可也，到气才可清气，入营犹可透热转气，入血就恐耗血动血，直须凉血散血"。这不仅开温病卫气营血辨证之端，亦为温病治疗别开生面，成为第三层次的治法。至于《温病条辨》所载诸方，均注明体现某法；雷少逸《时病论》所载之方，不以方名而以治法名之，都提示学者方即是法，法即是方。上述医家使治法由粗到细，层层深入，成为完整的治法体系。

综上所述，治法从轩岐流传到现在，已经形成四个层次。第一层次是以《黄帝内经》为代表提出的治疗原则；第二层次是以程钟龄为代表形成的治疗大法；第三层次是以叶天士等为代表针对病机提出的治法；第四层次是以吴鞠通、雷少逸为代表提出的一方体现一法。

二、治法的四个层次

治法虽已形成四个层次，每一层次却都有待深入。第一，从治疗原则来讲，《黄帝内经》所提出的治疗原则，虽在中医基础理论里面有所反映，但在基础之中仅居次要地位，学者只能略窥门径。第二，从治疗大法来讲，汪昂仅分类方剂，并未明确提出治法；程钟龄虽是研究治疗大法先驱，也只提出了一些纲领性的内容，有待深化。第三，根据脏腑病机研究治法，属于治法中的第三层次。这一层次可以结合五脏生理功能发生病理变化以后的病机探讨治法，揭示治疗原理，指导学者如何据理立法，依法制方，随证遣药，环环相扣，一线贯穿。本书即想完善这一层次的治法。第四，从一方体现一法来讲，这是讲授方剂应该重点完成的任务。方剂是古人依法制定的，方即是法，法即是方，已成为医者常识。讲授方剂应重点阐述某方体现某法，示人如何根据病机去立法组方，使学者有法可循，掌握依法立方、依法用方、依法释方知识。

三、研究方向建议

从事中医治法研究，应从中医传统理论进行探讨。具体做法可从以下几个方面考虑。

（1）从最高层次的治疗原则着手，补充、发展、深化《黄帝内经》的治疗原则。这种研究属于战略性的，虽然重要，但是很难具体，只能示人以方向。

（2）从八纲辨证、气血津液辨证产生的汗、吐、下、和、温、清、消、补、气、血、痰、湿等治法去总结共性，这是次高层次的研究。这一层次介于战略与战术之间，虽能接触实际，却亦很难深入具体。

（3）结合脏腑病机研究治法，这种方法，直接研究脏腑生理功能发生病理改变以后如何治疗，最能深入具体，指导临床，探求治法，有理有据，属于战术研究。

（4）将治法与方剂合在一起讨论，充分体现方即是法，法即是方。

第二节　治法与病机的关系

临证常用的辨证方法有病因辨证、八纲辨证、气血津液辨证、脏腑辨证、卫气营血辨证这几种。几乎每一位患者都是几种辨证方法同用，即用病因辨证察其致病原因，脏腑辨证确定病变部位，八纲辨证确定病变性质，气血津液辨证审察基础物质的盈、虚、通、滞。四种辨证方法综合分析所得出来的结论，就是病机。所以病机包括病因、病位、病性三个要素，反映了定位、定性、定量的病变本质。

治法是针对病机拟定的。病机是根据各种辨证方法确定的。只根据其中一种辨证方法得出的结论很不具体，所以针对这一层次拟定的治法只能属于治疗大法或属于第三层次的治法。

一、根据六气病机产生的治法

风、暑、湿、燥、寒是四时气候变化的主气。通过循环往复的四季更替，万物才得以浮沉于生长之门。如果气候异常，出现太过不及，机体不能适应，就会产生疾病。故《金匮要略》说："风气虽能生万物，亦能害万物，如水能浮舟，亦能覆舟。"若由常气变为异气，即成风、寒、暑、湿、燥、火六种致病因素，针对这些病因病机，就产生了祛风、散寒、除湿、润燥、清热、泻火等不同治法。由于这些治法不能确切反映病位，只能属于第二、三层次的治法。

二、根据八纲病机产生的治法

表、里、寒、热、虚、实、阴、阳八纲，是根据病位、病性归纳病证的方法。根据八纲辨证得出的病机结论，相应地产生了汗、吐、下、和、温、清、消、补等法。以八纲为依据确定治法，早在两千多年前我国第一部医学文献中就有记载。《素问·阴阳应象大论篇》中说："其在皮者，汗而发之；其高者，因而越之；其下者，引而竭之；中满者，泻之于内。"指出了应该根据邪留的不同部位，采取不同的治疗措施。在表者宜汗，在上者宜吐，在下者宜下，在中者宜消。《素问·至真要大论篇》中"寒者热之，热者寒之""衰者补之，强者泻之"，又指出应该根据病性的寒热虚实决定治法，寒者宜温，热证宜清，虚证宜补，实证宜泻。程钟龄总结这些治法为汗、吐、下、和、温、清、消、补八法，已经成为第二层次的治疗大法。

阴阳学说广泛应用于辨证之中，对治法的拟定产生了深刻的影响。由于阴阳失调是一切病机的总纲，调理阴阳也就成为一切治法的总纲，有些治法也是明确针对阴阳失调而设。例如五脏都有阴虚、阳虚、阴阳两虚，所以五脏都有补阴、补阳、阴阳双补之法。

三、根据气血津精病机产生的治法

精、气、血、津、液是脏腑功能活动的动力来源，此五种基础物质的摄纳、生化、贮调、输泄，有赖于五脏六腑的协同合作。基础物质与脏腑功能之间，有着不可分割的关系。无论何种内外因素引起脏腑功能失调，都会引起气血津液发生不通、太通、亏损三种基本病理改变，反映盈、虚、通、滞的不同证象，而气血津液出现盈、虚、通、滞，同样会导致脏腑功能失调，两者是互为因果的。针对气血津液的不同病理改变，于是产生了不同层次的各种治法。

先就第二层次的治疗大法言之：临床常见气分、血分、津液失调三类病变。气病调其气，血病调其血，津病调其津，于是产生了理气、理血、除湿、祛痰等大法。这些大法与八纲病机产生的汗、下、温、清诸法，已经成为当今方剂按法分类的依据。

再就第三层次的治法言之：气虚的补气，气散的敛气，气滞的行气，气逆的降气，气陷的升阳。血虚的补血，血瘀的活血，血溢的止血。津虚的滋阴，津壅的祛痰、涤饮、除湿、行水，津泄的敛汗固表、涩肠止泻、固肾缩便。胆液、胰液等虚损的，宜补之使充；过盛的，宜抑之使平；壅滞的，宜疏之使泄。精虚的宜补精，精闭的宜通精（指男子不能射精，女子不能排卵），精滑的宜固精。这些治法，都是直接对精、气、血、津、液五种基础物质盈、虚、通、滞拟定的治法。属于治法中的第三层次。

四、根据卫气营血病机产生的治法

叶天士将热病划分为浅深不同的四个层次，创立了卫气营血的辨证体系，产生了一套完整的病机制论和治疗法则。根据叶氏"在卫汗之可也，到气才可清气，入营犹可透热转气，入血就恐耗血动血，直须凉血散血"之论，温邪上受，首先犯肺，邪在卫分，邪浅病轻，法当辛凉解表，宣通肺卫。热在气分，病已深入一层。热盛津伤的，当辛寒清气以撤热保津，苦寒泻下以通肠道之结；湿热羁留气分的，当清热除湿以复中焦健运，分消走泄以疏三焦之郁。热邪逆传心包，内陷心营，病情已趋危笃，法当清热开窍，醒脑回苏，以开神明闭阻，清营泄热，透热转气，以免热灼心营。热入血分，邪入更深，热邪动血，法当凉血化斑，若阴虚风动，又宜育阴潜阳，息风止痉。上述种种治法，都是针对热病的具体病机拟定的具体治法，大大丰富了第三层次的治法内容。

五、根据脏腑病机产生的治法

任何疾病的发生，都是脏腑功能紊乱和气血阴阳失调的病理反映。临床诊病，以脏腑经络辨证确定病变部位，八纲辨证确定病变性质，气血津液辨证以审察基础物质的盈、虚、通、滞，几种辨证方法综合使用，最后审证求因，就能将病因、病位、病性融为一体，从各个侧面揭示病变的本质。所以，脏腑辨证才是更为有效的辨证体系。

以五大系统的生理、病理为依据，针对脏腑病机拟定治法，是综合各种辨证方法的产物，各种辨证方法所产生的治法无一不在其中，例如，肺司呼吸，气宜宣降，肺失宣降之常，即宜宣降肺气；肝司疏泄，性喜条达，情志刺激，引起肝气郁结，就当调气疏肝。但是，凭借五脏生理、病理拟定的治法，仍然不能反映病性，也不能全面反映基础物质的盈、虚、通、滞状态，不能确切定性、定量，施治仍不具体。必须结合八纲辨证以辨别寒热；气血津液辨证以审察精气盈虚、阴阳消长、升降出入，才能产生具体的治法。如在宣降肺气的前提下，根据病性的寒热，津气的虚实，产生温肺降逆、清肺降逆、补肺宁嗽、泻肺逐痰诸法。在调气疏肝的前提下，产生温肝解郁、清热疏肝、柔肝疏郁、调气活血诸法。本书即是以五脏生理功能为纲研究病机、治法的专著，具有定位准确，分析病理有生理为依据等优点，并使学者读后能够明确每方所治的病位，掌握据理立法，依法制方原理。

六、根据五行理论产生的治法

五行理论用于医学领域，是用来说明五脏之间相互滋生、相互制约关系，借以解释人体的生理、病理现象，从而指导诊断和治疗。古典医籍中用相生相克来阐述五脏关系，这不是抽象的概念，而是建立在气血津精生化输布等关系之上的。凭借这些物质基础以维持五脏间的相互协调、相互制约关系。所以五脏关系失调的病理变化，可用相生相克的理论指导诊断和治疗。根据五脏相生关系产生的治法，有培土生金、金水相生、滋水涵木、补火生土等。根据五脏相克关系产生的治法，有抑木培土、补土制水、壮水制火、清金制木等，这些治法，至今仍有实用价值。

第三节　治疗原则

根据疾病的致病机制，如阴阳消长、气机升降、浅深轻重、邪正盛衰、病位病性、津气通滞等提出的施治纲领，称为治疗原则，运用这些原则指导治疗，才能获得很好的疗效。

一、治病求本，谨守病机

这是根据"治病必须谨守病机"提出来的治疗原则。

《素问·阴阳应象大论篇》说："治病必求于本。"指出治病必须审察阴阳变化。根据气血津液盈、虚、通、滞得出的结论就是病机。故《素问·至真要大论篇》强调在辨证时要"审察病机"，在施治时要"谨守病机"。

疾病在发生发展过程中会反映许多证象，应该根据证象分析致病机制，针对病机进行治疗。如果不明此理而见症治症，是只看表象不看本质，往往不能愈病。以咳嗽为例，咳嗽是肺系津气壅滞或亏损所致，虽然属于肺系病变但却不能单纯治肺，应该根据全身症状进行分析，看是何脏功能失调引起津气逆乱，影响肺气宣降失调而生咳嗽。施治之际，只能通过调理该脏功能，使三焦津气和调，肺气能够正常宣降，才能达到止咳目的。所以《素问·咳论篇》指出："五脏六腑皆能令人咳，非独肺也。"

二、病从浅治，迟则难医

这是根据"病宜早治"这一指导思想提出来的治疗原则。

《素问·阴阳应象大论篇》说："善治者治皮毛，其次治肌肤，其次治筋脉，其次治六腑，其次治五脏。治五脏者，半死半生也。"外邪初袭人体，邪既轻浅，正又未虚，如果投以发汗解表之方，及早治疗，即可阻止病邪深入，促使疾病很快痊愈。若未重视早治原则，患者迟迟不去就医，一延再延，或医者不能当机立断，一误再误，待其病入膏肓，再治则为时已晚而回天乏术矣！以咳嗽为例，当其初起，肺气为外邪所郁而宣降失常，如能及时投以祛邪出表及调气行津之方，本可霍然而愈。如果失治误治，咳久而呈肺胀，胀久波及心脏，影响血液循环，由功能失调转为器质损坏，那时再欲治愈，不可得矣！正如《素问·四气调神大论篇》所说："夫病已成而后药之，乱已成而后治之，譬犹渴而穿井，斗而铸锥，不亦晚乎？"治病宜早这一道理不足为庸者道，唯智者知之。故《素问·八正神明论篇》中说："上工救其萌芽……下工救其已成，救其已败。"

三、阴阳消长，治宜详审

这是根据"调理阴阳是治病总纲"提出来的治疗原则。

气为阳，津血为阴；五脏功能活动为阳，供其活动的基础物质为阴。阳气与阴血，功能与物质之间，都要保持相对平衡，才能进行正常的生命活动。疾病的发生及其病变过程，自始至终都是人体在致病因素影响下阴阳平衡失调的反映。基于这一认识，治疗时的一个重要原则就是调理阴阳，补偏救弊，使异常的病理状态消失，仍然保持生理上的平衡。此即《素问·至真要大论篇》所谓"谨察阴阳所在而调之，以平为期"的意思。

（一）泻其有余

阴阳的平衡失调，就会出现阳盛则热，阴盛则寒的病理改变。对于外邪引起的阴阳偏盛，根据"寒则热之，热则寒之"之理，只需泻其有余即可使其阴阳恢复平衡。若阳热盛而损及阴液，即所谓"阳盛则阴病"。根据阳病治阴的原则，法宜补其不足之阴，泻其有余之阳；若阴寒盛而损及阳气，即所谓"阴盛则阳病"，根据阴病治阳原则，又当散其寒邪，补其阳气。

（二）补其不足

若系自身阴阳偏衰的病变，法当补其不足，如阴虚不能制阳而阳气偏亢，根据"诸寒之而热者取之阴"的原则，当补不足之阴以制亢盛之阳，这种治法，王冰称为"壮水之主，以制阳光"。如果阴虚火旺，单用滋阴之法不能取效，又宜滋阴与降火同施，亦即《灵枢·终始》中"阴虚而阳盛，先补其阴，后泻其阳而和之"之意。阳虚而致阴凝，根据"热之而寒者取之阳"的原则，法当益火消阴。这种治法，王冰称为"益火之源，以消阴翳"。如果阴凝太盛，又宜补阳与泻阴并举，亦即《灵枢·终始》中"阴盛而阳虚，先补其阳，后泻其阴而和之"的治疗原则。

四、调理升降，以平为期

这是根据五脏病变的基本病理都是气血津液升降失调提出来的治疗原则。

《素问·六微旨大论篇》说："出入废则神机化灭，升降息则气立孤危，故非出入，则无以生长壮老已；非升降，则无以生长化收藏。是以升降出入，无器不有。"升降出入的基础物质是气血津液，气血津液需要五脏协同合作，才能升降不失其度，运行不停其机。由此可见，气血津液的升降出入也就成为五脏功能活动的基本形式。肺的宣发肃降，脾胃的升清降浊，心肾的阴阳相济，肝胆的升发疏泄，都是气血津液升降运动的体现。任何一脏发生疾病，都将引起升降失调，所以《素问·刺法论篇》说"升降不前，即成暴郁"，提出升降失调，应该"折郁扶运，补弱全真，泻盛蠲余"，并详细讨论了五脏升降失调的针刺方法。《素问·至真要大论篇》中"散者收之，抑者散之，高者抑之，下者举之"，就是针对气血津液升降出入太过、不及提出的治疗原则。

升降逆乱，应该调理升降，使其恢复正常。治肺病应注意宣降，宣降正常，则津气通畅，呼吸调匀。脾胃为四运之轴，升降之枢，脾胃升降正常，则水谷精微得以上输，糟粕得以下降，心肺气血得以下行，肝肾精气得以上升，如果脾胃升降失常，不仅水谷的纳运发生障碍，五脏气机亦将受到影响。治肝病亦应注意升降，肝性升发，卫气的上升外达都与肝的疏泄功能有关，肝的升降失常，常从太过与不及两个方面表现出来。若为升发之机被遏，则呈肝郁，根据抑者散之的治则，治当疏肝解郁，遂其升发之性。若为肝气升腾太过，则呈肝阳上亢，根据高者抑之的治则，又宜平肝潜阳，使肝阳不致过亢。治肾病应该注意肾的气化功能是否正常，肾为主水之脏，水液能在体内运行不息，有赖肾阳的蒸腾气化，才能正常升降出入，使"水精四布，五经并行"。若阳气不足，气化失常，升降失司，水液不能下行外出而停蓄上干，治宜温阳化气，以调其水液的升降出入。以上内容说明五脏有病，均宜调其升降，证实了"升降出入，无器不有"这一论述。

五、病位不同，治法有别

这一原则提示不同病变部位应有不同治法。

邪在皮毛、肌腠、血脉、筋骨、六腑、五脏不同部位，治疗方法也应随之而异，根据病位的浅深高下予以相应的治疗，这是临床上一个重要的治疗原则。故《素问·调经论篇》说："病在脉，调之血，病在血，调之络；病在肉，调之分肉；病在筋，调之筋；病在骨，调之骨。"

病位既有表里上下，施治亦就随之而异。根据《素问·至真要大论篇》"调气之方，必别阴阳，定其中外，各守其乡，内者内治，外者外治"之论，邪在表者宜汗，在里者宜泻，在上者宜吐，在下者宜利。这些治法是以《素问·阴阳应象大论篇》"其高者，因而越之；其下者，引而竭之；中满者，泻之于内；其在皮者，汗而发之"为理论依据的。

（一）先表后里，先里后表，表里同治

一般来讲是表病治表，里病治里，但这一原则仅言其常而未及其变。表病及里或里病及表的表里同病，临床颇为常见。这种情况，当视受邪先后施治，有主有从。表病及里，应先治其表，后治其里；里病及表，应先治其里，后治其表。此即《素问·至真要大论篇》所谓"从内之外者，调其内；从外之内者，治其外；从内之外而盛于外者，先调其内而后治其外；从外之内而盛于内者，先治其外而后调其内"的治疗原则。这一原则已被后世突破，不仅发展成为表里同治，甚至可以表病治里，里病治表。仲景用解表的葛根汤治表邪内陷的下利，就是实际例证。

（二）上病治下，下病治上，上下同治

上病治上和下病治下的原则，也是仅言其常而未及其变，还有上病治下与下病治上的变法。如肺热壅盛而用芒硝、大黄通腑，即上病下取之意；小便不利而用宣肺之法，即下病上取之意。亦可上下同治，三焦并调，细读调气、除湿诸法，自然明白上下同治之理。

六、病性不同，施治自异

这一原则是说不同的病变性质应有不同的治法。

疾病的表象虽然极其复杂，但依病变性质予以归类，不外乎寒、热、虚、实四类。寒热已详，调理阴阳，可以合参。

（一）虚证宜补

这是根据《素问·至真要大论篇》中"衰者补之，损者益之"拟定的治疗原则。心、肝、脾、肺、肾五脏都有功能衰退，精、气、血、津、液五种基础物质都有亏损。所谓虚证，应该包括五脏功能衰退和五种基础物质亏损两个方面的证候。

五脏功能与基础物质之间是相互依存、互为因果的。基础物质的生化有赖于五脏的合作，脏腑功能衰退，自然就会影响基础物质的生化；精气血津液是脏腑功能的物质基础，基础物质亏损，五脏功能也就随之虚损。所以，一切虚损证候都应补其不足。只有五脏功能恢复，才能正常生化精气，也只有精气旺盛，五脏才能进行正常的功能活动。虚证有气虚、血虚、阴虚、阳虚之分，故治法有补气、补血、补阴、补阳之别。补气、补阳是为脏腑功能衰退而设，补血、补阴是为基础物质亏损而立，虽然同属补法，但所达目的不同。

（二）实证宜泻

这是根据《素问·阴阳应象大论篇》中"其实者，散而泻之"，以及《素问·至真要大论篇》中"有余者，折之"拟定的治疗原则。五脏受邪引起功能障碍，都会成为实证。所以《素问·大奇论篇》有"肝满、肾满，肺满皆实"之说。五脏功能障碍，基础物质不能正常升降出入，壅滞不通，是导致五脏实证的基本病理，这类实证均宜泻其邪实。

（三）补泻同施

气血津液的运行输布，有赖于五脏的协同合作。五脏功能衰退，必然导致气血津液运行不利，出现虚中夹滞之证。虚实兼见，最宜补泻同施。补虚意在恢复脏腑功能，功能恢复则气血津液运行输布也就正常；泻实意在祛其壅滞，壅滞既除则五脏功能也就随之恢复。补泻之间有相反相成之意。

七、邪正盛衰，攻补异趣

这是针对正邪之间关系提出来的治疗原则。

邪指外来的致病因素，正指自身的抗病能力。同一环境，同一病因，每因体质不同而有病与不病的不同表现。正气旺盛者不易受邪，体质衰弱者容易受邪。当其既病以后，病情的变化亦由正邪双方力量消长而定。邪胜正却，则病情加重；正胜邪却，则逐渐痊愈。改变邪正双方力量对比，使疾病向痊愈方面转化，是治疗的基本目的，根据邪正斗争趋势，权衡邪正盛衰，可用扶正祛邪、祛邪复正、攻补兼施治则，正确处理正邪之间的关系。

（一）扶正祛邪

扶正祛邪是通过扶助正气，增强体质，提高机体的抗病能力，达到祛除病邪，恢复健康的目的。这一原则适用于久病不愈，正邪俱衰的证候。此时投以扶正之法，可收正气渐复而邪气自除的效果。如果不顾正气而妄施攻伐，将会造成正气愈伤、病情愈重的不良后果。

（二）祛邪复正

祛邪复正是借祛除病邪以达邪去正复的目的，适用于新病未虚，邪气亢盛的病证。这种情况，只需祛邪即可收到邪去正复的效果。如果不明此理而反扶正，是助盗粮而资寇兵，将会助长邪气，加重病情。

（三）攻补兼施

对于正气已虚，邪气亢盛之证，单纯攻邪则正气愈伤，单纯扶正则邪焰愈炽。唯有双管齐下，攻补兼施，才是两全之策。攻补兼施又当视其病情决定主次，并非等量齐观。总以攻邪而不伤正，扶正而不留邪为佳。

八、微者逆治，甚者从治

这一原则提示：邪气有微甚，应该根据邪气微甚决定治法；证象有真假，应该严格遵守治病求本原则，勿被假象所迷。

（一）微者逆治

《黄帝内经》称"微者逆治"为"微者逆之"。这一治则适用于证象与本质一致的疾病，已经成为治疗常规，故又称为正治法。如寒证用温法，热证用清法，虚证用补法，实证用泻法，都是针锋相对，逆病而治。寒者热之，热者寒之，虚者补之，盛者泻之，都是正治法的具体应用。

（二）甚者从治

《黄帝内经》称"甚者从治"为"甚者从之"。这一治则是为证象与本质相反的假象而设，如外见热象而用热药治疗即是。由于此法是顺从疾病所表现的假象进行治疗，所以称为从治法，又因与热证用凉药的正治法相反，故又称为反治法。但须明白，这种热象仅是表面的假象，本质仍然是寒，根据治病求本原则，应当使用热药治其真寒，从其假热。此外，用热治寒而阴寒太盛，热药为其所拒，于热药之中配入少许凉药以同气相求，或用寒治热而热邪太盛，凉药为其所拒，于凉药之中配入少许热药以同气相求，也是从治的意思。常用的反治法有以下四种。

1. 寒因寒用

外有寒象而用寒药，谓之寒因寒用。这种寒象是因内热太盛以致阳气闭郁，是内真热而外假寒。针对真热假寒病机，使用凉药清热，内热一除，阳气一通，假寒证象便可消失。如《伤寒论》中用辛寒清热的白虎汤治脉滑而厥的热厥证候，便是寒因寒用的例证。

2. 热因热用

外有热象而用热药，谓之热因热用。这种热象是阴盛于内格阳于外的假象，是内真寒而外假热。针对真寒假热病机，使用热药益火消阴，内寒一除，阳气内返，假热证象亦随之消失。如《伤寒论》中用回阳救逆的通脉四逆汤治下利清谷，肢冷脉微，兼见面赤而反不恶寒的阴盛格阳证候，便是热因热用的例证。

3. 通因通用

气血津精本已出现外泄证象反而使用通利药物，即谓之通因通用。这种通利证象是由滞塞引起，使用通利药物祛其滞塞而通，证象可以消失。如瘀血阻滞、血不循经的出血，出血是通的现象，导致出血原因，则为瘀血，投以活血药物使瘀祛络通，血循常道而血自止。这种出血而用活血药物治疗的证候，体现了通因通用的原则。

4. 塞因塞用

塞有闭塞不通之意。凡是使用补法振奋五脏功能，恢复气血津液的正常流通，使闭塞证象消失的，都称为塞因塞用。气血津液壅滞，一般均用行气、活血、祛痰、利水、泻下等法通之。若因脏腑功能衰弱，推动无力或气化不及，形成滞塞，即宜振奋脏腑功能，助其气化，才是治本正鹄。以便秘为例，一般均宜通便，若系脾虚气弱，肠道传导乏力，则宜使用补法恢复脾的健运，使肠道传导有力而大便自调。

九、宜通宜塞，斟酌其宜

这一原则提示一切疾病都表现出气血津精的盈、虚、通、滞变化，应该严密观察基础物质的盈、虚、通、滞确定治疗方法。盈、虚已于病性论及，此处只谈通、滞。

五脏是由经隧连接而成，流通着气血津精。五脏功能活动以气血津精为物质基础，没有物质基础，五脏功能活动也就停止。五脏六腑宜通，如果不通，基础物质就不能到达五脏，但应通调适度，太过、不及都是病态。流通受阻，会呈气滞、血瘀、痰凝、湿阻；流通太过，又会气血津精外泄。太过者宜涩之使固，不及者宜疏之使通。通与塞就成为一切基础物质通调失度的治疗原则。

（一）涩滞宜通

《素问·热论篇》谓："荣卫不行，五脏不通，则死矣！"五脏不通，将会危及生命，只有通其经隧，才能使病气渐衰而疾病愈。所以《素问·至真要大论篇》指出治病应该"疏其血气，令其调达，而致和平"。由于五脏功能各具特点，虽然总的原则是通，具体治法却有不同。故《素问·六元正纪大论篇》提出了"木郁达之，火郁发之，土郁夺之，金郁泄之，水郁折之"的五脏治则。意思是说肝胆气血郁结，应疏之使通；心经有热，该透发于外；脾胃壅滞，宜消导下夺；肺气痹郁，当开泄肺气；肾水停蓄，须渗利水湿。综观五脏实证治法，无不立足于通，即使虚证，夹滞者也十居七八，亦当补中寓通，是故通是五脏的共性。

（二）太通宜涩

津液不能正常升降出入而外泄，血液不循常道而逸出脉外，阴精不能封藏固密而滑泄无度，阳气外散而呈表卫不固，都是太过现象，均宜涩之使固。如阳气浮越，体常自汗，肠滑失禁，小便失禁，白带清稀，肝血不藏，精关不固皆是。

（三）通涩同用

通与塞两种相反的病理有时亦可同时存在，当单用一法有顾此失彼之嫌时，就应通涩同用才能两面兼顾。以阳气虚损、表卫不固的体常自汗为例，阳虚不固是本，阴津外泄是标，用真武汤加人参、黄芪、五味子、牡蛎温阳益气、固表实卫，可使阴津不从汗泄，转从三焦下行归肾，不致汗止以后又见湿滞，这是两种对立矛盾在一定条件下的统一。

十、因势利导，祛邪外出

这一原则提示治病贵在因势利导，祛邪外出，才能收到事半功倍效果。

体表毛窍与前后二阴都是病邪外出的通路。感受寒热之邪以及受邪以后产生的痰饮湿浊、胃肠积滞等病理产物，都宜祛之使出。治寒滞经络、血脉凝滞，用麻黄、桂枝、生姜、细辛之属祛风散寒；热在气分，用葱豉白虎汤发散郁热；热在营分，用清营汤配金银花、连翘透热转气；肝风内动，用羚角钩藤汤配桑叶、菊花疏散风热；热伏阴分，用青蒿鳖甲汤透热达表。这些都是令邪从表去的例证。用吐法吐去胃中痰食，用下法泻去胃肠积滞，用利水法引导三焦湿浊下行，用逐瘀法下去胞宫瘀血，这些都是为病理产物寻求出路的实例。《灵枢·师传》谓："夫治民与自治，治彼与治此，治小与治大，治国与治家，未有逆而能治之也，夫唯顺而已矣。"顺而已矣岂止治病如此，治国亦然。

十一、标本缓急，有常有变

这一原则提示治病贵在知常达变。常是指在一般情况下要从本而治，变是指在特殊情况下要舍本逐末，只有知常达变，才能应付裕如。

标本是一个相对的概念，每随应用的场合而异。就邪正言之，正气为本，邪气为标；就病因与证象言之，病因为本，证象为标；就疾病发生先后言之，旧病为本，新病为标；就病变部位言之，内脏为本，体表为标。

用标本理论分析病情，确定轻重缓急，拟定治疗方案，当视情况而定。在一般情况下，本是病变的关键，也是治疗的重点，但在疾病发展过程中出现危重症时，有时标又成为病变的关键，应把治标作为重点，古人将这一治疗原则概括成为两句话，就是"急则治标，缓则治本"。

（一）缓则治市

缓则治本适用于病势比较缓和的病情。这类病证应把消除致病原因、调理脏腑功能、流通气血津液作为治疗重点，标证可以不顾。例如肾阳虚不能化气行水，以致水液停蓄而成水肿之证，水肿是标，肾阳虚损是本，投以温阳化气之方，从本治疗，使肾阳得温，气化复常，水肿也就逐渐消退。

缓则治本仅是相对而言，绝大多数急证都是治本而非治标。以急性热病为例，病因是本，证象是标，使用清热解毒药物消除致病原因，病因消除，热象也就随之消失。又如中寒气闭而致卒然腹痛，欲吐不得，欲泻不能，病情急而又急，只有使用温通泄闭之方，使寒散气通，腹痛证象才会消失，以上说明急证也要治本。

（二）急则治标

当疾病的标象出现严重情况而足以危及生命时，应把标象作为治疗重点，此即急则治标之意。例如肝血瘀阻所致的腹水，肝血瘀阻是本，腹水为标，常法应当活血化瘀，从本治疗，若腹水严重，腹满如鼓，呼吸迫促，二便闭涩，如不及时消除腹水，即将危及生命，这种情况也就不能按照常规施治而应先予逐水，使腹水暂消之后再从本治。急则治标不是治病的普遍原则，仅仅是对治病求本的补充，提出这一治则，在于提示守经之中还有行权一法。

（三）标本兼治

采取标本同时治疗的方法，称为标本兼治。这一原则的应用范围很广，对上述"正气为本，邪气为标""病因为本，症状为标""旧病为本，新病为标""内脏为本，体表为标"等方面，都可应用。

（1）就"正气为本，邪气为标"而言：一般情况是急则治标，缓则治本。但在正虚邪实两种矛盾并存的情况下，需要标本兼治才能照顾到矛盾的两个方面。

（2）就"病因为本，证象为标"而言：首先应该根据治病求本原则，消除致病原因，病因消除，证象也就随之消失。但在消除病因的同时兼调气血津液，才能取得较好疗效。

（3）以"旧病为本，新病为标"而言：一般是先治新病，后治旧病。但在新病引起旧病复发的情况下，又宜两者兼顾。

（4）就"内脏为本，体表为标"而言：体表所表现的证象是内脏功能产生病理改变的反映。根据治病求本的原则，应把调理内脏功能作为治疗重点，但亦不排除标本兼顾。

上述四种情况虽然在形式上标本兼顾，其实质均以治本为主，兼顾其标。单纯治标，违背治病求本原则，即落头痛医头俗套。

十二、处方用药，当遵常法

这是根据临证用药提出来的治疗原则。临证用药，必须注意下述问题。

1. 选药配方，应有主次

《黄帝内经》提出组方当分君臣佐使，提示医者应该根据病情来决定药物在方中的主从关系。

2. 药性病性，必须相应

遵循《素问·六元正纪大论篇》中"热无犯热，寒无犯寒"之训，药性应与病性相应。如果热证误用热药，是火上浇油，更涨其焰；寒证误投寒药，是雪上加霜，益增其寒，亦即"不远热则热至，不远寒则寒至"的意思。以此类推，虚无犯泻，实无犯补，皆属此例，亦即无虚其虚，无实其实的意思。

3. 药物数量，繁简得宜

病情单纯，用药贵在专一；病情复杂，药味不妨稍多。当专不专，有彼此受制之失；当杂不杂，有顾此失彼之虞。用药专则必须针对性强，才能独当重任；用药多则必须有理可循，才能多多益善。

4. 药量轻重，恰如其分

病轻者用量宜轻，病重者用量宜重。病重药轻，药不胜病，将会延误病情；病轻药重，攻伐太甚，容易损伤正气。

5. 使用毒药，适可而止

使用毒性药物，应该注意分寸。《素问·五常政大论篇》说："大毒治病，十去其六；常毒治病，十去其七；小毒治病，十去其八；无毒治病，十去其九。"古训昭然，不可不审。不仅使用毒药应该适可而止，就是一般大热、大寒、大补、大泻之剂，亦当作如是观。

6. 季节不同，因时制宜

人体的生理活动和病理变化，常随气候更替而有差异。夏季腠理开疏，一般不宜使用麻黄之属强力发汗，以防汗出过多，变生他证；冬季腠理致密，不易出汗达邪，宜用发汗力量较强药物，才能使邪从汗解。热天急性热病多见，用药宜偏辛凉苦寒；冷天感受风寒较多，用药宜偏辛温甘热。这种因时而异的用药方法，称为因时制宜。

7. 区域不同，因地制宜

我国幅员辽阔，东西南北相隔万里，地理条件各不相同，虽属同一疾病，用药亦有差异。以暑为例，北方气候干燥，多不夹湿，只需投以清气凉血之方，即可取效。南方潮湿多雨，每多夹湿，单纯清热则鲜见其效，又当清热除湿，才合病情。此种因地而异的用药法则，谓之因地制宜。

8. 年龄不同，因人制宜

根据患者年龄、性别、体质考虑治疗措施，称为因人制宜。小儿为稚阳之体，邪易化热，用药宜偏辛凉，且脏气未充，易虚易实，用药不宜过峻。年老体衰者，气血日枯，功能日减，每病多虚，即使属于实证，亦多正虚邪实，用药常须顾及阴津阳气，不可肆意攻伐。如系妇女，尤须注意经带胎产，用药与男人有别，除气滞血瘀证以外，用药多宜静而不宜动。这种因人而异的用药法则，谓之因人制宜。

第四节　治法与方剂的关系

使用复方治病，应根据病情分析病机，根据病机确定治法，在治法的指导下组成符合病情需要的方剂。所以，研究治法与方剂的关系显然是必要的。

治法与方剂之间有四层关系。这些关系分别见于临证治疗、理论研究、编写方书各个方面。

一、依法立方

依法立方是指辨证论治时法与方的依存关系。方由药物组成，但它不是随意拼凑而成的，而是以治法为依据，选择适宜的药物组合而成。此即人们常说的依法立方。法是制方的理论依据，方是治法的具体体现。换言之，方是法的形体，法是方的神髓，有法无方，法就成为不可捉摸的东西，通过方来反映治法，治法才能成为有形可征的实体，方以法为依据，依法立方，才是符合法度之方。所以，方即是法，法即是方，二者不可分割。

二、依法用方

依法用方是指辨证论治时法与方的从属关系。依法立方要有坚实的理论基础和实践经验，才能名实相符，否则将会变成头痛医头的庸医。若能做到依法用方，已是中工水平。现存古方都是前人从实践中来，又经历代医家验证确有疗效。如能依法选方，借鉴古人，将比自己仓促组合的方剂要好。中医教育开设方剂学课的目的也在于此。例如，大承气汤体现苦寒泻下法则，是治热结便秘的有效名方。临证之际，只要诊断为热结便秘，即可依法选用而无需苦为思索。

三、依法释方

依法释方是指分析方义时法与方的相互关系。方义分析，切忌以药释方，应该贯穿理法方药四个环节。首先分析所治证候的机制，确定病机，针对病机确定治法，然后再依法释方，说明方中药物作用。古方是由历代医家根据理法组合而成，只有联系理法释方，才合制方原旨；只有联系理法释方，才能解释一切古方；只有联系理法释方，才能使学者明白制方道理。故依法释方与以药释方有所不同。试以调气疏肝的四逆散为例，仲景用治"少阴病，四逆，其人或咳，或悸，或小便不利，或腹中痛，或泄利下重者"，所举或然五症，每症反映一脏的病变，说明此方可治肝气郁结引起筋膜失去和柔，影响气血津液失调出现的五脏病变。如果单从药物功效和君臣佐使去分析方义，除腹痛一症易使学者理解外，其余诸症将会莫名其妙。所以，只有依法释方才能使学者掌握古方神髓，洞悉制方奥旨，也只有使学者知道某方体现某法，才能依法选方。

四、依法类方

依法类方是指编写方书时法与方的相互关系。依法类方有两个优点：一是可以揭示制方原理，总结配伍规律，使方剂学的基础理论得到深化；二是见其法而知其用途，便于临证检索。此书就是以法统方的模式。

第二章　方剂概述

方剂学是研究据理立法、依法立方、配伍关系、临证应用、加减变化的学科，是中医基础理论理、法、方、药四个环节中的一环。临床各科用药治病，必须熟悉组方原理，才能运用自如，取得较好的疗效。开设方剂课程，是为临床各科打下基础，已为人所熟知，但同时也使学者掌握异病同治的辨证方法，成为与同病异治的辨证方法并驾齐驱，相互补充的方法，就鲜为人们道及。金、元时期之前临床各科专著较少，医学著述多为理论、医方、药物三类（示人以同病异治的专著仅有《金匮要略》一书）。医者凭借上述三类著述即可为人治病，而且能够取得良好效果，正是方剂教会了学者异病同治之法。

中医治病虽有药物、针灸、气功、推拿、按摩等多种疗法，但因内、外、妇、儿各科都以药物为其基础，所以以药物疗法居于主要地位。

药物疗法常用几味药物组合成方，细绎其理，是整体观念产生了整体疗法，整体疗法产生了方剂。

中医理论是建立在整体观念基础之上的。正因如此，才产生了相应的整体疗法。人是有机的整体，虽然各脏自成系统，但五脏之间却是协同配合的。五脏功能活动的物质基础是气血津精，气血津精的生化输泄、升降出入，都是五脏协同配合，共同完成的。根据这种认识，形成了机体自身的整体观。人是自然环境中的一员，四季气候的突变，时刻影响着机体；自然界的致病因素，时刻危害着机体，于是又形成了天人相应的整体观。这一内外环境的整体观，提示医者要从全局出发，重视整体治疗，不能头痛医头，脚痛医脚。所以，治疗任何疾病，都要考虑气候和致病因素对于人的影响，注意消除致病原因；都要考虑自身功能失调和气血津精的盈虚通滞状态，注意调理脏腑功能，通调气血津精；都要考虑五脏经隧的弛张变化，注意使其恢复正常。根据上述要求，一药兼具四种作用者实在太少，只有选用多数药物组合成方，发挥协同作用，才能全面兼顾，这就是要用多数药物组成复方治病的原因。这种从单味药物发展到复方治病，是从低级向高级发展的重要标志，是由经验上升到理论的一次飞跃。

第一节　方剂源流

一、发展简史

中国有五千年的漫长历史，人类从一开始就与疾病做斗争。所以，医学是随人类社会发展而自然产生的。不难推测，中医学术至少在四千年前就已开始萌芽。相传神农尝百草而著《神农本草经》，这是记述药物效用的最早文献；黄帝勤研医理而著《黄帝内经》，为中医理论奠定了基础；商汤宰相伊尹发明汤液，开始使用复方治病。上述传说虽无确据可考，至少说明源远流长。也有一定证据证明中医学术早在两千多年前就已相当发达了。《史记》所载扁鹊望齐侯之色而知病之所在，医术之高，令人惊叹，如不经过较长时期发展，很难想象能有那么高的水平。治则与治法是在方剂发展到一定水平以后才能从中升华出来。医史研究人员多谓《黄帝内经》一书成书于两千年前的战国末期。而此书提出的治疗原则，至今仍然作为方剂分类依据，证明方剂早在《黄帝内经》成书以前，就已发展到了相当高的水平。

我国现存最早方剂是《黄帝内经》中所载十三方。但因该书纯属理论专著，所列诸方多较简单，不足为式。汉代医学著述较多，据《汉书·艺文志》记载就有"经方十一家"，不仅有按病归类的专著，还有方剂理论专著，如《汤液经法》32卷。这些专著可惜均已亡佚，内容无从查考。

东汉张仲景"勤求古训，博采众方"，写成的《伤寒杂病论》是现存最早的方书。此书融理、法、方、药为一体，其言精而奥，其法简而明，后人尊为方书之祖，可谓名实相符。所载方剂，结构谨严，疗效确实，后世新方，多师其法而制，或由这些方剂演变而成，为方剂学的形成和发展奠定了基础。此书至宋代分为《伤寒论》和《金匮要略》二书。《伤寒论》分六经辨证，一方下列多条，说明一方能治病机相同的不同病证，示人以异病同治之法。《金匮要略》恰好相反，一病而用多方，说明同一病证而有不同病机，示人以同病异治之法。两种辨证方法相互构成的辨证体系，至今仍被中医奉为圭臬，尊为准绳。

晋代葛洪鉴于当时方书"既不能穷诸病状，兼多珍贵之物"，择要写成《肘后备急方》3卷。此书所选方剂，药多易得，价廉而效。唐代孙思邈的《备急千金要方》《千金翼方》和王焘的《外台秘要》都是汇集汉、晋以来医药方剂资料编辑而成。不仅保存了唐代以前的许多医方，还收载了由海外传来的婆罗门方，证明中医自古以来就在不断吸收外来医药，为我所用，毫不故步自封。

宋代所留方书甚多，有广博的典籍，也有简要的专著。《太平圣惠方》与《圣济总录》收载方剂最多，前者载方16830首，后者载方已近2万，洋洋大观，是继《外台秘要》后方剂资料的又一次总结。《太平惠民和剂局方》精选常用有效方剂788首，并由太医局颁行全国作为修制成药典籍。此书对后世影响较为深远，所收录的许多方剂至今仍为临证常用。严用和的《严氏济生方》、陈自明的《校注妇人良方》、钱仲阳的《小儿药证直诀》，已是典型的专科著作，对内、妇、儿各科的形成有着极其深远的影响。尤其值得一提的是成无己的《伤寒明理论》，此书虽然只论述了部分伤寒方，却是第一部注解《伤寒论》和剖析制方原理的专著，是注释《伤寒论》的先驱，开方论的先河。

金、元时代，名家辈出，河间主火，子和主攻，东垣是补土之宗，丹溪是滋阴之祖，所创之方，每多新意，为方剂发展做出了贡献。但多见于内科著述，并非方剂专著。

明代朱橚等编纂的《普济方》载方61739首，数量空前，堪称巨制，自古之方，无不赅备于是，故为研究方剂的宝贵资料之一。《景岳全书》中的古方八阵，按方剂功效分为补、和、攻、散、寒、热、固、因八类，方剂按法分类，实从张氏开始。吴崑《医方考》选方700余首，"考其方药，考其见证，考其名义，考其事迹，考其变通，考其得失，考其所以然之故"，是继《伤寒明理论》之后剖析方理的第一部专著。施沛所著《祖剂》多以仲景之方为祖，将其变化之方附于其后，展示了方剂的加减变化，对于应用古方创制新方颇有启发。综上所述，明代在方剂发展史上有四大成就，即方剂数量空前、开始按法分类、有了方论专著、有了方剂演变论述。

清代温病学派针对热病创制新方，对于清热法的发展立下了汗马功劳。方论专著方兴未艾，较有影响的方书有汪昂的《医方集解》，此书按方剂效用分为22门，临证检索，颇为方便，至此方剂分类已渐定型，直到现在仍然沿用这种分类模式。吴仪洛的《成方切用》、张秉成的《成方便读》亦可一读。

1949年中华人民共和国成立以后，各省中医学院相继成立，从事方剂教学和研究人员数以百计，为方剂学的发展创造了良好的条件。1960年原卫生部（现国家卫生健康委员会）在广州召开了第1次教材编审会议，中医司吕炳奎同志指出编写方剂学要以法统方，讲授方剂学要讲某方体现某法。根据他的意见，才在方剂学教材的每一大法之下，分立若干子目作为小法，遂使方剂学的发展又上一级台阶。

二、存在问题

基于上述，方剂学的发展经历了约四千年的漫长过程，从中孕育和分化出了临床各科，促进了医学的发展。自成无己率先解释方理以来，方剂配伍研究已经取得长足进展，方剂分类逐渐形成了以法统方的格局。这些成就，标志着方剂作为一门学科已经日趋完善。但也存在一些问题，有待从事方剂研究的同仁思考。

（1）以治疗大法分类，能使学者知道这类方的主要用途，是其优点。但因层次很高，没有明确的定位概念，给初学者临证用方带来定位不准确的困难。

（2）方剂配伍存在着共性，每个方都体现一定的治法，每一小法都揭示了这类方剂配伍的共性，每一治疗大法又揭示了这一章内所列方剂的共性，那么所有方剂配伍是否存在共性？还有待研究。

（3）每方都是根据治法配伍而成，所以一方体现一法。现行方书称为功效，仅仅突出方内药物的功用，而未突出依法制方这一依存关系，与临床各科不能很好衔接。

（4）目前从事方剂教学人员在如何释方上存在分歧。有的人认为方剂学的任务就是讲授方中药物的配伍关系，配伍关系就是君、臣、佐、使，所以每方内容几乎都是分析君、臣、佐、使，对于理法剖析则语焉不详。有的人则认为方剂的任务不是单纯分析君、臣、佐、使，而应着重探索如何据理立法，依法组方原理，揭示组方规律，将理、法、方、药一线贯穿，使学者深刻理解为何如此配伍，以便更好运用于临床。

（5）目前解释方理还停留在逻辑推理的水平上，缺乏实验研究加以验证。

（6）所选方剂太少，不能达到以方示法目的。如将大法下面的小法分得稍细，就会发现所选之方不能全面反映治法。

三、研究方向建议

方剂学的发展有其广阔前景，可从以下几个方面思考。

1. 在分类上另辟蹊径

在分类上另辟蹊径，成为新的辨证模式。古方多按病归类，由此逐渐发展，最后分化成为内、外、妇、儿各科。通过新的分类很有可能产生新的辨证体系，《伤寒论》按六经分类就是实例。此书以脏腑生理为其依据，探索病理改变下的辨证、立法、组方规律，使理、法、方、药融为一体，不仅定位更为准确，还便于辨证之后随证立法，依法组方，既突出了临床学科特点，又突出了基础学科特点。不过这一探索仅是开始，还有待继续完善。

2. 方剂图书的编写建议

用治疗大法统率方剂分类，如解表法、泻下法。大法下面的小法不宜过于笼统，结合脏腑和气血定位，才能深入阐明这类方的基本病理和组方规律，便于临证应用。临床各科常用的治法最好能在这一层次上反映出来，成为既是独立的辨证体系，又是临床各科的基础。每方的功效应该改为治法，才能充分体现依法制方、以方示法这一依存关系。在解释方义时宜按据理立法、依法释方程式，揭示制方原理，不宜每方都去分析君臣佐使，使活方变成死方。剖析方理之后应指出此方配伍特点及在哪些方面可以借鉴，哪些方面尚有不足，以启迪学者思维，使其真正领会制方底蕴。临证应用要搜集古今医家应用经验，突出一方能治多病，展示方剂异病同治的特色。加减变化是启示学者通过古方加减可以变成新方，如果作为附方将会失去加减变化的意义。

3. 分析方剂规律和共性

分析所有方剂的共性，揭示组方的规律。使学者学习以后，对任何方剂的结构都能一目了然。

4. 加强实验研究

加强实验研究，使方理剖析逐步客观有据，减少推理，以便走向世界。在进行复方试验的同时，还要进行治疗大法与小法的实验研究，验证这一类方是否存在共性，为之后方剂分类提供客观而有力的依据。

第二节　方剂分类

方剂分类是为临证便于检索，主要分类法有以下三种。

一、按病证分类

按病证分类的有两类方书。①包括各科病证的类方：如《太平圣惠方》《普济方》等书即是。②按专科病证分类：如《校注妇人良方》《小儿药证直诀》即是。

这种分类可以按图索骥，对证选方，极为方便，故是古代方书的主要分类形式。它加速了医学的发展，促进了学科的分化。

二、按治疗大法分类

北齐徐之才所著《药对》，将药分成宣、通、补、泄、轻、重、滑、涩、燥、湿10类，借以反映药物效用，使人一目了然。后来移作方剂分类，简称十剂。但用十剂分类的方书只有清代陈修园所著的《时方歌括》，所以最早按法分类的方书要数明代《景岳全书》中的古方八阵。清代汪昂的《医方集解》依方剂功效分为补养、发表、涌吐、攻里、表里、和解、理气、理血、祛风、祛寒、祛暑、利湿、润燥、泻火、除痰、消导、收涩、杀虫、明目、痈疡、经产、救急22类，对于治疗大法的形成起到了促进作用，为方剂学的自我完善建立了功勋，但仍称剂而不称法，说明以法统方的观念在汪氏的头脑里尚未形成，明目、痈疡、经产三类方尚残存专科分类的痕迹。

三、按脏腑分类

根据脏腑类方，唐、宋时期已开始萌芽，如《备急千金要方》即包括脏腑分类的形式，但还不是完全按照脏腑分类。到目前为止，只有拙著《中医治法与方剂》才是完全以五脏为纲，治法为目，法下列方的分类形式，也是以五脏生理病理为经、八纲辨证与气血津液辨证为纬分析病机，根据病机拟定治法，法下列方，体现了以法统方的分类模式，总论提出的治疗原则，层次最高，是治疗总纲。治疗大法是继治疗原则之后的第二层治法，重点阐述大法所属各方的共性。各论是根据五脏生理、病理拟定的治法，属于第三层治法，反映了适应证候、基本病理、据理立法、依法组方等内容，使学者掌握法内各方的共性。每方体现的治法属于第四层治法，使学者明白方即是法、法即是方，全书体现了法中有法的编写形式。

第三节　方剂共性

七个音符便可以谱写出无穷的乐章，中药数以千计，配出的方剂自然无穷无尽，只有掌握方剂配伍中的共性，才能使教者有理可循，不致不知所云，学者一目了然，不致瞠目以对，医者临证心中有数，不致漫无头绪。

一、结构共性

一切方剂，都由消除致病原因、调理脏腑功能、调理气血津精三类药物组成，部分方剂还要配伍缓解经脉药物，此即方剂结构的共性。这一共性，揭示了组方的规律，制方的奥秘。

五脏六腑不断为气血津精的生化输泄进行功能活动，气血津精又不断为五脏六腑的功能活动提供能源。如果某种致病因素引起脏腑功能失调，必然影响气血津精的生化输泄，不是不通成滞，就是太通外泄，不是壅遏成实，就是耗损成虚，所以根据病变归纳的病机，应该包含病因、病位、病性三个要素。针对病机所拟的治法、组成的方剂，自然具备消除致病原因、调理脏腑功能、流通或补涩气血津精三方面的效用。这一共性揭示了方剂的配伍规律。例如辛温解表法里的麻黄汤，能治恶寒发热、头痛身疼、无汗而喘等症，其基本病理是：风寒束表→表卫闭郁→津气宣发受阻→肺气宣降失常。病因为风寒束表，病位为肺卫失调，病性为气血津液运行受阻。治疗此证，法当辛温发汗，宣通肺卫，通调营卫。故方用辛温的麻黄、桂枝外散风寒，消除病因；麻黄、杏仁宣降肺气，调理功能。麻黄、杏仁宣降肺气，桂枝温通营血，麻黄发汗利水，流通气血津液，甘草缓解经隧挛急，成为四类药物同用的配伍形式。

上述四类药物不是每方必须具备，常常有所侧重。有的着重消除病因，有的着重调理功能，有的着重调理气血津液，有的着重舒缓经脉，从而体现各种治疗大法。例如杀虫法里的方剂，因其唯一目的是驱除肠虫而毋庸他顾，故多单纯针对病因施治。某些急性热病大量使用清热解毒之品，也以消除病因为其宗旨。一般慢性疾病很难审察致病原因，多是针对病位、病性施治，所制之方，多数只有调理脏腑功能、流通或补充气血津液药物，没有消除病因之品。由于五脏的功能就是摄纳、生化、输泄气血津精，发生病变必然互为因果，因此，通调气血津液即可调理脏腑功能，二者不可截然划分。

二、作用共性

除解痉、驱虫等法以外，所有方剂都反映了通、涩、补三种作用。五脏六腑是由大大小小不同的管道连接而成的。从鼻到肺构成的肺系，从口腔到肛门构成的脾系，心与脉构成的心系，肝与胆构成的肝系，肾与膀胱构成的肾系，都是如此。这些管道，古人称为经隧，是运行气血津精或排出废物的通路。由于五脏的功能活动都以气血津液为物质基础，气血津液的生化输泄又都全赖五脏的协同配合，所以，通调气血津液也就成了一切方剂作用的共性。气血津液常见三种基本病理改变：一是运行不利，二是漏泄外出，三是出现亏损，成为不通、太通、虚损三种基本病理。针对上述基本病理施治的通、涩、补三法，也就成为一切方剂效用的共性。由于一切方剂都是调理气血津液的盈、虚、通、滞，故《素问·调经论篇》说："五脏之道，皆出于经隧，以行血气，血气不和，百病乃变化而生，是故守经隧焉。"此外，部分方是针对流通气血的经隧挛急施治，反映了解痉效用。

从众多方的结构和效用观之，疏通滞塞之方占十之七八，其余仅占十之二三。解表法是宣通肺卫痹郁；泻下、消导法是通胃肠积滞；行气、活血、祛湿、祛痰、消癥法是通其气血津液，和解、温里、升降、开窍诸法亦然；补益法本为脏腑功能衰弱与气血津液亏损而设，但多数方的结构中仍是补中寓通，这些事实说明五脏六腑宜通，气血津液宜通。提示临证治病，勿忘五脏六腑宜通，气血津液宜通；分析方理，勿忘五脏六腑宜通，气血津液宜通。这一五脏六腑宜通，气血津液宜通理论，也就成为本书剖析方理的指导思想。

第四节　方剂组成

方剂的制定应从纵横两个方面考虑。一是方与理法之间的纵向联系；二是方内药物之间的横向联系。分析任何一首方剂都要从纵横两个方面加以解释，才能全面深入地揭示方剂的本质。

一、方从法立的组方原则

依法制方反映了方与法的纵向联系。

任何疾病，都是致病因素引起脏腑功能失调导致气血津液亏损或流通失度。所以每一具体的病机都包含病因、病位、病性三个要素，反映了因、位、性、量的病变本质。治法是针对病机拟定的，方是以法为依据配制而成的，所以治法对方剂的结构起着决定性的作用。一首完整的方剂，应该包含消除致病因素、调理脏腑功能、调理气血津液这三类药物。但因气血津液的生化输泄是五脏功能协同合作的结果，所谓脏腑功能，指的就是五脏对于气血津液的生化输泄作用，所以多数调理脏腑功能药也就是能流通、补充、固涩气血津液药，不必截然划分。以治上焦风热的银翘散为例：此方治温邪上受，首先犯肺，引起肺卫失调而发热、咽痛、咳嗽，津液微受损伤而见口渴。方中金银花、连翘清热解毒，消除病因；桔梗、牛蒡子、荆芥、薄荷开泄肺卫，恢复肺的宣发功能，同时恢复卫气的正常宣泄；芦根生津止渴，补充受损之津。此方反映了三组药物同用的结构。

病机既然包含三个要素，必然有主有从。有的以病因为主，有的以脏腑功能失调为主，有的以气血津液的盈虚通滞为主，方剂结构也就有所侧重，甚至只有解决主要矛盾的药物而不计其他，反映了组方的灵活性。以治疗疔疖的五味消毒饮为例：疔疖发于局部，是由火毒凝聚而成。虽是气血凝结不通证象，却并未引起脏腑功能失调，只需清热解毒即可达到治疗目的。因此，这首方只有消除病因药，没有调理脏腑功能药。再以治疗气虚欲脱的独参汤为例：一切证象均由元气大虚引起，只需大补元气，恢复脏腑功能，诸症即可渐趋好转，所以此方只有补气的人参。又如治疗血虚而滞的四物汤，只用补血活血之品，并无其他药物，都说明三类药物不必完全具备。一般来说，外感疾病侧重于消除病因，内伤疾病侧重于调理脏腑功能；新病重视消除病因，久病重视调理脏腑功能。

二、君臣佐使的组方形式

方由许多药物组合而成，组合成方以后，能够兼顾病因、病位、病性，协同增效，并可制约某些药的毒副作用，更好地发挥方的治疗作用。由于方是根据一定的理法组成，为了体现治法，药物之间也就反映了主从和相须、相制等关系。古人借用君、臣、佐、使说明药物间的相互关系，形成了解释方剂的独特模式，但是，这一模式是从属于理法的，没有理法作为依据，君、臣、佐、使也就失去依托而毫无价值。

（一）君药、臣药、佐药、使药的含义

1. 君药

君药亦称主药，是针对病机起到主要治疗作用的药物。一首方应有一味或两味以上是主药。随着病情变化和病机重点的转移，主药也可随之变更，不是一成不变。

2. 臣药

臣药亦称辅药，是协助主药增强疗效的药物，数量较多。结构简单的方剂亦可不用。

3. 佐药

佐药是治疗兼症或制约主药、辅药毒副作用的药物。如果佐药的药性与主药相反，则称为反佐。结构单纯的方剂亦可不用佐药。

4. 使药

使药仅具调和作用，亦有引经报使之说。不居主要地位。

（二）方剂举例

现举数方为例，说明如何运用君、臣、佐、使理论解释方剂，体现药物间的层次和相互关系。

1. 麻黄汤

麻黄汤由麻黄、桂枝、杏仁、甘草四药组成。用于治疗恶寒发热、头痛身疼、无汗而喘等症。病机属于风寒束表，营卫失调。法当辛温解表，通调营卫。方中麻黄辛温发汗，宣降肺气，能够消除病因，调理肺卫功能，宣通津气壅滞，一药兼具三种作用，故是主

药。桂枝既能温经通阳，增强麻黄的发汗作用，协助主药解表，又能调营通滞，使血液流通，故是辅药。杏仁协助麻黄宣降肺气，调理功能，治疗兼症，是佐药。甘草缓急和药，是使药。此方说明了四个问题：①君臣佐使四者全具。②主药与辅药之间有相须作用。③杏仁是治疗兼症的佐药。④甘草是调和药。

2. 小半夏汤

小半夏汤由半夏、生姜二药组成。所治呕吐，属于脾湿生痰，痰浊上逆病机。法当祛痰降逆，才与此证机制相符。半夏燥湿运脾，祛痰降逆，是方中主药。生姜温胃散水，降逆止呕，既能协助主药祛痰降逆，又能制半夏之毒，故为佐药。此方说明了两点：①君臣佐使不必全具。②生姜是制半夏毒性的佐药。

3. 左金丸

左金丸由黄连、吴茱萸二药组成。是治疗肝郁化火所致的胁痛、呕逆、口苦的方剂。有清热疏肝，和胃降逆之功。病性属热，黄连自是主药。因有痛呕证象，故佐吴茱萸疏肝止痛，降逆止呕。此方说明了两点：①此方只有君药和佐药。②吴茱萸辛热之性与黄连苦寒之性相反，属于反佐。

4. 清瘟败毒饮

清瘟败毒饮由黄连解毒汤、白虎汤、凉血地黄汤三方加减而成。治气血两燔证候，体现了解毒、清气、凉血、救阴之法。此方用黄连、黄芩、栀子、连翘清热解毒；石膏、知母、竹叶、甘草清泄气热；水牛角、牡丹皮、赤芍凉血散血；生地黄、玄参凉血增液；桔梗载药上行。此方任何一药都不可能兼顾四个方面，故以每组药中效力最强的药为主，其余药物为辅，黄连、石膏、水牛角、生地黄就成为主药。此方说明了三点：①君药不限于一味，可由多数药物组成，也可将药物分组，指出某一组药为主，不必细分。②没有佐药。③病在上而用桔梗载药上行，属于使药中的引经药。

5. 小承气汤

小承气汤是治疗热证便秘的方剂。热结便秘，法当苦寒泻下。故方以大黄泄热通便为主药；枳实、厚朴消除痞满为辅佐。如将方中枳实、厚朴剂量加重，即《金匮要略》中治胀痛而闭的厚朴三物汤，由于气机阻滞的胀痛变为主症，便秘属于兼症，故以厚朴行气宽胀为主，枳实下气消痞为辅，大黄通便为佐。剂量一经变更，遂由苦寒泻下之方变为行气导滞之方。通过此方说明一首方的主药可以变更，不是一成不变。

总之，用君臣佐使表示药物间的关系是可取的。如果主次不分，杂乱无章，便是乌合之众。但在配伍方剂或阐述方义时，应该注意以下两点：①方从法立，根据病机决定治法才是关键，决定治法以后，才用它来反映方的配伍关系，它是从属于理法的。临证组方，应该首先根据病机和治法组合方剂。解释一首方剂，也应以依法释方为主，君臣佐使为辅，不能本末倒置。②每方不必强分主次，能分则分，不能分则据理析方，使其活而不死。

第五节　方剂变化

临证不依病机、治法选用成方，谓之有药无方；一味墨守成方而不据病情加减，谓之有方无药。使用成方而又根据病情加减化裁，才能取得较好疗效。方剂的变化是根据治法的变化而变化的；治法的改变是根据病机的改变而改变的。这一内在联系，称为方随法变，法随证变。以上仅言其常，未及其变。仅师其法而不用其药者有之，虽经加减而法未变者亦有之。是故方剂变化就其实质而言，有方变而法不变、法变而方不变、方与法都变三种；就其形式而论，则有剂型变化、剂量变化、药味加减三种。

一、剂型变化

药味与剂量不变，仅仅改变剂型，谓之剂型变化。如藿香正气丸与藿香正气水，六味地黄汤与六味地黄丸即是。剂型的改变，并未改变病机和治法的本质，仅因病情有缓急之分，服用有便与不便之别，不是方剂变化的主体。

二、剂量变化

改变药的用量而药味完全不变，谓之剂量变化。剂量一经改变，配伍关系和所体现的治法有时也就随之改变。此即方不变而法变。如上述所举小承气汤变为厚朴三物汤即是。

三、药味加减

古人制方，是遵随证立法、依法组方的原则选药配伍而成。证的核心就是病机，构成病机的三个要素是病因、病位、病性；治法既是根据病机拟定，自然就要根据病机的三个要素来确定治疗方案；方是根据治法配伍而成，自然就要针对病机的三要素来选药组方。所以一个完整之方，应由消除致病原因、调理脏腑功能、流通或补益或固涩气血津精、柔和或兴奋经脉四类药物组成。使用成方，当据病情加减，才能丝丝入扣。病机三要素中的病因一经确定便无需加减，若要加减也只是剂量和数量有所变更。但病位却有偏表偏里、偏营偏卫、偏脏偏腑之分；病性却有偏寒偏热之异；气血津精却有盈有虚、有通有滞、有升有降之别；经隧有挛急也有松弛。临证之际，应随病位的表里、营卫、脏腑，病性的寒热虚实，经脉的弛张等具体情况予以加减，才能切中病情。以气病为例，气虚的加补气药，气滞的加行气药，气散的加敛气药，气逆的加降气药，气陷的加升阳药，以此类推，加减确有规律可循。兹举数方为例，说明加减变化的一般规律。

1. 麻黄汤

麻黄汤有发汗解表、宣肺平喘之功，是治疗肺卫失调的方剂。加减变化也就沿着发汗平喘、调理肺卫两个方面衍变。加入苍术，即麻黄加术汤；减去桂枝，再加薏苡仁，即麻杏薏甘汤。此两方所治病位在表，是侧重发汗使湿从表去的变化范例。减去桂枝，即三拗汤；减桂枝再加桑白皮、紫苏子、陈皮、茯苓，即华盖散。此两方所治病位在肺，是侧重肺气宣降的变化范例。

2. 白虎汤

白虎汤是清气分邪热的代表方。经过加减，可兼治卫分、营分、血分之证。成为按温病卫气营血传变规律进行加减的模式。加金银花、连翘即银翘白虎汤，是治卫气同病的变化方；加犀角、玄参即化斑汤，是治气血两燔的变化方。气滞加厚朴，即《温热经纬》中的白虎汤加厚朴法；湿滞加苍术，即白虎加苍术汤；气虚加人参，即白虎加人参汤；阴虚加地黄，即《温热经纬》中的白虎汤加地黄法，这是根据气血津液的盈虚加减变化的实例。此方亦可根据所兼五脏证象进行加减。

3. 小柴胡汤

小柴胡汤是和解少阳的代表方。此方证的病位在于表里之间，可向偏表、偏里、偏上、偏下四个方面变化；此方是治疗少阳三焦气郁津凝的方剂，可从气血津液的盈、虚、通、滞四个方面变化；此方结构有凉、有温、有补、有泻，又可向偏寒、偏热、偏虚、偏实四个方面变化。所以，此方常从表、里、寒、热、虚、实、升、降、气、血、津、液各个方面予以化裁，变成新方。

4. 四君子汤

四君子汤是治疗气虚的方剂。四物汤是治疗血虚的方剂。如果气血两虚，即将两方合用，变成气血双补的八珍汤。平胃散是治疗寒湿困脾，运化失常的方剂。五苓散是治疗肾失气化，水湿内停的方剂。如果两种病机同时存在，即将两方合而为一，变成脾肾同治的胃苓汤。由此可见，加减变化并不局限于一方，可用两方相合，甚至数方合用。如清瘟败毒饮即是三方相合的实例。

以上所举变化方例，属方变而法不变者甚少，方变而法亦变者居多，充分体现了方随法变，法随证变。还要注意一点，加减药味不宜过多，应该使人一见就知是由何方加减，如果面目全非而谓此方是由某方化裁而来，将会被人作为笑料。

第六节　方剂剂型

方剂剂型甚多，历代医家根据临证需要，创制了汤、膏、丹、丸、散、锭、条、线、饼、露等不同剂型，现代制剂发展更快，针剂、片剂、冲剂、糖浆剂、浸膏剂、胶囊剂、橡皮膏剂等相继出现，已使方剂剂型日臻完善。现将常用剂型简介如下。

一、液体剂型

常用的液体剂型有以下几种。

（一）汤剂

汤剂又称煎剂。药物组合成方以后，加水适量，加热煎煮一定时间，去渣取汁，所得药液称为汤剂。汤剂最能反映中医学辨证论治特点，具有药物加减灵活、容易吸收、制法简单等优点。缺点是不能预先制备，不能及时服药，容积大，味不佳。要注意不同药物煎煮时间要求不同。补益药与味厚质重药物煎煮时间宜长，有效成分才能充分溶出，乌头、附子煎煮时间更长，才能借助高温破坏乌头碱以去其毒性。解表药和花、叶、草本药及芳香药的煎煮时间宜短，以免有效成分随水气挥发。

（二）酒剂

以酒为溶媒，浸取药中的有效成分，浸取之液，俗称药酒，可供内服或外用。多用于体虚补养，风湿痹痛，跌打损伤，可以借酒畅旺血行，是其特点。如风湿药酒即是。

（三）酊剂

以不同浓度的酒精为溶媒，经过不同方法浸出药中的有效成分，所得药液，称为酊剂。一般中药的浓度按生药量计为20%，有毒药的浓度则为10%。酊剂具有含有效成分含量高、用量少、作用快、不易腐败、可以久贮等优点。但心脏病及高血压患者不宜使用，妇女、儿童多不饮酒，亦不宜使用。

（四）药露

将含有挥发性成分的鲜药置水中加热蒸馏，所收集的蒸馏液即为药露。药露气味清淡，一般作为饮料，夏天尤为常用，如金银花露即是。

（五）糖浆剂

蒸馏溶液与药汁混合制成的口服液，称为糖浆。味甜，患者乐于服用，如川贝止咳糖浆。

（六）针剂

针剂即注射剂。中药经过提取、精制、配制而成的灭菌溶液，专供皮下、肌内、静脉注射，故称针剂。有作用迅速，给药方便的特点，特别宜于急救。

二、固体剂型

常用固体剂型有以下几种。

（一）散剂

将药研成粉末供其内服外用，称为散剂。内服散剂分粗细两种，末粗而量大者，临时用水煎服，如银翘散；末细而量小者，可以直接冲服，如七厘散。外用散剂均宜细末，有作外敷和洒布疮面之用者，如生肌散、金黄散等；有作点眼或吹喉之用者，如八宝拨云散、冰硼散等。散剂具有制作简便、便于应用、节约药物、不易变质等优点。

（二）丸剂

将药研成细末，再加黏合剂制成的固体剂型，称为丸剂。丸剂有吸收缓慢，药效持久，体积小，服用、携带、贮存比较方便等优点。因剂型已经固定，不能随症加减，是其不足之处。常用丸剂有蜜丸、水丸、糊丸等几种。

（三）丹剂

丹剂是用含汞、硫黄等矿物经过加热升华而制成的一种化合制剂。仅供外用，不可内服，如红升丹、白降丹等。此外，有些内服药物亦称为丹，如至宝丹、紫雪丹、玉枢丹等，但这些不是丹剂，以丹命名不过表示疗效很好，有如灵丹妙药之意。

（四）锭剂

锭剂是将药物研成粉末，再加赋形剂黏合制成的固体剂型。可供内服或外用，临时用水磨服或研末用水送服，亦可磨汁涂敷患处，如紫金锭。

（五）条剂

条剂又称纸捻，是将桑皮纸捻成细条以后再黏着药物而成，是中医外科常用的制剂。用于插入疮口，化腐拔管，如化管药条。此外，针灸用的艾条，也是条剂。

（六）片剂

将药粉与辅粉混合，经压片机压制成扁圆状药片，称为片剂。有用量准确、体积小、机械生产效率高、服用和贮运方便等优点。目前中药片剂应用较广。

（七）冲剂

冲剂是将药物浓缩成浸膏与适量淀粉、糖粉混合制成的颗粒散剂。冲剂加开水溶化即可服用。这一剂型保持了汤剂的特色，克服了煎煮的麻烦，但应注意包装，以免受潮变质。

三、半固体剂型

常用的半固体剂型有以下几种。

（一）浸膏

用适当溶媒浸出药物有效成分，再加温蒸发，浓缩成膏，称为浸膏。这一剂型有杂质较少、日用量小、使用方便、可以大量制备等优点。

（二）膏药

膏药是用植物油或天然树胶为基质原料，加入药物熬炼而成，是外用药的一种剂型。有疗效确实、作用持久、用法简便、便于保存等优点。炼制时要求黏度合适，以揭下不留痕迹为佳。

（三）软膏

软膏是指在适当的基质中加入药物，调成均匀和易于涂布的软状剂型。常作外用，有滋润皮肤、杀灭病菌、收敛创口、促进肉芽生长等作用，配制时要求均匀细腻，以不损害皮肤黏膜为佳。

（四）眼膏

眼膏指专供眼科使用的极细腻、纯净、灭菌的软膏，药物要经提制后再行配制，要求极细腻无颗粒、无菌。

第七节　药物用量

度量衡制度在各个历史时期有所变更，唐代以前的古方，分量就和现在相差甚远。古以黍、铢、两、斤计量，到了晋代则以十黍为一铢，六铢为一分，四分为一两，十六两为一斤。宋代以后以两、钱、分、厘、毫为其分级计量单位，即十毫为一厘，十厘为一分，十分为一钱，十钱为两，十六两为一斤。直到1979年1月1日起，才改为克数计量。

运用古方，应该大体保持方中各药用量。为了解决古今计量悬殊带来的困难，可以采取两种办法：一是考证历代计量，换算成克。汉晋时期 1 两，约合现制 15g；隋唐以后 1 两，约合现制 31g。二是按现代习惯用量定其克数，但不改变原方各药之间的比例。本书各方所示用量，都是采用第二种办法拟定的。总之，方中用量可以随证变更，不是一成不变的。

各论

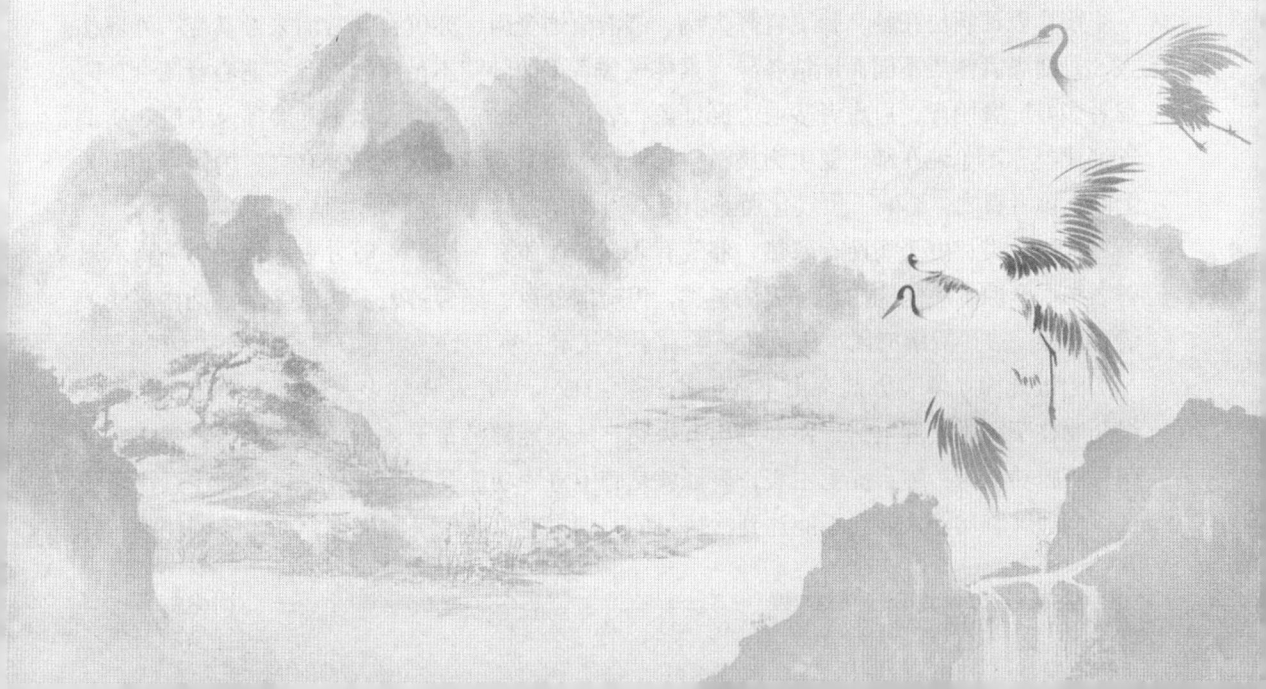

第三章　解表法

解表法是针对邪在肺卫拟定的治疗大法。以《素问·阴阳应象大论篇》中"其有邪者，渍形以为汗，其在皮者，汗而发之"为立法依据，选择发汗解表药物为主组合成方，用以治疗表证初起，或借开泄腠理而使邪从表解的方剂，称为解表剂。本类方有解表、透疹、疗疮、消肿等功效，属于治法中的汗法。

致病原因：六淫侵袭人体，肺卫受邪，都可形成表证，风寒束表与风热犯肺都是致病的基本原因。四时气候更替，本是正常现象，设非其时而有其气，机体不能适应气候突变，就会引起卫表病变，这种致病原因，称为风寒束表。吸清呼浊是肺的生理功能，若吸入之气夹带疫毒，侵犯肺系，初起即会引起肺卫与肺系病变，这种致病原因，多从热化，故称风热犯肺。此外，暑、燥、湿三邪侵袭肺卫而呈表证者，间亦有之。

病变部位：表证初起，病在肺卫。肺司呼吸而与天气相通，时疫最易随气吸入，侵犯肺系。肺合皮毛，属卫主表，风寒外袭，体表受邪，肺卫也是首当其冲，所以表证都是肺卫受邪。

病变性质：寒邪侵犯皮毛即为寒证，温邪侵犯肺系即为热证，这类证候若按八纲辨证定性，寒热皆有。外邪初侵肺卫，正气未伤，仅因肺卫宣降失常导致津气流通受阻，若按气血津液辨证，病性属实。

基本病理：肺主宣降气津。由肺吸入的清气与脾胃化生的谷气、肾间生发的元气相合，成为行于脉外的卫气。卫气须经肺的宣降作用，敷布于体表，通调于三焦，凭借肺气宣降作用，水液亦随气而宣降，故肺的基本功能是宣降气津。风寒束表或风热犯肺，影响津气的正常宣降，寒则气郁津凝，热则气郁津伤，故表证的基本病理就是肺卫气液宣降失调。气郁则恶寒、发热、咳嗽，津凝则身重、鼻塞、流涕、咯痰，若系寒邪束表，脉因寒而收引，亦会影响营卫运行，成为营卫不和。

前言表证病位在肺，肺卫宣降失调，气液流通受阻，亦仅言其常而未及其变。外邪伤人，每随患者体质不同而证情各异。素体气虚者多兼肺脾不足，阳虚者多兼心肾阳衰，阴虚者多兼肝肾阴虚，血虚者多兼心肝证象，表证虽属肺卫失调，本虚却会涉及五脏。所谓气郁津凝亦不单纯在肺，变生为痰嗽，湿滞体表而呈周身酸软重痛者有之，内侵胃肠而兼上吐下泻者有之，影响下焦气化而兼小便不利者有之，卫气逆行而生胀满者亦有之。

治法分类：由于病性有寒热，邪气有兼夹，体质有强弱，一般方书均将汗法分为辛温解表法、辛凉解表法、扶正解表法三类，但疏散外风、涤暑解表、祛风除湿（见祛湿法）、清宣润燥、表里双解亦属本法范畴，学者不可认定只有三型，才能窥其全貌。

配伍规律：解表方剂常由下述四类药物组成。一是发汗解表，疏风泄邪药：配伍这组药物在于宣通腠理毛窍，使邪外出有去路，气液能够敷布于体表，恢复生理之常。二是调理脏腑功能药：肺合皮毛主表，表证就是肺卫宣降功能受阻，若只解表而不注意宣降肺气，调理肺脏功能，显然不能达到治病目的。如果兼见其他脏腑失调，亦当兼调他脏。三是流通或补充基础物质药物：一切疾病都会出现气血津液的病理改变，不是运行受阻，就是出现亏损。根据气血津液的盈、虚、通、滞配入相应药物，是一切方剂的共性，汗法自不例外。四是调理经隧药：寒主收引，寒邪束表，心系脉络挛急而呈脉紧、身痛，肺系挛急而呈咽痛、喘咳，内归胃肠，肠道挛急而呈吐泻、腹痛，是故治疗表寒之方常配芍药、甘草之类缓其挛急。经隧受湿则松弛，湿滞体表则呈肢体酸软，是故治疗湿滞体表之方多配燥湿之品。

临证应用：汗法不仅能够发汗解表，还能透邪达表，使气血通畅，营卫和调，故除适用于六淫侵袭肺卫外，对麻疹初起透发不畅、水肿先见腰以上肿、疮疡初起欲透邪于外者，均可应用。

使用汗法，应该注意当否？当汗不汗，会使病邪深入；不当汗而误汗，则徒虚其表，不仅无益，反而误事；当用辛温解表却肆用寒凉，会使病邪冰伏，阳气受损，缠绵难愈；当用辛凉而误投辛温，有以热助热之弊；当兼扶正而只顾解表，必将更伤气血阴阳。这些都是不擅使用汗法。此外，表邪未解而见里证者，可先表后里，或表里双解；若邪已化热、麻疹已透、疮疡已溃、虚证水肿，均非发汗所宜。

注意事项：其一，解表方多用轻扬辛散药物组合而成，只宜微煮，不宜久煎，否则药力耗散，解表作用将会减弱。其二，一般解表之方均宜温服，并宜温覆助汗，但以遍身微汗为佳，不可令其如水淋漓。若汗出不彻，则病邪不解；若汗出太过，则耗气伤津，甚至阳随汗泄而呈亡阳之变。其三，南方地区或夏季气候炎热时，腠理疏松，易于出汗。使用本法，选药不宜太峻，用量不宜过重；北方地区或冬季气候严寒时，使用本法，用药不嫌其峻，用量亦宜稍重，以免汗出不彻。其四，解表之方宜于饭后服，服用后禁食生冷油腻，以免影响药物的吸收和药效的发挥。

第一节　辛温解表法

辛温解表是根据风寒束表病机拟定的治法。

外感风寒，常见恶寒、发热、无汗或有汗、头身酸楚疼痛等症状。这是风寒束表，引起皮肤、汗孔收缩，导致体温不得外散，汗液不得外出，营卫运行被阻，卫气奋起抗邪的反应。表卫津气是由肺气宣发而来，寒邪外束，肺气宣发之机受阻，卫阳不能达表温煦皮毛则见恶寒，卫阳遏郁，体温不得外散则见发热，故恶寒、发热是同一病理的两种现象。风寒束表，影响表卫正常开合，表实之躯则见毛窍闭塞而无汗，表虚之体则见开合失度而自汗。头身酸楚疼痛，是营卫不能正常运行，津液不能正常敷布，郁于体表的表征。肺合皮毛，寒邪束表，直接影响肺气的宣降，津液的敷布，遂有鼻塞、流涕、咽痛、失音、咳逆、有痰等肺气郁而不宣，津液凝聚不布证象。其基本病理是：外感风寒→表卫闭郁，肺气不宣→津气出入受阻，营卫运行不利→变生诸症。

《素问·阴阳应象大论篇》说："善治者治皮毛，其次治肌肤，其次治筋脉，其次治六腑，其次治五脏。治五脏者，半死半生也。"在此指出病宜早治，迟则生变，病浅易治，病深难医的客观规律。所以治疗表证总宜祛邪外出，御敌于国门之外，防微杜渐，治于初起之时。根据"其在皮者，汗而发之"的治疗原则，当用辛温发表药物宣通腠理毛窍，恢复营卫正常运行，使津气能宣发敷布于外，肃降运行于内，表证自然痊愈。此类证候，常用麻黄、桂枝、细辛、紫苏叶、荆芥、防风等发汗解表药物为主，组合成方，共奏辛温解表，宣肺散邪功效。代表方如麻黄汤、桂枝汤。

肺主气，朝百脉，布津液。风寒外束，肺的宣降功能失常，必然导致气血津液的运行障碍。故本法除用辛温解表药物疏散风寒、消除病因以外，还常配伍宣降肺气的桔梗、杏仁，温通血脉的桂枝、川芎，输布津液的半夏、生姜等药调理脏腑功能，流通气血津液。结构严谨的解表方剂，应该包括消除致病因素、调理脏腑功能、流通气血津液三方面的药物。除此以外，有些方剂还要配伍缓解经隧挛急的药物。

人是有机的整体，虽然表证主要表现为肺系失常，随其个体差异也常兼见五脏病变。由于风寒束表引起气血津液的运行障碍又各有所偏，也会反映出不同的临床证象。

表寒证可见下述几种配伍形式。①益气解表：益气解表是根据气虚感冒拟定的治疗法则。此证以表证初起即见咳嗽有痰为特征，所谓气虚，是指肺脾两脏功能不足，一遇外寒相侵，立即导致两脏功能失调，脾虚则健运失职而不能转输津液，肺虚则宣降失常而不能布散津液，水液失调，壅滞于肺，遂见咳嗽有痰等症。治疗时配伍人参、白术、茯苓、甘草等益气健脾之品扶其正，加荆芥、防风、紫苏子、藿香等辛温解表药物祛其邪，对于正虚邪实病机，可谓合拍。如人参败毒散即其代表方。②助阳解表：助阳解表是根据阳虚外感拟定的治法。常以恶寒微热、嗜卧少神、脉象沉弱为主症。此证有自身阳虚和外寒相侵两种病理存在，若单纯发汗解表，已虚之阳再随汗泄，恐有亡阳之变，故宜扶正祛邪，双管齐下，选用麻黄、细辛之属疏散外邪，附子、干姜之属振奋阳气，才与病情吻合。这种配伍，既体现了表里同治的助阳解表法则，也体现了宣上温下的肺肾同治法则，方如麻黄附子细辛汤。③解表清里：解表清里是根据表寒里热病机拟定的治法。此证常以恶寒、发热、无汗与烦躁并见为特征。风寒外束，表卫失调而寒热无汗；气郁化热，蕴蓄于肺故烦躁不宁。于解表法中加入石膏以化胸中蕴蓄之热，最为恰当，代表方如大青龙汤。④涤饮解表：涤饮解表是根据表寒里饮病机拟定的治法。此证多因肺气素虚或有痼疾，一遇寒侵，立即导致肺气闭郁不宣，津液凝聚不布，遂见恶寒发热、头痛身疼、咳喘痰稀的表寒里饮症状。此证因外寒引起肺气宣降失常，因肺气宣降失常引起津凝不布，因饮停气逆而见喘咳痰稀。根据治病求本原则，法当辛温散寒，消除病因，运脾输津，通调津液，使寒散、饮蠲而喘咳自宁。所以本法常用麻黄、桂枝之属温散寒邪消除病因，麻黄、杏仁之属宣降肺气，半夏、干姜之属运脾输津恢复脏腑功能，代表方如小青龙汤。⑤和中解表：和中解表是根据表寒里湿病机拟定的治法。常以表证兼见吐泻、腹痛为特征，属于肺脾同病。多因恣食瓜果，戕伐脾阳，一遇寒邪，表卫闭郁，津气即从腠理三焦内归肠胃，致使中焦升降失调而见吐泻、腹痛。对于上述见症，用藿香、香薷、厚朴、陈皮、茯苓之类疏散表邪以展其气机，芳化湿浊以调其升降，能收良效，代表方如香薷散。由于此证的下利是表邪内陷，亦可用葛根、升麻之属升举下陷之阳气，使津气出表，如葛根汤即是此种结构。⑥理气解表：理气解表是根据表寒气郁病机拟定的治法。常以表证兼见胸胁、脘腹胀满为主症。皮毛之内，即是腠理。腠理内联脏腑，外通皮毛，上达颠顶，下至于足，是卫气升降出入之地。卫气升降出入，有赖肺气宣降、脾胃升降、肝胆疏调，才能畅通无阻。风寒外束，卫气出入受限，影响升降，肺失宣降之常，脾胃升降乖戾，肝胆疏泄被遏，三焦气郁不舒，是以兼见胸脘胀满不适症状。宜于解表方中，配伍柴胡、香附、陈皮、紫苏叶、枳壳、木香等药疏畅三焦气机，祛散外来寒邪，恢复气机升降出入，代表方如香苏散。

综上所述，风寒束表之证，虽然病在肺卫，却可涉及五脏。肺系受累则喘咳，脾胃受累则吐泻，影响三焦气机则胀闷，影响肾与膀胱气化则水道不通，素体阳虚则见脉沉而困倦少神，素体阳旺则易呈表寒里热。风寒束表又必然影响气血津液的升降出入，明乎此，则治表证诸方的结构可一目了然矣！

辛温解表法还有以下两个用途。①退水肿：《金匮要略》谓"腰以上肿，当发汗乃愈"，指出发汗一法可以治疗水肿。盖辛温解表之目的在于宣通毛窍而使邪从汗解，恢复卫气的正常出入和津液的正常敷布。这一作用既可使停于腠理的水湿从汗孔排出，又可通过宣肺使水道通调而下行归肾，所以也可治疗水肿，如麻黄附子汤即有这种作用。此法只适用于腰以上肿者，腰以下肿者当于利水法中求之。②疗疥疮：疥癣生于皮毛，发汗可以祛邪外出而使邪无存身之所，可获较好疗效。疮痈亦因邪客于表，气血壅结而成，初起犹未化腐成脓，可发汗解表，通调营卫，达邪出表，如荆防败毒散能疗疮痈初起即是。

麻黄汤（《伤寒论》）

【药物组成】麻黄 9g，桂枝 6g，杏仁 9g，炙甘草 3g。

【制剂用法】水煎，分 3 次，温服。盖被发汗，微汗为度。

【方证病机】风寒束表，营卫失调。

【体现治法】辛温发汗，泄卫调营。

【适应证候】风寒束表。症见恶寒发热，头痛身疼，无汗而喘，口中和，脉浮紧。

【方理剖析】此为风寒束表所致。肺主气，属卫；外合皮毛，主表。风寒外束，卫阳被遏，不能外达，则恶寒发热；毛窍闭塞，汗液不能外泄，则无汗；经脉收引挛急，营卫运行不利，水液通调失度，则头身疼痛。肺所吸入之气，随血行于脉内即为营气，外浮行于脉外即为卫气。风寒束表，毛窍因寒而收缩，气道因寒而收引，影响肺卫正常宣降，故肺气上逆而喘。寒邪束表，正气欲拒邪于外，故脉浮；脉络因寒而收引，故脉紧。口中和是寒邪尚未入里和化热的证象，可以作为表寒的辨证依据。据上所析，此证病位在表，病因为寒。因寒引起毛窍收缩，脉络紧张，气道挛急，阳气不得外散，汗液不得外泄，营卫运行不利，肺气宣降失常。其基本病理是：风寒束表→毛窍收缩，脉络收引，气道挛急→气血津液运行不利→变生诸症。属于表寒表实证候。

根据"其在皮者，汗而发之"的治则，表证当解表，表寒证当辛温解表，无汗属实，就应发汗以解表。此证因表寒影响肺气正常宣降和心血正常运行，又宜宣降肺气，恢复肺系功能，活血调营，恢复营血输运，故宜辛温发汗，泄卫调营。方中麻黄有宣降肺气、发汗、利水三大功效。通过此药宣发肺气，祛散寒邪，使被郁的卫气敷布，闭塞的毛窍开通，阳气得以达表，汗液得以外泄，则恶寒、发热、无汗、疼痛诸症愈矣！通过降气作用，使三焦气机升降出入正常，卫气运行有序，则上逆之气顺降而喘可平矣！通过宣肺行水作用，使三焦水道通调，水液既可以从汗孔外出，也可以从三焦下行，津液运行无阻，则鼻塞流涕、喘逆、身痛等症可以瘳矣！此药既能消除致病原因，又能恢复肺脏生理功能，尤擅宣通气与津液，故是本方主药。桂枝辛温，有发汗解表、活血调营之功，既助麻黄发汗，散其表寒，尤擅温通血脉而合麻黄通调营卫，以此为辅，可使郁滞的营卫宣通，气血畅行无阻。佐辛开苦降之杏仁，协助麻黄宣肺卫之郁以逐邪，降肺气之逆以平喘。使以甘草，甘可缓解脉络挛急之痛、气管挛急之喘，并可制约麻黄、桂枝，防止发汗力量过猛。此方药仅四味而结构严谨，方制颇佳。

学习此方应该注意以下两个特点：其一，所治症状，有毛孔收缩、脉络收引、气管挛急等组织结构因受寒邪而收引的病理改变，也有卫气被郁，血行不利，津凝成湿等基础物质因受寒邪而凝涩的病理改变。其二，此方结构，有消除致病原因、调理脏腑功能、流通气血津液、缓解经脉挛急四类药物，结构较为完整。

【临证应用】（1）恶寒无汗是辨证要点，苔白不渴是病性属寒的辨证依据。

（2）风寒犯肺，宣降失常，喘急胸闷，可用此方散寒平喘。

（3）风寒湿痹，一身烦疼，审其确属寒湿在表，亦可使用此方祛除表湿。

（4）本方发汗力量较强，只宜用于风寒束表，表实无汗之证，表虚自汗、外感风热、体虚外感、产后失血，均非所宜。

案例 李某，41岁，1994年12月就诊。自述冒雨骑车，衣衫尽湿，恶寒身痛，为书麻黄加术汤2剂。第2次来诊，恶寒已减而身痛如故，嘱再服2剂。第3次来诊，身痛稍减，但仍未痊愈，嘱再服2剂。前后共服6剂其病始愈。仲景谓其得汗不可再服是言常，此案患者因季节严寒，加之受寒太甚，非麻黄加术汤不能祛其寒，宣其湿，故可多服。

【加减化裁】（1）三拗汤（《太平惠民和剂局方》）：即本方去桂枝。治风寒感冒，头痛身疼，喘咳胸满，痰白清稀。用于风寒犯肺，肺气闭郁所致的声音嘶哑，亦有效。此方长于开宣肺气，降逆平喘，发汗力量不及麻黄汤，故可放心使用。

（2）华盖散（《太平惠民和剂局方》）：即本方减去桂枝，加紫苏子、桑白皮、陈皮、茯苓。治肺受寒邪，咳嗽气喘。加入降气行津之品，对于肺失宣降，津气壅滞的喘咳颇为对症。华盖散与三拗汤均长于降气平喘。

（3）麻黄加术汤（《金匮要略》）：即本方加苍术。治寒湿在表，肢体烦疼，有祛除表湿之功。

（4）麻杏薏甘汤（《金匮要略》）：即本方去桂枝，加薏苡仁。治风湿在表，一身尽疼，发热，日暮加剧者。麻黄加术汤与麻杏薏甘汤长于解表祛湿，并有一寒一热之异。

【歌括】辛温发汗麻黄汤，麻桂杏草合成方，恶寒发热头身痛，表实无汗此堪尝。

大青龙汤（《伤寒论》）

【药物组成】麻黄18g，桂枝6g，杏仁9g，甘草6g，石膏30g，生姜9g，大枣15枚。

【制剂用法】水煎，分3次，温服。

【方证病机】表寒里热或表寒里饮。

【体现治法】发表清里或解表涤饮。

【适应证候】（1）伤寒发热恶寒，全身疼痛，无汗烦躁，脉浮紧。

（2）伤寒，脉浮缓，身不疼，但重。

（3）溢饮。

【方理剖析】此证属表寒里热机制，症见发热恶寒、身痛无汗、脉浮紧等，为寒邪束表，表实无汗的麻黄汤证；烦躁则是阳气化热，津凝为饮，热饮内郁现象。究其致病原因，实由外感寒邪所致。其基本病理是：风寒束表→气郁化热，津凝成饮→表寒里热。

本方由麻黄汤加石膏、生姜、大枣而成。麻黄汤辛温发汗，祛在表的寒邪，邪去则无汗、恶寒、发热、身痛等症可除；加辛寒的石膏，外解肌热，内清里热，热清则烦躁证象可解。石膏又可抑制麻黄发汗的力量，增强麻黄利水的作用。又恐石膏寒凉害胃，故佐生姜、大枣和中。

方中石膏极为重要，与麻黄、桂枝配合亦很周密。其辛凉之性能随麻黄、桂枝达表，凉散表热，又善化胸中蕴热为汗，随麻黄、桂枝从表而出。麻黄、桂枝得石膏则发表而不助热；石膏得麻黄、桂枝则能借麻黄、桂枝发表。方中麻黄《伤寒论》中用至6两，仅用桂枝2两且又加入石膏，推求其意是想充分利用麻黄发汗和利水两大作用，配桂枝则使麻黄、桂枝相须，发汗解表，祛其在表之寒，配石膏则使麻黄、石膏相制，减少发汗力量，增强利水作用，祛其在里之饮。本方治疗身重也说明是用了麻黄的除湿利水作用。

《金匮要略》用本方治疗溢饮，症见四肢痛重者，当汗。从本方能治疗溢饮来看，本方虽用石膏，并非热盛津伤，而是热饮内结。如果再将本方与治疗水肿的越婢汤比较，就会知道本方也有利水作用。重用麻黄而无须虑其过汗，诀窍就在于配伍石膏抑制麻黄发汗作用，又增强利水之功。本方加杏仁宣肺气以开水源，配桂枝温阳气以助气化，所以能治疗溢饮。

【临证应用】本方证与麻黄汤证相较，有两点不同：其一，较麻黄汤证多一烦躁的里热证；其二，身热程度较麻黄汤证为盛。所以本方以发热、恶寒俱盛，无汗烦躁为辨证要点。若用本方治疗身重、溢饮，不在此例。

【歌括】表寒里热大青龙，麻桂杏草姜枣从，重用石膏清郁热，无汗烦躁此方宗。

葛根汤（《伤寒论》）

【药物组成】葛根20g，麻黄10g，桂枝10g，生姜15g，白芍10g，炙甘草10g，大枣12枚。

【制剂用法】水煎，温服，覆取微似汗。

【方证病机】外感风寒，经脉挛急。

【体现治法】辛温解表，柔肝缓急。

【适应证候】（1）太阳病，项背强几几，无汗恶风。

（2）太阳与阳明合病，泄泻。

（3）太阳病，无汗而小便反少，气上冲胸，口噤不得语，欲作刚痉。

【方理剖析】所治三条，前两条见于《伤寒论》，后一条见于《金匮要略》。项背强直、口噤难开，都是外感风寒，经脉受寒收引导致的挛急现象。下利则因平素脾胃虚弱，一受风寒，表卫闭郁，津气不能正常输布于皮毛，却从三焦内归肠胃，以致清阳下陷，浊阴下流，成为下利。同时也有肠道蠕动增强的病理因素存在。其基本病理是：风寒束表→经脉收引→项背强直，口噤难开；或外感风寒→津气外出受阻→内归胃肠→泄泻。

本方由桂枝汤加麻黄、葛根而成。葛根有解肌升阳功效，药理实验证明葛根有较强的解痉作用，重用此药为主药，可祛束表之邪，可解经脉之挛。麻黄、桂枝、生姜辛温解表，辅助葛根消除病因，白芍、甘草、大枣柔肝缓急，辅助葛根舒缓经脉，七药合用，能奏辛温解表，柔肝缓急之功效。

治疗表里同病的下利，用葛根升举清阳，令其上升；麻黄、桂枝、生姜发散风寒，宣通毛窍，使津气仍然出表；白芍、甘草、大枣调理肝脾，助葛根缓解肠道蠕动。此方不仅是表里同治法的先驱，也是逆流挽舟法之先河。

学习本方，要澄清下述两个问题。一是葛根的作用。二是白芍、甘草、大枣的作用。《伤寒论》及《金匮要略》注家均谓"项背强急，口噤难开"是阴津受损，不能濡养经脉所致，故用葛根"起阴气而生津液"（柯琴），其实，此证不是阴津受损导致的经脉失濡，而是感受风寒引起的经脉拘急。得出这一结论的依据有三：其一，此证见于表证初起，并未化热，津液怎能受伤？其二，方后服法注明"覆取微似汗"，若是津液受损，怎能再汗？其三，本方也能治疗下利，这是行于三焦的津气受风寒闭束内归肠胃，出现津气升降出入失调，亦非津液受伤。所以使用葛根不是生津而是解痉。前人没有药理实验作为依据，只凭推理得出结论，不能尽信。白芍、甘草、大枣一般均从益阴和里角度解释其义，其实此方是用此三药柔肝缓急。"肝主身之筋膜"，全身经隧均由筋膜构成，故经隧病变当从肝治。白芍之酸可以柔肝，甘草、大枣之甘可以缓急，用于此证，最为恰当。

【临证应用】（1）项背强直，兼见恶寒无汗，舌质正常，苔薄而白，脉象浮紧，可用此方。

（2）表证兼见下利，腹不胀，无热象者，可用此方。本方无燥湿运脾药物，亦无分利之品，而是通过升发津气出表以达止利目的，此即逆流挽舟之法。

（3）此方亦可治疗皮肤过敏导致的风丹，若无热、苔薄，可以投此。

案例1　刘某，男，45岁，1994年4月就诊。自述腹泻日五六次，每于晨起、饭后或走急即欲大便，急不可耐，已经2年，数易其医，终无寸效。余观其舌色正常，察其脉象微弦，为书葛根汤，嘱其连服3剂。第2次来诊，大便仅1日2次，效不更方，再服3剂。第3次来诊，大便已一日一行。学生询问为何要用此方？余谓："泄泻原因甚多而机制不一。疫毒侵肠者有之，食积阻滞者有之，脾不运湿者有之，肾失气化者有之，脾虚肝克者有之，滑脱失禁者亦有之。此患者便无黏液，显非葛根芩连之所宜；便无稀水，又非五苓、胃苓之所对；腹不胀，不是正气散证；便不臭，不是保和丸证；腹不痛，又非痛泻要方证；每于晨起、饭后即泻，显然是因清阳下陷，肠道蠕动增强所致。虽无表证，亦可借助葛根升发清阳，麻黄、桂枝宣发津气出表，白芍、甘草缓其肠道蠕动，所以投之获效。临证贵在谨察病机，于此可见一斑。"

案例2　李某，女，28岁，1996年3月就诊。半个月前感冒之后，右侧头痛如掣，经某医治疗其痛不减，察其舌淡苔白，脉象浮紧，时序虽属仲春而气候严寒，遂书葛根汤加川芎、白芷、防风、细辛，服1剂而愈。此为治疗血络因寒而挛急作痛的案例。说明本方施于筋膜挛急、血络挛急、胃肠挛急之证均可获效。古人常从气血津液盈虚释方，不从组织结构弛张释方，显然不够全面。

【加减化裁】葛根加半夏汤（《伤寒论》）：即本方加半夏。治太阳与阳明合病，不下利，但呕者。成无己说："里气下而不上者，但利而不呕；里气上逆而不下者，但呕而不利。"治宜解表，表邪一解，里气自和，故利则宜葛根汤表而升之，呕则加半夏表而降之。

【歌括】葛根汤内有麻黄，桂芍草枣合生姜，寒滞经脉项背强，散寒缓急体自康。

香苏散（《太平惠民和剂局方》）

【药物组成】炒香附、紫苏叶各120g，陈皮60g，甘草30g。

【制剂用法】为细末，每服6g，开水送服，每日3次。若作汤剂，剂量酌减。

【方证病机】感寒气滞。

【体现治法】理气解表。

【适应证候】形寒身热，头痛无汗，胸脘痞闷，不思饮食，舌苔薄白。

【方理剖析】头痛、发热、恶寒、无汗与一般表证无异；胸脘痞闷、不思饮食，则为气郁湿阻证象。津气升降出入，三焦为其通道。卫气能在三焦正常运行，有赖于肺的宣发肃降，肝的疏泄条达，脾胃的升降转输。平素气郁之人，一经外感，立即导致肺气不宣，脾气不运，肝气不舒，气碍其津，津气交阻，成为外感风寒，内有气滞之证。胸脘痞闷虽为津气阻滞的共有证象，但本证舌苔薄而不腻，显然偏于气郁。故舌苔是否薄白成为胸脘痞闷是否偏于湿重的辨证依据。其基本病理是：风寒束表→阻碍卫气出入→三焦气滞。

外感风寒，不用发散之品表证不能解除；内有气滞，不用理气之药气机不得舒畅。所以本方为疏散风寒与理气化滞两类药物组合而成。紫苏叶辛温，能开肺气痹郁，宣通体表毛窍，温散外束寒邪，使寒散腠开，肺卫津气能正常宣发于表，则形寒身热、无汗等症可愈。表邪闭郁，导致三焦津气失调，气郁湿阻而生痞闷，又宜理气化湿，通调津气。紫苏叶不仅能够外散风寒，还能醒脾化湿，得芳香化浊、畅气醒脾的陈皮为辅，行气化湿的功力更强，再用香附疏肝理气，令其条达，三药兼顾三焦，使上焦肺气能正常宣降，中焦脾气能正常输运，下焦肝气能正常疏泄，则三焦通畅而痞闷自消。用甘草者，调味和中而已。

此方在选药和配伍上反映了三个特点：一是选用紫苏叶为主药，既能外解表邪，内疏气滞，又是芳香化湿之品，一药三用，选药精当。二是三焦为津气共同运行的通道，此证虽以气郁为主，津行不畅亦为形成痞闷的因素之一。方中紫苏叶、陈皮都能芳香化湿，充分利用了二药的行气化湿作用。三是紫苏叶、陈皮、香附三味药物能够调理肺、脾、肝三脏功能，照顾到了上、中、下三焦，充分反映了卫气的升降出入与肺气宣降、肝气升发、脾气升降有关，用药应当兼顾三脏，是从整体着眼的用药法则。

【临证应用】（1）本方适用于外感风寒，兼肝胃气滞者，以表证兼见胸脘痞闷、不思饮食、舌苔薄白为辨证要点。

（2）加减应用：可以根据偏表、偏里、偏寒、偏热、偏上、偏中、偏下、偏气、偏湿九个方面加味。①偏表：表证突出者，加荆芥、薄荷。②偏里：饮食不思为主者，加藿香、半夏。③偏寒：加生姜、吴茱萸。④偏热：加黄芩、柴胡、半夏。⑤偏上：咳嗽有痰，加桔梗、半夏、茯苓。⑥偏中：腹部胀满，加藿香、厚朴、大腹皮。⑦偏下：兼见胁痛，加柴胡、枳壳、青皮。⑧偏气郁：加大腹子、厚朴。⑨偏湿滞：加砂仁、半夏、茯苓、薏苡仁。

【歌括】香苏散内用陈皮，香附紫苏二药宜，甘草和中兼矫味，风寒气郁此能医。

香薷散（《太平惠民和剂局方》）

【药物组成】香薷 12g，白扁豆（微炒）6g，厚朴（姜制）6g。

【制剂用法】水煎，冷服。

【方证病机】感受寒湿，表里同病。

【体现治法】解表和中，理气化湿。

【适应证候】夏季乘凉饮冷，感受寒湿，阳气为阴邪所遏。症见恶寒发热，头重头痛，无汗，胸闷食少，腹痛吐泻，舌苔白腻，脉浮。

【方理剖析】此为暑天外感于寒，内伤于湿而设。暑天乘凉饮冷，以致感受寒湿，表里同病。湿郁于表，故头重头痛；阳为湿遏，故恶寒发热、无汗；表为寒闭，津气不能正常宣发于表，从少阳三焦内归胃肠，中焦湿滞，升降失调，故胸闷食少、吐泻、腹痛。其基本病理是：感受寒邪→表卫闭郁→津气外出受阻→从三焦内归胃肠→湿滞中焦，升降失调→表里同病。

感受寒湿，表里同病，治宜外散寒邪，内和脾胃。津气逆乱，升降失调，又宜理气化湿，复其升降。香薷辛温香散，是夏月解表要药，擅长发越阳气散肤表之寒，化湿和脾除中焦之湿，表里兼顾，作用全面，故为主药。厚朴苦温，燥湿化浊，行气宽胀。白扁豆甘淡，能消脾胃暑湿，降浊升清。如此配伍，使表邪解则寒热除，气机畅则胀痛消，升降调则吐泻止。

此证因寒邪闭郁引起津气逆乱，内传脾胃导致脾胃升降失调，出现吐泻、腹痛。治用香薷宣发卫阳，使其仍然出表；厚朴理气化湿，白扁豆化浊升清，恢复脾胃升降之常，一切均从调理津气着眼。

【临证应用】本方治暑天感受寒湿，表里同病有效。《温热经纬》谓："此由避暑而感受寒湿之邪，虽病于暑月实非暑病。昔人不曰暑月伤寒湿而曰阴暑，以致后人淆惑，贻误匪轻，今特正之。"

【歌括】三物香薷豆朴先，若云热盛益黄连，暑月受凉表里病，和中解表此方权。

九味羌活汤（《此事难知》）

【药物组成】羌活、防风、苍术、白芷各 9g，细辛 6g，川芎 6g，生地黄、黄芩各 9g，甘草 3g。

【制剂用法】水煎服。

【方证病机】表寒夹湿。

【体现治法】解表祛湿。

【适应证候】外感风寒。症见恶寒发热，肌表无汗，头痛项强，肢体酸痛，口苦微渴。

【方理剖析】恶寒发热、肌表无汗、头痛、项强与一般表证无异，唯肢体酸痛是湿滞体表之象，口苦微渴是兼里热之征。其基本病理是：风寒束表→气血津液郁滞→入里化热。

本方体现解表祛湿法则，羌活擅长祛风散寒，除湿止痛，用以治疗表寒夹湿证，颇为对证，故是主药。防风、白芷、细辛、苍术助主药疏散风寒，祛除表湿；川芎辛温走窜，活血调营，兼顾血行不利，古人时刻不忘通其气血津液，故配入本品，符合（《素问·至真要大论篇》）"疏其血气，令其调达，以致和平"之旨。佐苦寒清热的黄芩，凉血滋阴的生地黄，清其里热，并制诸药温燥；用甘草者，不过矫味和中而已。

本方亦可治疗牙龈肿痛，风寒客于阳明经络，气郁化热，血郁津凝，则见肿痛。方中羌活、防风、细辛可散外入之寒，苍术、白芷可祛津凝之湿，川芎可通营血之滞，黄芩、生地黄可清气血郁结之热，故可获效。若与擅长治疗牙龈红肿疼痛的清胃散作比较，不难发现两方结构大致相同。两方都有生地黄，本方之黄芩犹彼方之黄连，本方之川芎犹彼方之当归、牡丹皮，本方之羌活、防风、细辛、白芷犹彼方之升麻，唯清热凉血力量不及清胃散，故牙龈溃烂出血非本方所宜。

【临证应用】（1）以恶寒发热，寒多热少，头痛肢酸，兼见口苦而渴为其用方指征。

（2）本方纯为湿滞体表而设，地黄虽腻，在所不禁。若有胸痞食减等症，则宜裁减以防碍湿，并加半夏、藿香等药燥湿芳化，始能兼治里湿。若见口苦而渴的里热证，又当重用黄芩、生地黄清热养阴。

（3）方中羌活、防风、白芷均有解痉作用，所以本方擅长治疗痛证。

（4）临床报道：以本方为基础方加减，除治疗部分表证外，常用本方治疗无表证而以体表疼痛为主的急慢性疾患，获得可喜的疗效。主要用于治疗急性多发性肌炎、下肢丹毒、炎性齿痛、虹膜睫状体炎、急性鼻窦炎、面神经炎、腱鞘炎、偏头痛、风湿性关节炎、腰肌劳损等。作者认为本方主要药理作用在于改善体表循环（《万县中医药》1977年，第1期）。

【歌括】九味羌活用防风，羌芷辛苍草与芎，汗本于阴芩地妙，表邪夹湿此方谋。

川芎茶调散（《太平惠民和剂局方》）

【药物组成】川芎、荆芥各12g，羌活、防风、白芷、甘草各6g，细辛3g，薄荷叶24g。

【制剂用法】为细末，每次服3g，食后清茶送下。亦可作汤剂，水煎服。

【方证病机】外感风邪，上犯头目。

【体现治法】疏风散邪，宣通表卫。

【适应证候】（1）外感风邪，日久不去，而成偏正头痛，或颠顶作痛。

（2）外感风邪，恶寒发热，头重头痛，目眩，鼻塞，声重，舌苔薄白，脉浮。

【方理剖析】头痛原因甚多，有外感也有内伤，有血郁津凝之痛也有脉络挛急之痛。本方所治，无论新久，均为外感风邪所致。风邪外袭，上犯头目，故见头痛，所谓"伤于风者上先受之"，即是此意。风邪在表，脉络挛急，阻碍气血津液运行，营卫之气与邪相争，故见头痛、恶寒、发热、鼻塞、目眩、脉浮等症。若风邪留而不去，头痛日久不愈。其痛或偏或正，作止无时，即为头风。头痛为何有偏有正？是因受风部位不同，客于某部，即某部脉络挛急，局部气血津液阻滞不通或挛急而痛。其基本病理是：风邪上攻→脉络挛急，湿滞血郁→重痛。

无论头痛新久，总因外感风邪，邪从外入即应祛之使其外出，故宜疏风散邪，通调气血，使邪去而营卫运行无阻，则头昏重痛之症可愈。本方用羌活、防风、荆芥散太阳经的风寒，白芷、薄荷散阳明经的风热；细辛辛散长于治疗少阴经头痛，川芎辛窜长于治疗少阳两侧和厥阴颠顶头痛。数药合用，太阳、阳明、少阳、少阴、厥阴诸经都能全面照顾，故对外感风邪所致的头痛颇为适宜。

以上仅就疏风散邪而言，若从通调气血津液角度分析，羌活、白芷、细辛、薄荷等药均有宣发卫气之功，川芎有活血调营之力，羌活、白芷、细辛本来就有胜湿的作用，再以清利头目的清茶调服，更能利水行津，引湿下行，使气血津液流通无阻而头重头痛自愈。配伍甘草有甘缓止痛之意，可以增强羌活、防风、细辛解痉止痛的作用。

本方所用药物都是擅长祛风解表的风药，这是根据"高颠之上，非风药不能上达"的指导思想立法遣药的。

方中薄荷辛凉而数倍于他药剂量，古人据此谓本方是疏散风热之方。综观本方温药多于凉药，谓其疏散风热似欠公允，当是不偏寒热的平剂。若减薄荷之量，则偏温矣！

【临证应用】（1）感受风邪而成头昏重痛，是使用本方的指征。昏重是夹湿现象，投此祛风胜湿之方，可谓合拍。若是其他原因引起的头痛，则无效果。若为血络掣痛，则应加入僵蚕、蝉蜕、天南星、蜈蚣之类，增强缓解经脉挛急之功。

（2）《太平惠民和剂局方》："丈夫妇人诸风上攻，头目昏重，偏正头痛，鼻塞声重，伤风壮热，肢体烦痛，肌肉蠕动……但是风气，悉皆治之。"昏重列于首位，故是辨证要点。肌肉蠕动而用本方，当是风邪搏击其筋使然。

【歌括】川芎茶调用荆防，辛芷薄荷甘草羌，目眩鼻塞头昏重，偏正头痛悉能康。

羌活胜湿汤（《内外伤辨惑论》）

【药物组成】羌活、独活各9g，防风、藁本、川芎、蔓荆子各6g，甘草3g。

【制剂用法】水煎温服，每日3次。

【方证病机】寒湿在表。

【体现治法】祛风胜湿。

【适应证候】寒湿在表。症见头痛、头重、腰脊重痛，或一身尽痛，不能转侧，恶寒发热，脉浮者。

【方理剖析】此为风湿滞留体表导致的偏寒证型。头身重痛，甚至不能转侧，为湿滞体表证象；痛剧为寒的辨证依据。多因汗出当风，感受风寒，经脉挛急，毛窍闭郁，或久居湿地，积渐浸淫，影响汗液外泄，津凝为湿，郁于腠理，阻滞营卫，以致头、身、腰、背重痛，甚至不能转侧。《素问·痹论篇》云："风寒湿三气杂至，合而为痹也，其风气胜者为行痹，寒气胜者为痛痹，湿气胜者为着痹。"此证以重痛为特征，当是寒湿偏盛证型。

其基本病理是：风寒束表→经脉挛急，津凝成湿→湿滞体表→产生重痛。

湿滞体表，法当祛风胜湿。选用祛风药物组合成方，有风能胜湿、解痉之意。方中羌活气清属阳，善行气分，舒而不敛，升而不沉，雄而善散，长于疏散表寒，祛除风湿，解除痉挛，疏利关节，治疗上焦风湿；独活善理下焦风湿，两足痹痛，湿痒拘挛。两药合用，上下兼顾，能散周身风湿，能解筋脉之挛，故为主药。辅以祛风除湿的防风，散寒止痛的藁本，活血调营的川芎，善治头痛的蔓荆子，令寒散湿除，筋脉舒缓，营卫和调，则重痛可解。使以甘草，矫味和中。诸药合而用之，有祛风散寒、宣痹止痛之功效。

《医方考》谓："外伤于湿，一身尽痛者，此方主之……经曰：风能胜湿，故用羌、防、藁、独、芎、蔓诸风药以治之，以风药而治湿，如卑湿之地，风行其上，不终日而湿去矣。又曰：无窍不入，唯风为能，故凡关节之病，非风药不可。用甘草者，以风药悍燥用以调之，此之谓有制之兵也。"吴崑此说对学者理解风能胜湿之意有所帮助，录此以资参考。

【临证应用】（1）以头身重痛，甚至不能转侧为辨证要点。

（2）此方所用药物，除独活能行下焦以外，其余都是升浮之品，故以治疗上焦风湿见长，若为下部之湿，当于利水法中求之。

（3）感冒、风湿性关节炎、神经性头痛，若审其属于寒湿在表，均可用之。

【歌括】羌活胜湿羌独芎，甘蔓藁本与防风，湿滞体表身重痛，祛风胜湿此方宗。

人参败毒散（《小儿药证直诀》）

【药物组成】羌活、独活、前胡、桔梗、柴胡、枳壳、川芎、人参、茯苓各10g，甘草3g。

【制剂用法】加薄荷、生姜少许，水煎，分3次，温服。

【方证病机】体虚外感风寒湿邪。

【体现治法】益气解表，宣肺祛湿。

【适应证候】年老体弱，外感风寒，恶寒发热，头痛无汗，肢体酸痛，咳嗽有痰。

【方理剖析】年老体虚，复感风寒，即成此证。风寒束表，营卫运行受阻，则恶寒发热，头痛无汗；津凝为湿，湿滞体表，则肢体酸痛。以上属于表卫证象。肺合皮毛主表，寒邪袭表，毛窍闭塞，肺气郁而不宣，津液凝而不布，故见咳嗽有痰。以上属于肺系证象。其基本病理是：体虚感寒→肺卫闭郁→气郁津凝。

表证应当解表，若兼见正气不足，则当益气解表。方中羌活、独活祛风除湿，两擅胜场，力能祛邪外出，消除病因，宣痹除湿，治疗主症；得能散能行、活血调营的川芎助力，对因外感引起的营卫运行不利，津液滞留而生无汗、头痛肢酸等症，能收到较好的疗效。枳壳、柴胡疏畅气机，桔梗、前胡开宣肺气，使肺气能正常宣降，津液能正常敷布，则咳嗽有痰之症可愈。上述药物能够消除致病原因，调理脏腑功能，通调气血津液，旨在祛邪。此证虽然属于邪实，但因患者年老体弱，若只祛邪而不扶正，不仅无力鼓邪外出，即使表邪暂解，亦恐表虚不固而反复感冒。故配人参、茯苓、甘草补气以匡其正，脾气充自能鼓邪外出，表固自无反复感冒之忧。两组药物合用，构成祛邪扶正，双管齐下的配伍形式，对于正虚邪实之证，用之颇为适宜。

【临证应用】（1）使用本方的辨证要点有三：禀赋不足，年老体弱，一也；外有风寒夹湿，肢体酸痛的表证，二也；内有肺气不宣，咳嗽有痰，三也。有此三点，即可使用。

（2）本方亦可治疗泄泻初起而兼表证者。下利兼见表证，是风寒束表阻碍津气外出，从少阳三焦内归胃肠所致。用本方升发阳气，疏解表邪，阳气升举，表气疏通，津气能够正常出表，其利自愈。这是邪从外入仍从外出的治疗方法，这种方法称为"逆流挽舟"。

（3）银翘败毒散（验方）：即本方去人参，加金银花、连翘。治疮毒初起、流行性感冒等病。

【歌括】人参败毒茯苓草，枳桔柴前羌独芎，扶正祛邪双管下，气虚感冒有奇功。

麻黄附子细辛汤（《伤寒论》）

【药物组成】麻黄 9g，细辛 6g，附子 15g。

【制剂用法】附子先煮，以不麻口为度，余药后下，汤成，分 3 次，温服。

【方证病机】阳虚外感。

【体现治法】助阳解表。

【适应证候】阳虚外感。症见身发热，恶寒较甚，精神疲倦，脉沉弱者。

【方理剖析】平素阳虚又外感风寒，即为阳虚外感证候。恶寒是表寒证象；表证脉当浮，脉不浮而沉弱，兼见神倦欲寐，是阳虚于里的证象。两组症状同时出现，自属表里俱寒。故神倦欲寐、脉象沉弱是诊断本证为阳虚外感的辨证依据。

方中麻黄辛温解表，是治表寒证的主药。然而此证兼见阳虚里寒证象，若只顾解表，就有可能导致阳气更虚而成亡阳之变。故本方在用麻黄解表的同时复配附子振奋阳气，共收助阴解表之效。细辛辛温，既助麻黄辛散在表之寒，又助附子温少阴以祛内寒，有辛通内外之功，麻附得此，使表里之寒得以尽去则阳气振奋而其病若失矣！

发汗、利水是治疗水肿两大法门，本方兼而有之。少阴阳虚，气化失常而肿者，宜用真武汤、五苓散之类温阳化气，行水消肿；肺失宣降，水道不通而肿者，宜用越婢汤、越婢加术汤之类宣肺行水，开源导流；若卫阳郁而不宣，肾阳衰而不振，既属太阳、少阴同病，也属肺肾同病的水肿，用本方可望获效。方中麻黄宣降肺气以开表卫之闭郁；附子壮其肾阳以化内郁之水气；复配细辛辛通表里，沟通上下，体现宣上温下，肺肾同治之法。待肺气开宣，卫阳不郁，肾阳得温，气化正常，则三焦通畅而水肿易消。本方与五皮饮、真武汤等方合用效果尤佳。由于水肿表实，服用此方很少出汗，多见小便通畅。若见大便稀水亦绝非药误，而是肺的宣降功能和肾的气化功能恢复，即《素问·经脉别论篇》中"水精四布，五经并行"之象，是病将愈征兆。

此方伤寒注家及方书均从阳虚外感，表里同病析理，今从宣上温下解释，是否符合临床？此方诚属表里同治之法，但经历代医家实践证明，用此方治疗五官、七窍、咽喉、心肺诸疾，尤见效验。仅从表里同治释方便与此类证候风马牛不相及矣！只有从宣上温下，肺肾同治解释，才能广泛应用此方。提出宣上温下之法，并非标新立异，学者当识之。

【临证应用】（1）暴哑声不出，或咽喉疼痛异常，或咽喉中如有物梗阻（慢性咽炎）等，审其确属阳虚感寒，投此可获良效。喉咙的职责在于通气与发音，喉为肺系组成部分，足三阴经皆过喉中，若发生病变，常见喉肿或痛，呼吸不利，自觉梗阻，失音声嘶等症。究其原因，或因风寒犯肺，肺气不宣，当用麻黄汤类宣散寒邪；或因温邪上受，热毒壅结，当用银翘马勃散、养阴清肺汤类清热解毒；或因三焦湿热壅结于喉，当用甘露消毒丹类清利湿热；或因少阴受寒，当用半夏散及汤类温通少阴。此方所治暴哑失音或咽喉疼痛，多因素体阳虚，一遇寒邪侵犯，上焦肺气不宣，下焦气化不利，气郁津凝，阻碍咽喉，即成暴哑、疼痛。方中麻黄宣肺气之郁，行壅滞之水；附子温阳以助气化，振心阳以畅血运；细辛辛通少阴经脉，行三焦气痹，协助麻黄、附子辛通上下，使肺气开宣，血运流畅，津行无阻，咽喉无所阻滞，则暴哑、声嘶、疼痛可愈。盐亭县，苟某，1970 年就诊，声哑已三年矣！虽仅相距咫尺亦不能闻其声，观其舌淡苔白而厚，为书此方加桔梗付之。服 2 剂其声即出，再服 2 剂而愈。

若咽痛日久或过用凉药而出现咽中如有物阻，吐之不出，咽之不下，这是气血津液阻滞少阳三焦半表半里之象，用此方随宜加入半夏、厚朴、茯苓、郁金之属，调气活血，除湿行津，连服数剂，自然见效。与真武汤合用，尤有效验。

（2）外感耳聋：肾开窍于耳，耳病多与肾脏有关。但手少阳三焦经脉沿耳后入耳中，出走耳前，与耳关系亦颇为密切。少阳三焦是津气升降出入之地，故气津发生病变，均可通过三焦影响耳窍导致耳鸣、耳聋、耳肿。若感冒风寒误用寒凉，肺气闭郁不宣，肾命气化不行，气闭津壅，窍隧不利而致暴聋，可用此方温煦少阴，开泄肺气，使津气升降出入恢复，则耳聋之症可愈。

（3）眼科疾患：若审属阳虚，亦可酌用本方。瞳子属肾，目能视物以明察秋毫，有赖于肾精充足。若突然失精，可致暴盲。宋某年逾半百，素体阳虚，时值初冬而用冷水濯足，寒伤少阴，当晚遗精之后，次日目盲不能睹物。就医于陈达夫老师，师谓此为寒伤少阴所致，予本方数剂服而愈。

（4）平素鼻塞流涕：多属肺气宣降失常，肾脏气化不及，气郁津凝，壅阻鼻窍而成。此方麻黄宣肺行水，附子温阳化气，细辛辛通气机，与此方若合符节。审属鼻甲肥大的寒证，即可投此。

（5）喘咳胸闷：肺为清虚之脏，津气流通之所，一旦肺失宣降之常，津气郁阻于肺而咳喘胸闷等症成矣！此方麻黄、细辛宣降肺气，附子温阳化气，津气运行无阻，肺脏功能恢复正常，则咳喘胸闷等症可以缓解，故治疗肺气肿、气胸均有效。与真武汤合用，治肺病及心病导致的咳喘、心悸亦有一定疗效。

【加减化裁】附子细辛汤（《全生指迷方》）：细辛 30g，川芎 30g，附子 15g，麻黄 30g。为粗散，每服 15g，生姜 3 片，水煎，去渣，温服。治风冷头痛，痛连脑户，或但额间与眉相引而痛，如风所吹，如水所湿，遇风寒则痛极，得热熨则痛可暂缓，其脉微弦而紧者。此因风寒入脑，脉络挛急使然。此方有温阳散寒之功，加入川芎，有行气活血之效。用于此证，可谓合拍。

【歌括】麻黄附子细辛汤，发表温经两法彰，若非表里相兼治，阳虚感冒安能康。

辛温解表法共选十方，虽然同为表证而设，却又各具特点。

麻黄汤、葛根汤、大青龙汤三方，都有发热、恶寒、无汗的表证证象，都用麻黄、桂枝发散风寒，宣通毛窍。麻黄汤证兼肺气闭郁，气逆作喘，故配杏仁宣降肺气；大青龙汤证因兼里热烦躁，故配石膏清热除烦；葛根汤证以项背强痛为主症，这是经脉因寒而见拘急，故配葛根、白芍、甘草、大枣缓解挛急。三方各有侧重。麻黄汤药仅四味，却能消除病因，调理脏腑功能，流通气血津液，缓解经脉挛急，示人以组方之法，故列众方之首。

香苏散是理气解表法的代表。所用理气之药兼顾上、中、下三焦，构思较为缜密，同时启示学者表寒引起津气失调必有所偏，临证当细微体察，用方才能丝丝入扣。

香薷散以感受寒湿，内犯胃肠，表里同病为病机；解表和中，理气化湿为治法。用于治疗外感风寒，内伤湿滞，可谓恰到好处。

九味羌活汤、羌活胜湿汤、川芎茶调散三方均为表寒夹湿而设，均以祛风药物作为主体，却又略有不同。羌活胜湿汤纯属湿滞体表，只用祛风除湿药物即可，无须旁顾；九味羌活汤因兼里热，故配生地黄、黄芩；川芎茶调散证以头痛为主，故配能入三阳经的祛风药物，并配细辛、川芎兼顾三阴，成为六经同治之方。前两方用于湿滞体表，有风能胜湿意；后一方用于头痛，有高颠之上唯风药可达之意。

人参败毒散证是体虚外感风寒湿邪，以肢体酸痛、咳嗽有痰为特征。湿滞体表，故解表不用麻黄、桂枝而用羌活、独活；调营不用桂枝而用川芎；并配人参益气，共奏益气解表之法。麻黄附子细辛汤适用于平素阳虚复感寒邪，阳虚不宜过汗，所以不能同用麻黄、桂枝，仅用麻黄、细辛合附子助阳解表。两方同为正虚而设，却有一温一补之异。若将麻附细辛汤视为宣上温下法，可以扩大应用范围。

第二节　辛凉解表法

辛凉解表是根据外感风热病机拟定的治法。

外感风热，常以发热汗出，微恶风寒，鼻燥咽干，微渴思饮，咳嗽少痰，舌尖红，苔薄黄，脉浮数为主症。肺司呼吸而与天气相通。正因天气与肺相通，所以疫邪侵袭肺系，易导致肺气宣降失常，卫外功能失调，气郁化热，津液微受损伤出现上述卫分症状。《温热经纬》中"温邪上受，首先犯肺"即指此病因病理而言。肺位最高，由上以统下；肺合皮毛，亦由外以包内。周身之气有赖肺脏主持，周身之血有赖肺气宣行，周身之津有赖肺气敷布，故《素问·平人气象论篇》说："脏真高于肺，以行营卫阴阳。"温邪上受，肺被邪侵，营卫受扰，遂生寒热。温邪内郁，邪从热化，津受热蒸，则发热汗出；津为热耗，引水自救，则口渴思饮；咳嗽是肺气闭郁，宣降失常的病变证象。

《临证指南》说："风温入肺，气不肯降，形寒内热，胸痞，皆膹郁之象，辛凉佐以微苦。"指出治疗上焦风热当用辛凉的治疗法则。《温病条辨》谓："治上焦如羽，非轻不举。"提出治上焦风热宜遵轻清宣肺的用药原则。外感风热虽然仍属表证，但病性属热而不属寒，若投辛温解表之品，犹如抱薪救火，有以热助热之弊，唯宜选用金银花、连翘、荆芥、薄荷、桑叶、菊花等辛凉解表药物组合成方，于证始惬。如银翘散、桑菊饮即体现了典型的辛凉解表法则。

组合这类方剂，应注意药物的选择，剂量的轻重。既要重用清热解毒药物，消除致病原因，以免病重药轻，鞭长莫及，又要避免滥用苦寒药物，以防冰伏邪气，或虽热退身凉而功能难复，经久难愈。故治外感风热，总宜辛扬宣散，清轻宣达，凉而不郁，体现"治上焦如羽"的配方法度。如银翘散中重用清热解毒的金银花、连翘，即寓消除病因之意；辅以疏风散邪的荆芥、薄荷、淡豆豉，即寓清中有宣，凉而不郁之意。

治疗疾病，除应注意消除致病因素以外，尤应注意调理脏腑功能，本类方剂每配开宣肺气的桔梗、牛蒡之属，正为恢复肺气宣降而设。若谓上述药物仅为咳嗽、咽痛等症，则是只谈结果，不究原因，只谈现象，不明本质的肤浅之论。至于热已伤津而方中少用生津药物，其意在于热去则津回，虽不生津，其津自复。设津伤较甚，则天花粉、知母等药亦可加入，总以生津而不滞邪为宜。

温邪初犯上焦，有热邪伤津的风热，亦有夹湿的湿热。夹湿者，苔腻脘闷，不夹湿者，口渴乏津。本法原为风热初起而立，若欲借此治疗温邪夹湿证候，可于银翘散、桑菊饮方中，加入紫苏叶、藿香、芦根、滑石之流以宣化湿浊，通调水道。

若外感风寒，引起肺卫气机阻遏，郁结化热而见发热汗出、咳嗽气喘等症，亦可将辛温解表药与辛寒清热药合用，体现辛凉解表法则，如麻杏石甘汤、越婢汤之类即是。这类方用麻黄、杏仁辛散表寒，配石膏凉散郁热，虽为表寒化热立法，亦可治上焦风热，虽其受邪途径不同，属于肺失宣降的机制却一致。但须加入解毒之品，疗效始著。

素体阴虚或产后失血又患感冒，其证每随患者体质而化热化燥，治疗这类表证，宜在辛凉解表方中，加入滋阴的玉竹、麦冬，养血的生地黄、玄参之类，顾到耗血伤阴症状。这类方也称"滋阴解表"和"养血发汗"法则，如加减葳蕤汤、七味葱白饮等，究其配方法度，仍属辛凉解表范畴。若于银翘散、桑菊饮方中，加入滋阴养血之品，似较上述两方配伍更加完善。

麻疹属于急性热病，初起以外出为顺，内陷为逆。当务之急，宜用清轻之品，助疹外透。故本类方常用升麻、葛根、三春柳等透疹药和清热解毒药相合组成，方如竹叶柳蒡汤。必须指出升麻、葛根虽有透疹作用但其性升浮，热势本已鸱张，再用升提药，将使气机升腾无制，变生他证，终不若银翘散平稳，用时最宜审慎。

温热之邪，传变最速，邪在肺卫，应力求治愈，阻其深入。若失治误治，或顺传而见三焦、胆、胃、大肠等脏腑的气分病变，或逆传心包而见神昏、谵语，内陷心营而见营分病变，或见气血两燔。

外感风寒与外感风热均属邪犯肺卫，均属气和津发生病理改变，均体现邪从表解的治法。但两者又有如下区别：其一，风寒之邪由皮毛而入，阻碍营卫运行之机而生寒热，继而影响肺气郁而不宣，逆而不降，出现喘咳，反映了疾病由外入内的传变规律；温热之邪，自上而受，首先犯肺，影响肺气正常宣发，变生咳嗽，影响营卫正常运行而生寒热，反映了疾病由上而下的传变规律。其二，风寒束表，肺气闭郁，水津凝滞而不敷布；风热犯肺，热邪耗阴，则阴津耗损而枯竭，反映了气和津的不同病理变化。其三，风寒外袭，内传于肺，当温以散寒，辛以走表，宣通毛窍，恢复肺气宣降之常，津液敷布之旧；温邪上受，首先犯肺，当清热解毒，清除病因，辛凉宣发，恢复肺卫功能，防止病情变化。两者在病因、病机、立法方面又有不同。同中有异，必须识别。

银翘散（《温病条辨》）

【药物组成】金银花 30g，连翘 30g，苦桔梗 18g，牛蒡子 18g，荆芥穗 18g，薄荷 18g，淡豆豉 15g，竹叶 12g，甘草 12g，芦苇根 30g。

【制剂用法】作散剂，每服 30g；作汤剂，剂量酌减，水煎数沸，每日服 4 次。

【方证病机】上焦风热。

【体现治法】辛凉解表。

【适应证候】温病初起。症见但热不恶寒，或微恶寒，头痛，口渴，咳嗽，咽痛，舌尖红，苔薄白或薄黄，脉浮数。

【方理剖析】肺位最高，开窍于鼻，外合皮毛而与卫气相通，故主一身之表。温邪自鼻而入，上犯肺系，不是风寒闭束阳气，所以症见但热不恶寒；若见微恶风寒，则因肺气被郁，不能宣发卫气达表所致。气郁化热，热蒸于上则头痛，以上属于肺卫阳气郁而化热病变。喉为肺气出入之门户，风热袭肺，肺系气郁，故见喉痛、咳嗽，以上属于肺系气郁病变。热伤津液故口渴，热在上焦故舌尖红，以上属于热邪伤津病变。温病初起，故舌苔薄黄，脉象浮数。综上，此证因有寒热咳嗽故知病在肺卫，因其热多寒少故知病性属热，因有口渴故知津液微受损伤，审证求因，此系温邪上受，邪在肺卫。其基本病理是：温邪上受→侵犯肺系→肺气不宣→化热伤津。

温病初起，邪在肺卫，治宜疏散风热，清宣肺气，恢复肺卫宣发之常。方中金银花、连翘辛凉解表，清热解毒力量较强而用量独重，着重消除致病原因，故是主药。配伍桔梗、牛蒡子开泄肺气，清利咽喉，协助主药恢复肺系功能；荆芥穗、淡豆豉、薄荷疏散风热，协助主药展其气机，达热出表；芦苇根、竹叶、甘草清热生津，增强主药清热力量，并可补充受损阴津。十药同用，共奏辛凉解表之效。本方轻清宣达，最为温病初起所宜，故吴鞠通谓此方在于"纯然清肃上焦，不犯中下，无开门揖盗之弊，有轻以去实之能"。

【临证应用】（1）使用本方，以温邪上受，首先犯肺，发热恶寒，热重寒轻，口渴，脉数为辨证要点。

（2）流行性感冒、麻疹、流行性脑脊髓膜炎、流行性乙型脑炎（轻型）等热病初期，见症如上者，均可以本方为基础方加减治疗，但须注意只能用于纯热无湿的表热证，若系湿热证则非本方所宜。

【加减化裁】以下六方均见于《温病条辨》，但因前四方的方名太长，今据其主要作用拟定方名，便于学者记忆。

（1）银翘宣湿汤（《温病条辨》）：金银花 30g，连翘 30g，桔梗 12g，薄荷 15g，竹叶 12g，甘草 9g，荆芥穗 12g，淡豆豉 15g，杏仁 12g，滑石 18g，芦苇根 30g。水煎服。治太阴伏暑，舌白，口渴，无汗。有辛凉解表、宣肺气行水之功。是偏于气分的加减法，也是夹湿的加减法。

（2）银翘清气汤（《温病条辨》）：金银花 30g，连翘 30g，桔梗 12g，薄荷 12g，竹叶 12g，甘草 10g，淡豆豉 12g，杏仁 12g，石膏 24g，黄芩 12g，芦苇根 30g。水煎服。治太阴伏暑，舌白，口渴，有汗，或大汗不止者。有清宣肺热之功。是偏气分热盛的加减法。

（3）银翘透疹汤（《温病条辨》）：金银花 30g，连翘 30g，桔梗 12g，薄荷 12g，竹叶 12g，甘草 9g，荆芥穗 12g，牛蒡子 18g，细生地黄 12g，大青叶 9g，牡丹皮 9g，玄参 30g，芦苇根 30g。水煎服。治温病发疹。有透疹解毒、凉血救阴之功。是兼营血有热的加减法。

（4）银翘凉血汤（《温病条辨》）：金银花 30g，连翘 30g，桔梗 12g，薄荷 15g，竹叶 12g，甘草 15g，荆芥穗 12g，淡豆豉 12g，牛蒡子 12g，生地黄 15g，牡丹皮 9g，赤芍 12g，麦冬 12g，芦苇根 30g。水煎服。治太阴伏暑，舌赤口渴，无汗者。有辛凉泄热、凉血养阴之功。是兼血热的加减法。

（5）加减银翘散（《温病条辨》）：连翘 20g，金银花 16g，玄参 10g，犀角 10g，麦冬 10g，竹叶 6g。水煎去渣，加荷叶汁二三匙，日 3 服。治热入营分，热多昏狂，谵语烦渴，舌赤中黄，脉弱而数。有清营解毒、泄热救阴之功。此方与清营汤的结构相似，是热入营分的加减法。

（6）银翘汤（《温病条辨》）：金银花 15g，连翘 9g，竹叶 6g，甘草 3g，麦冬 12g，细生地黄 12g。水煎服。治温病下后，无汗脉浮者。有辛凉解表、养阴增液之功。是偏阴伤的加减法。

综上观之，银翘散反映了兼气分热盛、邪热入营、热盛伤阴、湿热为患四个方面的加减变化，银翘之用，在于消除病因。

【歌括】辛凉解表银翘散，芥薄牛蒡竹叶甘，豆豉桔梗芦根入，上焦风热服之安。

桑菊饮 （《温病条辨》）

【药物组成】桑叶 9g，菊花 12g，连翘 9g，桔梗 9g，杏仁 9g，薄荷 3g，甘草 3g，芦苇根 15g。

【制剂用法】水煎服。

【方证病机】上焦风热，肺失宣降。

【体现治法】辛凉解表，宣肺止咳。

【适应证候】风温初起。症见咳嗽，身微热，口微渴，苔薄白，脉浮数。

【方理剖析】咳嗽为本方主症，由此而知病位在肺；兼见身热、口渴，病性自然属热；咳与微热、微渴、苔白、脉浮并见，当是风温犯肺，受邪轻浅证型。温邪上受，肺卫宣降失常，郁结化热，故见咳嗽、身热、口渴等症。

温邪犯肺而肺津微损，法当辛凉解表以疏散风热，宣降肺气以调理功能，生津止渴以补充津液。待病因消除，肺脏功能恢复，津液无亏，诸症自愈。本方属于辛凉解表轻剂，为风温初起立法。方中桑叶清宣肺气，菊花疏散风热，二药轻清灵动，直走上焦，消除病因，故是主药。配伍连翘、薄荷辛凉解表，助主药宣散风热；桔梗、杏仁一开一降，恢复肺气宣降之常；微渴是津液微受损伤，故佐芦苇根、甘草清热生津。诸药合用，共奏辛凉解表，宣肺止咳功效。

若二三日后，气粗似喘，是气分热势渐盛，加石膏、知母清泄气热；舌绛、暮热，是邪初入营分，加玄参清营凉血，仍用原方清宣肺气，透热转气；热入血分，就恐耗血动血，直须凉血散血，宜去薄荷、芦苇根，而加生地黄、牡丹皮、麦冬、玉竹凉血养阴；热毒壅肺，宜增强解毒作用，加黄芩之类清热解毒；口渴津伤，加天花粉生津，反映了温病卫气营血的传变和化裁规律。

【临证应用】本方不仅用于温病初起，《温病条辨》还用本方治"感秋燥而咳者"，此即叶天士所谓"温自上受，燥自上伤，理亦相等，均是肺气受病"之理。故对于干咳无痰的燥咳，确有良效。另对于上呼吸道感染、麻疹前驱期、风疹、轻型支气管肺炎，见症如上者，亦可应用。

【歌括】桑菊饮中桔梗翘，杏仁甘草薄荷僚，芦根为饮轻清剂，风温咳嗽服之消。

鼻窦炎合剂（熊大经方）

【药物组成】苍耳 10g，辛夷 10g，薄荷 10g，白芷 10g，荆芥穗 12g，桔梗 9g，柴胡 9g，川芎 10g，龙胆草 6g，山栀 9g，黄芩 9g，茯苓 15g，木通 9g，黄芪 24g。

【制剂用法】水煎服。

【方证病机】肺失宣降，湿热阻窍。

【体现治法】宣通鼻窍，清利湿热。

【适应证候】鼻渊。症见鼻塞、头痛、鼻涕黄稠。或鼻中、下甲肥大，鼻中道或鼻底有脓性分泌物，西医诊断为鼻窦炎者。

【方理剖析】鼻渊以流腥臭鼻涕为特征，常因感冒风寒，疏于治疗，渐积而成。鼻为肺窍，外邪袭肺，肺气不宣，水津不布，气郁津凝，阻塞窍隧，遂成此证。少阳三焦为通联脏腑形骸的组织，是津气升降出入的通道。此系水液失调引起的病理改变，与少阳三焦的关系尤为密切。所谓肺气不宣，气郁津凝，其实就是少阳三焦津气阻滞，鼻甲肥大便是水液壅于少阳三焦的客观依据。鼻涕黄稠便是气郁化热、湿浊外泄的证象。头痛见于前额，也是湿热壅阻窍隧使然。其基本病理是：外感风寒→肺失宣降→三焦津气运行不利→阻于鼻窍→鼻渊。

此方由苍耳子散与龙胆泻肝汤加减而成。苍耳子散风祛湿，辛夷花祛风利窍，都是治疗鼻渊之要药，以此为主药，意在针对主症。配荆芥、薄荷、白芷疏散风邪，宣通腠理，是令表气开宣；桔梗开泄肺气，柴胡疏畅三焦，是令里气不郁；川芎擅长活血，是令血行无碍；茯苓、木通利水渗湿，引导水湿下行，是令窍无湿阻。全方是为通调气血津液而设。气郁为热，故用栀子、黄芩、龙胆草清其郁热。诸药皆泻，独用一味黄芪固表实卫，又意在杜绝复感外邪，试图一劳永逸。诸药合而成方，共奏宣通鼻窍，清利湿热功效。

【临证应用】此方以清利湿热见长，用于湿热型的鼻窦炎有效。以鼻甲肥大、鼻涕黄稠为辨证要点。若鼻流清涕，是阳虚湿阻，可用胃苓汤之类，非本方所宜。

【歌括】鼻窦炎方湿热宜，苍耳辛夷芷薄芪，胆草芥穗柴芎桔，栀芩木通茯苓医。

清咽汤 (《疫喉浅论》)

【药物组成】荆芥 5g，防风 5g，薄荷 3g，鲜浮萍 3g，桔梗 5g，杏仁 9g，枳壳 3g，前胡 5g，僵蚕 6g，牛蒡子 9g，橄榄 3 枚，甘草 3g。

【制剂用法】水煎服。

【方证病机】痧邪侵肺，壅滞咽喉。

【体现治法】疏表宣肺，清利咽喉。

【适应证候】烂喉痧。症见初起憎寒发热，咽喉红肿疼痛，肌肤丹痧隐隐，苔白干燥，舌红如朱，脉弦数。

【方理剖析】烂喉痧是一种传染病，多发于冬、春两季，以咽喉溃烂、肌肤发疹为特征，故又名烂喉丹痧。此为病毒自上而受，侵袭肺系而成。邪侵肺系，肺卫闭郁，故憎寒壮热；上冲咽喉，遂见红肿疼痛；外窜肌肤，遂见丹痧隐隐，红如锦纹；舌红如朱，是热毒内郁之象，也是本证特征。

陈耕道谓："邪在表者，疏而达之……先透后清，是常理也。"初起偏表，里热不盛，治宜疏表透邪，故用荆芥、防风、薄荷、浮萍疏邪透表，令毒从外泄；前胡、桔梗、杏仁、枳壳宣泄肺气，调理肺系功能；僵蚕、牛蒡子、橄榄、甘草解毒利咽。诸药合而成方，体现宣散表邪，清利咽喉之法。

【临证应用】本方只适用于烂喉痧初起，咽喉虽见红肿而未溃烂，丹痧隐隐而未透出的证候，热势鸱张者慎不可投。

【歌括】疫喉痧用清咽汤，枳桔萍薄合荆防，僵蚕牛蒡前胡杏，橄榄甘草服之康。

加减葳蕤汤 (《重订通俗伤寒论》)

【药物组成】生葳蕤 9g，白薇 6g，生葱白 3 茎，红枣 3 枚，薄荷 9g，淡豆豉 9g，甘草 3g，桔梗 8g。

【制剂用法】水煎，温服。

【方证病机】阴虚外感。

【体现治法】滋阴解表。

【适应证候】素体阴虚，感受外邪。症见头痛，身热，微恶风寒，无汗或有汗不多，咽干咳嗽，口渴心烦，舌赤脉数。

【方理剖析】阴虚之体，内多伏热，感受外邪，每从热化。头痛、身热、微恶风寒、咳嗽、无汗或有汗不多，为一般表证；咽干、心烦、口渴、舌赤、脉数，则为阴虚伏热现象。综上，此证病在肺卫，病性属热，若从气血津液盈虚审察病情，属于阴津亏损，故而属于阴虚感冒。其基本病理是：阴虚外感→肺卫闭郁，气郁化热。

阴虚外感，法当滋阴解表。外邪化热，当用辛凉，阴津不足，当滋阴液，一方面滋阴扶正，一方面解表祛邪，才是两全之策。方中玉竹滋阴润燥，补充不足之阴津；葱豉薄桔疏散风热，调理肺卫；佐白薇苦寒降泄以清伏热。甘草、大枣、玉竹滋阴润燥，增其汗源，对于正虚邪实的阴虚感冒，投之可谓合拍。

大凡滋阴之品，在表证未解时不宜早用，以免留邪，但在津液内亏，表邪未解的情况下，单用发汗药，不仅不能止汗，反有枯竭阴液之虞。两全之法，唯有滋阴与解表同用，此方用玉竹而不嫌其腻，义本乎此。

【临证应用】本方以表证而兼咽干口渴、舌红少苔、脉数为辨证要点。根据病情可以随意加减。表证较重，酌加金银花、连翘、荆芥增强轻宣风热之功；咳嗽、咽痛，加射干、瓜蒌利咽化痰；口渴、心烦较甚，加竹叶、天花粉清热除烦，生津止渴。

【加减化裁】葳蕤汤（《备急千金要方》）：葳蕤、白薇、麻黄、独活、杏仁、川芎、甘草、青木香各10g，石膏15g。水煎，分3次服，取汗。治风热初期，汗出身重，气逆作喘，困倦欲眠，脉浮微数。有解表清里、通调营卫之功。

【歌括】加减葳蕤用白薇，葱豉薄桔草枣随，滋阴解表兼清热，阴虚感冒是病机。

七味葱白饮（《外台秘要》）

【药物组成】干地黄15g，生麦冬12g，干葛根12g，葱白2茎，淡豆豉6g，生姜6g。

【制剂用法】水煎，温服。

【方证病机】血虚复感外邪。

【体现治法】养血解表。

【适应证候】病后阴血亏虚，调摄不慎，感受外邪，或失血（吐血、咯血、衄血、便血）以后，复患感冒。症见头痛、身热、微寒无汗等。

【方理剖析】头痛、身热、微寒无汗为有表证，表证见于久病阴血亏虚及失血之后，当作表证兼血虚处理。

病邪在表，当从汗解，此证见于失血之后，若只解表而不养血，不仅有耗血伤阴之弊，且因血汗同源，血虚于里则汗源不足，虽用发汗之品亦不能出汗，只有养血与解表同用，才较为恰当，此方即体现这种配伍形式。方以葱白辛温发表，生地黄养血滋阴，一解表邪，二滋阴血；干葛根、淡豆豉、生姜助葱白解其表邪；麦冬助生地黄滋其汗源。诸药共奏养血解表之功。原书将百劳水也算一药，故称七味葱白饮。

【临证应用】失血以后复感外邪，可用本方，已在前述。若不失血而因久病不愈，消耗阴血，症见潮热盗汗、咳嗽咯血，或产后感冒，亦可应用本方。

【歌括】七味葱白豉生姜，干葛麦冬与地黄，阴血亏虚兼感冒，养血解表是良方。

竹叶柳蒡汤（《先醒斋医学广笔记》）

【药物组成】西河柳15g，荆芥6g，干葛根6g，蝉蜕3g，薄荷叶5g，炒牛蒡子5g，知母3g，玄参6g，麦冬9g，甘草3g，淡竹叶30g。

【制剂用法】水煎服。

【方证病机】疹发不出，肺气不宣。

【体现治法】发表透疹，清热养阴。

【适应证候】麻疹透发不出，喘嗽，烦闷躁乱。

【方理剖析】麻疹以外出为顺、内陷为逆。初起调护失慎，感受外邪，郁于肌表，肺气宣发之机受阻，致使麻疹透发不出；热毒不能外达，内壅于肺，肺气上逆则喘咳；烦闷躁乱是里热较盛现象。

麻疹初起，透发不出，急宜轻清宣达，助其透发；兼见里热已盛，又当养阴清热，两相兼顾。本方即体现此法则。全方药物可看作两组：第一组西河柳、荆芥、干葛根以透疹见长，辅蝉蜕、牛蒡子、薄荷清宣风热，开肺达表，不仅协助上三药透疹解毒，还通过宣肺作用使肺气开宣，则喘咳等症亦可缓解。第二组知母、玄参、麦冬、竹叶、甘草清热养阴，使热去则烦闷躁乱之症可除，阴充即可补偿因热耗伤的津液。两组药物配合使用，则前者得后者而无过发、伤阴之忧；后者得前者宣发而无凉伏之弊，相辅相成，有利无弊。

【临证应用】麻疹是感受麻疹病毒所致。初起以发热、眼胞红肿、眼泪汪汪、继出红色疹点为主要特征。因其疹子隆起，状如麻粒，故名麻疹，是儿科常见的一种传染病。此方以麻疹透发不出而热势已张为辨证要点。若热势不盛，用银翘散加蝉蜕为宜。重楼、紫草、大青叶均长于治疗病毒，加入方中疗效更佳。

【加减化裁】热甚者加石膏 15g、冬瓜仁 10g。

【歌括】竹叶柳蒡葛根蝉，膏知冬米玄麦甘，芥薄同施清透法，疹发不出透之安。

---------------- 小　结 ----------------

辛凉解表法共选七方，除银翘散、桑菊饮二方外，其余均属变法。银翘散为治温病初起的代表方，解表方面以清热解毒的金银花、连翘为主，提示治疗温病应当着重消除病因，这是此方最大的特点。桑菊饮以咳为其主症，全方从开宣肺卫着眼。鼻窦炎合剂是治疗鼻窍病变的专方，以气郁津凝，郁而化热，湿热阻窍为其病变本质，故于疏散风邪药中配伍清利湿热药物。清咽汤是治疗咽喉病变的专方，以疫邪侵犯肺系，壅滞咽喉为病机，体现了疏表宣肺，清利咽喉法则，此方宣泄之力甚强，解毒力量薄弱，是不足处。以上四方就病位而言，反映肺卫、肺系、肺脏各部病变；就气血津液盈虚而言，可见热灼津伤，湿热互结两类病变。至于加减葳蕤汤治阴虚感冒，于解表方中配伍滋阴药物；七味葱白饮治血虚感冒，于解表方中配伍养血之品；竹叶柳蒡汤治麻疹初起，于清解方中配伍透疹药物。其配伍都各有所指，若能熟悉各方结构，临证选方，信手拈来，皆成法度。

第三节　疏散外风法

疏散外风是根据外中风邪病机拟定的治法。

风有内风、外风之分，外风又有中络、中经、中腑、中脏之别。本法仅探索寒风中络导致的"但臂不遂"，或口眼歪斜；中经导致的半身不遂，身体重痛，或身体不痛，四肢不收；中脏导致的卒然倒仆，昏不知人的病机和治法，余未涉及。

气是万物赖以生存的条件之一，不能须臾暂离，离之则死。大气变动谓之风。和煦之风，万物赖以生长繁荣，不正之风，则又害万物。故张仲景说："风气虽能生万物，亦能害万物；如水能浮舟，亦能覆舟。"《诸病源候论》亦说："风是四时之气，分布八方，主长养万物。从其乡来者，人中少死病；不从乡来者，人中多死病。"以上是就风邪中人的外因而言。但外因是变化的条件，内因才是变化的根据。《黄帝内经》强调"正气存内，邪不可干；邪之所凑，其气必虚"，说明自身神完气足，营卫和调，腠理致密，虽有风亦不为害，唯摄生不慎，损伤正气，真气暗耗，营卫空虚，一被贼风侵袭，即如摧枯拉朽，顿成废人。此证起病急骤，卒然发生，故《素问·阴阳应象大论篇》说："邪风之至，疾如风雨。"

风邪中人，常以但臂不遂，口眼歪斜，或筋脉拘急，半身不遂，或身体不痛，四肢不收，或卒然倒仆，昏不知人为主症。多由营卫空疏，卫外不密，藩篱不固，风邪乘虚侵袭，导致筋脉挛急失柔，气血津液流通受阻，以致气滞、血滞、湿滞而呈病态。邪之至轻、至浅者，中于表之血络，脉受寒风而挛急，血受寒风而痹着，成为但臂不遂的风痹。若夹寒之风，中于分腠，侵犯心、肝二经经脉，脉因寒而收引，经脉拘急，妨碍营卫正常运行，血滞气阻，则见半身不遂的偏枯。即《灵枢·热病》所说："身偏不用而痛，言不变，志不乱，病在分腠之间。"若风邪侵犯少阳三焦，影响津液正常运行，变生痰饮水湿，阻滞膜腠，筋膜松弛，即成四肢不用的风痱。即《灵枢·热病》所说："痱之为病也，身无痛者，四肢不收，智乱不甚，其言微，知可治，甚则不能言，不可治也。"若夹寒之风，中于人体，骤使气机升降失常，清气不升，血不上濡，神失其养，即成卒倒无知的风懿。上述风痹、偏枯、风痱、风懿四类病变，就病因而言，正气先虚，风邪外袭，是引起病变的基本原因；就病位而言，筋脉发生病理改变是临床证象的病变本质；就基础物质而言，气血津液的升降失常与筋脉病变常互为因果；就病性而言，有正虚的病理存在也有邪实的病理存在。

综上，此证的基本病理是：正气先虚，外中风邪→筋脉拘挛或松弛，气血津液升降出入障碍→成为上述证象。

风自外来，当祛之使出；正气自虚，宜扶助正气；气血津液升降出入障碍，又宜使其恢复正常运行。所以，治疗此类病变，当疏散风寒，消除致病原因；振奋阳气，调其气血，通其津液恢复脏腑经络之常。邪去正安，营卫固密，气血津液升降出入正常而病庶可愈。本类方常以麻黄、桂枝、细辛之类药物为主，配伍宣畅气机的杏仁，活血行瘀的当归、川芎，除湿祛痰的防己、半夏、天南星、皂荚、白矾、竹沥，振奋阳气的干姜、附子，补益元气的人参、黄芪，补养阴血的地黄、白芍等药而成。方如小续命汤、《古今录验》续命汤、省风汤、大秦艽汤、消风散等皆是。

外中风邪，多系本虚标实，治疗中风之方，每见补泻同施，温清并用，气血津液兼顾的配伍形式。这类方貌似杂乱无章，其实有理可循，有法可依，有条不紊。学者若能细心揣摩，必能领会制方要旨。

小续命汤（《备急千金要方》）

【药物组成】麻黄 10g，杏仁 10g，甘草 10g，桂枝 10g，白芍 10g，生姜 50g，防风 15g，防己 10g，川芎 10g，人参 10g，附子 15g。

【制剂用法】水煎服。附子先煮半小时，余药后下，汤成，分 3 次，温服。

【方证病机】正气不足，风邪中经。

【体现治法】温经通阳，扶正祛风。

【适应证候】风邪中经。症见经脉拘急，半身不遂，口眼歪斜，语言謇涩。亦治风湿痹痛。

【方理剖析】本方证属于风邪中经机制。周身内外的筋膜、血管都是肝系的组成部分。经脉拘急，半身不遂，病位在肝。风有内风、外风之别。此证病前并无任何征兆，结合实验室检查分析，不是血溢于脑的肝风内动，就是外中风邪，或是风中膜腠引起脑络挛急和营卫运行障碍的病理改变。深入研究风邪之所以能够中于经脉，则因其人营卫不足，腠理空疏使然。营卫虚弱，腠理空疏，寒风侵袭，经脉受寒而挛急，营卫因寒而凝涩，遂见上述证象。

风寒引起脑络痉挛，营卫凝涩，法宜温经通阳，祛邪外出，才能使拘挛的经脉舒缓，凝涩的营卫通调。然而，邪风中人，实由营卫空虚，腠理不密所致。若只祛邪而不扶正，仍有再中之虞，在祛邪的基础上兼调营卫，扶助正气，才能标本兼顾。此方是治疗真中风的主方，由麻黄汤、桂枝汤、参附汤三方加味而成，体现了以祛邪为主，扶正为辅的配伍形式。方中麻黄、桂枝、杏仁、甘草四味即麻黄汤，再配防风，功专开表泄闭，祛邪外出。麻黄、杏仁宣通肺气，桂枝、川芎温通血脉，麻黄、防己利水渗湿，通调水道，合而用之，有疏散风邪出表，调理脏腑功能，流通气血津液之功，这一组药重在祛邪。人参配伍附子即著名的参附汤。人参大补元气，附子温经散寒，二药益气温阳，可使阳气旺盛，而人参之补益心气，附子之温补心阳，又有助心行血，增强血运之功，与桂枝、芍药、生姜、甘草协同，可以调和营卫，俾营卫调则腠理密，腠理密则藩篱固，藩篱巩固才能抵御入侵的风邪，杜绝风邪的复至，这一组药重在扶正。三方合用，共奏扶正祛邪功效。另用一味苦寒的黄芩制诸药过于温燥，有反佐的意思。

此方是为寒风侵袭，引起脑络痉挛的半身不遂而设。通过温经散寒即可使其寒散脉舒。加之方中配伍柔肝缓急的白芍、甘草，故有解除挛急的功效。

【临证应用】（1）此方长于疏散风寒，温通气血津液，治疗由外风引起的半身不遂，可以使用本方。若属肝风内动的脑出血，则非本方所宜，误用有抱薪救火之失。

（2）口眼歪斜，审其确因局部受邪，则本方加蜈蚣3条，连服数剂，曾用之，有效。

（3）此方有开泄腠理、散寒除湿、调营通滞之功。对于风寒湿三气杂至合而为痹的风湿痹痛，投此亦可获效。

【歌括】小续命汤桂附芎，麻黄参芍杏防风，黄芩防己生姜草，风邪中经此方谋。

大秦艽汤（《素问病机气宜保命集》）

【药物组成】秦艽15g，独活12g，羌活9g，防风9g，白芷9g，细辛6g，白术12g，茯苓12g，甘草6g，生地黄12g，熟地黄12g，白芍18g，当归9g，川芎9g，黄芩9g，石膏18g。

【制剂用法】水煎服。

【方证病机】经脉空虚，风邪中络。

【体现治法】祛风通络，实卫调营。

【适应证候】经脉空虚，风邪中络。症见突然口眼歪斜，皮肤麻木，或语言失利，甚至半身不遂，兼表证者。

【方理剖析】正气不足，络脉空虚，卫外不密，风邪乘虚中于络脉，气血痹阻则见口眼歪斜，皮肤麻木，或语言不利。若经络受邪，病情较重，可出现半身不遂。此证与内风的区别点如下：第一，内风无表证，此证可兼见表证，且神志清楚；第二，若属肝风上翔，当兼见面赤、舌红、苔少、脉弦；若属风痰壅滞，当兼见痰壅、苔腻。此证不见上述证象，且有苔薄、脉浮等症，故属外风中经络机制。

风邪中络，法当祛风通络，使外来之邪仍从外出。方用秦艽、独活、羌活、防风、白芷祛风发表，并借细辛辛窜之力祛邪外出，这一组药在于祛邪。风邪之所以中经络，是由于藩篱不固，藩篱之所以不固，是由于腠理不密，营卫空虚。故用茯苓、白术、甘草补气健脾以实卫；当归、生地黄、熟地黄、白芍、川芎补血调肝以和营。使营卫调则腠理密，腠理密则藩篱固，这一组药在于扶正。佐入黄芩、石膏清热，共同体现祛风出表，实卫调营法则。

【临证应用】此方治口眼歪斜有一定效果，可加蜈蚣增强疗效。无热者可去石膏、黄芩。肢体烦疼，顽麻不仁的风痹，亦可使用本方。

【歌括】大秦艽汤羌独防，辛芷芎芩二地黄，石膏归芍苓甘术，风中经络此可商。

《古今录验》续命汤（《外台秘要》）

【药物组成】麻黄10g，桂枝6g，杏仁10g，炙甘草6g，当归6g，川芎3g，人参6g，干姜6g，石膏15g。

【制剂用法】水煎，汤成去渣，分4次，服1次当微汗，汗出则愈，不汗更服，勿当风。

【方证病机】风中腠理，痹阻营卫。

【体现治法】扶正祛风，调和营卫。

【适应证候】（1）风痱。症见肢体瘫痪，口不能言，不知痛处，或拘急不得转侧。

（2）咳逆上气，不得平卧，面目浮肿。

【方理剖析】风中于人，常见四类不同证象：一为偏枯，即半身不遂；二为风痱，即周身不知痛在何处，四肢麻痹不用；三为风懿，即忽然昏倒不省人事；四为风痹，指一般痹证。此方所治属于风痱证型。《黄帝内经》指出："邪之所凑，其气必虚。"此证是因正气不足，腠理空疏，风邪中人，客于腠理，内不得通，外不得泄，阻碍营卫运行，气血痹阻，筋膜受病，于是出现两种截然相反的证象。若系松弛，即呈身体不能自收的瘫痪；若系筋膜收引，即呈拘急不能转侧；若系表痹不开，津气上逆，肺失宣降，即呈咳嗽气喘，面目浮肿。

风邪中人而痹阻营卫，筋膜受病而缓纵不收，法当疏风泄邪，行气活血。方用麻黄、桂枝辛温发汗，祛邪出表；杏仁协助麻黄宣降肺气，调畅气机；川芎、当归协助桂枝活血通络，恢复血运；麻黄利水除湿，通调水道。这一组药在于消除病因，恢复脏腑功能，流通气血津液。俾致病之因消除，脏腑功能恢复正常，气血津液运行无阻，筋膜不受其害，诸症庶几可愈。然而，风邪之所以中人，是由于正气先虚，若只祛邪而不扶正，治法未臻完善。故配益气的人参、炙甘草，补血的当归，与前药合用共奏扶正祛邪功效。用辛寒的石膏，是欲制约麻黄以减弱其发汗力量；用辛热的干姜，意在预防石膏寒凉害胃以保护中阳。此二药一寒一热，各行其是，又充分反映了古方寒热共用和层层相制的配方法度。此方寒热共用，补泻同施，看似杂乱无章，其实有理可循，今之纯寒、纯热、纯虚、纯实之方，不可同日而语。

【临证应用】此方以宣降肺气为着眼点，可用于以下几个方面：①肢体麻痹，缓纵不收导致的瘫痪。②寒邪客于体表导致的拘急不能转侧。③肺寒闭郁，宣降失常所致的喘咳。④寒湿滞留体表导致的肢体浮肿。

【歌括】《古今录验》续命汤，麻桂杏草石膏姜，人参芎归共九味，风痱投之效力强。

省风汤（《朱氏集验方》）

【药物组成】羌活 2g，防风 2g，木香 1g，陈皮 10g，乌药 10g，制天南星 15g，制附子 27g，人参 10g，白术 3g，茯苓 2g，甘草 2g。

【制剂用法】研粗末，每服 12g，生姜 10 片，枣 2 枚，水煎，不拘时候。

【方证病机】外中风邪，痰气交阻。

【体现治法】祛风散寒，行气祛痰。

【适应证候】（1）风寒湿三气着于体表。症见手足麻痹，头重偏痛，起居眩晕，四肢倦怠，足胫缓弱，掣痛无时。

（2）每遇阴晦风寒，神思不清，痰气相逆，宜预服此方。

【方理剖析】此证是因风寒侵犯少阳三焦，导致津气发生病理改变。少阳三焦，外通肌腠，内联脏腑，是联络脏腑形骸的重要组织，也是津气升降出入的必经之路。风寒客于体表，三焦津气流通受阻，气郁津凝。着于四肢，即见手足麻痹，或四肢倦怠，或足胫无力，掣痛无时；着于头部，即见头重偏痛；清阳不能上头，浊阴反居阳位，故起居眩晕，难求暂安；每遇阴雨天即神思不清，昏昏如醉，这是浊阴阻滞，清阳不能上头之证象。综上，此证的基本病理是：风寒侵犯少阳三焦→津气失调，气郁津凝→变生诸症。

风自外来，法当祛之使出，故用擅长祛风除湿的羌活、防风疏散风邪，此为宣通腠理而设。气郁津凝导致气滞痰阻，法当疏畅气机，祛除痰湿，故用木香行三焦滞气，陈皮畅中焦脾气，乌药疏下焦肝气，此为通调气机而设。天南星祛除风痰，陈皮芳化湿浊，茯苓淡渗利水，附子温阳以助羌活、防风宣散湿痹，此为津液凝结而设。邪之所凑，其气必虚，人参、白术、茯苓、甘草大补元气，又为正气虚损而设。上述四类药物同用，体现了疏散风寒、调畅气机、祛除痰湿、补气健脾合用的配伍形式。方中陈皮、乌药、天南星、附子、人参五药用量最重，全方以祛痰利气为主，益气扶正为辅，疏散风寒为佐。

学习此方要注意治疗的重点是津气并调。本方名省风汤，表面看来似乎是以祛风为主，其实羌活、防风用量最轻，行气祛痰药的剂量是羌活、防风的 5~10 倍，可见通调津气才是治疗重点。

【临证应用】（1）如见下述情况可用本方：一是手足麻痹，有风湿与气虚两种病机同时存在；二是偏头痛兼见头昏、头重；三是眩晕属于痰湿阻滞，清阳不升；四是四肢倦怠或掣痛；五是每逢阴雨天即感头脑不清。

（2）如欲增强疏风散寒力量，可加大羌活、防风用量；如欲增强行气力量，木香用量宜大，并加紫苏叶辛开肺气，三焦并调；如欲增强祛痰力量，加入半夏即寓二陈汤于方中；如欲增强除湿力量，重用茯苓再加白芍即有真武汤的结构。

【歌括】《朱氏集验》省风汤，羌防乌药橘木香，星附四君十一味，痰气交阻此堪尝。

消风散（《太平惠民和剂局方》）

【药物组成】荆芥9g，薄荷9g，羌活9g，防风9g，川芎9g，僵蚕9g，蝉蜕（炒）9g，茯苓9g，陈皮6g，厚朴6g，人参6g。

【制剂用法】为细末，每服5~10g，清茶送服。疮癣者用温酒送服。亦可作汤剂。

【方证病机】风客膜腠，津气不利。

【体现治法】疏风邪，利津气，解挛急。

【适应证候】诸风上攻。症见头目昏痛，项背拘急，肢体烦疼，肌肉蠕动，目暗眩晕，耳啸蝉鸣，眼涩好睡，鼻塞多嚏，皮肤顽麻，风丹瘾疹，皮肤瘙痒。

【方理剖析】此方所治有十：一是头目昏痛；二是目暗眩晕；三是耳啸耳鸣；四是鼻塞多嚏；五是项背拘急，肢体烦疼；六是肌肉蠕动；七是眼涩好睡；八是皮肤顽麻；九是皮肤瘙痒；十是风丹瘾疹。病在少阳三焦，三焦包括膜原和腠理两个部分，膜原是联系内外上下的结缔组织，腠理是膜外的组织间隙，行于腠理的津气升降出入正常，端赖膜原和柔，而膜原和柔又端赖津气温润。若风邪客于腠理而外不得疏，内不得泄，影响津气运行，气郁湿滞，筋膜由和柔转为挛急，津气与筋膜发生病变，攻于皮肤，即呈风丹；湿滞体表，即呈肢体烦疼或眼涩好睡；气为湿碍而不行，即呈皮肤顽麻；风邪搏击筋膜，即呈肌肉蠕动；筋膜失去和柔，即呈项背拘急；风邪上攻颠顶，湿邪蔽其清空，窍隧为之壅闭，膜络为之挛急，即呈头目昏痛，目暗眩晕，耳啸耳鸣，鼻塞多嚏。其基本病理是：风客膜腠→气郁津凝，膜络挛急→呈为诸症。

治疗上述诸症，法当疏散风邪，令其外出，利气行津，使其通调，息风止痉，缓膜原急。方中羌活、防风、荆芥、薄荷均属于祛风药物，治疗风邪为患的风丹，能收疏风散邪功效；治疗风湿在表的瘾疹、顽麻、烦疼、好睡，有风能胜湿之意；治疗湿蔽清阳的头目昏痛，有高颠之上唯风药可达之意。配川芎活血调营，可通孙络的痹阻，仅此一味，足以说明古人制方时刻不忘营血宜通。陈皮、厚朴理三焦气滞，其芳化作用又可配合茯苓治疗湿滞，三药调理三焦津气，合川芎通调营卫。配僵蚕、蝉蜕缓其筋膜之急，治疗项背拘急、肌肉蠕动、眩晕、耳鸣、风丹诸症，可谓合拍。人参扶助正气，鼓邪外出，督阵之师，尤不可少。故《张氏医通》谓："此方妙用，全在厚朴、人参。当知肌表之疾，无不由胃而发，故用厚朴清理其内，即以人参助诸风药消解风邪于外，则羌、防、荆芥辈方始得力耳。"

学习此方，应当注意以下三点：一是病变部位在于腠理三焦，只有三焦才是联系表里上下的通路，是津气升降出入场所。风邪客于腠理才能出现上述诸症。二是方剂结构，所用四组药物，第一类是祛风药，在于消除病因，第二类是流通气血津液药，使营卫通调，第三类是息风药，使膜络恢复正常，第四类是补气药，意在鼓邪外出。三是此方治疗风丹有殊效。

【临证应用】上述证象兼见苔白、舌淡、脉象浮缓，即可使用。《张氏医通》中的消风散有藿香，无薄荷，治证相同，治疗咳嗽，也是利用本方祛风、利气、行津之功。

案例 1 攀枝花市一十岁小儿，肠道出血，医治无效，赴省城检查，省医院诊断为过敏性紫癜，治疗 1 个月血仍不止，求治于余。余思本方擅治过敏性疾病，书此方付之，服药 1 周其血即止，观察 1 周仍未出血。遂嘱患儿父母将此方带回家服用，以免复发。

案例 2 余 1975 年夏带学生到宜宾实习，宜宾某医院儿科医生廖某之子患风丹，医治 1 个月不愈，闻余在宜宾，前来求治。余观其舌尖微红，遂书本方合麻黄连翘赤小豆汤去生姜、大枣付之，一剂而愈，后凡遇此病都以此方进退，治愈者甚多。

案例 3 西南财经大学某毕业生，患肌肉跳动多年，因其舌淡而胖，书真武汤付之，服数十剂无效，改用防己茯苓汤，仍无寸效，遂书消风散付之，服后肌肉瞤动缓解。

【歌括】消风散内羌防荆，芎朴陈苓配人参，僵蚕蝉蜕薄荷入，为末茶调或酒行。

消风散（《外科正宗》）

【药物组成】荆芥 5g，防风 9g，蝉蜕 6g，牛蒡子 9g，苍术 12g，苦参 9g，木通 12g，胡麻仁 12g，石膏 18g，知母 9g，生地黄 12g，当归 6g，甘草 3g。

【制剂用法】水煎，空腹服。

【方证病机】风毒侵袭，湿热郁络。

【体现治法】祛风除湿，清热凉血。

【适应证候】湿疹、风疹。症见瘙痒，抓破之后渗出水液，舌苔黄腻，脉浮数有力。

【方理剖析】风疹、湿疹，瘙痒难禁，是本方主症；风毒浸淫，郁于腠理，变生湿热，干及营血，是此证病机；抓破以后，渗出水液，苔黄脉数，是辨证依据。风毒浸淫腠理，气郁化热，津凝为湿，湿热相搏，干及血络，内不得疏泄，外不得透达，故皮肤发疹，色红而痒；抓破以后，水液流溢，是有湿证象。

痒自风来，止痒必先疏风，故方以荆芥、防风、牛蒡子、蝉蜕开泄腠理，透达风邪，这一组药在于使风从外出。抓破以后渗出血珠，是血热、血燥之证象，若渗出水液，则为湿热郁于肌腠之征，故以苍术辛温燥湿，苦参清热燥湿，木通渗利湿热，胡麻仁"逐风湿气"，这一组药在于使湿从内泄。病性属热，故用石膏、知母清气分之热，生地黄凉血分之热，当归行血络之滞，这一组药又在于清热、凉血、活血。三组药物合用，共奏祛风除湿，凉血清热功效。

学习此方，有待深入研究下述问题。其一，皮肤瘙痒，多系皮肤感染，陶弘景谓苦参"患疥者，服亦除，盖能杀虫"，《唐本草》亦谓苦参能"疗恶虫"，药理实验证实苦参对于某些常见的真菌有不同程度的抑制作用，说明苦参确有杀虫解毒作用，当是本方主药。其二，方书多从养血润燥角度解释胡麻仁的作用，但本方所治属于湿热证型，配伍本品恐非专为血燥而设，古人谓本品有"逐风湿"的作用，以此释义，似与本证病机更为相近。其三，皮肤发疹是血络瘀热现象，用石膏、知母、生地黄两清气血，也要防止血络停瘀，配伍当归的主要目的在于畅旺血行，通其络阻，养血仅居其次。

【临证应用】（1）风疹、湿疹，身痒难禁，抓破以后，渗出水液，这是使用本方的指征。热毒盛者加金银花、连翘、野菊花、蒲公英、天葵子等清热解毒药；血热盛者加牡丹皮、紫草等凉血药；湿重者加薏苡仁、土茯苓、地肤子、白鲜皮等除湿止痒药；风盛者加白花蛇舌草、蜈蚣等祛风药；至于通络的刺猬皮、地龙，止痒的浮萍、红藿蒜等亦可随症选用。

（2）临床报道：用本方治疗皮肤病，取得初步疗效。治疗湿疹44例，治疗泛发性湿疹12例，均有效。

【歌括】消风散内用荆防，蝉蜕胡麻苦参苍，归地膏知蒡通草，风疹湿疹此堪尝。

---------------------------- 小　结 ----------------------------

　　疏散外风法共选六方，都是风邪为患，都以祛风药物疏散风邪，这是相同点。小续命汤治营卫空虚，风邪中经，半身不遂的偏枯，亦治但臂不遂的风痹。大秦艽汤也是治疗经络空虚，风邪入中导致的口眼歪斜，半身不遂。所以此二方结构大体相同，均由祛邪扶正两组药物组成。偏寒的用小续命汤为宜，偏热的用大秦艽汤为宜。《古今录验》续命汤治外风入中，四肢不收的风痱，肢体拘急、喘咳、浮肿者亦可使用。省风汤治外中风邪，痰气交阻的手足麻痹，或头重偏痛，起则眩晕，每遇阴晦风寒即见神思不清，亦可投此。二方相较，祛风开表力量以《古今录验》续命汤为优；利气祛痰力量以省风汤为胜。两个消风散所治证候各有不同，从病机到治法，从治法到方药都有差异。《太平惠民和剂局方》消风散所治范围稍广，凡风湿阻络的风丹瘾疹、皮肤顽麻、肌肉蠕动，风邪上攻的头目昏眩、耳鸣、鼻塞，都可应用，其基本病理是风客膜腠，津气不利，筋膜挛急，故于祛风药外配伍行气、化湿、息风止痉之品，共奏疏风散邪、利气行津、舒缓筋膜功效。《外科正宗》消风散以治湿疹、风疹，瘙痒难禁，抓破以后，渗出水液为特征，属于风毒侵袭，湿热阻络机制，故于祛风之外，着重清热除湿，祛风力量不及前方而除湿力量过之。

第四节　宣肺涤暑法

宣肺涤暑是根据暑邪伤肺病机拟定的治法。

暑为六淫之邪，侵犯人体，肺卫首当其冲。暑伤肺卫，初起常以头痛、恶寒、身重疼痛、面赤口渴、身热无汗为主症。肺为暑邪所干，宣降失常，蕴结化热，湿凝气阻，阳气不得发越，遂致恶寒体痛、壮热无汗、面赤口渴。对于暑邪初伤太阴气分的表寒里热证候，应当根据《温病条辨》中"辛温复辛凉"的治则，寒温并用，清轻宣发，热达腠开，暑热自解。故本法常由辛温的香薷、藿香、紫苏叶，辛凉的薄荷、青蒿、连翘、竹叶，合淡渗的芦根、滑石等药组合而成。如新加香薷饮、加味香薷汤、黄连香薷饮即体现宣肺涤暑法则。

暑邪初伤于上，迁延失治，或治不如法，因人而化，可见下述转归。一是素体阴虚火旺，邪从热化而纯热无湿，出现气分热盛的白虎汤证，或见气耗津伤的白虎加人参汤证与生脉散证，或见暑邪入营，营分热盛的清营汤证，或见逆传心包，闭阻神明的牛黄丸、紫雪丹证，反映了温病卫气营血的传变规律。二是素体阳虚湿盛，邪从湿化而暑湿交混，出现上焦暑湿的天水散证，或见肺脾同病的苍术白虎汤、杏仁滑石汤、黄连香薷饮证，反映了由上而下的三焦传变规律。

新加香薷饮（《温病条辨》）

【药物组成】香薷 6g，金银花 9g，连翘 6g，扁豆花 9g，厚朴 6g。

【制剂用法】水煎，分 3 次，先服 1 杯，得汗止后服，不汗再服，服尽不汗，再作服。

【方证病机】上焦暑热，为寒所遏。

【体现治法】温凉共用，清宣暑热。

【适应证候】上焦暑热，为寒所遏。症见恶寒发热，无汗，头身疼痛，胸闷心烦，面赤口渴，小便赤涩，苔薄而腻，右手脉大。

【方理剖析】暑天气候炎热，常因乘凉饮冷，贪图一时凉快，酿成暑为寒遏之证。此证因肺部先受暑热，复因贪凉感寒于外，热为寒遏，水液失调，即见上述矛盾证象。寒邪犯表，卫阳被郁，腠理不开，故见恶寒无汗；湿滞肌腠，故见头身疼痛；暑热内郁，无从泄越，故见发热而烦，面赤口渴；暑湿内郁于胸，故见胸中烦闷；热郁上焦，源不清则流不洁，故见小便赤涩；苔薄而腻，是湿滞证象；上焦暑热为寒所遏，虽然形似伤寒而实非伤寒，故右手脉大。

温病最忌辛温，恐其化燥助热，然暑邪夹湿，初起兼寒闭于表，不唯不忌，正欲借其辛温以散其寒而化其湿，开其闭而疏其郁，此即吴鞠通所谓辛温复辛凉之法也。暑为寒闭，其病初起，当辛以散之，凉以清之。香薷辛温芳香，能外散肺卫闭郁之寒，内化水液停滞之湿，解表和里，两擅胜场，故为主药。肺受暑热，法当凉散，香薷得辛凉宣散的金银花、连翘、扁豆花相助，可宣发上焦郁热，涤除所受暑邪。暑多夹湿故需苦温芳化，香薷得苦温的厚朴相助，长于理气化湿。香薷、厚朴之温，正合湿为阴邪，非温不化之旨。诸药共用，共成寒温同用之方，用治暑为寒遏，若合符节。

此方由香薷饮衍化而成，变治夏月感寒之方为涤暑之法。扁豆改用为扁豆花，《温病条辨》中说："恶其呆滞也。夏日所生之物，多能解暑，唯扁豆花为最。如无花时，用鲜扁豆皮，若再无此，用生扁豆皮。厚朴苦温，能泻实满，厚朴，皮也，虽走中焦，究竟肺主皮毛，以皮从皮，不为治上犯中……连翘、金银花，取其辛凉达肺经之表，纯从外走，不必走中也。温病最忌辛温，暑证不忌者，以暑必兼湿，湿为阴邪，非温不解，故此方香薷、厚朴辛温而余则佐以辛凉。"吴鞠通对其变化之理剖析入微，是擅用古方而不拘泥于古方的范例。

【临证应用】（1）使用此方的辨证要点有三：一是发于夏令，有贪凉饮冷诱因；二是暑为表寒所遏，既有发热烦闷、面赤口渴等暑热证象，又有恶寒、无汗等寒邪外束证象；三是表里俱湿，身重苔腻。

（2）暑热重者，加青蒿、滑石，更盛者可加大黄；湿偏重者，加藿香、芦根。

【歌括】新加香薷用银翘，厚朴扁豆五药疗，上焦暑热为寒遏，温凉并用暑湿消。

加味香薷汤（验方）

【药物组成】香薷 10g，厚朴 12g，扁豆 10g，青蒿 20g，金银花 15g，连翘 15g，滑石 20g，甘草 3g。

【制剂用法】水煎服。

【方证病机】暑伤肺卫。

【体现治法】解表涤暑。

【适应证候】暑湿为患。症见恶寒发热，胸闷不适，小便短涩，舌苔薄黄而腻，右脉大于左脉。

【方理剖析】暑邪伤人，首先犯肺，肺受邪侵，宣降失调，气郁化热，津凝为湿，即为暑湿。暑湿阻于上焦，津气宣发被阻，阳为湿遏即恶寒，阳郁不伸故发热；内归胃肠，阻于中焦，即胸闷不适；水源上阻，源不清则流不洁，流不洁则小便涩。综上，此证属于暑邪犯肺的暑湿为患。

暑邪侵犯上焦，治宜宣肺涤暑。方中香薷之性虽温，却是祛暑要药，配清香的青蒿清解暑邪，加辛凉的银翘宣散郁热，有宣肺涤暑之效。湿浊阻于中焦，又宜芳化，香薷香气浓烈，擅长醒脾化湿，得燥湿行气的厚朴、化浊升清的扁豆为辅，可以化湿理气，调理中焦，合而用之，有解表涤暑、芳化淡渗功效。此方辛凉涤暑，辛温化湿，寒温共用，符合暑为阳邪，治宜清宣，湿为阴邪，治宜温化的原则。与新加香薷饮相较，多配一组利水药物，结构更为完整。

【临证应用】表证初起，恶寒发热，热重寒轻，酷似银翘散证，仅多胸闷湿滞证象，即可使用此方。

【歌括】加味香薷配银翘，解暑尤须用青蒿，厚朴扁豆化湿浊，滑石甘草通三焦。

黄连香薷饮（《类证活人书》）

【药物组成】香薷 12g，酒炒黄连 3g，厚朴（姜制）6g。

【制剂用法】水煎热服。

【方证病机】伤暑。

【体现治法】清热祛暑。

【适应证候】伤暑。症见大热烦渴，舌红，苔黄腻，脉濡数。

【方理剖析】伤暑夹湿，热盛则见发热口渴，湿滞则见舌苔黄腻，如果兼见头昏胀痛，胸闷泛恶，即是暑邪夹湿证象。其基本病理是：暑邪相侵，肺胃同病，气郁化热，津凝为湿，湿郁热蒸，遂见此证。

暑热郁蒸，治宜清化。方用善祛暑邪、善化湿浊的香薷为主药，配伍清热的黄连，可以外解暑热，配伍燥湿利气的厚朴，可以内调津气，三药合用，有清热祛暑、化湿和中的功效。

此方即香薷饮去扁豆加黄连而成。一加一减，遂变治疗寒湿之方为清热涤暑之法。由于病性虽变而津气失调的病变本质未变，所以香薷、厚朴才能成为此二方的共同基础，必须留意。

【临证应用】以发热口渴兼见脘闷苔腻为辨证要点。

【加减化裁】四味香薷饮（《温热经纬》）：即本方加扁豆。治证与本方同，体现清热涤暑法则。

【歌括】黄连香薷饮，涤暑效力强，燥湿须厚朴，三物合成方。

---------------------------------- 小　结 ----------------------------------

宣肺涤暑法共选三方，均为暑邪夹湿而设，但三方结构略有不同，必须留意。新加香薷饮是上焦暑热为寒所遏，有暑热内伏与寒邪外遏两种矛盾同时存在，故用辛温复辛凉之法，寒温共用以清宣暑热，芳化湿浊以通调津气。加味香薷饮较前方多渗湿的滑石、甘草，清宣暑热的作用不变而除湿作用有所加强，成为芳化与淡渗同用的配伍形式。黄连香薷饮为伤暑偏热而设，此方药仅三味却能照顾到表、里、湿、热四个方面，用药简洁，堪称典范。

第五节　清宣润燥法

清宣润燥是根据温燥伤肺病机拟定的治法。

燥为干涩之疾，是由阴津亏损而成，内燥论治详见滋阴大法，此处仅从外感燥气立法。肺司呼吸，为体内外气体交换的器官。外界气候的寒热、空气的燥湿，都将直接影响肺气的升降出入和津液的盈、虚、敷布。初秋酷暑未消，燥伤上焦气分，肺津受灼，即成温燥伤肺；深秋久晴无雨，气温骤降，凝敛肺津，津失敷布，即成凉燥犯肺。由于凉燥与感寒同类，并非阴津亏损病变，列此徒乱人意，所以此处仅仅探讨温燥伤肺的治疗方法。

温燥伤肺，常以头痛身热，干咳无痰，或痰少不易咯出，鼻燥咽干，咽喉疼痛，咳甚则胸痛，舌尖红，苔薄黄，脉微数为主症。多因初秋久晴无雨，空气干燥，肺吸燥热之气，灼烁肺津，影响肺气正常宣降而成。一切证象均显示了肺系气郁津伤的病理改变。治疗气郁津伤，宜用石膏、知母、芦根等药清其燥热；桑叶、杏仁、枇杷叶等药开宣肺气；沙参、麦冬、玉竹等药润肺生津，共奏清宣润燥之功。如桑杏汤、沙参麦冬汤、清燥救肺汤等即体现这一法则。

治燥之方为何要配伍清热药物？《张氏医通》说："燥之为病，皆属燥金之化，然能令金燥者，火也。故《系辞》曰：燥万物者，莫熯乎火……喻氏引戴人云：休治风兮休治燥，治得火时风燥了，斯治燥之要，亦一言而终矣。"

所举清燥救肺汤以清热养阴为主，沙参麦冬汤以滋阴增液为主，此二方本应列入滋阴法中，移入本法似有本末倒置之嫌。将此二方与桑杏汤并列有以下三层意思：其一，提示古人治疗外感燥热都用桑叶、杏仁清宣燥邪。其二，三方一清一宣一润可以启发学者组方要有重点。其三，虽然不是典型的解表法则，确属治疗外感燥邪之方，并列便于临证检索。

桑杏汤（《温病条辨》）

【药物组成】桑叶 15g，杏仁 10g，香豆豉 10g，栀子皮 12g，象贝 10g，沙参 15g，梨皮 30g。

【制剂用法】水煎服。

【方证病机】温燥伤肺。

【体现治法】清宣润燥。

【适应证候】燥伤肺卫。症见头痛身热，口渴，干咳少痰，舌红，苔薄白而燥，右脉数大。

【方理剖析】燥指气候干燥而言。肺司呼吸，为体内外气体交换的器官，与外界的关系最为密切。气候的寒热、空气的燥湿，都直接影响到肺，故燥邪伤人，肺卫首当其冲。燥伤肺卫，肺气不宣，则头痛身热；肺气不利，则干咳少痰；肺阴不足，则口渴、舌红、苔燥。其基本病理是：温燥伤肺→肺气不宣，肺阴受损→头痛身热，干咳少痰。

温燥伤肺，宜辛凉以宣上焦燥热，凉润以复肺系阴津，令肺气不郁，肺津不亏，则头痛身热、干咳少痰等症自然缓解。故方用桑叶清宣上焦燥邪，合栀子皮、香豆豉解除郁热；杏仁宣降肺气，象贝化其痰滞，恢复气津宣降之常；沙参、梨皮清润生津，专为燥邪伤阴而设，合而用之，体现清宣润燥之法。全方均系辛凉清润之品，展示了治疗燥邪犯肺该如何立法处方遣药。

学习此方要注意一个疑点：即燥邪已损肺津，何以还要配伍化痰的象贝？须知此症见干咳少痰，诚属燥热现象，但肺气闭郁必然导致肺津不布，痰液虽少，仍有津凝的病理存在。于生津方中配伍化痰药物，相反相成，各行其是，符合此证机制。

【临证应用】（1）除温燥伤肺可用本方外，也可用于治疗上呼吸道感染导致的发热、干咳少痰症状。如见鼻衄，则重用栀子，并加青黛、青蒿、牡丹皮、生地黄清肝凉血；若咽喉干痛，加牛蒡子清利咽喉，配玄参养阴清热；若咯痰黄稠，加瓜蒌壳清热化痰。

（2）本方去香豆豉加青黛、瓜蒌壳、诃子，可治支气管扩张咯血，有清肝宁肺之功。

【歌括】桑杏汤用象贝宜，沙参栀豉与梨皮，头痛身热渴干咳，清宣凉润燥能医。

清燥救肺汤（《医门法律》）

【药物组成】石膏 15g，冬桑叶 10g，杏仁 10g，枇杷叶（刷去毛）3 片，阿胶（烊化）6g，麦冬 6g，胡麻仁（炒、研）3g，人参 10g，甘草 3g。

【制剂用法】水煎，频频热服。

【方证病机】温燥伤肺，津气两虚。

【体现治法】清宣燥热，养阴益气。

【适应证候】温燥伤肺，气阴两虚。症见头痛身热，鼻燥咽干，干咳无痰，气逆而喘，胸满胁痛，心烦口渴，舌干无苔。

【方理剖析】此为温燥伤肺而设。多因初秋久晴无雨，空气干燥，肺吸燥热之气，灼烁肺津，影响肺气正常宣降而成。肺卫闭郁，则头痛身热；肺气不利，则干咳无痰；肺系津伤，则鼻燥咽干；邪热伤气，则肺气亦虚。综上，此证属于温燥犯肺，宣降失常，津气两虚，本虚标实机制。

温燥犯肺，津气两伤，法当清宣燥热，养阴益气，使感受的燥热得清，痹郁的肺气宣降，损失的津气得补，诸症才可向愈。此方用桑叶清宣燥气，杏仁、枇杷叶宣降肺气，石膏清解肺热，是为消除病因与调理肺脏功能而设。阿胶、麦冬、胡麻仁滋润肺阴，人参、甘草补益肺气，是为津气两虚而设。诸药合而成方，有清宣燥热，津气双补之功效。此方配伍了宣肺、清热、益气、滋阴这四类药物，展示了宣中有清、泻中有补、祛邪扶正、标本兼顾的配伍形式。

治疗温燥伤肺，为何要配宣降肺气药？既要宣降肺气为何不用麻黄而用桑叶？须知燥邪犯肺，也会引起肺气郁而不宣，逆而不降，如不配伍宣降肺气之品也就不能恢复肺卫功能。但因肺阴已被燥邪所伤，辛温在此当禁，喻昌有感于辛温药物绝非肺感燥气所宜，才用桑叶宣散燥邪，辅以清润，只此一变，遂开治疗外燥犯肺之先河。

【临证应用】（1）此方首开治疗外感燥热之端，凡燥热伤肺，热象显著，即可使用。痰多可加贝母、瓜蒌清热化痰；血枯可加地黄滋阴补血；心肝火旺，木火刑金，可加羚羊角或牛黄清心肝之火。亦不必拘泥于外燥，审其肺阴亏损，宣降失常，均可使用。

（2）印会河以咳喘吐白沫为主症，不论其病为肺炎、肺结核、慢性支气管炎、肺气肿、肺癌等病，见此症即用此方，效果明显，虽不能尽愈诸疾，但对缓解症状却有比较满意的疗效。

【歌括】救肺汤中参草麻，阿胶膏杏麦枇杷，经霜收下冬桑叶，温燥犯肺服之佳。

沙参麦门冬汤 （《温病条辨》）

【药物组成】沙参 10g，麦冬 10g，玉竹 6g，天花粉 6g，生扁豆 5g，生甘草 3g，桑叶 6g。

【制剂用法】水煎，分 2 次服。

【方证病机】燥伤肺阴。

【体现治法】甘寒生津。

【适应证候】燥伤肺卫阴津。症见咽干、口渴，或发热，或干咳无痰，苔燥乏津。

【方理剖析】咽干、口渴、发热、干咳、苔燥全是一派燥热伤津证象，按脏腑辨证，病在肺系，按气血津液辨证，是肺阴亏损。若欲究其致病原因，则因肺卫感受燥气使然。

本方根据甘寒滋液立法，用沙参、麦冬、玉竹、天花粉甘寒滋液；扁豆、甘草和养胃气；配冬桑叶轻宣上焦燥热，合而成方，具有清养肺胃之功。

清热生津，本已符合此证机制，为何方中还要配伍一味桑叶？此证是因外感温燥，肺卫痹郁所致，桑叶可以宣肃肺气，恢复肺卫功能，治燥诸方均配桑叶、杏仁，实具治肺勿忘宣降肺气之意。

【临证应用】《温病条辨》中此方原治肺阴不足之证，但咽干、口渴等症亦属胃阴不足证象，故本方对肺胃津伤亦可使用。

【歌括】沙参麦冬扁豆桑，玉竹甘花合成方，肺胃津伤因秋燥，苔燥干咳此堪尝。

清宣润燥法共选三方，所治证候，都以温燥犯肺、气郁津伤为基本病理，都由清、宣、润三类药物组成，这是其相同点。桑杏汤的肺卫痹郁证象较为突出，故方中展现了以宣肺为主，润肺为辅，清热为佐的配伍形式。清燥救肺汤的热盛伤津证象较为突出，故方中展现了以清润为主，宣肺为辅，益气为佐的配伍形式。沙参麦冬汤纯属津虚证象，故以养阴为主，此方清热养阴力量不及清燥救肺汤，宣发燥邪力量亦逊于桑杏汤，唯轻证可用，用于重证，有鞭长莫及之失。

第六节　表里双解法

表里双解是根据表里同病病机拟定的治法。

表里同病，以恶寒发热，头痛身疼，咳嗽有痰，兼见胸腹痞胀，或呕吐泄泻，或大便秘结为主症，是寒邪束表，内犯胃肠，表里之气同时壅滞的病理改变。肺合皮毛主表，风寒束表，卫阳为寒所郁而生寒热，营卫运行受阻而生疼痛，肺系气郁津凝而生痰嗽，这是肺卫的病理改变。津气宣发之机受阻，从三焦内归胃肠，升降逆乱而见吐泻者有之，气郁津凝而生胀满者有之，气郁化热伤津而见里结者亦有之，这是脾胃津气失调的病理改变。这种表里同病的病理改变，法当表里双解，才能使表邪去而营卫调，中焦理而升降复。故本法常用麻黄、桂枝、荆芥、薄荷之类解表祛邪，陈皮、半夏、厚朴、藿香、香薷之类疏通里滞，调理津气，再据寒热配入温通气血、清热、通腑药物，体现表里双解之法。如防风通圣散、五积散即为此而设。

表里双解是使邪从毛窍外出与肠道下行，仅限于汗下两法合用的方剂。解表法中十有七八都配伍兼调各脏气血阴阳的药物，称为表里同治尚可，谓表里双解则不可。严格说来，五积散也非表里双解之法，但因表里双解含义现已由原有范围引申到温清补泻各个方面，说它是解除里寒，其理亦通，故列于此。

五积散（《太平惠民和剂局方》）

【药物组成】麻黄 180g，白芷 90g，桔梗 360g，陈皮 180g，枳壳 180g，厚朴 120g，川芎 90g，当归 90g，芍药 90g，肉桂 90g，干姜 120g，炙甘草 90g，苍术 720g，制半夏 90g，茯苓 90g。

【制剂用法】上药除肉桂、枳壳别为粗末外，余药同为粗末，慢火炒令色转微黄，摊冷，次入肉桂、枳壳末令匀，每服 10g，入生姜 3 片，加水煎，去渣，稍热服。

【方证病机】外感风寒，内伤生冷，表里同病。

【体现治法】解表温里，调气活血，除湿祛痰。

【适应证候】外感风寒，内伤生冷，气、血、痰、湿、食滞。症见身热无汗，头痛身疼，项背拘急，胸满恶食，呕吐腹痛，以及妇女血气不和，月经不调等症。

【方理剖析】身热无汗，头痛身疼，项背拘急，是风寒束表，经脉因寒而收引，营卫因寒而郁滞的病理改变。胸满恶食，呕吐腹痛，是津气从三焦内归胃肠，湿凝气阻，升降逆乱的病理改变。此证的基本病理是：风寒束表→经脉因寒而收引，气血津因寒而郁滞→气滞、血郁、痰凝、湿阻、食滞→表里同病。

此证表里俱寒，治宜解表温里，双管齐下；气、血、津三种基础物质运行不利，又当调气活血，除湿祛痰。故方用麻黄、白芷辛温发汗，开泄毛腠；桔梗开宣肺气，恢复肺脏功能；干姜、肉桂振奋阳气，温散寒邪；白芍、甘草柔肝缓急，舒缓经脉。上数药为伍，解表温里，令寒去脉舒，营卫和调，则表寒证象可解。配伍枳壳、厚朴、陈皮利气和中，是令气机不滞；当归、川芎、白芍活血调营，是令营血畅行；陈皮、半夏、苍术、茯苓芳化、燥湿、淡渗，干姜温脾，肉桂温肾，是令水液升降正常。此三类药物又有调气、活血、除湿、祛痰之用，以此治疗表里俱寒，气血津液阻滞病变，可谓合适。

研究此方应该注意以下两点：其一，五积是指气滞、血郁、痰凝、湿阻、食积五种不同证象，说是五脏积滞不通亦可。此方不仅体现气血津液齐通、表里同治的配伍形式，也是消除病因、调理脏腑功能、流通气血津液三类药物齐备的结构，符合此证病机，也展示了五脏六腑宜通的治疗原则。这一原则本是指导治疗的总纲，无奈医者熟视无睹，细究此方结构，当会加深理解。其二，方中麻黄、桔梗、枳壳、苍术四药用量最重，且又包含燥湿的平胃散和祛痰的二陈汤在内，可见此方重在开宣肺气，外解表寒，行气燥湿，内调津气。

【临证应用】此方可以用于以下几个方面：一是外感风寒的表实证；二是寒湿在表的痛证；三是肺失宣降的咳嗽痰稀；四是寒湿困脾的吐泻、腹痛；五是气滞血郁的痛经、经闭。

【歌括】五积散中姜桂麻，枳桔陈苓朴芷加，芎归芍草半夏术，解表温里效堪夸。

防风通圣散 《黄帝素问宣明论方》

【药物组成】防风15g，麻黄15g，荆芥15g，薄荷15g，连翘15g，桔梗30g，川芎15g，当归15g，炒白芍15g，白术15g，黑山栀15g，大黄（酒蒸）15g，芒硝15g，石膏30g，黄芩30g，甘草60g，滑石90g。

【制剂用法】为末，每服6g，加生姜3片，水煎服。若作汤剂，剂量按比例酌减。

【方证病机】风热壅盛，表里俱实。

【体现治法】疏风清热，表里双解。

【适应证候】（1）憎寒壮热，头目昏眩，目赤睛痛，口苦口干，咽喉不利，胸膈痞闷，大便秘结，小便赤涩。

（2）疮痈肿毒，肠风痔漏，惊狂谵语，手足瘛疭，风丹瘾疹。

（3）治漆疮亦有效。

【方理剖析】此方是为表里俱实的风热而设。寒伤于表，表卫闭郁，或温邪上受，首先犯肺，邪在气分，化热伤津，三焦热炽，外见憎寒壮热，内见口渴口苦，上见头目昏眩、目赤睛疼、惊狂谵语、手足瘛疭，下见大便秘结、小便赤涩、肠风痔漏，一言以蔽之，都是热盛使然。故吴崑谓："表里客热，三焦大实者，此方主之。"

三焦热炽，法当清热，方中连翘、栀子、黄芩、大黄均有清热解毒作用，若系温邪上受，有此三药可以消除致病原因；若系伤寒化热，也可配合石膏清其郁热。热由气郁而化，过用寒凉，须防止损伤阳气，为热寻求出路，才可收到事半功倍效果。故配开表泄邪之防风、麻黄、荆芥、薄荷，令风热从表而散；伍清利湿热之滑石，泄热通腑之芒硝、大黄，引导热从二便而下，共奏解表通里，表里双解功效。外邪入侵，影响气血流通，故配桔梗开泄肺气，协助麻黄恢复肺卫功能；当归、川芎、芍药活血调营，恢复营血正常运行，共奏调和营卫之功。佐健脾的白术、甘草，其意又在防止石膏寒凉害胃，成为有制之师。此方犹如韩信用兵，多多益善，药味虽多而各有所主，所以能治重疾。

学习此方要深入研究以下几个问题：其一，既是热盛三焦，清热当是重点，为何要用那么多的解表药？须知此证是因寒伤于表，郁结化热，若不解表疏邪，宣通毛窍，则憎寒壮热证象也就不能解除，解表药物多至四味，完全是为发散郁热而设。其二，此方为何能治疮痈？疮痈是由热毒壅滞而成，法当清热解毒，麻黄、荆芥、防风、薄荷宣其毛窍，芒硝、大黄通其里结，川芎、当归、芍药行其血，白术、滑石通其津，与仙方活命饮的结构相似，故有效。其三，此方为何能治疗风丹瘾疹？风邪客于膜原，外不得疏解，内不得通泻，这是风丹瘾疹的基本病理。用此方外开毛窍，内通胃肠，引导风邪外出，并有栀子等药清解郁热，川芎等药畅旺血行，故可用。漆疮与风丹瘾疹病理相同，故可使用本方。其四，此方为何能治疗肠风痔漏？肠风痔漏是风邪内陷，血随气陷肠道所致。此方栀子、黄芩都是清肝药物，芒硝、大黄尤为清泻血分邪热之良药，邪热一去而血自宁。又用荆芥、防风、麻黄等升浮药物疏风泄邪，令气机外达，有"陷者举之"之意，故肠风下血者亦可用本方治之。

【临证应用】外有壮热，内有便秘，形似白虎承气汤证而兼表郁者，可用此方。减去麻黄、防风、荆芥、当归、芍药、川芎、白术即凉膈散，可见此方长于清热解毒，发散郁热，活血调营，不过用于手足瘛疭未必恰当。

【歌括】防风通圣大黄硝，荆芥麻黄栀芍翘，甘桔芎归膏滑石，薄荷芩术力偏骁。

-- 小 结 --

表里双解法只选二方，同属表里同治的配伍形式，但有一寒一热之异。五积散治表里俱寒，其基本病理是外寒入侵，导致气郁、血滞、津凝，一切都是不通证象，故全方着眼于温通。防风通圣散治表里俱热，其基本病理是外邪入侵，导致气郁化热，热盛伤津，故一切着眼于凉散和凉泄。

第四章　泻下法

泻下法是针对胃肠积滞拟定的治疗大法。

以《素问·阴阳应象大论篇》中"其下者，引而竭之，中满者，泻之于内"为立法依据，选用泻下药物为主组合成方，主要用于治疗胃肠积滞、传导失职的方剂，称为泻下剂。这类方有使邪从下出之功，体现了治法中的下法。

致病原因：形成便秘的原因很多，归纳起来约有以下七种。一是热入中焦，津枯液竭；二是寒凝积滞，传导失常；三是平素阴虚，肠道失濡；四是中气不足，传导无力；五是少阴阳虚，水津不布；六是肺气不降，腑气不通；七是肝失条达，气郁不疏。上述原因说明五脏功能失调都可引起便秘。本章内容仅限于前面三种原因引起的便秘，其余未曾涉及。

病变部位：使用下法治疗便秘、食积，自然病在胃肠。但亦不尽如是，某些疾病使用下法，却是借助肠道导邪外出，病位不必在肠。如肝胆实热、肺热壅盛使用下法即是。

病变性质：按八纲辨证定性，便秘应是实证，但亦有本虚标实证型。如阴虚便秘及热病伤津的正虚邪实即是。

基本病理：大肠正常传导，有赖五脏协同合作，才能保持津气正常运行而使肠道蠕动不息，粪便燥湿适度。如果五脏功能失调，气机不能正常顺降，肠道蠕动减弱，津液亏损或不能敷布于肠，均可引起便秘。便秘虽然涉及五脏，病变本质都与津气有关，归纳起来，不外乎阴津亏损、水津不布、气不顺降、传导无力四类。阴津亏损，有素体阴虚与热盛伤津之分；津液不布，有肝失疏泄与肾失气化之别；气不顺降，有肺胃之气不能下行与三焦升降失职之异；传导无力，有气虚不能鼓运与阳虚不能温煦之殊。充分掌握病变本质，思维自然清晰。

下法分类：上文已述引起便秘的病机约有七种，由于后面四种病机都是通过其他治法达到通便目的，不属于下法范畴。所以此处仅列寒下、温下、润下三类，若欲全面掌握便秘的治疗方法，应当参阅其他章节。

配伍规律：恢复肠道传导功能，或借肠道为邪外出去路，是使用下法的最终目的，因此，本法常以泻下的芒硝、大黄为主药。寒积配伍干姜、附子；热结配伍芒硝、大黄；阴虚配伍生地黄、玄参、芍药、麻子仁；兼见气滞则配伍枳实、厚朴；兼见血郁则配伍牡丹皮、桃仁，从而体现各种结构不同的泻下法则。

临证应用：下法可以用于以下几个方面。①治疗便秘：但并非所有便秘都可使用，应当谨察病机，辨证论治。如系肾阳虚损，气化失常，水精不布，宜用真武汤、五苓散温阳化气；肾阴虚损，肠道失濡，无水舟停，宜用增液汤增水行舟；肝失疏泄，三焦气郁，津气不布，宜用小柴胡汤升清降浊；中气不足，传导无力，宜用补中益气汤振奋功能，均非本法所宜。②治疗肠道梗阻：腹痛难忍因于燥屎不行者固然可用此法，因虫积或其他原因引起的梗阻不通，亦可使用下法。③治疗食积停胃：一般食积均可用山楂、神曲之类帮助消化。倘若因暴食导致食积停胃而见疼痛难忍，非推荡不能立去其积者，宜用此法导之。此即"中满者泻之于内"的治疗方法。④治疗下利：治下利而用下法，谓之"通因通用"。但须审察下利确属胃肠积滞导致的传导失职，才可用之，以免误犯虚虚之戒。⑤治疗肝胆实热：可治疗胆腑热结以及胆石、结胸（胰腺炎）等证，亦可借此泄肝热治疗肝火上炎导致的目赤、头晕、发狂，以及血热上溢导致的吐血、衄血。⑥治疗上焦壅热：或壅于肺而发热、胸痛；或壅于咽喉而红肿疼痛。凡此种种，均可使用下法釜底抽薪，导热下行，此即上病下取之意。

注意事项：其一，表证未解，里实未成，不得妄施泻下，误下会使邪气内陷，若表证未解而里实已成，宜表里双解。其二，下法作用较强，孕妇、产后妇女、月经期妇女，以及年老体弱者，均应慎用。其三，得效即止，慎勿过剂，易伤胃气故也。其四，使用下法之后，宜糜粥自养，勿骤进油腻。

第一节　苦寒泻下法

苦寒泻下是根据阳明热实病机拟定的治法。

这一证型以大便秘结为主症。肠中津液，贵在适度，多则溏泻，少则便结。若寒伤于表，由寒化热，或温病热入气分，热盛津伤，均可导致肠中燥结而见痞、满、燥、实诸症。这些证象，反映了因热盛而致津伤，因津伤而致燥结，因燥结而致气滞，因气滞而致痞满的病理转归，从而说明热结、津亏、气阻这三类证象之间有其内在联系。根据《素问·阴阳应象大论篇》中"其下者，引而竭之"的治疗原则，宜用大黄、芒硝、牵牛子之类为主，泄热荡积；以枳实、厚朴之属为辅，行气宽满，共奏苦寒泻下之效。如大承气汤、小承气汤、调胃承气汤等即是此法代表。

根据不同兼症，此法常见以下几种结构。①肺与大肠，一脏一腑，互为表里，同属气分。温邪上受，首先犯肺，肺部气热犹盛而肠中积滞已成，当于寒下方中配伍石膏、知母，一清无形之热，一泻有形之积，才是两全之法。如白虎承气汤即属这种配伍形式。若肺部邪热壅盛，虽无阳明腑实，亦可使用泻下之方荡涤无形郁热，还可加入清热解毒之品消除致病原因，疗效更为显著。如凉膈散即体现了苦寒泻下与清热解毒合用的组方形式。若气分热邪未去而营血热势已张，亦可配伍清营凉血之品，共奏气血两清之效，如犀连承气汤即属这种结构。若见窍闭导致的神昏谵语，可与安宫牛黄丸合用，体现泄热与开窍并举的用药方法。②与祛痰逐水药合用：苦寒泻下一法，本为肠中燥结而设。但亦有肠道不通与水液潴留两种相反证象同时存在的机制。如肠道突然梗阻就有肠结不通与肠液潴留两种证象同时存在。此外，肠中虽有燥结而肺上痰热壅盛者有之；热邪内陷胸中，水热互结心下而兼便结者亦有之。这种情况，只有将泻下药与逐水祛痰药同用，才能照顾到矛盾的两个方面。如莱朴通结汤、大陷胸汤之用甘遂，宣白承气汤、陷胸承气汤之用瓜蒌，都属于这一类型。③与调气活血药同用：便秘引起气机阻滞而生痞满，配伍枳实、厚朴调气，已成人尽皆知的常规，使用活血之品则往往被人忽视。其实承气汤中的大黄就具有活血作用，只是未被重视罢了。天津市南开医院治疗肠道梗阻诸方，多配桃仁、赤芍之类药物畅旺血行，可谓深得气血最宜流通之旨。复方大承气汤即属这种配伍形式。上述内容是从传统理论立说，如果深究其理，配伍调气活血药，是促进肠道蠕动，达到泻下目的。④与扶正药同用：热结便秘证候，若见津亏证象显著而热势已减，是水不足以行舟之象，吴瑭谓"无水舟停"。虽然仍可使用寒下，却应配入生地黄、玄参、麦冬之属补充受损阴津，使阴津充足，肠道得濡，而大便自调。这种方法，称为"增水行舟"。如增液承气汤即属滋阴与寒下同用的配方法度。若阳明腑实没有及时治疗，或虽治疗却不得其法，正气已伤，或素体虚弱而患阳明腑实，都有热结阳明和正气亏损两种证象同时存在。这种正虚邪实之证，单攻邪则正气不能支持，单顾正则实邪愈加壅滞，唯有攻补兼施，才是两全之策。所以，本类方剂常用芒硝、大黄泄热荡积祛其邪，人参、当归补益气血扶其正。如新加黄龙汤即属此种配伍形式。

肺与大肠相表里，泻下通便方中，配伍桔梗、杏仁、瓜蒌等开降肺气药物，即所谓"提壶揭盖"之法，这种配伍形式，能够增强通便效力。盖肺气得开于上，则腑气得通于下故也。综合上述，单纯的热结便秘，用单纯的苦寒泻下法，如调胃承气汤；兼见胸痞腹胀，气机阻滞者，与行气消痞的枳实、厚朴配伍，如大、小承气汤；兼见血行不畅而见胀、呕、痛、闭者，与活血的桃仁、芍药配伍，如复方大承气汤；兼水液潴留者，与逐水祛痰的甘遂、瓜蒌之类配伍，如大陷胸汤；兼热毒壅肺者，与清热解毒的栀子、黄芩、连翘之类配伍，如凉膈散；兼见高热、烦渴、神昏、发斑等气血两燔证象者，与清营凉血之品配伍，如犀连承气汤；兼见肠燥津枯者，与养阴增液的生地黄、玄参之类配伍，如增液承气汤；兼见正气亏损者，与补益气血的人参、当归之类配伍，如新加黄龙汤。虽然同属苦寒泻下大法，配伍却又因证而异。

苦寒泻下一法并不局限于治疗便秘一证。本章总论所述的肠道梗阻、食积停胃、下利因积、肝胆实热、热壅上焦等，都可使用本法。疮疡、呕吐、呃逆，亦有适用于此法者。

大承气汤（《伤寒论》）

【药物组成】大黄 12g，芒硝 12g，枳实 9g，厚朴 15g。

【制剂用法】先煮枳实、厚朴，后下大黄，汤成去渣，纳芒硝，溶化服。

【方证病机】阳明腑实。

【体现治法】苦寒泻下。

【适应证候】（1）阳明腑实，胸痞腹满，大便秘结，腹痛拒按，潮热谵语，舌苔黄燥或焦黑起刺，脉滑数或沉实有力。

（2）突然肠结不通，腹痛，腹胀，呕吐，便闭，有痛、呕、胀、闭特征者。

【方理剖析】此属阳明腑实机制。以大便不通为主症，按脏腑辨证，病位在肠。胸痞腹满是气滞证象，便秘舌燥是津伤证象，按气血津液辨证，属气滞津伤。兼见潮热谵语，舌焦起刺，脉实有力，按八纲辨证，病性属于实热。综上，此方所治是以痞、满、燥、实为特征的实热便秘，是因伤寒化热，邪传阳明之腑，或温病热入中焦，热灼津伤，引起传导失常，燥屎不行，气机阻滞的病理改变。

根据"其下者，引而竭之"的治疗原则，便秘当用下法，病性属热、属实，又当苦寒泻下，才与病机吻合，本方即体现这一法则。方中大黄味苦性寒，泻下荡热，两擅胜场，用为主药，力能挫其热势，消除病因，泻下通便，治疗主症。然而，大黄主要是通过增强肠道蠕动以促进排便，软坚效果欠佳。只用大黄推荡，仍然不能速下，故辅芒硝咸寒软坚，使粪便变软以后，大黄才能泻热荡积、推陈致新。二药相须为用，泻下热结效力为之增强。再佐以枳实泄痞，厚朴宽满，不仅能治兼症，通过调畅气机增强肠道蠕动，又能促进大便排泄，原方厚朴用至八两，殆即此义。全方用药四味，虽然厚朴偏温，仍不失为寒下峻剂。

肠道不通，如果不因热盛伤津，是因气机突然被阻，传导失常而呈腹痛便闭，则以痛、呕、胀、闭为特征。气机阻滞，传导失常，津血流通受阻，诸症由是而生。根据六腑以通为用与气血津液宜通之理，此证急宜泻下通肠，流通气血，才与病理相符。方中大黄、芒硝能促进肠道蠕动，泻下通肠；枳实、厚朴宽肠理气，协助芒硝、大黄开其闭结；疏畅气机的枳实、厚朴与活血的大黄相伍，又能流通气血，令腑气得通，胃气顺降，气血和调，则诸症可解。

过去有些医家认为本方中厚朴用量独重，是本方主药，故方名承气，此说不无异议。第一，厚朴味苦而温，只能治气滞作胀，不能治热结便秘，而大黄苦寒泻下，既能消除致病之因，又能治疗便秘主症，所以大黄才是主药。第二，三个承气汤中有的用枳实、厚朴，有的不用枳实、厚朴，有的用芒硝，有的不用芒硝，有的用甘草，有的不用甘草，唯有大黄无不用也，可见三方的主药当是大黄。若谓主药是枳实、厚朴，则调胃承气汤不用枳实、厚朴，仍以承气名之，又当作何解释？第三，《金匮要略》中厚朴三物汤的药味与小承气汤相同，均为仲景所制，此方治胀满而痛的证候，故厚朴剂量倍于大黄，重点在于行气导滞，反而不以"承气"命名，可见"承气"不因枳实、厚朴得名。胃肠以通降下行为顺，本方能够荡涤胃肠实热积滞以承顺胃气下行，使其复归于正，方名承气，殆即指此。

现代药理研究证实，大黄的成分有大黄酸和鞣酸等，具有泻下作用的大黄酸不耐高温，若煎煮时间过长，泻下成分即被破坏。证实了仲景于方后注明枳实、厚朴先煮，大黄后下的煎煮法是非常可贵的用药经验。

【临证应用】仲景《伤寒论》和《金匮要略》二书，用此方共二十九条，再经历代医家不断补充，展示了本方的多种用途，五彩纷呈，令人目眩。今择古今几种不同用法以飨读者，若能细微揣摩，对于异病同治之理将有深刻理解。

（1）《伤寒论》云："腹满不减，减不足言，当下之，宜大承气汤。"腹满一证，有气滞、血瘀、水停、食积之分，此证只言腹满而未言及其他，当是气滞使然，按照常法，行气即愈。但从患者自觉"腹满不减，减不足言"，或因医者已用理气之方而腹满仍不减观之，此证当是肠道传导阻滞而生胀满，一般理气之方不能胜任，故将苦寒泻下之方，变为导滞宽胀之法。方中厚朴用量最重，配以枳实，有较强的行气宽胀功效，再得增强肠道蠕动的大黄、芒硝，宽胀之功自非常方可比，展示了大承气汤的另一用途。

（2）《金匮要略》云："痉为病，胸满，口噤，卧不着席，脚挛急，必龄齿，可与大承气汤。"下肢挛急兼见胸满口噤，显系阳明实热导致热盛伤津，筋脉失养，用此方泻下荡热，令热去津回，挛急现象庶几可解。这种治法，属于急下存阴。

（3）《金匮要略》云："人病有宿食，何以别之？师曰：寸口脉浮而大，按之反涩，尺中亦微而涩，故知有宿食，大承气汤主之。"又云："脉滑而数者，实也，此有宿食，下之愈，宜大承气汤。"宿食停留，若用消食化积之方不能收效，即可根据"中满者，泻之于内"的治疗原则，用此方下其宿食，荡其积滞。暴饮暴食而呈胃脘急痛，尤宜投此。这种用法体现了导积下行的导法。

（4）《金匮要略》中有"下利不饮食者，有宿食也，当下之，宜大承气汤""下利三部脉皆平，按之心下坚者，急下之，宜大承气汤""下利脉迟而滑者，实也，利未欲止，急下之，宜大承气""下利脉反滑者，当有所去，下乃愈，宜大承气汤""下利已差，至其年月日时复发者，以病不尽故也，当下之，宜大承气汤"。上述五条均以下利为主症。下利为何反用泻下的承气汤？盖因此证是因胃肠积滞引起的传导失常，只有使用下法祛其积滞，恢复胃肠正常传导，利才能止。从何知道此下利是因积滞引起？是从下利而兼不欲饮食，或按之心下坚，或脉见滑、涩，或至次年同一季节复发知之。下利而用通下，体现了"通因通用"的治疗法则。

（5）《金匮要略》云："产后七八日，无太阳证，少腹坚痛，此恶露不净；不大便，烦躁发热，切脉微实……宜大承气汤主之。"此证前阴有恶露不净的少腹坚痛，后阴有地道不通的大便秘结，并且兼见烦躁发热，自非一般活血方法所能胜任。此方中芒硝、大黄有泄热荡积，活血逐瘀之功，前后兼顾，恰到好处，体现了泻下逐瘀法则。

（6）此方又能治疗热厥之偏于腑实者。《仁斋直指方》谓："热厥者，初病身热，然后发厥，其人畏热，扬手掷足，烦躁饮水，头汗，大便秘，小便赤，怫郁昏愦，盖当下失下，气血不通，故四肢逆冷，所谓热深则厥深，所谓下证悉具见厥逆者此也。与大承气汤。"

（7）此方亦可用于治疗肠痈而兼便秘、苔黄、脉实之证。肠痈是由气血凝聚于阑尾部分，郁结化热的病变，以右下腹部疼痛为特征。当从泄热逐瘀论治。若苔黄有津，是血瘀津阻，当用大黄牡丹汤泄热通腑，活血行津；若苔黄而燥，是津伤之象，可用此方泄热通腑，行气活血。但应随宜加减，疗效始著。

（8）胆腑热结亦可用此方。盖芒硝、大黄能清热利胆，枳实、厚朴能疏利气机故也。虽可使用，终不如大、小柴胡汤的结构完善。

（9）发狂、神昏、谵语兼有阳明腑实证者，可用本方加减治疗。阳明热盛，攻冲于脑，以致神乱发狂或神昏谵语，用此方苦寒泻下、导热下行则神志可复，此即釜底抽薪之法。

（10）对于急性单纯性肠梗阻、急性阑尾炎、急性胆囊炎、胆石症，且有便秘、苔黄、脉实者，可用本方加减治疗。

综合上述，本方有行气宣痹、泻下荡积、急下存阴、通因通用、导滞逐瘀、泻下荡热、利胆通肠等多种功用，反映了方随法变、法随证变、一方多法等各个方面。通过苦寒泻下，可收泄热、通肠、行气、活血、荡积、利胆之效。

【加减化裁】（1）甘遂通结汤（《中医治法与方剂》）：甘遂末（冲）1g，桃仁10g，赤芍15g，生牛膝10g，川厚朴15~30g，大黄（后下）18~24g，木香10g。水煎服。适用于肠梗阻（重型）、肠腔积液较多者。有泻下、行气、活血、行津之功。体现了通里攻下法则。

（2）十全苦寒救补汤（《重订广温热论》）：即本方加黄芩、黄连、黄柏、石膏、知母。治温毒发斑重证甚效，症见不省人事、口开气粗、舌现黑苔等。为强有力的泻火解毒、两清气血之方。是泻下法与清热解毒、气血两清等法同用的配伍形式。若将枳实、厚朴减去，配伍更加完善。

【歌括】枳朴硝黄大承气，苦寒泻下效非凡，阳明腑实痞满坚，燥结除时自然安。

小承气汤（《伤寒论》）

【药物组成】大黄 12g，厚朴 9g，枳实 6g。

【制剂用法】水煎服。

【方证病机】阳明热结。

【体现治法】苦寒泻下。

【适应证候】阳明腑实。症见胸腹痞满，便秘，潮热，舌苔老黄，脉滑而疾。

【方理剖析】此为阳明腑实而设。热入阳明之腑，热灼津伤，故便秘；燥屎结于肠中，气机阻滞，故胸腹痞满；其余潮热、舌苔老黄、脉滑而疾，均属实热证象。基于上述内容，本证与大承气汤的病机相同，唯轻重有别，以秘结不如大承气证之燥实为异。此证仍宜苦寒泻下，故方以大黄泄热通便为主，枳实消痞、厚朴除满为辅。便虽结而未坚，故不用软坚的芒硝，与大承气汤中芒硝、大黄并用有所不同。

仲景用大黄、枳实、厚朴三药组合成方，药味相同，仅因剂量不同而方名有异的方剂有三：①《伤寒论》小承气汤由大黄四两、枳实三枚、厚朴二两组成。治热入阳明之腑，症见潮热、痞满、便硬者。此为实热便秘，法当苦寒泻下，故重用大黄为主，泄热荡积，枳实下气消痞为辅，厚朴行气宽胀为佐。患者所苦，在于大便不通。②《金匮要略》厚朴三物汤，方用厚朴八两、枳实五枚、大黄四两。治"痛而闭者"，此为内实气滞机制，患者所苦，在于胀满而痛，故以行气宽胀的厚朴为主，枳实下气消痞为辅，大黄泻下通便为佐，重点在于气滞，故以气药为主。③《金匮要略》厚朴大黄汤由厚朴一尺、大黄六两、枳实四枚组成。治"支饮胸满"的证候。支饮是指"咳逆倚息不得卧，其形始肿"等，此处以胸满为主症。据本草文献记载，方中大黄有治"留饮""除痰实"功效，枳实有"除胸胁痰癖，逐停水，破结实"功效，厚朴亦有"消痰下气""去结水"之功，三药组合成方，是用枳实、厚朴调畅气机，大黄引导水饮下行，使气畅饮去则胸满等症可解。

上述三方说明了两点：其一，一首方有多种用途，其剂量变化可随主治重点不同而变，展示了方随法变，法随证变的道理。其二，小承气汤证侧重于津伤而见肠燥，厚朴大黄汤证侧重于津凝而见水饮，厚朴三物汤证侧重于气滞而生胀痛，津气盈虚是决定此方剂量变化的关键。

【临证应用】（1）本方亦可治疗痢疾初起，症见腹痛难忍、胀闷、里急后重等。通过本方苦寒泻下，达到清热解毒，荡涤肠中积滞，排出肠中毒素，体现了"通因通用"的治法。加清热解毒的黄芩、黄连，柔肝止痛的白芍，疗效始佳。

（2）《济生拔萃方》顺气散（即本方）：治中消，热在胃而能食，小便赤黄，用本方微下，至不欲食而愈。亦治宿食。

【歌括】小承气汤治便秘，胸腹痞胀最适宜，枳实泄痞朴宽胀，大黄泻下勿迟疑。

调胃承气汤（《伤寒论》）

【药物组成】大黄12g，芒硝12g，炙甘草6g。

【制剂用法】先煮大黄、炙甘草，汤成去渣，入芒硝再煮一沸，少少温服，或1次服完。

【方证病机】热结阳明。

【体现治法】清泄热结。

【适应证候】（1）阳明燥热。症见大便秘结，舌苔黄燥，脉象滑数。

（2）热结阳明。症见蒸蒸发热，或谵语，或心烦，或胸中痛，苔黄而燥，脉滑而数。

【方理剖析】大便秘结是本方主症，由此可知病位在肠；兼见舌苔黄燥，脉象滑数，病性属于实热；再察津气盈虚，苔燥便结，系津伤现象，所以此证属于热结阳明的津虚肠燥机制。如果主症不是便秘，而是蒸蒸发热、谵语、心烦、胸中疼痛，则是热结阳明的无形邪热。蒸蒸发热，愈按愈觉热势愈盛，是阳明发热特征；热郁胸中，无从发泄，壅滞不通，故心烦、疼痛；热邪上攻于脑，神失清明之常，故谵语。

有形之积或无形之热结于阳明，均宜清热泻结，通其窒塞，导热下行。燥屎坚结，非芒硝、大黄不足以软其坚、泄其热，故用二药清之、泻之；又恐芒硝、大黄过于猛烈，故佐炙甘草甘缓之。对肠中燥结而无痞满之证，投此最为合拍。若用此方清泄无形之热，即"热淫于内，治以咸寒，佐以苦甘"之意。方用芒硝咸寒泄热，大黄苦寒荡热，配炙甘草之甘以缓芒硝、大黄之势，勿使速下而收留中泄热之功，方名调胃，殆即此意。

此方与大承气汤、小承气汤虽然同治便秘，但在应用时略有区别。痞满而燥实不甚，用小承气汤；燥实而不痞满，用调胃承气汤；痞、满、燥、实全具，用大承气汤。

《伤寒论》用此方共八条，或治发热，或治谵语，或治心烦，或治胸中痛，并无一条言及便秘，可见便秘乃是后世医家的发展应用。本书以《伤寒论》为依据另立一条适应证候，意在说明此方所治并不局限于便秘，学者当识之。

【临证应用】（1）《东垣试效方》云："调胃承气汤治消中，渴而饮食多。"消中是三消之一，以消谷善饥、食量倍增为特征，是肝胆疏泄太过的病理改变。使用此方清热利胆，恢复肝胆疏泄之常，是其宗旨。或问：历代医家从未言及此方能够清热利胆，在此提出有何根据？根据有二：其一，大陷胸汤能治肝胆系统发生病变的急性胰腺炎，已为临床证实。而大陷胸汤即芒硝、大黄与甘遂同用，彼能治疗胆胰疾病，此方当亦能治。其二，大柴胡汤是治胆经实热的主方，方中即有大黄，小柴胡加芒硝汤亦是治疗胆经热证的主方，方中即有芒硝，可见芒硝、大黄并非专走阳明胃肠，仲景亦常用来治疗肝胆疾病。

（2）《口齿类要》云："调胃承气汤治中热，大便不通，咽喉肿痛，或口舌生疮。"热壅上焦而兼便秘，正宜用此方釜底抽薪，导热下行。

（3）《玉机微义》调胃丸：治齿痛出血不止，亦是上病下取，釜底抽薪的法则。

（4）《外科枢要》破棺丹（即本方为末，炼蜜为丸）：治疮疡热极汗多，大渴便秘，谵语发狂。体现清热解毒、内疏壅滞法则。

（5）此方亦治阳明腑实不通，导致肺气不降的气喘，是脏病治腑的实例。

【加减化裁】（1）大黄甘草汤（《金匮要略》）：即本方去芒硝。治食已即吐。用此方通肠中壅闭以止呕吐，即欲求南熏，先开北牖之意。

（2）桃仁承气汤（《重订通俗伤寒论》）：即本方加桃仁、五灵脂、生蒲黄、鲜生地黄、犀角汁等。治蓄血发狂、小便利、大便黑。体现泄热逐瘀之法。

【歌括】调胃承气硝黄草，阳明燥热此方珍，上部实热若投此，釜底抽薪意蕴深。

复方大承气汤（《中西医结合治疗急腹症》）

【药物组成】炒莱菔子 30g，厚朴 15g，枳实 9g，桃仁 9g，赤芍 15g，大黄（后下）15g，芒硝（冲服）9~15g。

【制剂用法】水煎成 200ml 药汁，分 2 次服。

【方证病机】肠结不通，气血受阻。

【体现治法】攻下通肠，行气活血。

【适应证候】急性肠梗阻。症见突然脘腹胀痛，并有阵发性绞痛，呕吐不能食，大便秘结。

【方理剖析】此为治疗急性肠梗阻的方剂。病位在肠，病性属实。若从气血津液辨证，此证是因肠结不通引起气滞血瘀的病理改变。肠道为传化之府，司饮食的传送、消化、转输，其生理特点是泻而不藏，动而不静，降而不升，实而不能满，以通降下行为顺。如果突然肠结不通，通降之机受阻，气血郁滞，即见痛、呕、胀、闭之症。

六腑以通为用，肠道阻塞，法宜攻下通肠，复其通降之常；气血不通，又宜行气活血，使其通畅。方用芒硝、大黄攻下通肠；枳实、厚朴、莱菔子泄痞宽胀，降气行津；桃仁、赤芍、大黄活血行瘀，共奏攻下通肠、行气活血功效。通过上述治疗措施，使腑气得通，则闭、呕等症自除；气血畅通，则胀痛等症可解。

【临证应用】痛、闭、胀、呕皆由肠结不通使然，只需肠结得通则诸症自解，所以一切着眼于通。本方只适用于一般肠梗阻之气胀较重者。对于绞窄性肠梗阻、外疝嵌顿性肠梗阻、先天畸形及肿瘤所致的肠梗阻以及病程久且一般情况不良的单纯性肠梗阻均无效，应手术治疗。

【歌括】新订复方大承气，肠道梗阻病情急，桃仁赤芍莱菔子，枳朴硝黄泄热结。

一捻金（《医宗金鉴》）

【药物组成】生大黄、黑丑、白丑、槟榔、人参各等份。

【制剂用法】上五味，为细末，每次用少许，蜜水调服。

【方证病机】热壅胃肠，传导失职。

【体现治法】通便逐瘀。

【适应证候】初生儿热毒壅结。症见大便不通，腹部胀满，烦躁多啼，或不吮乳，面唇红，口舌干燥，指纹青紫。

【方理剖析】此属热壅胃肠，传导失职机制。胎中受热，热壅胃肠，传导失职，故大便不通；腑气不通，气滞不行，故腹部胀满；肠中壅滞，胃气不能下行而上逆，故吐乳。余症均属热象，可为热毒壅结的诊断依据。

方用大黄、黑丑、白丑、槟榔泻下通肠，利气逐水，使肠中秽浊尽去，则大便通而腹满除，胃气顺而吐乳愈。四药猛峻，不用则秽恶不去，用又恐伤正气，故以益气的人参驾驭诸药，则药猛不伤正，使配伍趋于完善。

此方选药精当，构思缜密，大黄、黑丑、白丑、槟榔均有通便作用，反映了集中优势兵力，解决主要矛盾的组方特点。而槟榔有利气之功，黑丑、白丑有逐水之力，大黄有行血之效，又分别顾及气血津液这几个方面，既反映了气血津液宜通的生理特点，又反映了一药多用的用药特点。加入一味人参顾护正气，又体现了祛邪护正的配伍形式。学古方当于此等细微处揣摩，才能从中获益，做到用药少而作用全的制方要领。

【临证应用】本方可以用于两个方面：一是吐乳，二是大便不通。但须注意，小儿大便不通，有因先天畸形、肛门内合者，应手术治疗；若吐乳因寒，当用理中之法，均非本方所宜。

【歌括】一捻金是通便方，牛槟人参与大黄，热毒壅结呈吐乳，逐瘀通便亦能康。

宣白承气汤 (《温病条辨》)

【药物组成】生石膏 15g，生大黄 10g，杏仁粉 6g，瓜蒌皮 6g。

【制剂用法】水煎，分 2 次服。

【方证病机】热邪壅滞，脏腑同病。

【体现治法】宣肺通腑，脏腑同治。

【适应证候】肺与大肠俱热。症见喘促不宁，痰涎壅滞，大便秘结，右寸实大。

【方理剖析】此为温邪上受，由上焦顺传中焦，肺与大肠同病。肺与大肠相表里，温邪犯肺，气失宣降，肺津不布则痰涎壅滞，痰壅气逆则喘促不宁；脏病及腑，阳明热结，则大便秘结；肺有痰热，故右脉实大。

此证虽以便秘为主，但因其兼见痰喘，说明并非单纯阳明腑实，而是肺失宣降引起腑气不通，投以一般寒下方药显与病机不符。唯宜上宣肺气，下通地道，脏腑并调，于证始惬。本方以石膏清泄肺热，瓜蒌皮降火涤痰，二药去热痰壅滞。杏仁宣降肺气，气得宣降，则津随气布而不凝聚为痰，津随气下而肠道不燥，肺气不逆而喘促可平，腑气顺降而大便自通。复用大黄泄热通便，共奏宣肺通腑之法。此方瓜蒌皮、杏仁虽然重在宣降肺气，但因通过宣降肺气有助于腑气通调，治上即可以治下；大黄虽然重在泄热通便，但因通过泻下亦有助于肺气下行，治下即可以治上，反映了脏腑合治的配方法度。

【临证应用】本方以痰喘兼便秘为辨证要点。痰多加葶苈子，可以增强泻肺行痰之功；若但喘无痰，则是腑气不通引起肺气上逆，可用调胃承气汤下通腑气，令腑气通则肺气降。

【歌括】《条辨》宣白承气汤，瓜蒌膏杏与大黄，痰涎壅肺肠燥结，宣肺通腑即能康。

加味凉膈煎 (《重订通俗伤寒论》)

【药物组成】焦山栀子 9g，黄芩 5g，连翘 5g，薄荷 5g，大黄 3g，芒硝 3g，枳实 5g，甘遂（煨）2g，葶苈子 5g，白芥子 3g，鲜竹沥 2 瓢，生姜汁 2 滴。

【制剂用法】水煎去渣，纳竹沥、姜汁和服。

【方证病机】痰火壅肺。

【体现治法】清热解毒，下痰通便。

【适应证候】痰火壅肺。症见发热，鼻扇气热，咳嗽痰多，喉中痰鸣，胸腹胀满，便秘，甚则喘胀闷乱，苔黄腻，脉滑实。

【方理剖析】咳嗽痰多、喉中痰鸣、胸膈胀闷，病位在上，是肺失宣降，痰水壅滞之象；腹满便秘，病位在下，是肠中燥结，传导失常之征。两组证象同时出现，当是肺与大肠同病。兼见发热、鼻扇气热、大便秘结，病情当然属热。多因温邪来自上焦，影响肺的宣降失调，以致气郁津凝而生胀满痰嗽，津不下行而见大便秘结。

此方由凉膈散加味而成。焦山栀子、黄芩、连翘、薄荷清宣风热于上，大黄、芒硝荡热去积于下，上清下泄，意在解毒祛邪；配伍枳实下气消痞，甘遂、葶苈子、白芥子、鲜竹沥、生姜汁涤饮逐痰，意在利气行津，去其壅滞。俾病因消除，津气流通，庶可转危为安。此证病情危急，利在峻攻，"若畏其峻险而不用，仍以疲药塞责，则百不救一矣"（《重订通俗伤寒论》）。

【临证应用】此证以痰火壅肺为病机，若病情不急，甘遂亦可减去不用。

【歌括】加味凉膈大黄硝，栀芩枳实薄荷翘，甘遂葶苈白芥子，竹沥姜汁力偏骁。

大陷胸汤（《伤寒论》）

【药物组成】大黄 20g，芒硝 20g，甘遂 1~2g。

【制剂用法】水适量，先煮大黄，汤成去渣，入芒硝再煮一二沸，纳甘遂末，先服一半，得快利，止后服。

【方证病机】水热结胸。

【体现治法】泄热逐水。

【适应证候】（1）结胸热实。症见心下急痛拒按，身发热，苔黄腻，脉沉紧。

（2）从心下至少腹硬满而痛不可近，舌燥口渴。

（3）大便不通，腹痛难忍。

【方理剖析】此证属水热结胸机制。以心下急痛拒按为主症，但应兼见发热、舌苔黄腻、脉象沉紧等水热互结证象才可应用。此证是因表证误用下法，阳气从少阳三焦内陷胸中，郁结化热，影响气血津液正常运行，形成血郁、津阻，胰液流通受限，以致胰脏肿胀而见心下急痛拒按。由于水与热结是主要病理改变，故而称为水热结胸。或问：伤寒注家及方书有谓心下硬痛是指胃腑，今提出病在胰腺是否曲解原著？其实，《伤寒论》中已经指出不是胃病而是少阳病变。何以知之？从《伤寒论》"此为水结在胸胁"知之。由于痛在胃脘部分，容易误诊为胃痛，所以仲景特别提出"膈内剧痛"而又"胃中空虚"作为鉴别要点。不过，结胸虽以胰脏为病变中心，又非单指胰脏而言，还包括部分胸膜和腹膜病变。《伤寒论》中的"短气烦躁""从心下至少腹硬满而痛不可近"等症就是明显的佐证。阳邪内陷，与运行于三焦的水液互结于上则短气烦躁，结于中下则从胃脘至少腹硬满而痛不可近。

其基本病理是：表证误下，阳气内陷三焦→气郁化热，津凝为水，水热互结→心下急痛，或从心下至少腹硬满而痛不可近。

水热互结，急痛拒按，法当泄热逐水，挫其热势，通其壅阻。俾血运流畅，津行无阻，胰液流通，则热去肿消而硬痛可愈。本方大黄有泻火解毒、利胆通腑、活血行瘀之功，得芒硝相助，既能通利胆胰以泻壅结之热，又能畅旺血行以改善脏腑功能，是治疗肝胆病变的良药。此种急证宜于急攻，若投一般渗湿药物虑其缓不济急，故用逐水力量最强的甘遂以求速效。选用此三药组合成方，有泄热逐水功效。

仲景诸方，大黄剂量一般均用三至四两，唯此方用至六两，芒硝剂量一般均用二两、三合或半升，唯此方用至一升，剂量倍于其他方剂，盖量不大则不能胜病故也。三药作用皆峻，为何不用和缓之品？盖急证利在急攻，非有夺旗之勇不能胜任故也。

用此方治从心下至少腹硬满而痛不可近的症状，乃是通过泄热逐水使水热从肠道下行。正因此方是通过泻下使水热从肠道下行，所以亦可用于肠道梗阻导致的大便不通。

由于本方用量大，作用猛，过剂恐损人正气，故方后叮咛"得快利，止后服"。

【临证应用】本方所治都是急证，综合临床报道，可以用于以下几个方面。

（1）急性胰腺炎：急性水肿性胰腺炎，投此较为合拍，若属实热证型，宜用大柴胡汤。故《伤寒论》云："伤寒十余日，热结在里，复往来寒热者，与大柴胡汤。但结胸，无大热者，此为水结在胸胁也，但头微汗出者，大陷胸汤主之。"

（2）腹膜炎：《中西医结合治疗急腹症通讯》1977年第1期报道，改用大陷胸汤为散，治疗外科急腹症80例，其中腹膜炎40例，总有效率为95%。《伤寒论》中"从心下至少腹硬满而痛不可近"，是使用本方的依据。

（3）急性肠梗阻：大便不通，腹痛难忍，可用此方泄热逐水，通其梗阻。

【歌括】大陷胸汤治结胸，甘遂硝黄三物同，心下硬痛不可近，泄热逐水有奇功。

陷胸承气汤（《重订通俗伤寒论》）

【药物组成】瓜蒌仁（杵）20g，半夏10g，黄连3g，枳实5g，生大黄10g，玄明粉5g。

【制剂用法】水煎服。

【方证病机】痰热结胸，阳明实热。

【体现治法】涤痰宽胸，泄热通便。

【适应证候】胸膈满痛，甚则神昏谵语，腹满便秘，舌苔黄，脉滑数。

【方理剖析】此证上有痰热互结导致的胸膈满痛，下有大肠燥结导致的腹满便秘。痰热互结是津液凝结现象，大肠燥结是津液不足证象。痰火蕴结胸中，则胸膈胀闷而痛，甚至痰浊上蒙而见神昏谵语；上焦不通，津液不下，大肠之气亦闭，则腹满便秘；苔黄、脉滑亦为阳明热实证象。

上有痰涎凝聚，下有肠燥便秘，如果只开痰热互结则燥结不行，单泻阳明腑实则痰热不去。方以小陷胸汤为基础加入芒硝、大黄，上开痰火之互结，下通肠道之壅闭，上下兼顾，实为两全之策。方中瓜蒌仁、半夏辛滑开降，长于宽胸涤痰；枳实、黄连苦辛通降，长于消痞泄满；再用大黄、芒硝咸寒下达，使痰热、燥结一齐通解，体现涤痰宽胸，泄热通便之法，是治痰火闭结的良方。

此方瓜蒌仁清热涤痰，亦可滑肠通便；芒硝、大黄泻下通便，亦可开痰火下行之路，分看各有所主，合看又上下兼顾，选药较为恰当。若从津气盈虚观之，有行气的枳实，燥湿的半夏，化痰的瓜蒌，寒泻的芒硝、大黄，是侧重涤除胸中痰热的配伍形式。

【临证应用】此方用途有三：①痰热壅肺，咳嗽有痰，兼见便秘，可用此方加杏仁、黄芩、连翘、鱼腥草。②痰热结胸，胸痛不甚，兼见便秘，可用此方加柴胡、黄芩。③痰热互结，心下急痛（急性胰腺炎），可用此方加柴胡、黄芩、木香、桃仁、赤芍。

【歌括】陷胸承气用瓜蒌，开胸散结涤痰优，夏枳硝黄黄连配，痰火蕴结此方求。

犀连承气汤 （《重订通俗伤寒论》）

【药物组成】犀角（磨汁）6g，金汁30g，生地黄18g，黄连3g，枳实5g，生大黄10g。

【制剂用法】先煮生地黄、枳实、黄连，后下大黄，汤成去渣，与犀角、金汁和匀，分3次，微温服。

【方证病机】热结阳明，上蒸心包。

【体现治法】清营解毒，泄热通腑。

【适应证候】热结阳明，上蒸心包。症见神昏谵语，大便秘结，舌质绛，苔黄燥，脉数有力。

【方理剖析】大便秘结，病在阳明，神昏谵语，病在心包，两组证象并见，当是阳明、厥阴同病；便秘而见神昏谵语，病性自然属热；舌绛为营阴被劫，便秘是津液受伤，若从气血津液辨证，当是阴津亏损之象。综上，此证属于热结阳明，上蒸心包，内陷心营机制。温邪上受，首先犯肺，气分热盛伤津，肠中为之燥结；邪热上蒸于脑，内陷心营，神失清明之常，遂见神昏谵语。

神昏谵语，本应芳香开窍，启其蒙蔽，此证因见便秘，则非所宜。因为热毒炽盛上蒸心包，才是导致神昏谵语的基本病机，只有通过清营解毒，泄热通腑，使热去毒解，头脑才得清灵。此方以大黄、黄连凉泻气分邪热，配以金汁，清热解毒功力为之增强。大黄泻下之功，不是单纯针对阳明腑实，得降泄气机的枳实相助，可使热随气降，又有釜底抽薪之意。邪热由气入营，故用犀角清营解毒；营阴为热所灼，故用生地黄凉血救阴。六药同用，能奏清营解毒、泄热通腑功效。

此方重在通过泄热治疗神昏谵语。神昏谵语较甚时，也可以清热开窍为主，泻下为辅，绝非一成不变。如《温病条辨》中谓："邪闭心包，神昏舌短，内窍不通，饮不解渴者，牛黄承气汤主之。"即大黄煎汤送服安宫牛黄丸。这种用法即是以开窍为主，兼通其便的范例。

《重订通俗伤寒论》谓此方是"心与小肠并治法"。何秀山说："心与小肠相表里，热结在腑，上蒸心包，症必神昏谵语，甚则不语如尸，世俗所谓蒙闭证也。便通者宜芳香开窍以通神明；若便，未免牵强。须知便秘病位不在小肠而在大肠。此证分明是温邪上受，气热伤津，以致肠中燥结，热从少阳三焦上蒸于脑，以致神昏谵语或不语。硬将心与小肠连在一起解释，似与临床未能吻合。"

【临证应用】神昏谵语而又便秘，是用此方要点。

【歌括】犀连承气枳大黄，地黄金汁合成方，昏谵便秘同时见，泄热通腑庶能康。

增液承气汤 (《温病条辨》)

【药物组成】玄参 30g，生地黄 25g，麦冬 25g，大黄 10g，芒硝 5g。

【制剂用法】水煎，分 3 次，先服 1 杯，不知，再服。

【方证病机】津虚燥结。

【体现治法】增水行舟。

【适应证候】温病，热结阴亏。症见燥屎不行，下之不通。

【方理剖析】此属津虚燥结机制。温病最易伤阴，热入中焦，伤阴耗液，水不足以行舟，故结粪不下。从何知是水不足以行舟？从热性病程之中出现便秘而又"下之不通"知之。此证已用下法但不奏效，显然不能再用单纯泻下之方，唯宜滋阴增液，补充受损阴津，稍佐泻下药物，通其燥结，滋阴与通下双管齐下，始合此证机制。本方体现了以增液为主，泻下为辅的配伍形式。由生地黄、玄参、麦冬三味组成的增液汤加芒硝、大黄而成。增液汤滋阴增液，芒硝、大黄泄热通便，合而用之，能奏"增水行舟"功效。对于热结阴亏的阴虚便难，投此可谓合拍。

【临证应用】（1）本方主要用于热结阴亏导致的大便秘结。若偏于阴亏液竭，燥屎虽然不行而别无所苦，宜用增液汤以"增水行舟"；如热象显著，阴未大亏，宜用调胃承气汤以泄热存阴，三方各有侧重，用时宜慎。

（2）痔疮日久，燥结不通，亦可使用。

【歌括】增液承气用地黄，玄麦硝黄五药囊，热盛津伤肠燥结，增水行舟效力强。

新加黄龙汤 (《温病条辨》)

【药物组成】细生地黄 15g，玄参 15g，麦冬 15g，海参（洗）2 条，生大黄 10g，芒硝 3g，生甘草 6g，人参（另煎）5g，当归 5g，姜汁 6 匙。

【制剂用法】水煎后加人参汁、姜汁，分 3 次，温服。

【方证病机】正虚邪实，腑气不通。

【体现治法】扶正祛邪，滋阴通便。

【适应证候】（1）热实正虚，津枯便秘，下之不通者。

（2）阴虚津乏而有结实当去者。

【方理剖析】温病热传阳明之腑，致成内实，于法当下，如果下之不通，究其原因有二：一是正气已虚，肠道鼓运无力；二是津液虚乏，"无水行舟"。

此证已施攻下而下之不通，自然不宜再用一般泻下方剂，应当针对正虚不能鼓运和阴亏液竭这一基本病理，于泻下方中配伍补气养血、滋阴增液之品，才是正确的治疗方法。也只有通过补虚增液等治疗措施，才能协助芒硝、大黄达到通便目的。此方即为上述证候而设，体现了扶正祛邪、攻补兼施的法则。热积当攻，故以调胃承气汤泄热导积，荡涤肠中积滞；热盛津伤，阴亏液涸，故配生地黄、玄参、麦冬养阴滋液，"增水行舟"；邪气虽实而正气已虚，若单攻邪，不仅无效，反而更伤正气，故配人参益气，当归、海参养血滋阴，与前药共奏攻补兼施之效。佐姜汁宣通胃气则温而不燥，有枳实、厚朴降泄之功而无苦燥之嫌，深合本病机制。

【临证应用】下述两种情况之一，可以使用本方。一是温病热入中焦，阳明腑实而津气大虚，虽然未经攻下，亦当邪正兼顾者。二是已投攻下而下之不通者。若无海参，可以减去不用，气虚较甚，人参剂量可以增加。

【歌括】新加黄龙用海参，玄麦生地硝黄呈，参归姜草扶正气，攻补兼施法可循。

-------------------------------------- 小 结 --------------------------------------

苦寒泻下法共选12方。承气汤类是下法之祖。大承气汤以痞、满、燥、实为主症，是阳明燥结，阻滞气机，故于芒硝、大黄之外配伍枳实、厚朴行气，此方又能治疗"腹满不减"、热病致痉、宿食停胃、下利、恶露停留、热厥、胆腑热结、火热上攻等，展示了本方有泄热、通腑、行气、活血、荡积、利胆等多种功能。小承气汤仍以痞、满、燥、实为主症，但因燥结不甚，故去软坚的芒硝，如果改变药量，又可变成治气滞胀痛的厚朴三物汤以及治"支饮胸满"的厚朴大黄汤。调胃承气汤以热结阳明的便秘，或发热，或谵语，或心烦，或胸中痛为主症，可通有形积滞，可泄无形实热，故对热壅上焦之证，亦可用此方釜底抽薪。复方大承气汤证以痛、闭、胀、呕为特征，是治疗急性肠梗阻的新方，不是热入阳明而是突然梗阻导致气血津液不通，故加活血行津之品。一捻金为治初生儿便结、吐乳之方，配伍黑丑、白丑、槟榔兼行津气，人参防其正虚，是其特点。

前言五脏功能失调都可引起便秘，不能专责一脏，便秘又可兼见五脏病变，不能单纯施以泻下，应该兼顾他脏，或以治疗他脏为主，仅以肠道为其邪热外出之路。宣白承气汤治肺气不降而喘，腑气不通而便秘，加味凉膈煎治证与宣白承气汤相同，但清热解毒药物更多，此二方都是肺与大肠合治法。大陷胸汤治疗水热结于胸胁，以心下急痛拒按为主症，并无便秘亦用芒硝、大黄。陷胸承气汤治痰热结胸，病情不如大陷胸汤证急重，故仅以小陷胸汤治上，芒硝、大黄治下，二方展示了阳明与少阳同治的配方法度。犀连承气汤治热结阳明，上蒸心包，神昏谵语，体现了清营解毒、泄热通腑法则。增液承气汤着眼于津虚肠燥，故配增液汤增水行舟。新加黄龙汤更是在增液承气汤基础上加海参滋阴、当归养血、人参益气，自然是为正虚邪实而设。

综上可见，泻下一法，不能单纯视为通便之方，更不能限定便秘不可兼见他脏证象，明白这一点，才知下法的用途广泛。

第二节　温阳导滞法

温阳导滞是针对寒凝聚滞病机拟定的治法。

此证常于便秘以外，兼见喜暖畏寒、面色无华、舌体淡胖、苔白脉迟，是因肾阳虚损使然。肾阳为阳气根本，肾阳不足，不能温煦肠道，引起肠道麻痹，传送无力，或因气化失司，水精不能四布，五经不能并行，其他部分反映水湿停滞，肠中反见燥结，这些都是阳虚便秘的基本病理。阳虚寒凝，治宜振奋阳气，散其凝结之寒，导滞通肠，去其已停之积。是以本法常以干姜、细辛、桂枝、附子为主药，适当配伍泻下药物而成。如大黄附子汤、温脾汤等即属于此种配伍形式。

本法常以芒硝、大黄与干姜、附子同用。芒硝、大黄是寒性泻下药，用于热结便秘自然适宜，用治寒冷积滞则是以寒投寒而与病性相反，若与辛热的干姜、附子同用，则芒硝、大黄苦寒之性去而泻下之作用仍存，虽用寒药治疗寒证也无妨碍，此即方剂配伍中"去性取用"的配伍形式。不过，在配伍本类方剂时，要注意辛热药与寒凉药之间的比例。辛热药的剂量和味数应多于寒药，才能达到"去性取用"的目的。这种配伍法则，颇有实用意义。

上述配伍仅就一般常规而言，若不用泻下药而纯用温阳化气之方治疗便秘，才是真正治病求本的用药法则。余曾以真武汤、五苓散治疗便秘取得满意效果，表面看起来似乎不可思议，其实就是肾失气化引起的水津不布机制。

本法亦可治疗久痢，与苦寒泻下法治疗下痢同属通因通用之法，仅有一寒一热之异。

大黄附子汤（《金匮要略》）

【**药物组成**】大黄 10g，制附子 30g，细辛 6g。

【**制剂用法**】水煎，每日分 3 次服。

【**方证病机**】寒实积聚。

【**体现治法**】温通破结。

【**适应证候**】①寒实积聚。症见胁下偏痛，恶寒肢冷，脉沉弦而紧。②寒积便秘。

【**方理剖析**】本方以胁下偏痛为主症。引起胁下偏痛的原因，是由寒邪凝结使然。寒主收引，其性凝敛，外寒相侵，经隧遇寒而挛急，气血遇寒而凝涩，聚于肝系部位，阻滞不通，故胁下偏痛。其余脉症是诊断为寒证的依据。综上，此证病在肝系，病因属寒，病性属实，属于寒实积聚机制。

寒邪凝聚，非温不能散其寒，因寒成聚，气血不通，非通不能破其结，故宜温通破结缓其挛急，通其气血。方用大黄入肝系血分破其凝结，通其瘀阻，但大黄之性寒凉，显然与病性不合，故用大辛大热的附子以温散寒邪，振奋阳气。附子通过温散寒邪之功，令寒邪散则经脉舒，虽然本身并无直接解痉作用，却可达到缓解经脉挛急之目的；通过振奋心阳之功能够增强血运，虽然本身并无活血作用，却可增强大黄行血力量。佐辛温而散的细辛，不仅可以协助附子温散寒邪，透邪达表，又能辛通气机而令阳气运行无阻。三药合用，能奏温散寒邪，解除挛急，流通气血功效。俾寒邪散则经脉舒，气血通则疼痛止。

仲景诸方所用附子多为一枚，唯此方用至三枚，两倍于一般剂量。推求其意，一则用此温散凝结之寒邪，二则与大黄合用去大黄苦寒之性而存大黄行滞破结作用，一药身兼两职，故非重用不为功。若系寒热错杂，可减附子剂量，令其各自为政，并行不悖。

后世医家借本方治寒积便秘，亦有一定疗效，此病或因外寒入里，或因素体阳虚，阳气不运，肠道传导无力，故便秘。方用附子散其寒邪，振奋阳气，大黄去其积滞，通其壅阻，二药合用，是取附子温热之性以祛寒，取大黄泻下之用以去积，佐细辛温散寒邪，辛通气机，药仅三味而温通破结之法已备，故对寒积便秘有效。

【临证应用】（1）本方用途有二：一治寒积便秘，一治痛证。疼痛以胁下、胸、腹偏于一侧为主，但亦不必拘泥，其他部位疼痛亦有适于此者。究其疼痛原因，不外乎因寒而致经脉拘挛，同时引起气郁、湿痹、血滞。此方大黄能够"破癥瘕""调血脉，利关节"，附子长于温经散寒、除湿宣痹，细辛长于辛通气机、搜剔寒邪，故对因寒邪凝结导致的经脉挛急，气血津液运行障碍导致的疼痛，均投之有效。

（2）《勿误药室方函口诀》云："此方主偏痛，不拘左右，凡胸下自胸胁至腰痛者宜之。凡顽固偏僻难拔之积，皆阴阳错杂，非常例所拘。"这里说明了两点：其一，本方以治疼痛见长；其二，大黄与附子配伍，能治顽固偏僻难拔之积。

（3）《类聚方广义》云："此方实能治偏痛，然不特偏痛而已，亦治寒疝胸腹绞痛，延及心胸腰部，阴囊热肿，腹中时时有水声，恶寒甚者。若拘挛剧者，合芍药甘草汤。"进一步说明本方所治痛证，一是拘挛性疼痛，二是气血津液壅滞不通。

（4）外伤会阴"常致小便涓滴不通，只出少许血，先用桃核承气汤佳，若不效，可用大黄附子汤。此证用附子……通利极速"（《蕉窗杂话》）。这里说明了三点：疼痛不限于胸、胁、腹部，一也；方中大黄的作用是活血，二也；大黄得振奋心阳的附子以推动血行，能够增强活血效力，故通利极速，三也。

（5）《橘窗书影》云："一病人，腰部拘急，痛甚，两脚挛急不能起，昼夜呻吟，余与芍甘黄辛附汤（本方合芍药甘草汤），经二三日，痛全安。盖此证属于寒疝，而寻常疝剂缓慢难奏效。余平日治寒疝，用此方及附子理中汤；治热疝，用四逆散加茴香、茯苓；及大柴胡汤加茴香、甘草，皆咄嗟奏效，古方之妙如此。"又云："一男子，左脚肿痛挛急，难以屈伸，数月不愈。医多以为风湿，余诊之曰：非热非痹，病偏在筋脉，乃合芍药甘草汤、大黄附子汤服之，以当归蒸荷叶矾石为熨剂，数旬而愈。"说明此方长于治疗筋脉拘挛疼痛，与芍药、甘草合用，尤有效验。

【歌括】大黄附子细辛汤，筋脉挛痛效佳良，气血因寒呈瘀滞，温通破结即能康。

温脾汤（《备急千金要方》）

【药物组成】大黄 12g，附子 15g，干姜 10g，甘草 6g，人参 6g。

【制剂用法】水煎服。大黄后下。

【方证病机】痼冷积滞。

【体现治法】温阳导滞。

【适应证候】痼冷积滞。症见便秘，腹痛得温则快，或下痢连年不止，腹痛属虚寒者。

【方理剖析】便秘而腹部喜温，腹痛而得温则减，自然属于寒积便秘。下痢连年，必然正气已虚，兼见腹痛是因肠中积滞，传导失常。所以便秘与下痢的症状虽然不同，病机则同属痼冷积滞。

此证虚寒是本，积滞是标，须振奋阳气以恢复肠道传导功能为主，稍佐泻下之品，去已停之积，才与病机吻合。此方用四逆汤为基础方，加人参、大黄而成。取附子、干姜温热之性以温中散寒，大黄泻下之用以攻积通滞，并配益气补虚的人参、甘草协助干姜、附子振衰起废。使寒邪去，积滞行，脾阳复，正气充，则诸症可愈。

本方治疗久痢属于通因通用，可与寒下法的通因通用对勘。或从大黄清热解毒、消除病因以及人参四逆汤益气温阳、补虚扶正去理解本方用药，也合久痢余邪未尽、正气已虚机制。

【临证应用】本方可以用于两个方面：一是阳虚便秘，腹痛喜温；二是下痢经年，余邪未尽，正气已虚。治疗久痢可以加入黄连、马齿苋、石榴皮等解毒止痢药物，增强疗效。

【加减化裁】（1）温脾汤（《备急千金要方·十五卷》）：即本方减甘草，加桂心。治"积久冷热赤白痢"。较上方通阳散寒力量尤强。寒甚者可用本方。

（2）温脾汤（《备急千金要方·十三卷》）：即本方加芒硝、当归。治"腹痛，脐下绞结，绕脐不止"。与上两方相较，泻下补虚力量均有增强，温阳散寒力量则逊于上述两方。

（3）温脾汤（《普济本事方》）：即本方去人参，加桂心、厚朴。治"痼冷在肠胃间，连年腹痛，泄泻，休作无时"，此方重在温通。

【歌括】温脾附子与干姜，人参甘草及大黄，寒热并行兼补泻，温通冷积是良方。

-------------------------------- 小 结 --------------------------------

温阳导滞法共选2方，都以治疗痛证为主，都具温通这一特点，都由大黄配伍干姜或附子而成，都有导滞通阳作用，是相同处。但因两方所治各有不同，使用大黄的目的亦就随证异趣。大黄附子汤原治寒实积聚的胁下偏痛，是因寒邪凝结引起血行不畅，配伍大黄的目的在于活血以通瘀阻。温脾汤本为下痢连年不止而设，是余邪未尽，正气已虚，方中大黄是用其解毒之功以祛余邪，用泻下作用以导邪外出。由此可见两方配伍大黄都不是作通便之用，今将两方列于温下法中，只是扩大两方的应用罢了。

第三节　润肠通便法

润肠通便是根据肠燥津枯病机拟定的治法。

素体阴虚，或产后失血，或热病后期，津液虚乏，肠道失濡而大便干燥亦属常见。此种阴津亏损之证，不可猛攻，唯宜缓图。常用麻子仁、柏子仁、桃仁、杏仁、肉苁蓉、何首乌等润肠药组合成方，对便秘因津虚而致者，颇为合拍。方如润肠丸、五仁丸。若素体阴虚火盛，肠道干燥，以致肠中燥结，秘塞不通，则宜润燥与泄热通便兼顾，如麻子仁丸就是这种配伍形式。

若热病后期，阴津亏损，热退身凉以后，唯存大便秘结，又宜用生地黄、玄参、麦冬之属养阴滋液，以补药之体，作泻下之用。如《温病条辨》用增液汤治疗便秘就是此义。吴鞠通指出："温病之不大便，不出热结液干。"此方是为液干之不大便立法，学者识之（方见滋阴法）。

麻子仁丸 (《伤寒论》)

【药物组成】麻子仁 30g，杏仁 15g，芍药 15g，枳实（炙）10g，厚朴（炙）15g，大黄 20g。

【制剂用法】上六味为末，炼蜜为丸，每服 10g，每日 1~2 次。若作汤剂，酌减其量。

【方证病机】肠热津虚，大便秘结。

【体现治法】润肠通便。

【适应证候】胃肠燥热。症见大便秘结，小便数多，或痔疮便秘，或习惯性便秘。

【方理剖析】本方证以大便秘结与小便数多同见为特征，反映了燥热与津虚同时存在的病变本质。古籍中认为胃肠的消化吸收功能归属于脾，所谓脾主运化即指此。今见阳明燥结与小便数多两种证象同时并见，是因阳明有热，导致肠道运化水湿功能亢进，过于分利所致。此即《伤寒论》中的脾约便秘机制。

燥热有余，法当泄其燥热；阴津不足，理应滋液润肠。补其不足，泻其有余，是组合本方宗旨。本方由小承气汤加麻子仁、杏仁、芍药、白蜜组成。小承气汤有苦寒泻下之功，在于泄肠中有余的燥热；麻子仁、杏仁、芍药、白蜜，在于滋液润肠，补不足的阴津，通过泄热与通便并举的治疗措施，使热去阴滋则大便自调。

此方是苦寒泻下与滋液润肠两组药物同用，开创了润肠通便先河。润肠药中，既有富含油脂的麻子仁、杏仁，也有滋养阴液的芍药、白蜜，后世医家从中受到启迪，衍变成为润肠通便和增水行舟两类方剂。如以种仁为主组成的五仁丸和以滋阴为主组成的增液汤即是。此方将泻下与润肠两法融为一体，也是增液承气汤所师法的模式。由于增液承气汤证属于热盛津伤，枳实、厚朴不宜再用而应增强滋液之功，吴鞠通师古而不泥古，堪称善用古方楷模，若能仔细揣摩，对于古方变化蕴奥自然心领神会。

【临证应用】（1）本方用于下述三个方面有效：一是老人、虚人、产妇患阳明腑实当下而又不宜单纯泻下者；二是痔疮患者需要保持大便滋润，不致擦伤痔疮者；三是一般脑力劳动者很少运动，常因肠道蠕动缓慢而见便秘者，投此可以增强肠道蠕动。泄其燥热，增其津液，改善功能。

（2）《严氏济生方》用本方为丸，临卧温水送服，治疗"肾病水肿，光亮不能行，三服神验"。此方用杏仁开宣肺气，肺气得开则水道通调；枳实、厚朴疏畅气机，气机流畅则水随气行；白芍能缓肾系经隧之挛急，挛急缓则水道通而血行畅；大黄活血行瘀，改善肾的血液循环，尤具妙用。全方着眼于流通气血，恢复肾脏功能，不用一味利水药而谓三服神验，此严氏匠心独运，远非一般医工所及。

【歌括】麻仁丸是仲景方，麻仁芍蜜枳朴黄，肠中燥热呈阴损，润肠通便效力强。

润肠丸 (《沈氏尊生书》)

【药物组成】当归 10g，生地黄 30g，桃仁 10g，火麻仁 15g，枳壳 10g。

【制药用法】水煎服。或炼蜜为丸，每次服 15g。

【方证病机】血虚阴亏。

【体现治法】润肠通便。

【适应证候】虚人、老人、产后妇女，因肠液枯少引起便秘。

【方理剖析】虚人、老人津血亏损，肠液枯少，传导艰难，故大便燥结难解。产后妇女失血伤阴，亦每致液亏肠燥而见大便秘结，两者发病机制均为阴虚津乏。

血虚阴亏，肠燥便秘，治宜滋阴养血，润肠通便。方中麻子仁、桃仁富含油脂，最能润滑肠道；当归、生地黄滋阴养血，润肠通便，尤为血虚阴亏所宜；配入枳壳行气，促进肠道蠕动，有润肠通便功效。

此方是养血滋阴与润肠通便的结合。当归、生地黄是治本，麻子仁、桃仁是治标，尤妙在配枳壳以增强肠道传导功能，深合治疗便秘要领。

【临证应用】以大便燥结难下而余无所苦、舌瘦苔少为辨证要点。产后妇女便秘尤宜投此。随症加入生何首乌、玄参、麦冬之属，亦合法度。

【歌括】润肠生地与当归，桃仁麻仁枳壳随，津枯肠燥大便结，润便通便勿迟疑。

五仁丸（《世医得效方》）

【药物组成】桃仁、杏仁、松子仁、柏子仁、郁李仁、陈皮各等份。

【制药用法】蜜丸，每次服15g。

【方证病机】津枯便秘。

【体现治法】润肠通便。

【适应证候】津枯肠燥，大便艰难，以及年老、产后血虚便秘。

【方理剖析】津枯肠燥是导致大便秘结的原因；大便秘结是津枯肠燥的结果。之所以津枯肠燥，则因年老、产后失血所致。

本方所用五仁皆富含油脂，最能润滑肠道，通大便而不伤津液，佐陈皮理气，亦有助于通便，制以蜜丸，更能增强润下功力，是典型的润下通便方。

本方所选五药均系种仁，借其油脂润滑肠道才能起到通便作用，所以只宜作丸，若作汤剂，则疗效不显。

【临证应用】适用于肠燥便秘，以及年老、产后血虚便秘。加入养血滋阴的当归、生地黄，调气行滞的枳壳，能够增强润下效力。若去方中的陈皮、桃仁、松子仁，加瓜蒌仁、火麻仁，改丸为汤，即五仁汤，用来治疗肠燥便秘，功效亦佳。

【歌括】五仁丸内用陈皮，桃杏松柏郁李齐，肠燥津枯大便难，润肠通便效可期。

---------------------------------- 小 结 ----------------------------------

润肠通便法共选3方。麻子仁丸是润下法的祖方，也是润下与泻下结合的配伍形式，通便力量强于其他两方，严氏用此方治疗肾病水肿，独具匠心。润肠丸开养血润肠之端，五仁丸纯用油脂润滑肠道，均有特色，宜注意。

第五章　和解法

和解法是根据表里、营卫、脏腑不和病机拟定的治疗大法。

以和解为理论依据，选用相应药物组合成方，体现和解表里、营卫并调、两脏同治、寒热并用等组方特点的一类方，称为和解剂。因其具有调和营卫、表里、脏腑之功，是故属于和法。

成无己在《伤寒明理论》中云："伤寒，邪在表者，必渍形以为汗；邪气在里者，必荡涤以为利；其于不外不内，半表半里，既非发汗之所宜，又非吐下之所对，是当和解则可矣！"此论一出，治法之中才有和解一说。《景岳全书》将古方分为补、和、攻、散、寒、热、固、因八类，又以八阵名之，从此和法使用范围不再限于表里不和。清代程钟龄倡汗、吐、下、和、温、清、消、补八法之说。从此和法才为医者熟悉，成为治疗大法之一。

人体表里、营卫、脏腑之间，彼此关联，相互协调，相互依存，相互制约，和谐一致地进行着功能活动。一旦失去这种协调和谐的正常关系，即可出现表里、营卫、脏腑不和，呈为病态。针对这类病变拟定治疗方法，使失和的病理恢复协调，这就是所要达到的目的。由于这种治疗方法能使不和者重新和谐，故称此法为和解法。

应用范围：和法的概念很难确定，使用范围也就很难具体。若按《素问·至真要大论篇》中"疏其血气，令其调达，而致和平"之意，则凡属调理营卫、气血、阴阳之方，均属和法范畴。而张景岳所谓和阵，范围更广，几乎无所不包，未免失之泛泛，令人难以适从。随着治法的不断分化，今之所谓和法，仅限于邪在少阳、营里不和、肝脾不和这几个方面，其余不属和法内容。

基本病理：和法所治证候，或因表里不和，或见营卫不和，或系脏腑不和，总以脏腑功能或基础物质之间不能协调和谐为其病变特征。①表里不和：多因正气不足，腠理不密，外邪相侵，客于半表半里，引起运行于少阳三焦的津气逆乱而导致气郁津凝，成为特有的少阳证。此证邪在表里之间，成无己称为表里不和。其证有正虚的一面，亦有邪实的一面；有表寒的一面，亦有里热的一面；有气郁化热的阳证，亦有津凝为湿的阴证；有清阳不升，亦有浊阴不降。因其不属于任何单一证型，所以只能称为邪在少阳。②营卫不和：多因外邪相侵或失血以后，导致卫气不与营气和谐，成为营卫不和。③肝脾不和：是指肝脾两脏功能失调的病理改变。肝主筋膜，脾是肠道之统称，肠道是由筋膜构成。肝脾两脏功能失调，可能引起膜络痉挛和气血运行不利，成为腹痛。这种病位在脾而病机在肝的证候，称为肝脾不和。

和解法分类：根据邪在少阳、营卫不和、肝脾不和等病机，和解大法又可分为和解少阳、调和营卫、调和肝脾三法。

配伍特点：本法所治之证比较特殊，往往需要寒热共用，补泻同施，营卫并调，气血兼顾，两脏同治，不如一般证候单纯，所以，这类方的结构既不同于汗法，也不同于补法，既不是温法，也不是清法，反映了祛邪扶正、寒温合用、营卫并调、两脏同治等组方特点。

临证应用：和法所针对的病机较为特殊。任何一个方面不和，几乎都可涉及全身。先就邪在少阳言之，少阳三焦是联系表里上下的通路，是津气升降出入的场所。邪在少阳而气郁津凝，证象可以见于全身任何部分。次以营卫不和言之，营卫的生化营运都要涉及五脏，营卫不和，证象自然可以见于五脏。再以肝脾不和言之，肝的疏泄功能涉及气血津液各个领域，脾居中焦，为津气升降之轴，两脏中的任何一脏功能失调，都可引起肝脾不和，出现气血津液的病理改变。所以和法的用途较为广泛。

注意事项：和法有用途广泛与作用缓和等特点，医者如不辨证而滥用和法，将会延误病情而使病情恶化。

第一节　调和营卫法

调和营卫是针对营卫不和病机拟定的治法。

营卫不和，常以恶风、发热、自汗、舌淡、口和、脉缓为主症。

《灵枢·营卫生会》篇说："营在脉中，卫在脉外，阴阳相贯，如环无端。"说明行于脉中的是营气，行于脉外的是卫气。但医者应深入了解营卫的实质、营卫的运行、营卫的功能、营卫的关系，熟悉正常生理以后，才能知常达变。《素问·痹论篇》说："营者，水谷之精气也，和调于五脏，洒陈于六腑，乃能入于脉也。故循脉上下，贯五脏，络六腑也。卫者，水谷之悍气也，其气慓疾滑利，不能入于脉也。故循皮肤之中，分肉之间，熏于肓膜，散于胸腹。"这段引文说明了三个方面的内容：①营是水谷的精气，卫是水谷的悍气，两者均由水谷化生而成。②营行脉中，循脉上下，以贯五脏六腑；卫行脉外，循皮肤之中，分肉之间，熏于肓膜，散于胸腹。所谓分肉、肓膜，就是腠理三焦。③营有和调于五脏、洒陈于六腑、营养脏腑形骸的功能；卫有固护体表、不受邪侵、熏肤充身等作用。营卫之间有相互依存，协调和谐的关系。营为阴，卫为阳，营血之所以能循行脉中而不溢出脉外，有赖卫气的固护和统摄；卫阳之所以能运行脉外不致漫无所依，又借营血以为依附。阴阳相恋，气血相依，营卫调和，不能相失。故《素问·阴阳应象大论篇》说："阴在内，阳之守也；阳在外，阴之使也。"

外感风邪，或内伤营阴，影响营卫的协调和谐关系，均可形成营卫不和。故《伤寒论》中有"太阳病，发热，汗出者，此为营弱卫强，故使汗出。欲救邪风者，宜桂枝汤""病常自汗出者，此为营气和，营气和者，外不谐，以卫气不共营气谐和故尔，以营行脉中，卫行脉外，复发其汗，营卫和则愈，宜桂枝汤""病人脏无他病，时发热，自汗出而不愈者，此卫气不和也。先其时发汗则愈，宜桂枝汤"。上述三条指出营卫不和的主症是发热、汗出。形成发热、汗出的机制是因外感风邪，导致"营弱卫强"，或自身功能失调引起"卫气不共营气谐和故尔"。此种营卫不和之证，当用桂枝、生姜等药疏风解表，使卫不强，芍药、甘草、大枣等药益阴和里，令营不弱，待营卫和谐，则发热、汗出等症可愈。如仲景桂枝汤即属调和营卫的代表方。

有因风寒客表，阻遏卫阳的正常运行，阳为邪郁形成的营卫不和，当着眼于卫强，故桂枝汤用桂枝、生姜解肌发汗，使风邪去则阳不郁，阳不郁则卫不强，卫不强则营卫和。有因营阴不足形成的营卫不和，当着眼于营弱，故桂枝加芍药汤倍芍药以养营，使营阴足则营不弱，营不弱则营卫和。以此类推，桂枝汤的变方，如黄芪建中汤着眼于助外卫之阳，当归建中汤着眼于调内营之血，制方宗旨，总在调和营卫、气血、阴阳，使其协调。

此证治疗得法，本可应手取效，若失治误治，亦可变生他证。

桂枝汤（《伤寒论》）

【药物组成】桂枝 9g，芍药 9g，生姜 9g，炙甘草 6g，大枣 4 枚。

【制剂用法】水煎，温服。啜热粥，温覆以助汗，以微汗为度。

【方证病机】营卫不和，阴阳失调。

【体现治法】解肌表，和营卫，调阴阳。

【适应证候】营卫不和，阴阳失调。症见头痛项强，发热汗出，恶风，鼻鸣，干呕，脉缓。

【方理剖析】本方证属于营卫不和机制。营为阴，卫为阳，营行脉中，卫行脉外，阴阳相贯，如环无端。在正常状态下，卫阳固护于外，营阴安守于内，二者是相互协调的。今因风邪犯于肌表，经脉挛急，故头痛项强；风邪犯表，卫阳奋起抗邪于外，则发热；营阴失去阳的正常固护，阴不内守则汗出；卫强营弱，失去协调，于是形成营卫不和。汗出肌疏，腠理不密，故恶风；卫气内通肺、胃，寒邪阻卫，卫气不能正常宣发于表，内归肺、胃，肺气不利，故鼻鸣；胃气上逆，故干呕。

此方既是解肌的方剂，也体现调和营卫、阴阳的法则。方中桂枝辛温，助心阳，通经络，解肌以祛在表的风邪，使卫不强；芍药苦平，益阴和里，固在里的营阴，令营不弱；生姜味辛，佐桂枝以解表；大枣味甘，佐芍药以和里；用甘草合桂枝、生姜辛甘化阳，合芍药苦甘化阴，且合大枣养胃气而为发汗之资。方中有生姜、桂枝等阳药，亦有芍药、大枣等阴药，意在刚柔相济而使营卫和调。

古人释方，多从病因、病位、病性三个方面分析，很少从组织结构角度去解释方理，这一思维方法至今仍未脱其窠臼，所以此方数百年来都从营卫不和角度阐述方义。从《伤寒论》用本方的二十二条来看，除三条是使用禁忌，一条是自身营卫不和外，其余都是治疗外感风寒引起营卫不和的表证，从营卫不和释方，自属正论，但是，单从营卫不和释方，尚未完全说明本方用途。方中芍药有益阴柔肝之功，炙甘草、大枣有甘可缓急之效。所以用治经脉挛急症状疗效亦佳。

有学者认为此方从营卫不和释方已无疑义，再从经脉挛急析理似有画蛇添足之嫌。如果用其变化之方加以印证，即知如此解释不是可有可无的。观桂枝人参新加汤治汗后身疼，桂枝加附子汤治发汗以后，引起汗出不止、经脉失濡的两足挛急，芍药甘草附子汤治脚挛而恶寒，这些都是使用芍药、甘草治疗体表血络挛急的佐证。桂枝加芍药汤治表证误下、阳气内陷的腹痛；小建中汤治中焦虚寒、肝木乘脾的腹痛；桂枝加桂汤治气上冲胸，形似奔豚的腹痛。这些都是用芍药、甘草治疗胃肠挛急之方。桂枝加厚朴杏子汤治喘，是用芍药、甘草治气道挛急之法；桂枝龙骨牡蛎汤治男子遗精，女子梦交，是用芍药、甘草缓解精隧之挛；桂枝加葛根汤治项背强痛，是用芍药、甘草缓解肝系筋膜之急。可见本方除治营卫不和外，又可缓解全身内外经隧挛急。再究本方治五脏经隧挛急之理，则因五脏经隧均由肝系筋膜构成，芍药、甘草可以柔肝缓急故也。

【临证应用】（1）发热是卫阳强的表现，汗出是营阴弱的表现，故发热、汗出是营卫不和的辨证要点。兼见舌淡，或项强，恶风，即可确定为营卫不和，投此方可获良效。

（2）本方治风寒客表的表虚证，症见发热、汗出、恶风、鼻流清涕，疗效甚佳。南方气候炎热，汗出肌疏，感受风寒，每多此证。

（3）病后或产后营卫不和，时而微热，时而微寒，脉弱有汗，投此可以获效。

（4）感冒以后眼泪长流，与鼻流清涕同理，皆为风邪伤卫，营卫不和，水液失调而无热象，用此方调和营卫，营卫和则病可愈。

（5）妇女经前、经后、经期发丹，可用本方解肌和营。平时发丹，审属表虚，亦可应用。偏寒者加附子；阳气大虚者与真武汤、当归补血汤合用，再加人参。余曾用之，有效。

（6）此方用途广泛，外证投此，可以解肌和营卫，内证投此，可以化气调阴阳。观仲景用此方加减治疗营卫、气血、五脏病变，自知其用途并非专属表证。

（7）《伤寒论》提出以下三种情况不宜使用此方。其一，"桂枝本为解肌，若其人脉浮紧，发热，汗不出者，不可与之也"。其二，已用汗、吐、下等法治疗，病仍不解，不宜再用此方。其三，"若酒客病，不可与桂枝汤，得之则呕，以酒客不喜甘故也"。

【加减化裁】（1）桂枝加厚朴杏子汤（《伤寒论》）：即本方再加厚朴、杏仁。治素有喘疾而外感风寒者。

（2）桂枝加葛根汤（《伤寒论》）：即本方加葛根。治桂枝汤证具，项背强痛显著者。

（2）桂枝加芍汤（《伤寒论》）：即本方芍药剂量加重一倍。治产后乳腺炎有良效。对拘挛性疼痛，无论痛于何部，投此均可获效。

（4）桂枝加黄芪汤（《金匮要略》）：即本方加黄芪。治黄汗，腰以上或腋下出汗，汗出沾衣，色如黄柏汁，两胫冷，身体重痛者甚效。

（5）黄芪桂枝五物汤（《金匮要略》）：即本方去甘草，倍生姜，加黄芪。治营卫气血不足，邪入血分而成血痹，肌肉烦疼或痹痛等症。

（6）桂枝芍药知母汤（《金匮要略》）：即本方去大枣，加白术、附子、麻黄、防风、知母。治风寒湿痹，郁而化热，关节红肿疼痛，但仍有风寒湿邪未尽证象者。

（7）桂枝苍辛汤（自制方）：即本方加苍耳子、辛夷。治桂枝汤证而鼻流清涕更甚者。

【歌括】桂枝汤治太阳风，桂芍生姜草枣同，自汗恶风项强痛，调和营卫可收功。

桂枝新加汤（《伤寒论》）

【药物组成】桂枝9g，芍药12g，炙甘草6g，大枣12枚，生姜12g，人参9g。

【制剂用法】水煎，去渣，分3次，温服。

【方证病机】余邪未尽，营卫已虚。

【体现治法】解肌和营卫，益气调阴阳。

【适应证候】发汗后，身疼痛，脉沉迟者。

【方理剖析】汗后身疼、脉反沉迟，是本方主症；余邪未尽，营卫已虚，是此证病机。表证本宜汗解，若汗出不彻，表证未解，身体疼痛，脉反沉迟，是兼津气两伤现象。津气两伤即营卫、阴阳两虚。发汗伤津，血中液少，脉络挛急，故身疼；阳随汗泄，元气大虚，心气随之不足，故脉沉迟。

表证仍在而气液已伤，仍宜解肌发汗以祛在表余邪，益气养血补损耗营卫。故仍用桂枝汤解其未解表证，加重生姜助桂枝祛其余邪；加重芍药用量以补受损营阴，缓解脉络挛急；加人参益气生津，兼顾营卫阴阳。《医宗金鉴》谓："发汗后，身虽疼痛，脉见沉迟，是营卫虚寒，故宜桂枝新加汤以温补其营卫也。"

【临证应用】此方证以汗后身疼、脉反沉迟为辨证要点。若未经发汗，即麻黄附子细辛汤证，不可不知。

【歌括】汗后身疼脉反沉，新加方法重医林，桂枝汤内增姜芍，加入人参可强心。

---------- 小　结 ----------

调和营卫法仅选 2 方。桂枝汤是调和营卫、阴阳的代表方，治外邪引起卫强营弱者居多，着眼于解肌发汗，令卫不强；桂枝新加汤治汗后身疼脉反沉，已呈虚象，着眼于益气实卫，令卫不虚。若再参看桂枝加黄芪汤，加黄芪益气实卫，令卫不虚；桂枝加附子汤，加附子温补阳气，令卫阳不虚；桂枝加龙牡汤，加龙骨、牡蛎固表实卫，令卫不虚；桂枝加芍药汤，倍芍药以益阴，令营不弱；当归建中汤，加当归以养营，令营不弱；归芪建中汤，加黄芪实卫、当归养营，以两调营卫。诸方总不出补虚泻实，令其和调。若能细微揣摩，思过半矣！

第二节　和解少阳法

和解少阳是根据邪踞少阳病机拟定的治法。

邪踞少阳是指邪在半表半里，引起津气逆乱，筋膜失柔的病理改变。

研究少阳病变的治疗方法，首先就应弄清少阳的组织结构、生理功能、受邪途径、基本病理，才能深刻理解要用此法治疗的道理。

组织结构：少阳是手少阳三焦和足少阳胆经的合称。胆经包括胆囊、胆管等，有形可征，向无争议。三焦有无形质，则自《黄帝内经》《难经》伊始，即开争论之端。持《难经》之说者，谓其有名而无形；宗《黄帝内经》之说者，谓其确有形质可征。兹引二经原文，以明分歧源始。《难经·二十五难》中说："心主与三焦为表里，俱有名而无形。"《难经·三十八难》又说："所谓腑有六者，谓三焦也……有名而无形。"宗此说者，谓三焦仅指上焦心肺、中焦脾胃、下焦肝肾而言，自身并无形质可征。《灵枢·本输》谓："少阳属肾，肾上连肺，故将两脏，三焦者，中渎之府也，水道出焉，属膀胱，是孤之腑也。是六腑之所与合者。"指出了三焦是下出肾系、上连肺系的一种组织。三焦能够联系上下两脏，居于肺、肾之间的心、肝、脾三脏，不言而喻，自与其相连，不仅五脏是由三焦连为一体，六腑亦不例外，所以又说三焦"是六腑之所与合者"。由于《黄帝内经》中所说的三焦是指联系五脏六腑的一种组织，不同于其他脏腑，唯我独大，故有"孤腑之称"。宗此说者，代有其人，其中张景岳力斥《难经》之非，并对三焦形质作了初步论述，他在其所著《类经》中说："此三焦之所以际上极下，象同六合，而无所不包也。观本篇六腑之别，极为明显。以其皆有盛贮，因名为腑；而三焦者曰中渎之府，是孤之腑，分明确有一腑。盖即脏腑之外，躯体之内，包罗诸脏，一腔之大腑也。故有中渎、是孤之名，而亦有大腑之形，《难经》谓其有名无形，诚一失也。"张景岳虽对三焦作了脏腑之外、躯体之内、包罗诸脏的描述，仍然未指出具体组织，三焦究竟指何物，仍有待于深入研究。纵观历代医家论述，三焦是指全身的膜原和腠理而言。其中以唐容川、张锡纯、周学海三人论述较详，三焦由抽象趋于具体。唐容川在《血证论》中称三焦"即人身上下内外之油膜也"。张锡纯对此表示赞同，他在《医学衷中参西录》中云："三焦为手少阳之腑。既名为腑，则实有其物可知。乃自汉唐以还，若《伤寒》《金匮》《千金》《外台》诸书，皆未明言三焦之形状，遂使后世数千年暗中摸索，莫衷一是。至唐容川独有会心，谓三焦即油网，其根蒂连于命门，诚为确当之论。"又云："独少阳主膜。人身之膜无不相通，膜有连于太阳者，皮肤下腠理之白膜也。膜有连于阳明者，肥肉瘦肉间之膜也。此为手少阳经，以三焦为腑者也。三焦亦是膜，发源于命门，下焦为包肾络肠之膜，中焦为包脾连胃之膜，上焦为心下膈膜及心肺一系相连之膜。又两胁之下皆板油，包其外者亦膜也，此为足少阳之膜，以胆为腑者也。"此说明确指出膜原是三焦的组成部分。腠是膜外中空的组织间隙，《黄帝内经》中称为分肉。周学海在《读医随笔》中称为原，他说："膜原者，夹缝之处也。人之一身，皮里肉外，皮与肉之交际有隙焉，即原也；肠胃之体皆夹层，夹层之中，即原也；脏腑之系，形如脂膜，夹层中空，即原也；膈肓之体，横膈中焦，夹层中空，莫非原也。原者，平野广大之谓也。"余以为除上述论述以外，构成五脏六腑的经隧、分布全身的血管，无一不是夹层中空，都是膜腠的组成部分。膜腠遍布全身，外通肌表，内连脏腑，上至颠顶，下至于足，五脏六腑，无处不有，表里上下，无所不包，随处异形，所在皆是，虽无一定形态，确有形质可征。《难经》谓其有名无形，是指三焦不似其他脏腑有固定的形态。

有人说三焦有无形质，无关大局，何必喋喋不休？须知形质有无，关系非常重大。若无此，则不能将五脏六腑与表里上下连成一体；若无此，则不能说明津气为何能够到达五脏六腑、四肢百骸；若无此，则对津气病变的众多证象不能理解；若无此，则对明明只据某脏病机立法之方，却能治疗他脏病证的道理无从解释。三焦膜腠，既不属表，也不属里，位居表里之间，故属于半表半里。表里津气从此出入，上下津气从此升降，三焦既是邪气入里的必经之路，也是祛邪出外的途径之一。所以又称少阳为枢，枢者，枢纽也。

生理功能：三焦是津液升降出入之所。水液从口摄入以后，经脾运化，上输于肺，再经肺气宣降，使水津敷布于表，下行归肾，并经肾阳蒸化为气，使水精四布，五经并行，脏腑形骸才能得到濡润。水液能够敷布于全身，除需五脏协同合作以外，唯三焦通道是赖，故《素问·灵兰秘典论篇》中说："三焦者，决渎之官，水道出焉。"

三焦也是卫气升降出入之所。《素问·痹论篇》谓："卫者，水谷之悍气也，其气慓急滑利，不能入于脉也，故循皮肤之中，分肉之间，熏于肓膜，散于胸腹。"所谓皮肤之中、分肉之间、肓膜、胸腹等，都是三焦的组成部分，卫气运行其间，才能温煦五脏与四肢百骸。卫气生发于肾，取资于脾，摄取于肺，疏调于肝，是元气、谷气、清气三者的合称，后世亦称为阳气、真气、元气。故《难经·三十八难》谓三焦"主持诸气"，《金匮要略》中谓腠"是三焦通会元真之处"，《中藏经》谓："三焦者，人之三元之气，总领五脏六腑、营卫、经络、内外、左右、上下之气也。三焦通，则内外左右上下皆通也。其于周身灌体，和内调外，营左养右，导上宣下，莫大于此者也。"

综上可知，脏腑形骸能够获得阳气温煦与阴津濡润，均须凭借腠理三焦为其通道，它与运行营血的脉络、流通精液的经隧，共同组成了气血津精运行出入的网络系统。不过，少阳三焦虽是津气运行的通道，津气的摄纳、生化、运行、排泄之权，却操于五脏之手，凭借脏腑协同合作，津气才能正常生化输泄，故津气的盈、虚、通、滞都与五脏的功能有关。

受邪途径：少阳三焦既与表里上下相连，邪气亦可从体表和上下窍隧侵入，出现少阳病变。风寒之邪受自皮毛，由太阳传入少阳，或疫毒随清气侵犯肺系，留恋少阳，或邪从前阴侵入，内传三焦，均可引起少阳病变。

基本病理：邪在少阳，常以寒热往来，胸胁苦满、口苦、咽干、目眩、心烦、喜呕、默默不欲饮食、咳、悸、小便不利、腹中痛等为主症。上述众多证象，就其病变本质来讲，大约分为四类，反映了基础物质和组织结构的病理改变。一是气的病变：或气郁化热，或升降失调，或气滞作胀。二是津的病变：津凝为湿，阻于三焦，随气上下，侵犯五脏。三是胆液病变：胆汁流通受阻，壅滞而呈胁下疼痛。四是组织病变：膜络受其影响，失去和柔，出现疼痛、眩晕、干呕、项强等症。其基本病理可用"气郁津凝，筋膜失柔"八字概括之。

治疗方法：少阳病变，每因受邪途径不同和津气凝滞微甚，施以不同治法。邪从表入，应和解表里之半；邪从上受，当分消上下之势；若系湿浊壅阻，湿遏热伏，又当宣透膜原。所以和解表里、上下分消、宣透膜原，也就成为治疗少阳病的三个常用治法。

先就邪从表入言之，多因正气不足，邪气才乘虚而入。此证有正邪相争证象，理应助正祛邪；有寒热往来等半表之邪，又有口苦、心烦等半里之热，需要表里同治；有阳气郁结化热之象，也有津凝为湿之证，应当寒温共用；有清阳不升，也有浊阴不降，又宜升降并调。根据这一治则，常选用柴胡、青蒿、黄芩、青黛、半夏、生姜等药祛其外邪，清其郁热，疏畅气机，流通津液；配人参、甘草、大枣等药补益元气，增强体质。只有扶正与祛邪共用，表证与里证同治，清宣与温化并行，升清与降浊同施，才能兼顾各个方面。这种配方法度，不同于汗、下、温、清诸法，所以称为和解少阳，方如小柴胡汤。

次从温邪上受言之，邪气随所吸清气而入，由肺传入少阳三焦，影响津液流通，阻碍卫阳外达，郁结化热，每呈湿热证象。湿为阴邪，治宜温化；热为阳邪，法当清宣。温化湿浊是调理自身的生理功能，清宣热邪是消除外来的致病因素和自身发越的阳气，只有寒温共用才能照顾到湿与热两种不同性质的病变。所以，治疗少阳三焦的方剂，多见寒温共用的配方法度。这一治法有上清下渗之功，故又称为上下分消法。如蒿芩清胆汤既用青蒿、黄芩、青黛等药清透热邪，展其气机，又用半夏、陈皮、茯苓等药燥湿、芳化、淡渗以祛其湿即是。

再就邪伏膜原，湿遏热伏言之，时疫客于膜原，水道失调，湿浊阻滞营卫运行之机，阳气不能达于体表，初起则恶寒战栗，继则郁极而通，体若燔炭，出现湿遏热伏的憎寒壮热证象。其中苔如积粉、舌质红绛，是湿遏热伏的诊断依据。盖湿浊壅滞三焦则苔厚，热为湿遏则舌绛故也。此证治宜芳化湿浊以宣透膜原，通其壅阻以疏畅三焦，俾秽浊去则水道通，营卫和则诸症解。如达原饮即是代表方。

宣透膜原法常同用厚朴、草果、槟榔三药。厚朴有行气宽胀功效，槟榔有破气行水作用，草果有芳香化湿之功，三药同用，可以直达膜原，使邪速溃。自达原饮展示这一配伍形式以后，就成为治疗邪伏膜原的定法。其中草果辛温芳烈，化湿力量特强，凡见舌苔腻滑，投之效如桴鼓。若苔如积粉，燥涩乏津，则是热蒸浊结之象，需配滋阴清热的知母，借生津的知母使干结的湿浊得濡，而后草果始能奏化浊之功。化湿的草果与滋阴的知母同用，相反相成，匠心独运，此为吴又可之心法也。

综合上述，邪从表入，则和解表里之半，湿阻三焦，则分消上下之势，一经一纬，反映了三焦病变的一般治疗规律。至于宣透膜原法又是上下分消法外的另辟蹊径，是邪伏膜原的独特治法。

小柴胡汤和蒿芩清胆汤二方，按照传统认识，是治疗足少阳经病证的主方。其实两方均应着重联系少阳三焦分析，才能扩大应用范围。两方的适应证都涉及五脏六腑，如果只从胆经分析，有些证象就很难理解。

小柴胡汤 (《伤寒论》)

【药物组成】柴胡24g，黄芩9g，半夏12g，生姜9g，人参9g，甘草9g，大枣12枚。

【制剂用法】水煎，汤成，分3次，温服，1日量。

【方证病机】邪踞少阳。

【体现治法】和解少阳。

【适应证候】邪踞少阳。症见往来寒热，胸胁苦满，口苦，咽干，目眩，心烦，喜呕，默默不欲饮食，或胸中烦而不呕，或渴，或腹中痛，或胁下痞，或心下悸，小便不利，或不渴，身微热，或咳。亦治热入血室，症见黄疸，便秘，失血，项强，眩晕，妊娠恶阻，风丹，虚人感冒等。

【方理剖析】此属邪在少阳半表半里机制。少阳包括手少阳三焦经和足少阳胆经，此方所治，侧重于手少阳三焦经。手少阳三焦由膜原和腠理组成，是阳气升降出入之所，水液运行之区。若平素正气不足，腠理不密，风寒由表入里，踞于少阳，必然影响卫气的升降出入、水液的运行敷布、胆汁的输泄流通、筋膜的和柔活利，出现病态。邪犯少阳，运行于三焦的卫气欲祛邪出表，外入的风寒欲胜正入里，邪胜正负阳气内郁则恶寒，正胜邪负阳气外达则发热，正邪纷争，相持不下，遂呈往来寒热。口苦、咽干、心烦、发热等症，是阳气为邪所郁，不能疏达于外，气郁化热所致，这是气的病理改变。邪踞少阳，津液流通受阻，三焦湿郁，升降失司，以致小便不利，凌心而悸，犯肺而咳，上干清阳则眩晕，内侵胃肠则食减、呕逆，这是津的病理改变。邪从三焦内归胆腑，胆经气郁，胆道不利，胆液流通受阻，遂见胁下痞硬、胀满、疼痛，这是胆经的病理改变。膜原是三焦的组成部分，邪犯少阳，亦将影响筋膜的和柔而见项强等症，这是组织结构的病理改变。综上，此证有基础物质发生病变的气郁津凝证象，亦有组织结构失去和柔的挛急、紧张证象；有少阳兼厥阴证象，亦有胆胃不和证象；有上焦心肺证象，亦有下焦肾系证象。病本虽在少阳，证象却可以见于五脏。

此证有正气不足与邪气侵袭的两种病理同时存在，治宜扶正祛邪；有半表之寒与半里之热的病理同时存在，法当表里同治；有气郁化热与津凝为湿的病理同时存在，理应寒温共用；有清阳不升与浊阴不降的病理同时存在，又宜升降并调。采取上述治疗措施，使正气旺盛，邪气得除，表邪得解，里滞得疏，郁热得清，湿邪得化，清气得升，浊阴得降，而三焦和调。这种结构不同于汗、下、温、清诸法，能使表里、寒热、虚实、升降和调，故以和解少阳名之。

方中柴胡是治疗少阳要药，有疏畅气机、升发阳气、透邪达表、解除郁热之功，本方用此透达少阳半表之邪，发泄气郁所化之热，疏畅三焦气郁之胀，升发郁结不升之阳，作用全面，用量独重，自是方中主药。黄芩有清肺、胃、肝、胆之功，与柴胡相配，则柴胡能舒展阳气而消除发热之源，黄芩清泄肝胆而专清已郁之热。半夏燥湿运脾，生姜温胃散水，三焦湿郁而独取中焦，盖中焦为水液升降之轴故也。人参大补元气，可以扶正祛邪防止邪气入里，增强祛邪药效而为督阵之师，甘草、大枣甘可缓急，可以柔和筋脉而解经隧挛急。上七药同用，能奏和解少阳之效。此方有柴胡疏散半表之邪，又有黄芩清泄里热，生姜、半夏燥湿行津，是表里同治法；有柴胡、黄芩之凉以清解气郁所化之热，又有半夏、生姜之温以燥津凝之湿，是寒温共用法；有柴胡、黄芩、干姜、半夏等药祛其邪，又有人参、甘草、大枣等药扶其正，是扶正祛邪法；有柴胡升发清阳，又有生姜、半夏降泄浊阴，是升清降浊法。将和解表里、平调寒热、升清降浊、通利三焦、扶正祛邪融为一体，其结构可以兼顾表、里、寒、热、虚、实、升、降、津、气各个方面。由于少阳三焦是联系表里上下、五脏六腑之枢，津气升降出入之路，方剂结构又系寒热并用，补泻兼行，所以此方用于临床也就可表、可里、可清、可温、可升、可降、可补、可泻。若从三焦论治，则上焦气郁津凝的咳、悸、昏、眩，中焦津气逆乱的食少、呕逆、便秘，下焦气郁津凝的疼痛、尿少，皆能治之。以此方进退，可治气郁、津凝、液阻（黄疸等）、失血等证，用途广泛，配伍之佳，古今名方，罕与其匹，故是和解少阳的总方。

章楠谓："仲景分六经病证，各有主治之方。如桂枝汤、小柴胡汤同为和剂，而桂枝专和营卫，为太阳主方；柴胡专和表里，为少阳主方，以其各有部位深浅不同也。小柴胡汤升清降浊，通调经腑，是和其表里以转枢机，故为少阳之主方。"

【临证应用】《伤寒论》及《金匮要略》载此方共十九条，择要点加以解释，可广其用。现已将此方广泛应用于内、外、妇、儿、五官各科，亦可借鉴，兹录于下文，供学者参考。

（1）"伤寒五六日，中风，往来寒热，胸胁苦满，默默不欲饮食，心烦喜呕，或胸中烦而不呕，或渴，或腹中痛，或胁下痞，或心下悸，小便不利，或不渴、身有微热，或咳者，小柴胡汤主之"。此条反映了五脏上下、表里各部的证象，若不联系手少阳三焦分析，势必很难让人理解。

（2）"血弱气尽，腠理开，邪气因入，与正气相搏，结于胁下。正邪纷争，往来寒热，休作有时，默默不欲饮食。脏腑相连，其痛必下，邪高痛下，故使呕也，小柴胡汤主之"。此条说明了几个问题：其一，平素气血不足，腠理不密，邪气才能乘虚而入。其二，寒热往来是邪气与正气相搏，正邪纷争的病理反映。其三，"脏腑相连，其痛必下，邪高痛下，故使呕也"，是指胆经与脾胃相连，胆经有邪，可以引起腹痛、呕逆等脾胃病变。这是张仲景论述本方证病机及胆胃不和的条文。

（3）"伤寒四五日，身热，恶风，颈项强，胁下满，手足温而渴者，小柴胡汤主之"。颈项强而身热恶风，似桂枝汤证，胁下满，则非桂枝汤证矣！故用此方和解少阳，流通津气，柔和筋脉。

（4）"伤寒，阳脉涩，阴脉弦，法当腹中急痛，先与小建中汤，不差者，小柴胡汤主之"。本方所治的腹痛，病在胆、胃，疼痛部位当在剑突或肋缘下面。初起难分寒热，可先用温中补虚、柔肝缓急的小建中汤，从中焦虚寒，肝木克土论治，不效，再用本方清热利胆，开郁行津，从胆经湿热论治，若寒热错杂，可用柴胡桂枝汤。

（5）"妇人中风，七八日续得寒热，发作有时，经水适断者，此为热入血室，其血必结，故使如疟状，发作有时，小柴胡汤主之"。肝藏血，血室即指肝脏而言。肝胆同居处，用此方疏利枢机，可使内陷之邪仍从表解，其血不结则寒热如疟症状可愈。此条示人脏病治腑之法。

（6）"阳明病，发潮热，大便溏，小便自可，胸胁满不去者，与小柴胡汤"。大便溏，小便自可，说明二便通利，二便通利但"发潮热，胸胁满不去"，自是气郁津凝于胸胁使然，故用本方疏通少阳津气。

（7）"阳明病，胁下硬满，不大便而呕，舌上白苔者，可与小柴胡汤"。便秘的机制甚多，热盛伤津，肠中燥结，舌苔黄燥者，可用承气汤类寒下；寒冷积滞，肠失传导，舌质淡嫩者，可用温脾汤类温下；阴虚肠燥，燥屎不行，舌红少苔者，可用增液汤类润下。此证便秘而见呕逆、苔白，是津凝不布之象，既非寒下之所宜，又非温下之所对，润下更在禁例，投小柴胡汤疏畅三焦津气，使津气和调于五脏，洒陈于六腑，庶无燥结之忧。这种便秘以三五日一行，经年如此，另无所苦为特点。胁下硬满则是使用本方依据。

（8）"本太阳病不解，转入少阳者，胁下硬满，干呕不能食，往来寒热，尚未吐下，脉沉紧者，与小柴胡汤"。胁下是肝胆部位，胁下硬满而干呕不能食，往来寒热，自是少阳病无疑。

（9）"诸黄，腹痛而呕者，宜柴胡汤"。无论何种黄疸，只要兼见腹痛、呕吐，均可暂用本方疏利三焦，通调胆经。

（10）"伤寒中风，有柴胡证，但见一证便是，不必悉具"。此条说明只要病机属于邪在少阳，见到一症即可使用本方，不必悉具。

综合张仲景使用小柴胡汤条文，有胸胁苦满的九条、呕或干呕的八条、腹痛或胁痛的七条、不欲食的六条、往来寒热的四条。可见往来寒热、胸胁苦满、胁痛或腹痛、呕或干呕、不欲饮食，是小柴胡汤的主症。此外，眩晕、项强、发热、潮热、发黄、头汗、咳嗽、心悸、小便不利，不大便等症状，偶亦有之。

（11）咳嗽：《苏沈良方》云："元祐二年，时行无少长皆咳。本方去人参、大枣、生姜，加五味子、干姜各半两，服此皆愈。时常上壅痰实，只依本方，食后卧时服，甚妙。"此方治咳嗽，张仲景原已提及，却未引起重视，能治咳嗽之理，注家亦语焉不详。须知咳嗽虽然病标在肺，病本却不限于肺脏，《素问·咳论篇》指出："五脏六腑皆能令人咳，非独肺也。"引起咳嗽的基本病理与运行于少阳三焦的津气有关，津气的盈虚都能影响肺的宣降功能，气郁津凝，尤为常见。一旦某一脏腑功能失调，引起运行于少阳三焦的津气逆乱，壅滞于肺，肺失宣降，咳嗽作矣！此方有升清降浊、利气行津之功，使三焦津气和调，肺的宣降功能恢复，则咳嗽瘳矣！余每用此方去人参、大枣、生姜，加干姜、细辛、五味子、茯苓（是苓甘五味姜辛汤与本方合用），治疗久咳不愈，每获良效，始信调气行津才是治疗咳嗽关键，细理治咳诸方结构，自知余言不谬。

（12）《张氏医通》说："凡咳嗽，饮水一二口而暂止者，热嗽也，呷热汤而暂停者，冷嗽也。治热嗽以小柴胡加桔梗；冷嗽，理中汤加五味子。"又谓："胆咳之状，咳呕胆汁，小柴胡加芦根汤主之。"

（13）失血：杨仁斋在《仁斋直指方》中用本方加乌梅，用"治男女诸热出血"。此方能治出血，绝非偶然，实有理论为依据。出血原因虽多，却以肝经有热，迫血妄行；肝不藏血，疏泄太过；卫气虚损，血失统摄三种机制较为常见。血热妄行，宜清肝止血；疏泄太过，宜敛肝止血；气不摄血，宜益气摄血。此方恰好一箭三雕，面面俱到。方中黄芩为清肝要药，血因热迫而妄行，得此可收清热止血之功；人参、甘草、大枣能补元气，使元气充盛于脉外，阴血自能安守于脉中，气不摄血而血溢者，得此可收益气摄血功效。加酸敛的乌梅以调理肝的疏泄，又能体现敛肝止血之法。杨氏将治少阳气郁津凝之方，变为止血之法，是善用古方的实例。若欲增强清热力量，可加青黛、栀子、地榆、大黄之类；若欲增强收敛止血力量，可加龙骨、牡蛎、白及之类；若欲增强益气摄血力量，可加黄芪、白术；若系寒热错杂，附子亦可加入。灵活变化，存乎一心，唯智者才可神乎其技。

（14）体虚感冒：外感风寒，本方去人参，加荆芥、防风、葛根，疏解三阳之表；外感风热，本方去人参、生姜，加金银花、连翘、板蓝根。细菌感染与病毒感染皆宜用之。

（15）反复感冒：多由卫气虚损，腠理不密，以致今日治愈，明朝又患，反反复复。用本方加黄芪益气实卫，防御外邪侵袭，配附子温煦下焦阳气，令卫气生发有源，伍白术健脾益气，令卫气充盛有继，何患之有！

（16）发热：用本方治疗发热，柴胡剂量宜重，大于人参一倍始有退热作用，若与人参等量，则退热疗效不显，可加入蒲公英、败酱草、金银花、板蓝根之类，增强清热解毒之功。

（17）乳房肿痛：兼见寒热呕恶、昏晕、口苦、咽干、两胁胀痛者，本方加蒲公英、青皮、白芷之类，清热解毒，疏肝理气，疏泄风热。

（18）乳癖：乳房胀痛，肿块每随喜怒消长，伴有面色无华、眩晕、舌淡、苔白、脉弦，可用本方加瓜蒌、当归、赤芍涤痰、散结、活血。

（19）颈部包块：治颈部包块兼见红肿拒按，发热恶寒，舌黄微渴，食少，脉弦数者，本方去人参、大枣，加栀子、龙胆草、生地黄、车前子、泽泻、木通、当归、夏枯草，甚者，大黄亦可加入。

（20）痫证：经脑电图检查，为"异常脑电图"；患者无规律性的出现突然昏倒，不省人事，牙关紧闭，两眼上视，口吐涎沫，面色青紫，或头昏、困倦、嗜睡、记忆减退，神情呆钝，烦躁不安，失眠，善惊（上症不必悉具），即可诊断为痫证，治宜用本方合桂枝汤。若偏热，本方去生姜、甘草、大枣，加丹参、龙骨、牡蛎、石菖蒲、钩藤、黄连、琥珀、蝉蜕、羚羊角。此系筋膜发生病理改变，本方有调气行津之功，加入息风解痉、开窍安神之品，才与病机吻合。若证情偏寒，则宜在上方基础上加龙骨、牡蛎、全蝎、蜈蚣之属。

（21）妊娠子痫：此为肝血不足，胆火上炎，少阳枢机不运，下虚上实，用本方加熟地黄、龟甲胶滋阴养血，柔和筋脉。

（22）肝气郁结，痰郁为癫：症见面色淡白，精神抑郁，表情淡漠，神志痴呆，时而喃喃独语，时而焦虑不安，时而哭笑无常，舌苔白腻，两边微黄，脉象弦滑。此属思虑太过，肝气郁结，少阳枢机失运，痰气互结，阻蔽神明，以致精神异常，发为癫病。可用本方加石菖蒲、远志开其闭阻，启其神明。

（23）月经来潮，癫狂即作：此为热入血室，瘀热上犯神明，用本方加牡丹皮、赤芍、桃仁、焦栀子、焦山楂清解郁热，凉血化瘀，或加大黄攻逐瘀血。

（24）胃脘胀痛，掣及两胁：此为少阳胆热内郁，波及胃腑所致。用本方加青皮、枳壳、木香之属，行气破结，胀痛自消。

（25）目赤肿痛：此为邪热郁于少阳三焦，清窍壅阻，白睛赤脉多在外眦，可用本方加蒺藜子、荆芥、夏枯草疏散风热，或加车前子、木通之类淡渗利湿（巴中市中医院张玉龙经验）。

（26）眼生翳膜：黑睛疾患多与肝胆有关。若因气虚胃弱，少阳升发无力导致翳生膜者，可用本方加羌活、防风、川芎、白芷疏泄风邪，升发阳气（巴中市中医院张玉龙经验）。

（27）目眩昏蒙：三焦为津气升降出入通道，若少阳枢机不利，玄府闭塞，络间精液阻滞，清纯之气郁遏，则目眩昏蒙，可用本方加枸杞子、生地黄、女贞子、羌活、蒺藜子等药运旋枢机，开通玄府，敷布精液而获效验（巴中市中医院张玉龙经验）。

（28）风丹：本方加僵蚕、蝉蜕、防风、茯苓。

（29）痄腮：本方加板蓝根、僵蚕、赤芍、牛蒡子、夏枯草。

（30）眩晕：以头晕眼花、如坐舟车、时欲呕吐、动则尤甚为主症，可用本方加龙骨、牡蛎；若因外邪相加，则应加疏风散邪之品。眩晕一证，有因气虚清阳不升而致者，当用补中益气汤合生脉散益气升阳；有因痰饮水湿僭居阳位，闭阻清窍而致者，当用真武汤、五苓散、吴茱萸汤、术附汤、泽泻汤、蒿芩清胆汤之类化痰浊以开壅闭；若气虚清阳不升与浊阴僭居阳位两种病机同时存在，上述诸方有顾此失彼之嫌，选用本方，可谓恰到好处。盖此方人参、甘草、大枣益气补虚，柴胡升举清阳，则气虚下陷，清阳不能上头之眩晕，得此益气升阳之品可以愈矣！半夏、生姜运脾除湿，降泄浊阴，湿浊闭阻清窍之眩晕，得此祛除湿浊之品可以瘳矣（湿浊甚者加白术、泽泻）。眩晕的基本病理是气血津液的盈虚变化影响肝系之膜，只用调气行津之品而不兼顾其膜，仍未尽善，加入镇静的龙骨、牡蛎，才能面面兼顾，提高疗效，对外感诱发的梅尼埃病疗效尤佳，往往一二剂即可获效。

（31）头痛：每逢子、午二时，头痛、眩晕不适，过则诸症若失，此为阴阳失调，升降逆乱，可用此方加川芎、白芍。

（32）妊娠恶阻：肝胃不和者，治用本方加吴茱萸、黄连、白豆蔻；肝郁血虚者，加当归、白芍；肝热脾虚者，加茯苓、白术、砂仁。

【加减化裁】小柴胡汤的结构是扶正祛邪，表里同治，寒温共用，升降并调。以本方为基础的变化方，也就展示了侧重于表、里、寒、热、虚、实、升、降、上、中、下、气、血、津、液各个方面的变化规律。

（1）柴胡桂枝汤（《伤寒论》）：柴胡15g，黄芩7g，半夏12g，生姜7g，炙甘草5g，大枣6枚，桂枝7g，芍药7g。水煎，温服。治小柴胡汤证兼见肢节烦疼者甚效。加重芍药剂量，治肝胃不和导致的上腹部痛，疗效亦佳。此即小柴胡汤与桂枝汤的合方，体现了汗法与和法合用的配方法度，是少阳兼表的变方。日本汉方医学每用此方治疗痫证。

（2）柴胡加芒硝汤（《伤寒论》）：柴胡12g，黄芩5g，半夏4g，生姜5g，人参5g，炙甘草5g，大枣4枚，芒硝10g。前七味水煮，汤成去渣，纳芒硝，微煮一沸，分2次服。治小柴胡汤证兼苦满难解者，或胁下有坚块者，或潮热不去、大便不通者甚效。芒硝有软坚散结、泄热通便之功，故对上述证候有效。这是偏里的变方。

（3）柴胡桂枝干姜汤（《伤寒论》）：柴胡24g，桂枝9g，干姜6g，瓜蒌根12g，黄芩9g，牡蛎6g，炙甘草6g。水煎，分3次温服。治汗下以后，胸胁满，小便不利，口渴心烦，但头汗出，往来寒热者。《金匮要略》中以此方治疟疾，其症见寒多热少，或但寒不热，谓服1剂效如神。用此方治疟疾，若将桂枝改为肉桂，疗效更佳。1972年我校科研处老师到乐山防治疟疾。一小学教师献一单方，即肉桂30g，分3~5次，研末服。余曾用过，确有截疟功效。这是偏寒的变化方。

（4）柴胡建中汤（《太平圣惠方》）：柴胡12g，半夏12g，生姜12g，人参9g，甘草9g，大枣10枚，白芍24g，桂枝12g。水煎服。治腹痛、恶寒，若自汗、恶风、腹痛、发热，亦主之。此方在小柴胡汤的基础上去清热的黄芩，加桂枝温散寒凝、白芍柔肝解痉，是肝脾同治。这是偏虚寒的变化方。

（5）镇青丸（《素问病机气宜保命集》）：柴胡15g，黄芩15g，半夏12g，甘草6g，人参10g，青黛10g。为细末，姜汁浸，蒸饼为丸，每次服20g，亦可作汤剂，分3次服。治呕吐、头痛、有汗、脉弦。此即小柴胡汤减去大枣，加入清肝、凉血、解毒的青黛而成。用来治疗肝胆火旺导致的头痛、呕吐之症，确有疗效。用于治疗血热妄行的出血亦佳，但大枣不宜减去，因为大枣能够兼顾血小板减少导致的出血。这是偏血分有热的变化方。

（6）柴胡陷胸汤（《重订通俗伤寒论》）：柴胡5g，黄芩10g，半夏15g，瓜蒌25g，枳实10g，桔梗5g，生姜汁4滴。水煎服。治少阳证具兼胸膈痞满，按之痛，甚效。此方有涤痰泄浊、开结宽胸之功，痰热结胸之证，投此有效。这是偏痰热的变化方。

（7）柴胡芪附汤（自制方）：柴胡12g，黄芩9g，半夏12g，生姜9g，甘草6g，大枣9g，黄芪30g，白术12g，制附子15g。水煎服。治反复感冒，经久不愈，此为腠理不密，藩篱不固所致。方中人参、甘草、大枣本就大补元气，能使表卫气充，加入益气实卫的黄芪，能够防止卫气外泄，配健脾运湿的白术、温阳化气的制附子，能使谷气与元气的化源旺盛，开源节流，兼而有之，治疗表虚不固导致的反复感冒，能收祛邪扶正、实卫固表之效。其作用较玉屏风散更胜一筹。这是偏气虚的变化方。

（8）柴胡四物汤（《素问病机气宜保命集》）：柴胡9g，黄芩9g，半夏9g，生姜9g，甘草6g，当归12g，生地黄15g，白芍24g，川芎9g。水煎服。治邪陷厥阴，寒热如疟，胸胁串痛，至夜尤甚。此证多见于妇女经期，故用四物汤养血调经，小柴胡汤和解少阳，体现脏腑同治法。这是偏血虚的变化方。

（9）参胡清热饮（《太平圣惠方》）：柴胡12g，黄芩12g，半夏12g，生姜9g，人参15g，甘草10g，大枣20g，麦冬10g，五味子10g。水煎服。治脉虚弱、发热、口渴不饮水者，是小柴胡汤与生脉散合用，有清解邪热、益气生津之功，对热病津虚、心力衰竭之证，投之有效。脉虚弱是心气虚损的辨证依据。这是偏津气两虚的变化方。

（10）加减小柴胡汤（《温热经纬》）：柴胡10g，黄芩10g，半夏10g，生姜6g，甘草6g，桃仁12g，生地黄24g，犀角6g，牡丹皮12g，山楂肉12g。水煎服。治热入血室，经水适来。余用此方去犀角，加青黛、芒硝、大黄，增强泄热逐瘀之功，治疗神志错乱的狂证，有效。这是偏热、偏实、偏血分的变化方。

（11）柴胡加芦根汤（《张氏医通》）：即小柴胡汤加芦根60g。水煎服。治胆咳，症见咳呕胆汁。咳是主症，咳而呕吐胆汁，说明病标在肺，病本在胆。根据治病求本原则，当从胆治，令胆经无病，津气和调，咳嗽可止。故用本方和解少阳，加芦根清热渗湿，降逆止呕，兼和肺胃，成为肝、胆、肺、胃同治之方。这是兼上焦的变化方。

（12）柴平汤（《医方考》）：柴胡6g，黄芩9g，半夏9g，生姜6g，甘草6g，苍术12g，厚朴12g，陈皮9g，茯苓15g。水煎服。治寒热往来，四肢倦怠，肌肉烦疼者；或食欲不佳，脘痞腹胀，呕恶便溏，复往来寒热者。此方加入燥湿、芳化、淡渗药物，成为和解少阳、阳明，治湿重热轻之良药。这是偏津壅中焦的变化方。

（13）清脾饮（《严氏济生方》）：柴胡12g，黄芩9g，半夏12g，生姜9g，甘草6g，青皮9g，厚朴12g，草果仁6g，白术12g，茯苓15g。水煎服。治寒热往来，寒重热轻，胸膈满闷，不能饮食，苔白滑，或白腻，脉濡缓。此方运脾化湿力量很强，是兼治湿浊阻于中焦的变化方。

（14）柴苓汤（《金镜内台方议》）：柴胡20g，黄芩12g，半夏12g，生姜9g，人参9g，甘草6g，大枣12g，白术15g，茯苓15g，赤茯苓15g，泽泻20g。水煎服。治发热烦渴，脉浮弦而数，小便不利，大便泄利者。治偏于热的胁热下利，加炒黄连、白芍，是柴苓汤合五苓散而成，有疏畅三焦气机、通调水道之功。这是偏下焦水湿壅滞的变化方。

（15）柴胡枳桔汤（《重订通俗伤寒论》）：柴胡7g，黄芩7g，半夏7g，枳壳7g，桔梗5g，陈皮7g，雨前茶5g。水煎服。治邪在少阳，往来寒热，胸胁痞痛，或痛，或呕，或哕。全方扶正力量不足，但宣畅气机的作用较强。这是偏于气滞的变化方。

【歌括】小柴胡汤用黄芩，夏姜甘枣与人参，口苦咽干胸胁痛，往来寒热此方寻。

柴胡加龙骨牡蛎汤 (《伤寒论》)

【药物组成】柴胡 20g，黄芩 8g，半夏 12g，生姜 9g，人参 9g，大枣 6 枚， 桂枝 9g，茯苓 9g，龙骨 9g，牡蛎 9g，铅丹 7g，大黄（后下）10g。

【制剂用法】水煎，温服。

【方证病机】肝胆气郁，津凝血滞。

【体现治法】调气活血，利痰定惊。

【适应证候】少阳病未解，邪热内陷。症见胸胁苦满，心烦，失眠，谵语等。

【方理剖析】《素问·大奇论篇》谓："肝壅，两胁满，卧则惊，不得小便。"指出肝经实证可见气滞、血郁、津凝、液结四类病变。此方所治与上述证象大体相符，属于肝胆实证。肝司疏泄，与少阳相表里。邪入少阳，腑病及脏，肝的疏泄功能失调，气血津液流通不利，气郁不舒，胆流受阻，故胸满；血滞于肝，故烦惊；津壅于少阳三焦，故小便不利；谵语为痰浊蒙阻神明之象；一身尽重，不可转侧，是血滞湿痹之征。

本方用柴胡行气解郁，桂枝、大黄活血行瘀，茯苓、生姜、半夏行水祛痰，黄芩、大黄清泄郁热。铅丹（为铅加工制成的四氧化三铅）辛寒有毒，入肝、胆二经，《本草纲目》谓铅丹"体重而性沉，味兼盐、矾、走血分，能坠痰去怯，故治惊痫癫狂"。方中配入本品，能增强茯苓、生姜、半夏祛痰力量，使其下行，又与龙骨、牡蛎一起镇惊定搐，佐扶助正气的人参、大枣，能奏祛邪扶正功效。此方有解表的柴胡、桂枝，也有通里的大黄；有生姜、桂枝等温药，也有黄芩、大黄等凉药；有柴胡、黄芩、干姜、半夏、茯苓、大黄等药祛邪，也有人参、大枣等药扶正；有针对基础物质壅阻的行气、活血、行津药，也有针对组织结构痉挛的重镇药。制方之奇，匪夷所思，粗看似乎杂乱无章，其实每味药都有所指，其结构可用表、里、寒、热、虚、实、气、血、津、筋十字概之，是《素问·标本病传论篇》"谨察间甚，以意调之，间者并行，甚者独行"治则的具体应用，也是寒热共用，补泻同施的结构。

【临证应用】徐大椿："此方能治肝胆之惊痰，以之治癫痫必效。"《类聚方广义》云："治狂证，胸腹动甚，惊惧避人，兀坐独语，昼夜不寐，或多猜疑，或欲自死，不安于床者。"并谓："狂痫二证，亦当以胸胁苦满，上逆，胸腹动悸等为目的。"此方就其作用而言，以清化热痰为第一，活血居第二，行气之功最弱，用治痰热壅闭神明、阻滞包络之证，可谓合适。

【歌括】柴胡龙骨牡蛎汤，芩夏姜参枣大黄，铅丹桂苓祛痰浊，温清补泻合一方。

蒿芩清胆汤 (《重订通俗伤寒论》)

【药物组成】青蒿 12~30g，黄芩 10~15g，青黛 9g，竹茹 10~15g，枳实 10g，陈皮 10g，半夏 12~15g，茯苓 15g，滑石 20g，甘草 3g。

【制剂用法】水煎服。

【方证病机】少阳三焦湿（痰）热。

【体现治法】清热除湿，上下分消。

【适应证候】少阳三焦湿（痰）热。症见寒热如疟，热重寒轻，胸胁胀疼，口苦，吐酸苦水，或呕吐黄涎而黏，或干呕、呃逆，舌红苔白或黄腻，脉弦数。亦治眩晕、黄疸、湿热盗汗、耳鸣、耳聋、神志不清、心悸、失眠、咳嗽、气喘、咯血、热淋、痔疮下血等症。

【方理剖析】此属少阳三焦湿热或痰热机制。形成此机制的原因不一，或因邪犯皮毛，由表及里；或因邪从口入，肠胃受病，由里达外；或因邪从上受，由上而下；或因邪从肾系侵入，由下而上，影响三焦水道失调，阳气为湿浊所遏，郁结化热，遂见少阳三焦湿热或痰热为患。湿热阻遏少阳三焦，与营卫之气相争，则寒热如疟；热邪偏盛，故热重寒轻；肝胆经脉循胸胁，湿碍气阻，壅滞经隧，故胸胁胀痛。胃本不呕，胆木克之则呕，胆热乘胃，胃浊上逆，则呕吐酸苦水，甚至胆汁随胃液上逆而见呕吐黄涎。肝与胆相表里，胆热及肝，气病及血，故舌质红；湿热熏蒸则苔腻；肝脉自弦，脉象弦数，是肝胆有热证象。至于眩晕、黄疸、湿热盗汗、耳鸣、耳聋病在肝胆；神志不清、心悸、失眠病在心；咳嗽、气喘、咯血病在肺；热淋病在肾系；痔疮下血病在肠道。证象与部位虽异，致病的本质却相同，都是湿热为患。

上述证象有气郁化热、津凝为湿（痰）、胆汁壅阻、血热外溢等基础物质的病理改变，也有组织结构感受刺激的病理改变，但以湿热为其主要矛盾。

叶天士在《温热经纬》中谓："邪留三焦，亦如伤寒中少阳病也，彼则和解表里之半，此则分消上下之势，随证变法，如近时杏、朴、苓等类，或如温胆汤之走泄。"叶天士指出，邪留三焦，亦如伤寒中的少阳病。但伤寒之邪自表入，邪在少阳，法当和解表里之半。温邪上受，首先犯肺，肺卫之邪若不逆传内陷，留恋少阳三焦，水液失调，即呈湿热。治疗少阳三焦湿热，不可过用寒凉，以免遏郁阳气，当如温胆汤之走泄，展其气机。此方即温胆汤加味而成，体现清热除湿、上下分消之法。方中黄芩、青黛、竹茹清泄肝胆之热，青蒿清透少阳之邪，使热有外出去路，此四药功在清热透邪，此上清之法也；陈皮芳化湿浊，半夏燥湿祛痰，此二药在于恢复脾运，此调中之法也；茯苓、滑石淡渗利湿，此二药引导湿热下行，此下夺之法也；枳实降泄胆胃，陈皮醒脾利气，又展其气机，令其流畅。综观全方，既有消除病因、解其郁热的清热药，又有恢复少阳三焦津气流通的行气除湿祛痰药。虽侧重于清泄胆热，仍不失为上下分消之法。

此方既可分消上下之势，治疗三焦湿热或痰热；又可和解表里之半，治胆胃不和。方中青蒿透达少阳半表之邪；黄芩、青黛清泄胆腑半里之热。胆气犯胃，中焦涎浊随胃气上逆而呕，故用利气调中、祛痰降逆的温胆汤以降泄胆胃。

本方结构，若就和解少阳法而言，虽师小柴胡汤而立方旨趣稍异。此两方均有寒热往来、胸胁胀痛、呕逆、脉弦等证象，均属邪在少阳半表半里病机，但本方证的里热与湿浊均较小柴胡汤证为盛。邪实而无虚象，故本方不用柴胡而改用清芬的青蒿以化三焦湿浊而透达热邪；用清肝凉血的青黛增强黄芩清热力量；并去小柴胡汤中人参、大枣之补，生姜之温，配以祛痰降逆的温胆汤，遂由和解少阳之方，一变而成清泄胆胃之法，虚实异趣，同而不同。

或谓：本方在《重订通俗伤寒论》中仅治胆胃不和的痰热为患，今谓本方能治五脏疾病，是否有所夸大？须知少阳三焦是联系五脏六腑的通道，湿热羁留三焦，可随膜腠这条通道侵犯任何部位，由于病位不同，遂有不同证象。综观五脏热证，不外乎热盛津伤与湿热两型。无论见于何部，都可应用，展示了中医异病同治的特色，体现了治病求本的精神。

或谓：此方原用碧玉散（青黛、滑石、甘草）三钱，合为今制，仅重9g，其中青黛分量尤轻，不过1~2g而已，今改青黛为9g，剂量超过原方数倍，是否过重？学习古方的目的之一在于如何去完善古方，以扩大其用途，增强其疗效。原方青黛用量太轻，若遇病毒感染或气血同病证候，就有病重药轻，鞭长莫及之失，加重凉血解毒的青黛用量，不仅对于病毒感染有满意疗效，对气病及血的失血等证也可兼顾，青黛剂量一变，遂由专治气分之方变为气血兼顾之剂，由专治胆胃之方变为泛治五脏之剂，由只治细菌感染之方变为兼治病毒感染之剂，又何乐而不为！

【临证应用】本方是治疗少阳三焦湿热或痰热的有效方。由于少阳三焦联系最广，外通皮毛，内联肝胆，上系心肺，中近胃肠，下出肾系，表里上下，无所不包，湿热或痰热每随气之升降出入而无所不达，所以本方可以广泛用于五脏的湿热或痰热为患。下述各种用法，是余临床所验，供同道参考。

（1）湿热留恋三焦：每以寒热如疟、胸胁胀痛为主症。多由邪在少阳，影响津气流通使然。审属湿热机制，投此最为合拍。

（2）呕吐：湿热或痰热所致胆胃不和，常兼口苦胁痛、呕吐黄涎而黏、苔黄而腻，热象明显者，用本方效果甚佳，还可加降逆的代赭石，增强清热降逆功效，体现了胆胃同治法。

（3）眩晕：《素问·至真要大论篇》指出："诸风掉眩，皆属于肝。"眩晕是颅内膜的病理改变，故就病位而言，当属肝系，盖肝主身之筋膜故也。引起眩晕的原因虽多，但总与津液的盈虚有关。治眩诸方，不是滋阴潜阳，就是祛痰利水，可资佐证。盖津虚则膜失其濡，津壅则膜受湿而弛，眩晕作矣！历代医家多谓"无火不作眩"，是指阴虚火旺而言；"无痰不作眩"，是指津液壅阻而言。故眩晕实证，多因痰热循少阳三焦上攻，蒙扰清空所致。此为治疗少阳痰热之方，恰合眩晕实证机制。若加镇逆的代赭石、柔肝的白芍、运脾的白术、利湿的泽泻，增强平肝镇逆、导湿下行之功，疗效更佳。血压高者加牛膝30g引血下行。

（4）急性黄疸：黄疸有阴黄、阳黄之分，阳黄有热盛、湿盛之别。热偏盛者用茵陈蒿汤，湿偏盛者用茵陈五苓散，古有成法。若中焦湿浊阻滞证象明显者，可用本方加茵陈、栀子、大黄等药，共奏利胆退黄功效。

（5）湿热盗汗：盗汗一证，古人多从阴虚论治，临床所见，因三焦湿热而致者亦屡见不鲜。湿阻少阳半表半里，当其夜卧阳气入于阴分之际，不仅表卫因阳气内归而失去固护，其内入的阳气与里热相合，遂致里热蒸腾，湿从外泄而盗汗见矣！盗汗每见于凌晨三四时者，盖此时肝气萌动，阳气外达故也。可用本方加凉血的牡丹皮、敛肝的牡蛎以清热利湿，敛汗潜阳。

盗汗的致病机制，古人咸谓属于阴虚，代代相承，已成定论。果如所言，却有两点令人费解。首先，阴虚盗汗当见舌红少苔、脉象细数，临证所见舌红少苔者少，而舌红苔腻者多，脉象多见濡数，如此舌脉，诊断为阴虚可以吗？其次，此证多见于小儿或青壮年，正是气血生化旺盛之时，无所偏颇，为何会有那么多的阴虚，一概视为阴虚可以吗？余初临证时亦囿于阴虚之说，后治一故人，每夜盗汗，醒来衣被尽湿，察其舌苔黄厚而腻，滋阴之法在所当禁，遂以本方加牡丹皮、牡蛎付之，数剂而瘳。以后每遇盗汗，见其苔腻即用此方，都能见效，始知盗汗还有湿热一型，附识于此，供学者参考。

（6）耳鸣、耳聋：治用本方加开窍的石菖蒲、清热的钩藤和菊花、利湿的泽泻，对湿热壅阻少阳，闭阻清窍导致的耳鸣、耳聋有效。

（7）神志不清：以本方为基础方，加石菖蒲30g、连翘12g，治暑温，高热已退，湿热闭阻清窍而神志不清者，有清热除湿、涤痰开窍之功，久服有效。

（8）心悸、失眠：属于痰热为患者，可加琥珀、黄连、肉桂之类，清热涤痰，宁心安神。成都某教师姜某，心动过速，求治于余，察其舌质老敛，舌苔薄黄，脉1分钟100次左右，属于痰热凌心而悸，遂以此方加减，月余而瘳。

（9）咳嗽、气喘：痰热壅肺，咳嗽胸痛者，加鱼腥草、芦根、冬瓜仁等清热化痰；若气粗喘促者，加麻黄、杏仁宣肺降逆。咳嗽、气喘因于气郁津凝者十居八九。此方能够利气行津，通调三焦水气而使肺的宣降功能恢复正常。加鱼腥草是欲增强解毒作用，加冬瓜仁、芦根是欲增强行津之功，加麻黄、杏仁是欲增强宣降肺气效力，着眼于消除病因、调理功能、流动津气三个方面。1989年盐亭县流行性感冒患者甚多，均以咳嗽、气喘、苔黄而腻为主症，投以此方无一不愈，此青黛之功也。

（10）咯血：肝经火旺，木火刑金，迫血妄行的咯血，有阴虚、血热、痰火之不同，审属痰火为患，用本方加栀子、瓜蒌壳，有清肝宁肺之功。范某，痰中带血，某院诊断为肝硬化，久治无效，经某医院检查示肝脏正常，求治于余，见其苔黄而腻，遂以本方加栀子、瓜蒌壳、芦根，数剂而愈。江某，患肺痨吐血量多，住院两周未止，问治于余，见其舌苔黄腻，嘱服上方，加龙骨、牡蛎，服4剂而血止。

（11）热淋：少阳三焦湿热，下注成淋而见腰痛、尿频、尿痛，兼见胸闷呕恶者，可用本方加木通、栀子、柴胡清胆和胃，泻火通淋。柴胡重用，疗效始著。热淋初起亦有寒热如疟证象，由此可知寒热往来是手少阳三焦病变而非足少阳胆经病变。本方是为少阳三焦湿热而设，用于中下两焦证象同见，自可见效。

（12）痔疮下血：肝经血热，随少阳三焦下注而成痔疮下血，用本方清热除湿，可收较好的止血效果。肝藏血，血热妄行，无论见于何部，皆当责之于肝，这才是治病求本之道。便血古有肠风、脏毒之分，脏毒多从湿热论治，投以此方，既可清肝宁血，又可化湿泄浊，故有效。

（13）急性胆囊炎、急性肝炎、耳源性眩晕、急性胃炎、肺炎、支气管扩张咯血、肺结核咯血、高血压、冠心病、肾盂肾炎等，审属湿热或痰热为患，均可用本方加减治疗。

【歌括】蒿芩清胆滑黛须，陈夏苓草枳竹茹，少阳三焦津气阻，五脏湿热并能除。

达原饮 (《温疫论》)

【药物组成】槟榔 15~20g，厚朴 10~15g，草果 10~15g，知母 10~15g，黄芩 10~15g，白芍 10~15g，甘草 5g。

【制剂用法】水煎服。

【方证病机】邪伏膜原，湿遏热伏。

【体现治法】辟秽化浊，宣透膜原。

【适应证候】瘟疫初起，邪在膜原。症见憎寒壮热，或 1 日 2~3 次，或 1 日 1 次，发无定时，胸闷呕恶，头痛烦躁，舌边深红，苔如积粉，扪之燥涩，脉象弦数。

【方理剖析】本方为瘟疫初起，邪伏膜原而设。《温热经纬》说："膜原者，外通肌肉，内近胃腑，即三焦之门户，实一身之半表半里也。"膜原与腠理同属手少阳三焦半表半里之间。疫邪受自口鼻，客于膜原，影响水液失调，秽浊阻遏于中，故胸闷呕恶；阻遏营卫运行之机，故寒战高热，其形如疟；湿遏热伏，故见烦躁、头痛、脉数；舌边深红而苔如积粉，为湿遏热伏的辨证依据。

此证虽有头痛身疼，不可误用汗法，唯宜辟秽化浊，宣透膜原，使秽浊去而病自愈。方用厚朴苦温燥湿，下气消痰；草果燥湿化浊，芳香辟秽；槟榔消谷利水，破气行痰。三药直达膜原以宣利五脏六腑壅滞，能使秽浊之邪速溃，俾湿浊去则水道通，三焦理而气机畅，阳气不受湿遏，则寒战高热、头痛烦躁诸症愈矣。《温疫论》中说："热伤津液，加知母以滋阴；热伤营气，加白芍以和血；黄芩清燥热之余，甘草为和中之用。以后四味不过调和之剂，如渴与水，非拔病之药也。"

学习此方，应当明其基本病理，掌握辨证要点。综观所有证象，都是邪在膜原，湿遏热伏的病理改变。何以知之？从苔如积粉、舌边深红知之。苔如积粉是湿遏于外之象，舌边深红是热伏于内之征，热之所以深伏于内，实由湿阻膜原遏其阳气使然。由此可知，湿遏热伏虽是此证基本病理，湿遏才是主要矛盾。

本方在配伍方面存在两个疑点：其一，所治明是急性热病，为何不以清热解毒药物为主，而以辛温燥烈的厚朴、草果、槟榔为主药？其二，苔如积粉明是湿浊壅阻证象，为何要配生津和血的知母、白芍？

先就第一疑点言之：此证之所以出现寒战高热、头痛烦躁等一派热象，其实都是阳为湿遏使然。吴又可以温性的厚朴、草果为主，可谓独具卓识。若不放眼于宣化湿浊而唯清热是务，是只看现象，不明本质，不仅不能愈病，反而有损伤阳气之虞。当然，若从疫疠是引起本病的原因考虑，大青叶、板蓝根等药亦未尝不可加入。

次就第二疑点言之：此证苔如积粉，自是湿浊太盛。但因热伏于内，湿受热蒸，已见浊结，所以苔虽厚而扪之燥涩。若不先用生津之品令其津充，厚朴、草果、槟榔也就难奏宣化湿浊功效，配生津和血的知母、白芍，殆即此义。生津的知母、白芍与化湿泄浊的厚朴、草果、槟榔同用，有相反相成之妙。若苔厚而腻，是津液未伤之象，知母、白芍当减去。后世所制达原饮的变方都减去此二药，即因苔腻之故。

【临证应用】（1）流行性感冒：症见寒多热少，胸痞脘闷，肢体重倦，舌苔浊腻。如湿多于热者，去白芍、知母，加佩兰、茵陈以化湿；如热多湿少，日久不退，午后较甚者，本方加白薇、栀子以退热。

（2）本方治恶性疟疾亦有效，加青蒿 60~90g，效果更佳。青蒿不耐高温，宜用温水洗净，沸水泡服。

（3）本方去知母、芍药，加柴胡、枳壳、青皮、桔梗、荷叶梗，即《重订通俗伤寒论》中的柴胡达原饮。治痰湿阻于膜原，胸膈痞满，心烦懊恼，头眩口腻，咯痰不爽，间日发疟，舌苔粗如积粉。疏畅气机的作用较原方强。

（4）本方去芍药、知母，加藿香叶、半夏、生姜，即《时病论》中的宣透膜原法。治湿疟，寒甚热微，身痛有汗，肢重脘满。其燥湿化浊力量较达原饮更胜一筹。

（5）本方去芍药，加枳壳、桔梗、焦栀子、淡豆豉、鲜荷叶、六一散。并以芦根 60g 和细辛 1g 煎汤代水，煎服他药。此即《重订广温热论》中的新定达原饮，治温疟热多寒少，甚至昏愦，秽气触人者。

【歌括】达原朴果与槟榔，黄芩知母芍甘尝，邪伏膜原憎寒热，宣透膜原效果良。

三香汤（《温病条辨》）

【药物组成】香豆豉 6g，降香木 6g，郁金 6g，瓜蒌壳 10g，桔梗 10g，枳壳 6g，黑山栀 10g。

【制剂用法】水煎，分 2 次，温服。

【方证病机】湿热客于膜原，气机闭阻。

【体现治法】清热涤痰，行气活血。

【适应证候】湿热客于膜原，气机闭阻。症见不饮不食，机窍不灵；或肝肺气郁，潮热胸闷。

【方理剖析】《温病条辨》谓："湿热受自口鼻，由膜原直走中道，不饥不食，机窍不灵，三香汤主之。"机窍不灵、不饥不食，为本方主症；湿热客于膜原，气机闭阻，为此证病机。邪从口鼻而入，影响上焦肺气不宣，下焦肝气不疏，湿浊不化，阻于中道，遂见不饥不食；湿热伏于膜原，上蒙清窍，气机闭郁，遂致"机窍不为灵动"而神志昏蒙。此证神志异常与不饥不食并见，为湿热痰浊阻窍所致。

湿热秽浊，客于膜原，气血运行之机被阻而不饥不食、机窍不灵，法当清热涤痰，去其秽浊，调气活血，利其升降。故方用枳壳、桔梗以开气郁，郁金、降香木以行血郁，瓜蒌壳涤痰泄浊，黑山栀、香豆豉宣其郁热。脾气血调畅，湿浊得除，升降复常，则机窍不灵等症可愈。

【临证应用】（1）本方治疗湿热闭阻、机窍不灵的精神异常，有效。1989 年余治一幻听患者，投此 1 剂而安。

（2）治湿热阻于膜原的不饥不食，亦曾用过，有效。

【歌括】三香香豉郁降香，枳桔蒌栀七味襄，机窍不灵因湿阻，芳化解郁此堪尝。

　　和解少阳法共选 5 方，虽同治少阳三焦病变而各有侧重。小柴胡汤是侧重于治疗手少阳三焦的主方，反映了风寒客于少阳，正邪纷争的病机特点，一切证象都是气和津的升降出入失常，所以此方体现了和解表里、寒温共用、补泻同施、升清降浊的配方法度。蒿芩清胆汤以治少阳三焦湿热见长，体现上清下渗的配方法度，与小柴胡汤一纵一横，两两相对，一则和解表里之半，一则分消上下之势，展示了治疗少阳三焦的配方规律。达原饮、三香汤皆为治疗邪伏膜原之方但作用稍异。达原饮以厚朴、草果、槟榔宣透膜原，唯湿浊盛者宜之；三香汤以香豆豉、郁金、降香木开其郁滞，宜用于一般湿热。柴胡加龙骨牡蛎汤集行气解郁、活血行瘀、行水祛痰、镇惊定搐之品于一方，兼顾表、里、寒、热、虚、实、气、血、津、筋各个方面，五光十色，目不暇接，配伍之奇，鲜有其匹，若能掌握各方配方法度，参以理气、祛湿诸方，则三焦之治，无余韵矣。

第三节　调和肝脾法

　　调和肝脾是针对肝脾不和病机拟定的治法。

　　肝的疏泄功能关乎气血津液的流通调节；脾的运化功能涉及气血津液的生化输布。所以气血津液都与肝、脾密切相关。两脏不和，常见以下三种证型。①肝脾郁结：肝脾郁结是指肝气郁结，木不疏土，脾运失司的肝脾同病。常以精神抑郁、食欲不振为主症。此证法当疏肝理脾，两脏同治。疏肝宜用柴胡、香附、枳壳、木香、郁金之属疏达气机，畅通胆流；当归、川芎、芍药之属畅旺血行，通其窒塞。理脾宜用苍术、白术、半夏、生姜、陈皮、厚朴、砂仁之属燥湿行津，醒脾利气，用山楂、建曲、麦芽、槟榔之属消食化积，恢复脾运。通过肝脾同治，使气机条达，血行无阻，脾气健运，津液流通，则诸郁可解。代表方如越鞠丸。②胆胃不和：胆胃不和是指胆经有病，横逆犯胃的病机。以胁痛口苦与恶心呕吐并见为特征。肝脾主升，胆胃主降。肝胆病变常常影响胃气的正常下行而上逆作呕，故胆胃不和常以呕吐为主症。胆气犯胃，胃气上逆的呕吐，既有口苦、胁肋胀满疼痛等肝胆症状，也有呕吐、恶心、脘闷食少等脾胃症状。呕吐仅是现象，引起呕吐的病机是因肝胆有病影响脾胃。所以，治疗胆气犯胃的呕吐应在治肝胆的前提下配伍和胃降逆药物。故常选用疏肝利胆的柴胡、青蒿、郁金、枳壳；清泄肝胆的栀子、黄芩、竹茹、青黛；柔肝平肝的白芍、代赭石；和胃降逆的半夏、生姜、甘草之类组合成方。如小柴胡汤、蒿芩清胆汤即属此种配伍形式。③肝脾不和：肝脾不和是指肝病及脾或脾虚肝克，以腹痛为主症。肝脾不和的腹痛，当分虚实论治。脾虚引起的肝脾不和，以腹部拘挛作痛为特征。治疗此证，当一边补气健脾，以防御肝气来犯，一边养血柔肝，使肝木不横强。这种肝脾同治的配伍形式，对上述机制的腹痛，确有可靠的疗效。如逍遥散、当归芍药散、痛泻要方之用当归、白芍、川芎之类养血调肝，用白术、甘草、大枣等药补脾缓急，就是根据上述机制配伍的。

　　肝气横逆，克犯脾土的腹痛，证情偏实，多兼气郁或肝脾郁热。当以疏肝、活血、清肝、柔肝为主，适当配伍调理肠胃药物，如奔肠汤即属此种证型（方见解痉法）。

总之，肝脾不和的临床表现有寒证亦有热证，有虚证也有实证。这里所举的仅是少数方剂，还有治疗肝气犯胃的方剂，如呕吐属寒的用吴茱萸汤，属实的用大柴胡汤等，这些方剂散见于各章之中，必须合参，才能对肝脾病变有较全面的了解。

此证虽分寒热虚实，总属肝的筋膜病变。所举方剂均以柔肝、缓急、疏肝、清肝、温肝为主，健脾或通腑为辅，又反映了本法的组方特点。了解其基本病理和治法特点，有助于辨证论治。

越鞠丸（《丹溪心法》）

【药物组成】香附、川芎、山栀子、苍术、神曲各等份。

【制剂用法】水泛为丸。每次服 5g，开水送服。亦可作汤剂。

【方证病机】肝脾郁结。

【体现治法】疏肝理脾。

【适应证候】气、血、火、食、痰、湿诸郁。症见胸膈痞闷，吞酸呕吐，饮食不消等。

【方理剖析】人以气为本，气和则升降不失其度，运行不停其机。若饮食不节，寒温不适，喜怒无常，忧思无度，气机运行失常则病从此起。肝喜条达，若忧思无度则肝气郁结，气郁则胸膈痞闷不舒；肝藏血，气郁影响肝血亦郁，则见胸胁刺痛、固定不移，或为月经不调、经行腹痛；肝与胆同居一处，为相火寄居之所，气郁化火，则口苦泛酸。此气、血、火三郁病在肝胆。肝病及脾，即见肝脾同病。脾司运化，喜燥恶湿，脾郁不能胜湿则湿郁、痰郁，不能运化水谷则食郁，食、痰、湿三者壅滞中焦，则胀满不食、吞酸呕吐诸症丛生。此食、痰、湿三郁病在脾胃。此证虽有气、血、火、食、痰、湿之分，实际就是肝脾功能障碍，导致气滞作胀，气郁化热，血行不畅，津凝成为痰湿的病理改变。

此方体现疏肝理脾、行气解郁法则。方中香附调气疏肝，善解气郁；川芎辛温活血，善治血郁；配栀子泄肝火，清郁热，使气血之郁开，肝胆之热去，则胸胁痞闷、口苦诸症可解；苍术芳香辛温，功能醒脾燥湿，使脾阳健运，则湿去痰消；配健脾化积的神曲以消食滞，使湿、痰、食诸郁解而胀满不食、呕吐吞酸诸症随之亦解。

学习此方要明确以下两点。其一，六郁之说有无生理依据？郁即不通畅的意思。流通于体内的气血津精是五脏功能活动的物质基础，基础物质的运行输布又赖五脏的协同作用。五脏功能障碍或基础物质运行不利，都称为郁。朱丹溪六郁之说虽是针对气血津液等基础物质流通不利立论，却与五脏功能障碍休戚相关，这是有生理依据的。本方所治，反映了三种基础物质的病理改变。气、火两郁是气的病变，血郁是血的病变，湿、痰两郁是津的病变，加上食积，合称六郁。学者应从本方中受到启迪，临证勿忘审察气血津液的盈、虚、通、滞，才能提高诊疗水平。其二，本方只有五味药而能治疗六郁，道理何在？用药贵在针对病变本质，使异常的病理状态转变成为正常的生理状态。本方香附、川芎、山栀子、神曲四药各治一郁，苍术却能兼治湿、痰两郁。脾运障碍则湿郁，湿浊停蓄而痰生，究其本质都是脾运障碍引起津行不畅。苍术长于醒脾燥湿，使脾脏功能恢复，津行无阻，则痰去湿消。

【临证应用】此方虽然只有五味药物，却能统治肝、脾六郁，不过示人以法，临证可根据郁结情况加入所需药物增强疗效。气郁为主者，加佛手片、柴胡、青皮、木香、乌药、槟榔片，或加宣肺的紫苏叶、杏仁，理脾的陈皮、厚朴，肺、脾、肝三脏并调；血郁为主者，加桃仁、红花、丹参、牡丹皮之类；火郁为主者，加黄芩、黄连、虎杖、大黄之类；痰郁为主者，加半夏、天南星之类；湿郁为主者，加白术、茯苓、泽泻、砂仁之类；食郁为主者，加山楂、麦芽、鸡内金之类；夹寒者，加吴茱萸、桂枝之类。

【歌括】越鞠丸治六般郁，气血痰火湿食因，香附芎栀苍建曲，气畅郁舒痛闷伸。

当归芍药散（《金匮要略》）

【药物组成】当归90g，川芎240g，芍药480g，白术120g，茯苓120g，泽泻240g。

【制剂用法】为散，每次服5~10g，酒和，1日服3次。若作汤剂，用原方剂量的十分之一。

【方证病机】肝虚血滞，脾虚湿滞。

【体现治法】调肝活血，健脾除湿。

【适应证候】①腹中诸疾痛，面色萎黄，舌体淡胖。②妊娠腹痛。③妊娠或产后下利、腹痛，小便不利，腰脚麻痹无力。④眼目赤痛，兼见头眩、涕泪甚多。⑤肝脏肿大。

【方理剖析】腹痛是本方主症；肝虚血滞、脾虚湿滞，是此证病机；其余脉症则是辨证依据。脾主大腹，腹痛自然属脾，但因疼痛多系经脉收引和血行不利所致，故当责之于肝。这种病位在脾而病机在肝之证，称为肝脾不和。肝藏血而贵流通，主筋膜而贵和柔，此证以疼痛为主，是经脉挛急与血行不畅的综合反映，面色萎黄是血虚不荣之征，以上反映了肝的病理改变。脾主运化，喜燥恶湿。下利兼见小便不利，或腰脚麻痹，或目赤疼痛兼见涕泪甚多，舌体淡胖，都是津液壅滞现象，反映了脾的病理改变。所以，此证按脏腑定位，病在肝脾；按气血津液辨证审察基础物质盈虚，是血虚与血滞、脾虚与湿滞并见；按八纲辨证定性，应是不偏寒热的虚中夹实证候，故属肝虚血滞、脾虚湿滞机制。

肝虚血滞，经脉挛急而见疼痛，法当补血以治不足，活血以通瘀滞，柔肝以解痉挛；脾失健运，津凝为湿而见下利尿少、麻痹无力等症，又宜复其脾运，渗其水湿。故方以当归、白芍、川芎调血柔肝；白术、茯苓、泽泻补脾渗湿。白术补脾，是恢复脾运，茯苓、泽泻渗湿，是泻其水邪；当归、白芍养血，是补其不足；川芎、当归活血，是通其瘀滞。此六药同用，泻中寓补，能奏调血柔肝、补脾除湿功效。方中芍药用量独重，说明柔肝止痛是其主要用途；重用川芎、泽泻说明血瘀津阻是其主要矛盾，故全方是以通为主，以补为辅的结构。

方中川芎、当归、白芍活血而不峻猛，补血而不滞血；白术、茯苓、泽泻健脾而不碍湿，利水而不伤脾。泻中寓补，较逍遥散、四逆散、柴芍六君子汤、小建中汤之类尤为灵动，用之常获良效。

【临证应用】（1）腹痛：《金匮要略》中用本方治疗"妇人腹中诸疾痛"，自然以治腹痛见长。引起腹痛的机制不一，有因寒而致者，有因热而致者，有因虚而致者，有因实而致者，有因经脉挛急而致者，有因血络瘀阻而致者。本方药味平和，泻中有补，略微增减即寒热虚实皆宜，有柔肝解痉、活血行津之功，无论疼痛部位在上、在中、在下，审其确属挛急、瘀滞而痛，皆能治之。《金匮要略》中限于妇人，其实男女皆宜。

（2）妊娠腹痛：尤在泾云："按《说文》，㽱音绞，腹中急也，乃血不足而水反侵之也。血不足而水侵，则胎失所养而反得其所害矣，腹中能无㽱痛乎！"尤在泾分析妊娠腹痛之理颇为贴切，强调了本方的养胎作用，用时可适当减少川芎剂量。

（3）妊娠或产后下利：妊娠须血养胎但血不足，产后失血而营血虚，复患下利兼见小便不利，皆是水液失调，不循常道。此方用当归、芍药、川芎养血和肝，白术、茯苓、泽泻理脾渗湿，颇为对证。

（4）腰脚麻痹无力：多因水湿下趋，滞留肌肉，血运不利，腰脚失荣。此方有养血活血与健脾祛湿之功，使水湿去则肌肉强健，血行畅则下体得养，则麻痹无力可愈。若再加入干姜、防己、黄芪，疗效更佳。

（5）眼目赤痛：若系外感风热，当从清肝凉血、疏风散热论治。此证眼目赤痛，显系血瘀于络；涕泪甚多，说明病性偏寒，水液未亏，反呈壅阻。用此方通血络瘀滞，祛水湿壅阻，颇为符合病情。余曾用此方治1例30余岁妇女，该患者视力突降，睹物模糊，经眼科检查，皆谓难治，投以此方，7剂而愈。

（6）肝脏肿大：用此方治疗肝脏肿大，有较好疗效。肝藏血，主疏泄。肝脏肿大，不外乎气滞、血瘀、津凝、液结等原因。此方擅长活血补血、健脾除湿，稍加行气利胆的枳实、木香、茵陈，即能全面照顾，故有效。偏寒者加桂枝、吴茱萸；偏热者加牡丹皮、栀子；血滞甚者加桃仁、红花、山楂、大黄，连服数十剂。腹部包块者亦可应用，多囊肝、多囊肾者，可加薏苡仁。

（7）《三因极一病证方论》云："常服畅通血脉，不生痈疡，消痰养胃，明目益津。"《素问·调经论篇》谓："五脏之道，皆出于经隧，以行血气，血气不和，百病乃变化而生。"此方以川芎行气，当归活血，茯苓、泽泻行津，白芍柔和经隧，无病常服此方，能令五脏安和，津血流畅，百病不生。《三因极一病证方论》之说，颇合《黄帝内经》经旨。

（8）《青州医谈》云："当归芍药散最深之症，面色萎黄，腹中如有物而非块，又如包物之状，若是者用之奇效，要是因血滞而水亦滞者也。"指出了血瘀津滞是本方证的基本病理。

（9）《汤本求真》云："妇人胃及子宫痉挛，用本方多有奇效。"指出痉挛是疼痛的主要原因。

（10）《类聚方广义》云："脱肛肿痛，出水不止者，奇效。"肿痛、出水都是血瘀津阻证象，使用本方，自可获效。

【加减化裁】（1）加味当归芍药散（验方）：当归10g，川芎6g，茯苓12g，白术10g，泽泻10g，续断10g，菟丝子12g。1日1剂，连服2剂。治疗胎位异常。于妊娠7~9月时服，用当归芍药散活血利湿，加菟丝子、续断以安胎。

（2）抗痿灵（验方）：当归60g，白芍60g，甘草60g，蜈蚣20g。研末分为40包，每次服1包，空腹，用白酒或黄酒送服。15天为1个疗程，忌生冷，忌气恼。治阳痿甚效。

【歌括】当归芍药用川芎，白术苓泽六味同，男女腹中诸疾痛，调肝理脾有奇功，若加续断菟丝子，胎位异常此方谋。

痛泻要方 (《景岳全书》刘草窗方)

【药物组成】白术（土炒）12g，白芍（炒）24g，陈皮（炒）9g，防风6g。

【制剂用法】水煎服，久泻者加升麻。

【方证病机】脾虚肝旺，肝脾不和。

【体现治法】柔肝补脾。

【适应证候】腹痛即泻，痛泻不止，舌苔薄白，脉弦。

【方理剖析】腹痛即泻，为本方主症；脾虚肝旺，肝木乘脾，是此证病机；腹痛即泻、痛泻不止，又为此证辨证依据。临证所见，泻而不痛者，有之，当责脾胃功能失调；痛而不泻者，有之，当责肝系筋膜挛急。此证腹痛即泻、痛泻不止，是因风寒客于小肠，引起肝系膜络产生痉挛，以致肠内之糜尚未变为糟粕即排出体外，出现腹痛即泻的特有见症。此即"泻责之脾，痛责之肝，肝责之实，脾责之虚，脾虚肝实，故令痛泻"的致病机制。亦即《素问·举痛论篇》所说："寒气客于小肠，小肠不得成聚，故后泄腹痛矣。"

方中芍药柔肝缓急，缓解肠道痉挛，白术健脾除湿，恢复脾运，此二药调和肝脾，是抑木培土、止痛、止泻之主药。陈皮辛能疏畅气机，炒香尤擅燥湿醒脾，两调津气，助白术恢复脾运。防风擅长"搜肝气"，祛风邪，配入方中，借以疏散风寒，消除引起肠道痉挛的原因，协助白芍调理肝的疏泄，恢复肝的功能，此即李杲所谓"土中泻木"之意。此证亦有气机下陷的机制存在，配防风，尚有升阳举陷之意。本方药仅四味，却能消除病因，调理功能，流通津气，柔和经脉，用之得当，有效。

本方为何要配防风，是一疑点。须知此证是因外感风寒，随少阳三焦内归肠道，客于小肠夹层，久留不去，引起挛急而见痛泻。虽有白芍抑肝，解其挛急，若不配入升散的防风以消除病因，升发阳气，治法仍未尽善。所以，配入防风并非可有可无，学者自当留意。

【临证应用】本方以腹痛即泻为主症。若大便呈水样，则加车前子、茯苓、干姜以温中分利；腹痛甚，倍白芍，加香附子以疏肝柔肝；久利虚寒，加吴茱萸、干姜以温运中阳。

【歌括】痛泻要方用陈皮，术芍防风四味齐，腹痛即泻因何故，脾虚肝克是病机。

-------------------------------- 小 结 --------------------------------

调和肝脾法共选方3首，都以调肝理脾为目的，都由两组药物组成，一组治肝，一组治脾，是其相同点，但亦各有特色。越鞠丸以治肝脾六郁见长，以胀闷不适为用方指征，若治痛证，常鞭长莫及，观其所治，并无奇特疗效，但因此方五药能治六郁，示人以通之理，在构思上有独到之处。后两方以治痛证见长，究其疼痛之机，都与经脉挛急有关，所以两方都用柔肝的白芍。当归芍药散以治肝脾同病、虚中夹实、实中夹虚见长，反映了两顾津血、泻不伤正、补不碍邪的组方特点，也反映了五脏六腑宜通的生理特点。痛泻要方的临床证象与众不同，以腹痛即泻为用方指征，方中配伍防风疏风散寒，调理肝的疏泄，升举阳气，令气机不致内陷，组方独具一格。掌握各方的病机和配伍特点，自能准确使用这些方剂。

第六章　温里法

温里法是针对五脏寒证拟定的治疗大法。

以《素问·至真要大论篇》中"寒者热之"为立法依据，选择温阳散寒药物为主组合成方，用以治疗五脏寒证的方剂，称为温里剂。本类方有振奋阳气、温散寒邪之功，属于治法中的温法。

致病原因：形成里寒的原因不一。有素体阳虚，寒自内生；或外寒入里，客于经络脏腑；或过用凉药，过食生冷，损伤阳气等。归纳起来，不外乎寒自外入与寒从内生两个方面。

病变部位：五脏都有寒邪直中导致的里寒，亦有自身功能衰退导致的阳虚，所以五脏都有寒证。即使病在体表的皮、肉、脉、筋、骨，亦归五脏所主，仍然要从五脏论治。

病变性质：本法所治证候，用八纲辨证定性，属于寒证；用气血津液辨证察其虚实，是基础物质凝滞不通的病理改变，病性属实，若因自身阳气虚损，则属本虚标实。

基本病理：寒证的基本病理，可用"经隧收引，气血凝涩"八字概之。专供气血津液运行的管道，古人称为经隧，所有经隧都有"寒则收引，热则松弛"的特性。故《素问·痹论篇》中说："凡痹之类，逢寒则虫（虫是形容经隧遇寒则蜷缩如虫），逢热则纵。"运行于经隧的气血津液，又有寒则凝涩，温则流通的生理特性，故《素问·调经论篇》中说："人之所有者，血与气耳。"又说："血气者，喜温而恶寒，寒则泣而不流，温则消而去之。"由于寒性收引凝涩，无论外寒入里或自身阳虚都必然引起经隧收引和气血津液流通不利，升降失调，出现气滞、血郁、水液失调的病理改变，挛急不通则痛，气液升降出入失常，则见吐泻喘胀。症状除但寒不热、喜暖蜷卧之外，多见疼痛、胀满、痰饮、水湿等。

寒从外入或五脏功能不足，各脏均有各自的病变特征。一是五脏功能与基础物质的病理改变：肺系常见津气宣降失常，脾胃常见津气升降失职，肾系常见津气生化不及，心肝常见气血津液痹阻。虽然五脏功能都与气血津液有关，却又各有所主。肺、脾、肾三脏侧重于津气壅滞，或升降失调；心、肝两脏侧重于血液郁阻，壅滞不通。二是组织结构的病理改变：五脏经隧均由肝系的筋膜构成，五脏病变所见的疼痛、喘咳、惊悸、呕逆、小便不利等症，都与经隧挛急有关。综上，寒证的基本病理是：外寒相侵或自身阳虚→脏腑功能障碍或衰退→气血津液阻滞或升降出入失调，经隧收引→呈为诸症。

温法分类：温法的作用在于温散外入寒邪，振奋自身阳气，达到调理脏腑功能、舒缓经隧挛急、温通气血凝结的目的。由于五脏都有寒证，且有在脏、在腑、在经之异，各脏又有各自的独特功能，发生病变以后，各脏有各脏的独特见症，虽然治疗大法是温，但还应根据五脏的生理、病理拟定不同的治法，才有较强的针对性。肺系虚寒，宜温肺散寒；脾胃虚寒，宜温中健脾；肝经虚寒，宜温肝散寒；心肾阳微，宜回阳救逆；寒滞经脉，宜温经散寒；气因寒滞，宜温中行气；血因寒郁，宜温经祛瘀；津因寒凝，宜温阳行水。故温法又可分为温肺散寒、温中健脾等十法。最后三法散见于行气、活血、祛湿各章，可以合参。

配伍规律：温里之方，常以干姜、肉桂、附子为主药。独取此三味为主药，是因干姜长于振奋肺脾阳气，桂枝长于温通心肝血脉，肉桂、附子长于温煦命门真火，能够兼顾五脏。肾阳一旺，则五脏阳气生发有源；五脏阳气振奋，则脏腑功能恢复，气血宣流，经隧舒缓。此三药作为治疗五脏寒证之主药，实在当之无愧。

配伍温里之方，应遵循"外入之寒，温必兼散，内生之寒，温必兼补"的原则。除用辛热的干姜、肉桂、附子为主药以外，又当视其情况决定配伍形式。外入之寒，温必兼散，散其寒则障碍的功能可复，蜷缩的经隧得舒，凝涩的气血津液得通，故常用温热药配伍桂枝、细辛、麻黄等辛温之品以温散寒邪，宣通阳气，寒之自外而入者，仍然使其外出，体现"寒淫所胜，平以辛热"的配方法度。内生之寒，温必兼补，不补则功能难复，故常用温热药配伍补气药以振奋阳气，益火消阴，恢复功能，这种组合形式，又体现了"寒淫于内，治以甘热"的配方法度。不过这两类方又有异曲同工之妙。外寒一散则经隧舒而气血宣流；自身阳旺则功能复而气血调适。盖调理脏腑功能、温通气血津液、舒缓经隧挛急这一目的是一致的。

本类方除以温药振奋阳气和温散寒邪以外，常配伍调气、活血、行津之品或柔肝缓急药物，此为温法的基本结构。调气、活血、行津在于恢复基础物质的升降出入；柔肝缓急在于缓解经隧挛急，最终达到温通这一目的。

临证应用：万病不离寒热两类，凡属寒证，无论见于何脏，都可应用此法。临证之际，不仅要审察病变部位，还要审察气血津液变化以何为主，辨证无误，选方恰当，才有较好疗效。

使用注意：其一，应辨明寒热真假，勿被假象所迷。真寒假热，自当毅然投此，以回欲绝之阳，阳长阴消，假象自除。如系真热假寒，切勿妄投，误用有抱薪救火之失。其二，阴寒太盛，投热药入口即吐者，可稍佐寒凉之品，或热药凉服，此即寒因寒用的治法，也是反佐的配伍形式。

第一节　温肺散寒法

温肺散寒是根据肺气虚寒病机拟定的治法。

形成肺寒的原因有二：一由皮毛感受寒邪，从表入里，肺失宣降，水饮内停而成；二由恣食生冷，损伤脾阳，中焦虚寒，胃病及肺所致。外寒犯肺，津气逆乱而见喘咳痰稀，此类型将于升降法中讨论，此处仅讨论肺脏自身阳虚的治疗方法。纵观古籍均无肺阳虚损之说，其实五脏都有功能衰弱的阳虚，肺脏自不例外，但因肺合皮毛主表，外寒相侵常居十之八九，自身阳虚仅占十之一二，历代医家不言阳虚而称肺寒，这是因为外寒多于阳虚的缘故。

肺脏阳虚，以喘咳有痰，或小便数、遗尿、失禁为主症，但须兼见面色苍白，舌淡脉弱，才是虚寒证象。肺的宣降功能有控制和调节水液的作用，三焦水液失调，可因肺失宣降，水湿壅滞，而见喘咳有痰；也可因肺不布津，制节无权而直趋下走。临床所见的小便数、遗尿、尿失禁等症，虽与肾阳虚衰不能蒸腾气化，脾气下陷不能制约转输，肝气虚寒不能疏泄调节有关，但肺气虚冷，上虚不能制下，亦为病变机制之一。盖肺脏功能衰退，不能正常敷布、控制、调节津液，必将导致肺津失布，凝聚为沫，或上不制下，津液直趋下走而出现水液失去控制的见症。肺脏虚寒，宜用甘草、干姜、细辛、五味子、半夏、茯苓之类组合成方，用来温肺散寒，恢复肺脏功能，于证始惬。方如甘草干姜汤、苓甘五味姜辛汤、治冷嗽方皆是。

肺司呼吸，清气有赖肺脏吸取，脾主运化，谷气化生有赖于脾，此两脏为后天之气的源泉，所以气分病变多从肺脾两脏论治。肺为水的上源，脾主运化水湿，水液失调亦多两脏同病。此两脏在生理、病理上有共性。若肺病不从本脏施治而从脾胃论治，即通常所说的培土生金法则，此种肺病治脾的方法，多用于肺气虚寒证型，体现温必兼补的配方法度，故治中焦虚寒的理中汤、小建中汤诸方，亦可治疗肺寒证候。

甘草干姜汤（《金匮要略》）

【**药物组成**】炮干姜 10g，炙甘草 20g。

【**制剂用法**】水煎，分 2 次，温服，1 日量。

【**方证病机**】肺中虚冷。

【**体现治法**】温肺散寒。

【**适应证候**】肺中虚冷。症见吐涎沫，不咳，不渴，遗尿，小便数。或见阳虚吐血、腹痛、呕吐。

【**方理剖析**】《金匮要略》中用此方治肺中虚冷导致的肺痿。以吐涎沫、小便数为主症；不咳为鉴别诊断要点；不渴为虚寒辨证依据。《素问·经脉别论篇》中说："饮入于胃，游溢精气，上输于脾，脾气散精，上归于肺，通调水道，下输膀胱，水精四布，五经并行，合于四时五脏阴阳，揆度以为常也。"水液能在体内运行，有赖脾气转输，肺气敷布。今因肺气虚寒，功能衰退，不能敷布津液于全身，以致液聚而吐涎沫；肺为水之上源，肺气虚寒，不能约束水液，上虚不能制下，故见遗尿、小便数。肺病常以咳喘为主症，此证不咳，显然非一般肺系疾患，不渴又是虚寒的辨证依据，故是肺中虚冷导致的肺痿。此证虽以肺气虚寒为主，亦与脾气虚寒有关，盖两脏同主津液运行敷布故也。

治疗此证，其要在于温补肺气，恢复肺的敷布、约束津液之权。方中干姜温脾肺之阳，炙甘草补脾肺之虚，使脾能散津，肺能布津，则水液不致聚成涎沫；肺气能够调节水液，则遗尿、小便数等症亦可痊愈。

本方亦治阳虚吐血。于吐血主症外兼见舌淡、苔白、脉迟，即属阳虚失血机制。方中干姜温中，炮干姜有温经止血功效，与炙甘草合用，一补脾胃之虚，一复中焦之阳，使中阳得运，统摄有权，则吐血可止。随症加入益气、止血药物，可以增强疗效。方中干姜有温运脾阳之功，炙甘草有补气健脾作用，故对中焦虚寒导致的呕吐、腹痛等症，亦可使用本方。

【**临证应用**】本方用途虽广，但总属脾肺虚寒机制，故凡虚寒腹痛，虚寒呕吐，阳虚失血，老人小便频数，吐涎，短气，眩晕难以起步者，均可酌情使用。

【歌括】阳虚失血有奇方，古有甘草干姜汤，肺痿吐沫便频数，温肺散寒效亦良。

苓甘五味姜辛汤 (《金匮要略》)

【药物组成】茯苓 24g，甘草 9g，干姜 9g，细辛 9g，五味子 6g。

【制剂用法】水煎服。

【方证病机】肺寒停饮。

【体现治法】温肺化饮。

【适应证候】肺寒停饮。症见咳嗽气喘，胸满痰稀，舌苔白滑。

【方理剖析】咳喘胸满是本方主症；肺寒停饮，是本证病机；痰涎清稀、舌苔白滑，为肺寒停饮的辨证依据。肺气以宣降为顺，其宣降功能又与水液代谢直接相关。肺气宣发，津液才能敷布；肺气肃降，水道才得通调。若形寒饮冷伤肺，日久不愈，肺中虚冷，气郁不宣，逆而不降，津凝不布，水道失调，肺寒停饮，咳嗽、胸满、痰稀等症见矣！

水津遇寒则凝，遇温则化，故张仲景提出"病痰饮者，当以温药和之"的治则。肺寒停饮者投以温肺之品，使肺气能够正常宣降，则水饮自消。方中甘草、干姜温补脾肺，脾得温则能散精归肺，肺得温则能布散津液，水道通调，自不停蓄为饮。茯苓淡渗利湿，与甘草、干姜为伍，则甘草、干姜杜其生痰之源，茯苓治其已停之饮。细辛辛散，五味子酸收，此二药既可止咳降逆，又可相互制约，相反相成，相得益彰。上五药同用，能奏温肺化饮功效。

【临证应用】（1）本方所治肺寒停饮，属于肺脏功能低下，渐积而成，以咳嗽、胸满、痰涎清稀、舌苔白滑为辨证要点。兼见呕恶者，加半夏降逆祛痰；其形如肿者，加杏仁宣降肺气；若面热如醉，为胃热上熏其面，则加大黄以利之。

（2）慢性支气管炎、肺气肿，见症如上所述，可用本方。

【加减化裁】（1）苓甘五味姜辛夏汤（《金匮要略》）：即本方加半夏。水煎服。治本方证而兼呕者，祛痰降逆功效更佳。

（2）苓甘五味姜辛夏仁汤（《金匮要略》）：即本方加半夏、杏仁。水煎服。治本方证兼见其人形肿者。该方燥湿祛痰、宣降肺气作用较强。

（3）苓甘五味辛夏仁黄汤（《金匮要略》）：即本方加半夏、杏仁、大黄。水煎服。治本方证具而面热如醉者，是以温肺为主，兼泄郁热的配伍形式，是寒温共用的结构。

【歌括】苓甘五味姜辛汤，肺寒停饮效果彰，呕加半夏肿加杏，面热如醉加大黄。

治冷嗽方 (《朱氏集验方》)

【药物组成】人参、白术、干姜、炙甘草、五味子各 10g。

【制剂用法】水煎，分 3 次，温服，1 日量。

【方证病机】脾肺虚寒。

【体现治法】温补脾肺。

【适应证候】脾肺虚寒。症见咳嗽痰稀，饮热汤暂止。

【方理剖析】此证属于中焦阳虚，健运失职，肺脏功能衰惫，敷布无权，以致水液内停，影响肺气宣降而生咳嗽。咳嗽寒热皆有，何以知其为脾肺阳虚？从咳时饮热汤可以暂止知之。所以，咳时饮热汤暂止是其辨证要点。

尤怡曾谓："内生之寒，温必兼补。"此证但见咳嗽痰稀而无寒热外症，自宜温补脾肺，恢复两脏功能。故方用干姜温脾肺之寒，人参、白术、炙甘草补脾肺之虚，而以五味子收敛耗散之气，俾脾阳振奋则能输津归肺，肺功恢复则能布散水津，津行无阻，肺气宣降功能亦就渐趋正常，虽不止咳而咳嗽可止，虽不祛痰而痰饮自消。若加温阳化气的附子从肺、脾、肾三焦并调，疗效更佳。

此方即理中汤加五味子。理中汤是温中健脾的代表方，用来治疗肺病是否对证？须知张仲景早就用甘草干姜汤治疗肺痿，可见干姜既能温脾，也能温肺，人参更是补益五脏佳品，不是脾经专药，故谓此方能温补脾肺以止咳，并不牵强。当然也可从两脏的相生关系分析其治疗咳嗽的机制。两脏均主气液升降运行，虚证用药本就相同，所以温中的理中汤亦可治肺。不过这种作用常从肺病治脾，培土生金解释其义，很少有人从两脏虚证用药相同去理解。

【临证应用】咳嗽痰稀，饮热汤其咳可以暂止，是使用本方的辨证要点。若见舌淡苔滑，即使无饮热汤咳嗽暂止亦可投此。

【歌括】《朱氏集验》冷嗽方，五味参术草干姜，咳饮热汤嗽暂止，当温脾肺以扶阳。

------------------------------ 小 结 ------------------------------

温肺散寒法共选 3 方，都能治疗肺脏功能衰退，但在主治、病机、治法、组方各个环节又都略有不同。甘草干姜汤以吐涎沫、不咳、遗尿、小便数为主症；肺中虚冷为其病机；温肺散寒为其治法。所用二药一温一补，正合"内生之寒，温必兼补"的治则。此方所治遗尿、便数本是肾系证象，由于兼见吐涎沫，才知此系肺中虚冷的上虚不能制下机制，根据治病求本原则，采用下病上取之法，通过学习此方，应该明白治疗任何疾病都要谨察病机，不可见症治症。苓甘五味姜辛汤以咳嗽气喘、胸满痰稀为主症；肺寒停饮为其病机；温肺化饮为其治法。此方以干姜温肺，细辛宣肺，五味子敛肺，一温、一宣、一敛，调理肺脏功能，恢复津气宣降，治疗肺寒停饮，后世医家每多用之。治冷嗽方以咳嗽痰稀为主症；脾肺虚寒为其病机；温补脾肺为其治法，此方以理中汤为基础温中健脾，体现肺病治脾之法。上述 3 方，苓甘五味姜辛汤治咳嗽，展示了肺病治肺的正治法；甘草干姜汤治遗尿，展示了肾病治肺的下病上取法；治冷嗽方治咳嗽，又展示了肺病治脾的上病下取法，提示治病要有全局观念，不能局限于一脏一腑。

第二节　温中健脾法

温中健脾是根据中焦虚寒病机拟定的治法。

中焦虚寒是指寒邪直中或自身阳虚的病理改变。

这一病机，常以吐、泻、腹痛为主症，苔白不渴、脉象沉弦为辨证要点。导致中焦虚寒的原因，有内伤亦有外感。外寒相侵，由三焦直犯脾胃，来势急骤，称为直中。内伤所致则因过食生冷，或过用凉药，或长期患病，或年老体衰，导致脾胃功能逐渐衰弱，来势较为缓慢，病程较为长久。寒邪直中太阴，常常引起分布于肠膜的经脉收引，牵引小络而生疼痛。此即《素问·举痛论篇》中"寒气客于脉外则脉寒，脉寒则缩蜷，缩蜷则脉绌急，绌急则外引小络，故卒然而痛"的因寒而致经脉缩急，缩急而生疼痛的寒实病机。与此相反，若属虚寒腹痛，多具喜温喜按特征。通过温按，可使凝聚的血气得通，拘挛的膜络和柔，其痛自然缓解。此即《素问·举痛论篇》所谓："寒气客于肠胃之间，膜原之下，血不得散，小络急引故痛，按之则血气散，故按之痛止……按之则热气至，热气至则痛止矣。"如果腹痛兼见肠鸣呕吐，是阳气不足，阴寒凝聚，浊阴不降，气机逆乱之证象。故《灵枢·五邪》说："邪在脾胃……阳气不足，阴气有余，则寒中，肠鸣腹痛。"《素问·举痛论篇》又谓："寒气客于肠胃，厥逆上出，故痛而呕也。"若腹痛即泻，痛泻交作，又是寒气客于小肠，引起肠道蠕动增加，以致水谷所化之糜，不能在肠中久留，糟粕不能成聚的现象。故《素问·举痛论》中又说："寒气客于小肠，小肠不得成聚，故后泄腹痛矣。"寒邪直中，亦将引起脾胃纳运功能障碍，清气不升，浊阴不降，升降失调而见上呕下利。《灵枢·五乱》中"清气在阴，浊气在阳，营气顺脉，卫气逆行，清浊相干……乱于肠胃，则为霍乱"，即指此种病变机制。此外，内伤引起中焦虚寒，以致纳运功能减弱而食欲不振者有之；气机逆乱而见腹部膜胀者有之；虚寒失运，液聚为痰，水蓄为饮而常吐涎沫者有之；久病虚寒，肠道失禁而大便溏泄亦常有之。此一病机，根据"寒者热之"治疗原则，宜用干姜、花椒、丁香、砂仁、高良姜、吴茱萸等温中散寒药，与人参、白术、甘草等补气健脾药组成温中健脾法治疗，使寒邪得散，中阳振奋，脾气健运，升降复常，则诸症自愈。方如理中丸、小建中汤、大建中汤、附子粳米汤等可为本法代表。

临证所见，脘腹疼痛、食欲减退、呕吐呃逆、口舌糜烂、常吐涎沫、小儿流涎、大便溏泄、肠滑失禁、大便秘结、气滞腹胀、阳虚失血、痰湿阻滞各类证象都有中焦虚寒证型，这是脾胃系统的基本病机之一。这一机制除与整个消化系统有着不可分割的联系外，又与五脏都有联系。中焦虚寒，土不生金，导致肺气虚损而见声低息短，或痰浊壅肺而见咳嗽痰稀者有之；土不荣木，导致肝木克土而见脘腹疼痛，或腹痛即泻，或虚风内动而痉挛抽搐者有之；浊阴凝结，痹于心脉而见胸痹疼痛者有之；虚寒日久，途穷归肾，导致脾肾阳虚，气化不行，而见痰饮水湿内停者亦有之。所以，在用花椒、干姜、丁香、吴茱萸温中的前提下，尤应根据主要见症配伍不同药物，体现各种温中法则。

中焦虚寒宜用花椒、干姜、丁香、吴茱萸之类温运中阳，某些方却常配温心肾之阳的桂枝、附子，其理何在？盖脾阳根于肾阳，中焦虚寒而配桂枝、附子，实具釜底加薪之意。桂枝、附子亦能温心阳以助血运，对于寒邪凝结，血运不利导致的疼痛，得此亦可达到散寒通脉目的。

理中丸（《伤寒论》）

【药物组成】人参 90g，干姜 90g，白术 90g，炙甘草 90g。

【制剂用法】蜜丸，每次服 10g，开水送服。若作汤剂，剂量酌减。

【方证病机】中焦虚寒。

【体现治法】温中健脾。

【适应证候】中焦虚寒。症见吐泻腹痛，口不渴，舌淡苔白，或黑苔湿嫩，脉象沉迟。

【方理剖析】吐泻腹痛为本方主症，按脏腑辨证，病在中焦；呕吐、腹泻是津气升降失调现象，按气血津液辨证，知是津气逆乱；其余舌脉按八纲辨证知是虚寒。脾胃位居中焦，司纳运水谷，升清降浊。若因恣食生冷，戕伐脾阳，或外寒相侵，由三焦内归肠胃，以致中焦虚寒，健运失职，升降无权，脾的清阳不升则自利；胃的浊阴不降则呕吐；阳虚阴盛，寒邪凝聚，胃肠挛急则腹痛；口不渴、舌质淡嫩、苔白，则为里虚、里寒确据。脉沉主里，迟则为寒，亦为里虚、里寒脉象。

这种中焦虚寒，健运失职，升降失调而导致吐、泻、腹痛之证，当温中阳以散寒邪，健脾胃以复升降。故用干姜温中散寒，人参、白术、炙甘草健脾益气，共奏温中健脾之效。中焦得温，则寒邪去而腹痛除；脾胃健运，则升降复而吐泻止。

此方治吐、泻、腹痛而不用止吐、止泻、止腹痛药物，重在调理脏腑功能，充分体现治病求本原则，与只着眼于症状而忽视病机的时方相较，有天壤之别，这是值得注意的第一点。此方以振奋中阳的干姜与补气健脾之品同用，体现了内生之寒，温必兼补的治则，这是值得注意的第二点。吐、泻、腹痛都是寒邪引起胃肠挛急所致，方中甘草之量与其他三药相等，是用此甘药缓急，这是值得注意的第三点。

【临证应用】（1）病后喜唾：属于脾肺阳气未复，津气不布者，用此方温脾肺之寒，俾脾能运输津液，肺能敷布津液，不复凝聚，其唾止矣。

（2）胸痹疼痛：《金匮要略》中用本方治胸痹之偏虚寒者。用此方可以补益心气，温散寒凝，寒凝散则脉络通，心气足则血行利，对于胸痹之因于虚者，可收补虚宣痹功效。

（3）阳虚失血：脾能统血，气能摄血，中焦虚寒，统摄无权，血溢脉外而见吐血者，亦常有之，其出血量少、色暗，投以此方，可收温阳摄血之效。

（4）寒嗽痰稀：肺脏功能减弱，宣降无权，气逆津凝，遂生咳嗽，若于痰质清稀以外，兼见舌淡脉弱，即宜投此。借用温补脾胃之方治疗咳嗽，即培土生金之法。

（5）小儿慢惊风：多因禀赋不足，胃肠受病，吐泻伤津，筋脉失濡而见目睛窜视、手足微抽。此为虚风内动，用此方温中健脾，复其升降，使吐泻止而津液回，津液复而筋得养，则慢惊风可愈。体现了培土宁风之法。

综合上述，此方不仅治中焦虚寒有满意疗效，并可治疗心、肝、肺等脏病变。此方治脾、肺、心、肝等脏疾病，药虽不变而法随证异，最能启人思维，开阔视野。如治吐泻腹痛，体现温中健脾法；治阳虚失血，体现温阳摄血法；治小儿慢惊风，体现培土宁风法；治肺寒咳嗽，体现培土生金法；治疗胸痹，体现补虚宣痹法等。

【加减化裁】（1）附子理中丸（《太平惠民和剂局方》）：即本方加制附子90g。炼蜜为丸，每服5g，开水送服。治本方证而虚寒较盛，兼四肢逆冷者，温中散寒力量较原方强。《保命歌括》于附子理中丸中加童便、猪胆汁各半杯，治寒证呕吐，阴盛格阳不纳药者，加入此二味寒性药物，有同气相求，盛者从治之意。亦治呃逆，这种呃逆，显系阳气虚衰，筋脉失于温煦而痉挛。若治中虚脱血，药量宜重，干姜、附子可用30~60g，人参可用15~30g。

（2）桂附理中汤（《中医内科学》）：即本方加肉桂、附子。水煎服。治脾肾虚寒导致的吐利腹痛、手足不温等症。温补脾肾，振奋阳气功力较原方更强，是兼治肾的加法。

（3）桂枝人参汤（《伤寒论》）：即本方加桂枝。水煎服。治表证未解，误用下法，邪随三焦内归胃肠，出现下利，兼见心下痞硬，表里不解者，用此方内温中阳，外解表邪，使内陷的阳气外达，则下利可止。用治胸痹则有温阳宣痹之功，是兼治心的加法。

（4）丁萸理中汤（《医宗金鉴》）：即本方加丁香、吴茱萸。水煎服。治胃寒呕吐，体现温中降逆法则。亦治腹痛，有温中止痛之功。是偏寒的加法。

（5）砂半理中汤（验方）：即本方加砂仁、半夏。水煎服。治本方证呕吐甚者。砂仁、半夏二药擅长燥湿醒脾，降逆止呕，能奏温中降逆功效。是偏浊阴上逆的加法。

（6）枳实理中汤（《太平惠民和剂局方》）：即本方加枳实、茯苓。水煎服。治脾胃虚寒导致的脘腹痞满、腹胀腹痛。枳实有行气消痞之功，茯苓有淡渗利湿之效，对于中焦虚寒、津气阻滞而生胀满疼痛之症，投此可谓合拍。是偏气滞的加法。

（7）加味理中汤（《澹寮方》）：即本方加陈皮、半夏、茯苓、细辛、五味子。加姜、枣煎服。治肺胃俱寒导致的咳嗽。加入祛痰的陈皮、半夏、茯苓，止咳的细辛、五味子，能奏温中化痰之效。若原方加胡椒，名胡椒理中汤，治脾肺虚寒，作嗽不止，其温运脾阳之功亦较原方强。是兼治肺的加法。

（8）治中汤（《张氏医通》）：即本方加青皮、陈皮。治冷食积滞，体现温中行气法则。是兼治气滞的加法。

（9）增损理中丸（《外台秘要》）：即本方加厚朴、茯苓。治霍乱吐利，下气能食，加入醒脾利气的厚朴，甘淡渗湿的茯苓，体现温中健脾、利气行津法则。是兼治津气逆乱的加法。

（10）茯苓理中汤（《外台秘要》）：即本方去白术，加茯苓、木瓜。治霍乱，脐上跳动。脐上跳动是水气已动现象，故加渗水的茯苓，柔肝舒筋的木瓜。是兼治肝的加法。

（11）理苓汤（《朱氏集验方》）：即本方合五苓散同用，水煎服。治胃虚食滞，喘胀浮肿，小便不利。又名二宜丸，治泄泻甚效。肾的气化失常，脾的运化不及，水液失调，用此方两治脾肾，可谓对证。是温中与利水同用的结构。

（12）附子麻黄汤（《三因极一病证方论》）：即本方加附子、麻黄。水煎服。治寒湿所中，昏晕缓弱，或腰背强急，口渴，语声浑浊，脘腹膜胀，气上喘，不能动。若寒湿阻于中焦，当用理中法温运中阳，本方妙在加入温肾化气的附子、宣降肺气的麻黄，三焦并治，使水液运行无阻，何患寒湿不除。是三焦同治法。

（13）连理汤（《张氏医通》）：即本方加黄连、茯苓。水煎服。治脾胃虚弱，呕吐酸水，亦治虚痞，治泄泻亦有疗效。张石顽说："暑泻，盛暑逼于外，阴冷伏于内，非连理汤不可。"是寒热共用的配伍形式。

（14）疏黄饮子（《医经会解》）：即本方加茵陈。水煎服。治寒湿发黄，黄色晦暗不鲜。是寒热共用的配伍形式。

（15）胶姜理中汤（《魏氏家藏方》）：即本方加阿胶、艾叶、当归、黄芪。治脾虚便血，是益气与温中止血合用的配伍形式，体现肝脾同治的配伍形式。

（16）理中加二味汤（《外台秘要》）：即本方加当归、白芍。治霍乱吐下，胸满腹痛。

体现肝脾同治的配伍形式。

上述加减方的适应证，反映了脾胃功能失调引起气、血、津、液各个方面的病变，其结构反映了五脏的变化，体现了不同的治法。知乎此，则理中之用，可以自如。

【歌括】理中丸是祛寒方，参术甘草与干姜，吐利腹痛阴寒盛，或加附子总回阳。

小建中汤（《伤寒论》）

【药物组成】桂枝 15g，芍药 30g，生姜 15g，炙甘草 10g，大枣 12 枚。

【制剂用法】水煎，汤成，去渣，纳饴糖 60g，再加热使其溶化，温服，1 日 3 次。

【方证病机】中焦虚寒，肝木侮土。

【体现治法】温中补虚，柔肝缓急。

【适应证候】中焦虚寒，脾虚肝乘。症见腹部挛痛，喜温喜按，面色无华，舌质淡嫩，脉象弦涩。

【方理剖析】此方以腹痛为主症，属于中焦虚寒，脾虚肝乘机制。腹痛喜冷为热，喜温属寒；拒按属实，喜按为虚。本方症见腹痛喜温喜按，自是虚寒之象，也是肝木侮土的辨证依据。通过按摩可使疼痛暂时舒缓，证明不是内脏实质性病变，而是经隧失去和柔呈现的痉挛性疼痛。这种病标在脾而病本在肝的机制，称为肝木侮土，亦即《素问·举痛论篇》中谓："寒气客于肠胃之间，膜原之下，血不得散，小络急引故痛。按之则血气散，故按之痛止……按之则热气至，热气至则痛止矣。"

中焦虚寒，肝木侮土，法宜温中补虚以建中阳，柔肝缓急以止腹痛。本方由桂枝汤倍芍药加饴糖组成。方中桂枝、生姜、甘草、大枣辛甘化阳，温中补虚，治中焦之虚寒；芍药、甘草、大枣、饴糖酸甘化阴，柔肝缓急，解经隧之痉挛，共奏抑木培土、阴阳双补功效。用于上述机制引起的腹痛，确有疗效。

以上论述仅仅限于腹痛机制，但是此方作用并不限于调理肝脾，还有调理阴阳之功。方中桂枝、生姜、甘草、大枣补气温阳；芍药、饴糖补血益阴，既可双补气血，也可调理营卫、阴阳。由于肺脾同主卫与气，心肝同主营与血，故可用于心脾、肝脾、心肺同病，或心阴心阳两虚的证候，体现了调理阴阳之法。

此方按阴阳两虚解释的根据何在？其依据有二：一是观其所治都是阴阳不和，二是此方由桂枝汤加味而成。桂枝汤有调和营卫之功，营为阴，卫为阳，和营卫亦即和气血，和气血亦即和阴阳。故桂枝汤外证得之可以解肌和营卫，内证得之可以化气调阴阳，所不同者，仅病位有表里而已。此方由桂枝汤倍芍药加饴糖而成，自然可以调和阴阳。营卫不和的机制，张仲景明确指出是因营弱卫强所致，治疗之际须着眼于使卫不强，营不弱，营卫才得和谐。两方用药虽然大体相同，却各有侧重。桂枝汤所治的营卫不和，病位在表，着眼于外邪相加形成的卫强，故用桂枝、生姜之辛以散外邪，邪去则卫不强矣！此方所治的阴阳不和，病位在里，着眼于内伤虚损形成的营阴不足，故倍芍药加饴糖以增强补阴力量，阴充则阴阳和矣！同而不同，以此异趣。

【临证应用】（1）《伤寒论》谓："伤寒，阳脉涩，阴脉弦，法当腹中急痛，先与小建中汤，不差者，小柴胡汤主之。"书中将本方与小柴胡汤相提并论，意谓腹痛是因肝脾不和所致。故先以本方调理肝脾，从虚治，若不效，再用小柴胡汤调和胆胃，从实治（此条指肝脾不和）。《伤寒论》中又说："伤寒二三日，心中悸而烦者，小建中汤主之。"表证未经汗下即心悸而烦，当是素体虚弱，一经外感，即见阴阳两虚证。心悸是阳气已微之象，心烦是营阴已弱之征，故用此方调理阴阳（此条单指心阴心阳两虚）。

（2）《金匮要略》用此方有三条。①初见于虚劳篇：治"虚劳里急，悸，衄，腹中痛，梦遗精，四肢酸疼，手足烦热，咽干口燥"等症。此为阴阳两虚机制。所谓阴阳两虚是指肝脾或心阴、心阳虚损而言。肝藏血，心主血，阴血不足，经脉失濡而见痉挛，见于心则悸，乘于脾则腹中痛，精隧挛急，疏泄太过则遗精；阴阳失调，"阴病不能与阳和，则阳以其热而独行"，则见衄血、咽干口燥、手足烦热。用本方调理阴阳，柔和经隧则诸症可愈（此条说明本方可治五脏病变）。②再见于黄疸病篇：治"男子黄，小便自利，当与虚劳小建中汤"。发黄多因于湿，因湿发黄，当有小便不利，故《伤寒论》中说："小便自利者不能发黄。"此证小便自利而发黄，不是一般湿热而是气血虚损的虚黄，故宜用此补脾建中之法两补阴阳，盖脾胃为气血生化之源故也（此条示人补气血之虚当从中焦论治）。③三见于妇人杂病篇："妇人腹中痛，小建中汤主之"。张石顽谓："小建中汤专主风木胜脾之腹痛"，腹痛机制仍属肝脾不和。

以上所引五条即有三条治疗腹痛，可见本方是以治疗腹痛为主，究其腹痛之机，都由肝主的筋脉挛急使然。

（3）《备急千金要方》芍药汤（即本方）：治产后苦少腹痛。不名建中而以芍药名方，正好说明芍药是治痉挛腹痛之要药。产后失血，血不养筋，筋脉挛急而痛，用此方柔肝缓急，其痛自止。甘草、大枣、饴糖皆有缓急止痛作用，体现了"肝苦急，急食甘以缓之"法则。此方是治疗子宫收缩而痛的范例。

（4）《苏沈良方》谓："此药治腹痛如神。"自然是指痉挛性疼痛而言。

综上，本方所治反映了两个方面的病理改变。一是经脉挛急，属于组织结构的病理改变；二是阴阳两虚，属于基础物质的病理改变。

【歌括】小建中汤芍药多，桂姜甘草大枣和，更加饴糖缓肝急，虚劳腹痛服之差。

大建中汤（《金匮要略》）

【药物组成】蜀椒 9g，干姜 15g，人参 10g，饴糖 60g。

【制剂用法】前三味水煎，汤成去渣，纳饴糖，加热令其溶化，分 2 次，温服。

【方证病机】中焦虚寒，阴寒内盛。

【体现治法】温中散寒，补脾缓急。

【适应证候】中焦虚寒，阴寒内盛。症见胸脘剧痛，呕不能食，或腹部剧痛起包，不可触近，舌淡苔白，脉象弦迟或沉弱。

【方理剖析】此证属于本虚标实机制。以胸腹剧痛、起包拒按为主症，按脏腑辨证，病在中焦；以呕不能食、舌淡苔白、脉象弦迟为佐证，按八纲辨证，属于虚寒。多因外寒骤袭，阴寒凝聚，胃肠因寒而挛急，津气因寒而凝涩，于是胸腹剧痛，不可触近。《金匮要略》中所谓"上冲皮起，出见有头足"即胃肠剧烈蠕动的证象；"呕不能食"，是胃肠逆行蠕动的结果。故《素问·举痛论篇》说："寒气客于肠胃，厥逆上出，故痛而呕也。"

中焦虚寒，阴寒内盛而腹痛、呕吐，法当温中散寒，缓急止痛。方用辛热的蜀椒和干姜为主药。《神农本草经》中谓蜀椒能"温中下气"；《名医别录》谓蜀椒能"除六腑寒冷，心腹留饮，久服开腠理，通血脉"；孟诜谓蜀椒"利五脏"；李时珍谓蜀椒"通三焦，温脾胃"。蜀椒有温通气血、散寒行津、通利脏腑功效。《神农本草经》谓干姜"温中"；《名医别录》谓干姜治"寒冷腹痛"；甄权谓干姜"通四肢关节，开五脏六腑，宣诸络脉"。干姜亦有宣通五脏六腑，令气血津液流通的作用。以此二药温中散寒，温通津气，使中阳得温，则阴寒消而膜络舒，膜络舒而津气畅，津气畅而疼痛解。此证本虚标实，若只散寒而不补虚，治法尚未臻于完善，故用人参、饴糖补虚以匡其正。挛急属于肝系筋膜病变，借饴糖之甘以缓解挛急，有"肝苦急，急食甘以缓之"之意。上四药同用，能奏温中散寒、补虚缓急功效，用于虚中夹滞之证，可谓合拍。

使用本方，应以腹痛时起包、拒按，苔白，脉弦为辨证要点。其机制是：因寒而致肠道膜络痉挛，因膜络痉挛而致津气凝结不通，因挛急不通而致剧烈疼痛，一切治疗措施都应着眼于温散寒邪，舒缓膜络，消除引起痉挛的原因，恢复津气流畅，所以本方用药宗旨在于温通。

或问：此证既是痉挛性疼痛，为何不用柔肝解痉的芍药而用蜀椒？因为此证之痛是因寒而挛急，因挛急而闭塞津气，选用蜀椒，可以一举三得。蜀椒性热，可以温散凝结之寒，其味辛麻，可以缓解肠道挛急，有通利三焦气机、宣通湿浊之功，可解津气之壅。芍药性味酸寒，既非寒邪凝结之所宜，又非津气郁滞之所对，虽为解痉良药，唯肝阴不足者宜之，施于本虚标实之证。不仅无效，反增其壅，不如蜀椒也。

【临证应用】（1）《金匮要略》谓："心胸中大寒痛，呕不能食，腹中寒，上冲皮起，出见有头足，上下痛而不可触近，大建中汤主之。"

（2）《类聚方广义》："小建中汤治里急拘挛急痛；此方治寒饮升降，心腹剧痛而呕，故治疝瘕腹中痛者。"凡属因寒收引，瘕聚成形，浊阴凝聚，皆可应用此方。

（3）《方函口诀》："此方与小建中汤方意大异，然以有胶饴一味，建中之意自明。治寒气腹痛，莫如此方。盖以大腹痛，上连胸而有呕，或腹中凝如块为目的，故诸积痛甚，蠕蠕然如自下而上者，用之有妙效。"

【歌括】大建中汤建中阳，饴糖人参配椒姜，中焦受寒脘腹痛，痛而拒按服之康。

附子粳米汤《金匮要略》

【药物组成】制附子 15~30g，半夏 10~20g，甘草 10g，大枣 10 枚，粳米 15g。

【制剂用法】水煎，分 3 次，温服，1 日量。

【方证病机】阳虚阴盛。

【体现治法】温中降浊。

【适应证候】中焦阳虚，浊阴凝聚。症见腹中雷鸣切痛，呕吐，舌淡苔白，脉沉弦。

【方理剖析】腹中雷鸣切痛，是本方主症；中焦阳虚，浊阴凝结，是本证病机；呕吐、舌淡、苔白、脉弦，为阳虚阴盛的辨证依据。《灵枢·五邪》说："邪在脾胃……阳气不足，阴气有余，则中寒肠鸣腹痛。"脾胃同属中焦，司纳运，主升降。中焦阳虚，浊阴凝结，窒塞不通，则腹中切痛；舌淡、苔白为阳虚证象；呕吐、逆满为浊阴凝结之征；肠鸣、脉弦是经脉挛急所致，究其挛急原因，则因阳虚阴盛使然。

治当益火消阴，振奋中阳，复其升降。故方用附子温阳气以散寒凝，半夏燥脾湿以降浊阴，甘草、大枣、粳米缓其急而补其虚，使中阳振奋，寒散阴消，肠胃舒缓，升降复常，疼痛可解。

【临证应用】（1）腹中雷鸣切痛，既是本方主症，也是辨证要点，但需兼见舌淡苔白，才可放心使用。亦治呕吐、呃逆因于寒者。

（2）《证治要诀》说："若胃寒甚，服药而翻者，宜附子粳米汤加丁香十粒，砂仁半钱（1.5g）；大便秘者，更加枳壳半钱。若胃中寒甚，呃逆不已，或复加以呕吐，轻剂不能取效，宜附子粳米不汤加炒蜀椒、丁香，每服各二十三粒。"

（3）《类聚方广义》说："寒气即水气也，若痛剧及于心胸者，合大建中汤，奇效。疝家、留饮家多有此证。"指出寒水为患而见腹痛是使用本方指征。

【加减化裁】解急蜀椒汤（《外台秘要》）：即本方加蜀椒、干姜。治寒疝，心痛如刺，绕脐腹中尽痛，白汗出欲绝。温散力量较原方更强。

【歌括】附子粳米疗效奇，半夏草枣五药宜，温中降浊功偏擅，雷鸣切痛此能医。

------------------------------------ 小　结 ------------------------------------

温中健脾法共选取4方，都以中焦虚寒为病机，都用温药温运中阳，甘药缓其挛急，是其相同处。理中丸以吐、泻、腹痛为主症，是温必兼补的典范，此方因证而异其法，加减变化又涉及气、血、津、筋、心、肝、肺、肾各个方面，都耐人回味。小建中汤以腹痛为主症，因喜温喜按，知系中焦虚寒引起肝木克土，故治以温中补虚，柔肝缓急之法，此方配伍甘草、大枣、饴糖，人皆谓其是补中焦之虚，其实用于痛证，缓急止痛才是主要目的。大建中汤所治脘腹剧痛而起包拒按，是因中焦虚寒，阴寒内盛，肠道因寒而收引，津气因寒而凝结所致，故以蜀椒、干姜温散寒凝，一切在于温通。附子粳米汤是治阳虚阴盛，浊阴凝聚，腹中雷鸣切痛之方，腹痛而兼雷鸣，知是肠道挛急，兼见舌淡、苔白、脉弦，知是因寒所致，故用附子温散寒邪，半夏祛其湿浊，虽与大建中汤证机制相似但用药迥然不同，这是应注意的第一点。就津气盈虚通滞观之，理中丸证是中虚而津气升降失调；小建中汤证是中虚而阴津不足；大建中汤与附子粳米汤证是中寒而津气凝结，这是应注意的第二点。就方剂结构观之，前两方着眼于温补，后两方着眼于温通，这是应注意的第三点。四方所治疾病都是胃肠挛急，蠕动增强的病理改变。由于行气药都有增强平滑肌蠕动的作用，故四方都未配伍行气药物，以免助桀为虐，是应注意的第四点。

第三节　温肝祛寒法

温肝祛寒是根据肝经虚寒病机拟定的治法。

肝经虚寒是指外寒入里或自身阳虚的病理改变。

这一病机常以胸胁胀痛、疝气、腹痛、月经不调、转筋、拘急、囊蜷阴缩、四末不温、指甲青紫、肢体倦怠、不耐疲劳、郁郁胆怯、干呕、眩晕为主症。这些证象，涉及肝系的各个部分和各种功能，但应兼见舌淡苔白，脉象沉、迟、弦、细，才可确定为寒。

引起肝寒的原因有二：一是寒邪直中；二为自身阳虚。先就寒邪直中而言：肝经之脉循少腹，络阴器，布胁肋，寒邪直中，肝经受寒，影响气血的流通，筋脉的和柔，将会发生以下病变。①寒滞肝脉，气结不通而见胸胁胀痛、疝气、腹痛。②影响肝的疏泄，不能正常调节血量，血脉凝涩，阳气不能随血达于四末而见四肢厥冷、指甲青紫，若妇女经期受寒，血气不通可见腹痛、经闭，或成癥块。③引起筋脉挛急，产生疼痛，肝主筋膜，寒主收引，寒邪伤筋，筋脉挛急而见转筋腹痛、囊蜷阴缩。上述症状虽然涉及气血筋膜各个方面，皆寒邪凝结使然。故《素问·举痛论篇》说："寒气客于厥阴之脉，厥阴之脉者，络阴器，系于肝，寒气客于脉中，则血泣脉急，故胁肋与少腹相引痛矣。"次就肝系自身阳虚而言：肝系本身功能衰弱，阳气虚损，常表现为肢体倦怠、不耐疲劳、郁郁胆怯、四末不温，或津液凝聚，影响筋膜而见干呕、吐涎、头痛、眩晕，这类症状，发病较缓，多是逐渐形成。

根据寒则凝涩，热则流通，寒则收引，热则松弛的物理特性，无论外寒相侵还是自身阳虚，都反映了两个方面的基本病理：一是因寒引起筋脉收引，以致转筋、囊缩、疼痛，这是结构系统的病理改变；二是因寒而引起基础物质运行不利，因气血津液阻滞而见疼痛、经闭、干呕、眩晕，这是基础物质发生病理改变。两者之间又有不可分割的联系。结构系统发生病理改变，必然影响气血津液的通调；气血津液的盈亏，又必然影响结构系统发生病理改变。两者是互为因果的。上述干呕、眩晕、疼痛等症状都是两者共同发生病理改变的外在表现，就是明显的例证。

治疗肝寒证候，宜选用花椒、细辛、桂枝、附子、吴茱萸等为主药，再配伍疏肝理气的乌药、小茴香、木香、香附，益气的人参，养血的当归等药以温散凝结之寒，振奋肝脏功能，使寒邪散则气血宣流，阳气复则筋脉和柔。如当归四逆汤、当归四逆加吴茱萸生姜汤、吴茱萸汤、天台乌药散、暖肝煎等均属此法范畴。

《金匮翼》谓："温法有二，外入之寒，温必兼散，内生之寒，温必兼补。"寒邪伤肝，当用温药辛散；肝系自身阳虚，则重在温补。虽然同属温肝一法，遣药却有不同。当归四逆汤用桂枝、细辛等辛散之品，即为外寒伤肝而设；吴茱萸汤用吴茱萸与补气药配伍，暖肝煎用肉桂、小茴香与当归、枸杞子配伍，即为肝系自身虚损而设。二者在选药及配伍上有所不同。

选择温肝药物，还要根据病位浅深而定。病在气分，宜选蜀椒、细辛、乌药、小茴香，而吴茱萸、桂枝，附子温阳之力尤强，可视寒象微甚随症加入。故《医史》指出："气隧寒塞，须用桂附。"病在血分，又宜选用擅长温通血脉的肉桂、当归。故杨仁斋在《仁斋直指方》中谓："官桂、当归，温血之上药也。"

肝寒引起的主要病理改变是筋脉挛急而见转筋、胁痛、腹痛、疝气、痛经，因此，缓解挛急也就成为当务之急。这种情况，通过温肝固然可以消除引起挛急的原因，体现治病求本精神，如果再配柔肝之品，将会获得更好的效果。所以这类方剂在温肝的基础上配伍白芍、木瓜、甘草、大枣，自然符合病情，且配伍甘草、大枣，有"肝苦急，急食甘以缓之"之意。由于肝寒引起气血津液郁结不通是产生疼痛的另一原因，所以这类方剂又常配乌药、小茴香、木香、香附、槟榔之属行气破结，伍桂枝、当归、川芎、红花、桃仁之属通利血脉，佐枳壳、木香、郁金、茯苓、泽泻之属利胆、行津。

综上所述，因寒引起筋脉收引、气血凝滞是这一病机的基本病理，散寒通滞是这一治法的基本特征。肝脏各种功能失调都有虚寒证型，温肝一法贯穿于肝脏各种功能失调的治法之中，成为众多治法的基础。

当归四逆汤 （《伤寒论》）

【药物组成】当归 10g，桂枝 10g，细辛 10g，通草 6g，芍药 10g，炙甘草 6g，大枣 25 枚。

【制剂用法】水煎，分 3 次，温服。

【方证病机】寒伤厥阴，血脉凝滞。

【体现治法】温经散寒，调营通滞。

【适应证候】寒伤厥阴，血脉凝滞。症见手足寒冷，脉细欲绝。

【方理剖析】肝主身之筋膜，筋脉遇寒则收引，遇热则松弛；肝为藏血之脏，血遇寒则凝涩，遇热则沸溢。今因寒伤厥阴，血脉受病，血因寒而凝涩，脉因寒而收引，凝涩则血行不利，收引亦有碍血运，阳气不能随营血达于四肢末端，遂见手足寒冷、脉细欲绝。故本证病在厥阴，病因为寒，主症为手足寒冷。其机制是：因寒伤厥阴，引起脉络收引，血液凝涩，因血脉收引、凝涩而产生诸症。

外入之寒，温必兼散，故方用当归、桂枝、细辛温经散寒，祛邪出表。此证不仅血因寒凝，津气亦因寒滞，故用当归、桂枝畅旺血行，温通血脉；细辛行散滞气，宣通腠理；通草利水行津，通其水道，使脉内之血与脉外之气齐通，则阳气能达于四末而手足温矣！芍药入肝，能使收引的筋脉和柔，重用炙甘草、大枣，有"肝苦急，急食甘以缓之"之意，芍药、炙甘草相伍，则收引的筋脉舒矣！综观此方，有温经散寒、通利气血津液、柔和筋脉之功，既能消除致病原因，又能调理脏腑功能，还能流通气血津液，所以组方配伍颇为完善，是优秀的古方之一。

《仁斋直指方》谓："官桂、当归，温血之上药也。"此方以当归、桂枝为主药，殆为温通血脉而设。诸多方书咸谓当归、芍药是为血虚而设，证之临床，用于血虚者鲜，用于血寒者多，谓为血虚而设，义似不恰当。

【临证应用】（1）此方能够温经散寒，通调气血津液，舒缓筋脉挛急，凡属经脉因寒而收引，气血因寒而凝涩不通的痛证，皆可使用，故以冷痛为使用本方指征，不必拘泥于手足寒冷一症。

（2）钱天来谓："当归四逆汤是从桂枝汤发展而成，用于寒凝血脉，血行不畅的脉细欲绝，四肢厥冷，以及经期腹痛等症，确有疗效。"指出痛经因于外寒相侵者亦可使用本方。

（3）《治疗杂话》谓："病人自觉腹中或左或右有冷处，或自腰至股，或一体一足，觉冷者，用此方之标准也。此等病有历五年、十年之久而不愈者。"指出寒邪凝于任何一处，自觉其冷者，宜用此方温通血气，使阳气宣行，其冷自消。

（4）《类聚方广义》谓本方"治妇人血气痛，腰腹拘挛者""经水不调，腹中挛急，四肢酸痛，或一身习习如虫行，每日头痛者"。痛经和经水不调，皆以腰腹挛急紧张为辨证要点。每日头痛以及身如虫行，亦系脉络挛急现象，可见方中芍药、甘草、大枣主要是为柔肝缓急而设。

（5）治寒湿在表，肢体酸痛者，应稍加祛风胜湿或淡渗利湿之品，疗效显著。

综上所述，凡属寒邪凝结而见寒冷、疼痛之症，均可用此方温通之。

【加减化裁】（1）当归四逆加吴茱萸生姜汤（《伤寒论》）：即本方加吴茱萸12g、生姜24g。水煎服。《伤寒论》谓："手足厥寒，脉细欲绝者，当归四逆汤主之……若其人内有久寒者，宜当归四逆加吴茱萸生姜汤主之。"亦治冻疮、缩阴腹痛、手足寒冷、月经不调、小腹冷痛、头痛、干呕、脘腹痛。本方吴茱萸用至12g，比吴茱萸汤还多一倍，生姜用至24g，比吴茱萸汤还多12g，盖欲借助此二药温散寒邪，宣通津气，故非重用不为功。凡寒甚者，均宜投此。

（2）通脉四逆汤（《严氏济生方》）：即本方加附子。水煎服。治霍乱多寒，肉冷脉绝。加入附子温阳化气，振奋心阳，对脉微欲绝之证颇宜。

案例1　余1977年到仁寿县教学，一妇女病颠顶头痛如掣，数年不愈，掣痛显系脉络挛急，观其舌淡，遂书此方付之，服后颠顶不痛而项痛作矣！知是寒邪太盛，挛急未解，再书此方，项痛亦解。

案例2　余1971年元旦在重庆教学，一农民因兴修水利在水中浸泡1日，返家之后四肢强直，疼痛难忍，求治于余，思患者天寒地冻在水中劳作，显系经脉受寒所致，遂书当归四逆加附子汤付之，服后疼痛大减，再服1剂而安。

【歌括】当归四逆桂枝芍，通草辛甘大枣和，寒伤厥阴脉凝滞，温经通滞病能差。

吴茱萸汤（《伤寒论》）

【药物组成】吴茱萸10g，生姜20g，人参10g，大枣12枚。

【制剂用法】水煎，分3次服。

【方证病机】肝胃虚寒，浊阴上逆。

【体现治法】温胃降逆。

【适应证候】肝胃虚寒。症见干呕吐涎沫，颠顶头痛，脘腹痛，舌质淡，苔白滑，脉弦迟。

【方理剖析】颠顶痛、脘腹痛、呕吐是本方主症；肝胃虚寒是此证病机；舌淡、苔白、脉迟是虚寒辨证依据。足厥阴经脉与督脉会于颠顶，颠顶疼痛，病在厥阴肝经；脘腹疼痛、恶心呕吐，病在阳明胃腑，按脏腑经络辨证，病在肝、胃二经。颠顶疼痛、干呕、吐涎，均系津液凝聚，浊阴上逆之征，若从气血津液辨证，此证病在气分。舌淡、苔白、脉迟均属虚寒证象，按八纲辨证，病性属于虚寒。综上可知，所治诸症都是肝胃虚寒，浊阴上逆使然。

治疗此证，当补肝胃之虚以恢复功能，温肝胃之寒以振奋阳气，令阳气振奋，功能恢复，则清气得升，浊阴自降。方中吴茱萸苦辛大热，既长于温肝行气，又是温胃散寒和降逆止呕之要药，对于厥阴头痛、阳明呕吐之属于虚寒者，有止呕、止痛功效。生姜助吴茱萸温胃降逆，人参、大枣补虚安中。上四药同用，能奏温肝（胃）降逆功效。

学习此方应该注意以下四点。一是病机：此方所治虽然涉及阳明胃经、厥阴肝经、少阴心经，其实都是脏气虚寒导致津液凝结的病理改变。二是治法：随其所治不同，体现不同治法。治疗胃寒呕吐，体现温中降逆法；治疗厥阴头痛，体现温肝降逆法；治疗少阴四逆证象，体现散寒涤饮、行气解郁、益气强心法。这些都是针对饮随气逆或气被饮郁施治。三是配伍：《金匮翼》谓："内生之寒，温必兼补。"此方所治多因自身阳虚，故配人参益气，体现温必兼补的结构。但因吴茱萸、生姜均具辛散寒邪作用，故对外寒所致的痛证亦可使用。四是剂量：方中吴茱萸《伤寒论》中用一升（约合今制150g），而诸多方书谓本品不可多用，每剂不过3~6g，怎能愈病？余友赵博文1950年治一妇人，症见干呕、吐涎、头痛，为书此方，吴茱萸仅用二钱（6g），服后无效。患者改求治于一青年中医生，此医询问患者得知其曾请赵博文医治过，遂来请教如何治疗。赵博文告知是用此方治疗但未获效果。时过1个月，赵博文与患者相遇于途，问其病情如何？答曰：愈矣！复问是何人治愈？答曰：某某。赵博文不耻下问，请教青年中医生所用何方？答曰：你不是说用吴茱萸汤吗？我就用的此方。问其吴茱萸用量多少？答曰：一两。问他怎么敢用一两？答曰：《伤寒论》是用一升，我用的还比《伤寒论》少呢！赵博文与我谈此案时自愧胆识不够，以致败在年轻人的手下。余谓：初生牛犊不怕虎，君之败，败在囿于吴茱萸不可多用之说耳。考仲景诸方，生姜用一两半者有之，如柴胡加龙骨牡蛎汤，用三两者有之，如桂枝汤、小柴胡汤、真武汤，用四两者有之，如生姜泻心汤，用半斤（八两）者有之，如小半夏汤、厚朴生姜半夏甘草人参汤。细究所治证候，多用本品温胃散水，降逆止呕。此方用至10g，是用此药协助吴茱萸化其浊饮，降其呕逆，故宜重用。

此证因自身阳虚，与当归四逆汤证之由外寒内犯者有所不同。前方着眼于温散，此方着眼于温补，意趣不同，学者留意。

【临证应用】（1）本方治疗干呕吐涎、颠顶疼痛、脘腹疼痛，每获良效，以兼见舌淡、苔白、脉迟与辨证要点。

（2）此方3次见于《伤寒论》：阳明篇用治"食谷欲呕"；少阴篇用治"少阴病，吐利，手足厥冷，烦躁欲死"；厥阴篇则用于"干呕吐涎沫，头痛者"。《金匮要略》中用本方也有两条：一治"呕而胸满者"；一条与前述厥阴篇同。综合上述五条，凡病在阳明、少阴、厥阴，都可应用本方。治四肢逆冷以兼见呕吐、烦躁为特征，属于"阴盛郁阳"机制。

（3）《圣济总录》人参汤（即本方）："治心痛"。古人所谓心痛，包括部分胃痛在内，今用本方治疗十二指肠溃疡病有效，可见这里所指的心痛是指胃痛而言。本方吴茱萸能温通气机，降泄湿浊，人参能益气强心，推动血行，用治心绞痛之因于寒邪凝结，阻滞气机证候，亦当有效。

（4）《方函口诀》谓："此方下降浊饮，故治吐涎沫，治头痛，治食谷欲呕，治烦躁吐逆，《肘后》治吐酸嘈杂，后世治哕逆，凡危笃之证，审系浊饮上逆，处此方时，其效不可枚举……腹痛，吐水谷者，此方加沉香，有效。霍乱之后转筋，加木瓜尤效。"

（5）雉贤焕："治小儿平时频吐白沫者。"

综上所述，凡属肝胃虚寒，浊阴上逆，或筋脉挛急疾患，均可应用本方。说明本方确系温肝方剂。

【歌括】吴茱萸汤人参枣，重用生姜温胃好，阳明呕吐胃脘痛，厥阴头痛也能疗。

吴茱木瓜汤（《验方新编》）

【药物组成】吴茱萸 10g，木瓜 10~20g。

【制剂用法】食盐 5~10g，和水煎服。

【方证病机】寒滞肝筋，筋脉收引。

【体现治法】温肝散寒，调气舒筋。

【适应证候】肝寒凝滞。症见手足转筋。

【方理剖析】巢元方谓："冷入于足之三阴三阳，则脚转筋；入手之三阴三阳，则手转筋。随冷所入之筋，筋则转，转者，皆由邪冷之气击动其筋而转移也。"巢元方指出邪冷之气击动其筋是引起转筋的原因，由于肝主筋膜，所以与肝有关。此证以睡中突然转筋，或遇冷水则突然挛急，余无他症为特征，当是肝寒凝滞，筋脉收引机制。

此方用药虽简但疗效甚佳。吴茱萸有温肝散寒和疏肝解郁功效，《甄权本草》谓吴茱萸能治"霍乱转筋"；木瓜有舒筋作用，《名医别录》谓木瓜治"转筋不止"，故本品尤擅长治转筋。此方用辛热的吴茱萸以温肝解郁，借酸温的木瓜"走筋以平肝"，能奏散寒舒筋之效。此方是针对肝系筋膜病变施治，反映了消除原因、舒缓筋脉的组方特点。

此方与芍药甘草汤都是治疗肝系筋脉痉挛之方，都有缓解挛急作用，但有一虚一寒之异。芍药甘草汤所治的筋脉挛急，为肝阴不足，经脉失濡，属虚，故用白芍益阴柔肝，合甘草缓其挛急。吴茱萸木瓜汤所治的筋脉挛急则有两种情况：一是筋因寒而收引，二是中焦虚寒，升降失调，吐泻伤津，筋脉失养，属寒，故用吴茱萸散寒畅气，降泄湿浊，木瓜舒缓筋脉。此二方病机虽有不同，舒缓筋脉之功则一。

【临证应用】（1）《备急千金要方》吴茱萸汤：即本方，治脚气入腹，困闷欲死，腹胀，为湿凝气滞之象。吴茱萸有降泄湿浊、温通气机之功，木瓜有除湿舒筋作用，故可用于上述证候。

（2）《卫生家宝》四片金：即本方。治霍乱吐泻，令人头旋眼晕，手足转筋，四肢逆冷，须臾不救，命在顷刻之间。此是津气逆乱，升降失调，引起吐泻；因吐泻伤津，筋膜失濡，引起头目眩晕、手足转筋。此方能够散寒舒筋，升清降浊，故可用于上述证候。

（3）本方治手指、足趾遇冷即拘挛（俗称鸡爪风），或足心偶尔痛如锥刺，都有效。

【歌括】验方吴茱木瓜汤，药味虽少效佳良，食盐一撮同煎服，手足转筋服之康。

暖肝煎（《景岳全书》）

【药物组成】小茴香 6g，肉桂 6g，乌药 10g，沉香 3g，当归 10g，茯苓 10g，生姜 10g，枸杞子 12g。

【制剂用法】沉香研末，余药水煎，汤成，冲服沉香末。

【方证病机】肝寒气滞。

【体现治法】温肝解郁，养血行气。

【适应证候】肝寒气滞。症见小腹疼痛、疝气等。

【方理剖析】本方所治证候，属于肝寒气滞机制。肝经经脉络阴器，诸疝皆归肝经，故小腹或疝气疼痛均与肝经有关。肝系筋脉因寒而收引，气血津液因寒而运行不利，故小腹疼痛及疝气疼痛是经脉收引和气血凝涩的综合反应。其基本病理是：肝寒→筋脉收引，气血滞涩→疼痛。

寒凝气滞而见疝气，法当温散寒凝，宣通滞塞。故方用肉桂、小茴香温阳散寒以暖肝，使肝之寒凝得散；乌药、沉香调气降逆以疏肝，使肝之气机舒畅；生姜、茯苓辛淡行水以泄湿，使三焦津液流通；当归、枸杞子补血填精以养肝，使肝之筋脉柔和。诸药共奏温肝行气、渗湿养血功效。《景岳全书》谓"寒甚者加吴茱萸、干姜，再甚者加附子"。说明寒有轻重，临证当据病情增减，收效始佳。

本方所治，属于虚中夹滞机制，具有温肝、养血、行气、活血、泄湿功效，但以寒凝气滞为主，就其结构观之，反映了温中寓通、通中寓补的组方特点。

【临证应用】亦可用于妇女痛经，舌色淡者。

【歌括】暖肝煎用杞茴沉，乌药姜归桂茯苓，肝寒气滞小腹痛，温肝行气法堪珍。

------------------------------ 小　结 ------------------------------

温肝散寒法共选4方，各方都有特点。

当归四逆汤所治手足不温、脉细欲绝，是因寒伤厥阴，血脉凝滞，故宜温经散寒、调营通滞，因系外入之寒，所以温必兼散，一切在于温通，是此方特点，利用芍药、甘草柔和经脉，是此方另一特点。吴茱萸木瓜汤所治转筋是因肝寒凝滞筋脉，故宜散寒舒筋，双管齐下，针对筋脉挛急施治可以说是此方特点。吴茱萸汤所治干呕吐涎、颠顶疼痛、脘腹疼痛，是因肝胃虚寒，浊阴上逆，故宜温肝降逆，因系自身阳气不足，所以温必兼补，此方于温补阳气之中寓有通调津气之法，是其特点。暖肝煎所治小腹疼痛等症，是因肝寒气滞引起，故宜温肝行气，养血渗湿，此方也是温补并用的结构，但非补气而是滋补精血，与吴茱萸汤之从补气着手有着本质区别。

第四节　温补心阳法

温补心阳是根据心阳虚损病机拟定的治法。

心阳虚损是指心阳不足或障碍的病理改变。

这一病机，常以心悸、惊狂、心区绞痛、咽喉疼痛为主症。但应兼见面色苍白、短气自汗、舌质淡嫩、脉迟无力，才是心阳虚损之象。心主血脉，又主神明。血能正常营运，有赖心阳推动；神志所以明静，亦赖心阳温煦。若平素调摄不慎，或感受阴邪，损伤心阳，或病中误治，发汗过多，阳随汗泄，致使心阳虚衰，无力鼓运血流，元神也就失其温养，遂见心悸、惊狂、面色苍白、短气自汗、舌淡脉迟。若素体阳虚，一感寒邪，津血立即凝滞，阻于少阴经脉，可见咽痛、胸痹。这种因寒而痛之证，得热则津血暂时流通，故饮热汤以后疼痛稍有减轻，与一般热毒痹结咽喉或痰浊、瘀血阻络有所不同。热证舌质红绛，此证舌质淡嫩，亦是诊断要点。

治疗此证，法当温补心阳，振奋阳气，阳气复则心脉通，神得养而意识明。是以此证最宜选用桂枝、附子、人参、炙甘草为主药温补心阳，适当配伍半夏、生姜之属流通津液。若兼心神不安，可佐镇摄心阳的龙骨、牡蛎，共奏温摄心阳之效。代表方如桂枝新加汤、半夏散及汤、桂枝去芍药加蜀漆龙骨牡蛎救逆汤、薏苡附子散。

心气虚衰与心阳虚衰在病理上有内在联系，所以温补心阳与补益心气两法用药大体相同，此证多见喜热畏寒、舌淡脉迟，用药重在温通，可与补法合参。

半夏散及汤（《伤寒论》）

【药物组成】制半夏、桂枝、炙甘草等份。

【制剂用法】为散，每次服 6g，白开水送服。亦可作汤剂，水煎服。

【方证病机】寒凝少阴经脉，津血郁阻。

【体现治法】温经通滞。

【适应证候】寒客少阴，咽中痛，咽部呈暗红色瘀血现象，声音嘶，有痰涎，舌质淡，苔薄白，脉弦紧。

【方理剖析】咽喉疼痛是此方主症；寒滞少阴经脉是此证病机；舌淡苔白为寒的辨证依据。手少阴经脉的分支夹食管上行，连于目系；足少阴经脉从肾上贯肝膈，入肺，沿喉咙，夹舌根部。故咽喉疼痛常与手足少阴经有关。此证是因寒邪侵犯少阴经脉，影响津血流通，郁结于咽，出现咽痛。从何知其因寒？从舌淡、苔白知之。其基本病理是：寒邪相侵→津血郁滞→阻滞少阴经脉→咽喉疼痛。

寒邪侵犯少阴经脉，津血运行不利，郁结而见咽痛，法当温经散寒，活血行津。方用半夏燥湿祛痰辛散水邪，通其津液；桂枝辛散寒邪，通利血脉，温化水湿；甘草之甘可以舒缓经脉挛急，且合辛温之品，能散寒邪。上三味药同用，能奏散寒、通津、活血、缓急功效。外寒一散，则水津流畅，血运正常，经脉舒缓，咽痛自愈。

【临证应用】此方以突然气温下降，机体不能适应，感受寒邪，咽部疼痛，呈暗红颜色，为其用方指征，若审其舌淡、苔白，即使咽部溃烂亦可应用。治疗此证现今喜用凉药，临证所见则寒热均有，一律投以清热解毒之品，热证自然获效，寒证则适得其反。这种咽痛，不是疫毒为患，纯属寒阻经脉，引起津血郁结咽喉，医者不思温通津血，而唯解毒是务，不仅无毒可解，反而愈增其壅，导致咽中如有物梗阻，吐之不出，吞之不下，盖津血遇寒则凝，遇温则通故而。

案例 1970 年，一绵阳工人求治于余。自述咽痛半年不愈，曾服板蓝根、银翘、马勃诸药而咽痛更甚，且咽干犹如火燎，溃烂难以吞咽。观其舌淡，遂书此方 2 剂付之。患者见其药少而将 2 剂作为 1 剂煎服，异日来告，服此方后痰涌如潮而咽干之象已解，效不更方，原方再服数剂而安。

【歌括】仲景半夏散及汤，夏桂甘草共煎尝，寒客少阴咽中痛，辛温宣散庶能康。

薏苡附子散 (《金匮要略》)

【药物组成】薏苡仁 150g，制附子 100g。

【制剂用法】附子须制熟，以不麻口为度。二味为散，每次服 3g，每日服 3 次。若作汤剂，当减其量，仅用十分之一即可。

【方证病机】阳不化气，湿闭胸阳。

【体现治法】温阳宣痹。

【适应证候】胸痹。症见心前区阵发性绞痛，舌体淡胖。

【方理剖析】《金匮要略》谓："胸痹缓急者，薏苡附子散主之。"所谓缓急，是指平时与常人无异，为缓；发作时心区绞痛，为急。胸痹病在心之包络，常因气滞、血瘀、痰浊凝聚所致。此方所治属于湿闭胸阳机制。患者多因年事渐高，气化不及，既不能充分转化水谷精微为阴精、阳气，又不能充分化气行水，脂液积于包脉夹层，管壁变厚，管腔变窄，妨碍气血津液的正常流通，一旦感受寒邪或情绪激动，心包脉稍有挛急，立即产生疼痛。此证从何知是湿闭胸阳？从舌体淡胖知之。淡为无热，胖为湿盛，舌淡而胖，自属阳虚不能化气，湿浊壅闭使然。或谓：此系心络受寒而见挛急疼痛，其理亦通。

此证治宜温阳以助气化，除湿以宣痹阻。故方用温阳化气，助心行血的附子治其本；用缓解挛急，除湿宣痹的薏苡仁治其标。使挛急缓、湿浊去而胸阳通，气化行、血行旺而包脉无阻，疼痛才会逐渐好转。因本证病程较长，故以二药为散，以便长服。

【临证应用】（1）《方极》云："薏苡附子散治胸中痹，恶寒者。"《类聚方广义》云："当有恶寒或浮肿证。"指出当有阳虚畏寒，或湿盛浮肿现象，才可使用本方。

（2）《用方经权》云："身体麻痹，如隔靴搔痒之证，或遍身生疣子之类，与此方有效。"

（3）《类聚方广义》云："本方用于今之胸痹，痛休作有缓急者，或一身痹而恶寒，或浮肿疼痛者，皆有效。"

综观上述所治，都是通过本方温阳化气、除湿宣痹、缓解拘挛等作用达到治疗目的。只有治遍身生疣才是利用薏苡仁的特殊作用。

【歌括】薏苡附子散，二药不须煎，温阳宣痹妙，胸痹缓急餐。

桂枝去芍加蜀漆龙牡救逆汤 (《伤寒论》)

【药物组成】桂枝 9g，生姜 9g，甘草 6g，大枣 4 枚，蜀漆 5g，龙骨 30g，牡蛎 40g。

【制剂用法】先煮蜀漆，余药后下，汤成，分 3 次，温服。

【方证病机】心阳虚衰，痰浊阻窍。

【体现治法】温摄心阳，涤痰开窍。

【适应证候】心阳虚衰，心神不摄。症见惊狂，卧起不安。

【方理剖析】《伤寒论》谓"伤寒脉浮，医以火迫劫之，亡阳，必惊狂，卧起不安者"，此方主之。《金匮要略》则仅提出因"火邪者"用此方主之。故本方所治，多为表证医不如法，强发其汗，损伤心阳，以致阳气耗散，痰浊阻窍，而见惊狂、卧起不安。这里所指的惊狂与一般惊狂有所不同。《素问·举痛论篇》说："惊则心无所倚，神无所归，虑无所定。"

结合张仲景将此方列于《金匮要略》惊悸门来看，卧起不安就是惊狂的具体症状，这与《素问·病能篇》提出的阳厥狂怒，骂詈不避亲疏完全不同。

本方是为心阳虚衰，心神不摄，痰阻清窍的卧起不安而设，体现镇惊安神、温摄心阳、涤痰开窍法则。方以桂枝汤为基础，因属心阳受损，痰浊阻窍，故去阴柔的芍药，唯留桂枝、甘草等药专助心阳，甘草、大枣甘以缓急，加入劫痰力量很强的蜀漆，使痰浊一去则神志自清，复用重镇的龙骨、牡蛎镇惊安神，令神志宁静而卧起不安之症庶几可解。

【临证应用】（1）以卧起不安为主症，审其舌淡、苔白，确属阳虚，才可使用。

（2）《方舆輗》云："不寐之人，彻夜不得一瞑目，及五六夜，必发狂，可恐也，当亟服此方，蜀漆能去心腹之邪积也。"

【歌括】蜀漆龙牡救逆汤，桂枝去芍七味尝，卧起不安心阳损，温摄心阳病体康。

------- 小　结 -------

温补心阳法共选3方，虽然都治心系阳虚，却又各有所主。就病位而言：半夏散及汤以咽痛为主症，病在少阴经脉；薏苡附子散以心痛为主症，病在心体之络脉；桂枝去芍加蜀漆龙牡救逆汤以卧起不安为主症，病在心系之包（脑）膜。就病机和治法而言：半夏散及汤是寒滞经脉，津血郁阻，故以温经通滞之法通津血之滞；薏苡附子散是阳不化气，湿闭胸阳，故以温阳宣痹之法以通津液之壅；桂枝去芍加蜀漆龙牡救逆汤是心阳虚衰，痰浊阻窍，故以温摄心阳、涤痰开窍之法祛其痰浊。就方剂结构而言：半夏散及汤是温而兼通津血，薏苡附子散是温而兼宣湿痹，桂枝去芍加蜀漆龙牡救逆汤是温而兼涤痰浊，三方所治均非心阳衰竭，与回阳救逆之方有所不同，可以合参。

第五节　回阳救逆法

回阳救逆是根据阳虚厥逆病机拟定的治法。

阳虚厥逆是指少阴阳气衰微的病理改变。以四肢逆冷为主症，但须兼见神倦欲寐、脉象细微，才是阳气衰微所致。

手足逆冷与气血的虚滞有关，还与行于脉络内外的阳气、心主之脉、肝主之膜，都有关系。所以四肢逆冷常病在少阴、厥阴。综观张仲景论厥条文，举凡阳气衰微、阳气耗散、阳为阴遏、阳为血滞、阳为脉阻、阳气郁结、阳气内聚，都可出现四肢逆冷。此证属于阳气衰微，不达四末，或阳气耗散，补充不及机制，其证至重至危。

《素问·厥论篇》说："寒厥之为寒也，必从五指而上于膝者何也？岐伯曰：阴气起于五指之里，集于膝下而聚于膝上，故阴气胜则从五指至膝上寒，其寒也，不从外，皆从内也。"石顽引申其义："论得寒厥之由，以其人阳气衰，不能渗营其经络，阳气日损，阴气独在，故手足为之寒也。"由于肢冷脉微是因少阴阳虚不能鼓运血流、阳气不能依附血液达于四肢末端所致，故《黄帝内经》谓其"不从外，皆从内也"。选用附子、干姜、肉桂之类组合成方，使心阳振奋，肢冷、脉微证象自然消失，如四逆汤、四逆加人参汤即为代表方。

阳气衰竭，阳虚阴盛，可以出现阴盛格阳。此证，每在肢冷、脉微时兼见身热、面赤。兼见面赤是阴盛于下，阳浮于上，称为戴阳；若肢冷、脉微而身反发热，则是阴盛于内，格阳于外的阴盛格阳证。所谓阴盛格阳，系由阴寒太盛，逼迫阳气外浮，犹如强盗踞室，主人外窜，所以戴阳、格阳均属真寒假热机制。根据治病求本原则，仍宜选用干姜、附子益火消阴，使虚阳不致浮越，假热证象也就随之消失。如通脉四逆汤即为此而设。此外，亦可在回阳救逆方中加入少量清热药物，成为"甚者从之"的从治法。如通脉四逆加猪胆汁汤就是这种配伍形式。

心阳根于肾阳，上述诸证虽然病位在心，实因肾中阳微，阳气无源引起。这类方以干姜、附子为主药的道理何在？盖附子不仅能温心阳，尤擅温肾阳以助气化，用此可以兼顾两脏；配干姜温运脾阳，有温后天以养先天之意。阳虚厥逆属于阳虚欲脱前奏，可以参看气虚欲脱的治法。

形成四肢厥逆还有以下几种病机，附识于此以资参考。①阳气衰微，阴盛郁阳：阳虚阴盛，四肢逆冷而兼烦躁、呕吐，是气因寒而凝涩，脉因寒而收引，津因寒而凝聚，阴盛郁阳，阳气既虚且郁，不能达于四末，则四逆、烦躁、呕吐并见。吴茱萸汤之温肝解郁、降泄浊阴，即为这一机制而设。②寒伤厥阴，血脉凝滞：多因寒邪直中厥阴，或因平时脉为寒滞，以致脉因寒而收引，血因寒而凝涩，阳气不能随血运行温煦四肢，出现手足寒冷。此证虽见四肢欠温，因非自身阳微，所以神志如常，并非危证，常以冷痛为主。治宜温经散寒、调营通滞，当归四逆汤即为这一机制而设。③蛔入胆道，脉挛致厥：蛔居肠内，本不乱窜，若中焦虚寒，蛔虫不安，上窜胆道，引起胆道痉挛而见剧烈疼痛，并因经脉痉挛影响气血运行不利，阳气不达四末，出现厥逆。这种因蛔致厥机制需用乌梅丸温脏安蛔，使阳回虫安则厥逆可愈。④阳气内郁，不达四末：这里所指的阳气，实与卫气有关。卫气升降出入于三焦，端赖肝胆升发疏泄。如果肝气郁结不伸，脉为卫气约束，阳为脉阻，常见指尖微冷、脉带弦象，四逆散即为此证而设。⑤营阴被夺，血行不利：急性热病，热盛阴伤，血中之阴津被夺，血变浓稠，运行不利，不能运载血中之气达于四末，遂见厥冷。此证常以厥逆与胸腹灼热、谵语、便秘同时并见为特征，即《伤寒论》所谓"伤寒脉滑而厥者，里有热也，白虎汤主之"的热厥，用白虎汤撤热保津，或用承气汤急下存阴，则厥逆可回。⑥阳为阴遏，不达四肢：《伤寒论》谓："病人手足厥冷，脉乍紧者，邪结在胸中，心下满而烦，饥不能食者，病在胸中，当须吐之，宜瓜蒂散。"四肢厥冷兼见心下烦满、饥不能食，是因胸中痰浊凝结，阳气为痰浊所遏，不能外达四肢，宜用瓜蒂散吐其痰浊，浊去气通则四逆自愈。此证与吴茱萸汤证都是浊阴闭郁阳气机制，但有一寒一热、一虚一实之异。

四逆汤（《伤寒论》）

【药物组成】附子 15~30g，干姜 9g，炙甘草 12g。

【制剂用法】加水久煮，温服。

【方证病机】少阴阳虚，四肢逆冷。

【体现治法】回阳救逆。

【适应证候】少阴阳虚。症见四肢逆冷，症见恶寒蜷卧，神疲欲寐，脉沉微。中焦虚寒，症见或吐或利，或吐泻交作，脉迟弱。误汗或过汗亡阳，症见恶寒汗出，舌淡苔白。

【方理剖析】肢冷脉微，或吐或利是本方主症；少阴阳虚，是此证病机；其余证象，是阳气衰微的辨证依据。少阴阳虚，阳气不能达于四末，故四肢逆冷；不能鼓动血液运行，故脉微欲绝。中阳衰微，升降失调，故或吐或利，或吐泻交作；不能腐熟水谷，故下利清谷。若素体阳虚而误汗、过汗，表卫阳气随汗外泄，则见恶寒自汗。上述见症，反映了阳气衰微与阳气耗散两种基本病变，前者属于生、温功能衰竭，后者属于阳气外泄，都是少阴阳虚。

根据"寒者热之"的治疗原则，阳气衰微而致肢冷脉微，法当回阳救逆，振奋欲绝之阳，本方即体现这一法则。附子大辛大热，回阳力量很强，使少阴阳气振奋，能够达于四末则肢冷脉微之症可除。干姜温中散寒，使脾阳得温，能够运化水谷而下利清谷之症可愈。干姜与附子同用，一温先天以生后天，一温后天以养先天，相须为用，相得益彰。甘草补元气、通经脉、利血气，并能制干姜、附子之峻猛成为有制之师。诸药合而成方，能奏回阳救逆功效。此方药简效宏，是较好的古方之一。

《伤寒论》在太阴、少阴、厥阴、太阳各经都曾用过本方。太阴用此以温中焦虚寒，少阴用此以温心肾之阳，厥阴用此以回四肢之厥，太阳用此以救过汗亡阳，说明本方擅长振奋阳气，专为五脏功能衰竭而设。或谓：此方药仅三味却谓其能治五脏阳气虚衰，是否言过其实？须知五脏之阳皆根于肾中元阳，方中附子是温煦肾阳佳品，通过温煦元阳，则五脏阳气有源，虽温一脏而五脏皆受其荫。何况附子"禀雄壮之质，有斩关夺将之气，能引补气药行十二经，以追复散失之元阳，引补血药入血分，以滋养不足之真阴，引发散药开腠理以驱逐在表之风寒，引温药达下焦以祛除在里之冷湿"，并非专走一经，气血表里，无所不至，实能振奋五脏阳气，辅以擅长温脾肺阳气的干姜、益气的甘草，谓此方能温五脏，实非过誉。

【临证应用】（1）《严氏济生方》说："姜附汤（即本方）治五脏中寒，口噤，四肢强直，失音不语，或卒然晕闷，手足厥冷者。"说明本方不仅能治久病阳气衰微，亦能治疗寒邪直中三阴，而由回阳之方变为祛寒之方。

（2）《古方便览》说："世医所谓中寒中湿，及伤寒阴证，霍乱等诸证，厥冷恶寒，下利腹痛者，皆可用四逆汤。"这是侧重于中焦的见症，说明此方能够温运中阳，止痛止泻。

（3）《类聚方广义》谓："四逆汤，救厥之主方也。然伤寒热结在里者；中风卒倒，痰涎沸涌者；霍乱未吐下，内犹有毒者；老人食郁，及诸卒病闭郁不开者，纵令全身厥冷，冷汗脉微，能审其证，以白虎、泻心、承气……备急、走马之类，解其结，通其闭，则厥冷不治自复。若误认为脱证，遂用四逆、真武，犹如救经引足，庸工杀人，常坐于此。"指出本方并非适用于一切四肢逆冷，若系真热假寒，误投此方则有抱薪救火之失。

（4）本方能兴奋心脏及胃肠功能，促进血液循环，治疗新陈代谢功能低下或衰竭。可用于治疗急性胃肠炎吐泻过多，或急性病大汗出而出现虚脱者。以本方为基础加减，治胃下垂亦有效。

【加减化裁】（1）通脉四逆汤（《伤寒论》）：即本方干姜剂量加重一倍。治少阴病，下利清谷，手足厥逆，身反不恶寒，其人面色赤，或腹痛，或干呕，或咽痛，或利止脉不出者。成无己说："下利清谷，手足厥逆，脉微欲绝，为里寒。身热，不恶寒，面色赤，为外热。此阴盛于内，格阳于外，不相通也，与通脉四逆汤散阴通阳。"

（2）通脉四逆加猪胆汁汤（《伤寒论》）：即本方干姜剂量加重一倍，再加猪胆汁。治吐已下断，汗出而厥，四肢拘急不解，脉微欲绝者。张锡驹说："吐已下断者，阴阳气血俱虚，水谷津液俱竭，无有可吐而自已，无有可下而自断也。故汗出而厥，四肢拘急之亡阴证与脉微欲绝之亡阳证仍然不解，更宜通脉四逆加猪胆，启下焦之生阳而助中焦之津液。"

（3）茵陈术附汤（《医学心悟》）：即本方加茵陈、白术。治中焦寒湿，舌苔灰滑，四肢逆冷，面目俱黄，黄色晦暗。减去白术，即茵陈四逆汤，治证同。

【歌括】四逆汤用姜附草，肢冷脉微吐利尝，回阳救逆功偏擅，通脉四逆倍干姜。

四逆加人参汤（《伤寒论》）

【药物组成】附子15~30g，干姜8g，炙甘草10g，人参15g。

【制剂用法】加水久煮，汤成去渣，分2次，温服。

【方证病机】元阳虚脱。

【体现治法】回阳救脱。

【适应证候】元阳虚脱。症见四肢逆冷，汗出如珠，呼吸微弱，脉微欲绝。

【方理剖析】肢冷脉微、汗出如珠，是本方主症；元阳虚脱，是此证病机。病至末期，肾中元阳衰竭，阳气不能到达四肢末端，于是手足逆冷；心阳根于肾阳，肾中元阳衰竭，心阳随之亦微，无力鼓动血流，于是脉微欲绝；阳气衰微，阴失阳护，阴津外泄，于是汗出如珠；阳失阴恋，浮阳飞越，于是阳虚欲脱。

元阳虚脱，危在顷刻，急投回阳救脱之方，庶几可转危为安。张仲景此方实开回阳救脱之先河，成为救脱方之鼻祖，参附汤即脱胎于此。方中人参大补元气，附子大温元阳，再以甘草助人参益气，干姜助附子回阳，阳气得其温补，能够达于四末而四肢温矣！阳气充盛，阴得阳护而自汗止矣。五脏生机一旺，而呼吸微弱等症瘳矣！

《伤寒论》谓："恶寒，脉微而复利，利止，亡血也，四逆加人参汤主之。"《伤寒论》中并未指出本方所治属于虚脱危证，所以临床医家很少用到此方，《景岳全书》中改本方为四味回阳饮，谓治"元阳虚脱，危在顷刻"，可谓独具卓识，一语道破了本方用途。

【临证应用】（1）《卫生宝鉴补遗》谓治"伤寒阴证，身凉而额上、手背有冷汗者"。身冷、额汗，正是阳气虚衰、阴津外泄现象，投此回阳益气之方，可谓对证。

（2）《方舆輗》说："血脱及手足厥冷者，急与四逆加人参汤，迟延则不可救。"这里指出本方能治疗两类疾病，一是阳不固阴的血脱，二是阳气衰微的逆冷。

【歌括】四逆加参伤寒方，参附炙草配干姜，阳虚欲脱成危证，救脱之功在回阳。

回阳救急汤（《伤寒六书》）

【药物组成】熟附子10g，肉桂5g，干姜10g，人参10g，白术10g，茯苓15g，炙甘草5g，陈皮10g，制半夏10g，五味子5g，麝香0.5g。

【制剂用法】加姜3片，水煎去渣，调入麝香，温服，手足温和即止，不可多服。

【方证病机】寒邪直中三阴。

【体现治法】回阳救急。

【适应证候】寒邪直中三阴。症见四肢逆冷，吐泻腹痛，身寒战栗，或指甲、口唇青紫，或吐涎沫，不渴，舌淡，脉沉迟，甚至无脉。

【方理剖析】此证属于阳气素虚，寒邪直中三阴机制。寒邪直中，太阴受寒，津气逆乱，升降失调，则吐泻腹痛；少阴受寒，脉因寒挛，血因寒凝，运行不利，阳气不能达于四末，则四肢逆冷；厥阴受寒，气因寒郁而身寒战栗，血因寒凝而指甲、口唇青紫，津因寒结而口吐涎沫，其余舌脉都是虚寒证象。综上，此证用脏腑辨证定位，病在三阴；用八纲辨证定性，属于虚寒；用气血津液辨证定性、定量，属于津气逆乱，血行不利；审证求因，属于寒邪直中。其基本病理是：素体阳虚，寒邪直中→气血津液凝涩、失调→出现危证。

治疗此证，当用温阳药物祛散外寒，振奋阳气；用调气行津之品，扶助正气，复其升降，俾阴寒外散，阳气振奋，元气得补，气血和调，病庶可愈。故方用大辛大热的附子、肉桂、干姜以外散寒邪，内温阳气；得芳香走窜，宣通气血的麝香辅之，令寒无容身之所而尽被祛除，气血宣流而升降有序；得益气补虚、利气行津的六君子汤助之，令元气充而津气调，津气调而升降复。五味子与人参、熟附子相配，有补益心气之功，与麝香为伍，有防止五味子辛散耗气之意。此方既有人参、熟附子回阳救脱，也有干姜、肉桂、茯苓、白术祛散寒邪，调理津气，是将温散与温补二法融为一体的一种结构。

学习此方还要注意以下两点。其一，方中麝香能够宣通阳气，治疗心腹暴痛，古人早有论述，《名医别录》谓麝香治"心腹暴痛，胀急痞满"即是实例。药理研究证实本品小剂量能够兴奋中枢神经，并有升压作用，功能衰竭证候配伍麝香原本无可指摘，但宜少量，否则将会适得其反。其二，此方是以治疗少阴为主，太阴为辅，《伤寒六书》谓"呕吐涎沫，或有小腹痛，加盐炒茱萸"，才是厥阴受寒的典型证象，故加吴茱萸温肝降逆，行气止痛。"无脉者，加猪胆汁一匙"，这是阴寒太盛，防其格拒，故加苦寒的胆汁同气相求，体现"甚者从之"的反佐法。"泄泻不止"，是清阳下陷证象，故加升麻、黄芪升阳举陷；"呕吐不止"，是浊阴上逆证象，故加姜汁降逆止呕。推求其意，总在调理津气升降。

【临证应用】此方为寒邪直中阴经的暴病而设，与四逆汤证不同。以突然受寒，四肢逆冷，或腹痛吐泻，或指甲、口唇青紫为用方指征。

【歌括】回阳救急桂附姜，参术苓草陈夏匡，五味麝香共十一，寒邪直中此堪尝。

小　结

回阳救逆法共选3方，都有四肢逆冷见症，都是少阴阳虚，都用干姜、附子温阳，是相同处。四逆汤是治三阴虚寒厥逆的代表方，后世回阳之方每师此方干姜、附子同用之法。四逆加人参汤因加人参大补元气，变为回阳救脱之法，开救脱先河。回阳救急汤则一反常态，是外散寒邪、内温阳气、补散结合的结构，唯寒邪直中宜用。

第六节　温肾散寒法

温肾散寒是根据肾系虚寒病机拟定的治法。

肾系虚寒，以腰部冷痛、绞痛、尿频失禁、尿白浊为主症，并以舌淡、苔白、脉迟作为病性属寒的辨证依据。肾为水脏，腰为肾府，肾系虚寒，有诸内必形诸外，自有腰痛或水液失调见症。从其病变本质来看，此证既有自身阳气不足的一面，也有外寒侵袭的一面。所以，本法常以肉桂、附子、鹿角、益智仁之属温补肾阳，补其不足；又用乌药、吴茱萸之类温散下焦之寒。两组药物同用，共奏温肾散寒功效。如趁痛散、鹿角丸、缩泉丸、萆薢分清饮等均属本法范畴。此外，麻黄附子细辛汤也属这类结构，可以合参。

本法与温补肾阳法的结构略同，均为肾系虚寒而设。但温补肾阳法着眼于肾脏自身功能衰退，阳气亏损，多系久病，用药偏于温补；本法着眼于外寒犯肾，引起气血津液失调，多系新病，用药偏于温通，同而不同，须当识别。

本法与温经散寒法也很近似，如都用肉桂、附子温阳散寒。但温经散寒法所治证候见于体表，选药组方无专治肾系痕迹；此法所治证候，局限于肾系，所选各方配有专治肾系精水病变的药物，正因如此，才能成为温肾散寒之方。

趁痛散 （《杨氏家藏方》）

【药物组成】杜仲（炒断丝）45g，没药（细研）45g，延胡索30g，当归30g，肉桂30g，萆薢30g。

【制剂用法】为细末，每服10g，空腹，温酒调下。

【方证病机】寒滞经脉，血行不利。

【体现治法】温肾散寒，活血宣痹。

【适应证候】寒湿相搏。症见腰脚疼痛，行步少力，筋脉拘急。

【方理剖析】腰痛一证当分内外，若系肾脏虚损、结石，或下焦湿热引起，多兼小便失调证象；只觉腰痛而小便并无异状，则是腰肌为病。此证属于后者。腰为肾脏所在部位，风、寒、湿三气杂至着于腰部，或湿热羁留，或气机阻滞，或血运不利，或扭挫伤筋，或骨质增生，均可引起腰痛，此证属于寒滞经脉，血行不利，风湿痹着机制。

寒滞经脉，法当温经散寒，令寒去则经脉得舒；湿凝血瘀，又当活血祛湿，宣通痹阻。方用肉桂温煦肾阳、散寒通滞，与活血的当归、延胡索、没药相伍，既可温散寒邪，又可温通血脉。《神农本草经》中谓萆薢"主腰背痛，强骨节"。《药性论》谓萆薢能"治冷顽痹，腰脚不遂"。对于风湿痹着而见疼痛者，得此可收祛风除湿功效。《神农本草经》中谓杜仲"主腰脊痛，补中，益精气"，又为补虚治本之用。此方以治腰肌湿凝血瘀为主，兼顾肾虚，用于上述机制，可谓合拍。

【临证应用】此方证以腰部拘急冷痛而小便正常为辨证要点。

【加减化裁】立效散（《中藏经》）：延胡索、当归、官桂各等份，为末，每服6g，酒调服。治腰痛，有温通血脉之功。《仁斋直指方》中名舒筋散，治"血脉凝滞，筋络拘挛，肢节疼痛，行步艰难，此药活血化气第一品药也"。《校注妇人良方》中名如神汤。

【歌括】《杨氏家藏》趁痛散，肉桂当归没药研，萆薢杜仲延胡索，温通宣痹腰痛蠲。

鹿角丸 (《三因极一病证方论》)

【药物组成】鹿角片（酥炙黄）30g，炮附子60g，桂心3g。

【制剂用法】共研细末，酒糊为丸，如梧桐子大，盐酒下3~6g，空腹时服。

【方证病机】肾虚伤冷。

【体现治法】补肾温阳。

【适应证候】肾虚伤冷，冷气入肾，其痛如掣。

【方理剖析】痛在肾区，病位自然在肾。其痛如掣，当是冷气入肾所致，从何知其为寒？盖寒主收引故也。冷气不入他脏而独入肾经，当是其人先有肾虚，寒邪始得乘虚而入，盖体虚之处即容邪之处故也。肾区绞痛并非全因受寒，肾盂结石亦可引起。此证为何不从结石分析而从受寒分析呢？盖肾盂结石引起绞痛，当有平时腰部隐痛，或小便淋涩有血，此证并无故也。综上可知，此证病位在肾，病性属虚，病因为寒，是肾虚伤冷、本虚标实的病理改变。

肾虚伤冷，本虚标实，法当补肾温阳，标本兼顾。方用鹿角片温补肾阳，补正虚之不足；附子、肉桂温阳散寒，祛凝结之寒。此三药相配则扶正祛邪之法备矣！再用盐酒吞服药丸，是用咸味引药入肾，用酒畅旺血行，增强散寒效力。合而成方，能奏补肾温阳之效，用治上述证候，颇为适宜。

【临证应用】以腰痛如掣兼舌淡、苔白、脉沉迟为辨证要点。

【歌括】鹿角丸中桂附投，补肾温阳效力优，腰痛如掣因寒盛，本虚标实此方求。

缩泉丸 (《史越王氏方》)

【药物组成】乌药、益智仁（炒）、蜀椒（去目并合口者，出汗）、吴茱萸（九蒸九晒）各等份。

【制剂用法】为细末，酒煮面糊为丸，如梧桐子大，每服五六十丸（5g），临卧盐汤下。

【方证病机】肾系虚寒，水液失约。

【体现治法】温肾缩便。

【适应证候】下焦虚寒，水液失约。症见小便频数量多，并无涩痛。

【方理剖析】膀胱为尿液贮存之所，肾主化气行水，故小便乃肾与膀胱所主。小便频数量多而无涩痛见症，当是下焦虚寒机制。《金匮翼》谓："古方书论小便不禁，有属热、属寒之辨。不知不禁之谓，乃以小水太利为言，皆属虚寒，何有热证。若因热而小便频数，则淋漓点滴不能禁止而又出之不快，或多痛涩，非遗失不禁之谓矣。"此证多因下焦虚冷，肾失气化之常，膀胱失约所致。

肾与膀胱虚寒，不能约束水液而小便频数，当一边温散肾与膀胱之寒，一边固肾缩便。故方用辛温的益智仁，入肾补虚散寒而缩小便；吴茱萸入下焦气分温散其寒，乌药行散"膀胱肾间冷气"；蜀椒能除"六腑寒冷"，治"阳衰溲数"。诸药合而用之，能奏温肾缩便功效。使下焦得温，肾与膀胱的功能恢复，便数自可渐愈。蜀椒种仁即是椒目，有利水之功，用于小便本多之证不宜，故宜弃去，吴茱萸九蒸九晒，是欲去其燥烈之气也。

《校注妇人良方》缩泉丸：即本方去蜀椒、吴茱萸，酒煮山药为丸，温阳力量减弱而多山药补益脾肾，偏虚者宜。

【临证应用】（1）中年以后，小便数多而无淋涩作痛，审其舌淡脉缓，可用本方。

（2）亦治小儿遗尿因于肾气未充者。

【歌括】缩泉丸治小便多，乌药椒萸益智和，肾与膀胱呈虚冷，温肾缩便病能差。

------------- 小 结 -------------

温肾散寒法共选3方，趁痛散所治腰痛，是因寒滞经脉、血滞湿凝，故以温肾散寒、活血宣痹为法，因以血滞为主，故除杜仲补虚，草薢除湿以外，其余诸药都有温通血脉之功。

鹿角丸以腰痛如掣为主症，肾虚伤冷为病机，补肾温阳为治法。掣痛是经脉痉挛证象。经脉之所以痉挛，是因寒冷入肾，寒冷之所以入肾，则因肾阳先虚。是以选用鹿角片、炮附子、桂心三药外散寒邪，内温阳气，成为扶正祛邪、标本兼顾的配伍形式。

缩泉丸以小便频数、尿量多为主症，肾虚失约为病机，温肾缩便为治法，以小便量多而无涩痛为辨证要点，是温散寒邪与固肾缩便结合的配伍形式。

第七节　温经散寒法

温经散寒是根据寒滞经脉病机拟定的治法。

寒主收引，其性凝涩。寒邪引起经脉挛急，血运不畅，痰湿壅滞，遂见寒滞经脉之证。此类疾病，常见两组证象：一组证象是手足欠温、舌淡苔白、脉弦或迟等寒象；另一组证象是因寒而致津血运行不利的肿、重、痛。治疗此类疾病，当以桂枝、附子、细辛等辛通或辛散药物为主，兼配活血行滞或祛痰渗湿之品，体现温经散寒法则。代表方有阳和汤、桂枝附子汤、白术附子汤、甘草附子汤等。

阳和汤（《外科证治全生集》）

【药物组成】熟地黄30g，鹿角胶9g，肉桂3g，姜炭2g，白芥子6g，麻黄2g，生甘草3g。

【制剂用法】水煎服。

【方证病机】阳虚寒凝，血滞痰阻。

【体现治法】和阳通滞。

【适应证候】一切阴疽、贴骨疽、流注、鹤膝风等属于阴寒之证。症见局部漫肿无头，皮色不变，不热，口不渴，舌淡苔白，脉沉细或迟细。

【方理剖析】此为治疗阴疽、流注的主方。阴疽发于筋骨，以患部漫肿无头、皮色不变，也不发热为特征，属于少阴阳虚、寒凝血滞、痰湿内阻机制。少阴心、肾，一主血脉，一主水液，阳虚不能温煦血脉，化气行水，若遇邪侵，邪从寒化，着于筋骨、血脉、腠理，导致血滞痰阻，成为阴证。

阳虚寒凝，血滞痰阻成为阴疽，法当和阳通滞；此证病程较长，日久不愈，水谷精微多不化生为血而凝结成痰，不仅需要和阳通滞，亦需补血滋阴。故本方重用熟地黄以滋阴补血，填精补髓；鹿角胶补血益精，温肾助阳。二药相伍，则鹿角胶得补阴的熟地黄而有充足的物质基础供其生化；熟地黄得补阳的鹿角胶才有生化之机，即"阳无阴无以生，阴无阳无以化"的意思，此二药着眼于虚。肉桂擅长温肾助阳，通利血脉，化气行水，血得此而温和流畅，津得此而气化蒸腾，不致血郁津凝则阴疽之病根拔矣！姜炭温运脾阳亦即温煦肌肉，白芥子祛皮里膜外之痰亦即宣通腠理，麻黄辛通阳气亦即宣通毛窍，如此配伍，从筋骨到血脉，从血脉到肌肉，从肌肉到腠理，从腠理到皮毛，均有温药层层温煦，层层宣通，以化阴凝而布阳气，阳气布护，阴血宣流，水津无阻，则阴疽等证愈矣！此五药着眼于滞。方中鹿角胶、熟地黄得姜炭、肉桂、白芥子、麻黄之宣通，则补而不滞；麻黄、白芥子、姜炭、肉桂得熟地黄、鹿角胶之滋补，则宣发而不伤正，温阳而不偏亢，相辅相成，相得益彰。配伍甘草有解毒而调和诸药之意。

【临证应用】（1）以患部不红、不热、漫肿、酸痛、脉细微为辨证依据。熟地黄宜重用，其目的在于滋阴养血；鹿角胶亦可改用鹿角霜，既能祛其瘀滞，又能补血补阳；用麻黄的目的不在于解表发汗而在于通阳，故用量宜轻；肉桂亦可改用桂枝，温阳功力虽然稍逊，但温通血脉的力量较强。

（2）现代用本方治疗骨结核、腹膜结核、慢性骨髓炎、骨膜炎、慢性淋巴结炎、类风湿关节炎、血栓闭塞性脉管炎、肌肉深部脓肿等属阴疽范畴者。

（3）本方对于血虚寒盛之慢性气管炎、慢性支气管哮喘、妇女痛经、慢性关节炎，用得恰当，亦有效。

【歌括】阳和汤法解寒凝，外证虚寒色属阴，熟地鹿胶姜炭桂，麻黄白芥草相承。

桂枝附子汤（《伤寒论》）

【药物组成】桂枝 20g，制附子 30g，生姜 15g，甘草 10g，大枣 12 枚。

【制剂用法】水煎，分 3 次，温服。

【方证病机】风湿相搏于经络。

【体现治法】祛风散寒，温阳化湿。

【适应证候】风湿相搏。症见身体疼烦，不能转侧，不呕不渴，脉浮虚而涩。

【方理剖析】此方所治属于风湿相搏于经络的病变。为了说明此证是因风湿相搏于经络，张仲景提出了以下三点辨证依据。第一，"身体疼烦，不能自转侧"，这不仅是本方主症，也指出了此证病位在表。第二，"不呕不渴"是鉴别诊断，一来说明邪未入里，二来说明未见热象。第三，脉浮虚是风邪在表之象，涩是津血运行不利之征。综上，此证用八纲辨证，病位在表，病性属寒；用气血津液辨证，是因风寒引起津血运行不利，郁于体表，故属风寒相搏于经络机制。

此证治宜祛风散寒，温阳化湿，通利血脉，舒缓经脉。祛风散寒，目的在于消除病因，并令湿从毛窍外泄；温阳化湿，通利血脉，目的在于恢复津血运行；舒缓经脉，目的在于恢复经络的正常状态。此方重用辛温的桂枝，合辛散的生姜祛风于外以散寒，配辛热的附子温阳于里以化湿。桂枝、附子同用，不仅化气行水和宣散水湿之功卓著，且能温通血脉以利血行，其温通血脉之力又各有侧重。附子侧重于振奋心阳以推动血行，桂枝侧重于温煦营血而使血行流畅，有相辅相成之妙。疼痛不仅有津血郁滞的病理存在，血络因寒而收引亦是产生疼痛的原因之一，通过桂枝、附子温阳散寒之力，能使收引的经脉得舒，配以甘味的甘草、大枣，更能缓解经脉挛急，与桂枝、附子共奏舒缓经脉之功。如此配伍，使风去、寒散、湿化、血行、络舒则疼痛痊愈。

此方桂枝用至四两，附子用至三枚，重于一般方剂，究其重用之理，在于疏散寒邪，振奋阳气，舒缓脉络，流通津血，故非重用不为功。一切着眼于温通，殆为本方宗旨。

方中甘草、大枣，注家常以调和营卫或调中和药等敷衍不实之词作解，殊非仲景用药真意。综观仲景之方，除其中一小部分是调中和药以外，多数都是用于经隧挛急引起的疼痛、喘咳、呕吐、呃逆等症。因为属于肝系的筋膜是连缀躯体与构成内脏经隧的一种组织，有"寒则收引，热则松弛"的特性。若经隧收引而见上述诸症，除应注意消除引起痉挛的原因外，使用甘药可使挛急缓解，故有"肝苦急，急食甘以缓之"之说。

【临证应用】（1）《伤寒论》谓："风湿相搏，身体疼烦，不能自转侧，不呕，不渴，脉浮虚而涩者，桂枝附子汤主之。"

（2）《兰轩医谈》谓："清川玄道家有中风奇药，为桂枝附子汤或乌头桂枝汤加大黄、棕榈叶，初发不论虚实，皆可用，有奇效。"所谓中风，是指卒然倒仆，昏不知人，醒后半身不遂。若是外寒骤袭引起的脑血管痉挛，可以使用本方，若系其他证型，不可妄投。

【歌括】桂枝附子汤，桂附草枣姜，身疼因风湿，散寒宣痹良。

白术附子汤 (《金匮要略》)

【药物组成】白术 10g，附子 15g，生姜 8g，炙甘草 5g，大枣 6 枚。

【制剂用法】水煎，分 3 次，温服。一服觉身痹，半日许再服，三服都尽，其人如冒状，勿怪，当是白术、附子并走皮中，逐水气，未得除故耳。

【方证病机】风湿相搏。

【体现治法】温阳除湿。

【适应证候】风湿相搏。症见一身烦疼，不能自转侧，不呕不渴，大便坚，小便自利，脉浮虚而涩。

【方理剖析】此证以肌肉烦疼为主症；痛而导致不能自转侧，是湿盛现象；不呕不渴，是里和无病；大便坚、小便自利，则说明此证的疼痛是因阳不化气，以致水津不四布，五经不并行，水湿停于肌腠而不内渗于肠，也说明此证之湿不在内而在外，纯属湿滞体表。

治疗风寒湿邪滞留肌腠之证，或祛邪外出，或利湿下行，或温阳化气，使水津四布，五经并行，全在临证选择。桂枝附子汤用辛散的桂枝、生姜，是欲祛邪于外；五苓散用淡渗的茯苓、泽泻，欲利湿于下。此证兼见大便坚、小便自利，是气化不行、水津不布之象，既不宜用辛散虚其表，亦不宜用利湿虚其里，故用白术之苦温燥湿，合温阳化气、力大擅行的附子，并走皮中以逐水气，使肌腠的水气得化则身不疼烦，水津四布则大便自调。复用生姜之辛助其走表，炙甘草、大枣之甘缓脉络之急，虽非主药，亦有可取。

丹波元坚谓："里有湿者，大便滑泄，小便不利，此其常也。今大便坚，小便自利者，知是湿唯在表……方后曰附子、白术并走皮内，则此方之术，是为发表湿而不为燥脾明矣！"丹波元坚对"大便坚，小便自利"的解释极是，谓白术在方中的主要作用是祛除表湿亦颇为确切。今不依其说而从阳不化气以致水津不能四布、五经不能并行去分析此证机制，是以下述理由为依据。一是《金匮要略》中的服法说："三服都尽，其人如冒状。"说明三服以后阳气已能化湿为气蒸腾于上，蒙扰清空，才有昏冒感觉，待其气化功能完全恢复，水气升降运行有序，昏冒自然消失。二是此方所治并不限于《金匮要略》中证象，《三因极一病证方论》中的生附白术汤（即本方生姜改用干姜，去大枣）"治中风湿，昏闷恍惚，胀满身重，手足缓纵，自汗，失音不语，便利不禁"，即是实例。此证显然不是单纯表湿而是湿停内外，如果不从阳不化气、水湿内停分析，即与所治不符。又如《近效方》术附汤（即本方）"治风虚头重、眩、苦极"，其头重、眩晕显系湿浊上蒙清窍，单从祛除表湿作解，似未能揭示其能治表湿的本质。

《伤寒论》《金匮要略》所载之方，药味相同而异其方名者有三：《伤寒论》名去桂加白术汤；《金匮要略》痉湿暍篇名白术附子汤、中风历节病篇所附名术附汤。前两方主治相同而药量不同；《伤寒论》中的去桂加白术汤各药用量均大一倍。《金匮要略》中两方用量相同，但主治有异。

【临证应用】（1）身疼难以转侧，不呕不渴，二便正常，投此可以获效。

（2）水湿停滞"胀满身重，手足缓纵，自汗，失音不语，便利不禁"，是筋脉受湿而呈松弛的病理改变，可用此方加减。

（3）治头重、昏眩、苦极。

【歌括】白术附子汤，术附草枣姜，湿盛头重眩，服此效果良。

甘草附子汤（《伤寒论》）

【药物组成】制附子 20g，桂枝 20g，白术 10g，炙甘草 10g。

【制剂用法】水煎，分 3 次服。初服得微汗则解，能食，汗出复烦者，再服。

【方证病机】风湿相搏。

【体现治法】温阳化湿，祛风散邪。

【适应证候】风湿相搏。症见骨节疼烦，掣痛不得屈伸，近之则痛剧，汗出短气，小便不利，恶风不欲去衣，或身微肿。

【方理剖析】骨节疼烦、掣痛不得屈伸、近之则痛剧，是本方主症；风湿相搏，为此证病机；汗出短气、小便不利、恶风不欲去衣、身微肿，是风湿的辨证依据。风性疏泄，寒性凝涩，风邪不能独伤人，唯夹寒之风，为祸始烈。今因风邪夹寒，侵袭机体，妨碍体内血的运行，水液的流通，风湿相搏，滞于肌肉，流于骨节，以致骨节疼烦，掣痛不得屈伸，近之则痛剧。汗出、恶风不欲去衣，为风盛证象，短气、小便不利或身微肿，是湿盛的特征，故此证是风湿相搏机制。

王晋三说："风淫于表，湿流关节，治宜两顾。白术、附子顾里胜湿，桂枝、甘草顾表胜风，独以甘草冠其名者，病深关节，义在缓而行之，若驱之太急，风去而湿仍留，反遗后患矣。"方中桂枝用量最重，能振奋心阳，温通血脉，解肌发汗，祛散风邪；得甘草之甘以缓其势，可避免风祛湿留，反遗后患。白术燥湿运脾，附子温肾化气，两顾脾肾。白术、附子同用，又善祛除肌腠之湿，合而用之，能够祛散风邪，调理脏腑功能，增强血液运行，促进水津气化，反映了消除病因、调理功能、流通津血，三面兼顾的结构。

【临证应用】此方是治疗痹证之方，风寒湿三气合而为痹，投此可以获效。

【歌括】甘草附子汤，桂附术草良，掣痛难伸屈，风湿此堪尝。

-------- 小 结 --------

温经散寒法共选4方，都是治疗体表病变。阳和汤是治疗阴疽的有效名方，既可补虚扶正，也可和阳通滞，由于人体分为皮、肉、脉、筋、骨五层，所以此方和阳通滞也就层层都有温药宣通滞塞，构思严密，鲜有比之。学者若能细心领会，宣通体表滞塞之法，思过半矣！

桂枝附子汤、白术附子汤、甘草附子汤均治风湿在表但各有侧重，都用温阳除湿的附子，可见三方均着眼于寒与湿。桂枝附子汤治风偏盛，故用疏风的桂枝、生姜，不用运湿的白术；白术附子汤治湿偏盛，故用运湿的白术，不用祛风的桂枝、生姜；甘草附子汤则是风与湿俱盛，故桂枝、白术同用。一药之差而证候异趣，由此可见仲景用药谨严，一丝不苟。

第七章 清热法

清热法是针对五脏热证拟定的治疗大法。

以《素问·至真要大论篇》中"热者寒之"为立法依据，选用清热解毒药物为主，组合成方，用来治疗五脏热证的方剂，称为清热剂。本类方有清热、解毒之功，体现治法中的清法。

致病原因：热证多由外感六淫变生，或由五志过极而化，或由阴阳偏胜而成，其病因总不外乎内生与外感两类。

病变部位：热病可以见于五大系统中的任何部位，故以脏腑定位，则五脏所属皆有热证；亦可见于卫气营血的各个层次，故以热势浅深定位，则卫、气、营、血各部都有热证。正因如此，卫气营血与五脏辨证才是热证的辨证纲领。

病变性质：一切疾病，就其病性而言，不外乎寒热两类，此法专治热证，当然病性属热。由于壮火可以食气，热盛必然伤阴，常见气阴亏损，故按虚实定性，有实证亦有虚证。

基本病理：气有余，便是火，热是自身阳气郁结而化。六淫侵袭的途径虽有不同，气因邪郁而化热则一。风寒受自皮毛，暑热受自口鼻，都可干扰阳气的正常宣发而郁结化热。不仅外感六淫如此，内伤七情、五志化火，也是阳胜则热的反应。七情内伤，阳气不能正常升发疏泄，郁结化热，于是成为热证。至于阴阳失去平衡，以致阴不制阳而见热象，则是形成虚热的基本病理。

邪热为患，常见纯热无湿和湿热互结两型，涉及气血津液各个方面。纯热无湿之候，以热盛阴伤为特征，当从卫气营血辨证。病在气分，每多耗气伤阴；病在血分，每见耗血动血，总以热盛、津伤、耗气、动血为其病变特征。若系湿热为患，当从三焦论治，但有热盛湿微、湿盛热微、湿热并重之分，具体内容可以参阅祛湿大法，本法偶尔提之。

治法分类：前已言之，卫气营血与脏腑辨证均为热证的辨证纲领，不同病位而有不同病机，不同病机而有不同治法。按照病机与治法予以分类，有辛寒清气、清营凉血、气血两清、清泄肺热、清泻胃肠、清泻肝胆、清泻心火、清泻虚热等治法。至于清热解毒，则以消除病因为主，外感疫毒者宜之。

清热之法尚不止此，解表法中的辛凉解表、泻下法中的苦寒泻下、活血法中的泄热逐瘀、止血法中的凉血止血、祛湿法中的清热除湿与泻火通淋、祛痰法中的清热化痰、解痉法中的清热息风、开窍法中的清热开窍等法，都是本法与其他治法相合而成，前后合参，才能窥其全貌。

配伍规律：配伍清热之方，应该注意以下五个方面。一是清热解毒，消除致病原因：温热病邪相干，脏腑功能失调。阳气郁结，是导致发热的主要原因，配伍清热解毒之品，使致病因素消除，则热势随之而解。若因风寒闭郁，阳郁化热，或五志化火，或阴不制阳而呈热证，使用本类药物，又在解其郁热，折其亢阳，使阴阳趋于平衡。二是根据病变部位，分经用药：选择清热药物，应该注意热势浅深。病在气分但用清营凉血之品，则有引邪深入之虞，病在血分但用清气之品，则有鞭长莫及之失。医者必须分经用药，才能取得较好疗效。三是调理脏腑功能，恢复生理之常：六淫化热或五志化火，都是脏腑功能失调引起阳气郁结的病理改变，所以清热之方应该重视调理脏腑功能。肺经之热，宜配宣降肺气之品；胃肠之热，宜配升清降浊药物；肝胆之热，宜兼疏调气血；心经之热，宜兼开窍安神；肾经之热，则宜通调水道。四是调理气血津液，使其充盈流畅：治疗任何疾病，都要注意气血津液的盈、虚、通、滞，热证亦不例外。热在气分，每多耗气伤津，撤热之外，当视病情配伍益气生津之品，补充受损的气阴。热在血分，又常耗血动血，凉血救阴成为当务之急；若因动血而用凉血之品，宜兼活血以防瘀血停留。五是注意寒而勿凝，贵在因势利导：热证自当清热，但须恰到好处，寒而勿凝，寒凉太过，将会戕害阳气，病重药轻，又有药不胜病之虞，要想做到寒而勿凝，必须注意因势利导而令热有外出去路。体表之热，清中寓散；湿热为患，清必兼利；脏腑实热，清中寓泻。如此配伍，可收事半功倍效果。

临证应用：首先应该辨明热的性质，是虚热还是实热？邪热所在部位，是在脏还是在腑？若系外感实热，尤应详察热势浅深，是在卫气营血哪一部分？只有辨明病位、病性，认证无差，才能准确应用清法。如系实热，不妨寒凉直折，挫其鸱张之势；热在血而治气，则无济于事，热在气而治血，将引邪深入，皆属使用不当。其次是要权衡病情轻重，恰当用药。热盛而用量太轻，杯水车薪，无济于事；热微而用量太重，阳气受损，势必热去寒生。恰如其分，始无太过、不及之失。此外，热证兼表，当清热与解表同用；里热成实，宜清热与泻下同施；本虚标热，当清而兼补；本寒标热，当温清并用。其余调气、调血、除湿、祛痰诸法亦常与清法合用，才能应对复杂多变的证候。

使用注意：使用清法应该注意以下三点。第一，屡用清热泻火而热不去者，乃寒之不寒，是无水也，当用"壮水之主以制阳光"之法，待其阴复而虚热自退。第二，邪热炽盛，服凉药入口即吐者，当遵"甚者从治"之法，或用凉药热服，或于寒凉方中稍佐温药，同气相求，以免格拒。第三，辨明寒热真假：真热假寒，投之药到病除；真寒假热，投之雪上加霜；气虚发热，投之病情加重；血虚阳浮，投之危亡立至，慎之。

第一节　清热解毒法

清热解毒是针对热毒这一致病因素拟定的治法。

本类方证有较强的传染性，病情比较特殊，所以特别强调消除病因，达到愈病目的。凡属热毒为患，无论病位在表在里、在上在下、在脏在腑，均可使用。疫毒常从口鼻进入人体，多见肺胃两系病变，首先出现气分证象，如果气分热邪不解，继可内陷营血，转为危笃重证，亦有皮毛受邪，壅遏而成疮痈者。此法常用金银花、连翘、野菊花、蒲公英、紫花地丁、紫背天葵、金线重楼、大青叶、板蓝根、千里光、青黛、栀子、黄芩、黄连、黄柏、大黄、地榆等解毒力量很强的药物组合成方，体现清热解毒法则，代表方有黄连解毒汤、凉膈散、五味消毒饮、普济消毒饮、仙方活命饮等。

在组合本类方剂时，还应根据病程久暂、病位浅深，配伍其他药物。疮、痈、疔、疖初起，以及温毒壅于头面的痄腮，都是气血壅滞，出现红、肿、热、痛证象。这种情况，应当一边疏邪，使其外散，一边行气、活血、除湿、化痰，使气血津液流通，红、肿、热、痛证象才能逐渐消失。如仙方活命饮、普济消毒饮均体现消散方法。热在气分则宜配伍石膏、知母增强清热力量，并注意配入疏散风热、泻水渗湿、泄热通腑之品，为邪寻求出路。热在营血，可配犀角、地黄、芍药、牡丹皮之类凉血散血，或配金银花、连翘、薄荷之属透热转气，其意在于清热而无冰伏之患，寒凉而无闭郁之虞。

此法可以广泛用于外感热病，所列清热诸法，都以解毒药物作为主要组成部分，说明消除病因具有非常重要的意义。

凉膈散（《太平惠民和剂局方》）

【**药物组成**】大黄、朴硝、炙甘草各 600g，栀子、黄芩、薄荷叶各 300g，连翘 1200g。

【**制剂用法**】上为粗末，每服 9g，入竹叶 7 片，蜜少许，水煎，食后温服。若作汤剂，按比例减其量。

【**方证病机**】脏腑积热。

【**体现治法**】清热解毒，上清下泄。

【**适应证候**】脏腑积热。症见发热口渴，面热头昏，唇焦咽燥，烦躁不宁，谵语狂妄，口舌生疮，舌肿，或颌颊结硬，或鼻衄，或咽痛，或目赤，或便秘溺赤，舌质红，苔干黄，脉滑数。

【**方理剖析**】五官为五脏门户，证象见于眼、鼻、口、舌，说明此证涉及肺、脾、肝、心各经，《太平惠民和剂局方》称为脏腑积热，绝非夸大其词。其余发热、口渴、唇焦咽燥、便秘溺赤、舌赤苔黄、脉数，都是热盛津伤现象，说明此证病性属热。所有证候涉及所有脏腑，只有病在气分，范围才会如此之广。气分是指热在三焦，三焦内联五脏六腑，外通肢体毛窍，是津气运行的通道。温邪上受或寒自表入，客于气分，气郁化火，灼伤津液，遂呈一派热盛津伤证象；热随诸经上攻头脑，攻于某经，即见某经窍隧证象；气病及血，干及心肝两经血分，迫血上溢，遂呈鼻衄。其基本病理是：外邪相侵→气郁化热，弥漫三焦→出现诸症。

气分热炽，毒火鸱张，若不使用清热解毒之品，不能消除致病原因；热邪壅盛，又宜因势利导，为热寻求出路，此证阴津已亏，唯宜散热于外，泄热于内，故宜上清下泄，挫其热势。方中栀子、黄芩、连翘、大黄泻火解毒力量甚强，可以消除致病原因，当病因消除，热势亦就随之缓解。重用轻清的连翘、薄荷、竹叶疏散风热，可使热从表散；大黄、芒硝泄热通腑，得甘草、白蜜之甘以缓之，则留中泄热，体现上病下取，釜底抽薪之法。李濂在《医史》中谓："血隧热重，须用硝黄。"热邪波及心肝血分，迫血上溢而见鼻衄，壅滞头面而见面红、目赤诸症，得泄热通腑的朴硝、大黄，又能使血分之热经胆道下行，可见朴硝、大黄能够两清气血。诸药合用，能奏清热解毒，上清下泄之效。

【**临证应用**】（1）此方治疗脏腑积热，任何一经都可应用，尤以上、中二焦热证为宜。朴硝、大黄之用，在于上病下取，釜底抽薪，并非专为便结而设，故大便不实兼胸膈灼热如焚者，亦宜用之。

（2）《河间六书》谓："嗽而呕者，加半夏半两，每服生姜三片同煎；淋者加滑石四两，茯苓一两去皮；风眩加川芎半两，石膏三两，防风半两，桔梗半两；表里热加益元散（滑石、甘草、辰砂）效速。"以上加法说明此方亦能治疗肝肾热证，风眩、淋证即其证候。

（3）临床报道：以此方加味，治疗喉痹58例、支气管扩张咯血30例，有较好疗效。

【歌括】凉膈散中硝黄草，栀芩翘薄竹叶齐，脏腑积热须凉泻，釜底抽薪病可愈。

普济消毒饮（《卫生宝鉴》）

【药物组成】黄芩（酒炒）15g，黄连（酒炒）15g，板蓝根15g，连翘15g，薄荷10g，玄参10g，马勃10g，牛蒡子10g，僵蚕10g，桔梗10g，柴胡6g，升麻2g，陈皮6g，甘草6g。

【制剂用法】水煎服。

【方证病机】风热疫毒，壅阻上焦。

【体现治法】清热解毒，疏风散邪。

【适应证候】大头瘟。症见恶寒发热，头面、腮颊红肿热痛，咽喉不利，舌尖红，苔黄，脉数有力。

【方理剖析】本病有发病迅速、传染快两个特点，主症又是头面肿大，故名大头瘟。系由时疫自上而受，随少阳三焦运行的卫气攻冲头面，壅滞上焦而成。邪热蕴结头面、腮颊，无从发泄，故红肿热痛；邪犯肺系，故咽喉不利；卫为邪遏，邪正相争，则见恶寒发热。舌红、脉数，皆热郁之象。

温毒为患，法宜清热解毒。方中板蓝根、连翘、黄芩、黄连四药能够直接消除病因，自是主药。温毒壅于少阳经脉，滞于上焦肺系，气郁化火，根据"火郁发之"治则，又当疏风散邪，以开邪热外出之路。配伍僵蚕、桔梗、薄荷、升麻、柴胡轻清宣透，即有疏散上焦风热之意。马勃、玄参、牛蒡子、甘草有清利咽喉之功，可以兼顾肺系其他证象。头面、腮颊肿大，是邪犯肺与少阳三焦引起津气壅阻现象，故佐陈皮芳香化湿，利气行滞，俾津气得以宣通，肿结亦就随邪去而消。此方有升有降，凉而不郁，既反映治病求本精神，又体现因势利导之法，能奏清热解毒、疏风散邪之效。

风热壅滞上焦，本是毒火升腾现象，宜于降泄，不宜再升。此方升麻、柴胡有疏散风热之功，还有升阳作用，施于湿热壅滞者可保无虞，施于纯热无湿者会愈张其焰，吴鞠通去而不用，改用荆芥，可谓加减得宜，学者识之。

【临证应用】（1）大头瘟以头面肿大为特征，常见于春、秋两季，发病较急，有传染性，是儿科常见疾病之一。

（2）本方有升麻、柴胡、黄芩、黄连、陈皮等升散和苦燥之品，唯风热夹湿者可用。若纯热无湿，投此反有升腾毒火之弊，当用吴鞠通加减普济消毒饮；若湿热俱盛，又宜用蒿芩清胆汤或甘露消毒丹加大青叶、板蓝根。

【歌括】普济消毒桔甘玄，蓝根翘勃蒡芩连，僵蚕陈薄升柴入，大头瘟毒服之安。

加减普济消毒饮（《温病条辨》）

【药物组成】金银花 30g，连翘 30g，薄荷 9g，苦桔梗 30g，牛蒡子 18g，僵蚕 15g，马勃 12g，玄参 30g，板蓝根 15g。

【制剂用法】上为粗末，每服 20~25g，鲜苇根汤煎，去渣服，4 小时一次。

【方证病机】温毒壅于上焦。

【体现治法】清热解毒，疏风利咽。

【适应证候】温毒。症见咽痛、喉肿，耳前后肿，颊肿，面赤，或喉不痛但外肿，甚则耳聋。

【方理剖析】腮颊肿痛或咽喉肿痛是本方主症，病在上焦肺系；所见全是一派热象，病性自然属热。是由温毒随气吸入，侵犯肺系而成。温邪犯肺，气郁化热，从少阳三焦上壅咽喉，即见喉肿；壅于腮颊，即见痄腮。

本方由普济消毒饮加减而成。方中金银花、连翘、板蓝根的清热解毒力量甚强，可以消除病因，得荆芥、薄荷、僵蚕疏散风热之品为伍，凉而不郁，正合"火郁发之"之旨。病在肺系，应兼调理肺的功能，桔梗、牛蒡子不仅可以开泄肺气，并合马勃还能清利咽喉，可谓一举两得。热盛当虑伤津，故用玄参壮水滋阴。诸药合而成方，体现以清宣风热为主、疏利咽喉为辅、养阴生津为佐的配伍形式，用于咽颊肿痛，疗效较佳。

学习此方，应该注意以下四点。其一，此方虽由普济消毒饮加减而成，大有青出于蓝之感。热已伤津，故去苦燥的黄芩、黄连，毒火升腾，故去升阳的升麻、柴胡，化裁得宜，有利无弊，最宜借鉴。其二，板蓝根是治疗病毒感染的有效药物，治疗痄腮，得力全在本品，吴鞠通减去黄芩、黄连而于疗效无损，也说明板蓝根才是主药。其三，风热壅阻肺系，自宜开宣肺卫，令其外散，配伍荆芥、薄荷，有开肺卫以散郁热之意。其四，湿热型的不宜投此。

【临证应用】（1）以腮颊红肿疼痛或咽喉红肿疼痛为辨证要点。流行性腮腺炎、颜面丹毒、扁桃体炎、猩红热等可用本方加大青叶、七叶一枝花等增强清热解毒功效。夹湿者非本方所宜。

（2）临床报道：以本方加减治疗流行性腮腺炎 100 例、猩红热 16 例，均有较好疗效。

【加减化裁】热重者加生石膏、蝉蜕、生地黄、黄芩。

【歌括】加减普济用银翘，马勃玄参板蓝草，僵蚕蒡桔芥薄加，咽颊肿痛服之消。

黄连解毒汤（《外台秘要》）

【药物组成】黄连 9g，黄芩 6g，黄柏 6g，栀子 9g。

【制剂用法】水煎服。

【方证病机】三焦热炽。

【体现治法】泻火解毒。

【适应证候】（1）热毒充斥三焦。症见身大热，烦躁不安，神昏错语，舌红苔黄，脉数有力。

（2）外科疮、痈、疔、疖，见红肿热痛者。

【方理剖析】此证属热毒充斥三焦机制。热毒壅于三焦气分，而身为之壮热；随少阳三焦上攻头脑，遂烦躁不安、神昏错语；舌红苔黄、脉数有力，亦属热证、实证。疮、痈、疔、疖是因热毒壅滞经脉，营卫之气凝涩，以致红、肿、热、痛，症虽有异，感受热毒则同。

邪热弥漫三焦，充斥内外，法当泻火解毒，挫其鸱张之势；因无口渴伤津现象，苦寒药亦在所不忌。方中黄连泻火解毒力量最强，适用范围亦较广泛，除泄心火于上焦外，又能泄胃肠之火，故为主药。辅以黄芩泻肺与肝胆之火，黄柏泻肝肾之火，栀子泻三焦之火，使诸经火毒受挫，三焦邪热得清，致病原因消除，诸症庶可痊愈。

【临证应用】（1）本方泻火解毒力量颇强，完全是从消除病因着眼，体现治病求本精神，用于火毒炽盛证候，效果较好，但因四药均系大苦大寒之品，不利于热盛伤津之证，若见口渴、舌干、乏津，即当慎用，虚热证更勿妄投。

（2）春温、暑温、痢疾、疮痈等病，可用本方加减。热毒盛者，加蒲公英、金银花、连翘、大青叶、板蓝根之类；汗出口渴者，加石膏、知母；便秘者加大黄、芒硝泻火通便，引热下行；兼血热者，加生地黄、玄参、牡丹皮、青黛等药清营凉血；痢疾便下脓血，里急后重者，加大黄、芍药泄毒缓急。

（3）《外台秘要》谓："胃中有燥粪，令人错语，正热盛亦令人错语。若便秘而错语者，宜服承气汤；通利而错语者，宜服下四味黄连除热汤（即本方）。"本方与承气汤同治热盛错语，其辨别要点在于大便通与不通。

（4）《古今医统大全》谓："黄连解毒汤加半夏、竹沥、姜汁服，能治喜笑不休，极效。"

【加减化裁】（1）黄连解毒汤（《外科正宗》）：即本方加牛蒡子、连翘。水煎服。治疗毒内攻、口干烦闷、恍惚脉实之症。一般疮痈亦可应用。

（2）栀子金花汤（《医宗金鉴》）：即本方加大黄。水煎服。治本方证兼大便秘结者，亦治疮、痈、疔、疖阳证。加大黄后，不仅解毒力量为之增强，并具引热下行之功，结构更趋完善。

（3）三黄石膏汤（《伤寒六书》）：即本方加石膏、麻黄、淡豆豉。水煎服。治表邪未解，里热鸱张，壮热无汗，面赤目赤，口渴饮，脉洪数。加入石膏，清热力量更强，配伍麻黄、淡豆豉，有发散郁热之功，体现表里同治之法。

【歌括】黄连解毒栀柏芩，火盛三焦是病因，大热烦躁兼错语，疮痈疔疖服之宁。

仙方活命饮（《校注妇人良方》）

【药物组成】白芷、贝母、防风、赤芍、当归尾、甘草节、皂角刺（炙）、穿山甲（炙）、天花粉、乳香、没药各3g，金银花9g，陈皮9g。

【制剂用法】水煎服，或水酒各半煎服。

【方证病机】热毒壅遏，营卫阻滞。

【体现治法】清热解毒，活血化滞。

【适应证候】疮痈肿毒初起，红肿热痛，属阳证者。

【方理剖析】疮痈肿毒，乃因外感热毒，营卫不和，经络阻塞，气血凝滞而成。即《灵枢·痈疽》所谓"营卫稽留于经脉之中，则血泣而不行，不行则卫气从之而不通，壅遏而不得行，故热，大热不止，热盛则肉腐，肉腐则为脓"的病理改变。病邪客于经络之中，影响气血津液流通，聚而成形，郁而化热，遂呈红、肿、热、痛的疮痈阳证。

此证红、肿、热、痛皆因热毒蕴结而成，故用清热解毒的金银花、天花粉、甘草节，与疏风散邪的防风、白芷，以疏散风热，使蕴结的热毒从外消散。气血壅滞而成肿痛，法宜行气活血，故配陈皮理气化滞，当归尾、赤芍、乳香、没药活血止痛。再佐化痰散结的贝母，消肿溃坚的穿山甲、皂角刺，有较强的清热解毒、行气活血、消肿溃坚功效。

此方重在外开腠理，内通气血，使其消散。《医宗金鉴》谓"此方治一切痈疽，不论阴阳疮毒，未成者即消，已成者即溃，化脓生肌，散瘀消肿，乃疮痈之圣药，诚外科之首方也"。

【临证应用】（1）疮痈肿毒具红、肿、热、痛四大特征者，称为阳证。初起可以使用本方。脓未成者，可使其消散；脓已成者，可使其速溃。唯脓已溃之后，不可再服。阴证忌用此方。

（2）临床报道：单纯以仙方活命饮治疗 30 例阑尾脓肿患者，疗效显著。其中 27 例痊愈出院，3 例转手术，成功率为 90%，无一例死亡。服用本方后能使局部肿块及压痛很快消失，体温下降正常，平均住院日数 14 日（《中华外科杂志》1960 年第 2 期）。

（3）实验研究证明：此方对乙型溶血性链球菌有高度抑制作用，对葡萄球菌抑制作用也很强，但对大肠埃希菌及铜绿假单胞菌无效。

【歌括】仙方活命用银花，防芷归陈草芍加，贝母天花兼乳没，山甲皂刺酒煎佳。

五味消毒饮（《医宗金鉴》）

【药物组成】金银花 30g，野菊花 30g，蒲公英 30g，紫花地丁 30g，紫背天葵 15g。

【制剂用法】水煮，汤成加酒适量再煮二三沸，去渣热服，盖被以出汗为度。

【方证病机】热毒凝聚。

【体现治法】清热解毒。

【适应证候】各种疔毒及痈疮疖肿。症见局部红肿热痛，疮形如粟，坚硬根深，如钉丁之状，舌红脉数。

【方理剖析】本方可以治疗疔毒痈肿。《素问·生气通天论篇》说："膏粱之变，足生大疔。"《医宗金鉴》又说："疔者，如丁之状，其形小，其根深，随处可生。由恣食厚味……或受四时不正疫气，致生是证。"指出疔毒疮痈与外感毒邪，或恣食辛热炙煿，火毒蕴结，气血凝滞有关。

此证初起，病情虽急，却属局部病变，由于脏腑功能及气血津液均未受损，毋庸他顾，只需使用清热解毒之品，及时消除病因，就能控制病变。本方集金银花、野菊花、蒲公英、紫花地丁、紫背天葵五种解毒力量颇强的药物于一方，能有力地阻止病情恶化，是针对病因施治的典范。加酒煎煮，意在畅旺血行，行散药力，并借酒力促其出汗，祛邪外出。五药同用，有消散疔毒之效。

【临证应用】（1）疗疮形如粟米，根深如钉，初起患部麻痒，继则红、肿、热、痛，兼见发热、苔黄、脉数。初起如果挑破疮头，容易"走黄"，证情险恶，故属外科重证。一旦确诊之后，应立投此方，防止恶化。

（2）本方适应范围较广，除疗毒之外，对一切疮、痈、疖、肿兼有红、肿、热、痛以及舌红、脉数者，均有较好疗效。

（3）热毒重者，加连翘 15g、牡丹皮 6g、黄芩 12g，更甚者，与黄连解毒汤合用；热毒干及营血者，与犀角地黄汤合用；疗疮加重楼 9g，间服蟾酥丸；乳痈加瓜蒌皮 15g、贝母 9g、青皮 9g、橘叶 9g。

（4）以五味消毒饮加味为主，治疗多发性疖病 45 例，疗效满意，治疗急性肾炎 16 例，均获近期治愈。

【歌括】五味消毒治诸疗，银花野菊蒲公英，紫花地丁天葵子，清热解毒建奇勋。

内疏黄连汤 (《素问病机气宜保命集》)

【药物组成】黄连 9g，黄芩 9g，栀子 9g，连翘 18g，薄荷 9g，桔梗 9g，甘草 6g，当归 9g，白芍 9g，木香 9g，槟榔 9g，大黄 12g。

【制剂用法】水煮，汤成去渣，分 3 次，食前服。加蜜 2 匙亦可。

【方证病机】热毒蕴结，气血壅滞。

【体现治法】清宣热毒，疏通壅滞。

【适应证候】痈毒肿硬，发热烦躁，呕哕口苦，二便不利，六脉沉实有力。

【方理剖析】痈毒属于邪热蕴结于内的阳证。邪热内盛，故发热；热扰神明，故烦躁；里热壅结，故口苦、二便不利；呕哕是邪侵脾胃、气机上逆证象。

热毒在里，气血壅滞，根据"热者寒之"治则，法当清宣热毒，使热邪得以外出，还应疏通壅滞，令气血得以流通。方中黄连、黄芩、栀子清热解毒功力颇强，得轻清宣散的连翘、薄荷、桔梗、甘草为辅，清中寓透，有透热出表之功；得通利二便的大黄相助，清中寓通，有内疏积热之效；佐木香、槟榔行其气，当归、白芍调其血，使热邪得以内疏外透，气血得以正常宣流，痈毒庶可向愈，方名内疏，意即指此。

此方着眼于通，疏通二便，疏通气血，无非使其通而不壅，懂得"五脏六腑宜通、气血津液宜通"的道理，对于痈肿是由气血壅滞而成的道理也就不难理解了。

【临证应用】（1）此方清中寓疏，疏中寓利，治疗痈毒症见发热烦躁、二便不利，投此若合符节，故凡疮痈肿毒阳证，均可用之。

（2）此方重在内疏，外透功力不足，若欲增强宣发效力，可配荆芥、防风、白芷之流。

（3）《素问病机气宜保命集》谓："呕哕心逆，发热而烦，脉沉而实，肿、硬、木、闷而皮肉不变色，根深大，病在内，脏腑秘涩，当急疏利之。"

（4）《外科正宗》谓："痈疽肿硬，发热作呕，大便秘涩，烦躁饮冷，哕呃心烦，舌干口苦，六脉沉实有力，此邪毒在脏也，急宜服此以内除之，使邪气不得传变经络。"

【歌括】内疏黄连栀芩良，翘薄甘桔合成方，归芍香槟大黄配，疮痈阳证服之康。

蟾酥丸 (《外科正宗》)

【药物组成】蟾酥(酒化)6g,轻粉 1.5g,枯矾、寒水石(煅)、铜绿、乳香、没药、胆矾、麝香各 3g,雄黄 6g,蜗牛 21 个,朱砂 9g。

【制剂用法】上药除蟾酥、蜗牛外,先各研为末,然后将蜗牛捣烂,再用蟾酥和研稠黏,放入各药共捣极匀,丸如绿豆大。每服 3 丸,用葱白 5 寸,患者自己嚼烂,包药入内,用热酒一茶盅送下,盖被,如人行五六里,出汗为效,甚者再进一丸。

【方证病机】火毒结聚,气血壅滞。

【体现治法】解毒消痈,活血定痛。

【适应证候】疔疮、发背、脑疽、附骨疽等及一切恶疮。

【方理剖析】(1)疔:多生于头面手足的急性化脓性疾病。发生在头面部的,其疮如粟,坚硬根深,如钉丁之状。多因恣食膏粱厚味,辛辣炙煿,以致脏腑蕴热,火毒结聚而成。

(2)附骨疽:是一种毒气深沉,附着于骨的深部脓肿。

(3)有头疽:亦称为"发",由于发生的部分不同而名称各异。生于脑后部的叫脑疽;生于背部的叫发背疽。多由湿热之毒,凝聚皮肉之内而成。

这种火毒结聚,气血壅滞之证,法当解毒消痈,活血定痛。此方蟾酥功能拔毒、散肿、止痛,善治痈疽恶疮,为本方主药。蜗牛内服能够清热解毒,外用能够消散疮肿;铜绿、轻粉、胆矾、雄黄解毒疗疮;枯矾去腐生新;朱砂解毒安神。数药合用,能奏较强的解毒功效。乳香、没药活血化瘀,消肿止痛,得芳香走窜,无所不达的麝香,通经透络力量亦颇为强大;寒水石既能泄热消肿,又能解诸药之毒;葱、酒宣通气血,并能通阳发汗,使毒从汗解。全方具有解毒消痈、活血定痛功效。

【临证应用】(1)对于痈疽、疔毒诸证,均可使用。内服可使毒从汗解,外用可以溃坚,脓未成者即消,脓已成者即溃。

(2)气血虚弱者,慎用;孕妇及痈疮已溃者,忌服。

【加减化裁】蟾酥丸(《肿瘤的诊断与治疗》):即本方去枯矾、麝香。制法与服法与本方同。治各类恶性肿瘤。

【歌括】蟾酥丸用寒水石,麝朱乳没胆矾枯,经粉铜绿雄蜗入,疔肿内服又外敷。

四妙勇安汤 (《验方新编》)

【药物组成】金银花 30g,玄参 30g,当归 12g,甘草 10g。

【制剂用法】水煎,分 3 次,温服。连服数剂。外用极大甘草研为极细粉末,用香麻油调敷患处,要敷极厚。

【方证病机】脉络瘀阻,日久化热。

【体现治法】清热解毒,活血止痛。

【适应证候】脱疽。症见初起趾(指)端怕冷,麻木不仁,继则疼痛难忍,微热微肿,日久患部紫黑、溃烂,甚至脱落,舌红,脉数。

【方理剖析】本方所治之脱疽,属于感受寒邪,郁结化热,血脉瘀阻所致。感受寒冷,影响四肢末端血运不利，血络瘀阻不通，遂致疼痛难忍；日久化热，遂见患部暗红微肿；脉络不通，肢端失去濡养，热郁血腐，遂见趾（指）节腐烂，甚至脱落；舌红、脉数，是病性属热之佐证。

脉络瘀阻不通，郁而化热，治宜凉血解毒，活血止痛。方中金银花长于清热解毒，为治痈疽溃后之圣药。玄参长于凉血解毒，《本草正义》谓其"直走血分而通血瘀，亦能外行于经隧而消散热结之痈肿"。此证因瘀化热，热在血分，玄参与金银花配伍，能奏凉血解毒功效。脉络不通是疼痛、溃烂之根源，如不活血、止痛，拔其病根，疼痛怎能缓解！故配活血的当归通利血脉，伍甘味的甘草缓急止痛。甘草为何能够缓急止痛？盖脉络虽属心系，实由肝系筋膜组成，脉络疼痛而用甘草，有"肝苦急，急食甘以缓之"之意。上四药同用，使热清、毒解、血行、络通而疼痛可以逐渐好转，但非久用不为功。

【临证应用】（1）脱疽证型不一，本方只适用于患处红肿痛甚，舌红脉数者。

（2）剂量宜重，轻则效果欠佳。

（3）应用本方时，可适当加入毛冬青、丹参等药，增强清热解毒、活血通络作用；痛剧者加乳香、没药活血、行气、止痛；烦热口渴者，加牡丹皮、生地黄凉血散血；瘀阻显著者，加桃仁、红花活血祛瘀；患肢肿胀明显，属湿热者，加防己、黄柏清热祛湿。观其加减，总在宣通脉络壅滞。

（4）可用于血栓闭塞性脉管炎，或其他原因引起的血管栓塞病变而导致肢节红、肿、热、痛者。

【歌括】验方四妙勇安汤，银玄归草合成方，脉络闭阻红肿痛，凉血通络庶能康。

---------------- 小　结 ----------------

清热解毒法共选9方，都以解毒为主要目的，其解毒功力有强有弱，所治证候和方剂结构亦有差异。

就解毒力量言之：蟾酥丸最强；黄连解毒汤、五味消毒饮、内疏黄连汤、凉膈散四方功力相近；普济消毒饮、加减普济消毒饮、仙方活命饮、四妙勇安汤四方解毒力量最弱。

就适应证候言之：普济消毒饮、加减普济消毒饮专为有传染性的大头瘟而设，属于内、儿科的常用方。黄连解毒汤、凉膈散适用于火毒炽盛证候，在同类方中应用范围最广，内外咸宜。其余五方都是外科常用方。仙方活命饮用于疮疖初起；五味消毒饮以治疔毒见长；内疏黄连汤长于消痈；蟾酥丸善治一切恶疮；四妙勇安汤是治脱疽专方。

就方剂结构言之：黄连解毒汤与五味消毒饮是单纯配伍解毒药的典范。普济消毒饮配伍疏散风热药物，着眼于发散郁热。仙方活命饮在疏散风热之外，兼配行气、活血、化痰、软坚之品，属外科治法中的消法。内疏黄连汤配外散风热的连翘、薄荷，内通壅滞的大黄，并配行气、活血之品，使热毒内疏外散，气血运行无阻，又是以内疏为主的配伍形式。凉膈散的结构与内疏黄连汤略同。蟾酥丸多用动物药与金石药。四妙勇安汤则以解毒药与凉血活血同用，是其特点。

第二节　辛寒清气法

辛寒清气是根据气分热盛病机拟定的治法。

气分热盛，常以高热、汗出、烦渴、脉洪大有力为主症。肺司呼吸，温疫邪气极易侵入肺系伤人致病。肺合皮毛，属卫主表，气候异常也易影响表卫失调，内传阳明、太阴，气郁化热，呈为病态。根据"热者寒之"的治疗原则，宜用石膏、知母、竹叶、芦根之属组合成方，体现辛寒清气之法，于证始惬。方如白虎汤。

气分热盛，常以津伤为特征，所以本法多用辛寒清热之品，取其辛能走表，寒能胜热，达到热去津回之目的。若白虎汤证具而身重痛，是热邪夹湿、热盛湿微之象，宜在白虎汤中加入苍术燥湿醒脾，如白虎加苍术汤；若热势鸱张，津液亏损，脏病及腑，肠中燥结，宜配芒硝、大黄之属泻下通腑，体现脏腑同治法则，如白虎承气汤就是这种配伍形式。若白虎汤证兼脉洪大中空，甚至虚散，是邪热炽盛而心肺之气已虚，宜在清气方中配人参益气生津，恢复心肺功能，如白虎加人参汤即属这种结构。若热病后期，热势虽减而津伤已甚，则宜加入人参、麦冬之属养阴增液，如竹叶石膏汤就体现了养阴与清热并用的配方法度。

按照卫气营血辨证，此为治疗热在气分的基本法则。临证之际，根据证情，或与辛凉解表法同用以清热透邪，如银翘白虎汤；或与清营凉血法合用以气营两清，如化斑汤；或与凉肝息风法合用以气血两清，如清疹汤。通过各法的配合使用，可以扩大本法应用范围。

白虎汤 （《伤寒论》）

【**药物组成**】石膏 15~100g，知母 10~20g，炙甘草 6g，粳米 15g。

【**制剂用法**】水煎，分 3 次，温服。1 日量。

【**方证病机**】气分热盛。

【**体现治法**】清热生津。

【**适应证候**】热在气分。症见高热，汗出，烦渴饮冷，脉洪大有力。

【**方理剖析**】伤寒从表入里，由寒化热，或温病热入气分，已无表证，故不恶寒而见高热；热蒸津液外越散热，故汗出；热盛伤津，汗出耗液，引水自救，故口渴；邪盛而实，故脉洪大有力。出现气因邪入而化热，因热盛而汗出，因汗出而伤津，因津伤而口渴的连锁反应。

热在气分，津液耗伤，当从撤热保津论治。纯热无积，自然不宜攻下，津液已伤，苦寒亦当慎用，唯宜辛寒清热，甘寒生津，于证始惬。石膏辛甘而寒，王好古谓其入足阳明、手太阴、手少阳三经气分，李杲谓治"三焦皮肤大热"。知母能入肺肾两经，李时珍谓其"下则润燥而滋阴，上则清肺金而泄火，乃二经气分药也"。此方用辛寒的石膏为主药，清肺、胃、三焦气分之热，达热出表；辅以知母，清热兼滋受损之阴。二药共用，能奏解热除烦之效，高热、汗出、烦渴即可随之解除。佐以甘草、粳米调中护胃，使大凉之剂不致损伤胃气，是为有制之师，药仅四味而配伍当称完善。

【临证应用】（1）使用本方应以大热、汗出、口渴、脉洪大有力为辨证要点。上述证象多见于呼吸系统传染的急性热病，吴鞠通将其列入上焦篇，先破此方是治阳明经热的固有理论，又揭示了此方所治的病变部位。临床用于春温、暑温气分热盛，也证实了李杲所说石膏能清三焦大热、王好古所说入手少阳三焦经是正确的。肺、胃、三焦均属气分，三焦有热，熏蒸于脑，得此寒凉质重的石膏以清降之，配性寒质润的知母以清润之，则热势可平，故有效。

（2）吴鞠通云："白虎本为达热出表，若其人脉浮弦而细者，不可与也；脉沉者，不可与也；不渴者，不可与也；汗不出者，不可与也。"前三禁因无热象，后一禁因毛窍闭，均非白虎汤所宜，故不可与之。

（3）血虚阳浮，似白虎汤证，宜投当归补血汤以固护浮越之阳，若误用本方，祸不旋踵；阴盛格阳，是内真寒而外假热，若投此方犹如雪上加霜，危亡立至。

【加减化裁】（1）白虎加桂枝汤（《金匮要略》）：即本方加桂枝。水煎服。治温疟，其脉如平，身无寒但热，骨节烦疼，时呕。此方治白虎汤证兼见骨节烦疼的表证，加解肌和营通络的桂枝以去肌表烦疼，体现清热解肌、和营通络法则。截疟者，桂枝改用肉桂。

（2）白虎承气汤（《重订通俗伤寒论》）：即本方加大黄、芒硝。水煎服。治高热，汗出，口渴，神昏谵语，大便秘结，小便赤涩。此方既体现了经腑同治法，又体现了脏腑同治法。

（3）苍术白虎汤（《类证活人书》）：即本方加苍术。水煎服。治湿温憎寒壮热，口渴，一身尽疼，热偏盛。由治热盛津伤之方，变为清热除湿之法，反映了方随法变，法随证变的变化规律。

（4）化斑汤（《温病条辨》）：即本方加犀角、玄参。水煎服。治温病发斑。发斑是热从气分传入营血，血为热迫，络为热伤，溢于肌表之症。此方用石膏、知母清其气热，玄参凉血滋阴，而以犀角清营凉血、解毒化斑为主药，成为气血两清之法。由清气之方，变为气血两清之方，是突破性的变化。

（5）清疹汤（《医学衷中参西录》）：即本方去甘草、粳米，加羚羊角、蝉蜕、僵蚕、茶叶、连翘、金线重楼。水煎服。治小儿出疹，表里壮热，烦躁引饮，或喉疼声哑，或喘逆咳嗽。体现了清热息风、透疹解毒法则。

【歌括】白虎膏知草米行，辛寒清热且生津，热渴汗出脉洪数，气分热盛此能清。

白虎加人参汤（《伤寒论》）

【药物组成】生石膏 30~60g，知母 10~20g，炙甘草 6g，粳米 15g，人参 10~20g。

【制剂用法】水煎，分 3 次，温服。一日量。

【方证病机】气分热盛，耗伤气液。

【体现治法】辛寒清热，益气生津。

【适应证候】气分热盛，津气两伤。症见身大热，大汗出，大烦渴，脉洪大而芤，或暑热伤气，身热而渴，汗出恶寒。

【方理剖析】肺主气，阳明为阳盛之经。热邪在肺或热在阳明之表，故身大热；热蒸津液外越散热，故大汗出；热盛伤津，汗出耗液，引水自救，故大渴饮冷；壮火食气，气虚无力鼓动血行，故脉虽洪大但重按中空，成为芤脉。至于暑热伤气，卫气不固而汗出恶寒，亦属由实转虚之象，证虽稍异，机制则同。

热邪犹盛而津气已虚，当辛寒清热，益气生津，寓补于清，始合本虚标实机制。本方用石膏、知母清解气分尚盛之邪热，人参益气生津，俾热去津回则热渴、汗出等症可除，气充表固则恶寒、脉芤之象消失。用甘草、粳米护胃而资胃液也。上五药同用，能奏辛寒清热，益气生津之效。

本方配伍人参，目的在于益气，对热邪犹盛而心气已虚，或汗出过多而表卫不固，都宜用人参益气固脱，实卫固表。这种一见脉虚即用人参之法，应当引起重视。若欲侧重生津，用西洋参较佳，或于方中加入麦冬、五味子亦可。

【临证应用】凡症见大热、大汗、大渴、脉洪大而芤者均可应用。对老年体虚而得白虎汤证者亦宜用之。

【歌括】仲景白虎加参汤，人参膏知草米尝，气分热盛津气损，清中寓补是妙方。

竹叶石膏汤（《伤寒论》）

【药物组成】竹叶 10g，生石膏 30g，半夏 12g，人参 10g，麦冬 30g，甘草 6g，粳米 10g。

【制剂用法】水煎服。

【方证病机】余热未尽，气阴两伤。

【体现治法】清热降逆，益气生津。

【适应证候】热病后期，余热未尽，津气已伤。症见形体消瘦，少气欲呕，咽燥口渴，舌红少苔，脉虚而数者。亦治伤暑发渴，脉虚而有热者，或虚烦不得眠，脉虚者。

【方理剖析】此为热病后期，余热未尽，气阴两伤证候。热在气分，气液俱伤，形体失养，故消瘦；元气已虚，故少气；气逆欲呕，是胃气上逆之象；其余舌、脉、症状都是津液亏损之征。

治疗这种余热、气耗、津伤证候，若只清热而不益气生津，则气阴难以恢复；若只益气生津而不清热，又恐邪热继续伤阴。唯有清补并行，才是两全之策。故方用竹叶、石膏清气分余热；人参、麦冬益气生津，使余热得清，气液得复，形体得养，则消瘦、少气等症可愈。半夏降逆止呕，配入清热生津药中，其温燥之性去而降逆之用存，不仅无害，还能转输津液，恢复脾运，使人参、麦冬生津而不腻滞，有利无弊。又恐石膏寒凉害胃，故配甘草、粳米以扶助胃气。此方展示了清热、益气、生津并用的配伍形式，是一首清补并行的古方。

吴谦谓："是方也，即白虎汤去知母，加人参、麦冬、半夏、竹叶也。以大寒之剂易为清补之方，此仲景白虎汤变方也。"

【临证应用】（1）使用本方，应该抓住余热未尽、津气已伤这一病机。其辨证要点是发热汗出，少气欲呕，渴喜冷饮，舌红少苔，脉象虚数。

（2）使用本方不必拘泥于热病后期，凡热病病程中病机与此相符，即可加减应用。

（3）《张氏医通》中"上半日嗽多，属胃中有火者"，宜用本方。亦治胃热呕吐、呃逆，消渴贪饮不止。

【歌括】竹叶石膏草米配，参麦半夏共七味，余热未尽正已伤，清热益气使津回。

-- 小　结 --

　　辛寒清热法共选3方，都治气分有热，都以辛寒清气为法，都用石膏、知母、竹叶之类作为主药，是其相同点。由于热有微甚，证有虚实，结构虽然大体相同，却又各有差异。白虎汤是治热盛而实、正气不虚的主方，石膏、知母同用，能奏很强的清热功效。白虎加人参汤以正虚邪实为辨证要点，多因患者平素气虚，或年事已高而患热病，或气分热邪犹盛而见心肺之气已虚，脉呈芤象，正虚邪实，故用石膏、知母撤热祛邪，配人参益气扶正。竹叶石膏汤证见于热病后期，高热虽退但余邪未尽，出现余热未尽、津气两亏证象。因热势已微，故不用知母而用清热力量微薄的竹叶；因其津气已虚，故用人参、麦冬益气生津。是清补并行的配伍形式。

　　就治疗对象而言：白虎汤用于高热期，白虎加人参汤用于高热而兼气虚，竹叶石膏汤则用于热病末期的气阴两虚。

　　就清热力量而言：以白虎汤和白虎加人参汤最强，竹叶石膏汤较弱。

　　就配伍特点而言：白虎汤中石膏、知母相伍，有相须为用、相得益彰之妙；白虎加人参汤兼益气之功；竹叶石膏汤兼益气生津，降逆止呕效力，同中有异，以此异趣。

第三节　清营凉血法

　　清营凉血是根据热入营血病机拟定的治法。

　　此法包括热病由气入营、由营入血两个阶段的病理改变。

　　热入营分，以体温增高，入夜尤甚，渴或不渴，心烦躁扰，夜寐不安，时有谵语，斑疹隐隐，舌绛脉数为主症。心主血属营，温邪上受，由肺卫传入心营，营分热盛，遂见神、心、血、脉、舌各方面的病理改变。此证治宜清热解毒，凉血救阴。热自气分传来，尤须透热转气，使邪有外出去路。根据上述治疗原则，宜用清营凉血、滋阴增液的犀角、生地黄、玄参、麦冬、丹参、牡丹皮、大青叶、板蓝根之属，与辛凉宣透的金银花、连翘、竹叶之类组合成方，共奏清营泄热功效。代表方如清营汤、神犀丹之类。

　　热入心营，配伍清热解毒的金银花、连翘、黄芩、黄连之类，可以消除病因，诚属要药，但清营凉血的犀角、生地黄、牡丹皮、青黛、大青叶、板蓝根、紫草等药，才是本类方的主要组成部分。这类药有清营凉血之功，也有很强的解毒作用，可以兼顾病因和热入营血两个方面。

　　热入营血，必然耗液伤阴。阴液存亡直接关系着温病病程中正邪双方的消长，留得一分津液便有一分生机。此时宜一边使用凉血解毒之品消除病因，挫其热势，使热去而阴不受伤；一边用凉血滋阴药物，补充受损阴津，这种凉血解毒与泄热救阴并重的配伍形式，是治疗温病热传营血的基本法则，体现了温病治法中扶正与祛邪的辩证统一。

热入血分，以发斑、吐衄为主症。叶天士云："卫之后方言气，营之后方言血。"血分病变较营热多了出血证象，这也是诊断热入血分的主要依据。此证与肝的关系颇为密切。心主血，肝藏血，热盛发斑，皆为心肝热盛、血络受损使然。施治之际，不清其热，则血不宁，不滋其阴，则火不熄，不散其血，则瘀血留滞，故当凉血以消除出血之因，散血以预防瘀血为患，滋阴以恢复受损之液。俾血得凉而宁谧，得散而流畅，得滋而充盈，自无血溢、血瘀、血虚之忧。根据这一治则，选用凉血的犀角、青黛，散血的牡丹皮、芍药，滋阴的生地黄、玄参之属组合成方，能奏凉血救阴之效。代表方如犀角地黄汤。

清营汤 （《温病条辨》）

【药物组成】犀角 9g，生地黄 15g，玄参 10g，麦冬 10g，黄连 5g，金银花 15g，连翘 15g，竹叶心 3g，丹参 6g。

【制剂用法】犀角磨汁兑服，余药煎汤，分 3 次温服。1 日 1~2 剂。

【方证病机】热入营分。

【体现治法】清营解毒，泄热救阴。

【适应证候】温邪初入营分。症见身热，入夜尤甚，口渴或不渴，时有谵语，夜寐不安，斑疹隐隐，舌质绛，脉细数。

【方理剖析】本方证是温邪传营的证候。温邪初传营分，气分之热犹盛，胃津被劫，故身热口渴、苔黄而燥。若气分热势已微，营分热邪偏盛，蒸腾营气上潮于口，则反不渴，故口渴与否是热在气分或营分偏多偏少的辨证依据。热邪传营，伏于阴分，入夜阳气内归营阴，与热相合，故身热以入夜尤甚为特征。热入营阴，灼及心包，则神明欲乱而时有谵语；热伤血络，血有外溢之势而斑疹隐隐；舌为心之苗，营分有热，血变浓稠，故舌绛。

此证出现神、心、血、脉、舌五个方面的证象，已属热入营分无疑，当务之急，急需清营解毒，泄热救阴，庶可转危为安，化险为夷。故方以犀角清营凉血，配生地黄、玄参、麦冬凉血滋阴。犀角、生地黄、玄参之凉血，在于挫其热势，使热去而阴不继续受伤；生地黄、玄参、麦冬之增液，在于补充受损之阴，使阴液得以恢复。一撤其热，一保其津，扶正祛邪，相辅相成。金银花、连翘、竹叶、黄连配入方中，有以下三层意义。一是温邪传营，热毒猖獗，急当解毒，金银花、连翘、黄连是强有力的解毒药，配此可以协助犀角消除致病之因；二是气分之热未罢，得此可以清气，与犀角共奏泄卫透营、气血两清之效；三是如果纯属营分热盛，得金银花、连翘、竹叶之辛凉宣透，可使热达腠开，引导营热从外而解，体现透热转气之法。叶天士谓："热病用凉药，须佐以活血之品，始不致有冰伏之虞。"此方配伍丹参实具此义。上九药合用，共奏清营解毒、泄热救阴之效。

学习此方应该注意以下三点。其一，此方证的基本病理是温邪上受，首先犯肺，由气入营，营分热盛，营阴耗伤。其二，此方的基本结构是由解毒、凉血、救阴三类药物组成，是消除病因、调理功能、补充阴液三者结合的配伍形式。其三，叶天士云："卫之后方言气，营之后方言血。在卫，汗之可也；到气，才可清气；入营，犹可透热转气……入血，就恐耗血动血，直须凉血散血。"这是温病用卫气营血辨证施治的大纲，此方配伍透热转气药物，意本乎此。

【临证应用】（1）辨证要点是发热夜甚、时有谵语、斑疹隐隐、舌质红绛、脉象细数。

（2）可据气分证与营分证的侧重调整方中药量。气热偏盛，宜重用金银花、连翘、黄连等，亦可加入石膏、知母；营分热盛，重用犀角、生地黄、玄参；若欲增强解毒力量，亦可加入大青叶、板蓝根、重楼、野菊花、蒲公英，治疗流行性乙型脑炎、败血症等，多加上述药物。

（3）本证常常兼见热入心包、神昏窍闭，或热盛动风，成为痉厥。兼见窍闭者，宜兼服安宫牛黄丸或至宝丹以清热开窍；兼见痉挛抽搐者，宜兼服紫雪丹，或配入羚羊角、地龙之属息风解痉。

【加减化裁】清宫汤（《温病条辨》）：犀角 3g，玄参 12g，麦冬 9g，连翘心 6g，竹叶心 6g，莲子心 3g。水煎服。治温病热入心包。解毒清营力量较清营汤弱。

【歌括】清营汤是温病方，热入心营犀地良，银翘连竹玄丹麦，清营泄热效力强。

神犀丹（《温热经纬》）

【药物组成】乌犀角尖（磨汁）180g，鲜生地黄汁 500g，玄参 210g，金汁 300g，板蓝根 270g，紫草 120g，黄芩 180g，金银花 500g，连翘 300g，淡豆豉 240g，天花粉 120g，石菖蒲 180g。

【制剂用法】各药生晒研细，忌用火炒，以犀角汁、鲜生地黄汁、金汁和捣为丸，切勿加蜜，加蜜难成丸，可将淡豆豉煮烂。每丸重 10g，凉开水化服，每日 2 次，小儿减半，如无金汁，可加入人中黄 120g。若作汤剂，剂量可按比例酌减。

【方证病机】热入营血，耗液伤阴。

【体现治法】凉血解毒，泄热救阴。

【适应证候】（1）温热暑疫，邪不即解，逆传内陷，耗液伤营。症见痉厥昏狂，谵语发斑，舌色干光或紫绛，或圆硬，或黑苔。

（2）酷暑之时，阴虚之体或新产妇人，初病即觉神昏烦躁、舌赤口干。

（3）麻疹毒重，夹带紫斑危证，以及疹后余毒内炽，口糜咽腐，目赤神烦。

【方理剖析】痉厥昏狂、谵语发斑，为本方主症；热毒深重，逆传心包，内陷营血，是本证病机；舌色干光、紫绛与谵语发斑并见，是热入营血的确凿证据。温邪暑疫，自上而受，气热伤阴，筋脉失濡而见痉挛抽搐；热灼心包（大脑之膜），心神错乱而昏狂谵语。此即《温热经纬·湿热病篇》所谓"火动则风生而筋挛脉急，风煽则火炽而识乱神迷……外窜经脉则成痉，内侵膻中则为厥"的基本病理。热入营血，络为热邪所伤，血为热邪所迫，外溢肌表，故发斑；邪热劫营，营阴受损则舌干无津；舌为心苗，营分热盛，血变浓稠，故舌质紫绛。

治疗这种热深毒重，内陷心营，火动风生而痉挛，风煽火炽而神迷，迫血妄行而发斑之证，当务之急，急需凉血解毒，泄热救阴，庶可转危为安，渐趋好转。故方用犀角直泄心肝之热；生地黄、玄参凉血滋阴；金汁、板蓝根、紫草合犀角凉血解毒，俾毒解热自除，热清血自宁，火降神自静，阴滋火自消。上述诸药是本方的主要组成部分。黄芩、金银花、连翘、淡豆豉既可清气解毒，又可透热转气，能奏泄卫透营之效；神昏窍闭，故用石菖蒲芳香开窍；热盛津伤，故配天花粉清热生津。热去窍开，阴滋毒解，而诸症可愈。此方结构似清营汤而解毒力量过之，用之得当，疗效甚佳。

此方因用石菖蒲、淡豆豉、金银花、连翘，遂使全方成为辛凉外透之良方。石菖蒲、淡豆豉有芳香化湿之功，对夹湿浊者亦宜。

方中金汁系用健康人的粪便加水搅烂，用纱布滤 2~3 次，滤过之汁盛于新瓦缸内，在屋檐下面挖一深坑，将瓦缸埋入地下，缸口盖上石板封严，垒上一尺多厚泥土，不让雨水浸入，三四年后，揭开石板视之，已成一缸清水，无色、无臭、无味，即可入药。此药凉血解毒之功颇强，清代温病学家多喜用之。

【临证应用】（1）发热夜甚、谵语发斑、抽搐昏迷、舌色紫绛是本方辨证要点。

（2）炎热季节，素体阴虚者或新产妇人初病即见神昏烦躁、舌赤口干，可用本方清营泄热。

（3）治疗麻疹，初起当自内达外，使其外透。若热盛而见紫斑，已成燎原之势，当急清营热而透泄火邪，否则将致不救。若疹后营热伤阴，症见口糜咽腐、目赤神烦，与上述诸症的病机如出一辙，亦可投此方。

（4）本方治疗热在营血的神昏谵语，多用清营凉血之品，若见痉挛抽搐的肝风内动证象，可加白芍、钩藤、羚羊角等清热息风，柔肝解痉。

（5）暴发性痢疾，症见高热烦躁，腹痛下利稀水，或有黏液，或赤白相杂，模糊稠黏，或口渴尿赤，舌赤脉细数，可用本方去天花粉、玄参、生地黄，加木香、黄连治疗。本方增减不可去淡豆豉、石菖蒲，因为此二药有解秽化浊之功。

【歌括】神犀丹内犀地玄，银翘金汁紫蓝研，黄芩花粉菖蒲豉，营血毒重服之安。

犀角地黄汤（《备急千金要方》）

【药物组成】犀角 3~6g，生地黄 30g，芍药 12g，牡丹皮 9g。

【制剂用法】犀角磨汁，余药用水煎，汤成去渣，与犀角汁和匀，分 3 次服。

【方证病机】热入血分，血溢血瘀。

【体现治法】凉血散血。

【适应证候】（1）热入血分，迫血妄行而见吐血、衄血、嗽血、便血、溺血。

（2）热入血分，迫血外溢而见发斑，兼见神昏谵语、舌绛起刺、脉数。

（3）热入血分，热与血结，蓄血发狂，但欲漱口不欲咽，腹不满而自觉其满，大便黑而易解。

【方理剖析】热入血分，以耗血、动血为病变特征。热迫血而妄行，阳络伤则血外溢，阴络伤则血内溢。肺胃受伤，上升出于口鼻则吐血、衄血、嗽血；肝脏、肠道、肾系受损，下降出于二便则便血、溺血。热窜经脉，迫血外溢则发斑。发斑兼见神昏舌绛，为热毒深重之象，也是热入血分的辨证依据。若表邪入里化热，热与血结，则成蓄血发狂。热不在气，故但欲漱口不欲咽；血蓄下焦，故腹不满而自觉其满；内渗于肠，故大便黑而易解。综上分析，出血、发斑是以动血为病变特征，蓄血是以血结为病变特征，究其动血、血结之因，均由热入血分使然。

血为热迫，不清其热则血不宁，不滋其阴，则阴津难复，不散其血则瘀血停留，故当凉血以消除出血之因，散血以预防瘀血为患，滋阴以复其阴血之伤。本方犀角凉心泻肝，大清营血之热，热清血自宁；生地黄清热凉血，养阴滋液，阴滋火自灭；芍药、牡丹皮凉血散血，犀角、生地黄得其辅助，既可增强清营凉血效力，又可防止犀角、生地黄寒凉太过导致瘀血停滞，是犀角、生地黄之良助。四药同用，对热迫血而妄行的出血证，或热与血结的蓄血证，有凉血、散血之效。

张石顽在《千金方衍义》中谓："血得辛温则散，得苦寒则凝，此方另开寒冷散血之门，特创清热解毒之法。"此方开创了凉血散血先河。

【临证应用】（1）本方证以心肝两脏血分热炽，出血、发斑为特点，舌必绛，脉必数。

（2）治疗热入血分，症见神昏谵语、斑色紫黑、舌绛脉数，加入凉血解毒的青黛、紫草，效力更强。可同时服用紫雪丹或安宫牛黄丸以清热开窍。

（3）下焦蓄血发狂，可加入大黄、黄芩增强凉血散血之功，并借大黄引热下行。

（4）用此方治疗血热妄行的出血证，可以根据症状加入清热止血药物。吐血者，加侧柏叶、花蕊石增强止血效力；血成块者，加大黄、桃仁增强散瘀力量；胸膈满痛是血结于胸，亦加大黄、桃仁凉血散瘀；衄血者，加白茅根、黄芩、青蒿清热止血，或加大黄、牛膝引血下行；便血者，加槐花、地榆清肠止血，并加祛风升举的荆芥；尿血者，加清热止血，利尿行水的白茅根、小蓟；若血热妄行与气不摄血两种机制同时存在，则加人参益气摄血。

【加减化裁】（1）犀角地黄汤（《太平惠民和剂局方》）：即本方加黄芩、黄连。治热盛吐衄。若再加大黄，即仲景泻心汤与犀角地黄汤合用，适用于大热大实的出血证候。

（2）犀角地黄汤（《喉咽经验秘传》）：即本方加当归、川芎。活血力量大为增强。

【歌括】犀角地黄芍药丹，血热妄行吐衄斑，神昏谵妄舌质绛，凉血解毒病可痊。

------ 小 结 ------

清营凉血法共选3方，同治热入营血证候，同具凉血救阴之功，同用犀角、生地黄，是其相同点。不同点有以下三个方面。一是适应证候：清营汤适用于热邪初入营分，以发热夜甚、时有谵语、斑疹隐隐为特征；神犀丹适用于热入营血，以痉厥昏狂、谵语发斑为特征；犀角地黄汤治热入血分，迫血妄行，以出血、发斑为主症。清营汤证神志时昏时清，营血将动未动，病情较轻；神犀丹证神昏、动血，病情深重；犀角地黄汤专为热盛动血而设。二是体现治法：清营汤与神犀丹均体现凉血解毒、泄热救阴法则；犀角地黄汤体现凉血散血法则。比较功力，神犀丹的凉血解毒力量优于其他两方。三是配伍特点：清营汤、神犀丹二方结构相似，均以清营解毒为主，以透热转气、滋阴增液为辅。但前者配伍丹参，于凉血之中寓有散血之意；后者反佐开窍、辟秽的石菖蒲，适用于湿浊蒙蔽心包导致的神昏谵语。犀角地黄汤本为血热妄行而设，却配伍行血的赤芍、牡丹皮，使其凉血止血而无瘀血停留，是其特点。

第四节　气血两清法

气血两清是根据气血两燔病机拟定的治法。

温邪犯肺，由气分传入营血，若气分热邪犹盛而营血热势已张，即呈高热、汗出、烦渴、斑疹、失血、神昏痉厥、舌绛脉数等气血两燔见症。气血两燔，自宜气血两清。清气当用辛凉甘寒药物撤热保津。任用辛寒，是清气不忘达热出表，以期凉而不郁；任用甘寒，是清气不忘增液，以期恢复受损之阴。凉血当用咸寒，佐以辛凉散血。任用咸寒，是凉血不忘顾护真阴；佐以辛凉，则寓透热转气之意，佐以散血，又意在凉血而无滞血之弊。由于这一证型常常见于急性热病，消除病因的清热解毒药物尤不可缺，所以本法常用清解气分热邪的石膏、知母，清营凉血的犀角、生地黄、玄参、牡丹皮，清热解毒的金银花、连翘、黄芩、黄连、大青叶、板蓝根、紫草、青黛等，这三类药物组合成方，如清瘟败毒饮即属本法范畴。

本法所治证候，属于有传染性的热性病，消除病因具有重要意义，所以清热解毒的栀子、黄连、大青叶、板蓝根之类，在方中处于举足轻重、事关成败的主导地位，在数量和剂量上都要予以考虑，以免鞭长莫及，药不胜病。但应注意凉而不郁，应使热有外出去路，古方常配轻清的金银花、连翘、薄荷、竹叶，即寓此意。

消除气血两燔证象的两组药，可以根据病情偏胜，决定主次。若气分热盛，以清气热的石膏、知母为主，若营血热盛，以凉血热的犀角、生地黄为主；兼见风动抽搐者，配入息风解痉药；兼见窍闭昏谵者，配入开窍之品。只有注意各法间的配合使用，才能获得较好效果。

清瘟败毒饮（《疫疹一得》）

【药物组成】石膏 30~240g，小生地黄 6~24g，黄连 3~18g，犀角 6~24g，栀子、黄芩、连翘、知母、牡丹皮、赤芍、玄参、竹叶、甘草、桔梗（以上 10 味剂量酌用）。

【制剂用法】先煮石膏数十沸，后下诸药，犀角磨汁冲服。如无犀角，用水牛角 120g 煎汤代水。

【方证病机】气血两燔。

【体现治法】清气解毒，凉血救阴。

【适应证候】气血两燔。症见身壮热，大渴引饮，呕吐，头痛如劈，烦躁若狂，神昏谵语，甚则发斑吐衄，舌红唇焦，六脉沉细而数，或沉数，或浮大而数。

【方理剖析】此属气血两燔机制。身壮热、大渴引饮，是气分热盛现象；头痛如劈，乃火毒上攻头脑所致；热入营血，心肝受扰，故烦躁若狂、神昏谵语；热迫营血妄行，则为吐衄；经络血热窜入肌表而外越，则发斑。此证既有气分证象，也有营血证象，是瘟疫初起，邪热火毒充斥内外。其基本病理是：瘟疫犯肺→由气入血→气血两燔。

气血两燔，病情危笃，急需气血两清，庶可转危为安。此方由黄连解毒汤、白虎汤、犀角地黄汤三方加减而成。黄连、黄芩、栀子、连翘，即黄连解毒汤加减，这一组药清热解毒，是为消除病因而设，方名清瘟败毒，可见解毒药在本方中是主要组成部分。石膏、知母、甘草、竹叶，即白虎汤加减，这一组药清泄气分，气分热清则高热、汗出、烦渴等症可除。犀角、生地黄、牡丹皮、赤芍、玄参，即犀角地黄汤加味，这一组药凉血救阴，使血分热清，则发斑、吐衄、舌绛、神昏等症可解。三组药物配合，能奏清热解毒、凉血救阴功效。病在上焦，用桔梗升浮，有载药上行之意。

此方黄连清热解毒，石膏辛寒清气，犀角凉血解毒，生地黄凉血救阴，四药功力均较同类药物强，各自解决一个矛盾，故是本方主药。其余药物从三个方面协助主药消除病因，两清气血。若加大青叶、板蓝根增强解毒力量，效果更佳。

【临证应用】（1）症见高热、渴饮、发斑、舌绛，即可使用此方。

（2）此方加减方法甚多，《疫疹一得》71条中有49条用本方为主加减，可以参看原著。今将《重订广温热论》加减法择要摘录，供临证参考。头面肿大，加紫花地丁、大黄；疟腮项肿，加金银花、青黛；嗒舌、弄舌，加木通、童便；咽喉肿痛，加山豆根、金汁；筋脉抽搐，甚至循衣摸床、撮空理线，加羚羊角、菊花、龙胆草、嫩桑枝、丝瓜络；气实者，宜兼通腑，加大黄、玄明粉、小枳实；血虚者，宜兼养阴，加石斛、熟地黄露、童便；口秽喷人，甚则血淋，加滑石、琥珀、白茅根、车前子、牛膝。

【歌括】清瘟败毒用知膏，栀芩连竹桔甘翘，犀地芍丹玄参配，两清气血建功劳。

流脑合剂（江西中医药大学方）

【药物组成】生石膏60g，知母15g，大青叶30g，鲜生地黄60g，赤芍9g，牡丹皮12g，黄连12g，黄芩12g，连翘15g，淡竹叶9g，甘草9g，桔梗9g，水牛角120g（先煎，取汁200ml）。

【制剂用法】先将石膏、大青叶煎汤代水，合水牛角再煎诸药，先后煎2次，共煎成药液200~400ml，分3次服。一昼夜可连服2~4剂。若呕吐剧烈，药难下咽，可先服石菖蒲、竹沥，呕止再服此方。

【方证病机】气血两燔。

【体现治法】清热解毒，凉血救阴。

【适应证候】气血两燔。症见高热，头痛剧烈，呕恶肢痛，颈项强直，咽痛或红肿，皮肤出血点较明显，舌绛，脉数。

【方理剖析】此属肺卫感受温邪，由气分传入营血的气血两燔证候。高热、头痛、呕恶、肢痛、脉数为气分热盛之象，发斑、舌绛为营血热盛之征；颈项强直，则为肝风欲动征兆，故属气血两燔机制。本方由清瘟败毒饮变化而成。方中大青叶、黄连、黄芩、连翘为强有力的清热解毒药，用此作为主药可以消除致病之因；配石膏、知母、竹叶、甘草清气分邪热；生地黄、牡丹皮、赤芍、水牛角清营凉血，俾热清毒解则诸症随之缓解。配桔梗开泄肺气，使邪热外达，并有载药上行之意。若呕吐剧烈，药难下咽，是痰浊阻滞少阳三焦之象，故先用石菖蒲芳化湿浊，竹沥清热涤饮，待其浊去呕止之后，再投此方。

【临证应用】此方颇有实用价值，与清瘟败毒饮相较，有两个优点。一是犀牛属于珍稀动物，已成禁用药物，今后可能绝迹，此方易水牛角，南方各省皆有，不愁药源。二是本方配入大青叶，解毒作用为之增强，对流行性乙型脑炎尤为对症。

【歌括】流脑合剂谱新方，膏知甘桔竹芍藏，牛角丹地凉血热，芩连青翘解毒良。

------ 小 结 ------

气血两清法选方2首，均以气血两燔为治疗对象，均用清气的石膏、知母，凉血的犀角、生地黄，解毒的黄芩、黄连，是其相同处。二方结构略有差异，功力亦就各擅胜场，清瘟败毒饮因用犀角，凉血之功优于流脑合剂；流脑合剂因用大青叶，更适用于病毒感染。这是二方的不同处。

第五节　清泄肺热法

清泄肺热是针对肺系热证病机拟定的治法。

肺司呼吸，外邪易随呼吸之气侵入肺系；肺合皮毛主表，外界气候异常，最易影响肺卫失调。此自上而受或自表入里之邪，皆可影响肺系，气郁化火，形成肺热。

肺主气，肺气的宣发作用能使元真之气行于体表而为卫外之用；肺气的肃降作用又与各脏的功能相互制约、相互协调。肺为水之上源，水液运行，有赖肺气宣发才能敷布于体表润泽皮毛，水液亦借肺气肃降才能从三焦下行归肾。故肺气以宣降为正常，以闭郁、上逆、不足为病态；水液以流通为正常，以停滞或不足为病态。

肺系受邪，必然导致气液异常。肺热引起肺气宣降异常，常见气粗息促、咳嗽胸痛；水液壅滞，常见上焦湿热、痰热，或热蒸湿郁而成肺痈；若气为热邪所伤，则见肺气虚损而少气；津液为热所伤，则见汗出口渴、干咳舌燥。故肺热之证，常见肺热气郁、肺热伤气、痰（湿）热壅肺、肺热津虚这四类病变。治疗肺热，常用金银花、连翘、大青叶、板蓝根、鱼腥草、黄芩、石膏、知母等辛凉甘寒药物为主消除病因，清泄肺热，然后再据病情配伍其他药物调理津气，恢复功能。肺气宣降异常者，配伍麻黄、杏仁之类宣降肺气；水液失调而成上焦湿热者，配枇杷叶、杏仁、通草、薏苡仁、芦根、滑石之类开源导流；炼液为痰而见痰热壅肺者，配瓜蒌、贝母、半夏、冬瓜仁之类化痰祛湿；肺热兼见气虚者，配伍人参益气；肺热兼见阴虚者，配麦冬、阿胶之类养阴生津。常用方如清肺解毒汤、银翘马勃散、苇茎汤、泻白散等。其他如麻杏石甘汤、清金化痰汤、白虎汤、白虎加人参汤等都有清肺之功，学者当参看有关治法，才能窥其全貌。

肺热多兼表卫失调，加之肺热亦须以表卫为外出去路，所以这类方常配轻扬的金银花、连翘、桑叶、薄荷之类宣发热邪，使热达腠开，邪从外解。若系湿热或痰热壅肺，则常配利水渗湿药物引导湿热从三焦下行，如千金苇茎汤即是。

清肺解毒汤（《全国中草药资料汇编》）

【药物组成】大青叶、板蓝根、紫草根、重楼、百部各15g，贯众、茵陈各9g，桔梗、甘草6g（原方有山豆根，今去不用）。

【制剂用法】水煎服。4 小时 1 次，成人 1 日 1 剂，小儿减半。

【方证病机】上焦风热。

【体现治法】清肺解毒。

【适应证候】（1）病毒性上呼吸道感染。症见头痛、发热、流涕、声音嘶哑、咽痛、咳嗽。

（2）病毒性肺炎。症见头痛、发热、咳嗽、吐痰，或痰中带血。

（3）流行性腮腺炎。症见腮颊肿痛。

（4）水痘。症见皮肤黏膜上分批出现丘疹、水痘。

（5）带状疱疹。症见成簇水疱沿身体一侧作带状分布。

【方理剖析】上述疾病都是呼吸道传染的病毒性疾病，属于病毒侵犯上焦机制。本方所用大青叶、板蓝根、紫草根、重楼、贯众等药，均有较强的清热解毒作用，对病毒性感染的效果较好，其余茵陈、百部、甘草亦有解毒之功。

此方所选药物都有抗病毒感染的作用，纯属针对病因施治的一种结构，从配伍来看，并非尽善尽美，但此方提示学者在使用和组合清热方时要有针对性。同属感染性疾病也要分辨是细菌感染还是病毒感染，施治才能获得较好疗效，从这一角度来看是可取的。

【临证应用】肺系病毒感染，见症如上所述者，均可应用。上呼吸道感染者，加荆芥、薄荷疏风解表；病毒性肺炎者，加半夏、茯苓祛痰渗湿；流行性腮腺炎者，加陈皮、茯苓利气行津；水痘者，加薏苡仁、滑石、通草淡渗水湿。

【歌括】清肺解毒青蓝紫，蚤休茵陈贯众加，百部甘桔共九味，病毒感染效堪夸。

银翘马勃散（《温病条辨》）

【药物组成】金银花 15g，连翘 30g，马勃 9g，牛蒡子 18g，射干 9g。

【制剂用法】上杵为散，每服 18g，鲜苇根汤煎，香气大出即取服。

【方证病机】湿热壅滞，肺气不宣。

【体现治法】清热解毒，泄肺利咽。

【适应证候】湿热郁于上焦，喉阻咽痛。

【方理剖析】肺主气，位居上焦。温邪初犯上焦，肺气不宣，湿热郁结，闭结于喉，闭于气分则喉阻，阻于血分则咽痛。

湿热闭结于喉而致喉阻咽痛，治宜清热解毒，泄肺利咽，使上焦郁热得清，津行无阻，则肿痛可愈。方中金银花、连翘清热解毒，消除病因。牛蒡子疏散风热，利咽散结；射干解热毒，利咽喉。此二药开气分之痹阻。马勃解毒消肿，清利咽喉，是治喉痹咽疼专药，用之以开血分痹结，苇根清利湿热，对湿热阻于上焦之证，用之尤为适宜。诸药合用，能奏清热解毒，泄肺利咽功效。若咽喉部位仅痹阻而不疼痛，是湿阻较甚证象，应加桔梗开泄上焦，加滑石淡渗利湿，增强宣肺利湿作用；若热毒甚者，再加大青叶、板蓝根等增强解毒力量，疗效更佳。

【临证应用】咽喉红肿疼痛，兼见发热、舌红、苔黄、脉数，即可使用本方。湿热俱盛者与甘露消毒丹合用，热盛津伤者改用养阴清肺汤，口舌糜烂者与导赤散合用。

可治扁桃体炎、猩红热，见症如上述者。

【加减化裁】喉不痛，但阻甚者，加滑石 18g、桔梗 15g。

【歌括】银翘马勃利咽喉，牛蒡射干五药求，若加桔梗和滑石，开源节流湿热瘳。

苇茎汤 (《备急千金要方》)

【药物组成】苇茎 30~60g，薏苡仁 30g，冬瓜仁 24g，桃仁 12g。

【制剂用法】水煎服，连服数剂。

【方证病机】湿热壅肺，血瘀成痈。

【体现治法】清利湿热，逐瘀排脓。

【适应证候】肺痈。症见咳有微热，咳吐臭痰脓血，胸中隐隐作痛，咳则痛甚，舌质红，苔黄腻，脉滑数。

【方理剖析】此为治疗肺痈名方，以咳吐粥样臭脓为特征。《金匮要略》说："风舍于肺，其人则咳……热之所过，血为之凝滞，蓄结痈脓，吐如米粥。"指出此病是由风热疫毒侵肺，阻碍营卫正常运行，气血津液壅结，气郁化热，津血凝结成痈，热蒸肉腐，导致吐臭脓。胸为肺廓，肺有脓肿，胸部自常隐痛，咳则牵动患部，疼痛自然加剧。舌红苔腻，为湿热之征。脉浮是脓犹未成之象，若见脉滑数则提示脓已成。

湿热内蕴，热壅血瘀，治当清热渗湿，逐瘀排脓，使已瘀之血得散，已凝之湿得行，已成之脓得排，才能渐趋好转。方中苇茎甘寒清淡，长于清热利湿，为治肺痈要药。辅以薏苡仁、冬瓜仁渗湿排脓，桃仁活血化瘀，合而成方，能奏清热散结、逐瘀排脓之效，俾瘀散、湿去、痰祛、脓排而肺痈庶几可消。此方药性和平，疗效可靠，对肺痈将成者可使其消散，脓已成者可使脓浊外排。

治肺多从通调津气着手，很少使用活血药物，此方配伍桃仁，颇能开阔眼界。血络分布全身，无器不有，稍有阻滞，即呈病态。不仅心、肝两脏需要活血，其余诸脏亦然。此方展示津血同治，反映了气血津液、五脏六腑宜通这一共性，值得称赞。

【临证应用】（1）此方是治疗肺痈的常用方，疗效较好，不论肺痈将成、已成或善后调理，均可使用。

（2）以咳吐臭脓而兼胸部隐痛为辨证要点。吐出之物是否属脓，应与痰液鉴别。吐出物入水下沉者为脓，浮于水面者为痰；胶结者是痰，如米粥而散者是脓。

（3）肺痈尚未化脓，宜加蒲公英、鱼腥草、金银花、连翘、千里光、金荞麦根等清热解毒之品，促其消散，脓成者亦可用之。脓已成者，可加桔梗、甘草、贝母增强排脓化痰之效。亦可间服桔梗白散（桔梗、贝母、巴豆）。

（4）麻疹中期，疹已透发，症见发热咳嗽、痰多口渴、呼吸较促者，为肺热甚，可用本方加黄芩、贝母，增强泻肺化痰效力。

（5）热病后期，余热未清而见咳嗽痰多，可用本方加瓜蒌皮、枇杷叶等清泄肺热，宣肺化痰。

（6）肺热壅盛而见咳嗽胸痛，可加金银花、连翘、鱼腥草、黄芩、黄连等清热解毒药物。

（7）本方与丹溪咳血方合用，治支气管扩张导致的咳血有效。此为木火刑金，肝肺同病，一清肝热，一清肺热，正合此证机制。与泻白散合用，治肺源性心脏病，症见喘咳痰稠，亦有效。

【歌括】苇茎汤方出千金，桃仁薏苡冬瓜仁，湿热壅肺成痈毒，甘寒清热上焦宁。

泻白散（《小儿药证直诀》）

【药物组成】地骨皮、桑白皮各30g，甘草（炙）3g，粳米6g。

【制剂用法】水煎服。

【方证病机】肺热气逆。

【体现治法】清热降逆。

【适应证候】肺热气逆。症见咳嗽气喘，皮肤蒸热，日晡尤甚，舌红苔黄，脉象细数。

【方理剖析】肺气宜清肃下降，若肺气窒塞不宣，逆而不降，则为喘咳；肺合皮毛，肺卫气郁，故皮肤蒸热。此热发自皮肤，轻按即得，重按即无，与阳明蒸蒸发热，发自肌肉而愈按愈盛者有别。

肺热气逆，治当清肺降逆。桑白皮有清泻肺气之功，不燥不刚，虽泻肺气但无伤于肺脏，故为主药。地骨皮甘淡而寒，能泄肺中伏火。上二药相辅为用，使肺热得清，宣降正常，喘咳可止。佐炙甘草、粳米养护胃气，预防地骨皮、桑白皮寒凉害胃，与白虎汤用甘草、粳米同义。吴谦曾云："夫火热伤气，救肺之治有三：实热伤肺，用白虎汤以治其标；虚火刑金，用生脉散以治其本；若夫正气不伤，郁火又甚，则泻白散之清肺调中，标本兼治，又补二方之不及也。"

【临证应用】（1）症见咳声清高、无痰者，若用此方，可以获效。

（2）表证忌用。张山雷说："此为肺火郁结，窒塞不降，上气喘急者之良方……唯内热上扰，燥渴舌绛者为宜。若外感寒邪，抑遏肺气，鼻塞流涕，咳嗽不爽，法宜疏泄外风，开展肺闭者，误用是方，清凉抑降，则更增其壅矣。"

【歌括】泻白桑皮地骨皮，甘草粳米四般齐，可与麻杏石甘合，肺热喘嗽此能医。

小 结

清泄肺热法共选4方，均治肺系热证，均用宣降肺气之品，是其共性。由于致病原因不同，津气盈亏有别，配伍各有侧重。清肺解毒汤与银翘马勃散均有较强的解毒作用，前者用于病毒感染，后者用于咽喉肿痛。苇茎汤治里热壅肺的肺痈，一般肺热亦常应用。泻白散则以肺热气逆的咳喘为主症，唯无表证且干咳无痰者适宜。再就配伍特点而论：清肺解毒汤与银翘马勃散侧重于消除病因，以清热解毒为主；苇茎汤侧重于流通气血津液，以消痈散结为主；泻白散则着眼于调理肺脏功能，以宣降肺气为主。

第六节　清泻胃肠法

清泻胃肠是针对胃肠热证拟定的治法。

脾胃系统由口腔、食管、胃肠、肌肉、经脉组成，如果发生病变，热证与实证均从阳明胃经论治，虚证与寒证均从太阴脾经论治，故有"实则阳明，虚则太阴"之说。胃肠实热有纯热无积与有热有积之分，纯热无积是有热而津液未伤，有热有积是热盛伤津之燥结。本法是为纯热无积而设。这类方虽然同治脾胃热证，但因部位不同，结构亦就随之而异。

清泄郁热：是针对热壅经脉的口腔疾病而设。足太阴脾经经脉连于舌本，散于舌下；手阳明大肠经脉上颈贯颊，入下齿中，还出夹口，交于人中；足阳明胃经经脉入上齿中，还出夹口环唇。热壅阳明、太阴经脉，常见口疮、口臭、牙龈及唇口肿痛、小儿弄舌等症。宜用黄连、黄柏、山栀子、石膏之属为主药组合成方。因其热郁经脉，常佐升麻、防风、藿香之属，借其升散作用引导清热药物到达病所，并借此以宣发郁热出表，共奏清泄郁热功效。如清胃散、泻黄散即展示了这一配伍特点。

清泻胃肠：是针对热郁胃肠拟定的治法。胃肠感受邪热，常以痞、痛、吐、利为特征。多因外邪相侵，影响脾胃的纳运升降而见湿热。此证有阳郁化热的一面，自宜选用黄芩、黄连消除病因，解其郁热；又有脾运障碍，升降失司而呈痞、吐、利的另一面，又宜选用半夏、干姜之类，振奋中焦，温化湿浊，复其升降。故本类方常寒温并用，照顾到消除病因与恢复功能两个方面，这也是脾胃合治的配伍形式。常用方如半夏泻心汤即是（见升降法）。

清热止痢：是针对湿热下注拟定的治法，湿热在肠，以下痢为主症。此证多因饮食不洁，疫毒随食物进入肠道，发为痢疾。以下利脓血、里急后重、腹痛为特征，常兼见肛门灼热，心烦口渴，苔黄腻，脉濡数。

湿热下注成痢，当清热解毒，消除致病之因；因势利导，使邪有外出去路；调气活血，令气血和调。通过上述措施，使病因消除，气血和调，下痢脓血与里急后重之症自愈。所以常用清热燥湿、解毒止痢的黄连、黄芩、黄柏、地榆、秦皮、白头翁、马齿苋、地锦草、铁苋菜等为主药，适当配伍调畅三焦气机的木香，以及活血、凉血、止血的白芍、牡丹、当归，消积导滞的山楂、槟榔、大黄等药而成。葛根芩连汤、白头翁汤、芍药汤等，即体现这一法则。

患者急欲如厕而又欲便不能，谓之里急后重，是肠膜感受刺激产生的痉挛现象，与急性尿路感染出现尿频、尿急、尿痛机制相同，配伍白芍、甘草之属柔肝缓急，里急后重现象可渐缓解。此即古人所谓"调气则后重自除"之说，但并未曾揭示病变本质，并非确论。

下痢脓血，除应止痢止血，还应考虑瘀血停留。本类方配凉血的牡丹皮，止血的地榆，活血的山楂、大黄、当归，盖欲止血而不留瘀血之意。

治痢之方，常配伍导滞的大黄。下痢使用大黄有多种作用：清热解毒，消除致病原因，这是其一；因势利导，排出肠中热毒，这是其二；凉血止血，治疗下血症状，这是其三；活血祛瘀，痢止而无瘀阻滞肠壁，这是其四。下痢而用通利的大黄，有通因通用之意。

所举药物是古人从实践中总结出来的宝贵经验，用治细菌性痢疾疗效较为可靠。若用于阿米巴痢疾，可加入樗根皮、石榴皮，或兼服鸦胆子仁增强疗效。

痢疾应与泄泻鉴别，泄泻以排便次数增多，粪便稀薄，甚至泻如水样为主症；痢疾以下利脓血、里急后重、腹痛为特征。一些古方亦可共用，如葛根芩连汤即是。

清胃散 (《脾胃论》)

【**药物组成**】当归身 5g，黄连 6g，生地黄 10g，牡丹皮 10g，升麻 3g。

【**制剂用法**】水煎服

【**方证病机**】热郁经脉，津血壅滞。

【**体现治法**】清胃燥湿，凉血散血。

【**适应证候**】热郁阳明经脉。症见上下牙痛，牵引头脑，满面发热，其牙喜冷恶热，或牙龈红肿溃烂，或牙宣出血，或口气热臭，或唇口、腮颊肿痛，口干舌燥，舌红少苔，脉滑大而数。

【**方理剖析**】胃为多气多血之腑，邪入阳明，其病常实。手足阳明经脉络于上下牙龈，经络津血壅滞不通，郁结化热，故牙痛、头痛。热蒸肉腐则见牙龈红肿溃烂、口气热臭。气病及血，热伤血络，故牙龈出血。其余舌脉都是病性属热的辨证依据。综上，此证就病位言之，在阳明经脉循行部位；就病性言之，属于热证；就气血津液的盈、虚、通、滞言之，是气病及血，津血郁滞。

其基本病理是：经络受邪→气郁化热，津血郁滞→气血两燔→牙龈或口唇红肿、溃烂、出血。

治疗此证，法当清胃燥湿，凉血散血，令津血运行无阻则肿痛自消。黄连有清热燥湿之功，善治脾胃伏火。热在经络，郁而不散，故用长于解毒而又能升、能散的升麻助之。二药为伍，黄连得升麻则泄热而无凉遏之虞，升麻得黄连则散火而无升阳之弊，使壅阻的热清、气宣、湿化，其肿自消。病及血分而见出血，故用生地黄、牡丹皮凉之。若不出血而见肿痛，又为血郁之证，故用牡丹皮、当归行之。五药同用，能奏清胃燥湿，凉血散血之效，用治上述诸症最宜。

此方证应着眼于热邪在络，津血壅滞。局部津凝血郁，阻碍气机，是气郁化热根源，若仅言其热而不谈津血郁滞，是意犹未尽，理犹未透。须知肿痛皆因津血壅滞引起，而口臭、口疮、溃烂更是有湿证象，若不从气血津液的盈、虚、通、滞去分析病理与观察病情，将失之泛泛而不具体，学者识之。

【**临证应用**】（1）牙龈肿痛、溃烂、出血，颊肿，唇肿，口臭，小儿流涎等症，兼见局部红热、舌红脉数，即可放胆投之。临证用于气分热盛、营血热盛、纯热无湿、有热有湿四个方面。

（2）薛立斋用本方治以下证候：其一，用于大肠热而齿龈肿痛；其二，用于善饮酒人，齿痛、腮颊热肿，属胃经湿热者，加葛根；其三，恣食肥甘美酒，以致胃热太甚，口臭不可近，牙根溃烂、出血，加茵陈、藿香、白豆蔻。上述用途偏于气分，主要以湿热为其治疗对象。余用此方常加麻黄宣发阳气，并加滑石、木通利水渗湿。

（3）纯热无湿亦可应用。气分热盛，可加石膏增强清泄胃火之力。营血热盛，可加青黛、金银花、连翘增强清营解毒作用。牙宣出血，宜上病下取，加牛膝引血下行，若兼便秘，宜加大黄釜底抽薪。

【歌括】清胃升麻配黄连，当归生地及牡丹，或益石膏平胃热，口疮口臭与牙宣。

泻黄散 《小儿药证直诀》

【药物组成】石膏 15g，山栀子 6g，甘草 9g，藿香叶 21g，防风 12g。

【制剂用法】水煎，温服。

【方证病机】脾经郁热。

【体现治法】清散郁热。

【适应证候】脾经郁热。症见小儿弄舌，口疮，口臭，苔黄，脉数。

【方理剖析】本方专为湿热壅于脾经经脉而设，病在气分。脾喜燥恶湿，其经脉连于舌本，散于舌下。湿热上壅经隧，遂见小儿弄舌、口疮、口臭等症，亦属同一机制。

湿热壅于脾经经隧，法当散其郁热，化其湿浊。方中石膏辛甘而寒，直入气分清解其热；栀子体轻性寒，善清三焦郁热。此二药清热力量较强，恐防冰伏，配伍防风助其宣发，正合"火郁发之"经旨。弄舌是风动证象，病位虽在心脾，却与肝系筋膜有关，用防风疏风泄邪，舒筋解痉。热邪夹湿壅阻脾经，故重用藿香醒脾化湿，使湿热一去而弄舌、口疮、口臭可愈。弄舌是筋急现象，故重用甘草协助防风缓之。

本方原书剂量为藿香叶七钱、山栀子一钱、石膏五钱、甘草三两、防风四两，张山雷谓："诸药分量，各本皆异，轻重太不相称，盖沿误久矣！"此方分量悬殊，是应该注意的第一点。原书主治"脾热弄舌"，是因湿热上壅经隧使然。全身经隧都是肝系筋膜构成。此方配伍防风疏风散邪，使少阳三焦气机外达，则津随气布，而无壅滞之虞。故李东垣谓："钱仲阳于泻黄散中倍用防风者，乃于土中泻木也。"此方重用防风祛风解痉，用甘草甘以缓急是应注意的第二点。

【临证应用】（1）用治口疮亦有效果，可加黄连增强清热解毒力量。小便短赤者，加滑石、木通清热渗湿，导热下行。

（2）小儿"滞颐"，多属脾胃积热，可用本方加赤茯苓、木通清利湿热。

【歌括】泻黄膏栀藿草防，脾经郁热是良方，弄舌口疮或口臭，发越郁热病能康。

玉女煎 《景岳全书》

【药物组成】生石膏 30g，知母 9g，熟地黄 30g，麦冬 9g，牛膝 9g。

【制剂用法】水煎服。

【方证病机】少阴不足，阳明有余。

【体现治法】养阴清热。

【适应证候】少阴不足，阳明有余。症见牙齿松动，牙龈出血或肿痛，烦热口渴，舌红，苔黄而燥，脉浮洪滑大。

【方理剖析】齿为骨之余，龈为胃之络，少阴阴虚不能制阳，虚火上炎，则牙齿为之松动；阳明邪热有余，循经上炎，则牙龈为之肿痛、出血。牙齿松动与牙龈肿痛并见，当是少阴不足，阳明有余机制。

这种水亏火炽之证，宜补少阴不足之阴，泻阳明有余之阳，养阴与清热双管齐下，才与此证符合。此方石膏为治实火牙痛要药，得养阴清热的知母助之，大清气分邪热，使阳明邪热一清，则齿龈肿痛愈矣！熟地黄擅于补肾滋阴，壮水制火，得滋阴养液的麦冬助之，有养阴配阳、壮水制火之功；尤妙在佐牛膝引阳下行，使不足之阴得补，上浮之火归原，则齿牙松痛可瘳。上五药同用，能奏养阴清热功效。

王孟英谓："陈修园力辟此方之谬，然用治阴虚胃火炽盛之齿痛，颇有捷效。若治温热病，地黄宜生，牛膝宜删。"

【临证应用】（1）六味地黄汤补少阴不足，唯牙根松动、疼痛者宜之；清胃散治阳明实火，唯牙龈红肿者宜之。本方既补少阴，又泻阳明，故以齿牙松动、疼痛与齿龈红肿兼见为辨证要点。

（2）胃火偏盛，重用石膏、知母，并加黄芩、大黄，增强泻火解毒功效。阴虚火旺，则将熟地黄换成生地黄，并加玄参、地骨皮滋阴清热，配牡蛎、石决明潜阳。牙龈出血者，加牡丹皮清营凉血；牙冷热皆痛者，反佐细辛、白芷，寒热并调。

【加减化裁】新加玉女煎（《温病条辨》）：生石膏90g，知母12g，玄参12g，细生地黄18g，麦冬18g。水煎服。治太阴温病，气血两燔。此即玉女煎去牛膝，加玄参，熟地黄改为生地黄。变滋阴清热之方为气血两清之法。

【歌括】景岳传来玉女煎，膏知牛膝地麦添，水亏火炽牙松痛，养阴清热病能痊。

黄芩汤 （《伤寒论》）

【药物组成】黄芩15g，芍药10g，炙甘草10g，大枣12枚。

【制剂用法】水煎，分3次，温服。

【方证病机】肝脾不和，湿热下注。

【体现治法】清热止痢，调和肝脾。

【适应证候】肝脾不和。症见下痢腹痛，身热口苦，舌红，脉弦数。

【方理剖析】下痢是其主症，由此确定病位在肠。腹痛与肝有关，肝主筋膜，肠道膜络亦是肝系组成部分。此证下痢与腹痛并见，是肠道膜络痉挛与肠道蠕动过快证象，这种病位在肠而病机在肝之证，称为肝木乘脾。兼见身热、口苦、舌红、脉数，病性自然属热。若为下痢脓血而兼腹痛，虽与热蒸肠腐有关，其里急腹痛亦与肝有关系。

肝胆、胃肠有热，治宜清热解毒，消除致病原因。肝脾不和而下痢腹痛，又宜柔肝缓急，调理脏腑功能。方用黄芩清泻肠胃、肝胆之热，使胃肠邪热得清，身热、下痢等症可愈，肝胆热邪一去，口苦等症亦解。白芍柔肝止痛，炙甘草、大枣补脾缓急，此三药调和肝脾，与主药同用，能奏清热止痢、调理肝脾功效。

邹润安谓："仲景用黄芩有三偶焉。气分热结者，与柴胡为偶；血分热结者，与芍药为偶；湿热阻中者，与黄连为偶……以柴胡能开气分之结，不能泄气分之热；芍药能开血分之结，不能清迫血之热；黄连能清湿生之热，不能治热生之湿。譬之解斗，但去其斗者，未平其致斗之怒，斗终未已也。故黄芩协柴胡能清气分之热；协芍药能泄迫血之热；协黄连能解热生之湿也。"此方所治下痢，系由热邪迫血下泄所致，故黄芩与芍药同用，一开血分之结，二泄迫血去热。而芍药与炙甘草、大枣同用，则有柔肝缓急之功，可以缓解膜络挛急和肠道蠕动过快，达到止痛止泻的目的。

【临证应用】此方治泄泻而兼腹痛，以痛泻同见为特征，审其属热，即可投之，亦治下痢脓血、里急腹痛，但须加入黄连、地榆之属，增强解毒作用，疗效始著。

《伤寒论》谓："太阳与少阳合病，自下利者，与黄芩汤。"

【加减化裁】黄芩加半夏生姜汤（《伤寒论》）：即本方加半夏、生姜。水煎服。治黄芩汤证兼见呕逆者。可用于肠胃不和导致的上吐下泻。

【歌括】黄芩汤用芍草枣，清热止痢止痛好，肝脾不和痛泻利，调和肝脾痛泻消。

葛根黄芩黄连汤 （《伤寒论》）

【药物组成】葛根 30g，黄芩 10g，黄连 10g，炙甘草 6g。

【制剂用法】水煎，分 3 次，温服。

【方证病机】阳邪内陷，湿热下注。

【体现治法】清热止痢，升阳解肌。

【适应证候】（1）阳邪内陷，湿热下注，身热下痢，胸脘烦热，口渴饮冷，舌红苔黄，脉数。

（2）湿热下注，下痢赤白，里急腹痛，肛门灼热，舌红苔黄，脉数。

【方理剖析】此方常用于两类证候。一是表证未解，医者误下，阳气内陷，郁结化热，或脾运障碍，湿自内生，湿热下注，成为泄泻。二是饮食不洁，疫从口入，侵犯肠道，邪从热化，影响脾运，湿浊停留，酿成湿热下注，热蒸肠腐，成为痢疾，如果兼见身热口渴、肛门灼热、舌红、苔黄、脉数，即属于热。故此方所治病位在肠，病性属热，病机为湿热下注，主症为泄泻、痢疾。

此证既因表证误下，导致邪热内陷，自应内清气郁之热，升举下陷之阳，外解肌表之邪，散其郁结之热，使下陷之阳气上升，内郁之热邪外达，已化之热邪得清，则脾运恢复而诸症可解。此方重用葛根解肌清热，升举阳气，能使下陷的阳气上升，内郁的邪热外达，解肌升阳，两擅其功，故为主药。阳气内陷，郁结化热，故用清热燥湿的黄芩、黄连辅之，缓解肠道蠕动的甘草佐之，共奏升阳解肌、清热止痢功效。

上述方解是从阳气内陷、郁结化热角度解释。若系疫从口入，侵犯肠道的痢疾，又应以清热燥湿，解毒止痢的黄芩、黄连为主药，消除致病根源；辅以葛根解肌清热，逆流挽舟；使以甘草，调中缓急。由此可见，所谓君臣佐使，每随证候而异，绝非一成不变。

【临证应用】（1）适用于泄泻而兼发热、舌红、苔黄、脉数者。即所谓协热下利。

（2）亦可用于痢疾，可随症加入和血的山楂、白芍，解毒的炒地榆、马齿苋、金银花、白头翁之类，增强疗效。

【加减化裁】加味葛根芩连汤（《中医治法与方剂》）：葛根 15g，黄连 9g，黄芩 9g，金银花 30g，牡丹皮 12g，白芍 12g，芒硝 9g，马齿苋汁 3 匙。水煎服，1 日量。治小儿细菌性痢疾，症见壮热神烦，呕吐腹胀，大便频下少量脓血，甚则惊厥，神昏尿少，面赤唇紫，舌绛苔燥，脉疾。此方清热解毒力量较强，若兼见惊厥神昏，加安宫牛黄丸半粒同服。

【歌括】葛根黄芩黄连汤，甘草四味共煎尝，湿热下痢热渴汗，热清毒解自然康。

白头翁汤（《伤寒论》）

【药物组成】白头翁 15g，黄柏 12g，黄连 12g，秦皮 12g。

【制剂用法】水煎，分 3 次，温服。

【方证病机】湿热疫毒，下注于肠。

【体现治法】清热解毒，凉血止痢。

【适应证候】湿热疫毒，下注大肠。症见下痢脓血，赤多白少，腹痛，里急后重，肛门灼热，发热，烦渴，舌红，苔黄，脉数。

【方理剖析】下痢脓血、里急后重，是本方主症，由此而知病位在肠；下痢脓血、赤多白少，由此可知热入血分；发热、烦渴、苔黄、脉数均属热象，由此而知病性属热。审证求因，此证是因饮食不洁，感受疫毒引起。疫毒侵入肠道，蕴而化热，影响脾运，湿浊内停，下注大肠，热蒸肠腐，遂致下痢脓血。里急后重是大肠感受刺激出现的挛急证象。

治疗此证，法当清热解毒，凉血止痢。清热解毒在于消除病因，病因一除，其痢自止。白头翁有清热解毒，凉血止痢之功，消除病因，治疗下血，两擅胜场，故为主药。黄连、黄柏清热燥湿，泻火解毒力量颇强，二药既助白头翁解毒止痢，又能清热燥湿，故为辅药。秦皮配入本方，一则取其清热燥湿，增强黄连、黄柏功效，二则取其收涩止痢，故为佐药。全方药仅四味，却有较强清热止痢功效。

【临证应用】（1）以下痢脓血、赤多白少、腹痛里急为辨证要点。

（2）加入牡丹皮、地榆凉血活血，则脓血止后而无瘀血之虞。阿米巴痢疾用本方煎汤送服鸦胆子仁。鸦胆子仁应用龙眼肉包裹，以免腐蚀胃壁。若欲减轻里急后重症状，可加白芍、甘草。

【歌括】白头翁汤治热痢，黄连黄柏及秦皮，若加阿胶与甘草，产后下痢服之宜。

芍药汤（《素问病机气宜保命集》）

【药物组成】芍药 30g，当归 10g，黄连 15g，黄芩 15g，槟榔 6g，木香 6g，甘草 6g，肉桂 3g，大黄 9g。

【制剂用法】水煎服。1 日 1 剂，连服数剂。

【方证病机】大肠湿热，气血不和。

【体现治法】清热解毒，调气活血。

【适应证候】痢疾。症见下痢脓血，赤白相兼，腹痛，里急后重，肛门灼热，苔黄脉数。

【方证病机】下痢赤白、腹痛、里急后重是本方主症，病变部位在肠；兼见肛门灼热、苔黄脉数，病性自然属热。此证是由饮食不洁，感受疫毒，下迫大肠，伤及血络，以致下痢腹痛、里急后重。

感受疫毒成痢，消除病因自是当务之急，黄连、黄芩清热解毒力量颇强，实为澄本清源要药，待病因消除，则脓血止矣！腹痛后重与下痢脓血同时并见，自是热蒸肠腐的病理反应，但与气血不和、肝失疏泄、肝木乘脾有关。又宜调和气血以恢复功能，柔肝缓急以消除窘迫。故用白芍、甘草柔肝缓急，调和肝脾，肝脾得和，则里急腹痛止矣！木香、槟榔疏畅气机，当归补血活血，则气血调矣！大黄的作用有四：一是泻下涤垢，因势利导；二是消除病因，增强黄芩、黄连解毒力量；三是凉血止血，治疗下血症状；四是增强当归活血力量，使痢止以后不致有瘀血停留肠壁，留下后患。下痢而用通利的大黄，体现"通因通用"的用药法度。热病反佐辛热的肉桂，一则协助当归、大黄行血，二则制约黄芩、黄连、大黄之偏，三则温化湿浊，有利于水液正常运行，但宜少用，多用则有动血之虞，若赤多白少，则宜减去。此方结构展示了消除病因、调和气血、恢复功能这三个方面，配伍完善，效能优异。

【临证应用】（1）本方使用要点：下痢赤白，腹痛里急。如果白多赤少，偏在气分，加砂仁、车前子芳化渗湿；赤多白少，偏于血分，减去肉桂、当归，加牡丹皮、地榆凉血止血；热重者，加重大黄用量。

（2）湿热泻：泻下不爽，肛门灼热，腹痛拒按，苔黄而腻，亦可用此方加减治疗。

（3）张景岳谓："此汤乃河间之心方，然唯真有实热者可用。若假热假实者，误服则死。"

【歌括】芍药汤内桂将军，芩香莲草配当槟，里急后重便脓血，清热止痢自安宁。

-------------------------------- 小　结 --------------------------------

清泻胃肠法分两个部分：一是治热郁阳明、太阴两经之络的清胃散、泻黄散、玉女煎；一是治肠道湿热的黄芩汤、葛根芩连汤、白头翁汤、芍药汤。此7方虽然同治脾胃热证，同用黄芩、黄连为主药，病位却有上下之别。清胃散以唇口肿痛、牙龈肿痛或出血为主症；玉女煎以牙龈肿痛与牙根松动同见为主症；泻黄散以弄舌、口臭为主症。上三方热在经络，当清中寓散，或引热下行。清胃散之用升麻，泻黄散之用防风，皆清中寓散之意；玉女煎之用牛膝，即引热下行之意。清胃散证的出血，泻黄散证的弄舌，与肝有关，故配生地黄、牡丹皮凉血，配防风祛风解痉；玉女煎证的牙根松动与肾有关，故配熟地黄补肾滋阴，故而三方配伍各不相同。

黄芩汤以腹痛泄泻为主症，证兼少阳、阳明二经；葛根芩连汤以泄泻为主症，系由表邪内陷形成。故黄芩汤配芍药柔肝，缓其拘挛之痛；葛根芩连汤配葛根升阳举陷，逆流挽舟。此二方都为治痢常方。白头翁汤、芍药汤均以下痢脓血、里急后重为主症，白头翁汤纯从消除病因着手，不计其他，芍药汤因配柔肝、解毒之品，治法已趋完善。

第七节　清泻肝胆法

清泻肝胆是根据肝胆实热拟定的治法。

肝胆实热是指邪传少阳、厥阴，引起气血津液壅滞不通，阳郁化火的病理改变，寒邪从表入里或温邪自上而下，经三焦内归肝胆，或疫毒从口而入，由胆道内侵肝胆，或因大怒气逆，情志不舒，肝胆气郁，阳郁化热，均可影响血液的贮运、津液的流通、胆胰的输泄，出现壅滞不通病变。此证常以发狂昏眩、耳目肿痛、胁痛、发黄、溺赤涩痛为主症，按照脏腑辨证，病在肝、胆二经。但须兼见发热、口苦、舌红、苔黄、脉象弦数，才可确定为肝胆实热。所以，前者是定位的辨证依据，后者是定性、定量的辨证依据。

肝胆实热导致气血津液壅滞不通而见红、肿、胀、痛等症，只有通过清热解毒、疏达气机、增强血运、流通津液、通利胆道等药物的协同作用，恢复肝胆清疏通利之常，诸症才能消失。根据上述病理特点和治疗方案，本法常由下述四类药物组成。一是清泄肝胆的栀子、黄芩、重楼、龙胆草、虎杖、牡丹皮、青黛、大青叶、板蓝根之类，这类药具有清热解毒作用，可以消除致病原因，解除已郁热象。二是疏肝理气的柴胡、青蒿、薄荷、青皮、木香、枳壳、郁金、香附子、金铃子之类，这类药物舒展少阳气机，可收透热于外，调气于内之效。三是除湿利胆的茵陈、滑石、木通、车前子、金钱草之类，其渗湿作用，可使壅阻于少阳三焦的湿浊从前阴而去，并为邪热开下行之路。四是泻下通腑的芦荟、大黄、芒硝之类，大黄有清热解毒、导热下行、清泻热结、活血行瘀、畅旺血行、通利胆道、畅通胆流等多种功效，用于肝胆热结，可谓一举多得。上述四类药物既有各自的主要用途，又有相辅相成的协同作用。在配伍上反映了以下三个基本特点。根据热邪的具体情况配伍因势利导之品，此是其一；照顾到了肝胆的各种生理功能，此是其二；注意到了气血津液的流畅，此是其三。体现这一治法的方剂有茵陈蒿汤、龙胆泻肝汤、左金丸、大柴胡汤、大陷胸汤等。

配伍本类方剂，在体现清疏通利这一基本结构的前提下，还应根据病情，用药有所侧重。气滞者，宜增强疏肝理气之功；血郁者，宜配伍活血之品；热盛者，以清热泻火为主；夹湿者，宜加强利湿作用。虽然同属清肝一法，却有气滞、血郁、湿盛、热盛四类不同机制。

本法仅限于探求肝胆气分热盛的配方法度，余未涉及，若欲窥其全貌，可与凉肝止血、凉肝息风二法合参。

茵陈蒿汤 (《伤寒论》)

【药物组成】茵陈 30~60g，栀子 10g，大黄 10~15g。

【制剂用法】水煎，分 3 次，温服。连服数剂。

【方证病机】湿热黄疸，热重于湿。

【体现治法】清热除湿，利疸退黄。

【适应证候】湿热黄疸。症见身目发黄，色黄鲜明如橘子色，腹微满，口渴，小便不利，苔黄，脉象沉实或滑数。

【方理剖析】黄疸有阴黄、阳黄之分，阳黄属热，阴黄属寒。阴黄之证，黄色晦暗不鲜，唇淡口和，大便不实，脉迟微弱；阳黄之证，黄色鲜明如橘子色，腹微满，二便不利，舌苔黄腻，脉象沉实或滑数。此方证属阳黄的热重于湿型。时疫之邪，自口而入，客于脾胃，影响脾胃运化失司，肝胆疏泄失职，湿停热郁，湿热交蒸，热因湿遏而愈炽，湿受热蒸而愈横，外不得越，下不得泄，致使湿热壅滞少阳、厥阴，胆汁不能正常注入肠道，从三焦侵入肌肤，出现身目俱黄，成为黄疸。

湿停热郁，成为黄疸，法当清热除湿，利胆退黄。茵陈为治黄疸要药，不但能清热解毒，消除病因，还能解肝胆之郁，利胆退黄；配伍栀子，协助茵陈导肝胆之热从三焦下行，则清热利胆退黄作用为之增强；大黄有苦寒清热、利胆通腑、活血行瘀之功，其清热作用可以增强茵陈、栀子的清热解毒力量，其利胆通腑作用可使胆管及肠道通畅，胆汁能够正常下输于肠，其活血行瘀作用又照顾到了肝的藏血功能，使血流畅通，肝脏才能较快恢复正常。此方药仅三味却力专效宏，结构谨严，是治黄疸的有效名方。

【临证应用】（1）以身目发黄、黄色鲜明为辨证要点。亦可用于身目不发黄的一般肝胆热证。与大柴胡汤、小柴胡汤、四逆散、当归芍药散合用，应用范围更为广泛。后世治疗肝胆诸方，多数均由上述数方变化而成。

（2）近年来应用茵陈蒿汤治疗 7184 例急性病毒性肝炎患者，近期治愈率均在 95% 以上，有效率 100%（《医药通讯》）。

（3）用本方为主治疗胆道蛔虫病及胆系感染患者 121 例，总有效率为 97.4%（《武汉医学院学报》）。

（4）动物实验表明，本方可使胆囊收缩，并具利胆作用，使血清总胆汁酸、胆脂质含量改变，其中除山栀子略有收缩胆囊作用外，余药均无明显利胆功效，但当茵陈与大黄合用时即能利胆，山栀子和大黄相配仅有轻度利胆作用，故以茵陈为主的茵陈蒿汤，大黄似有增强利胆效能的触媒作用，若减用大黄将大大减弱茵陈蒿汤的疗效（《天津医药》）。

【歌括】茵陈蒿汤用大黄，栀子茵陈共煎汤，身目黄如橘子色，清热利胆效非常。

龙胆泻肝汤 （《医方集解》）

【药物组成】龙胆草（酒炒）9g，黄芩（酒炒）12g，栀子 9g，木通 9g，泽泻 15g，车前子 12g，柴胡 9g，生地黄（酒炒）15g，当归（酒炒）9g，甘草 3g。

【制剂用法】水煎服。

【方证病机】肝经湿热。

【体现治法】清泻肝火，利水渗湿。

【适应证候】肝经湿热。症见头痛昏胀，目赤肿痛，耳聋耳肿，胁肋胀痛，小便淋涩，阴囊潮湿，阴痒阴肿，带下臭秽稠黏，口苦，急躁易怒，舌红苔黄，脉象弦数或濡数。

【方理剖析】此证属于肝经湿热。所有证象均见于肝胆经脉循行部位，故病位在肝；兼见口苦、易怒、舌红、苔黄、脉数，故病性属热；再从气血津液辨证，此证偏于少阳三焦气分；头胀、耳聋、耳肿、目肿以及前阴诸疾，都是少阳三焦水湿阻滞证象，故属肝胆湿热。肝开窍于目，其经脉布于胁肋，络于阴器。肝与胆相表里，胆属少阳，少阳经脉起于目之锐眦，绕耳前后，络肝，循胁里，绕毛际。湿热壅阻窍隧及经脉循行部位，遂致头痛晕胀、目赤肿痛、耳聋耳肿、胁肋胀痛；随少阳三焦下注前阴，遂致小便淋涩、阴囊潮湿、阴痒阴肿、带下稠黏。

湿热见于肝经，自当清泻肝火，利水渗湿，俾湿热一去，诸症自愈。龙胆草能清肝胆实火，除下焦湿热，泻火除湿，两擅其功，故是本方主药。黄芩、栀子，协助龙胆草清泻肝火；木通、泽泻、车前子，协助龙胆草利水渗湿，使湿热从前阴而去，共奏清热除湿之效。"木郁达之，火郁发之"，气郁化火，故用柴胡达之、发之。肝为藏血之脏，火郁须防止损伤肝血，何况热已由气入血，而舌质已见红色，故佐养血的生地黄、当归顾护其阴，兼凉其血。诸药皆苦，难以下咽，加之寒凉害胃，故用甘草调和诸药。诸药多用酒炒，又于清泻之中寓有疏散之意。此方清中寓疏，降中寓升，泻中寓补，符合肝胆生理特点，结构严谨，诚为泻肝良方。

【临证应用】（1）上述诸症，审属肝经湿热为患，但见一症便可使用本方，不必悉具。但须兼见口苦、舌红、苔黄、脉弦数，否则不可妄投。

（2）①头痛晕胀：加钩藤、牡蛎平肝潜阳，或加牛膝引血下行。②目赤肿痛：加桑叶、菊花疏散风热，伍金银花、连翘清热解毒；热盛者，加大黄釜底抽薪。③耳聋：是湿热闭阻清窍，可加石菖蒲芳化湿浊，细辛辛通气机，开其壅闭。④耳肿化脓：加金银花、连翘、蒲公英之属，增强解毒之功。⑤胁痛、口苦：加枳壳、白芍、半夏、茵陈之属利胆除湿。⑥小便淋涩：重用柴胡，并加金银花、连翘、蒲公英等解毒药物；兼见食欲不佳，加砂仁、白豆蔻、半夏等芳化燥湿药。⑦阴痒阴肿：加地肤子、白鲜皮祛风除湿。⑧带下稠黏臭秽：可加椿根皮、木槿皮、乌梅之属解毒、收敛止带；若系赤带，加莲须、牡丹皮凉血收敛。⑨遗精：可加牡蛎平肝固涩。⑩带状疱疹：可加茵陈、贯众、重楼。

（3）现代常用本方治疗顽固性偏头痛、头部湿疹、高血压、急性结膜炎、虹膜睫状体炎、前房积脓、外耳道疖肿、鼻炎、急性黄疸型肝炎、急性胆囊炎、急性肾盂肾炎、膀胱炎、尿道炎、外阴炎、睾丸炎、腹股沟淋巴结炎、急性盆腔炎、带状疱疹等病，属肝经湿热者。

【歌括】龙胆泻肝栀芩柴，木通车前泽泻偕，生地当归甘草配，肝胆湿热力能排。

左金丸 （《丹溪心法》）

【药物组成】黄连（姜汁炒）180g，吴茱萸（盐水泡）30g。

【制剂用法】共研细末，水泛为丸，每次服 2~3g，开水送下。若作汤，用量酌减。

【方证病机】肝经火郁，肝胃不和。

【体现治法】清热疏肝，和胃降逆。

【适应证候】肝经火郁，肝胃不和。症见胁痛，胃痛，呕吐吞酸，口苦，舌红，苔黄，脉弦数。

【方理剖析】此为治疗胁痛、胃痛、呕吐吞酸的方剂，属于肝经火郁，肝胃不和机制。胁肋为肝所主，痛在胁肋，病位自当在肝。肝气犯胃而见胃痛，气机上逆而见呕吐，病位亦关乎胃。其余舌脉都是病性属热的辨证依据。所以此证属于肝胃不和的热证。

肝失疏泄，气郁化火，肝胃不和，胃气上逆，法当清热疏肝，和胃降逆。此方重用黄连清泄肝火，使肝火得清，则不横逆犯胃，肝胃得和，则气不上逆，黄连亦擅清泄胃热，一味黄连，两清肝胃，故为本方主药。气郁化火之证，法当疏达气机，使其调畅，故佐吴茱萸行气解郁。热证本当选用凉药，此方一反常态使用辛热的吴茱萸，是因吴茱萸擅长疏肝降逆，肝胃兼顾，能有效地消除呕吐和疼痛，黄连用量较吴茱萸多出 6 倍，热性受到制约，体现了去性存用的配方法度。两药相配，扬长避短，所以疗效较佳。

学习此方，应当注意以下两点：其一，此证病性属热，为何要用辛热的吴茱萸？须知此证既有气滞作痛见症，亦有横逆犯胃、浊阴上逆的呕吐，一般疏肝药物不能兼顾。吴茱萸不仅是治疗气滞疼痛的理想药物，还擅长降逆止呕，用来治疗肝气犯胃、浊阴上逆的疼痛和呕逆，可一举两得，所以要用辛热的吴茱萸。其二，此方黄连用量是吴茱萸的 6 倍，用量如此悬殊的道理何在？此证病性属热，法当清热，加之吴茱萸又是辛热药物，必须去性取用才与病性相符。黄连要清肝胃之热，又要制吴茱萸之温，身兼两职，不重用不能胜任。相反，吴茱萸用量若重，即有以热助热之嫌。此二药一重一轻，可以扬长避短，各尽其用，所以用量如此悬殊。如果热势较轻，用量可以改变。若病性属寒而舌尖微红，亦可重用吴茱萸而反佐黄连，只有知常达变，才能灵活应用古方。

【临证应用】（1）本方治肝气犯胃，症见胃痛、呕吐、吞酸、胁痛、口苦，只要兼见舌红苔黄、脉象弦数，即可使用。临床可加乌贼骨、煅瓦楞子平肝和胃，制酸止痛。亦可与四逆散合用，增强疏肝与柔肝效力。

（2）肝经之脉络阴器，抵少腹，故本方亦可用于少腹筋急之疝证。

【加减化裁】（1）戊己丸（《太平惠民和剂局方》）：即本方加白芍，治泄利腹痛。

（2）香连丸（《兵部手集方》）：即黄连、吴茱萸二味同炒，去吴茱萸，加木香而成。治热痢，症见下痢赤白、腹痛、里急后重。

（3）连附六一汤（《医学正传》）：即本方去吴茱萸，加附子（二药比例仍然是六比一），加生姜、大枣煎。治胃脘痛甚。

（4）左金丸（《证治准绳》）：即本方去黄连、加黄芩。治证同本方。

（5）栀萸丸（《医学入门》）：即本方去黄连，加山栀子、香附子。治肝郁偏热，症见胁痛、胃痛。由此可见，方中黄连亦可改用清肝的山栀子、黄芩之类。

【歌括】左金连萸六一丸，肝经火郁痛吞酸，再加芍药名戊己，湿热下利腹痛安。

大柴胡汤 （《伤寒论》）

【药物组成】柴胡 20g，黄芩 12g，半夏 15g，生姜 9g，芍药 30g，枳实 10g，大黄（后下）15g。

【制剂用法】前 6 味先煮，汤成，再下大黄，煮一沸，去渣，分 3 次服。

【方证病机】胆经实热。

【体现治法】清热利胆。

【适应证候】胆经实热。症见寒热往来，胸胁胀痛，呕不止，心下痞硬，或心下急痛，或协热下利，或烦躁如狂、发狂，舌红苔黄，脉弦有力。

【方理剖析】寒热往来、胸胁胀痛、心下痞硬或满痛、呕吐不只是本方主症，按脏腑辨证，病在少阳胆系；舌红苔黄、脉弦有力，按八纲辨证，病性属于实热。此证多因寒邪传入少阳胆经，郁而化热，正邪纷争，遂见往来寒热；气结不通，血运障碍，胆胰受阻，壅滞肝胆、胰腺部位，遂见胸胁胀痛、心下痞硬或满痛；胆气犯胃，胃气上逆，则呕吐不止；肝木乘脾，疏泄太过，则协热下利。

邪踞少阳胆经，导致气、血、津、液壅滞不通，不通则痛，郁结化热，遂呈一派热象。通过本方清、疏、通、降的协同作用，使壅滞得以宣通，疼痛自然缓解。方中柴胡疏达少阳气机，祛邪外出，配伍行气、破滞、消痞的枳实，则疏通气机作用为之增强。黄芩清肝胆之热，大黄泄肝胆之火，并借大黄利胆通腑之功以开邪热下行之路。肝胆同居一处，胆腑有病，势必影响肝的疏泄而致血行不畅，胆汁壅阻。大黄的活血行瘀、利胆通腑作用，可使血行流畅，胆流无阻，肠道通调。本方充分利用了大黄清热解毒、活血行瘀、利胆通腑等作用。白芍、大枣柔肝缓急，若疼痛是因拘挛所致，得此可收柔肝止痛功效。佐辛温燥湿的半夏、宣散水邪的生姜，又在通调津液，恢复脾胃的纳运升降，达到调理脾胃目的。综观全方，一切药物的作用皆着眼于通，使不通者通，是本方宗旨。

此方治疗胆胃实热引起的呕吐，疗效较佳，方剂结构亦十分完善。胆道疾病容易引起胆气犯胃，胃气上逆则呕。此方有柴胡疏肝胆之郁，黄芩清肝胆之热，枳实降泄胆胃，白芍、大枣柔肝缓急，缓其急迫之势，通过疏肝、清肝、柔肝等措施，使肝胆之气不犯胃，虽不止呕但呕可止。呕吐是胃气上逆的表现。方中降逆止呕的半夏、生姜，正为胃气不降、浊阴上逆的机制而设。本方不仅考虑到了胃气上逆、胆气犯胃等机制，还考虑了到肠道的腑气是否通调。胃肠以通降下行为顺，若肠道被阻，腑气不通，影响胃气正常下行，则上逆作呕，就应泻下通腑，使胃气下行。此方配伍泻下通腑的大黄，体现了上病治下的法则，亦即"欲求南薰，先开北牖"之意。由此可见，此方是治胆胃实热呕吐的有效方。

用此方治协热下利亦颇合法度。此证是因肝胆有热，疏泄太过，影响脾胃升降失调。通过柴胡、黄芩、枳实疏肝清热，白芍、大枣柔肝缓急，调理肝胆疏泄功能，配半夏、生姜流通津液，调理脾胃升降，使肝胆疏泄正常，脾胃升降功能恢复，其利自止。下利而用通腑的大黄泻下荡热，即通因通用之意。

【临证应用】（1）《伤寒论》用此方共有以下三条。①"……呕不止，心下急，郁郁微烦者，为未解也。与大柴胡汤下之则愈"。此条以呕不止、心下急为主症。所谓心下急，当是指剑突下急痛而言，颇似急性胆囊炎或胰腺炎证象。此方有清疏通降之功，用之最为合拍。②"伤寒十余日，热结在里，复往来寒热者，与大柴胡汤"。热结在里可能出现两种情况：一是热结少阳之里的胆腑，则见胁下及心下急痛；二是热结阳明之里的肠道，则见便秘。因往来寒热为少阳半表半里证象。故用此方外解少阳，内泄热结。③"伤寒发热，汗出不解，心下痞硬，呕吐而下利者，大柴胡汤主之"。心下痞硬是用大柴胡汤的依据。若但见呕吐、下利、心下痞而不硬，则纯属中焦升降失调，当用半夏泻心诸方而非此方所宜。

（2）《金匮要略》："按之心下满痛者，此为实也，当下之，宜大柴胡汤。"按之而心下满痛，颇似急性胰腺炎或胆囊炎证象，故宜用此方清热利胆。

（3）本方加青黛、山栀子、牡丹皮、芒硝等清肝通腑之品，治肝火上攻的狂证有效。《类聚方广义》谓本方"治狂证，胸胁苦满，心下痞塞，膻中动甚者，加铁粉奇效"。

（4）《证治汇补》中用此方"治地道不通之呃逆"。呃逆是筋膜痉挛所致，兼见便秘，显然属于实热。此方用白芍、大枣柔肝缓急，大黄、枳实泻下通腑，用于呃逆而兼便秘，可谓适宜。

（5）总结古今应用本方经验，凡肝火上攻的头痛、中风、耳鸣、耳聋、目生云翳或赤眼疼痛、发狂、胁肋胀痛、心下急痛、呕吐不止，兼见口苦、舌红、苔黄、脉弦数，即可应用本方。

（6）此方所治的胁痛、心下结痛，与急性胆囊炎、胆石症、急性胰腺炎的临床表现吻合。用此方加木香、郁金、茵陈、芒硝之类，疗效甚佳。

【歌括】大柴胡汤用大黄，黄芩半夏与生姜，枳芍大枣共八味，清热利胆是良方。

---------------- 小　结 ----------------

清泻肝胆法共选4方，侧重于治气分热证，息风凉血诸方未收入本法。龙胆泻肝汤应用范围最广，凡属肝胆湿热，无论部位在上、在中、在下，都可应用。茵陈蒿汤专治黄疸，左金丸专治胁痛、呕逆，肝经气分热证大体用此。龙胆泻肝汤配木通、泽泻、车前子导热从前阴而出，茵陈蒿汤配大黄导热从后窍而出，均有因势利导之意。左金丸反佐长于疏肝止痛、降逆止呕的吴茱萸，故以治痛证见长。大柴胡汤长于治疗胆经痛证，所治胁痛和心下急痛皆属气血津液壅滞不通引起，故以通为立方遣药宗旨，疏通气机、畅旺血行、通其津液、畅通胆胰，无不立足于通，反映了胆宜清疏通利的生理特点和治疗特点，也反映了痛则不通和通则不痛的特点。

第八节　清泻心火法

清泻心火是针对心经有热病机拟定的治法。

六淫侵袭，由少阳三焦进犯心系，郁而化火，或五志化火，热自内生，均可成为心经热证。心主神明，神宜明静；心主血脉，血贵通调；其华在面，开窍于舌。所以心经有热常从神、心、血、脉、舌各个方面反应证象。热入心营与热陷心包详见清营凉血与清热开窍二法，此处仅研究热在气分的治法。

热在心经，常以心神不安、惊悸失眠、口糜舌疮为主症，但须兼见发热、舌赤、苔黄、脉数，才可确定为热证。此证宜用黄连、栀子、连翘、竹叶等为主药组合成方。由于少阳三焦内联脏腑，是津气流通的通道，气分之热可借三焦为下行之路，所以清心之方可佐渗利之品引热下行。在清热的同时，或配养心、凉血之品，或配宁心安神药物，既照顾到心藏神、主血脉的生理特点，也体现清心安神法。如黄连阿胶汤、朱砂安神丸、导赤散即是。

黄连阿胶汤 (《伤寒论》)

【药物组成】黄连 15g, 黄芩 10g, 芍药 10g, 阿胶 12g, 鸡子黄 2 枚。

【制剂用法】前三味用水煎，汤成，去渣，纳阿胶烊化，再加入鸡子黄，搅匀服。

【方证病机】热入少阴，水亏火炽。

【体现治法】滋阴清热。

【适应证候】少阴温病，真阴欲竭，壮火复炽。症见心中烦，不得眠。

【方理剖析】此方出自《伤寒论》，谓："少阴病，得之二三日以上，心中烦，不得卧，黄连阿胶汤主之。"《温病条辨》则谓："少阴温病，真阴欲竭，壮火复炽，心中烦，不得卧者，黄连阿胶汤主之。"主治不宗《伤寒论》而宗《温病条辨》，意使学者明白此方是为外感热病立法，原非治疗内伤疾病之方。温邪上受，首先犯肺，继入心营，邪热犹盛而营阴已伤，遂见水亏火炽，烦躁不眠。

治疗此证，急宜清热解毒，消除致病原因，滋阴壮水，补充营阴亏损。故方用黄芩、黄连泻心肺之火，消除外来邪热；芍药、阿胶滋阴养血，救欲竭真阴；鸡子黄养阴清热，两相兼顾，令水不亏、火不炽，则心烦不卧等症可解。此方也可用于阴虚火旺导致的失眠。白芍、阿胶在于滋其不足之阴，黄芩、黄连在于泻其亢盛之阳，鸡子黄安中土，交济阴阳，有"上下交病和其中"之意。

前已言之，此方为外感热病传入心营、营阴亏损而设，后世多有师其组方之意不用其药而另创新方，如清营汤即是。此方用阿胶、芍药、鸡子黄滋其阴，清营汤则用生地黄、玄参、麦冬滋其阴，此方用黄芩、黄连清热解毒，清营汤则用犀角、黄连、金银花、连翘清热解毒，药虽不同，理无二致，由此可见新方多由古方发展而来。

【临证应用】（1）温病中期，邪热犹盛，阴津已伤，症见发热烦躁、舌红乏津、脉象细数，可用此方。加入生地黄、玄参、麦冬、大青叶、板蓝根之类增强滋阴清热力量，疗效始佳。

（2）亦可用于阴虚火旺证。

【歌括】黄连阿胶鸡子黄，黄芩白芍合成方，水亏火炽烦不卧，养阴清热自然康。

朱砂安神丸 (《医学发明》)

【药物组成】朱砂 15g, 黄连 18g, 炙甘草 15g, 生地黄 9g, 当归 9g。

【制剂用法】上药为丸，每次服 6~9g, 睡前开水送下。

【方证病机】心阴不足，心阳有余。

【体现治法】养阴清热，镇心安神。

【适应证候】心阴不足，心阳有余。症见心神烦乱，怔忡，胸中气乱而热，失眠，舌红，脉细数。

【方理剖析】心神烦乱、怔忡失眠，是本方主症，由此可知病位在心；胸中时感烦热、舌质红、脉细数，这是阴虚阳亢之象，由此而知病性属热。心主神明，是一身主宰，心阴不足，心阳偏亢，则怔忡时作、烦热不眠。

心阴不足而怔忡，法当养阴以配阳；心阳有余而烦热，又当清其邪热。此证若只养阴而不清热，邪热仍旧伤阴；若只清热而不养阴，阴血很难恢复。唯清热与养阴并举，才是两全之策。由于主症是怔忡失眠，又宜镇心安神，才更全面。本方朱砂寒凉质重，寒能胜热，重可宁神，作为主药，可以清心安神。心火有余，用黄连泻之；营阴不足，用生地黄、当归补之；甘草既补心气，亦兼和中。上五药同用，能奏滋阴清热、镇心安神功效。俾心阴足，心火去，阴阳无偏胜之象则诸症自瘥。

此方体现了以重镇安神为主、清心泻火为辅、滋阴养血为佐的配伍形式。如果阴虚证象明显，胸中不烦不热，可减朱砂、黄连用量，加大生地黄用量，成为以滋阴为主的结构，这是值得注意的第一点。朱砂有毒，作丸吞服，每次用量不过 1g，可保无虞，如果改成汤剂，朱砂用量仍以不超过 1g 为宜，以防中毒，且只宜冲服，不宜同煮，这是值得注意的第二点。

【临证应用】怔忡、失眠，审其胸中烦热，可以使用本方。苔腻者，可用黄连温胆汤清热祛痰，非本方所宜（怔忡即阵发性心动过速）。

【歌括】东垣朱砂安神丸，归地草连配合全，心烦不眠神不静，怔忡因热服之安。

导赤散（《小儿药证直诀》）

【药物组成】生地黄、木通、竹叶、甘草各等份。

【制剂用法】水煎服。

【方证病机】心经有热，下焦湿热。

【体现治法】导赤泻心，利水通淋。

【适应证候】（1）心经有热。症见口舌生疮。

（2）下焦湿热。症见小便淋涩热痛，舌尖红，脉数。

【方理剖析】心主营血，心经气分有热，亦常兼见营热证象。气分是指热在心包而言。心包与三焦相表里，三焦是津气运行之所，心经有热，不是热盛津伤，就是湿热为患。此证显系心经湿热壅于舌窍，故见口舌生疮。若非心病而属肾病，水道不利，则见小便淋涩热痛。

气病及营，湿热阻于舌窍而呈口舌生疮，法当两清气血，引导湿热从三焦下行。此方用生地黄凉血养阴，补心体而泻心用，辅以清心热的竹叶、益心气的甘草，能奏凉血清热功效，配一味木通引导湿热从三焦下行，使邪有外出之路，尤具巧思，方名导赤，殆即指此。

此方结构与六味地黄丸颇为相似。六味地黄丸用地黄、牡丹皮养阴清热，茯苓、泽泻淡渗利水；此方用生地黄、竹叶养阴清热，木通通利水道，药虽稍异但理法相同，用治下焦湿热，能奏清热利水功效。小便涩痛是肝系筋膜组成的输尿管道产生的挛急现象，用甘草有"甘以缓之"之意。

关于此证机制，方书均从心移热于小肠作解，今不从旧说而作上述解释的理由有三：其一，原书用治小儿心热，并未言及小便涩痛，更未言及心移热于小肠，如此解释，似更符合原意。其二，小便涩痛亦非小肠有热而是肾系水液失调，如系小肠有热而见小便短赤，当是清浊不分的病理改变，必有泄泻见症。此证仅见小便涩痛，大便未见异常，显然不是小肠清浊不分而是肾系水液失调，如此解释，合乎临床实际。其三，此方结构与六味地黄汤相似。六味地黄汤是治肾阴不足、水液失调之方，此方既与六味地黄汤相似，自可借治下焦湿热，谓属心热移于小肠，似有穿凿之嫌。

【临证应用】（1）适用于口舌生疮、小便淋涩、舌红脉数者。单纯口舌生疮或小便淋涩可用，两证同时出现亦可用之。

（2）若心火盛者，加黄连；阴虚较明显者加石斛、知母；血淋者加墨旱莲、白茅根。

【歌括】导赤生黄与木通，草稍竹叶四味同，口糜淋痛心肾热，引热同出小便中。

------------ 小　结 ------------

清泻心火法共3方，在所治证候、针对病机、体现治法、方剂结构四个环节上都有各自的特点。黄连阿胶汤以心中烦、不得卧为主症；朱砂安神丸以心悸、失眠为主症；导赤散以口舌生疮为主症，亦治小便淋涩热痛。黄连阿胶汤、朱砂安神丸属水亏火炽，是阴津亏损的病理改变；导赤散属于心经湿热，是水津壅滞的病理改变。病机不同，治法也就各有侧重，黄连阿胶汤、朱砂安神丸着眼于养阴清热，是补充受损之阴；导赤散着眼于清利湿热，是导其壅滞之湿。治法是组方的理论依据，治法既有侧重，配伍也就有所不同。黄连阿胶汤、朱砂安神丸是养血滋阴与清热泻火同用的方剂结构；导赤散是清心凉血与利水渗湿同用的配方法度。此三方从各个方面展示了津血的盈虚变化对心系的影响，为开拓学者思路提供了范例。

第九节　滋阴清热法

滋阴清热法是针对阴虚火旺病机拟定的治法。

阴虚火旺，是指阴津亏损、水不制火的病理改变。常以暮热早凉、潮热盗汗、颧红颊赤、咯血、失眠、性急易怒、胃热肠燥、遗精梦泄、经少经闭为主症，口燥咽干、舌红少苔、脉象细数为佐证。肾为主水之脏。五脏因有水津濡润才能进行功能活动，阳气因有阴津相济才能保持阴平阳秘。若热病后期，阴津被劫，邪热犹炽，或年事渐高，阴津暗耗，阴不制阳，遂见阴虚火旺。此证病本在肾而证象可以见于五脏，与肝的关系尤为密切，故常称为肝肾阴虚。深究其理，则与肝主筋膜有关。筋膜是联络脏腑百骸的组织，须得水津濡润才能发挥正常功能而不张不弛，若水虚不能涵木，阴虚不能制阳，虚火上炎，上述诸症见矣！治疗阴虚火旺，法当滋阴降火，标本并图。此证若只滋阴而不降火，则热猖獗之势难以控制；若只降火而不滋阴，则阴液难以恢复。唯宜滋不足之阴，泻有余之阳，才能相须为用，相得益彰。根据上述治则，本法常用生地黄、玄参、麦冬、龟甲、鳖甲之属滋其阴；青蒿、知母、牡丹皮、地骨皮、银柴胡、胡黄连之属清其热。这种结构，反映了《灵枢·终始》中"阴虚而阳盛，先补其阴，后泻其阳而和之"的配方法度，也体现了"寒之不寒，是无水也，壮水之主，以制阳光"的治则。常用方如当归六黄汤、大补阴丸（见滋阴法）、青蒿鳖甲汤、清骨散。

青蒿鳖甲汤 (《温病条辨·下焦篇》)

【药物组成】青蒿 15g，鳖甲 15g，细生地黄 12g，知母 9g，牡丹皮 9g。

【制剂用法】水煎服。

【方证病机】温病后期，余热未尽，阴血受伤。

【体现治法】滋阴透热。

【适应证候】温病后期，热伏阴分。症见夜热早凉，热退无汗，舌红少苔，脉象细数。

【方理剖析】此为热病后期，热邪伤阴，余热未尽，邪伏下焦阴分机制，夜热早凉是此证特征。卫气昼行于阳，夜行于阴，入夜阳气内归阴分，与伏于阴分的余热相合，则发热；白昼卫气由阴出阳，不与余热为伍，则早凉。热退无汗，是邪不出表，仍伏阴分之故。从何知其为热邪伤阴？从有热性病史与兼见舌红少苔、脉象细数知之。

余热未尽，阴津已亏，纯用咸寒养阴，则愈恋其邪，纯用苦寒清热，则愈伤阴血，唯有一边养阴，一边清热，才是两全之策。此证尤须清中寓透，使伏于阴分之邪热有外出去路，治法始臻完善。本方用青蒿芳香透络，直走肝经，引厥阴之邪从少阳出表，清透阴分伏热；鳖甲入肝经，滋阴养血，补充受损之阴。两药合用，能奏滋阴透热之效。生地黄助鳖甲滋血分之阴，知母助鳖甲滋气分之液，知母助青蒿清气分之热，牡丹皮助青蒿清血分之热，五药合用，滋阴清热力量为之增强。本方选药精当，构思缜密，滋中有清，清中寓透，对热病伤阴而余热伏于下焦之证，投此可谓合拍。

学习此方需要弄清以下两个疑点。

一是夜热早凉病机。《温病条辨》所谓"夜行阴分而热，日行阳分而凉"，无疑是在阐述夜热早凉这一特殊证象的机制，可惜没有明确指出是邪热还是自身阳气，难免让人疑窦。若谓邪气夜行阴分而热，日行阳分而凉，似乎于理难通。因为邪气已经深伏阴分，哪能自由出入，任其所为，这是其一。邪气出于阳分也该发热，既谓日行阳分而凉，自然指的不是邪气，这是其二。所以，吴鞠通之论只能是指自身阳气。只有阳气才是日行阳分，夜行阴分。根据阳气运行出入分析其理，较为确切。

二是青蒿与鳖甲的配伍关系。《温病条辨》谓："此方有先入后出之妙。青蒿不能直入阴分，有鳖甲领之入也；鳖甲不能独出阳分，有青蒿领之出也。"后世医家均宗此说，谓其能够阐明两药间的配伍关系。但仔细推敲，此说不仅不能说明两药间的相辅相成关系，且有牵强附会之嫌。考之本草文献，早已肯定青蒿能入肝经阴分，不必非要鳖甲相领才能入血。近年来单用青蒿治疟疾获得较好疗效也证实青蒿确能入血。因为，疟疾的病原体是疟原虫，而疟原虫生存于血分已毫无疑义。青蒿既能治疟，自须进入血分以后才能发挥作用。由此看来，吴鞠通之说既与本草学家之说不符，也与临床实际相悖，这是其一。所谓"鳖甲不能独出阳分，有青蒿领之出也"，不知吴鞠通为何这样论述。鳖甲领青蒿入于阴分清透邪热，尚有明确目的，而青蒿领鳖甲出阳分的目的则不得而知。鳖甲出阳分的目的都不明确，其说也就更难成立，这是其二。青蒿清透阴分之邪热，鳖甲补充耗损之阴血，一祛其邪，一扶其正，二药各当一面，关系已很明确，吴鞠通之说，未免画蛇添足。

【临证应用】（1）此方原为热病后期而设。此方有三个辨证要点：其一，夜热早凉是其典型证象，也是热伏阴分的辨证依据。其二，前期有高热病史，继后才见此证，显系余热未尽。其三，兼见舌红少苔、脉象细数，足以证明阴液已伤。有此三点，可以说明此证的发病原因、邪伏部位、病变性质，若投此方，可获良效。

（2）此方用途并不限于温病后期，审属阴虚血热，投之均可获效。如虚火刑金的肺痨发热即可应用此方。临证之际，可以根据阴虚与火旺两个方面的轻重予以加味。阴虚为主者，酌加玄参、石斛之属；热势较盛者，酌加白薇、地骨皮之流。

（3）此方与竹叶石膏汤均治温病后期，余热未尽而阴液已伤之证，但有在气、在血之别。此方以夜热早凉为主症，这是热入营血的发热特征，自与竹叶石膏汤证之发热无时有别。

【加减化裁】青蒿鳖甲汤（《温病条辨·中焦篇》）：青蒿 9g，鳖甲 15g，桑叶 6g，知母 6g，天花粉 6g，牡丹皮 6g。水煎服。治暮热早凉、汗解渴饮、脉左弦，少阳疟偏于热重者。此方与《温病条辨·下焦篇》青蒿鳖甲汤相较，少入血分的生地黄而多天花粉、桑叶，侧重于清宣气分之热而生津止渴。治疗疟疾，青蒿仅用 9g 不能胜任，当用 30~100g 为宜。此药不耐久煮，宜泡服。

【歌括】青蒿鳖甲地知丹，阴虚血热此可餐，夜热早凉身无汗，滋阴透热病能痊。

清骨散（《证治准绳》）

【药物组成】银柴胡 10g，胡黄连、秦艽、鳖甲（醋炙）、地骨皮、青蒿、知母各 6g，甘草 4g。

【制剂用法】研末，每日 3 次，每次 9g，温开水送服。亦可作汤剂。

【方证病机】阴虚内热。

【体现治法】清热退蒸。

【适应证候】阴虚内热。症见形体消瘦，潮热盗汗，颧赤唇红，舌红少苔，脉象细数。

【方理剖析】本方证从脏腑辨证定位，病在肝肾；从八纲辨证定性，病性属热；从气血津液辨证审察虚实，属阴津亏损，故是肝肾阴虚内热机制。肾为主水之脏，肝肾同司相火。若肾阴不足，阴不制阳，虚热由内而生，阴虚阳亢，则潮热盗汗；虚火上炎，则颧赤唇红；阴津日损，正气日虚，日久遂致形体消瘦。从何知为阴虚内热？从主症以外，兼见舌红少苔、脉象细数知之。

虚火为患，本当滋阴清热，才能标本兼顾，此方却以清热退蒸为主，滋阴力量甚微，自属急则治标之法。方中银柴胡、胡黄连均能清热凉血，气血兼顾；秦艽、地骨皮、知母、青蒿善清气分虚热。上六药同用，能奏清热退蒸功效。此证若清热而不透热，则热无外出去路，故用芳香透络且善清热邪的青蒿透之；若清热而不滋阴，则阴液难以恢复，故用咸寒入阴的鳖甲、体滑多液的知母滋之，虽属治标之法，到底未忘补充阴液。配伍矫味和中的甘草，意在健脾益气，增强脾胃运化功能，缓解诸药苦寒之性。

《医方论》云："病至骨蒸劳热，全是有阳无阴矣！大剂养血尚恐不及，徒用清凉，岂能有济，且反伤胃气，非善治也。"此方滋阴力量太弱，治法未臻完善，费氏之说可谓一语中的，若加入生地黄、玄参、当归、白芍之流，始与此证机制吻合。

【临证应用】（1）本方以潮热盗汗、颧红唇赤、舌红少苔、脉象细数为辨证要点，与抗结核药同用，疗效较好。

（2）《证治准绳》谓此方"专退骨蒸劳热，血虚甚者加当归、芍药、生地黄；嗽多加阿胶、麦冬"。这一配伍说明此方证的病位在肺系，病机在肝肾，实为木火刑金机制。

【歌括】清热退蒸清骨散，全皮秦知胡黄连，鳖甲青蒿银胡草，骨蒸劳热服之安。

当归六黄汤（《兰室秘藏》）

【药物组成】当归、生地黄、熟地黄、黄芩、黄连、黄柏各等份，黄芪加1倍。

【制剂用法】水煎服。

【方证病机】阴虚火旺，表卫不固。

【体现治法】滋阴降火，固表止汗。

【适应证候】阴虚火旺。症见发热盗汗，面赤心烦，口干唇燥，便结溲黄，舌红，脉数。

【方理剖析】睡则汗出，醒则渐收，谓之盗汗。盗汗有阴虚、血热、湿遏、热郁等不同机制。此方所治，属于阴虚火旺所致。阳气日行于阳，夜行于阴，卧则阳气内入于阴，与伏热相合，蒸腾津液，阴津外泄，于是盗汗作矣！盗汗日久，阴津日亏，于是成为阴虚火旺。其余证象，均为阴虚火旺的辨证依据。

治疗此证，法当滋阴清热，去病之源。盗汗虽属阴津不藏，亦由卫气不密，故于滋阴清热之外，兼固其卫，以期照顾两种不同机制。方用当归、生地黄、熟地黄滋阴补血，专治阴虚。黄芩、黄连、黄柏泻三焦之火，使阴津不受其蒸。故当归、生地黄、熟地黄的补血，是使阴不虚；黄芩、黄连、黄柏的泻火，是令阳不凑，从而消除引起盗汗的原因，这种结构，与《灵枢·终始》中"阴虚而阳盛，先补其阴后泻其阳而和之"的治法若合符节。复配黄芪实卫固表，照顾汗出的另一机制，则阴滋、热去、表固而盗汗可止。

学习此方，应该注意以下两点。一是发病机制：此证多因外邪相侵，潜伏于内，日久化热，暗耗阴津，加之每夜盗汗，愈伤其阴，于是成为阴虚火旺证。由于汗出日久，腠理亦因之而不密，表卫亦随之而不固，才会出现阴虚火旺与表卫不固两种机制，成为阴虚、火旺、卫虚三者并存的病理改变。二是治疗方法：阴虚火旺而用滋阴降火已为人知，用黄芪实卫固表，一般人认为黄芪只是佐药，其实此药是为表卫不固的另一病机而设，但鲜为人知。

【临证应用】（1）盗汗、面赤、心烦、口干、唇燥、便难、尿黄、舌红脉数，是使用此方指征。

（2）当归六黄汤证具唯见舌苔黄腻，此是湿热阻于少阳三焦，热蒸液出导致的盗汗，当用蒿芩清胆汤加牡丹皮、牡蛎，绝非本方所宜。

（3）临床报道：用本方加减治疗气虚高热、血虚潮热、暑热伤津、阴虚烦热者各1例，均愈。

【歌括】当归六黄盗汗宜，二地滋阴在补虚，芩连黄柏清邪热，固表尤须用黄芪。

--- 小 结 ---

　　滋阴清热法共选 3 方。青蒿鳖甲汤、当归六黄汤清滋并行，并无偏倚；清骨散则以清热为主，滋阴为辅。青蒿鳖甲汤因配透热达邪的青蒿，体现滋阴透热法，与热病后期余热未尽的夜热早凉颇为对证。清骨散以治骨蒸潮热见长，纯属清退虚热之品。当归六黄汤以治阴虚火旺的盗汗见长，于滋阴清热之外，兼配固表的黄芪，是其不同处。

第八章　消导法

消导法是针对饮食积滞病机拟定的治疗大法。

以《素问·至真要大论篇》中"客者除之，留者攻之"为立法依据，选用消食化积药物为主，组合成方，用以治疗食积的方剂，称为消导剂，体现治法中的消法。

消法的应用范围本来极广，举凡气血津液壅阻于脏腑、经络、肌肉之间，变生气滞、血瘀、痰凝、湿阻的病变，都可使用。随着治法日趋分化，消法已被分解成为理气、理血、祛湿、祛痰各种治疗大法。本章内容仅限于食积。

致病原因：饮食积滞的原因较为单纯。多由暴饮暴食所致，但年老体衰，运化功能衰退，饮食稍有不慎，即见食积，亦较常见。

病变部位：食积停滞，病在胃肠，病位十分明确，不似其他治法，涉及范围较广。

病变性质：食积是壅滞不通的病变，按八纲辨证定性，属于实证。但本虚标实亦较常见，如脾虚食积即是。若按寒热两纲定性，则既有寒证，亦有热证。

基本病理：暴饮暴食，停滞于胃，胃肠传导功能失常，津气升降之机受阻，变生呕吐、泄泻、腹痛诸症，是食积停滞的基本病理。

治法分类：本章仅为食积而设，本不必细分，为了使学者对本类方的结构一目了然，才分为消积导滞和补脾化积两法。

配伍规律：一般食积，病情不急，常以消食化积药物为主，帮助脾胃运化，体现消积之法。若因暴食引起脘腹急痛，缓消之法不能济急，必须推荡食物下行，令其速去，则常配伍泻下药物，体现导滞之法。中焦为津气升降枢纽，食积停胃，必然导致津气升降失调，所以这类方剂除用消导两类药物以外，常配利气行津药物调理津气，成为以消导药物消除病因为主、利气行津药物调理功能为辅的配伍形式。

临证应用：一般消食之方作用缓和，可以放胆使用。暴饮暴食引起的脘腹急痛，使用本类方有缓不济急之虞，可以改用涌吐或泻下两法。

第一节　消积导滞法

消积导滞是根据食积停滞病机拟定的治法。

食积停滞，是指饮食滞留于胃，纳运功能障碍的病理改变。以呕吐酸腐、泻利臭秽、脘腹时痛、胀满恶食为主症。胃司纳谷，脾主运化，共同完成水谷的受纳、传导、消化、吸收等功能活动。若饮食不节，食积中阻，影响脾胃正常纳运，于是脾胃升清降浊功能失常。脾既不能运化食物，也就不能运化水湿，食积中阻，亦将影响气机升降。故上述种种证象都是食积于胃、津气升降失调的综合反映。由于脾胃的升降功能关系到五脏的协调，津气的运行关系到五脏的正常活动，所以食积内停，妨碍肺气正常下行而见喘咳者有之，不能泌别清浊而小便白如米泔者有之，妨碍肝气条达而脘连胁胀者有之，妨碍气机升降出入，神明被阻而卒然失知觉者亦有之。由此看来，积滞虽以中焦阻塞为主症，但可累及五脏。

一般饮食积滞，实而不虚，根据客者除之的治疗原则，当用消食化积之品，去其积以复脾胃纳运之常。故常以山楂、神曲、麦芽、谷芽、莱菔子、鸡内金等消食药物为主，再根据兼夹症状、病性的寒热，随症配伍成方，体现消食化积法则。如保和丸、楂曲平胃散就是根据本法配伍的典范。

在组合这类方剂时，应当问明患者因食何物引起，以便选用针对性强的药物，提高治疗效果。《医方考》说："古方有用曲、麦者，化水谷也；有用硇砂、阿魏者，去肉食也；用陈皮、紫苏、生姜者，化鱼鳖也；用丁香、桂心者，腐果菜也；用牵牛、芫花者，攻水饮也；用三棱、鳖甲者，去癥积也；用附子、硫黄者，除痼冷也；用水蛭、虻虫者，攻血块也；用木香、槟榔者，攻滞气也；用雄黄者，攻涎积也；用礞石、巴豆者，攻痰食也；甘遂、甘草并用者，假其相成以去积也。"上述用药经验，可作为临证组方时的参考。

食积停滞影响脾胃的升降功能，必然出现气和津的病理改变，出现湿凝气阻证象。所以本类方剂常配除湿的苍术、白术、半夏、茯苓，行气的枳实、厚朴、陈皮、紫苏之类，以恢复脾胃的生理功能和津气的流通。

食积停滞于胃，除用消食化积这一常用治法外，还有推荡下行、涌吐使出的导积外出法。所谓消导，实际是消食化积和导积外出两法的合称。以下两种情况可用导法。一是食停于胃，脘腹急痛：多因年轻好胜，饮啖无度，致使食停胃脘而见脘腹急痛。此类急证若不急治则危亡立见，使用一般消食药物显然缓不济急，应当根据《素问·阴阳应象大论篇》中"中满者泻之于内"的治疗原则，选用大黄、槟榔、牵牛子、巴豆等泻下药物为主，组合成方，共成泻下荡积之效，如枳实导滞丸、木香槟榔丸等就是这种组方结构。误食毒物，亦可用此法将毒物排出体外。二是食积致厥：醉饱过度，饮食填塞中焦，气机升降被阻，清阳不能上达而卒然昏迷、口不能言、肢不能举，状如中风，谓之食厥，此证可用三物备急丸温通泄闭，去其停积，可以参阅升降一法。

保和丸 (《丹溪心法》)

【药物组成】山楂 10g，神曲 12g，莱菔子 10g，陈皮 10g，半夏 10g，茯苓 10g，连翘 10g。

【制剂用法】水煎服，亦可作丸剂。

【方证病机】食积停滞。

【体现治法】消食和中。

【适应证候】食积停滞。症见脘痞，腹胀，嗳气吞酸或胃部疼痛，或呕吐泄泻，脉滑，舌苔厚腻而黄。

【方理剖析】胃司纳谷，脾主运化。饮食不节，食停于胃，胃肠传导功能因食积而异常，津气升降运行因食积而受阻，于是嗳腐吞酸、脘腹胀痛、呕吐、泄泻等症见矣！此证病因食积，病位在胃，病性属实。其基本病理是：食积停胃→湿凝气阻，升降失常。

食积停留于胃，治宜消食化积。方中山楂善消肉积，神曲善消酒食陈腐之积，莱菔子善化面食积，三药同用，作用较为全面，是为消除病因而设。食停于胃，阻碍津气升降运行，又当调气行津，恢复中焦升降。莱菔子兼具下气宽胀之功，配以陈皮，能畅中焦气机；陈皮有芳香化湿之功，配合燥湿的半夏、淡渗的茯苓，能化中焦湿浊，消食方内配伍陈皮，是为利气调中，恢复脾胃功能而设。又症见吞酸、苔黄，故佐连翘宣发郁热，共奏消食和中功效。

吴崑谓："饮食内伤，令人恶食者，此丸主之。伤于饮食，故令恶食，诸方以厉药攻之，是伤而复伤也。是方药味平良，补剂之例也，故曰保和。山楂甘而酸，酸胜甘，故能去肥甘之积。神曲甘而腐，腐胜焦，故能化炮炙之腻。莱菔子辛而苦，苦下气，故能化面物之滞。陈皮辛而香，香胜腐，故能消陈腐之气。连翘辛而苦，苦泻火，故能去积滞之热。半夏辛而燥，燥胜湿，故能消水谷之气。茯苓甘而淡，淡能渗，故能利湿伤之滞。"此说有可取之处，亦有未尽善之处。论述诸药各有所指，令学有所宗，是可取之处，未明确指出此方证的病变本质是食积中阻，导致津气失调，故对利气行津药的解释肤浅而不深入，令初学者不知何为要用之理，是其未尽善之处。

【临证应用】本方对食积停滞之轻证用之多效。腹痛而泻、泻后痛减、腹虽不痛而嗳气臭如败卵，都是食积现象，投以此方，有较好疗效。若食积中焦，热气上炎而头汗出者，可于本方中加姜汁炒黄连。临床用保和丸加减治疗婴儿腹泻54例，治愈33例，好转21例。

【加减化裁】（1）保和丸（《医级》）：即本方加麦芽。治证同本方。消食力量略强。

（2）大安丸（《丹溪心法》）：即本方加白术。治脾虚食积，有健脾化积之功。

【歌括】保和神曲与山楂，陈夏苓翘莱菔加，食积停胃须消导，方中也可用麦芽。

楂曲平胃散（《中医病机治法学》）

【药物组成】苍术 10g，厚朴 10g，陈皮 10g，甘草 10g，半夏 10g，茯苓 15g，山楂 15g，神曲 15g，麦芽 15g。

【制剂用法】水煎服。

【方证病机】寒湿困脾，食积阻滞。

【体现治法】燥湿运脾，消食化积。

【适应证候】寒湿困脾。症见脘痞腹胀，不思饮食，倦怠嗜卧；或食积停滞，症见脘腹胀痛，嗳腐吞酸，呕恶，泄泻，舌淡苔白，脉濡缓。

【方理剖析】此方可以用于两类见证：一是寒湿困脾；二是食积停滞。脘痞腹胀、不思饮食、倦怠嗜卧是中焦受困，运化失司，湿凝气阻之象。若见嗳腐吞酸、胃脘胀痛，即属食积阻滞，津气运行受阻之征。舌淡、苔白、脉濡则是病性属寒的辨证依据。

此方实由平胃散合二陈汤加消食药物而成，故能治疗湿困脾阳与食停胃脘两类证候。因其治疗对象不同，方义也就随法而变。若从寒湿困脾剖析其理，燥湿芳化才是针对病机施治。故方用苍术、半夏之辛温以燥湿运脾，厚朴、陈皮之芳香以化湿利气，茯苓、甘草之甘淡以健脾渗湿，山楂、神曲、麦芽配入方中仅为助脾消食之用。若用此方治疗食积则不然，消化食积的山楂、神曲、麦芽才是消除病因的主药，燥湿、芳化、淡渗的平胃散、二陈汤，仅为协助主药利气行津之用。方随法变，法随证变，于此可见一斑。

选用此方的目的有二。其一，使初学者明白，一个成方可以从不同角度解释其理，可以作为方虽不变而法随证变的范例。上述解释虽然都是根据同一病变本质释义，其侧重点却有所不同。其二，此方以平胃散为基础加消食药物而成，保和丸以二陈汤为基础加消食药而成，说明共同基础都是利气行津，从而揭示了食积停胃导致津气运行受阻是病变本质。

【临证应用】（1）寒湿困脾，症见脘痞腹胀、不思饮食、四肢倦怠、舌淡、苔白、脉濡，可用此方燥湿化浊，恢复脾运。湿重者可加白豆蔻、砂仁、猪苓、泽泻之属，增强芳化淡渗力量。

（2）脘腹胀痛、恶食，嗳腐吞酸，或泻利臭秽，是食积证象，可用此方消食化积，亦可加入莱菔子、鸡矢藤等增强消积功效。

【歌括】楂曲平胃配麦芽，苓夏陈草术朴加，寒湿困脾疗效好，食停于胃效尤佳。

枳实导滞丸（《内外伤辨惑论》）

【药物组成】枳实 10g，大黄 10g，黄芩 10g，黄连 10g，茯苓 10g，泽泻 5g，白术 10g，神曲 12g。

【制剂用法】水煎服。亦可作丸剂。

【方证病机】湿热积滞。

【体现治法】消积导滞，清热除湿。

【适应证候】湿热积滞。症见胸脘痞闷，或下痢腹痛、后重，或大便秘结，小便黄赤，舌红苔腻，脉沉实。

【方理剖析】此方可以用于以下三症：胸脘痞闷，一也；下痢脓血，二也；大便秘结，三也。三症都属湿热积滞这同一病机。何以知之？从小便黄赤、舌红苔腻知之。胃中积滞，生湿蕴热，遂见痞闷；疫从口入，肠道受病，热蒸肠腐，遂见下痢脓血、里急后重；若肠道燥涩与三焦湿郁并存，则呈便秘而兼苔腻。

一方每因所治证候不同而法随证变，此方又是一例。食积停胃，变生湿热，当导积祛滞，清利湿热。方中枳实下气消痞，大黄泻下通腑，神曲消食化滞，导其积也；黄芩、黄连苦寒燥湿，清其热也；白术运脾，茯苓、泽泻淡渗，除其湿也。诸药合而成方，能奏消积导滞、清热除湿功效。若用此方治疗下痢则不然，清热解毒才是当务之急，黄芩、黄连、大黄也就成为消除病因的主药，复用枳实行气导滞，神曲、白术、茯苓、泽泻运脾除湿，调理功能，遂由消积导滞之方，变成清热止痢法则。若用此方治疗便秘，则大黄成为主药，余药仅为消除兼夹症状之用，又变为泻下通腑与清利湿热并存的结构。学者若能潜心揣摩，对于方随法变，法随证变之理，当有所悟。

【临证应用】食积使用此方，应以胃脘胀痛为特征，始可用此导积下行。仅见胸脘痞闷而用此方，必须审其舌红苔腻，热象明显，才可借用大黄导热下行。痢疾使用此方，解毒止痢力量稍显不足，当加黄柏、地榆之类，增强疗效。便秘使用此方，应以便秘而兼苔腻为辨证要点。这是肠中燥结与三焦湿热两种病理并存的现象，所以才用利水渗湿药物。若无苔腻，不可妄投。

【歌括】枳实导滞用大黄，芩连曲术苓泽匡，积滞中焦成湿热，泄热导积庶能康。

木香槟榔丸 (《儒门事亲》)

【药物组成】木香、槟榔、青皮、陈皮、莪术、黄连（麸炒）各 30g，黄柏、大黄各 90g，香附（炒）、牵牛子各 120g。

【制剂用法】共为细末，水泛为丸，每日 2~3 次，每次服 6~10g，食后生姜汤送下。

【方证病机】湿热积滞，气机被阻。

【体现治法】清热除湿，利气通腑。

【适应证候】湿热积滞。症见痞满胀痛，二便不通，或下痢赤白，里急后重。

【方理剖析】此方可治两类见证：一是饮食不节，食积于胃的痞满胀痛；二是疫从口入，肠道受病的下痢赤白。前者的基本病理是饮食不节，食积于胃，津气壅阻，传导异常，成为痞满胀痛、二便不通。后者的基本病理是疫从口入，肠道受病，气郁化热，津凝为湿，湿热郁蒸，化腐成脓，成为下痢赤白、里急后重。两证的病因有食积与疫毒之分，病位虽有在胃、在肠之别，但湿热积滞的机制则同。

此方因其治疗对象不同，方义也就随之而异。食积暴停，病情较急，若用缓消食积药物，有药不胜病之虞，根据"中满者泻之于内"的治则，当用泻药导积下行，并配行气利水药以通津气之壅。方中牵牛子、槟榔都有消积导滞与下气行水之功，大黄则有泄热荡积作用，配此三药，旨在导积下行，通利二便。气滞作胀，虽有牵牛子、槟榔二药通利，力量犹显不足，故用香附、青皮疏其肝气，陈皮、莪术畅其中气，木香疏畅三焦，配此五药，旨在疏利气机，消除胀满。复用黄连、黄柏协助大黄清泻郁热，共奏清热利湿、导积通肠功效。如用此方治疗痢疾，则以大黄、黄连、黄柏为主。因为大黄、黄连、黄柏都有较强的清热解毒作用，可以消除病因；大黄、牵牛子、槟榔泻下导滞，"通因通用"，可以排出毒素，可奏清热止痢功效。

【临证应用】（1）食积：以暴食之后，胃胀而痛、二便不利为辨证要点。《医方集解》木香槟榔丸即本方加三棱、枳壳、芒硝，攻积导滞力量更强。

（2）痢疾：以下痢赤白、里急后重为辨证要点。若行气药品太多，青皮、陈皮、莪术等药可以减去；若解毒力量不足，山楂、地榆、马齿苋等药可以加入。

【歌括】木香槟榔用牵牛，大黄连柏二皮投，莪术香附共十味，湿热积滞服之瘳。

阿魏丸 (《丹溪心法》)

【药物组成】连翘 30g，山楂 60g，黄连 45g，阿魏 60g。

【制剂用法】研为细末，醋煮阿魏作糊为丸，每服 3g，白开水送服。

【主治病机】肉积停滞。

【体现治法】消导肉积。

【适应证候】肉积。

【方理剖析】凡治食积，必问其因食何物所伤，针对所伤之物施治，疗效始佳。此方主治肉积是因食肉过多所致。

此方以消肉积见长。方中阿魏为伞形科植物阿魏的树脂，始见于《唐本草》，书中有"主杀诸小虫，去臭气，破癥积，下恶气"，至朱丹溪才提出本品能"消肉积"。《本草汇言》则谓"凡水果、蔬菜、米、麦、谷、豆之类停留成积者，服此立消"。说明阿魏亦能消除各种食积。山楂擅消肉积，尤为医者乐用，重用此二药为主药，显系针对病因施治。配黄连消积滞所化郁热，连翘宣散热邪，又为病性属热而设。上四药同用，能奏消积清热功效。阿魏有特异臭气，不宜作汤，唯宜作丸，学者留意。

阿魏近已少用，《鸡峰普济方》谓："近用消化药，或论饮食既伤于前，难以毒药反攻其后，不复使巴豆、硇砂等药，只用曲、麦之类，殊不知古人立方用药各有主对。曲、麦只能消化米谷。如肉食所伤，则非硇砂、阿魏等药不能治也。至于鱼蟹过伤，则须橘皮、紫苏、生姜；果菜有伤，则须用丁香、桂心；水饮伤，则须用牵牛、芫花。固不可以一概论也。必审其所伤之因，对其用药，则无不愈。"此说力斥消食只用神曲、麦芽之非，可供学者参考。

【临证应用】肉积可用此方，一般积滞亦可使用。

【歌括】阿魏丸法出丹溪，山楂黄连连翘齐，四味为丸消肉积，诸般食积亦能医。

三棱煎丸（《太平惠民和剂局方》）

【药物组成】三棱（熬膏）250g，青皮60g，莱菔子（炒）60g，杏仁（汤浸去皮尖，炒令黄）60g，干漆（炒）60g，神曲30g，麦芽（炒）30g，硇砂（研飞）30g。

【制剂用法】研为末，以三棱膏和匀为丸。如梧桐子大，每服2g，温水饮下，食后服。

【方证病机】积滞中焦，气机被阻。

【体现治法】顺气宽中，消积化痰。

【适应证候】积滞中阻。症见脘腹胀满，痰多，苔腻。

【方理剖析】脘腹胀满，痰多，是本方主症；积滞中焦，气结痰凝是此证病机。其基本病理是：食积停胃→津气运行受阻→脘腹胀满痰多。

此证治以消积化滞，是去其病根；顺气化痰，是调理功能。方中三棱有行气、消积作用，重用为主药，可以兼顾；干漆消积杀虫，硇砂专消肉积；再配神曲、麦芽消化米面之积，用治食积停胃，自是游刃有余。复用杏仁宣降上焦肺气，青皮疏理下焦肝气，莱菔子下气宽胀，消食化痰。诸药合而成方，成为以消积为主、理气为辅、化痰为佐的配伍形式。使胃中积去，三焦气疏，痰浊一消，胀满自除。

【临证应用】此方三棱有破血消积功效，干漆能"削年深坚结之积滞，破日久凝结之瘀血"，硇砂有消积软坚、破瘀散结作用。三药同用，实有化痰消癥之功，故可用于瘀血阻滞导致的癥块。

【歌括】三棱莱菔杏青皮，硇砂干漆曲麦齐，消积顺气功偏擅，瘀血成癥亦可医。

---------------------------------- 小　结 ----------------------------------

消积导滞法共选6方，都以食积停胃、津气失调为基本病理，都用消积药物与调气行

津药物组合成方，是其相同处。但保和丸与楂曲平胃散立足于消，枳实导滞丸与木香槟榔丸立足于导，阿魏丸与三棱煎丸则擅消肉积，其中缓急又各有不同。保和丸以二陈汤为基础加消食药，楂曲平胃散以平胃散合二陈汤加消食药，作用缓和，疗效可靠，最为医者乐用。二方相较，前者偏热，后者偏寒，以此异趣。

枳实导滞丸证与木香槟榔丸证都因暴食而见胃脘胀痛，急宜导积下行，所以二方都用泻下通腑的大黄。由于二方都用黄连、黄芩、黄柏等药，清热解毒力量较强，故可借治痢疾。二方相较，导积、行气之力以木香槟榔丸为优。枳实导滞丸有除湿药，故可治疗中焦湿热。

阿魏丸用阿魏消化肉积，三棱煎丸用硇砂消化肉积，二方选药虽然不同，但消除肉积的目的殊无二致。

第二节　健脾消积法

健脾消积是根据脾虚食积病机拟定的治法。

脾虚食积是指脾胃素虚、饮食聚积的虚中夹实证候。此证虽有腹胀痞满等食积现象，亦不能单纯投以消食化积药物。如果只消积而不培本，即使积滞可以暂去，犹有再积之虞，况已虚之体，不堪攻伐，单行消导，势必更伤正气，唯有消补并行，才是两全之策。常于消食化积药外，配伍一组补气健脾的人参、白术、茯苓、干姜之类药物，如枳术丸、健脾丸、枳实消痞丸、楂曲六君子汤等就是这种配伍形式。至于补脾与消积两组药在一方中孰重孰轻，应当根据证情决定。虚多实少者，以补脾为主、化积为辅；实多虚少者，以消食为主、补脾为辅。如上文所举四方，从结构上看，枳术丸是消补并行，无所偏倚，健脾丸、楂曲六君子汤是以补为主、以消为辅，枳实消痞丸则以消为主、以补为辅。虽然同属补脾消积，重点却有所不同。

枳术丸（《脾胃论》）

【药物组成】枳实30g，白术60g。

【制剂用法】荷叶裹饭烧焦为丸，每日10g。若作汤剂，即《金匮要略》中的枳术汤。

【方证病机】脾虚食积，脾虚停饮。

【体现治法】健脾化积，健脾化饮。

【适应证候】（1）脾虚不运。症见食积不消，腹胀痞满。

（2）心下坚，大如盘。

【方理剖析】腹胀痞满是其主症。腹之所以胀，胃之所以痞满，是由于食滞、气阻、津凝；而食之所以滞，气之所以阻，津之所以凝，又因脾虚不运。故此证的基本病理是脾虚不运，饮食停滞。

脾虚当补，食滞宜消。此证若只健脾而不消滞，则已滞之积不得去；若只消滞而不健脾，即使积滞暂去，犹有再积之虞，故宜健脾消积，双管齐下，才能两全其美。本方药物虽简，却体现了消补并行、寓消于补的法则。方以白术补脾除湿，复中焦的健运；枳实利气泄痞，消食涤痰。白术用量大于枳实一倍，自以健脾为主、消滞为辅，复用荷叶裹饭烧焦为丸，取荷叶清香，疏肝醒脾，烧饭焦苦，和中消食，共奏健脾消滞功效。

本方在《金匮要略》中名枳术汤，原治"心下坚，大如盘，边如旋盘"，因"水饮所作"的证候。水饮之所以停蓄，是由于脾虚不能运湿所致。脾虚不运，水饮内停，日积月累，遂致"心下坚，大如盘"，故用此方健脾行气、消痰逐水。此二方药味虽相同，但一作汤剂，取效迅速，一作丸剂，取效缓慢。饮与食停胃脘都能使用此方，端赖白术健脾除湿，恢复脾运，枳实消其积而涤其饮，二方缓急虽有不同，病变本质却殊无二致。

【临证应用】（1）脾虚不运，症见食滞不消、胃脘痞胀，可用此方健脾消积；水饮停胃之胃脘胀满，可用此方健脾涤饮。

（2）胃下垂、慢性胃炎等病，属脾虚不运，气郁湿滞者，可用此方加味治之。人身肌肉、筋膜，均具燥则收缩、湿则松弛的特性。胃下垂若不是中气下陷而是水湿壅滞引起的，此方白术有健脾除湿之功，枳实有收缩平滑肌与行气逐饮之力，故有效。亦可酌加苍术、半夏等药增强燥湿力量。

【加减化裁】（1）曲麦枳术丸（《证治准绳》）：即本方加神曲、麦芽。治强食所致的心胸满闷不快。是偏食积的加法。

（2）橘半枳术丸（《医学入门》）：即本方加橘皮、半夏。治伤食停痰。增强了调气行津之功。是偏重津气停滞的加法。

（3）香砂枳术丸（《景岳全书》）：即本方加木香、砂仁。治气滞宿食不消。是偏重津气阻滞的加法。

（4）消饮丸（《深师方》）：即本方加茯苓、炮姜。姜汁调神曲煮糊为丸，每次用淡姜汤、沸汤或米汤送服5~10g。治停饮，症见胸满呕逆、腹中水声、不思饮食。类似《金匮要略》枳术汤所治证候，有温化水饮之功。

【歌括】枳术丸是消补方，健脾消积是其长，若于本方加曲麦，食积胀满服之康。加入橘半香砂后，利气行津力更强，消饮丸内苓姜配，温化水饮是良方。

健脾丸（《证治准绳》）

【药物组成】人参45g，白术（炒）75g，茯苓60g，甘草22g，山药30g，陈皮30g，砂仁30g，木香（另研）22g，山楂30g，神曲30g，麦芽30g，黄连22g，肉豆蔻（面裹煨，纸压去油）30g。

【制剂用法】作丸，每次服5~10g。若作汤剂，酌减其量。

【方证病机】脾虚食滞。

【体现治法】健脾化滞。

【适应证候】脾胃虚弱。症见食不消化，脘痞腹胀，大便溏薄，苔腻微黄，脉弱无力。

【方理剖析】食不消化、脘痞腹胀，是本方主症，由此可知病位在脾胃；此证不因暴食成积，属于食后难消，由此可知系脾运不及，病性属虚。脾虚不运是产生诸症的根源，食因不运而难消，气因不运而不畅，津因不运而湿阻，于是脘痞、腹胀、便溏见矣！苔腻是湿浊上泛证象，色黄是气郁化热之征，脉弱无力为病性属虚佐证。其基本病理是：脾虚不运→食难消化，气郁津凝→成为此证。

脾虚不运，以致食积内停，津气阻滞，治宜健运脾气，恢复功能，消食仅居其次。故方用人参、白术、茯苓、甘草、山药为主药，补气健脾治其本；山楂、神曲、麦芽为辅，消食化积治其标。木香、砂仁、陈皮有健脾利气、芳化湿浊之功，配入方中，可行津气之滞，可助主药健运中焦，可使补药补而不滞，可谓一举三得，标本兼顾。气郁化热，故佐黄连清之，肠滑成泻，故佐肉豆蔻涩之。诸药合而成方，能奏以补为主、以消为辅、消补并行功效，用于虚中夹滞证候，颇为适宜。

【临证应用】以食不消化、脘痞腹胀为辨证要点。若证情偏寒，可去黄连之凉而加干姜温之；若无便溏，可去收涩的肉豆蔻；夹痰湿者，可加半夏燥湿祛痰。

【歌括】健脾丸内四君全，香砂山药豆蔻连，楂曲麦芽陈皮配，脾虚食积消补安。

楂曲六君子汤（《医碥》）

【药物组成】人参 10g，白术 12g，茯苓 15g，甘草 6g，陈皮 10g，半夏 10g，山楂 12g，神曲 12g，麦芽 12g。

【制剂用法】水煎服。

【方证病机】脾虚不运。

【体现治法】健脾化滞。

【适应证候】脾虚不运。症见食后即感困倦，精神不振而欲睡。

【方理剖析】脾胃为后天之本，营卫气血生化之源，脾胃位居中焦，为阴阳升降之轴。脾胃健运则阳气旺盛，阳气旺盛则精力充沛；脾胃健运则升降不失其度，运行不停其机，才不会食后即感困倦。唯脾虚不能即运，食停于胃，阻碍清阳上升，浊阴反居阳位，元神受到抑制，于是精神不振而思睡矣。故《医碥》谓："脾弱不能即运。不运则静矣！静，故思睡也。"

治疗此证，法当补气健脾，佐以消食化滞，以期恢复脾胃健运，使其升降正常。故方用人参、白术、茯苓、甘草补气健脾，陈皮芳香醒脾，半夏燥湿运脾，山楂、神曲、麦芽助其消化，所有药物均从健运脾胃着手。而陈皮之利气，半夏之燥湿，茯苓之淡渗，又可通调三焦，助清升浊降，完全符合此证机制。此方不仅食后思睡可用，一般脾虚食滞亦可使用。

【临证应用】食后思睡为使用此方指征，可以多服数剂。一般脾虚食滞也可应用。若欲增强行气化湿作用，可加木香、砂仁。血压偏低者常见食后思睡，宜加黄芪、升麻、柴胡。

【歌括】楂曲六君用麦芽，参术苓草陈夏加，食后思睡因脾弱，健脾化滞效堪夸。

枳实消痞丸（《兰室秘藏》）

【药物组成】人参 10g，白术 6g，茯苓 6g，炙甘草 6g，干姜 3g，半夏曲 10g，炙枳实 15g，厚朴 12g，麦芽曲 10g，黄连（姜汁炒）15g。

【制剂用法】共为细末，汤浸蒸饼为丸，如梧桐子大，每服 5~10g，白汤下，亦可作汤剂。

【方证病机】脾失健运，积滞内停。

【体现治法】行气消痞，补气健脾。

【适应证候】脾失健运，积滞内停。症见心下痞满，食欲不振，精神疲倦，或胸腹痞胀，食不消化，大便不畅。

【方理剖析】此方可治两类见证：一是湿凝气滞的痞胀，二是食难消化的食滞。由于两者的共同证象都有胃脘痞胀，故其基本病理都是脾失健运，湿凝气阻。脾主运化水谷而为气机升降之轴。脾失健运，湿浊内停，影响气的升降，胃脘湿凝气阻，遂见痞胀不舒。脾虚湿困，故精神不振、困倦不堪。若因脾运不健导致食停于胃，则可出现恶食或大便不畅。伤于食者，多恶食，故恶食是食滞的辨证依据。食积中阻则传导异常，三焦湿郁则升降失司，故大便不畅。

此方所治，是因脾运不健导致湿浊中阻，气滞作胀，施治不以健脾为主，反以行气为主，旨在急则治标。故方中重用枳实、厚朴行气宽胀，畅其气机；半夏、干姜振奋脾阳，祛其湿浊；麦芽消食磨积，助其运化；黄连苦寒燥湿，清其郁热，使气畅、湿除、积化则滞塞自开而否极泰来。气滞湿阻，多责脾虚，故配人参、白术、茯苓、甘草补气健脾，共呈消补并行之法。方中补品用量较轻，是欲急消痞胀而不欲补药妨碍行气效力。

【临证应用】此方实由仲景半夏泻心汤化裁而成。热势不重，故去黄芩；气滞较甚，故加枳实、厚朴；湿浊较甚，故加茯苓、白术；食滞不化，故加麦芽。适用于虚实相兼，实多虚少之证。若欲增强清热力量，不妨加入黄芩；若欲增强化湿力量，可以再加豆蔻、砂仁；若欲增强化积力量，可以再加山楂、神曲。

【歌括】枳实消痞四君全，麦芽枳朴夏姜连，消痞化积兼清热，消中有补两相兼。

---------- 小 结 ----------

健脾消积法共选 4 方，都以脾虚食积为病机，都由健脾与消积两类药物组成，体现消补并用之法，是其共同处。四方亦有不同处。枳术丸一消一补，秋色平分，无所偏倚，并可治疗水饮内停于胃。健脾丸与楂曲六君子汤都由四君子汤加味而成，补药居其大半，自然是以健脾为主。健脾丸兼配清热固涩药物，宜于久泻或食积化热。楂曲六君子汤以食后即感困倦为主症，全因脾运不及，所以着重健脾。枳实消痞丸以消心下痞胀见长，虽然仍以四君子汤为主，但因补药用量很轻，行气导滞药物用量较重，展示了以消为主、以补为辅的配伍形式，心下痞不能单从食积分析，气郁津凝才是痞的基本病理，方名枳实消痞即道出了个中秘密，学者识之。

第九章 升降法

升降法是针对脏腑功能失调，津气升降失常拟定的治疗大法。

以《素问·阴阳应象大论篇》中"高者抑之，下者举之"为立法依据，选用降泄或升举药物为主，组合成方，用来治疗脏腑功能失调、阴阳升降失常的方剂，称为升降剂。本类方有调理脏腑津气之功效，所以称为升降法。

脏腑功能失调，常见两类病变：一是功能衰竭，二是功能障碍。功能障碍出现气的病变，也会见到两类见证：一是气机阻滞，二是升降失调。气机阻滞内容详见理气法一章，本章讨论升降失调。由于津气共同运行于少阳三焦，气的升降失常必然影响津的升降出入，所以本章内容包括水液升降失常。

致病原因：六淫七情都可引起五脏功能障碍，津气升降失调。外感六淫，多见于肺脾；内伤七情，多见于肝肾；亦有暴饮暴食，食停中脘而致者。

病变部位：通常所谓升降失调，是指津气升降紊乱。虽然五脏六腑都参与津气的升降运动，但关系最为密切的莫过于脾胃和少阳三焦，一切升降失调病变多与此二者有关。脾胃位居中焦，是津气升降之轴，其自身的功能活动反映了升清、降浊两种运动形式，即上焦津气要下行肝肾，下焦津气要上达心肺，亦须借助中焦才能正常升降。三焦是津气升降之路，气液运行的道路阻隔，升降必然失调。由于脾胃是津气升降之轴，三焦是津气升降之路，所以升降失调常要联系此二者分析病机。此外，肺、肾、肝、胆病变，亦常出现升降失调。

病变性质：所治诸证，如用八纲辨证定性，有寒有热；若用气血津液辨证察其虚实，多数津气失调都是实证，仅有少数属于虚证，实证常居十之八九，虚证仅占十之一二。

基本病理：《素问·六微旨大论篇》谓："升降出入，无器不有。"人体各个脏器都为气血津液的升降出入进行着功能活动，反映了生命活动的基本形式。只有脏腑气机升降处于相对协调平衡状态，才能维持机体的正常生理功能。

五脏功能活动的物质基础是气血津精，这些物质能够和调于五脏，洒陈于六腑，升降不失其度，运行不停其机，端赖五脏的协同合作。脏腑功能失调，津气运行即会逆乱；津气运行障碍，脏腑功能亦会失调，二者常常互为因果。所以，升降失调的一切病变，都是津气升降逆乱与脏腑功能失调的综合反应。结合脏腑功能和基础物质去分析升降失常机制，能够揭示升降失调的病变本质。

每一升降失调病变都与津气有关，一般不言津而言气机升降失调，是因百病皆生于气，津随气升，亦随气降，言气而津自在其中。再者，升降不是仅指基础物质而言，也指脏腑功能活动，言气机可两者兼顾，不致顾此失彼。

治法分类：气机升降失调，归纳起来，有肺气不降、肾气不纳、心肾不交、中气陷而不升、胃气逆而不降、中焦升降失职、三焦升降失调等不同机制。针对上述病机，也就分别产生了相应的治法。肺气不降的，宜宣降肺气；肾气不纳的，当纳气归根；心肾不交的，宜交通心肾；中气下陷的，当升阳举陷；胃气不降的，宜调中降逆；脾胃升降失职的，宜升清降浊；三焦升降失调的，当升降三焦。此外，脾胃或三焦气机不降而因痰食中阻的，当涌吐痰食；气机闭结的，宜温通泄闭。上述各法虽然见证不同，却都属于升降失常机制。

配伍规律：配伍升降失调之方，当据治病求本原则，着重消除致病原因，调理脏腑功能。许多证候明是升降失调，却不使用调理升降药物，道理就在于此。一般说来，肺气上逆的，宜用宣降肺气的麻黄、杏仁；胃气上逆的，宜用和降胃气的陈皮、半夏；肾气不纳的，宜用收敛摄纳的五味子、沉香；气机下陷的，宜用升阳举陷的升麻、柴胡、葛根、桔梗。总之，肺胃宜降，肝脾宜升，肾气宜敛，掌握五脏生理特点，用药自然准确。

注意事项：一是气已升者不宜再升，已陷者不宜再降。二是本法不能治疗一切升降失调病变，应当准确辨证，或使用其他治法。如喘因腑气不通引起，用调胃承气汤通其腑则肺气自降，即是实例。

第一节　温肺降逆法

温肺降逆是根据肺寒停饮，气失宣降病机拟定的治法。

肺寒停饮，气失宣降，常以咳嗽、气喘、吐痰清稀为主症。兼见口不渴，或渴喜热饮，舌淡苔滑，脉象弦紧，或兼头痛、恶寒、发热，即属肺寒确据。多因寒从表入，内侵腠理三焦，致使运行于三焦的卫气逆乱，上干肺系，肺气宣降失常而生喘咳。此即《灵枢·五乱》中"营气顺脉，卫气逆行……乱于肺则俯仰喘喝"的致病机制。三焦又是水津升降出入之区，肺气宣降失常，妨碍水津正常运行，变生痰饮，津气交阻，遂见上述诸症。此外，脾肾阳虚，气化不行，饮邪犯肺，肺失宣降而生喘咳，亦常有之。

肺寒停饮，气失宣降，常选干姜、桂枝、附子、半夏、茯苓、白术之类温阳化饮，麻黄、细辛、杏仁之类宣肺降逆，体现温肺降逆法则，如小青龙汤、射干麻黄汤、厚朴麻黄汤皆是。

寒饮内停，不能单纯责之于肺，亦当考虑脾虚不能转输津液，肾虚不能气化蒸腾。盖肺、脾、肾三脏是参与水液运行的三个中心环节，若功能衰弱以致寒饮内停，三脏都有责任，不能截然划分，故治肺寒停饮之证，既要配伍振奋脾肺阳气的干姜或生姜，恢复脾阳的输运和肺气的宣降，也要配伍温心肾阳气的桂枝、附子，恢复肾阳的气化和心阳的温煦。通过调理五脏，达到愈病目的。由于这类方所用药物均侧重于治肺，所以仍然反映以治肺为主的配伍形式。

小青龙汤（《伤寒论》）

【药物组成】麻黄10g，桂枝10g，半夏15g，干姜10g，细辛10g，五味子10g，芍药10g，甘草10g。

【制剂用法】水煎，分3次，温服。

【方证病机】肺失宣降，寒饮内停。

【体现治法】宣肺降逆，温化水饮。

【适应证候】（1）恶寒发热，无汗，咳嗽气喘，痰多而稀，苔润滑，不渴饮，脉浮紧。

（2）痰饮喘咳，不能平卧，无表证者。

（3）肢体重痛，肌肤悉肿者。

【方理剖析】喘咳痰稀，是本方主症；肺失宣降，水饮内停，是此证病机；其余脉症，是辨证依据。《素问·咳论篇》说："皮毛者肺之合也。皮毛先受邪气，邪气以从其合也。其寒饮食入胃，从肺脉上至于肺则肺寒，肺寒则外内合邪因而客之，则为肺咳。"小青龙汤证的病机与咳论之说恰好符合。临证所见，其病变过程有以下两种情况。一是脾肺虚寒，脾寒不能散精归肺，肺寒不能敷布津液，于是水液凝聚为饮，壅阻于肺，肺气宣降失调，成为咳逆倚息不得卧的支饮；或因肺失宣降，津凝不布，水饮流行，归于四肢，当汗出而不汗出，身体疼重，形成溢饮。二是素体脾肺虚寒，一旦风寒束表，立即影响肺气宣降，水液敷运，出现外寒内饮机制。症见恶寒发热、无汗，为风寒外束引起营卫运行之机受阻的表证。风寒外束，肺气宣降失常，郁而不宣，逆而不降，遂生喘咳；影响津液敷布，水道通调，则水饮内停而痰多清稀。痰稀亦与脾胃虚寒不能输布津液以及肾阳不足不能化气行水有关。喘咳虽因气逆津凝所致，也与气隧挛急有关。

肺失宣降，寒饮内停，肺气上逆而生喘咳，法当宣肺降逆，温化水饮。方中麻黄有宣降肺气、发汗解表、利尿行水三大功效；桂枝也有温通血脉、解肌发汗、温肾化气三大作用。两药相伍，有发汗解表、通调营卫、降气行津之功，正合肺失宣降、气逆水停机制，故是主药。水饮内停，虽有麻黄、桂枝宣上温下，若不温运中焦，仍然不能消除。故配半夏燥湿，干姜温脾，使脾能输津，肺能布津，肾能化气，则津行无阻而水饮可除。至于配细辛、五味子降逆下气，芍药、甘草柔肝缓急，又专为气道挛急与肺气上逆的喘咳而设。此方八药同用，能够消除致病原因，调理五脏功能，流通气血津液，缓解气隧痉挛，故是宣肺降逆、温化水饮的有效名方。

研究本方，需要弄清四个疑点，掌握一个重点。

其一，方书仅据《伤寒论》条文和配有麻黄、桂枝分析组方机制，谓是治疗表寒里饮之方，体现解表涤饮之法。今不从旧说而从肺失宣降、水饮内停分析此证机制，谓是宣降肺气、温化水饮之法，是否符合仲景原意？余以为正因力求符合仲景原旨，才作如是更改。须知《伤寒论》所载条文虽有表寒证象，《金匮要略》所用三条却无一条言及表证，可见本方并非专为表寒而设，只从表寒里饮分析，似有片面之嫌，从肺脾虚寒、津气失调阐述其理，才能揭示病变本质。

其二，此方证的病位主要在肺，联系心、脾、肝、肾等脏分析方义，是否过于牵强？余以为此方所治病位诚然主要在肺，但却涉及气失宣降、血运不利、水饮内停、气隧挛急四个方面的病理改变。卫气运行关乎肺，营血运行关乎心，水津运行关乎肺、脾、肾，气隧痉挛关乎肝。此方虽以治肺为主，却以桂枝兼调心营，通利血脉，兼温肾阳，增强气化作用；干姜兼温脾阳，恢复脾运；芍药、甘草柔肝缓急，解其痉挛，上述解释是符合此证机制的，若仅从肺系分析，《金匮要略》用本方治疗妇人吐涎的道理就难以解释了。

其三，此方配伍芍药之理，方书或谓制诸药之燥，或谓养血调营，言人人殊，各执一词，今谓此药和甘草缓解痉挛以达止咳平喘目的，是否符合实际？余以为芍药、甘草着眼于缓解痉挛是有充分依据的。综观仲景之方，常用芍药治疗各种病变。如缓解四肢拘挛疼痛的芍药甘草汤；治胸胁疼痛的四逆散、大柴胡汤；治腹中疼痛的当归芍药散、小建中汤；治上焦喘咳的小青龙汤；治下焦小便不利的真武汤，均有芍药。上述各证归纳起来不外乎两类：一因经脉挛急而痛，二因经脉挛急引起气道与水道不利，都与肝所主的筋膜有关。芍药、甘草为柔肝缓急之品，善解经脉痉挛而使五脏气血津液运行无阻，通过柔肝缓急可治五脏病变，本方配伍此二药，对喘咳是有效的。

其四，此方并未专用利水药物，为何能治水饮内停？《伤寒论》指出此方所治证候，是"心下有水气"，其或然诸症亦由水饮停蓄三焦引起。《金匮要略》更将此方用于治疗溢饮、痰饮、吐涎，看来水饮内停是本方证的基本病理已毫无疑义。问题在于此方为何能治水饮内停？治病之要，在于治本，《黄帝内经》早有明训，若能以治本为主，兼治其标，将能获得较好疗效。水液能在体内升降出入，端赖肺气宣降，脾气输运，肾阳气化。此方用麻黄宣降肺气，干姜温运脾阳，桂枝温肾化气，旨在恢复肺、脾、肾三脏功能而令水津升降无阻，始无水饮再停之忧。麻黄发汗行水之功，能使已停水饮从毛窍外出，三焦下行，又体现了治标法则。所以，本方虽无专门利水药物却能治疗水饮。

此证是因肺失宣降以致气逆津凝，联系肺脾的生理功能分析水饮内停和气逆不降之理，应是本方重点。

【临证应用】（1）《伤寒论》用此方有两条：①"伤寒，表不解，心下有水气，干呕，发热而咳，或渴，或利，或噎，或小便不利，少腹满，或喘者，小青龙汤主之"。此条既有恶寒发热、头痛身疼的表证，又有水气内停的干呕、咳嗽和或然五症。肺失宣降，脾失输运，水气内停，射于肺则喘咳；犯于胃肠则干呕、咽噎、下利；脾不输津上承，则口渴而喜热饮；决渎壅滞则小便不利、少腹满。一切表现都是肺脾津气壅阻证象。用此方外解表邪，内化水饮，表解饮蠲，诸症自愈。此条提示水饮内停是引起各症的病变本质，并以咳为主症。②"伤寒，心下有水气，咳而微喘，发热不渴，服汤已，渴者，此寒去欲解也，小青龙汤主之"。咳而微喘，是水饮犯肺证象；发热不渴，是表寒里饮证象。由于心下有水气，故身虽发热而口亦不渴，服小青龙汤后反口渴，是心下的水气已消，胃中的寒饮已去，故谓"此寒去欲解也"。

（2）《金匮要略》用此方有三条：①"病溢饮者，当发其汗，大青龙汤主之，小青龙汤亦主之"。饮流四肢而见身体疼痛，当从汗解，本方有发汗作用，故可用。②"咳逆倚息不得卧，小青龙汤主之"。此条属于脾肺虚寒，不能输布津液，水饮内停，肺失宣降机制。说明水饮内停的喘咳，虽无表证亦可应用此方温化水饮，宣肺降逆。③"妇人吐涎沫，医反下之，心下即痞，当先治其吐涎沫，小青龙汤主之；涎沫止，乃治痞，泻心汤主之"。吐涎沫是脾肺虚寒不能输布津液之象，用此方温脾肺之寒，俾脾能散精，上归于肺，肺能布津，达于体表，通调水道，下输膀胱，则吐涎证象自愈。

综合仲景用小青龙汤五条观之，此方所治虽有咳喘、身体重痛、浮肿、吐涎、干呕、或噎、或利、或小便不利、少腹满等肺、脾、肾三脏证象，其病机均与肺失宣降、寒饮内停有关。用此方可使水饮从毛窍外出，小便下行，故可治。本方与温阳化气的真武汤恰成一对，此方以治肺为主，兼治脾肾，真武汤以治肾为主，兼治脾肺，充分反映了方剂配伍中的协同作用和整体联系。

（3）《方舆輗》谓："初学以小青龙汤为治咳之主方，然小青龙汤之专效在逐水发邪，盖此咳因水邪相激而发，故用此汤发其邪，则咳自止。"逐水发邪一语，是使用本方要领。

（4）《医学统旨》用本方止"水寒相搏"的呃逆，寒甚者加附子。

（5）《张氏医通》中有"肺感风寒咳嗽，倚息不得卧，背寒则嗽甚，小青龙汤""冬月嗽而发寒热，谓之寒嗽，小青龙汤加杏仁""入房汗出当风，嗽而面赤，《黄帝内经》谓之内风，脉浮紧，小青龙；脉沉紧，真武汤""水肿脉浮自汗，喘嗽便秘，小青龙加葶苈、木香"。

【加减化裁】小青龙加石膏汤（《金匮要略》）：即本方加石膏。水煎服。治肺胀，心下有水气，喘咳烦躁，脉浮。此方所治较小青龙汤证多一烦躁证象，加入清热的石膏，一可清里热而除烦躁，二可制约麻黄、桂枝发汗力量，增强涤饮作用。

【歌括】小青龙汤治水气，喘咳痰稀最适宜，姜桂麻黄芍药甘，细辛半夏兼五味。

射干麻黄汤（《金匮要略》）

【药物组成】射干9g，麻黄9g，紫菀9g，款冬花12g，半夏12g，生姜9g，细辛6g，五味子6g，大枣9g。

【制剂用法】水煎，去渣，分3次，温服。

【方证病机】肺失宣降，寒饮内停。

【体现治法】宣肺降逆，散寒涤饮。

【适应证候】肺失宣降，寒饮内停。症见咳嗽气逆，喉中痰鸣。

【方理剖析】咳嗽气逆、喉中痰鸣，为本方主症；肺失宣降，寒饮内停，为本证病机。肺气宜开宣肃降，通过肺气的宣降作用，能使水津敷布于表，下输膀胱。今因外寒相侵，肺失宣降之常，津凝不布，蓄饮停痰，痰阻气道，与气相搏，故上逆而见喘咳、喉中痰鸣。本证病性偏寒，故当兼见舌苔白滑、脉浮紧或滑。

方中射干降逆豁痰，麻黄宣肺利水，二药合用，能奏宣肺降逆、化痰涤饮功效，是主药。生姜散水化饮，细辛温散寒邪，款冬花、紫菀、半夏降逆平喘，止咳祛痰，共助主药利气化痰，散寒平喘，为辅药。五味子敛肺平喘，与麻黄、细辛同用，既能助其平喘，又能制其辛散之性，相反相成，有利无弊，为佐药。使以大枣和中，以免邪去而正伤。

【临证应用】（1）本方以咳嗽气喘、喉中痰鸣为辨证要点。

（2）《类聚方广义》："治久咳不止，或产后喘咳。颈项生痰疬。累累如贯珠者，去细辛、五味子，倍射干，加皂荚，有效。"射干、皂荚二药均有治瘰疬功效。皂荚宜加水煮胀，剥去硬皮，取其白肉，并去其胚芽（消人肾气）入药，汤剂每次可用5~10g。

【歌括】仲景射干麻黄汤，细辛五味半生姜，紫菀冬花大枣入，气逆痰鸣服之康。

厚朴麻黄汤（《金匮要略》）

【药物组成】厚朴15g，麻黄9g，石膏24g，杏仁9g，半夏12g，干姜6g，细辛3g，五味子 6g，小麦 9g。

【制剂用法】水煎，分 3 次，温服。

【方证病机】饮邪迫肺，肺失宣降。

【体现治法】宣肺涤饮。

【适应证候】饮邪迫肺，肺失宣降。症见喘、咳、胸满，呼吸不利，喉中痰鸣，脉浮。

【方理剖析】《金匮要略》谓："咳而脉浮者，厚朴麻黄汤主之。"此为饮邪迫肺，肺失宣降机制。肺气郁而不宣，则胸满咳嗽；气逆痰升，逆而不降，故气喘痰鸣。

饮邪犯肺，肺失宣降而喘咳痰鸣，治宜宣肺气之郁，涤停蓄之饮。俾肺气宣则喘咳可平，饮邪去则痰鸣可解。方中麻黄为宣肺平喘要药，与降气的厚朴、杏仁，定喘的五味子、细辛同用，能奏降逆平喘之效，此数味药着眼于喘。气郁而咳，通过麻黄、杏仁的宣降作用，已从功能上使肺气恢复正常，再配擅长止咳的杏仁、细辛、五味子，则止咳功效亦较显著，此数味药着眼于咳。麻黄的宣肺行水，半夏的燥湿祛痰，干姜的温运脾阳，不仅能涤除已成的饮邪，通过调理脾肺功能，使水液在体内正常运行，可以杜绝饮邪再次发生，此数味药又着眼于治饮。从上述可见，麻黄在本方中居于主药地位，用麻黄之意主要不在发汗而在宣肺涤饮，为了达到用麻黄而又不致过汗，故用寒凉的石膏以制约之，与麻杏石甘汤、越婢汤等麻黄与石膏同用属于同一目的。佐敛汗的小麦，意亦在此。

丹波元坚云："此方证系寒饮迫肺而无风寒外候，故于小青龙汤中去桂枝，以厚朴降逆为君，其佐用杏仁，亦犹桂枝加厚朴杏子汤之例，况配以石膏，其驱饮之力更峻。"此说甚是，唯以厚朴为君则不确切，与麻黄相较，不如麻黄全面。

【临证应用】（1）厚朴麻黄汤（《备急千金要方》）：治咳而大逆上气、胸满，喉中不利，如水鸡声，其脉浮者。方药相同，可见本方亦善于治喘。

（2）此方用于肺寒或肺热喘咳有痰之证均有效。用于肺寒喘咳，干姜剂量宜加重，石膏剂量宜减轻。

【歌括】厚朴麻黄降逆寻，杏夏姜辛味麦增，方中石膏非清热，制约麻黄意蕴深。

苏子降气汤（《太平惠民和剂局方》）

【药物组成】紫苏子 10g，前胡 10g，厚朴 12g，陈皮 6g，半夏 12g，生姜 10g，肉桂 3g，当归 6g，甘草 6g。

【制剂用法】水煎，分 3 次，温服。

【方证病机】下焦阳虚，痰壅气逆。

【体现治法】温化寒痰，调气降逆。

【适应证候】下焦阳虚，痰壅气逆。症见喘咳痰稀，胸膈满闷，舌淡苔白。

【方理剖析】喘咳痰稀，是本方主症；下焦阳虚，痰壅气逆，为本证病机；兼见胸膈满闷、舌淡苔白，是阳气不足，津气壅阻的辨证依据。下焦阳虚，不能化气行水，脾胃运化失职，不能转输津液，水泛为痰，上壅于肺，气为痰滞，痰气交阻，以致胸膈满闷，喘咳痰稀。从何知为阳虚？除咳痰清稀可资佐证外，兼见舌淡苔白或滑腻，即属寒痰无疑。

紫苏子下气祛痰，本方用为主药，治疗痰壅气逆；前胡、厚朴、陈皮降气平喘，宽胸利膈；半夏、生姜燥湿祛痰，以此为辅，两调津气，祛痰降气力量为之增强。肉桂温阳化气，令阳气充则气化行，气化行则水道通调而不停蓄为痰。当归能治咳逆上气，配入方中又能活血调营，与上述诸药共奏调气、活血、行津之效，与单从气分上着眼者不同。至于甘草，不过调和诸药与缓其急迫而已。

本方紫苏子、前胡、厚朴、陈皮、半夏、生姜等药祛痰降逆，调气行津，是治肺脾；肉桂温补肾命，能助下焦气化，是肺、脾、肾三脏同治的结构。厚朴、陈皮调气，半夏、生姜行津，当归、肉桂调血，又是气血津液并调的结构，在组合上是合理的。但是，必见阳虚怯寒无表证者才能使用，与小青龙汤可兼表证者不同。

【临证应用】可用于咳嗽、气喘、痰多清稀之症，或头面浮肿者。亦可用于小儿百日咳后期，呈虚寒证象者。

【歌括】降气汤中苏半归，橘前桂朴草姜依，上盛下虚痰嗽喘，祛痰降逆此方宜。

-------- 小 结 --------

温肺降逆法共选4方。小青龙汤、射干麻黄汤、厚朴麻黄汤均以寒饮内停、肺气上逆为主治对象，均体现温肺涤饮、降逆平喘法，这是三方相同点。三方又同中有异，各有侧重。温肺力量：小青龙汤最强，其余二方较弱；涤饮力量：小青龙汤亦优于其余二方；平喘力量：仍以小青龙汤位居三方之首；止咳作用：射干麻黄汤优于其他两方。厚朴麻黄汤是寒热共用的配伍形式，既可用于肺寒喘逆，也可用于肺热喘逆。用于肺寒，应加重干姜剂量；用于肺热，石膏用量应当增强。由于本方石膏的主要用途在于制约麻黄的发汗作用，故仍列于温肺降逆法下。

苏子降气汤展示了另外一种配伍形式，虽然仍属治疗寒痰之方，因有胸膈满闷，气滞较甚，所以增配调畅气机的陈皮、厚朴，为津气并重之方。此方所治多是痼疾，久病必有瘀血阻络，配伍当归活血，可谓独具卓识。

第二节 清肺降逆法

清肺降逆是根据肺热气逆病机拟定的治法。

肺热气逆，以气喘为主症，兼见咳嗽痰黄、痰稠厚胶黏、面赤自汗、口渴喜饮、舌红苔黄、脉滑而数等热象。多因外寒犯肺，郁结化热，肺气宣降失常，肺津凝结不布，气郁津凝，遂使清虚之肺为痰堵塞，气隧挛急而见喘咳痰稠等症。其基本病理是：肺失宣降→气隧挛急→津气逆乱→郁结化热。

痰热壅肺而生喘咳，法当宣降肺气，恢复肺脏生理之常，清热化痰，复肺津通调之旧，俾肺脏功能恢复，津液流通，诸症自愈。所以此证常选用宣降肺气的麻黄、杏仁，清泻肺热的石膏、知母、栀子、黄芩，化痰泄浊的瓜蒌、贝母、半夏、天南星之类组合成方，体现清热宣肺、降逆化痰法则。常用方如麻杏石甘汤、定喘汤。

临证所见，肺热灼津成痰者固多，但寒邪客表，气为寒郁，津为寒凝，津气交阻，郁结化热，热饮迫肺而喘者，亦复不少。只要苔黄而腻、渴不乏津，虽无痰多见症，亦属津气壅阻，投以清热宣肺、降逆涤饮之方，使热去、气降、饮蠲而喘逆自平。如麻杏石甘汤即属此种机制。

肺寒气逆与肺热气逆两类证候，除据八纲辨证有寒、热两组证象外，痰质的稀稠，亦为寒、热的辨证依据。质稠者为痰，清稀者为饮。痰质之所以浓稠，多因气郁化热，津液受其煎熬；饮邪之所以清稀，多因阳气不足，无力浓缩津液。但是，上述机制亦仅言其常而未及其变。设津液未在肺内停留片刻即逆而上出，虽热盛亦不能骤变为痰；若津液在体内停留较久，虽为寒亦可变稠而偶吐一口浓痰。医者只有善于体察色脉，于细微处反复推敲，知常达变，才能真正辨明寒热，认证无差。

麻杏石甘汤（《伤寒论》）

【药物组成】麻黄 10g，杏仁 10g，石膏 30g，炙甘草 5g。

【制剂用法】水煎，分 3 次，温服。

【方证病机】热饮壅肺，肺失宣降。

【体现治法】宣肺涤饮，清热降逆。

【适应证候】热饮壅肺。症见喘咳气粗，发热，口渴或不渴，有汗或无汗，苔黄有津，脉象滑数。

【方理剖析】喘咳气粗，是本方主症；风寒束表，是此证病因；气郁化热，津聚成饮，热饮壅肺，肺失宣降，是此证病机；发热口渴、苔黄脉数，是肺热的辨证依据。风寒束表，虽经发汗而邪仍未解，从皮毛经腠理内舍于肺，肺卫宣降之机受阻，气郁化热，津凝为饮，热饮壅肺遂见喘咳。何以知其属热？从身热口渴、苔黄脉数知之。何以知其停饮？从苔黄有津或见腻苔知之。临证审察舌苔可窥津液盈虚，此证苔黄有津，显是津凝为饮，不是热盛津伤。

热饮壅肺而见喘咳，法当宣肺降逆，清热涤饮，令热去饮蠲，气得宣降，喘逆自平。本方用麻黄疏泄表邪以消除病因，宣降肺气以恢复功能，津气并调以疏通腠理，使邪去而肺脏功能可复，气宣而水津得布，气降而水道通调，一药三用，故是主药。然而，肺失宣降以致气郁化热，麻黄偏温，显与病性不符，配入石膏之寒以清郁热，才合肺热病理。麻黄得石膏之寒凉相制，才能减弱其发汗力量，发挥其宣肺降逆与行水涤饮效力；石膏得麻黄之辛散相助，才能更好发泄肌腠与胸中郁结之热。二药相反相成，故而石膏是辅佐药。复用杏仁之苦，协助麻黄宣降肺气，增强平喘力量。佐以炙甘草之甘，既可缓解气隧挛急以平喘，其和中作用又可防止石膏寒凉害胃，有利无弊。此方药仅四味而疗效显著，故是常用古方之一。

学习此方应当澄清以下两个疑点。

第一，此方所治，属热盛津伤还是津停为饮？津液盈虚是决定选药组方的依据。此证属于饮邪为患，不是热盛津伤。得出这一结论的根据有四：本方所治，无论《伤寒论》还是后世应用，都以津壅为主症。所治喘证，每兼咳吐稀涎，舌苔每呈黄腻或津液饱满，借此治疗鼻塞流涕或小便频数，更是水液壅阻所致，此是其一。麻黄发汗利水之功早为仲景习用，《金匮要略》中以麻黄甘草汤治疗水肿即是。此证若系热盛津伤，养阴犹恐不及，仍用麻黄发汗利水，重伤津液，有道理吗？此是其二。麻黄甘草汤治水肿，与本方相较，仅少杏仁、石膏；越婢汤治水肿，与本方相较，仅少杏仁而多生姜、大枣；越婢加半夏汤治外邪内饮所致的咳喘，仅少杏仁而多生姜、大枣、半夏。同类方都治水邪为患，本方独治热盛伤津，有道理吗？此是其三。吴鞠通在《温病条辨》中谓"饮病当温者十有八九，然当清者亦有一二""喘咳息促，吐稀涎，脉洪数，右大于左，喉哑，是为热饮，麻杏石甘汤主之"。吴鞠通是一代温病学家，津液盈虚自能辨识，若将津伤辨为热饮，岂非徒有虚名！此是其四。

第二，本方原治"发汗后，不可更行桂枝汤。汗出而喘，无大热者"。从这条方证和所用药物观之，需要弄清另一个疑点，即麻黄为发汗药物，石膏为清热药物，为何汗出仍用麻黄？无大热仍用石膏？麻黄与石膏同用的意义何在？都须弄个明白。考仲景诸方，麻黄与石膏同用，除本方外，还有越婢汤、越婢加术汤、越婢加半夏汤、厚朴麻黄汤、大青龙汤、小青龙加石膏汤、桂枝二越婢一汤等方。这些方剂，或用麻黄发汗解表作用以宣发表邪，或用麻黄宣肺降逆之功以平喘咳，或用麻黄宣肺行水之效以治饮邪、水肿。而麻黄与石膏配伍，则见于两种情况：一是既要充分发挥麻黄宣肺降逆或宣肺行水作用而又无需发汗者，则配石膏抑制麻黄的发汗作用。如本方和越婢汤都有出汗的症状，热势又不盛，两药同用，说明方中麻黄的主要用途不是发汗，而是宣肺降逆、行水涤饮，石膏既能清热，又能制约麻黄的发汗作用。另一种情况是既要用麻黄发表，又要用石膏清热者，则减少石膏用量，或再配桂枝增强发汗力量，使其不受石膏制约。如大青龙汤等即是此意。由此可知，麻黄与石膏同用，不能看作仅适用于肺热气逆之证，还应从两者间的关系认识，才更全面、深入。

【临证应用】（1）气喘兼见苔黄有津、脉象滑数，即可使用本方。

（2）小儿小便频数失调，兼见肺气不宣之喘咳者，投此方可望获效。这是根据"肺为水之上源，肺主通调水道"的理论施治，充分利用了麻黄宣肺和利水两大作用，也是下病治上的典型例证。可与甘草干姜汤、春泽汤等治小便失调的机制合参。

（3）哮喘久不止，小儿奶哮，都可使用本方。

（4）本方有显著的解热定喘作用，可用于大叶性肺炎、支气管肺炎、支气管哮喘，以及小儿麻疹合并肺炎等。如喘甚者，可与泻白散合用；热盛者，加金银花、连翘、栀子、黄芩、黄连、草河车、鱼腥草等，增强清热解毒功效。

【歌括】仲景麻杏石甘汤，药仅四味效佳良，饮热壅肺气喘急，宣肺清热法彰彰。

定喘汤（《摄生众妙方》）

【药物组成】白果（去壳，炒黄）30粒，麻黄6g，杏仁6g，桑白皮12g，紫苏子9g，半夏9g，款冬花9g，黄芩9g，甘草3g。

【制剂用法】水煎，分3次服。

【方证病机】痰热壅肺，宣降失常。

【体现治法】宣肺降逆，清热化痰。

【适应证候】咳嗽气喘，痰多而稠，苔黄腻，脉滑数。

【方理剖析】咳嗽气喘、痰多而稠，是本方主症；痰热壅肺，肺失宣降，为此证病机；苔黄腻、脉滑数，是痰热的辨证依据。由咳嗽气喘可知病位在肺；苔黄、脉数可知病性属热；痰多而稠，知咳喘是因痰热壅阻气道，气失宣降而成。

此证是因风寒束表，肺卫宣降失调，气郁化热，津凝为痰，痰气交阻。治宜宣肺降逆，清热化痰，津气并调，喘咳兼顾。麻黄有开通毛窍、疏泄表邪、宣降肺气、调理肺卫、利水行津、通利水道之功，本方用为主药以疏在表之邪，宣肺卫之痹，降肺气之逆，行壅阻之津，有消除病因、调理功能、通调津气的作用。辅以杏仁、桑白皮、紫苏子，平喘力量大为增强；助以款冬花、甘草，止咳之功亦著。液聚为痰，故用祛痰的半夏、紫苏子、白果以复肺系清虚之旧，共奏通调津气之功。用黄芩者，病性属热故也。本方选用清泻肺气的桑白皮，是清中寓降；降气祛痰的紫苏子，是津气并调；敛肺祛痰的白果，是宣中寓敛。这反映了选药上一药多用和配伍上的相须、相制原则。

【临证应用】（1）喘咳痰稠、苔黄脉数，是使用本方的辨证要点。

（2）患者有无外感均可应用本方。可用于慢性支气管炎、支气管哮喘因感冒而气喘咳嗽者。

【歌括】定喘白果与麻黄，款冬半夏白皮桑，苏杏黄芩兼甘草，痰热喘嗽服之康。

----------------------- 小　结 -----------------------

清肺降逆法共选2方。麻杏石甘汤与定喘汤二方均为肺热气逆的喘咳而设，其基本病理都是外邪相侵引起肺失宣降，津气逆乱，肺卫气逆而见喘咳，津液凝聚而成痰饮。二方均以麻黄、杏仁、甘草为基础加清热药物组合成方，体现了清肺降逆之法，这是二方在证象、病机、治法、组方上的相同点。此二方亦有差异。从证象言之：麻杏石甘汤以喘咳痰稀为主症，定喘汤以喘咳痰稠为主症。从病机言之：麻杏石甘汤证属热饮壅肺，定喘汤证属热痰壅肺。从治法言之：麻杏石甘汤着眼于涤饮，定喘汤着眼于祛痰。从组方用药言之：麻杏石甘汤只用麻黄发汗利水即可使水邪外出下行；定喘汤证因有稠痰，显非单纯发汗利水即能胜任，故配祛痰止咳药物祛其蓄积之痰。这是二方在证象、病机、治法、组方、选药上的不同处。

第三节　补肾纳气法

补肾纳气是根据肾不纳气病机拟定的治法。

肾不纳气以喘逆为主症。肺为气之主，肾为气之根。肺司呼吸，肾主纳气。肺能正常呼吸，唯赖脏真之气旺盛。脏真之气是以生发于肾的元气、化生于脾的谷气、摄取于肺的清气为源泉。肾命生化之机旺盛，精能化气，脏真之气有源，肺脏才能正常呼吸，所谓肺为气为主，肾为气之根，殆即此意。肾中精气充盛，肺脏动力有继，呼吸有力，吸入之气才能经过肺的肃降下纳于肾，所谓肺司呼吸，肾主纳气，殆即此意。若年老精衰，生化不及，或性欲不节，精伤太甚，精气不足，摄纳无权，气浮于上，无力下行，或肺气久虚，途穷归肾，以致肾不纳气，均可出现气喘而动则尤甚。

肾不纳气病机，有肾气虚与肾阴虚两种见证。肾阴虚而气浮于上者，宜在滋阴方中，配伍五味子、山茱萸之类以纳气归原，如都气丸以补肾滋阴的六味地黄丸为基础，加摄纳肾气的五味子，即体现这种配方法度。若肾气虚而不能纳气，则宜加大补元气的人参，配伍长于纳气的蛤蚧、胡桃、山茱萸之类，共奏补肾纳气功效，如人参胡桃汤、人参蛤蚧散即属这种配伍形式。亦可在摄纳肾气的同时配伍降肺气的药物，使肺气得降，肾气得纳而喘可平，如杏仁煎即属肺肾并调的典型方剂。

人参胡桃汤（《严氏济生方》）

【药物组成】人参 10g，胡桃仁 30g。

【制剂用法】加生姜、大枣，水煎，食后温服。

【方证病机】肺肾两虚，肾不纳气。

【体现治法】肺肾并调，纳气归原。

【适应证候】肺肾两虚。症见喘急不能卧。

【方理剖析】肺司呼吸，肾主摄纳。肺虚则肃降失常，肾虚则摄纳无权，以致肾不纳气，肺虚气逆而喘急不能卧。

此证病本在肾，病标在肺，法当肺肾并调，两顾其虚，但应侧重治本，使肾命之精气得充，俾肺脏之肃降有权则喘逆庶几可平。方中胡桃仁味甘性温，入肺肾两经，既能补肺、敛肺，又能通命门、利三焦，纳气归原。故李时珍说："三焦者，元气之别使，命门者，三焦之本原，盖一原一委也……其体非脂非肉，白膜裹之，在七节之旁，两肾之间，二系着脊，下通二肾，上通心肺，贯属于脑，为生命之源，相火之主，精气之府。胡桃仁颇类其状，故能入此方，通命门、利三焦，命门既通，则三焦利，故上通于肺而虚寒喘嗽者宜之。"人参大补元气，可以增强五脏活力。上二药为伍，一治肺肾之气虚，二通命门而利三焦，使气从三焦下行归肾，共奏补肾定喘功效。

【临证应用】此方专为虚证而设，若为痰火壅盛或虚中夹实者，不宜投此。

【加减化裁】（1）独圣饼（《圣济总录》）：蛤蚧 1 对，人参 45g。共为细末，化蜡 120g，和作 6 饼，每次煮糯米粥一盏，投 1 饼搅化，细细热呷之。治喘嗽，面目、四肢浮肿。此方用人参补元气之虚，蛤蚧纳气归原、摄纳肾气之功更强。

（2）杏仁煎（《普济方》）：杏仁 15g，胡桃仁 15g。共研细，蜜丸，每服 3g，生姜汤下。治久患肺喘，咳嗽不止，睡卧不得者。二药一降肺气，令其下行，一纳肾气，令其归根，上下协同，配合得宜。

【歌括】济生人参胡桃汤，人参胡桃共煎尝，肺肾两虚喘难卧，补肾纳气庶能康。

都气丸（《医宗己任编》）

【药物组成】生地黄 240g，山茱萸 120g，干山药 120g，泽泻 90g，牡丹皮 90g，白茯苓 90g，五味子 90g。

【制剂用法】研细末，炼蜜为丸，每次 6~9g，每日 2~3 次，温开水送服。若作汤剂，用原剂量的十分之一。

【方证病机】肾阴亏损，摄纳无权。

【体现治法】补肾滋阴，纳气归原。

【适应证候】真阴亏损，肾不纳气。症见气喘、面赤、呃逆。

【方理剖析】气喘是本方主症，是肾阴亏损、摄纳无权、气浮于上所致；面赤、呃逆亦为阴虚阳浮之象。主症之外当兼舌红少苔、尺脉虚大，才是阴虚确据。

此方用生地黄、山药补肾阴之不足，牡丹皮泻相火之有余，此三药补虚泄热，调理阴阳，令其阴平阳秘。阳虚而见肾气不纳，又应纳气归原，故用固精敛气的山茱萸、五味子摄纳肾气，并用淡渗降泄的茯苓、泽泻通调三焦，使气机升降之路畅通，利于肺气下行，肾气归根。上七药共用，能奏补肾纳气之效。五味子也有敛降肺气的作用，使肺气下行，肾气摄纳，气喘可平。

【临证应用】上方可以用于以下几种见症。其一，肾不纳气的气喘；其二，阴虚阳浮的面赤；其三，阴虚呃逆；其四，阴虚阳亢的遗精。若相火旺盛，加知母、黄柏泻火坚阴；并加龙骨、牡蛎固涩潜阳；与生脉散合用，治久病失音。

【歌括】《医宗己任》都气丸，茱薯苓泽地味丹，肾不纳气呈气喘，补肾纳气庶可痊。

------小 结------

补肾纳气法共选 2 方，都以气喘为主症，都是肾不纳气所致，都是补肾纳气治法，却有气虚与阴虚之别。人参胡桃汤以人参补元气而以胡桃仁纳气归原，是为气虚不纳而设。都气丸以六味地黄丸补肾滋阴而以五味子、山茱萸纳气归原，是为阴虚不纳而设，二方有一阴一阳之异。

第四节 升降三焦法

升降三焦是根据三焦闭阻病机拟定的治法。

三焦闭阻是指运行于少阳三焦的津气突然发生升降出入失调的病理改变。以瘟疫、急喉痹、干霍乱、神昏不醒为主症，具有病情危急的特点。三焦是六腑之一，位居表里之间，是卫气运行的通道，也是水液升降出入的场所。寒邪犯于体表，由表入里，或瘟疫受自口鼻，自上而下，都可影响三焦津气升降出入失调。

疫邪上受，侵犯三焦，影响津气运行出入，气机阻滞，秽浊壅闭，升降失调，宜用清热解毒之品消除病因、辛香行气之品疏畅气机、辟秽泄浊药物宣泄壅滞，共奏升降三焦之效。如升降散、玉枢丹即属泄泄或升降三焦的方剂。

若骤感寒邪，三焦气闭，欲升不能升，欲降不能降，遂见欲吐不能吐，欲泻不能泻，心腹绞痛，冷汗自出，胀闷欲绝的干霍乱。此为三焦气机隔塞的危急证候，急投辛热峻泻或辛温走窜药物温散寒邪，开其闭结，胀痛而闭诸症庶几可以缓解。如三物备急丸、痧疫回春丹即属温通开闭之方。

此属急证，治疗及时，选方恰当，可以痊愈。治不及时，选方不当，则危亡立见。

升降散 (《寒温条辨》)

【药物组成】蝉蜕 3g, 僵蚕（酒炒）6g, 姜黄（去皮）9g, 大黄 12g。

【制剂用法】共细末。病轻者分 4 次服，用黄酒 1 盅，蜂蜜 15g；病重者分 3 次服，黄酒半盅，蜂蜜 24g；病最重者分 2 次服，黄酒 2 盅，蜂蜜 30g，调匀冷服，中病即止。炼蜜名太极丸，服法同前。

【方证病机】表里三焦实热，升降失调，表里不和。

【体现治法】辛凉宣泄，升清降浊。

【适应证候】表里三焦火热，其证不可名状者。临床证象，归纳起来，约有以下几类。

（1）三焦升降失调：头痛，眩晕，胸膈胀闷，心腹疼痛，呕哕吐食者；内烧作渴，上吐下泻，身不发热者；小便不通，大便久泻无度，腹痛肠鸣如雷者；便清泻白，足重难移者。

（2）少阳邪正交争：憎寒壮热，一身骨节疼痛，饮水无度者。

（3）气分邪热炽盛：四肢厥冷，身冷如冰而气喷如火，烦躁不宁者；身热如火，烦渴引饮，头面卒肿，其大如斗者；咽喉肿痛，痰涎壅盛，滴水不能下咽者；遍身红肿发块，如肿瘤者；头痛如破，腰痛如折，满面红肿，目不能开者。

（4）气血两燔：斑疹杂出，有似风丹、风疮者。

（5）血热妄行：胸高胁起，胀痛，呕吐血汁者；血从口鼻出，或从目出，或从牙缝出，或从毛孔出者；血从大便出，甚至如烂瓜肉，屋漏水者；小便涩淋如血，滴点作痛，不可忍者。

（6）热盛生风：肉瞤筋惕者；舌卷囊缩者；舌出寸许，搅扰不住，声音不出者。

（7）窍闭神昏：谵语狂乱，不省人事，如醉如痴者；热盛神昏，形如醉人，哭笑无常，目不能开者；手舞足蹈，见神见鬼，似疯癫狂祟者；误服发汗之药，变为亡阳之证，而发狂叫跳，或昏不识人者。

以上外证不同，受邪则一，凡未曾服过他药者，无论 10 日、半个月、1 个月，但服此药，无不奏效。

【方理剖析】此方用治表里三焦大热，其证不可名状者。所谓其证不可名状，是指此方的适应证极为广泛，无论表里同病、上下同病、气血同病，都可应用。人是统一的整体，表里、上下、气血之间是彼此协调的。一旦外邪相干，导致表里同病，或升降失调，或气血两燔，或热入营血，迫血妄行，或热搏筋膜，热盛动风，或热扰元神，神机闭阻，于是诸症蜂起。《寒温条辨》所列二十二组证象，不过举例而已。

上述证候，法当表里同治，升降并调，气血兼顾，以消除致病原因，宣泄壅遏邪热，调理已乱气血。俾三焦的邪热有外出去路，已病的表里、上下、气血和调，而病瘳矣。本方体现辛凉宣泄、升清降浊、气血两清法则。方中僵蚕祛风化痰，蝉蜕疏风清热，此二味皆升浮之品，纯走气分，用此以升发三焦清阳之气；姜黄行气、活血、止血，大黄泄热、逐瘀、止血，"亢盛之阳，非此莫抑"，此二味苦寒沉降，既走气分，又走血分，用之以降泄亢盛之阳。四药同用，僵蚕、蝉蜕升阳中之清阳，姜黄、大黄降阴中之浊阴，一升一降，内外通和而杂气之流毒顿消，名曰升降，亦双解之别名也（据《寒温条辨》之意解释）。

此方配伍有如下特点。

瘟疫初起，热郁腠理，法当辛凉宣散，疏解郁热。即使热毒深重，表里俱实，亦宜于苦寒直折之中，兼伍轻扬辛散之品，透热于外，或伍泻下荡热之品，釜底抽薪，使热有外出去路。

此方僵蚕、蝉蜕辛凉透邪，轻浮解郁，达热出表；姜黄、大黄苦寒降泄，泄热于里，有外宣内泄、表里双解之功，这是配伍上的第一个特点。

此方僵蚕、蝉蜕能使三焦的清气上升、外达，姜黄、大黄能使邪热下行，疏通里滞，有升清降浊之功，所以能治升降失调，这是配伍上的第二个特点。

此方僵蚕、蝉蜕疏气分之邪，姜黄解气分之郁，大黄泄气分之热，用于气分邪热，能奏上清下夺、宣通郁滞功效；大黄不仅能走气分，又擅泻血分壅遏邪热。明代李濂在《医史》中谓："血隧热重，须用硝黄。"可见大黄擅泻血热之功已早为古人重视。所以本方能够两清气血，这是配伍上的第三个特点。

此方又能治疗热邪壅遏，迫血妄行的各种出血证候。一般来讲，血热法当凉血，为何此方不用擅长凉血的犀角、生地黄、牡丹皮之属？出血法当止血，为何此方并无专门止血之品？深入剖析可知，邪热弥漫三焦，气病及血，壅遏血隧，迫血妄行，若只选用清营凉血之品，则气分之热不能兼顾而有顾此失彼之嫌；热壅血隧，不用开泄药物而徒恃凉血之品，有损伤阳气之虞，若专用凉血之品，又有血止瘀留之虑。此方不仅能泄气分邪热，并借僵蚕、蝉蜕辛凉开达，透热转气，大黄苦寒降泄，导热下行，用于血分热证，能收事半功倍之效。大黄不仅能够泻下荡热，澄本清源，消除引起出血原因，又能止血、活血，配伍一味大黄即将清热、止血、防瘀融为一体，可谓一举三得，这是配伍上的第四个特点。

此方所治风动证象，是三焦邪热壅滞，横窜筋脉引起筋脉失和的病理改变。用大黄泄去邪热是澄本清源，僵蚕、蝉蜕息风解痉是兼治其标，有标本兼顾之意，这是配伍上的第五个特点。

神昏谵语，狂乱无知，手舞足蹈，见神见鬼，全是一派神志不清证象，当属邪热炽盛，神机闭阻使然。此方有僵蚕、蝉蜕辛凉透邪，升发清阳；姜黄理气解郁，和其气血，畅其情志；大黄苦寒降泄，荡其邪热，降其浊阴。俾热去、清升、浊降、郁解而狂躁庶几可愈。

【临证应用】此方用途广泛，但见其中一组证象，审其确属实热为患，即可应用。

【歌括】升降散中用蝉僵，姜黄大黄四味研，升清降浊功偏擅，表里同病亦可餐。

玉枢丹（《是斋百一选方》）

【药物组成】山慈菇（去皮，焙）60g，五倍子60g，红芽大戟45g，千金子（去壳，用纸包裹，研，去油）30g，麝香9g，雄黄15g（后二味系后人所加）。

【制剂用法】各研末和匀，以糯米粥和为锭，每锭重3g。每服一锭，病甚者连服，取利一二行，用温粥补之。

（1）一切饮食药毒，如蛊毒、瘴气、河豚、土菌、死牛马毒：用凉水磨服一锭，或吐或利即愈。

（2）痈疽发背、疔肿杨梅等一切恶疮，风疹、赤游、痔疮等：均用凉水或酒磨涂，日数次，立消。

（3）阴阳二毒，伤寒狂乱，瘟疫，喉痹、喉风：并用凉水入薄荷汁数匙化下。

（4）心气痛并诸气：用淡酒化下。

（5）泄泻、下痢、霍乱、绞肠痧：用薄荷汤化下。

（6）中风、中气、口紧眼歪，五癫五痫，筋挛骨痛：用暖酒化下。

（7）自缢、溺水死，心头微温者：用凉水磨灌之。

（8）传尸劳瘵：凉水化服，取下恶物虫积为妙。

（9）久近疟疾：将发时煎桃枝汤化服。

（10）女人经闭：红花酒化服。

（11）小儿惊风，五疳为痢：薄荷汤下。

（12）头痛头风：酒研贴两侧太阳穴上。

（13）诸腹膨胀：麦芽汤下。

（14）风虫牙痛：酒磨涂之，亦吞少许。

（15）跌仆伤损：松节煎汤下。

（16）烫火伤，毒蛇、恶犬等一切虫兽伤：并用凉水磨涂，仍服之。

【方证病机】瘟毒秽浊，伏于三焦。

【体现治法】解毒利窍，通畅气机，峻泻痰浊。

【适应证候】湿温时疫。症见神昏督闷，呕恶泄泻，小儿痰壅惊闭，解诸毒，疗诸疮，利关节，治百病，起死回生，不可尽述。

【方理剖析】温热疫毒之邪，自口鼻而入，客于少阳三焦，气机闭阻，水液壅滞，变为痰浊，湿热熏蒸，上蒙清窍，遂见神昏督闷；乘入阳明则呕，贼及太阴则泻；阻滞气机则胀、痛、闭；壅于经脉则生疮肿。虽然见症不同，总由湿热秽浊伏于少阳三焦使然。

本方解毒力量甚强，所以能解诸毒者。有大戟、千金子解蛊毒，五倍子消酒毒、药毒，朱砂解胎毒、痘毒，山慈菇解恶蛇狂犬毒；得赋纯阳之色，禀正阳之气，能化幽阴、消痰滞、散风毒、消暑热毒、解伤寒阴毒、伏虫兽毒、辟百邪、杀百毒的雄黄为主帅；解沙虫溪瘴毒，通诸窍之不利，开经络之壅遏的麝香为前驱，集解毒药之大成，故无往不利而所向披靡矣！

以上是就消除病因而言，本方又有通畅气机、利窍涤浊、宣通壅滞作用。方中山慈菇泻火解毒，涤痰散结；大戟峻泻逐水，通利小便；千金子行水破结，导滞通肠；雄黄搜剔三焦，消解痰涩。四味竞其峻利之功，搜剔之力，得辛香走窜、无往不利、利窍开闭、通经活络的麝香为助，则外而皮毛、内而脏腑、深而骨髓、浅而经络、上而清窍、下而浊窍之气机无所不通。全身气机皆畅，关节均通，则百病自解，疮肿自消。然散而不敛，通而不涩，则真气恐因而涣散，元气每受其损伤。故再入五倍子敛肺降火，朱砂镇心宁神，以救其偏而补其缺，通中寓敛，病除而正气亦安。本方所用药物，其性则寒温平并进，其味则辛苦甘并全，其质则草木、兽虫、金石无有所遗，其法则通敛、升降无不尽备，徐灵胎誉为秘方第一，非虚言也。

【临证应用】（1）此方用途极广，之所以广是因本方有很强的解毒作用，可以消除致病原因，还有升降气机、峻泻秽浊的作用，可以荡涤五脏六腑壅滞。故凡诸毒、诸疮、诸多危证，用之得当，均能取效。所谓起死回生，不过言其效捷而所治都是急证而已。

（2）对瘴疟、霍乱、痧胀、喉痹、中恶、疮疡、疔肿、蛇伤、犬伤、虫伤，用之得当，往往奏效。

【歌括】玉枢用药允称奇，慈菇大戟蛤续随，雄朱解毒麝开窍，疫毒秽浊此能医。

痧疫回春丹 (《时病论》)

【药物组成】苍术 60g，雄黄（飞净）21g，沉香 18g，丁香 30g，木香 30g，郁金 30g，蟾酥 12g，麝香 3g。

【制剂用法】共为细末，水泛为丸，加飞净朱砂为衣，每次服 0.2g，开水吞服，亦可研末吹鼻。

【方证病机】三焦气阻，升降失常。

【体现治法】升降气机。

【适应证候】一切痧疫。

【方理剖析】本方可用于两个方面的证候：一是发痧，以腹部绞痛为主症；一是时疫，无论老幼，所患皆同。所谓发痧，是指运行于三焦的气机突然受阻，欲升不能升，欲降不能降，升降出入受阻，以致腹痛如绞。

本方有解毒辟秽、宣通气机作用。方用郁金、丁香、沉香、木香、麝香疏畅气机，开三焦闭塞。郁金走上焦，丁香走中焦，沉香达下焦，木香通行上下，麝香无处不到，使表里上下、五脏六腑之气流通，而腹痛自止。用苍术燥湿，通三焦津液壅滞；雄黄、蟾酥解毒搜邪，开其闭结，共奏逐邪开闭、升降气机功效。亦可用于疫毒，盖方中雄黄乃治疮杀毒要药，蟾酥能拔一切风火热毒之邪，使其外出故也。

【临证应用】突然腹痛如绞，可用此方。

【歌括】痧疫回春用雄黄，丁沉木郁与麝香，苍术蟾酥为丸服，绞肠痧疫服之康。

三物备急丸 (《金匮要略》)

【药物组成】大黄 30g，巴豆 30g（去皮心熬，外研如脂），干姜 30g。

【制剂用法】上药都须精新，先捣大黄、干姜为末，研巴豆纳中，合治一千杵，用为散，蜜和丸亦佳，密器中贮之，勿令泄。用时以暖水或酒服大豆许三四丸，或不下，捧起头，灌令下咽，须臾当差，如未差，更与三丸，当腹中鸣，即吐下便差。

【方证病机】脏寒阴结，升降失常。

【体现治法】温通泄闭，调理升降。

【适应证候】卒然心腹胀痛，痛如锥刺，气急口噤，暴厥。

【方理剖析】此证属于脏寒阴结机制。外寒骤加，脏寒阴结，阻其气机，升降失常，闭结不通，则心腹胀痛，有如锥刺。浊阴凝聚，上逆则气急口噤，甚至卒然昏倒而为暴厥。

急证刻不容缓，法当急攻，唯有温通泄闭，复其升降，方能挽生命于俄顷。故方用大辛、大热、大毒的巴豆，温通泄闭，荡五脏、涤六腑、通闭塞；干姜助巴豆以温散凝结之寒，大黄制巴豆以缓峻泻之势（李时珍谓巴豆"与大黄同用，泻人反缓，为其性相畏也"）。三味同用，能奏温通破结之效。用蜜为丸，能解其毒，缓其峻，虽猛仍是有制之师，用之若当，确有良效。

古代方书曾将此方用于多种急证。《外台秘要》用治"干霍乱，大小便不通，烦冤欲死""卒上气，呼吸气不得下，喘逆""卒死及感忤，口噤不开"。《太平圣惠方》中治"因食热饱，及饮冷水过多，上攻肺脏，喘急不已"。《圣济总录》中治"霍乱，卒暴心腹痛""小儿木舌，肿胀满口中"。《医学心悟》中治"中食至甚，胸高满闷"。上述证候反映了两类基本病理改变。一属肠结不通，引起心腹绞痛，或暴饮暴食，停留胃脘，气机不通，以致胸高满闷。一属外邪卒犯，脏寒阴结，三焦气机不得升降，而见干霍乱，腹痛如刺，或卒倒无知，口噤不开，或突然呼吸困难，气不得下，或见气喘，或见木舌，肿胀满口。上述证候，一因肠道阻滞，一因三焦寒凝气结，用此方温通破结，肠道阻滞者可使其泻，三焦升降失调者可使其通。现代方书单从冷食积滞、阻结肠道作解，义似未允。若非急证而系冷积便秘，何需用此峻药。

【临证应用】本方可用于卒起暴急，脏寒阴结，病情不急则一般不用。孕妇、年老体弱者不能用。如服后泻下不止，可吃冷粥以止之。

【歌括】三物备急巴豆研，干姜大黄不需煎，卒然腹痛因寒结，急速投之莫迟延。

-------- 小 结 --------

本法只选4方，都治三焦闭阻、升降失调的急证，是相同处。升降散所治极多，选药奇特，举凡表里不和、升降失调、气热血热，用此疏表通里，升清降浊，都可获效。玉枢丹所治也多而选药更奇，全方着重解毒泄浊，疏利五脏，用药虽奇，仍有道理可寻。痧疫回春丹除用解毒药外，多是疏畅气机药物。三物备急丸不用畅气行津药物，而用峻泻药以温通泄闭，又是另一种风格。四方相较：解毒力量玉枢丹最强，开泄力量三物备急丸最强，行气力量以痧疫回春丹为优，泄浊力量以玉枢丹为胜，是其不同处。

第五节　调中降逆法

调中降逆是根据浊阴不降病机拟定的治法。

浊阴不降，以呕吐反胃为主症。这是中焦升降失调，胃气上逆的病理改变。胃气之所以上逆，又是五脏气机升降出入失调，津液运行受阻，或饮食直接阻碍中焦升降之机，引起胃气逆而不降。所以呕吐是脏腑功能失调，津气互为因果的病理改变。病位虽在中焦，病机却关乎五脏六腑。形成浊阴不降的机制，归纳起来，约有以下八种。一是中焦虚寒，胃失和降；二是温热疫毒，侵犯胃肠；三是食积阻滞，胃失和降；四是浊饮停聚，逆而不降；五是肠道壅滞，浊阴上逆；六是风寒之邪，内侵胃腑；七是气化不行，水逆犯胃；八是肝胆有病，横逆犯胃。肺、脾、肝、肾功能异常，津气失调，均可致吐。临证之际，应当谨察上下内外，分析升降出入失调原因，才能揭示致呕本质。据证施治，才能获得良效。

浊阴不降而呕，法当调中降逆，复其生理之常。故常选用半夏、生姜、砂仁、陈皮、竹茹、紫苏叶、藿香、吴茱萸、代赭石等药为主，组成调中降逆之方以调畅气机，祛其湿浊。方如橘皮竹茹汤、小半夏汤、大半夏汤、旋覆代赭汤、半夏茯苓汤、旋覆花汤等，都体现这一法则。

胃气上逆之证，有寒热之分、虚实之异，临证组方，不可不审。寒证呕吐，常兼脘腹疼痛、喜热恶凉、舌淡苔白、脉象沉紧，宜选吴茱萸、丁香、砂仁、半夏等温性降逆药物与干姜、桂枝、附子同用以温中降逆，方如砂半理中汤。热证呕吐，以食入即吐、烦躁口苦、舌红苔黄、脉象弦数为主症，当用竹茹、代赭石、半夏等降逆药与黄芩、黄连、石膏、芦根等药配伍以清热降逆，方如蒿芩清胆汤。虚证呕吐尤为常见，应当选用人参、白术、茯苓、甘草之属以补气健脾，如治虚寒呕吐的砂半理中汤、虚热呕吐的竹叶石膏汤、纯属脾虚呕吐的香砂六君子汤，都是这种结构。

呕吐由于胃气上逆，自然当以调气为先，治呕诸方常用陈皮、紫苏叶、藿香、砂仁之属，既寓治呕当先调气之意，也具芳香化湿之功。对于气机上逆、湿浊内停、浊阴上逆之呕，投此若合符节。引起胃气上逆的原因很多，有因肺气失宣，出入受阻而致者，也有因肝胆气郁，横逆犯胃而致者，所以本类方又常配伍紫苏叶、枇杷叶、桔梗、杏仁等宣降肺气，肺气宣发则升降自调，伍疏达肝气的柴胡、枳壳之属，令木气不郁则胆胃自和。究其调气目的，在于恢复五脏气机升降出入常态。

呕吐属于痰饮水湿上逆者常居十之七八，治疗这种浊阴上逆之呕，若不祛其痰饮、化其湿浊，唯以调气降逆是务，将会徒劳无功。观调中降逆诸方每配半夏、茯苓、砂仁之属，盖欲借其燥湿、化浊、淡渗之功，祛其湿浊，恢复脾运。再从气与津的关系分析，三焦是津气升降出入的共同通道，气机调畅则津液流通，津液流通则气机调畅。呕吐是津随气逆，自当两调津气。

治疗呕吐，尤须考虑下部是否有阻滞。盖胃气之所以不得下行，也有因下有阻滞而致者。故仲景提出了"视其前后，知何部不利，利之即愈"的治疗原则。仲景用大柴胡汤、大黄甘草汤通大便以治呕吐，即体现了病在上求之于下的治法。

其他脏腑病变波及中焦而呕者，常见以下三种类型。

肺胃不和：此证既有风寒束表证象，也有胃气上逆之呕，自当选用疏风、散寒、宣肺药物以解在表风寒，宣降闭郁的肺气，在解表的基础上和其肠胃。所以本类方常选具备解表、和里两种作用的紫苏叶、藿香、生姜之属与砂仁、半夏、茯苓等药组合成方。如不换金正气散即为肺胃不和的呕吐而设。

胆胃不和：此证既有口苦、胁痛等肝胆症状，又有呕吐、恶心等脾胃症状。呕吐仅是现象，胆系病变影响脾胃才是病变本质。所以应把治疗重点放在肝胆，如大柴胡汤、小柴胡汤、蒿芩清胆汤即属这种配伍形式。根据"胃本不呕，胆木克之则呕"的理论，一般呕吐亦可配伍适量疏肝的柴胡、枳壳，柔肝的白芍，缓肝的甘草、大枣，镇肝的代赭石，增强止呕效果。

气化失司，水邪上逆：肾阳虚衰，气化不行，水从少阳三焦上逆犯胃，常以小便不利与呕吐并见为特征。但须兼见舌体淡胖才是阳虚水泛机制。亦有表证初起即影响肾的气化功能障碍而见水邪上逆者。此种机制当用桂枝、附子温阳化气，恢复肾脏生理之常，再用茯苓、泽泻利水，祛除已停之水，气化正常则不治吐而吐自愈。方如五苓散、真武汤。

此外，呃逆虽属膈肌痉挛，亦有因中焦气机上逆而致者。

橘皮竹茹汤（《金匮要略》）

【药物组成】 橘皮 30g，竹茹 30g，生姜 15g，大枣 30 枚，甘草 15g，人参 3g。

【制剂用法】 水煎，分 3 次，温服。

【方证病机】 中焦不运，津随气逆。

【体现治法】 调中降逆。

【适应证候】 哕逆，呕吐。

【方理剖析】 哕逆，今称呃逆。此方所治之呃，是因中焦失运，气郁津凝，阻滞少阳三焦膈膜，膈膜收引，遂见呃逆。病位虽在脾胃，病机关乎肝胆。如果纯属脾胃病变，则见胃气不降，浊阴上逆的呕吐。

中焦失运，气结津凝，滞于膈膜而见呃逆，法当运其中焦，开其窒塞，调其逆气，缓其急迫，使中焦健运，津气通畅，逆气下行，则呃逆可止。橘皮芳香而温，用量独重，功专疏理滞气、醒脾祛湿、下气止呃，与生姜同用，能奏醒脾化湿、调气行津、温胃降逆功效。此证寒热证象并不明显，而呃逆之势又较急迫，橘皮轻用虑其药不胜病，重用又恐过于温燥，故用清热涤痰、止呕止哕的竹茹为辅，不仅能够增强祛痰泄浊与降逆止呃功力，还能制约陈皮、生姜过于温燥，有相反相成之妙。呃逆属肝系之膈膜挛急现象，用甘草、大枣有"甘以缓急"之意。观仲景诸方，一般仅用大枣 12 枚，而此方用至 30 枚，甘草一般仅用二至四两，而此方有五两之多，推求重用之意，盖不全为健中而设也。人参用量独轻，其意不在补气而在防止橘皮耗气，盖橘皮用量独大，特用此以监制之也。综上观之，此方竹茹、人参之用，皆在于驾驭橘皮，使其独擅其功，成有制之师，此之谓也。

或谓：历代医家均谓呃逆是由胃气上逆使然，病机分析联系到肝，有无根据？

联系肝系分析的理由有二：其一，呃逆并非胃气上逆，而是膈膜痉挛。肝主身之筋膜，就其结构而言，属于肝系，应该联系肝胆，病位才较准确。其二，临床观察，因寒、热、虚、实、气滞、血瘀、痰凝、湿阻均可致呃，所用之方，除着重消除致呃原因以外，多用芍药、甘草、大枣之属柔肝缓急。如四逆散、大柴胡汤、真武汤皆能治呃而都用白芍即是，从治疗角度看，也应联系肝系。

或谓：《金匮要略》注家一致认为此系胃虚有热，今从不偏寒热分析，是否符合事实？

正因力求符合实际，才从不偏寒热分析。理由如下：《金匮要略》中只有"哕逆"二字，未曾指出偏热，此其一也。所用橘皮重达一斤，生姜亦达半斤，二者皆属辛温之品，虽有二升竹茹之凉，亦仅不偏寒热，不会变温为凉，此其二也。《三因极一病证方论》谓此方治"咳逆呕哕，胃中虚冷，每一哕八九声相连，收气不回，至于惊人者"，明确指出属寒，此其三也。注家均谓胃虚偏热，是因方中有寒凉的竹茹，以药测证，似应偏热，故而并未从剂量上权衡轻重。如果橘皮、生姜用量减轻，用于胃虚有热自然无可非议。

此方也有降逆止呕之功。呕吐属于胃气上逆，方中橘皮、生姜、竹茹均有祛痰降逆之功，人参、甘草、大枣均有和胃缓急之力，用治呕吐，才是真正的调中降逆法则。

学习本方应该注意几点：一是气郁津凝，引起膈膜痉挛，是呃逆的基本病理，不能单纯责之于脾胃。二是橘皮、生姜、竹茹之量为何独重？人参之量为何独轻？甘草、大枣之量重于一般方剂，除和中之外，还有何种作用？三是剂量大小可以左右本方证病性的寒热。

【临证应用】（1）近世均将橘皮、生姜用量改轻，用于胃虚有热的呃逆、呕吐。

（2）《方函口诀》说："此方用大量甘草，妙法也，用少则不效。"只赞其妙而未阐述其妙处，学者仍然莫名其妙。用大量甘草、大枣有甘以缓急之意。

【歌括】橘皮竹茹治哕良，人参草枣共生姜，气滞津凝呈呕哕，调中降逆即能康。

丁香柿蒂汤 (《症因脉治》)

【药物组成】丁香 10g，柿蒂 10g，生姜 12g，人参 10g。

【制剂用法】水煎，分 3 次，温服。

【方证病机】中焦虚寒，气机上逆。

【体现治法】温中降逆。

【适应证候】胃寒呃逆，胸闷脘痞，舌淡苔白，脉象沉迟。

【方理剖析】本方所治之呃，属于胃寒机制。其机制是：因久病导致中寒，因中寒导致气郁不舒，因气郁不舒导致膈膜挛急，以致呃逆。何以知其为气郁？在主症以外，兼见胸闷脘痞可知。何以知其为寒？在主症以外，兼见舌淡、脉迟，故知之。

病由中焦虚寒引起，法当温中益气；症见膈膜挛急而呃，故宜降逆止呃。方中丁香温中、止呃，具备两种作用，柿蒂涩平，专止呃逆。两药同用，即《皇祐简要济众方》中的顺气汤，谓治"呃逆神验"。由此可见，本方是用二药温通气机以达止呃目的。生姜温胃散寒，能够增强散寒效力；人参益气扶正，又能兼顾其虚。四药同用，能奏温中补虚、降逆止呃功效，呕吐亦能应用。

【临证应用】以呃逆而兼舌淡苔白、脉象沉迟为辨证要点。

【歌括】丁香柿蒂参与姜，呃逆因寒中气戕，温中降逆兼益气，或加竹橘用皆良。

加味黄连苏叶汤 (《厦门医学》)

【药物组成】黄连 2g，紫苏叶 3g，半夏 9g，茯苓 9g，竹茹 9g，枇杷叶 9g，柿蒂 9g。

【制剂用法】水煎，频频冷服。

【方证病机】肺胃不和，胃热气逆。

【体现治法】宣肺清热，降逆止呕。

【适应证候】肺胃不和，稍偏热之呕吐。

【方理剖析】《温热条辨》说："湿热证，呕恶不止，昼夜不差，欲死者，肺胃不和，胃热移肺，肺不受邪也，宜用川连三四分，苏叶二三分，两味煎汤，呷下即止。"本方由此加味而成，故名加味黄连苏叶汤。外邪相侵，卫气内陷，郁结化热，津随气升，上逆作呕。所谓肺胃不和，实指肺气不宣，气不出表而内归胃肠，以致胃失和降。其机制是：外感风寒→肺卫闭郁，津气宣发受阻→从三焦内归胃肠→化热上逆→呕吐。

肺胃不和，上逆作呕，法当宣通肺胃，令卫气出表而上逆的胃气自降。此方用黄连清其胃热，紫苏叶宣通肺胃。所谓宣通肺胃，是指紫苏叶既能开宣肺气，疏达表邪，又能芳香化浊，和胃降逆，通过宣肺疏表作用，恢复卫气正常出入，通过芳化和中作用，恢复脾胃正常升降，与黄连共奏宣肺清热、降逆止呕功效。加祛痰降逆的半夏，清热涤痰的竹茹，淡渗利湿的茯苓，开宣肺气的枇杷叶，降气止呃的柿蒂，无非增强调气行津之功，津气升降出入有序，肺胃自和，呕逆自止。此方展示了肺胃不和致呕的病机，津气升降出入异常的基本病理，宣通肺胃的治疗方法。由于津气异常与肺气不宣直接有关，故方中的紫苏叶、枇杷叶着眼于开宣，是调理津气的出入，其余药物立足于降泄，调理津气的升降。

此方黄连、紫苏叶用量很轻的道理何在？

王孟英谓："此方药止二味，分不及钱，不但治上焦宜小剂，而轻药竟可以愈重病，所谓轻可去实也。盖气贵流通，而邪气扰之，则周行窒滞，失其清虚灵动之机，反觉实矣。唯剂以轻清，则正气宣布，邪气潜消，而窒滞者自通。设投重药，不但已过病所，病不能去，而无病之地，反先遭其克伐……川连不但治湿热，乃苦以降胃火之上冲，苏叶味甘辛而气芳香，通降顺气，独擅其长。然性温散，故虽与黄连并驾，尚减用分许而节制之，可谓方成知约矣。世人不知诸逆冲上皆属于火之理，治呕，辄以姜、萸、丁、桂从事者，皆粗工也。余用以治胎前恶阻，甚妙。"王孟英阐述二药用量宜轻之理可通，唯谓呕逆皆属于热，直斥使用干姜、吴茱萸、丁香、桂枝即为粗工，未免欠妥。盖呕逆属热者固多，因寒者亦复不少，指出不能一律使用热药则可，斥为粗工则期期以为不可。

此方证多见于湿热初起，与藿香正气散证致呕的机制相同，仅有一寒一热之异。

【临证应用】以呕吐不止，兼见舌红、苔黄为辨证要点。

【歌括】加味黄连苏叶汤，苓夏柿茹杷叶匡，肺胃不和呈呕逆，清热止呕效果良。

半夏茯苓汤（《备急千金要方》）

【药物组成】半夏12g，茯苓12g，陈皮9g，甘草2g，生姜6g，旋覆花（布包煎）10g，细辛3g，桔梗6g，人参6g，地黄12g，白芍18g，川芎6g。

【制剂用法】水煎服。

【方证病机】体虚湿盛，妊娠恶阻。

【体现治法】养血柔肝，祛痰降逆。

【适应证候】体虚湿盛，妊娠恶阻。症见烦闷呕吐，恶闻食气，头眩体重，肢节重痛，多卧少起。

【方理剖析】妊娠恶阻，多因平素体弱，脾运不健，痰湿较盛，一遇怀孕，肝的疏泄失常，乘虚横逆犯胃，痰浊上逆所致。本方证即上述机制。头眩体重、肢节重痛、多卧少起，即体虚湿盛的辨证依据。

体虚湿盛而妊娠恶阻，法当养血柔肝、祛痰降逆。故方用地黄、川芎、白芍养血柔肝，待肝血得充，胎元得养，肝木和柔，庶不横逆犯胃。半夏、陈皮、茯苓、甘草为著名的二陈汤，本方用此以利气、调中、祛湿、降逆，再加温中降逆的生姜、降气祛痰的旋覆化，则祛痰降逆之功大为增强。用桔梗、细辛宣降肺气，使肺气宣降，则胃气亦随之而降；人参益气扶正，照顾体虚，各有用意。

此方配伍反映了两个特点：其一，妊娠恶阻是由胎元初结，引起肝的疏泄失常，医者不能专治呕吐，而应考虑和血养胎，调理肝的疏泄。此方配伍地黄、白芍、川芎意即在此。白芍柔肝，令肝木和柔，即是调理肝的疏泄。其二，呕吐虽系胃气上逆，亦应考虑肺失宣降，此方有旋覆花、细辛、桔梗宣降肺气，不仅能助胃气下行，亦有金能制木之意。

【临证应用】偏热烦渴、口生疮者，去陈皮、细辛，加前胡、知母；偏寒下利者，去地黄，加桂心；若食少，胃中生虚热，大便闭塞，小便亦少者，去地黄，加大黄、黄芩（加大黄，当审慎）。

【歌括】半夏茯苓草陈皮，旋覆姜辛桔梗齐，地芍芎参益气血，妊娠恶阻此能医。

旋覆代赭汤（《伤寒论》）

【药物组成】旋覆花15g，代赭石25g，半夏10g，生姜25g，人参10g，炙甘草15g，大枣12枚。

【制剂用法】水煎，分3次，温服，1日量。

【方证病机】中虚浊阻，气逆不降。

【体现治法】和中降逆。

【适应证候】（1）中虚浊阻，气逆不降。症见心下痞，嗳气，呕恶，反胃，苔白腻，脉弦。

（2）便秘：属浊阴不降。

（3）眩晕：属痰浊上逆。

【方理剖析】脾胃主运化水湿，升清降浊。若中气虚弱，不能运化水湿，阳应升而不升，阴宜降而不降，浊邪留滞，阻于胃脘，遂呈心下痞硬，胃气上逆，而见呕吐、反胃。设使胃浊不降，传导失职，可见上有涎液停留、下有便结不通的矛盾现象。从何知道此证属于中虚浊结？从苔白腻而脉弦知之。综上，此证病在中焦，病性属于虚中夹实，有脾运不健的一面，亦有津气阻滞、升降失司的另一面。

其基本病理是：脾运不健，湿聚成涎→涎液中阻，升降失调→嗳气、呕恶、反胃、便结、眩晕。

中虚浊阻，气逆不降，治宜祛涎降逆、益气和中。方中旋覆花功宣降肺胃之气，消痰行水，王好古谓旋覆花能治嗳气，本品治胃而兼治肺；代赭石甘寒质重，既能镇冲气之上逆，又能平肝气之横逆，是治胃而兼治肝。半夏、生姜促进脾运，涤饮止呕，此二味蠲饮涤涎，专为浊阴凝聚的心下痞硬、嗳气、呕恶而设。佐人参、甘草、大枣益气和中，炙甘草、大枣甘以缓急，使中焦健运，涎饮涤除，则清升浊降而诸症可愈。

唐容川谓："此方治哕呃，人皆知之，而不知呃有数端，胃绝而呃不与焉。一火呃，宜用承气汤；一寒呃，宜用理中汤加丁香、柿蒂；一瘀血滞呃，宜大柴胡汤加桃仁、牡丹皮。此方乃治痰饮作呃之剂，与诸呃有异，不得见呃即用此汤也。"唐容川指出此方能治呃逆，但呃逆病机不一，此方只宜于痰饮作呃，用时应当细辨。

【临证应用】（1）胃虚气逆、肝胃不和所致的痞满、嗳气、呕吐、呃逆都可应用本方。方中代赭石、旋覆花、半夏三药的剂量宜重。

（2）胡汝定氏用此方治疗各种眩晕 150 例，均取得良好效果，扩大了本方用途。眩晕多由痰浊从少阳三焦上蒙清窍，干犯膜原引起。此方有旋覆花、生姜、半夏降其浊阴，代赭石平肝镇静，炙甘草、大枣缓其急迫，再用人参益气，气旺则清气自升，浊阴自降，故有效。

【歌括】旋覆代赭用人参，半夏生姜草枣群，嗳气不除心下痞，虚中实证此方寻。

小半夏汤（《金匮要略》）

【药物组成】半夏 15g，生姜 24g。

【制剂用法】水煎，分 2 次，温服。

【方证病机】痰饮内停，浊阴上逆。

【体现治法】祛痰降逆。

【适应证候】痰饮，呕吐，胸痞痰多，苔腻不渴。

【方理剖析】《金匮要略》用此方治"诸呕吐，谷不得下"，可见本方是以呕吐为主症。呕吐的原因甚多，此方所治，属于痰饮停聚于胃，上逆作呕机制。故《金匮要略》痰饮篇特意指出"呕家本渴……今反不渴，心下有支饮故也"。何以知其为饮邪停胃？从胸痞痰多、苔腻不渴知之。其基本病理是：脾不运湿→痰饮内停→胃气上逆→呕吐。

方中半夏的祛痰降逆作用较强，用治痰饮呕吐，疗效确切可靠。佐生姜温胃涤饮，降逆止呕，不仅能增强祛痰降逆之功，又能制半夏之毒，是一结构简单而有效的古方。

本方生姜若改为干姜，即《金匮要略》中的半夏干姜散，治"干呕，吐逆，吐涎沫"。半夏干姜散温中散寒力量强于小半夏汤。若生姜改为生姜汁，即《金匮要略》中的生姜半夏汤，治"病人胸中似喘不喘，似呕不呕，似哕不哕，彻心中愦愦然无奈者"，长于涤饮散结，降逆力量不及小半夏汤。

【临证应用】（1）《杨氏家藏方》玉液汤：即本方，"治眉棱骨痛不可忍者"，是湿聚成痰，随少阳三焦上逆，阻于眉棱骨所致。故用此方祛痰降逆则其疼痛自消。

（2）《方函口诀》说："此方为呕家之圣剂，就中最宜水饮之呕。水饮之证，背七八椎处如手掌大冷者是也，眩晕证用此方百发百中。"指出所治是因水饮引起。

【加减化裁】（1）小半夏加茯苓汤（《金匮要略》）：即本方加茯苓。治呕吐，膈间有水，眩悸者。仅加一味茯苓，便展示了温胃散水、燥湿运脾、淡渗利湿的结构，成为二陈汤的雏形。

（2）干姜人参半夏丸（《金匮要略》）：药从方见，治妊娠呕吐不止。

【歌括】小半夏汤用夏姜，药仅两味效佳良，呕吐痰多因浊逆，祛痰降逆即能康。

大半夏汤 (《金匮要略》)

【药物组成】 半夏 15~30g，人参 10g，白蜜 30g。

【制剂用法】 前二味水煎，汤成去渣，纳白蜜和服。

【方证病机】 痰浊凝结，阻滞中焦。

【体现治法】 调中降逆。

【适应证候】 胃反呕吐，心下痞硬，神倦体弱。

【方理剖析】 本方出自《金匮要略》，治疗"胃反呕吐"。胃反是指"朝食暮吐，暮食朝吐"。此证与一般呕吐不同。一般呕吐，虽不饮食亦呕吐不止；此证以食入则吐，不食则不吐为特点。由此可知，此证是因食管或幽门阻塞，食物不能正常下行，才会出现上述证象。脾以升为健，胃以降为和，胃反呕吐，自属胃气逆而不降，胃气之所以逆而不降，则因痰浊凝结，阻塞食管或幽门使然。此证病程较长，加之食入即吐，缺乏营养，所以患者体质虚弱，形成本虚标实证。

痰浊凝结，阻塞食管而见朝食暮吐，法当祛痰泄浊，开其滞塞。故本方重用半夏燥湿祛痰，开其"坚痞"。《金匮要略》中半夏用至二升，四倍于一般剂量，推求其意，盖欲令其力起沉疴而独建伟业也，复配人参、白蜜两补气阴，对于正气极度衰弱患者，得此可以鼓舞正气，增强抗病能力。白蜜又可制半夏之毒，缓幽门痉挛，实一举而两得焉。

【临证应用】 本方亦可用于一般呕吐而见心下痞硬者。如有气滞证象，可加枳壳、陈皮行气导滞。

【歌括】 大半夏汤半夏多，人参白蜜三味和，朝食暮吐名胃反，调中降逆庶能瘥。

-------------------------------- 小 结 --------------------------------

本法选方 7 首，虽同属胃气上逆病机，同属调中降逆治法，却有不同特点。橘皮竹茹汤呕吐、呃逆均可使用，此方除人参以外，其余药量特重，可据病性寒热调整药量，偏寒者可减少竹茹用量，偏热者可减少橘皮、生姜用量。丁香柿蒂汤有温中止呃之功，唯胃寒呃逆宜之。加味黄连苏叶汤证属肺胃不和，病性偏热，方中黄连、紫苏叶之用量最轻，需要留意。半夏茯苓汤为妊娠呕吐而设，除用降逆止呕药外，兼配养血调肝之品。旋覆代赭汤为中虚浊阻、气逆不降而设，能治嗳气、呕恶、眩晕，虽以治胃为主，却又不忘肝肺两脏，盖气的升降与肝肺有关故也。小半夏汤以治痰饮呕吐见长，大半夏汤以胃反呕吐为主症。上述特点，应该掌握。

第六节　益气升陷法

益气升陷是根据中气下陷病机拟定的治法。

所谓中气下陷，是指脾虚气弱，气机下陷，固摄和升举功能障碍或衰退的病理改变。要想明白中气下陷的道理，就应先了解气机升降出入的正常生理，才能知常达变。

《素问·六微旨大论篇》说："出入废则神机化灭，升降息则气立孤危，故非出入，则无以生长壮老已，非升降，则无以生长化收藏。是以升降出入，无器不有。"气血津精的升降出入，反映了阴阳运动的基本形式。其中，气的升降出入尤起关键作用。因为，气为血帅，津随气行，故气行则血行，气滞则血滞；气畅则津布，气郁则津壅；气虚不固则津泄为汗，或血溢脉外。

腠理是三焦的组成部分。三焦涉及范围极广，外联肌表，内接脏腑，上下内外，无处不有，举凡人身孔窍，皆与腠理通联。故周学海在《读医随笔》中说："人身肌肉筋骨，各有横直腠理。为气所出入升降之道，升降者，里气与里气相回旋之道也；出入者，里气与外气相交接之道也。"周氏此论，阐明了腠理是卫气升降出入的道路，腠理除为气的通道以外，也是津液升降出入之所，二者在生理状态下相须为用，在病理状态下又常交相影响。

往来于三焦的气，是五脏功能活动的动力，也有温煦皮毛、固护体表、固摄津血不使外泄之功，此气最宜充盛而恶虚损，最宜畅通而恶郁结。中气下陷，实指升降出入于少阳三焦的阳气内郁而不外达，下陷而不上升。由于中焦是四运之轴，虽属三焦阳气下陷，却与中焦升降失调的关系密切。

中气下陷，多由脾气虚弱发展而来。凡能引起脾气虚弱的原因，都有可能导致中气下陷。如坐车颠簸、用力负重、妇女生育用力，或因久泻久痢，损伤中气，导致脾虚下陷等，尤属多见。

中气下陷的基本病理，集中反映在气虚不荣、气虚不固、气虚不摄、气虚不举、气陷不升、气郁不达六个方面。①气虚不荣：脾失健运则生化不足，生化不足则气虚不荣，从而可见饮食减少、面色萎黄、精神倦怠、动则心悸、舌质淡嫩、脉象缓弱、寸脉尤甚等症；脾为肺母，脾气虚损，进而引起肺气不足，可见少气懒言、语声低微等症。②气虚不固：《素问·生气通天论篇》说："阳气者，卫外而为固也。"肺脾气虚，循于分肉之间以温毛腠而成卫外之用的卫气亦弱，可见形寒祛冷、体常自汗、易感外邪等症。③气虚不摄：气有统摄营血阴精之功。中气虚陷，不能摄血，血不循经，溢于脉外，即见肌衄、尿血、便血、血崩；不能摄津，阴津下流，变生湿浊，可致久泻、久痢、尿频、失禁；不能摄精，可见乳汁自出、溺后精出等症。④气虚不举：气虚不能升举，脏器不固，则见脘腹坠胀、阴挺、脱肛等症。⑤气陷不升：清气下陷，常觉气不接续，或气往下坠；清阳不升，清窍失养，可见眩晕、头昏、耳失聪、目欠明。⑥气郁不达：脾虚气弱，清阳下陷，导致阳气内郁而不外达、下陷而不上升，遂见阳气内郁而发热、卫外不固而汗出、津不上承而口渴等假热证象。其实，上述证象都是气虚下陷的综合反映，不可截然划分，将其分成六个方面，意在使学者理解而已。

短气是诊断中气下陷的要点之一。但是，寒饮结胸也有短气症状，临证应予辨别。寒饮结胸的短气，胸中似觉有物相压，兼见痰多、苔腻、舌体胖；中气下陷的短气，则常觉上气与下气不相接续，兼见其他气虚症状。此外，患者自觉有下坠感也是中气下陷的主要症状之一。

治疗气虚下陷，当一边选用甘温药物补中益气，一边选用升提药物升阳举陷，使脾气充而清阳复位，清阳复位则阳气不郁而诸症自愈。方如补中益气汤、升陷汤、举元煎等。

人参、黄芪、白术是治中气不足的主要药物。人参一物,《神农本草经》谓其能补五脏,说明本品既能补益下焦元气,又能补益肺脾之气。卫外的阳气,肇始于下焦肾,取资于中焦脾,宣发于上焦肺,得人参补益元气则生机旺盛,补益中气则谷气充盈,补益肺气则宣发有权,所以益气诸药首推人参,人参效力最强。治疗气虚下陷,黄芪是必用之品。因为黄芪既能补气,又能升举阳气,固密腠理。治疗气虚下陷,表虚不固之证,投此则气虚得补,气陷得升,表卫得固,可以一举三得。白术是健脾运湿良药,气虚因于脾失健运,得此则谷气充盈而不匮乏。人参、黄芪、白术三药又各有侧重,人参补下焦元气,白术健中焦谷气,黄芪固上焦表卫。补元气、谷气者,开其源也;固表卫之气者,防其耗也。诸药合而用之,有开源节流,相辅相成,相得益彰之妙。

气虚下陷,不能单纯补气,更应升阳举陷,才能使下陷的清阳复位、内郁的阳气外达。所以本法常用升麻、柴胡、桔梗等升提药物协助人参、黄芪,共奏益气升陷功效。其中升麻、柴胡常常同用,盖升麻善于升发脾阳,脾气升举,则下陷之阳可升,柴胡长于疏达肝气,肝气条达,则有助于中气复位,两药同用,有相辅相成之妙。由于肺、脾、肝三脏都与卫气的升降出入有关,选用柴胡从下焦升发肝气,升麻从中焦升发脾气,桔梗从上焦开提肺气,自然符合此证机制。

补中益气汤(《脾胃论》)

【药物组成】 黄芪 24g,人参 15g,白术 10g,炙甘草 6g,陈皮 9g,当归 10g,升麻 6g,柴胡 6g。

【制剂用法】 水煎服。若作蜜丸,宜加大剂量。

【方证病机】 中气不足,清阳下陷。

【体现治法】 补中益气,升阳举陷。

【适应证候】(1)气虚不荣:饮食减少,面色萎黄,精神倦怠,动则心悸,少气懒言,语声低微,舌质淡嫩,脉象缓弱,寸脉尤甚。

(2)气虚不固:形寒怯冷,体常自汗,易感外邪。

(3)气虚不摄:肌衄,尿血,便血,血崩,久泻,久痢,尿频,失禁,乳汁自出,溺后精出。

(4)气虚不举:脘腹坠胀,阴挺,脱肛。

(5)气陷不升:常自觉气往下坠或气不接续,眩晕,头昏,耳鸣。

(6)气郁不达:发热,汗出,口渴。

【方理剖析】 此方所治一切证候,均属中气不足,清阳下陷机制,反映了气虚不荣、气虚不固、气虚不摄、气虚不举、气陷不升、气郁不达六类证象。脾胃为后天之本,气血生化之源,阴阳升降之轴,饮食劳倦,脾胃受伤,生化不及,谷气有亏,于是声低息短、少气懒言、无气以动,动则心悸、气喘诸症见矣!中气不足,卫气随之亦虚,表卫不固,于是畏寒怯冷,自汗、头痛诸症见矣!气有统摄津血作用,中气不足,气不摄血,血从窍隧外出,则便血、崩漏;气不摄津,阴津下陷,则久泻、尿频、失禁诸症见矣!中气不足,清阳下陷,无力升举,于是脏器下垂而阴挺、脱肛等症见矣!清阳下陷,阳气不能上头,清空失养，则目眩、耳鸣诸症见矣！阳气内郁而不外达，下陷而不上升，于是身热自汗、口渴等假热证象见矣！上述六类见症，前三类是中气不足的病理改变，后三类侧重于清阳下陷。

《素问·至真要大论篇》说："劳者温之……损者益之。"又说："下者举之。"病因脾虚气弱，当以甘温药物温养脾胃、补益中气。此证不仅气虚，且见清阳下陷，治宜双管齐下，一边补中益气，一边升阳举陷，使脾气充则卫气有源，清阳复位则诸症自愈。方中黄芪补肺气、实皮毛、益中气、升清阳，对于气虚不足、表卫不固、清阳下陷之证，可以全面兼顾，故是主药。人参能补下焦元气，壮脾胃谷气，益上焦肺气，得白术、炙甘草相助，则脾胃生机旺盛，卫气有源，与黄芪共奏补中益气之功。升麻升发中焦脾阳，柴胡升发下焦肝气，协助黄芪共奏升阳举陷之效。佐陈皮醒脾利气，使补气而无气滞之弊；配当归养血调肝，温煦少阳春升之气，亦各有所取。

学习此方，应该注意以下几点。

此方所治一切病证，均属气虚下陷机制，涉及内、外、上、下各个部位和气、血、津、精各个方面，证象虽然不同，本质却是一致的，充分反映了治病求本和异病同治的精神。这是应该注意的第一点。

此证虽因中气不足引起，却应联系少阳三焦才能阐明所有机制，由于所虚的是行于少阳三焦的卫气，所陷的也是行于少阳三焦的卫气，如果仅从脾胃虚弱解释，就不能联系内、外、上、下而使学者明白。这是应该注意的第二点。

此方能治气虚下陷、阳郁不达的假热证象。有热象而用甘温之品，称为甘温除热。证之临床，假热的机制不一。有营卫不和而致者，当调其营卫，令卫气与营气和谐，则热象自除，桂枝汤证、小建中汤证是也。有因大量失血，血虚气无所依，浮越于外而发热者，当实卫固表，兼以养营，使阳气内归，则热象自除，当归补血汤证是也。有因肝失疏泄，阳气内郁而长期低热者，当疏达气机，阳气不郁则热象自除，逍遥散证、柴芍六君汤证是也。若因阳气下陷而不能上升、内郁而不能外达，形成假热，用此方益气升阳，使清阳复位则假热自除矣。由此观之，甘温除热一法，是为卫气不和、外浮、内郁、下陷而设。若阴盛格阳而见真寒假热，宜投辛热的干姜、附子以益火消阴；若阴津亏损，阴不制阳而发热，宜投清润的玄参、地黄以养阴制阳；若三焦湿郁，阳为湿遏而发热，宜投芳化淡渗之品以通调津液，虽然都有热象而治法悬殊，不能称为甘温除热。这是应该注意的第三点。

此方出自李东垣，东垣临床经验丰富，所制当归补血汤、生脉散、补中益气汤诸方，常为后人称道，但其说理欠通，令人难解，此方即是一例。所谓发热是因"元气不足而心火独盛""脾胃气虚则下流于肝肾，阴火得以乘其土位"等，不仅令人费解，且易混淆发热概念。果如所言，此证是因"心火独盛""阴火上乘土位"，又用升阳的升麻、柴胡助之上升，不可解矣。这是应该注意的第四点。

或谓：此证发热是因"湿浊下流，郁遏下焦阳气"所致。果如所言，无湿则不发热矣！而临证使用此方的指征却恰好相反，只有纯虚无滞，才可放胆用之，若夹湿邪，服后反增胀满。由此看来，湿浊下流，郁遏下焦阳气之说不可从矣。本方虽亦能治湿浊下流所致的久泻、久痢，水道失调所致的小便不通、淋漓、失禁等症，却是因气不升举导致水液下流，本质并非气为湿遏，这是应该注意的第五点。

柯韵伯谓："是方也，用以补脾，使地道卑而上行；亦可以补心肺，损其肺者益其气，损其心者调其营卫也；亦可以补肝，木郁达之，唯不宜于肾，阴虚于下者不宜升，阳虚于下者，更不宜升也。"柯氏之说亦不尽然，小便淋沥、尿失禁、尿血、崩漏、子宫脱垂，都是肾系病变，却有宜于此者。故谓"阴虚于下者不宜升，阳虚于下者更不宜升"则可，若谓"不宜于肾"，则期期以为不可，这是应该注意的第六点。

【临证应用】中气下陷常表现为在外、在内、在上、在下四个方面的气虚下陷、津液不固、营血外溢、阴精不守证象。兹分气分病变、血分病变、津液病变、精液病变、脏器下垂、禁忌六个方面叙述于下。

（1）气分病变：是气虚下陷本身反映出来的证象。

①气虚生热：中气下陷，阳气内郁，可以出现身热、自汗、渴喜热饮，脉大而虚等假热证象。用此法升举下陷之阳，使清阳上升，阳气外达，则热象可除，此即甘温除热的机制之一。

②反复感冒：卫气有固护体表、防御邪侵的功能。卫阳既虚且陷，不能卫外，所以常感冒。通过益气升陷，可使阳气外达，表卫得固，自无反复感冒之忧。

③头痛、目眩、耳鸣：气虚下陷，清阳不能上头，津血也就不能濡养清空，空窍失其温煦和濡养，所以出现上部诸症。故《灵枢·口问》说："人之耳中鸣者，何气使然？岐伯曰：耳中宗脉之所聚也，故胃中空则宗脉虚，虚则下溜，脉有所竭者，故耳鸣。"用此方可以获效。但应注意，头痛以绵绵作痛、时痛时止、遇劳即发为特征；目眩当测其血压，以血压偏低为特征（可与生脉散合用）；耳鸣以兼其他气虚下陷为辨证依据，否则不可妄用。

④便秘、腹胀：中气虚损，胃肠传导乏力而致便秘；或因无力推动气的运行，因虚而滞，因滞而见腹胀，用此法可使脾气健运，传导正常。这种阻塞不通证候而用补法治疗，体现了塞因塞用的治疗方法。便秘者加益母草促进肠道蠕动，通便效果甚佳，此宋兴教授之心法也。

⑤四肢不用或十指与面部麻木：有脾虚证象者，可用本法补中益气，脾气充则四肢得荣，面部得养。但应与湿浊鉴别，无湿方可投之。

（2）血分病变：气能摄血，气虚且陷，血失气摄，可见便血、尿血、血崩、肌衄。此方因有益气升陷与实卫固表作用，所以宜于下窍及体表出血。

（3）津液病变：津随气行，气充则津液内守，气虚则津液外泄；气升则津随气升，气陷则津液下流。若气虚下陷，可见津液外泄和下流证象。

①自汗：《张氏医通》谓："脾虚而自汗者，壮其中气。"可以使用本方，令卫气充盛则津为气固而不外泄。

②小便不通、淋涩：是气虚下陷，湿浊随气下流，引起水液失调的病理改变。可在此方的基础上加茯苓、泽泻、木通、车前子之类以升清降浊。

③小便频数、失禁：是气虚不能摄津与阳虚不能化气的综合反映。可用本方加温阳化气的附子以及固精敛气的山药、五味子。

④久泻：《张氏医通》谓："久泻，谷道不合，或脱肛，乃元气下陷，大肠不行收令而然，补中益气加诃子、肉果、五味子、乌梅肉为丸。"

（4）精液病变：包括溺后常有精出、乳汁自出等症，用此益气摄精，可以获效。

（5）脏器下垂：包括阴挺、子宫脱肛、肾下垂、胃下垂、眼睑下垂等症。可用此方加燥湿化浊的苍术、半夏、砂仁、枳壳，或固涩类药物，提高疗效。

（6）禁忌：张景岳说："表不固而汗不敛者不可用；外无表邪而阴虚发热者不可用；阳气无根而格阳、戴阳者不可用；脾肺虚甚而气促似喘者不可用；命门火衰而虚寒泄者不可用；水亏火亢而衄血、吐血者不可用；四肢厥而阳虚欲脱者不可用。总之，元气虚极者不可泄，阴阳下竭者不可升。"

【歌括】补中益气术芪陈，升柴参草当归身，劳倦内伤功独擅，亦治阳虚外感因。

升陷汤 （《医学衷中参西录》）

【药物组成】黄芪 20g，知母 10g，柴胡 5g，升麻 3g，桔梗 5g。

【制剂用法】水煎服。

【方证病机】胸中大气下陷。

【体现治法】益气升陷。

【适应证候】胸中大气下陷。症见气短不足以息，或努力呼吸，有似乎喘。或寒热往来，或咽干作渴，或满闷怔忡，或神昏健忘。其脉沉迟微弱，关前尤甚，其剧者，或六脉不全，或参伍不调。

【方理剖析】气短不足以息，是本方主症；胸中气陷，是本证病机。升降出入于少阳三焦的气，即谓大气。胸中大气陷而不升，遂见短气不足以息，或须努力呼吸而有似乎喘。

此证治宜升阳举陷，令阳气上升，气短才会消失。黄芪有益气升阳之功，气虚者，得此可补，气陷者，得此可升，故是本方主药。配桔梗、升麻、柴胡三药为辅，构思尤为缜密。因为大气行于三焦，其升降出入之机，唯肺、脾、肝、肾是赖。气能上升，有赖肝的升发，脾的升举，肺的升提，升提肺气莫如桔梗，升举脾气莫如升麻，升发肝气莫如柴胡。本方此三药同用，从上、中、下三焦助其升发之机，举其下陷之阳，使其复归于正，则短气可以消失。佐滋阴清热的知母制黄芪的温燥，无热亦可不用知母。若气分虚极，加人参、山茱萸以助元气生发，敛肺气耗散，补心气虚损。若见少腹下坠、作痛者，加重升麻用量，增强升陷力量。

学习本方应该注意以下三点。

其一，注意气机升降与五脏的关系。其二，注意与降气法对比：通过对比分析，明白降上焦之气宜用麻黄、杏仁，降中焦之气宜用陈皮、厚朴，纳气归肾宜用沉香，潜镇肝阳宜用代赭石，恰与本方用药相反，才能深入理解气机升降之理。其三，注意本方证与补中益气汤证的异同点。两方都为气陷不升而设，均属升阳举陷法则，但在证象、病机、立法、组方上有所不同。本方证以气短为主症，病在上焦胸中，属于胸中大气下陷，气虚不是主要矛盾，治法偏重升阳，由于胸中气陷与上焦肺气有关，故配开提肺气的桔梗，与升麻、柴胡共同升举三焦阳气，反映了以升陷为主、补气为辅的配伍形式。补中益气汤证则不然，其证象表现在表、里、上、下、气、血、津、精各个方面，属于中气不足、清阳下陷机制，气虚是其主要方面，故治法偏重补气，所用人参、黄芪、白术、甘草全是补气之品，兼配升麻、柴胡升举中、下两焦阳气，盖所治诸症均以下部证象为多见故也，反映了以补气为主、升陷为辅的配伍形式。

【临证应用】以短气、脉沉迟微弱、关前尤甚为辨证要点。当与痰饮结胸鉴别。

【加减化裁】气分虚极下陷者，加人参、山茱萸以收敛肺气之耗散，使升者不至复陷更佳。若大气下陷过甚，导致少腹下坠，或更作疼者，宜将升麻改为5g或6g。

【歌括】升陷汤中用黄芪，知桔升柴五药齐，大气下陷呈气短，升举三焦莫失机。

加减补中益气汤 （《中医妇科治疗学》）

【药物组成】黄芪10g，人参10g，白术6g，陈皮6g，甘草3g，升麻3g，柴胡3g，阿胶（化、冲服）6g，焦艾叶6g。

【制剂用法】水煎，分3次，温服。

【方证病机】气虚下陷，不能束胎。

【体现治法】补气安胎，升阳举陷。

【适应证候】体质素虚，妊娠四五个月，腰疼腹胀，或有下坠感，精神疲乏，胎动不安，阴道有少许出血，脉滑无力。

【方理剖析】胎动不安、阴道出血，是本方主症；气虚下陷，不能束胎，是此证病机；腰疼腹胀、有下坠感，是气虚下陷不能束胎的辨证依据。妊娠需要大量营养供给胎儿发育成长，若孕妇体质素虚，最易气虚下陷，不能束胎而见腰疼腹胀、气往下坠、胎动不安、阴道出血等证象。

方用黄芪、人参、白术、甘草补气健脾，气足自能束胎，脾健自能养胎。佐陈皮芳香行气，使补而不滞，并有增强食欲作用。升麻、柴胡协助人参、黄芪升举中气，使气不下陷，则腰酸、腹胀、下坠感可愈。复用阿胶、焦艾叶止血安胎，共奏补气安胎、升阳举陷之效。若兼肾虚，可加杜仲、续断、桑寄生、乌贼骨补肾止血。

此方选自卓雨农所著的《中医妇科治疗学》，即补中益气汤去当归，加阿胶、焦艾叶。卓雨农认为当归动血，凡见月经量多，即去而不用，又症见阴道出血，故去动血的当归，加入止血的阿胶、焦艾叶，一加一减，无不切合病情。此方体现了益气摄血与止血法合用的结构。

【临证应用】可用于妊娠胎动不安、阴道出血，或月经量多，属气虚下陷机制者。

【歌括】加减补中益气汤，参芪术草升柴匡，胶艾止血陈理气，补血安胎止血良。

加味补中益气汤 （《中医妇科治疗学》）

【药物组成】人参10g，白术10g，黄芪30g，甘草3g，陈皮3g，当归3g，升麻6g，柴胡6g，枳壳15g，益母草30g

【制剂用法】水煎，空腹服。

【方证病机】气虚下陷。

【体现治法】益气升陷。

【适应证候】阴挺。小便频数而清，身体怕冷，精力疲乏，少腹坠胀，腰疼痛，舌苔薄白，脉象虚弱。

【方理剖析】妇女阴中有物下坠，挺出阴道口外，名叫阴挺，今人称为子宫脱垂。多因分娩时用力太过，或产后劳力过度，以致胞络损伤，气虚下陷，或湿浊下趋引起。此证兼见便频而清、少腹坠胀，属于气虚下陷所致。其基本病理是：气虚下陷，统摄无权，津液下流→变生湿浊，胞络受湿而松弛→子宫脱垂。

根据陷者举之的治疗原则，宜用益气升陷药物，复气机的健运，举子宫之下垂，人参、黄芪、甘草补中益气，黄芪、升麻、柴胡升发气机，即为气虚且陷者设。阴挺虽因气虚不举，但津液下流，变生湿浊，影响胞络松弛，实为下垂的病理之一。方中陈皮醒脾化湿，白术健脾运湿，使脾气健运则湿不下趋，湿不下趋则受湿而弛的胞络可以逐渐复原。当归能够促使子宫收缩，对阴挺复原有直接作用，加入长于收缩子宫的枳壳、益母草，自能增强疗效。本方所用药物照顾到了津气、组织、结构三个方面，颇有巧思。腰痛甚者，可加菟丝子、杜仲补肾强腰；若欲增强燥湿作用，可加苍术、白矾之类。

【加减化裁】腰痛甚者，加菟丝子、炒杜仲各 10g。

【歌括】加味补中益气汤，子宫脱垂此堪尝，重加枳壳益母草，收缩子宫效力强。

举元煎 (《景岳全书》)

【药物组成】黄芪 24g，人参 9g，白术 9g，炙甘草 3g，升麻 6g。

【制剂用法】水煎服。

【方证病机】气虚下陷，不能摄血。

【体现治法】益气摄血，升阳举陷。

【适应证候】气不摄血。症见月经量多，过期不止，色淡清稀如水，面色苍白，气短懒言，怔忡怯冷，小腹空坠，肢软无力，舌淡脉弱。亦治气虚崩漏，骤然下血甚多，或淋漓不绝，色淡质清，精神疲倦，气短懒言，舌淡脉虚。

【方理剖析】月经量多或崩漏下血为本方主症；气虚下陷，不能摄血，是本证病机；其余诸症，是气虚不能摄血的辨证依据。脾统血而气摄血，气虚下陷，统摄无权，所以月经量多，甚至导致崩中漏下。

本方与补中益气汤相同，用人参、黄芪、白术、甘草补中益气，升麻助黄芪升阳举陷，对气虚不能摄血，以致月经量多色淡者，可收升阳举陷、益气摄血功效。亦可加乌贼骨、茜草根、乌梅、阿胶等药止血，体现塞流与澄源二法合用的配伍形式。并可根据病性的寒热加味，偏寒者加炮姜、艾叶，是理中汤与本方合用，体现益气、温阳、摄血法则，兼肝热者加黄芩尤妙，照顾到了肝经有热、肝不藏血与脾阳下陷、气不摄血两种机制。

【歌括】举元参芪术草麻，升阳举陷效堪夸，气不摄血呈崩漏，益气摄血即能差。

升麻黄芪汤 (《医学衷中参西录》)

【药物组成】黄芪 15g，当归 12g，升麻 6g，柴胡 6g。

【制剂用法】水煎服。

【方证病机】气机下陷。

【体现治法】升阳举陷。

【适应证候】气机下陷。症见小便滴沥不通，偶因呕吐、咳嗽、侧卧、欠伸，可通少许。

【方理剖析】小便不通，是其主症。小便之所以不通，是因行于少阳三焦的卫气下陷，郁于下焦，滞其升降运行之机，阻其水液下行之路。气机不升则不降，故小便不通。偶因呕吐、咳嗽，其气可以暂时上行，故小便可通少许。所以，偶因呕吐、咳嗽、侧卧、欠伸小便可通少许，也就成为气机下陷的辨证依据。

气机下陷而小便不通，法当升阳举陷，疏达肝气，使下陷的气机复位，肝的疏泄复常，则小便庶可通畅。全方用药纯从升举肝脾气机着手。黄芪有升阳举陷之功，本方用为主药，托举其气，令其上升。配升麻升举脾气，柴胡疏达肝气，令肝脾之气机升举，使阻塞的下窍得通，则小便自调。肝藏血，若疏肝而不补血，恐有耗血之弊，何况气机下陷亦将妨碍血运，佐活血、补血的当归，使柴胡疏肝而不耗损肝阴，血运流通而无阻滞。本方药味虽少，却能兼顾肝脾两脏，一边升阳举陷，一边调理肝的疏泄，是较典型的升阳举陷方。

学习本方，应着重思考前人如何根据某些特殊见症作为辨证依据。此证以偶因呕吐、咳嗽、侧卧、欠伸时小便可通少许为依据，辨证为气机下陷，可以说是善于辨证的典范。

【临证应用】小便不通并非只此一种机制。还有湿浊下趋，阻塞窍隧；下焦湿热，出现癃闭；肝失疏泄，尿路痉挛；尿路结石、肿瘤，阻塞不通；或前列腺肥大、增生，压迫尿路等不同证型。临证应当鉴别。

【歌括】锡纯升麻黄芪汤，归芪升柴共煎尝，小便不通因气陷，气机升举自然康。

-- 小 结 --

本法选方6首，均为气陷不升而设。由于病性有虚实，所治有差异，所以组方遣药略有不同。补中益气汤是益气升陷的代表方，所治范围广泛，涉及表、里、上、下、气、血、津、精各个方面，后世举陷之方，均师本方组成。升陷汤以短气为主症，属胸中大气下陷，虚象并不明显，故以升陷为主，益气为辅，配伍升麻、柴胡、桔梗，考虑到了升发三焦气机，是与众不同之处。加减补中益气汤治妊娠而见腰酸、下坠、阴道下血，胎动不安是气虚下陷、不能束胎之象，故用补中益气汤益气升陷，而增阿胶、焦艾叶止血安胎。加味补中益气汤以子宫脱垂为主症，于补中益气汤中加入促进子宫收缩的枳壳、益母草，是针对组织结构施治的一种配伍形式。举元煎以月经量多、过期不止，或突然下血，或淋漓不绝为主症，是益气摄血的典型方剂。升麻黄芪汤以气机下陷、小便不通为主症，通过升举，使气不下坠，窍隧无阻，则小便自通。上述6方展示了益气升陷法的多种用途和配伍形式，若能举一反三，气陷之理，思过半矣。

第七节　升清降浊法

升清降浊是根据升降失调病机拟定的治法。

升降失调，是指中焦津气升降异常的病理改变，以吐、泻、痞为主症。

吐泻是指上吐下泻、吐泻交作而言。在正常情况下，五脏六腑气机升降协调，气血津液运行有序，营卫相随，阴阳和调，津气升降不失其度，如是则健康无病，若外邪相侵，内犯胃肠，脾运障碍，升降失司，清阳不升，浊阴不降，则见上吐下泻。即《灵枢·五乱》中"清气在阴，浊气在阳，营气顺脉，卫气逆行，清浊相干……乱于肠胃，则为霍乱"的病变机制。

"痞"与"否"同，不通泰也，与胀满的机制略同而部位有别。《证治准绳》谓："胀在腹中，痞在心下；胀有形，痞无形。"故痞是胃脘似有物阻塞，以手按之，濡而不硬。脾胃位居中焦，为阴阳升降之轴，若表卫闭郁，津气由少阳三焦内归胃肠，中焦阻滞则成痞，亦有因脾胃素虚，运化不及，湿蔽清阳而成痞者。

吐、泻、痞皆因津气升降逆乱，法当升清降浊，恢复津气升降出入之常，所以本法常用藿香、紫苏、白芷等升清之品和茯苓、通草、半夏、厚朴等降逆药和利湿药组成，分析其配方法度，在于通过健脾、燥湿、芳化、淡渗恢复脾胃功能。如藿香正气散、六和汤、蚕矢汤、连朴饮等，就体现这种配伍形式。

本法的大部分方剂，单从结构分析，并无升清降浊的药物，而是通过消除致病原因，调理脾胃功能，达到升清降浊目的。如理中汤是治寒证吐泻的方剂，而所用的人参、白术、干姜、甘草都不是治吐泻的专药，全是通过恢复脾运达到清升浊降目的。又如半夏泻心汤是治热证吐泻的方剂，方中只有降浊的半夏，并无升阳举陷之品，而是通过黄芩、黄连清热解毒，消除致病原因，生姜、半夏促进中焦运化，达到止呕、止泻目的。方中的干姜、半夏虽然本身并无升清作用，但是通过温运脾阳就能促进胃肠吸收水湿，达到升清目的。这类方剂，结合脏腑考虑用药，体现了更深一层的配方法度。

前已言之，产生痞结的病机是脾的清气不升，胃的浊阴不降，湿浊阻滞中焦，影响气机流通，郁结化热，以致本寒标热、本虚标实、升降失调，成为痞证。所以治宜寒热共用以和其阴阳，苦辛并进以复其升降，补泻同施以调其虚实，才能使本寒标热、本虚标实、升降失调的病变复归于正。这类方剂常选用苦寒降泄的黄芩、黄连，辛温燥热的干姜、半夏，甘平补虚的人参、甘草组合成方，意即在此。这种既用凉药也用热药的组合形式，也符合胃喜清凉、脾喜温燥的生理特点。代表方如半夏泻心汤、生姜泻心汤、甘草泻心汤。

病情偏热的痞、吐、泻，为什么要同用清热解毒的黄芩、黄连与辛温燥热的干姜、半夏？这是值得深入探讨的问题。由于引起痞、吐、泻的原因，一是表卫闭郁，津气由表入里，郁结化热，二是饮食不洁，疫毒直侵胃肠，这两种情况均宜选用清热解毒药以消除病因或清其郁热，故使用清热药是必要的。此证除有热象以外，常以痞、吐、泻为主症，这是脾运障碍的客观反映，只有使用干姜、半夏之属，才能振奋脾阳，恢复中焦升降。所以，用温药无疑也是正确的。这种寒热共用的配伍形式，体现了相反相成、并行不悖的治疗方法。

肺、肝、肾都能令人吐泻，非独脾也。升降失调虽然属于脾胃病变，但其他脏腑功能失常波及中焦者，间亦有之。表邪内陷而升降失调，宜以疏表为先；肾命气化不利而致升降失调者，治宜温阳化气；肝木克土而致者，当柔其肝。只有全面了解升降失调机制，才能认证无差。

半夏泻心汤（《伤寒论》）

【药物组成】半夏 12g，干姜 9g，黄芩 9g，黄连 3g，人参 9g，甘草 9g，大枣 12 枚。

【制剂用法】水煎，去渣，分 3 次，温服。

【方证病机】脾不运湿，湿热中阻，升降失常。

【体现治法】清化湿热，调理脾胃。

【适应证候】脾不运湿，湿热中阻，升降失调。症见心下痞，呕吐，下利，舌尖红，苔薄黄而腻，脉弦数。

【方理剖析】痞、呕、泻是本方主症，据此可知病在中焦；舌尖红、苔薄黄、脉弦数是热证佐证，用八纲辨证，病性属热；痞、吐、泻是津的病变，用气血津液辨证，属津气升降失调。少阳居表里之间，为津气流通之所；脾胃位居中焦，为津气（阴阳）升降之轴。外感风寒，由少阳三焦内传脾胃，津气升降出入紊乱，或饮食不洁，由食管直侵胃肠，脾的运化功能障碍，致使脾不运湿，湿滞胃脘而成痞；升降失司而见吐、泻；气郁化热而见舌红、苔黄、脉数。脾运障碍，升降失调，气郁化热，津凝为湿，是本方证的基本病理。

治疗此证，应当注意三点：此证有气郁化热和津凝为湿的证象同时存在。热为阳邪，宜用寒凉，湿为阴邪，非温不化，寒温共用，才能和其阴阳，此其一也。此证有清阳不升而利、浊阴不降而吐的证象同时存在，其升降失调的根本原因就是脾运障碍。施治之际，应该振奋脾阳，恢复脾运，苦辛并进，始合治病求本之理，此其二也。吐、泻、痞是津凝为湿的实证，津液之所以凝聚为湿，都因脾虚不运引起。这种虚实夹杂的矛盾同时存在，治宜化其湿浊，补其虚损，才能兼顾，此其三也。综上，此证宜寒热共用以和其阴阳，苦辛并进以复其升降，补泻同施以调其虚实。方用黄芩、黄连之苦寒，清中焦之热；半夏、干姜之辛温，化中焦之湿；人参、甘草、大枣之甘，补中焦之虚，缓胃肠之急，使热清、湿去，胃肠功能复常，则升降调而吐泻止。

学习此方，需要弄清以下四个疑点。

一是此方反映了寒热共用的配伍形式，两种属性相反的药物配在一起，作用是否已被抵消？此证有气郁化热的阳证存在，亦有津凝为湿的阴证同时存在，有热当用苦寒的黄芩、黄连，有湿当用温化的生姜、半夏，将两类属性相反的药物配于一方，是仲景示人要从病变本质施治。何况每药都分性、用两个方面，相反的属性能够抵消，达到中和，难道黄芩、黄连清热解毒，生姜、半夏燥湿运脾的功效也能抵消？所以寒热两类药物能够各行其是，并行不悖。此方一出，遂开治疗湿热的先河，后世不过多去甘药而加芳化药、淡渗药罢了。

二是此方所治证象，反映了升降失调的病理改变，为何不用升清降浊药物？须知形成吐泻的基本病理是脾运障碍。有干姜、半夏恢复脾运，正是从本治疗，不是见症治症。若系饮食不洁，病邪直接进入胃肠，引起升降失调，方中黄芩、黄连又能直接消除病因，也是从本治疗，不是见症治症。所以，此方能治吐泻，得力于消除病因和恢复脾运两个方面。

三是此方所用黄芩、黄连，《伤寒论》明是用来解其气郁所化之热，今谓可以直接消除病因，是否符合临床？本方证的吐、泻、痞，因外感风寒随少阳三焦内侵胃肠者固多，因饮食不洁，直侵胃肠者亦复不少。前者用黄芩、黄连在于解其郁热，后者却有直接消除病因的效果，只有全面理解黄芩、黄连的作用，才与临床吻合。

四是痞为阻塞不通，脘痞而用人参、甘草、大枣等药滋补，是否更增其痞？本方原为误下损伤胃肠功能、邪气乘虚内陷胃脘而成痞结者设。系脾虚不能运湿酿成的痞、呕、利，因此用补气健脾之品合半夏、干姜恢复脾运，是完全有必要的。此方配伍甘草、大枣亦不限于补虚，还有缓其急迫之意。盖吐泻是胃肠蠕动增强的反应，胃肠之所以急剧蠕动，与肝主的膜络挛急有关，用甘草、大枣有"肝苦急，急食甘以缓之"的意思。

【临证应用】（1）以吐、泻、痞为主症，兼见舌红、苔黄、脉数即可使用。一个主症即可，不必悉具。

（2）《类聚方广义》云："痢疾腹痛，呕而心下痞硬，或便脓血者，或饮食汤药下腹，每辘辘有声而转泄者，可选用以下三方（半夏泻心汤、生姜泻心汤、甘草泻心汤）。"这里说明了两点：其一，痢疾是疫毒直侵肠道，不是邪从表入，黄芩、黄连在此是直接消除病因。其二，饮食汤药下腹，辘辘有声而转泄，是胃肠功能障碍，肠道蠕动亢进的现象，故用干姜、半夏恢复功能，甘草、大枣缓其急迫，这些用法，将本方各药的作用发挥得淋漓尽致，学者应当从中受到启发。

（3）《芳翁医谈》云"休息痢，世皆以为难治，盖亦秽物不尽耳。宜服笃落丸（大黄一味为丸），兼用泻心汤（即本方）之类""下痢如休息痢而无脓血，唯水泻，时或自止，止而腹胀，泻则爽然……与半夏泻心汤，兼用笃落丸为佳，且宜长服"。休息痢与水泻时泻时止，都是余邪未尽而正气已虚证象。此方有补虚扶正的干姜、半夏、人参、甘草，解毒的黄芩、黄连，加入导滞祛邪的大黄，颇为对证。

（4）《方函口诀》云："因饮邪并结致呕吐，或哕逆，或下利者，皆运用之，有特效。"指出凡属中焦水液失调引起的吐、泻、呃逆都可应用，但须偏于热者。

综上，凡痞、呕、利，或腹泻与腹胀交替出现，或下痢，或休息痢，或呃逆，皆可应用此方。

（5）慢性胃炎、急性胃肠炎、痢疾，审与病机相符，均可应用。

【歌括】半夏泻心用芩连，干姜草枣人参全，中虚湿滞痞吐利，和中降逆自然安。

生姜泻心汤（《伤寒论》）

【药物组成】生姜 12g，干姜 3g，半夏 12g，黄芩 9g，黄连 3g，人参 9g，炙甘草 9g，大枣 12 枚。

【制剂用法】水煮，去渣，分 3 次，温服。

【方证病机】中虚不运，升降失调。

【体现治法】和胃散水，调和阴阳。

【适应证候】胃中不和。症见心下痞硬，干噫食臭，腹中雷鸣下利，脘中烦热，口苦，舌红，苔水滑，脉数。

【方理剖析】此属中虚不运水谷，升降失调机制。《素问·阴阳应象大论篇》说："清气在下，则生飧泄，浊气在上，则生䐜胀。"今因中虚不运，水谷停滞于胃而升降异常，脾的清阳陷而不升，故下利；胃及食管挛急，故干噫；水湿停滞胃脘，故心下痞硬；谷不磨，则食臭；水不消，与气相搏于肠道，故腹中雷鸣下利。

本方以生姜为主药，宣发胃阳，恢复胃腑消磨水谷的功能，辛散水邪，降泄上逆的浊阴，其作用偏于胃脘，着重治疗干噫、食臭；干姜温运脾阳，恢复脾的运化功能，其作用偏于肠道，着重治疗下利；半夏助干姜运脾，使清阳上升，助生姜和胃，降泄浊阴。此三药同用，上下兼治而中焦得和。用黄芩、黄连清解郁热，与干姜、半夏同用，能开寒热之互结；用人参、甘草、大枣补虚培土，缓其挛急，与黄芩、黄连、生姜、半夏同用，能奏补虚泻邪之妙用，反映了寒热共用、补泻同施的配方法度。

本方与半夏泻心汤相较，仅少干姜用量而多一味生姜。推求师意，此证因有胃脘停滞水谷而见干噫、食臭，仅用干姜振奋肠道功能似有顾此失彼之嫌，故加生姜温胃散水，上下兼顾。

【临证应用】干噫、食臭、腹中雷鸣下利为使用本方指征。

【歌括】生姜泻心半干姜，芩连参草枣生姜，干噫食臭痞吐利，寒热共用济阴阳。

甘草泻心汤 (《伤寒论》)

【药物组成】炙甘草12g，大枣12枚，人参3g，半夏12g，干姜9g，黄芩9g，黄连3g(原方少人参)。

【制剂用法】水煎，分3次，温服。

【方证病机】中虚不运，湿热中阻，升降失调。

【体现治法】和中缓急，清化湿热。

【适应证候】中虚不运，湿热中阻。症见心下痞硬，干呕心烦，腹中雷鸣，日下利数十次，舌尖红，苔薄黄，脉稍数。

【方理剖析】表证未解，医不解表而反用下法，运行于少阳三焦的津气内陷胃肠，致使湿浊阻滞中脘而见心下痞硬、干呕、心烦；脾运障碍，肠道蠕动增强，遂见腹中雷鸣、日下利数十次。

此为中虚不运，湿热阻滞，升降失调而设，体现和中缓急、清化湿热法则。方中甘草、大枣、人参补中焦之虚，甘草、大枣缓肠道之急；半夏、干姜温运中阳，化其湿浊；黄芩、黄连消除病因，清其郁热，使中焦健运而湿浊自去，肠胃得和而升降自调。

方名甘草泻心，有两层含义：一因日下利数十次，中气必虚，重用甘草，可达培中目的；二因日下利数十次是肠道传导(蠕动)亢进，重用甘草，可达甘以缓急目的。

本方重用甘草，前人多认为是补中气之虚(唯许宏提出"甘缓其中")，今提出此药合大枣有甘以缓急之意，是否符合仲景原意与此证病理？细检《伤寒论》《金匮要略》诸方，凡欲缓其急迫，仲景每多重用甘草，如治筋脉挛急的芍药甘草汤、治心动悸的炙甘草汤，甘草均用四两，还有治哕的橘皮竹茹汤，甘草竟用至五两。若谓此证仅因虚甚才重用甘草，为何不增加将人参用量，可见重用甘草并非因虚之故。须知连接五脏六腑的经隧是由肝系的筋膜构成。筋膜发生病变，不是松弛，就是挛急。此证日下利数十次，虽属脾胃功能失调，亦有筋膜挛急的病理同时存在。基于以上两点，才提出甘草配入本方有甘以缓急之意。

《类聚方广义》谓："上方不过于半夏泻心汤方内更加甘草一两，而其所主治大不相同，曰下利日数十行，谷不化，曰干呕心烦不得安，曰默默欲眠，目不得闭，卧起不安，上皆急迫所使然，故以甘草为君药。"

还有一个问题，即泻心汤类所治的痞是津液阻于胃脘所致，那么津液究竟停在胃中还是在胃壁间隙？这个问题应该深入研究。痞是停在胃的夹层，亦即少阳半表半里。少阳三焦包括膜原和腠理，五脏六腑和四肢百骸都与少阳三焦通联，三焦是津气运行的通道。五脏六腑能够得到阳气温煦、阴津濡润，端赖少阳三焦这条通道。如果外邪由表入里，随少阳三焦内陷胃肠，津气阻于胃壁的组织间隙，即可成痞。西医学泛指局部炎证为充血、水肿，理与此同。如不从少阳三焦理解形成痞的基本病理，那么，《金匮要略》用本方治疗狐惑就很难理解。《金匮要略》说："狐惑之为病，状如伤寒，默默欲眠，目不得闭，卧起不安，蚀于喉为惑，蚀于阴为狐，恶闻食臭，其面目乍赤、乍黑、乍白，蚀于上部则声嗄，甘草泻心汤主之。"狐惑以咽喉或前后二阴糜烂为主症，显然是因少阳三焦津气阻滞，才能病及上下窍隧，若说此证之痞是津气停于胃中，则不可解。

【临证应用】（1）以下利不止，干呕心烦，或默默欲眠，目不得闭，卧起不安，不欲饮食，恶闻食臭为本方使用指征。

（2）《方函口诀》云："用于产后之口糜腹泻，有奇效。"

【歌括】甘草泻心用亦奇，痞利狐惑尽能医，姜夏芩连参草枣，中虚不运是病机。

连朴饮（《霍乱论》）

【药物组成】黄连12g，山栀子10g，厚朴15g，制半夏12g，石菖蒲6g，香豆豉9g，芦根30g。

【制剂用法】水煎服。1日1剂，重证1日2剂，4小时服1次。

【方证病机】疫侵胃肠，湿热内蕴。

【体现治法】清热解毒，运脾化湿。

【适应证候】湿热内蕴，升降失常。症见霍乱吐利，胸闷脘痞，舌苔黄腻，小便短赤。

【方理剖析】霍乱吐利为本方主症；湿热内蕴为本证病机；其余诸症为湿热的辨证依据。其机制是：疫从口入，直侵胃肠→引起脾运障碍，气郁化热，津凝为湿→湿热内蕴，升降失调，遂致湿浊上逆为呕，下行作泻。

疫毒侵入胃肠，引起吐泻，当一边清热解毒，消除致病原因，一边运脾除湿，恢复中焦升降。消除病因是治疗此证关键，调理脾胃功能，恢复津气升降居于次要地位。方用黄连、山栀子清热解毒，芦根清热止呕，这是清热的一面。厚朴、半夏燥湿醒脾，石菖蒲、香豆豉芳化湿浊，通过燥湿芳化之功，调理脾胃功能，使脾能运化水湿，则清升浊降而吐泻可止，这是除湿的一面。湿热得清，功能恢复，诸症自解。

方中消除病因药物并不限于黄连、山栀子，药理实验证明厚朴也是广谱抗菌药物，原方中是用黄连清热，厚朴利气醒脾化湿，故以二药名方，但现在看来也不应忽略厚朴消除病因这一作用。

此方结构说明治疗中焦之湿，重在燥湿芳化，即使不用利湿之品，亦能收效。颇似仲景半夏泻心汤的配方法度。二方相较，此方多芳化之品，半夏泻心汤多补脾药物，以此异趣。

【临证应用】可用于伤寒、副伤寒、细菌性痢疾等病见症如上述者。

【歌括】连朴饮中用芦根，栀豉菖蒲半夏寻，湿热内蕴成吐利，清热除湿自然平。

蚕矢汤 (《霍乱论》)

【药物组成】晚蚕沙（布包煎）24g，醋炒半夏12g，薏苡仁24g，大豆黄卷12g，通草3g，黄连9g，黄芩12g，山栀子6g，木瓜12g，吴茱萸2g。

【制剂用法】水煎服。

【方证病机】湿热内蕴，升降失调。

【体现治法】清热除湿，升清降浊。

【适应证候】湿热内蕴，升降失调。症见霍乱吐泻，腹痛转筋，口渴烦躁，舌苔黄厚而燥，脉沉或细数。

【方理剖析】吐泻、腹痛、转筋是本方主症；湿热内蕴，升降失调，肝脾不和，是此证病机；口渴烦躁、舌苔黄厚，是湿热的辨证依据。由于饮食不洁，疫侵胃肠，蕴伏中焦，郁结化热，影响脾运障碍，升降失常，于是清浊相干而上吐下泻；吐泻交作，大量失水，于是筋失其濡而挛急，成为转筋腹痛。

方中黄芩、黄连、山栀子均为强有力的清热解毒药，用此消除致病之因；蚕沙祛风湿，利脾气；半夏辛温燥湿；薏苡仁、大豆黄卷、通草淡渗利湿。八药合用，能奏清热除湿之效。湿去热清，脾脏功能恢复，吐泻自止。木瓜入肝舒筋，反佐少许辛热的吴茱萸以条达肝郁，与木瓜同治转筋腹痛。吴茱萸虽属热性药物，但与大队清热药物配伍，则热性去而条达肝气的作用仍存，不仅无害，反而有止痛作用，亦有从治之意。

学习此方，应该注意配伍上的两个特点。一是使用清热解毒药物，其理可见连朴饮。二是配入吴茱萸、木瓜，此证因有转筋腹痛，其机制已非单纯湿热中阻，升降失调，已经导致肝系筋膜失濡，挛急而痛，此二药专门为此而设，即所谓土中泻木的意思。

【临证应用】一般吐泻亦可应用。

【歌括】蚕矢汤中半连萸，薏苡通草木瓜齐，栀芩豆卷清湿热，吐利腹痛转筋医。

六和汤 (《医方考》)

【药物组成】人参6g，白术9g，茯苓9g，甘草2g，扁豆9g，藿香9g，砂仁6g，杏仁

6g，半夏 12g，厚朴 12g，木瓜 10g。

【制剂用法】水煎，分 3 次，温服。

【方证病机】湿滞中焦，升降失常。

【体现治法】和中祛湿，升清降浊。

【适应证候】中焦湿滞，升降失常。症见霍乱吐泻，倦怠嗜卧，胸膈痞满，舌苔白滑等。

【方理剖析】吐泻是本方主症，由此可知病在中焦；兼见倦怠嗜卧、胸膈痞满、舌苔白滑，知是津液失调，病性属寒。此证多见于长夏季节。长夏易受湿邪，若饮食不调，湿伤脾胃，升降失职，则清气不升而泻，浊阴不降而呕，脾虚湿困而倦怠嗜卧，湿蔽清阳而胸膈满闷，舌苔白滑，尤为湿盛偏寒的辨证依据，故本证属于湿滞中焦、升降失常机制。

本方用四君子汤益气健脾，扶助正气。扁豆不仅健脾，还能化清降浊；藿香、砂仁芳香化湿，醒脾利气；半夏、厚朴辛开苦降，燥湿运脾，与藿香、砂仁合用以燥湿化浊，振奋已困的脾阳，待脾运恢复，则清升浊降而吐泻可止。佐杏仁开肺气以启上闸，俾肺气肃降，则水道通调。木瓜入肝舒筋，有"土中泻木"之意。全方体现和中祛湿、升清降浊法则，用于湿滞中焦的吐泻有效。

【临证应用】用于一般腹泻，审属脾虚湿盛，亦有效。

【歌括】六和汤内四君全，藿朴砂半木瓜添，扁豆杏仁十一味，和中祛湿吐泻安。

藿香正气散（《太平惠民和剂局方》）

【药物组成】藿香 10g，紫苏 10g，白芷 10g，桔梗 10g，陈皮 10g，厚朴 12g，大腹皮 15g，半夏 12g，白术 10g，茯苓 15g，甘草 3g。

【制剂用法】作丸剂、散剂、合剂及汤剂均可。

【方证病机】风寒外感，湿滞内停。

【体现治法】芳香化湿，解表和里，升清降浊。

【适应证候】外感风寒，内伤湿滞。症见恶寒发热，头重胀痛，胸膈痞闷，呕吐泄泻，苔腻脉濡。

【方理剖析】此为风寒外感，湿滞内停机制。可见于以下两种情况。一是平素脾胃虚损，一遇外感风寒，阻碍津气运行，从脾胃输出的津气仍然从少阳三焦内归肠胃，遂致脾不运湿，湿浊内停，阻滞气机而生胀满，或脾之清阳不升而泻，或胃之浊阴不降而吐，或清浊相干而吐泻交作，成为表里同病。二是并无表证，纯由饮食不慎引起脾胃功能障碍，津气升降失常而见痞胀呕泻。所有证象均系脾胃纳运升降失常、湿凝气阻的客观反映，第一种情况反映了先有津气出入受阻而后引起升降失调，第二种情况纯属升降失常机制。

此证无论外感内伤，总由中焦运化失司，以致湿凝气阻，升降失调，变生上述诸症。法当醒脾化湿，恢复脾运，疏畅气机，利其升降，使脾运健则津气行，升降复则吐泻止。本方是芳香化湿、利气行津、升清降浊、扶正祛邪、表里同治数法的合并运用。藿香辛温，理气和中，辟秽止呕，外散表邪，内化湿浊，兼治表里，且兼调气行津，是本方主药。紫苏、白芷、桔梗开宣肺气，散寒利膈，有表证则助藿香疏解表邪，无表证则助藿香宣化湿浊；厚朴、大腹皮、陈皮、半夏燥湿运脾，利气行水，助主药疏里滞；紫苏、白芷、陈皮、厚朴的芳香性味，更有助于化湿浊，醒脾气。以上八药共奏醒脾化湿、调气行津之效。湿浊与不正之气伤人，皆由中气不足，故以茯苓、白术、甘草健脾去湿，扶助正气为佐药。方中既有藿香、紫苏、白芷等药解表，又有半夏、厚朴、大腹皮等药疏里，体现了表里两解法。既有紫苏、白芷、桔梗等升清，又有茯苓、半夏、大腹皮等药降泄，体现了升清降浊法。既用紫苏、白芷、桔梗等药辛开肺气于上焦，用厚朴、陈皮、半夏等药燥湿芳化于中焦，又用茯苓、大腹皮淡渗利湿于下焦，体现了三焦并治法。既用藿香、紫苏、白芷等药芳香化湿，消除病因，恢复功能，流通津气以祛邪，复用茯苓、白术、甘草健运脾胃以扶正，又体现了扶正祛邪法。如此配伍，面面俱到，表里同治则寒热胀满可除；脾脏功能恢复，升降复常，则呕吐、泄泻可止；邪气去则正自安，正气复则足可御邪，故对上述证候颇为适宜。

【临证应用】（1）本方功专宣化湿浊，疏畅气机以调理脾胃功能，是治寒湿困脾、湿凝气阻的有效名方。兼表证者可用，不兼表证者，尤为常用。

（2）本方选药兼顾表、里、上、下，有芳化、燥湿、淡渗之功，根据表里寒热化裁，可以用于三焦津凝气阻导致的各种证候。

【加减化裁】（1）一加减正气散（《温病条辨》）：藿香梗6g，厚朴9g，茯苓皮6g，陈皮3g，杏仁6g，神曲5g，麦芽5g，绵茵陈6g，大腹皮3g。水煎服。治三焦湿郁，升降失司，脘连腹胀，大便不爽。体现宣化中焦湿浊、疏利三焦气机法。

（2）二加减正气散（《温病条辨》）：藿香梗9g，厚朴6g，广陈皮6g，茯苓皮9g，防己9g，大豆黄卷6g，通草5g，薏苡仁9g。水煎服。治湿郁三焦，症见脘闷便溏、身痛舌白等。为化湿理气、宣通膜理之法。

（3）三加减正气散（《温病条辨》）：藿香9g，厚朴9g，广陈皮5g，茯苓皮9g，杏仁9g，滑石15g。水煎服。治秽湿着里，舌黄脘闷，气机不宣，久则酿热。为理气化湿，兼以泄热之法。

（4）四加减正气散（《温病条辨》）：藿香8g，厚朴6g，广陈皮5g，茯苓9g，草果3g，山楂15g，神曲6g。水煎服。治秽湿着里，邪阻气分，症见舌白滑、脉右缓。体现化湿理气、温化寒湿法则。

（5）五加减正气散（《温病条辨》）：藿香6g，厚朴6g，陈皮5g，茯苓9g，苍术6g，大腹皮5g，谷芽3g。治秽湿着里，脘闷便泻。体现运脾燥湿法则。

上述五个加减正气散，都有脘闷或脘胀的湿凝气阻症状，故五方都以藿香、厚朴、陈皮、茯苓为基础，畅气醒脾，芳化淡渗。由于五方亦有独特见症，故在藿香、厚朴、陈皮、茯苓之外，根据不同的见症，选用不同的药物。一加减正气散以脘连腹胀、大便不爽为主症，知其为三焦湿郁，影响气机升降失调，故加杏仁宣降上焦，神曲、麦芽疏导中焦，茵陈、大腹皮通调下焦，脾脏气机通畅，升降复常，则脘连腹胀、大便不爽等症自除。二加减正气散以脘闷便溏、身痛舌白为主症，此为湿郁三焦，痹阻经络之象，故配防己、薏苡仁通络宣痹以治身痛，大豆黄卷、通草利小便以实大便。三加减正气散以舌黄、脘闷为主症，知其为秽湿着里，影响气机不宣，日久化热，故加杏仁开宣肺气，滑石清利湿热。四加减正气散以舌苔白滑为主症，为秽湿阻于气分导致的寒湿，故加辛热的草果芳香化湿，温运脾阳，加山楂、神曲消积导滞，促进运化。五加减正气散以脘闷、便泻为主症，由于便泻，知其秽浊较甚，故加苍术燥脾湿，大腹皮除湿满，谷芽升发胃气。这五方说明处方用药，要药随证为转移，方随证而加减。

-------- 小 结 --------

　　本法所列各方，都以中焦升降失调的吐泻为主症，都体现升清降浊法则，这是相同点。虽然各方都有升清降浊功效，但却是通过不同的作用来达到目的的。藿香正气散、六和汤突出了燥湿芳化药在方中的作用，通过恢复脾胃运化功能，使清升浊降。蚕矢汤、连朴饮突出了清热解毒药在方中的主导作用，通过消除致病原因以恢复中焦升降。半夏泻心汤、生姜泻心汤、甘草泻心汤突出了清热解毒的黄芩、黄连和温运脾阳的生姜、半夏并用的配伍形式，既消除了致病原因，又恢复了脾胃功能，照顾到了邪正两个方面，体现了相反相成的配方法度。这是各方不同的第一点。藿香正气散可用于表里同病证型；半夏泻心汤、生姜泻心汤、甘草泻心汤可用于寒热错杂机制；蚕矢汤、连朴饮则专用于急性热病。这是各方不同的第二点。各方的基本病理都是脾胃功能障碍，气郁津凝，升降失调，但受邪途径却有不同。藿香正气散、六和汤、半夏泻心汤、生姜泻心汤、甘草泻心汤可因外感风寒，由少阳三焦内归肠胃，或因饮食不洁，疫从口入，直侵胃肠所致；连朴饮、蚕矢汤则纯属疫从口入引起。这是各方不同的第三点。

第十章　理气法

理气法是针对气滞病变拟定的治疗大法。

以《素问·至真要大论篇》中"结者散之，留者攻之，逸者行之"为立法依据，选择行气药物为主药，组合成方，用以治疗气滞不通证的方剂，称为理气剂。本类方有散其结聚，攻其停留，行其惰逸之功，可使阻滞的卫气仍然畅通无阻，故谓之理气法。

气病常见气虚、气滞、气逆、气陷四类病变。气虚的宜补气，气滞的宜行气，气逆的宜降气，气陷的宜升阳。本章仅探讨气滞的治法，余未涉及，可与补益、升降二法合参。

致病原因：形成气滞的原因有三。一是感受风寒，上焦肺气失宣；二是痰食积滞，中焦脾气失运；三是七情郁结，下焦肝气失疏。三焦功能失调，卫气运行失度，于是形成气滞。

病变部位：气滞与肺、脾、肝三脏功能失调有关。气滞形成以后，阻于少阳三焦半表半里之间，证象可以见于任何部位，但却不能离开肺、脾、肝三脏论治，肺气宣降失职已于解表、升降两法中讨论，本章仅讨论肝脾气滞，亦偶尔涉及肺、心、肾三脏。

病变性质：所治诸证都是卫气运行不利或阻滞不通的病理改变。若用八纲辨证定性，寒证居多，热证偶亦有之；若用气血津液辨证定性，实证居多，虚中夹滞偶亦有之。

基本病理：气滞是指运行于少阳三焦的卫气受阻，出现以胀痛为特征的病理改变。卫气是由下焦生发的元气、中焦运化的谷气、上焦摄取的清气相合而成，故其摄纳和生化与肺、脾、肾三脏有关，气能升降出入，四布运行，却赖肺、脾、肝三脏的协同配合。即赖肝的疏泄助其上升，肺的肃降使其下行，而以脾胃为升降之轴，三焦为升降出入之路。若因外感风寒，肺失宣降，或痰食积滞，脾运受阻，或七情郁结，肝失疏调，卫气运行不利，津液随之亦郁，气郁津凝，阻于三焦，随气滞所阻部位不同，遂有各种胀痛不适症状。

先以寒凝气滞言之，《灵枢·胀论》谓："卫气之在身也，常然并脉，循分肉，行有顺逆，阴阳相随，乃得天和……寒气逆上，真邪相攻，两气相搏，乃合为胀也。"这里指出了以下三点。一是卫气运行不利，是产生胀满的基本病理。二是卫气运行于分肉之间，气滞作胀，自然胀在三焦腠理。三是引起卫气运行不利的原因，是因感受寒气，邪气与正气相搏而生胀满，即所谓"真邪相攻，两气相搏，乃合为胀"。其基本病理是：外感风寒→膜腠收引凝闭→卫气运行受阻→胀痛。

次以湿、痰、食阻其气言之，湿、痰、食是导致气滞的常见原因。因为，中焦是气机升降之轴，食积中焦，升降失常，则气机阻滞而生胀满；三焦为津气运行之道，水液失调，湿滞痰阻，阻碍气的升降出入而生胀满，尤为常见。《素问·阴阳应象大论篇》中所谓"浊气在上，则生膜胀"，殆即指此。其基本病理是：三焦津行不利→变生痰饮水湿→妨碍卫气运行→胀满；或卫气受阻→津随气滞→气郁津凝→胀满。

再以肝气郁结言之，肝主身之筋膜，筋膜构成的经隧遍布全身，是通行气血津液的道路，所谓肝的疏泄失调，实与经隧的病理改变有关。若因情志不畅而使经隧呈紧张状态，卫气流通不利，遂生胀满，阻滞不通，遂见疼痛。其基本病理是：情志不畅→经隧、膜原紧张→卫气流通受阻→胀痛。

治法分类：所谓气滞，无论见于何脏，总以胀痛为特征。见于上焦，则胸中憋闷疼痛；见于中焦，则脘腹胀满、疼痛；见于下焦，则胁、肋、腰、骶、少腹胀痛。根据上述不同的病变部位，应当采用不同的治疗方法。心阳痹阻的，当通阳宣痹；脾胃气滞的，宜行气宽中；肝气郁结的，宜调气疏肝。这些治法虽随各脏的生理功能和病理特点而异，欲使气机通畅却是这些治法所要达到的共同目的。

配伍规律：注意消除致病原因。配伍任何方都要注意消除致病原因、调理脏腑功能、流通或补充气血津液这三个方面，且要注意脏腑之间与气血津液之间的关系。本类方亦不例外。除配伍行气药物以外，常针对引起气机阻滞的原因，随症配伍温阳散寒、消积导滞、除湿祛痰、活血祛瘀之品，使病因一去则气畅胀消。

注意调理肺、脾、肝三脏功能。某脏功能失调产生胀满，即以调理某脏为主。但因卫气的升降出入需要肺、脾、肝三脏协同，治疗气滞亦就需要肺、脾、肝三脏兼顾。众多调气古方，都以治疗一脏为主，兼配他脏药物，其道理就在于此。

注意基础物质间的关系。营行脉中，卫行脉外，少阳三焦是津气运行的共同道路，气、血、津三者在生理上是相互依存的，在病理上是互为因果的。所以，气滞可以影响津、血的流通，津、血运行不利亦可形成气滞，应当根据具体情况配入活血、行津之品，才能全面照顾。一般来说，肺失宣降多配祛痰之品，肝气郁结多配活血药物，脾气不运多配芳化之流。

注意事项：气药多温，多用伤津，中病即止。

第一节　行气宽中法

行气宽中是根据脾胃气滞病机拟定的治法。

脾胃气滞，是指中焦气机升降出入失常，滞而不畅的病理改变。常以脘腹胀满为主症。脘腹胀满，病在中焦，究其胀满之机，则与卫气运行受阻有关。在正常情况下，卫气行于膜腠之间，升降出入，不失其度。如果卫气运行受阻，即可见胀满。故《灵枢·卫气失常》说："卫气之留于腹中，蓄积不行，菀蕴不得常所，使人股胁胃中满，喘呼逆息。"

《黄帝内经》虽谓引起卫气运行失常的原因为"诸胀腹大，皆属于热"，其实因寒者多，因热者少。寒邪相侵，腠理凝闭，影响卫气升降出入，阻于半表半里之间，遂见胀满。故《灵枢·胀论》说："营卫留止，寒气逆上，真邪相攻，两气相搏，乃合为胀也。"除受风寒可以引起胀满以外，内伤食积而见胀满者亦较多见，这种机制恰与上述相反，是先因积滞内停引起脾胃功能障碍，继因脾胃纳运失常而致气机受阻的病理转归。

由于卫气肇始于肾，取资于脾，宣发于肺，调节于肝，升降出入于三焦，一旦发生病理改变，自然就与上述脏腑功能失调有关。所以，气滞而胀，不能单纯责之于脾胃，亦当考虑肺气是否能够正常宣降，肝气是否能够正常疏调，只有联系五脏分析，才能揭示气滞与脏腑功能的内在联系。

脘腹胀满不能单纯着眼于气，还要注意气血津液的相互关系和相互影响。临床所见，津液凝聚的痰饮水湿均可影响卫气流畅。因为，腠理、三焦是津气的共同通道，津液凝聚，势必有碍卫气的疏畅，卫气滞涩，亦将有碍津液的流通，二者是互为因果的。《素问·阴阳应象大论篇》中"寒气生浊……浊气在上，则生䐜胀"，即阐述了因寒邪引起津液凝聚，因津液停滞妨碍卫气运行，以致湿碍其气而生胀满的病理过程。《温病条辨》中"三焦湿郁，升降失司，脘连腹胀，大便不爽"，自然也指的是津气交阻病机。

气滞而胀，法当行气导滞，开其滞塞，脾脏气机调畅则胀满可消。这类方常选用擅长行气的厚朴、陈皮、枳壳、木香、豆蔻、砂仁、高良姜、紫苏叶、大腹皮等为主药，再据寒热虚实的不同病性，配伍其他药物而成。如半夏厚朴汤、厚朴温中汤、宽中八宝散、撞关饮子、草豆蔻饮、三脘痞气丸等，都体现行气宽中法则。

行气导滞的紫苏叶、藿香、砂仁、白豆蔻、陈皮之属，均具有辛温芳香特点，对于气郁湿阻机制，用此既可辛通气机，又可醒脾化湿，一箭双雕。某些方配燥湿的苍术、白术，祛痰的半夏、皂荚，淡渗的茯苓、猪苓、泽泻，也是针对气与湿浊相互影响立法组方的。

气滞之证，有时也要配伍活血之品，盖气为血帅，气行则血行，气滞则血滞，配伍活血之品，不仅可以照顾气病及血的血运不利，通过活血亦有利于气机调畅，二者是互为因果的。

脾胃气滞虽然病变部位在中焦，亦当注意脏腑间的协同关系。这类方每配宣降肺气的紫苏叶、杏仁、桔梗，疏肝解郁的柴胡、香附、青皮之类，意即在此。这些药物粗看似与主症无关，仔细琢磨，方知绝非可有可无。盖肺、脾、肝三脏同司卫气升降出入故也。

本法有以下几种常见的配伍形式。

温中行气：气因寒凝，较为多见。常配干姜、高良姜之属温运中阳，使寒凝散则气机通，脾运复则升降调，如半夏厚朴汤、厚朴温中汤等即是。这类方剂也可配伍桂枝、附子，用此既可温通开闭，辛散凝结之寒，又可温阳化气，补火以暖脾土，如强中汤之用附子，人参汤之用肉桂即是。

清热行气：气滞偏热，每多见于夏季，必夹湿浊为殃。三焦湿郁，升降失司，湿凝气阻，郁结化热，可见脘连腹胀。治疗这类症状，可于理气化湿方中加入清热药物，如升清降浊法中一加减正气散、二加减正气散、三加减正气散即属此种结构。

健脾行气：气滞偏虚则常用补气健脾的人参、白术。气滞而用补气健脾之品，颇有实实之嫌，似乎不合法度。其实，使用健脾之品，在于恢复脾胃功能，只有脾胃功能恢复，气机才能畅通无阻。这种通中寓补的组合形式，是治脾虚与气滞两种证象同时存在的理想结构。这种结构也有"塞因塞用"之意，如强中汤、人参汤即是。

消积导滞：气滞实证，多属食积阻滞胃肠，此时正气未虚，贵在速祛其邪，使用牵牛、槟榔之属不仅无害，且能使其速愈。若系食积，尤须使用消食的山楂、神曲、麦芽，或大黄、槟榔之属，消除气滞原因，俾胃肠传导正常则胀闷自消，如木香槟榔丸即是（方见消导法）。

气滞腹胀应与腹水鉴别。气胀：以手叩腹，中空如鼓。腹水：侧卧叩之，卧侧出现重浊音。若水停作胀，当于治水诸法求之，非本法所宜。

半夏厚朴汤（《金匮要略》）

【**药物组成**】半夏 15g，厚朴 15g，茯苓 20g，生姜 25g，紫苏叶 10g。

【**制剂用法**】水煎，分 4 次，白天 3 次，晚上 1 次。

【**方证病机**】气郁津凝，阻于三焦。

【**体现治法**】调气行津，祛痰降逆。

【**适应证候**】七情郁结，气郁津凝。症见咽中如有物梗阻，吐之不出，咽之不下，或胸满喘急，或咳，或呕，或胸胁攻撑作痛，兼见苔白腻，脉弦缓或弦滑。

【**方理剖析**】此方所治诸症，都是肺、脾、肝三脏功能失调，导致气郁津凝，阻于少阳三焦的病理改变。咽中如有物梗阻，吐之不出，吞之不下，说明此物壅于咽部膜腠之间，不在食管与气管之内，是由气郁津凝而成。津气运行，全赖肺气宣降、脾气转输、肝气疏调。今因情志不畅，肝气郁结，肺脾气滞，不能运化和敷布津液，以致津凝液聚，从少阳三焦随卫气逆于咽喉，症见咽中如有物梗阻，吐之不出，吞之不下。三焦津气每随阻滞部位不同而有不同证象，阻于肺则见胸满、喘急，阻于胃则见恶心、呕吐，阻于肝经则见胸胁攻撑作痛，种种见症，都是气郁津凝、阻滞不通所致。津气之所以郁结，则因肺、脾、肝三脏功能失调使然。

七情郁结，津凝气阻，法当行气开郁，降逆化痰。故本方用半夏为主药，降逆行痰，运脾输津，辅以生姜温胃行津，茯苓淡渗利湿，此三味专为津液凝聚于三焦而设。然而，水液壅滞三焦，实因津随气郁，若只行津而不调气，滞气怎会得通？当辅以厚朴下气宽中，治其逆满，伍紫苏叶芳香开郁，畅其情志，两组药物相辅相成，相得益彰，促使气机调畅，逆降津行，诸症庶几可解。

此方配伍反映了以下几个特点。

其一，以通调津液为主，疏畅气机为辅。或谓：此方既以除湿为主，列入理气法中是否恰当？综观全方五药，半夏、生姜、茯苓都是运脾输津之品，厚朴、紫苏叶二药也有醒脾化湿作用，可见除湿是主要的。若列入理气法中，说明津气互为因果的关系，不仅可以，还有启发作用。

其二，以治中为主，兼顾上下。此方无论调气、行津，都反映了以治中焦脾胃为主，兼顾上焦的结构。厚朴、紫苏叶均能畅气醒脾，一宣一降，能令中焦气机舒畅；紫苏叶又能宣发肺气于上焦，疏达肝气于下焦，令卫气宣发于表，不致内郁，从而反映了三焦并调的结构。半夏、生姜、茯苓散水和脾，能令脾运恢复；重用生姜，又能合紫苏叶宣发肺卫，令水津外布；合茯苓开源，令湿浊下行，也反映了三焦并治的结构。此方药仅五味，但调气照顾到了肺、脾、肝，行津照顾到了肺、脾、胃，构思如此缜密，堪为学习楷模。

其三，调气以降为主，降中有宣；行津以燥湿、芳化为主，兼用辛淡。三焦气滞而证象见于上部，显系气机郁而不宣，逆而不降。此方厚朴、紫苏叶都能降气，令逆气下行；紫苏叶能宣畅气机，令卫气出表。虽然药仅两味，却能恢复气机升降出入之常。半夏燥湿运脾，生姜温胃散水，紫苏叶、厚朴芳香化湿，一切为了恢复脾运；紫苏叶、生姜之辛，可以宣发肺气，开泄腠理，布津于表；茯苓之淡，可以渗利水湿，导湿下行。全方将宣肺、燥湿、芳化、淡渗合为一体，发汗、利水融于一方，治湿诸方至今仍未脱其窠臼，令人叹为观止。

【临证应用】《金匮要略》中用此方治"妇人咽中如有炙脔"，后世医家则多用于气郁津凝阻于三焦的各种病变。如《三因极一病证方论》中大七气汤（即本方）"治心腹胀满，旁冲两胁，上塞咽喉，如有炙脔，口咽不下"，说明本方可治肝脾气郁痰滞。《易简方》中四七汤（即本方）治"中脘痞满，气滞不舒；或痰涎壅盛，上气喘急；或呕吐恶心""妇人恶阻，尤宜服之"。《医方口诀集》谓治"诸气不调而作痛，或手足疼痛……或腹膈掣痛不可忍……或小便短涩如淋者"。《方函口诀》中谓治"癫疾"。综合上述，本方所治，部位涉及上、中、下三焦，但其基本病理都是气郁湿滞。若不从三焦分析，则不能灵活运用此方。

【加减化裁】（1）四七汤（《瑞竹堂经验方》）：即本方加香附、甘草、琥珀末。水煎服，治妇人小便不顺，甚至阴户疼痛。说明肝气郁结，疏泄失常，可以出现小便不利。加甘草者，缓阴户之疼痛也。

（2）加味四七汤（《中医妇科治疗学》）：即本方去生姜，加白芷、木香、石菖蒲。水煎服。治白带稠黏，中脘闷，平日痰多，或有气喘，呕吐恶心，加强了行气和芳化作用。

（3）紫苏散（《太平圣惠方》）：即本方加枳壳、柴胡、槟榔、桂心。水煎服。治气郁不舒，胸膈满闷，痰壅不欲食，是偏于气滞的加法。

【歌括】半夏厚朴紫姜苓，气郁津凝是病根，咽中物阻难速愈，调气行津庶可宁。

厚朴温中汤 （《内外伤辨惑论》）

【药物组成】厚朴 15g，陈皮 15g，草豆蔻 9g，木香 9g，干姜 2g，茯苓 9g，炙甘草 10g。

【制剂用法】水煎，分 3 次，温服。

【方证病机】中焦寒湿，阻滞气机。

【体现治法】温运中阳，理气化湿。

【适应证候】（1）中焦寒湿，阻滞气机，脘腹胀满。

（2）外寒犯胃，时作疼痛。

【方理剖析】本方以脘腹胀满或时作疼痛为主症。脘腹胀满，有寒热之分，还有气郁、湿阻、食停、虫积之不同，本方所治，属于中焦寒湿阻滞气机，与卫气运行逆乱有关。在正常情况下，卫气升降出入于三焦，运行无阻则无病。卫气能在三焦升降出入，与脾胃的关系尤为密切。这是因为脾胃位居中州，为四运之轴、升降之枢的缘故。今因中焦阳虚，不能运化水湿，湿邪腻滞，阻碍气机，故见脘腹胀满，反映了湿是引起胀满的主要原因，属于内伤所致。其基本病理是：中焦阳虚，运化不及→湿凝气滞→变生胀满。

若外感寒邪，由少阳三焦直犯脾胃，寒邪与运行出入的卫气相搏，寒凝气阻，气滞其津，阻于腠理、三焦，故见胀满。至于外寒相侵引起胃痛，亦与寒凝气阻有关。其基本病理是：外感寒邪→腠理因寒而郁闭，津气出入受阻→内归于胃→湿凝气阻→胀、痛。

脾胃虚寒，湿浊凝滞，影响气机不畅而见脘腹胀满，法当温运中阳以消除病因，恢复脾胃功能，又应理气化湿以流通津气，疏畅三焦。俾寒邪得去，中阳振奋，津气流通，三焦无阻，则胀满可消，疼痛可止。方用厚朴为主药，温中行气，燥湿宽中；干姜、炙甘草助其温运中阳；陈皮、木香、草豆蔻助其行气宽胀。诸药均有燥湿、化湿作用，再佐茯苓，则除湿功效更为显著。对因寒生湿，湿困脾阳，阻滞气机而生胀满疼痛的见症，可收温中行气、除湿宽胀功效。

此方陈皮、厚朴用量独重而干姜用量最轻，说明侧重于行气导滞和芳化燥湿，若寒甚者应加重干姜用量，或加桂枝、吴茱萸才能胜任。

治疗湿凝气滞阻于三焦的胀满应当肺、脾、肝三脏同治。此方着重治中焦的气滞，若加开宣肺气的紫苏叶、杏仁之类，疏达肝气的青皮、香附之流，就变成三焦同治的结构了。

【临证应用】以脘腹胀满而兼舌淡、苔白、脉缓为用方指征；腹痛亦然。

【歌括】厚朴温中蔻木香，陈苓甘草配干姜，脾胃寒湿脘腹胀，温中行气力能康。

流气饮子 （《杨氏家藏方》）

【药物组成】紫苏 500g，藿香 180g，白芷 120g，石菖蒲 120g，陈皮 1000g，丁香 180g，半夏 60g，白术 120g，制香附 500g，青皮 500g，莪术（煨，切）180g，木香 180g，厚朴（姜汁浸一宿，炒）500g，草果仁 180g，槟榔 180g，大腹皮 180g，木通 250g，茯苓 120g，肉桂 180g，麦冬（去心）120g，木瓜 120g，人参 120g，炙甘草 500g。

【制剂用法】为粗末，每服 15g，水一大盏，生姜 3 片，枣 1 枚，同煎去渣，热服不拘时候。

【方证病机】五脏不调，三焦气壅。

【体现治法】辛香流气，芳化湿浊。

【适应证候】（1）心胸痞满，噎塞不通，腹胁膜胀，呕吐不食。

（2）上气喘急，咳嗽涎盛，面目、四肢浮肿，大便秘滞，小便不通。

（3）忧思太过，气郁津凝，壅滞成痰。

【方理剖析】人以气为根本，五脏得阳气温煦，才能进行功能活动，而气之生化运行，又赖五脏协同合作。若五脏不调，影响气的运行，则三焦气壅。逆于上焦则心胸痞满、噎塞不通、上气喘急；阻于中焦则腹胁膜胀、呕吐不食；滞于下焦则大便秘滞、小便不通；壅于腠理则面目、四肢浮肿。上述症状反映了气郁津凝的证候，其基本病理是五脏不调，三焦气壅。

气滞一证与其他证候不同，食、痰、血积，皆属有形之物，着于一处，偏于一隅，用药可以单刀直入，无须旁骛。气病则不然，无形之气，流走不定，上下内外，聚散无常，用药每多三焦兼理，令其无遁形之所。本方集众多辛香之品以流动气机而通其壅阻，故以"流气"名之。方用紫苏、藿香、白芷走上焦以宣降肺气，疏通腠理，使肺气下降，卫气外达；石菖蒲、陈皮、丁香、紫苏、白芷、藿香利气调中，芳香醒脾，同半夏、白术燥湿化浊，使中焦健运；香附、青皮、莪术疏肝理气，使肝胆疏泄正常；木香、厚朴、草果、槟榔宣泄膜原，大腹皮、木通、茯苓导湿下行，使三焦通畅，气机无所阻隔。肉桂之温，能助行气药和调五脏，宣畅三焦，助除湿药化气行水，通调水道。三焦气滞与经隧膜原收引有关，用甘草、木瓜舒缓经隧、膜原挛急，使三焦之气畅行。俾三焦津气流畅，五脏功能和调，则诸症可愈。诸药皆燥，独用一味滋液的麦冬，制其过燥，是燥中有润；诸药皆通，独用益气的人参，勿令气耗，是通中寓塞，补偏救弊，或有制之师，此之谓也。

少阳三焦是津气共同运行之所，未有气滞而津不受阻之理，此方虽名"流气"，所选药物其实双关。芳香药物不但可以疏畅气机，还可醒脾化湿，又配入淡渗利湿药物，更是不忘津液宜通。

《太平惠民和剂局方》名此方为木香流气饮。《集验方》中二十四味流气饮则无石菖蒲、藿香，而有枳壳、沉香、大黄，结构更为完美，盖沉香可兼及肾，大黄可导积行血，五脏兼顾，气血并调，药味虽多，却能各尽其用，无异于韩信用兵，多多益善。

【临证应用】审属三焦气壅即可使用，但见一症即是，不必悉具。

【歌括】木香流气芷陈苏，青槟朴果藿夏蒲，四君瓜麦桂香附，丁莪通腹气滞疏。

宽中八宝散（《赤水玄珠》）

【药物组成】紫苏子 5g，砂仁 5g，沉香 3g，木香 5g，槟榔 5g，莱菔子 5g，当归尾 5g，猪牙皂 3g。

【制剂用法】共为末，每服 3~6g，黄酒调下。

【方证病机】三焦气郁。

【体现治法】行气导滞。

【适应证候】七情郁结，胀满痞塞。

【方理剖析】忧愁思虑，气郁不舒，肺气宣降失常，脾气转输失职，肝气郁结不疏，少阳枢机不利，是以三焦之气当升不升，应降不降，成为胀满。其基本病理是：三焦同病，气郁为胀。

此证治宜兼顾三焦，一边恢复各脏功能，一边通其窒塞，待功能一复，气行无阻，则胀满可消。方中紫苏子走上焦以降肺气，使上焦之气下行；砂仁芳香醒脾，复脾胃升降之旧；沉香直达下焦，开其郁结；木香疏肝利胆，调理肝的疏泄；槟榔、莱菔子疏畅三焦，泄其壅阻。使气郁得疏，升降的道路无阻，则升者自升，降者自降，气行无阻而痞塞自开，功能恢复而气不滞塞。本方尤妙在配活血的当归，行其血滞，伍豁痰的猪牙皂，涤其痰浊，照顾到了气血津液的相互影响，与一般行气之方有所不同。《医碥》说："气本清，滞而痰凝血瘀则浊矣。不治其痰血则气不行。"《医学六要》说："一切气病，用气药不效，少佐芎归血药，血气流通而愈，乃屡验者。"此方用活血涤痰药，正合此义。

此方配伍当归、猪牙皂，体现了以治气为主，兼顾津血的配伍形式，这是配伍上的第一个特点。方中紫苏子入肺，砂仁入脾，沉香达肾，木香走肝，照顾到了上、中、下三焦，这是配伍上的第二个特点。紫苏子、猪牙皂、莱菔子都能治痰，对痰浊阻滞三焦引起的气滞作胀，较为合适，这是配伍上的第三个特点。

【临证应用】根据临床证象，可以灵活变通。若欲宣散，可加紫苏叶、柴胡、生姜；若欲温通，可加桂枝、附片、吴茱萸；血结者，加川芎、三棱、莪术；湿重者，加陈皮、半夏、茯苓、泽泻。

【歌括】宽中八宝莱菔子，香砂苏沉配槟榔，牙皂泄浊归活血，三焦气滞服之康。

撞关饮子（《奇效良方》）

【药物组成】白豆蔻（去壳）6g，砂仁（去壳）6g，丁香6g，沉香6g，香附6g，乌药6g，炙甘草6g，三棱6g。

【制剂用法】水煎，空腹，温服。

【方证病机】三焦隔塞，气不升降。

【体现治法】行气导滞。

【适应证候】关格不通，气不升降，胀满。

【方理剖析】《杂病源流犀烛》说："关格，即《内经》三焦约病也，约者不行之谓。谓三焦之气不得通行也。唯三焦之气不行，故上而吐逆曰格，下而不得大小便曰关。"此方证系指三焦隔塞，气不升降的胀满，虽与一般吐不能食、二便不通的关格不同，但其机制则一。

三焦隔塞，气不升降而生胀满，法当行气导滞，复其升降。故方以丁香温运中阳，砂仁芳化湿浊，此二药醒脾利气，合甘草之甘以复中焦之健运。脾胃虽为四运之轴，升降之枢，若无肺的宣降、肾的摄纳、肝的疏调，卫气仍然不能升降自如。故又辅以白豆蔻宣上，开肺气之痹；沉香达下，纳肾气归原；乌药、香附解其肝郁，调理肝的疏泄；三棱行气破结，破除凝聚之气。五脏功能协调则气的升降自复，方名撞关，实撞五脏功能失调之关以开隔塞也。

【临证应用】一般腹胀即可使用本方。

【歌括】气不升降宜撞关，丁沉砂蔻乌附添，三棱甘草共八味，行气导滞效非凡。

匀气散（《太平惠民和剂局方》）

【药物组成】白豆蔻60g，檀香60g，丁香60g，缩砂仁120g，藿香240g，甘草240g。

【制剂用法】上为细末，每服3g，入盐少许，沸水送服。

【方证病机】气滞三焦。

【体现治法】宣畅三焦。

【适应证候】气滞不匀，胸膈虚痞；宿冷不消，心腹刺痛；胀满噎塞，呕吐恶心，舌淡苔白。

【方理剖析】三焦气滞，随其部位不同而见症不一。窒塞胸腹，轻则痞胀不适，重则刺痛难忍；攻冲于上则咽喉噎塞；气逆不降则呕吐恶心。虽云三焦气滞，其实仅见中、上两焦证象，与肺脾两脏功能障碍有关。

《张氏医通》说："砂仁醒脾气而能上升，然后滞气得以下通。白豆蔻能温肺气而使下行，然后阳气得以上达。丁、沉、檀、麝俱辛热，能散郁气，暴郁者宜用，稍久成火者忌之。禀壮气实，气不顺而刺痛，当用枳壳、乌药，不已，加木香。"此方用藿香叶通肺脾，能使三焦气机疏畅，寒邪外散；砂仁芳香醒脾，能使脾气健运，清阳上升，浊阴自降；白豆蔻宣降肺气，能使气降浊化，而后清阳得以上达；丁香、檀香、木香辛热散郁，与上药同用，使寒散郁舒，升降复常，则诸症即愈。

此方因重用宣肺散寒的藿香叶，遂于温通之中寓有宣发之意，使其结构臻于完善。因暴受寒侵或宿冷不消而出现的胀痛，均可借此消散。甘草用量较重，是欲借此甘以缓急故也。

【临证应用】本方又名调气散，加下行的沉香，可治寒疝作痛。

【歌括】匀气砂蔻藿丁檀，木香甘草七味研，三焦气郁宜疏散，气机宣畅胀痛蠲。

三脘痞气丸 (《卫生宝鉴》)

【药物组成】沉香、大腹皮、槟榔、砂仁各15g，青皮、陈皮、木香、白豆蔻、三棱各30g，半夏60g。

【制剂用法】半夏改用半夏曲，共细末，制丸如梧桐子大，每服3g，1日2次。

【方证病机】寒湿困脾，气机阻滞。

【体现治法】燥湿运脾，行气导滞。

【适应证候】三焦痞滞，气不升降，水饮停积，不得流行。症见胁下虚满，或时有刺痛，舌体淡，苔白滑，脉缓。

【方理剖析】胁下胀满或时有刺痛为本方主症，由此可知病在肝脾；兼见舌淡、苔滑、脉缓，说明此证病性属寒；胀痛兼见苔滑，此为气郁津凝的辨证依据。所以此证当是寒湿困脾、气机阻滞。少阳三焦，内联五脏，外通肌表，是津气升降出入之区。三焦阻滞，气不升降，水湿停积，不得流行，气结津凝，壅滞不通，遂见胁下虚满或时有刺痛。

肺、脾、肝功能障碍，气郁津凝而见胀痛，法当燥湿运脾、行气导滞。方用砂仁、陈皮芳香化浊，醒脾利气；半夏辛温燥湿，复中焦运化；白豆蔻宣上焦肺痹；沉香纳气归肾；青皮、三棱破肝气之结；木香、槟榔、大腹皮理三焦之壅，使五脏功能恢复，三焦津气升降有序，则胀痛可愈。此证虽谓津气同病，实以气滞为主，虽谓病在脾胃但治疗兼顾上下，学者留意。

【临证应用】胁下胀痛而兼舌淡、脉缓，为本方辨证要点。

【歌括】三脘痞气夏三棱，砂蔻青槟陈皮寻，木香沉香大腹皮，行气导滞此方斟。

草豆蔻饮 (《太平圣惠方》)

【药物组成】草豆蔻30g，丁香、缩砂仁、桃仁、青皮、白术、莱菔子、桂心、木瓜、木香、枳壳、槟榔各10g。

【制剂用法】为散，每服10g，以水一中盏，加姜煎服。

【方证病机】寒凝气结。

【体现治法】温阳散寒，行气导滞。

【适应证候】脘腹气机壅滞，卒胀不能食。

【方理剖析】脘腹卒胀而不能食，病在中焦。平时未见异常，突然胀不能食，显非宿疾而是新病，亦非器质病变而是功能障碍；病由卒起，显然病性偏寒，寒性凝敛才能骤使气机凝结不畅而见胀不能食。参以舌脉，审其舌淡、脉缓，即属寒凝气结无疑。

寒凝气结而见胀不能食，法当温阳散寒，消除致胀原因。草豆蔻、丁香、砂仁、肉桂均系温中散寒之品，能使凝结的寒邪得散。气因寒凝，窒塞不通而生胀满，法当行气宽胀，治其主症。草豆蔻、丁香、砂仁、青皮、木香、枳壳、槟榔均系行气药物，能使滞气宽舒。脾胃功能障碍而见胀不能食，不能单纯归咎于气，津亦随气而凝，又不能只调津气，更当恢复脾胃功能。草豆蔻、砂仁有醒脾化湿作用，白术有运脾除湿功效，莱菔子有消积宽胀效果，能使脾运复则升降调，升降调则津气通，津气通则胀满除。此证虽然病在气分但配一味行血的桃仁；虽宜疏理中焦但配一味柔肝的木瓜；虽然寒在中焦但配一味温肾的肉桂温通血脉，补火生土，兼顾气血及五脏，亦有可取。

此方在辨证上着眼于卒胀，在治疗上立足于温通，并从消除病因、恢复功能、流通津气三个方面组方，结构较为合理。

【临证应用】以脘腹卒胀为用方指征。亦可用于一般胀满偏于寒者。

【歌括】草豆蔻饮桂缩砂，青槟枳壳木香加，白术运脾丁温胃，桃仁莱菔配木瓜。

金陵酒丸 （《古今医鉴》）

【药物组成】真沉香30g，猪牙皂30g，广木香75g，槟榔30g。

【制剂用法】上为末，用白酒浸10次，晒干，酒为丸，每服10g，黎明前白酒送下。水臌，水自小便而出；气臌，放屁。水臌加苦葶苈子（炒），酒送下。

【方证病机】气滞臌胀。

【体现治法】行气宽胀。

【适应证候】臌胀。

【方理剖析】臌胀以腹部胀满为特征。因水停肠间而胀者，称为水臌；因三焦气滞而胀者，称为气臌。二者鉴别如下：令患者侧卧，以指叩腹，卧侧声音重浊为水臌，声音如鼓者为气臌，此方所治以气臌为主。

气机不畅而成臌胀，法当行气宽胀。此方用木香、槟榔、沉香疏畅气机，而以猪牙皂涤痰泄浊，宣畅三焦，使气机升降之路无阻，对痰浊壅阻气机或气滞湿浊不化之臌胀，投以此方，可望获效。四药用酒浸制，盖欲借酒畅旺血行，以行药力。水臌加葶苈子可以增强行水力量。若与己椒苈黄丸合用，治水臌亦佳。

【临证应用】此方治疗气臌，以指叩腹，其声如鼓为用方指征。

【歌括】《古今医鉴》金陵酒，擅治臌胀在腹间，木香槟榔沉香皂，行气导滞病可痊。

沉香四磨汤 （《卫生家宝方》）

【药物组成】沉香、木香、槟榔、乌药。

【制剂用法】用水适量，分别磨之，磨得水浓为度，然后合在一处，再用慢火微煎，1次服完。

【方证病机】寒凝气结。

【体现治法】散寒行气。

【适应证候】冷气攻心，心腹绞痛；脾胃素弱，食饮易伤，呕逆冷痰，精神不清。

【方理剖析】气血运行，温则流畅，寒则凝滞，此常理也。今因寒滞其气，气不流畅，寒凝气结，遂致心腹绞痛。呕逆冷痰，是脾阳不振证象。精神不清一症，气郁、血瘀、痰蒙、湿阻皆能致之。此证兼吐冷痰，自属气郁痰凝、蒙阻清窍所致。

因寒而致气结，法当温散，使寒散气舒，疼痛才可缓解。此方用辛温的乌药以散肝经凝结之寒，疏畅郁结之气，木香疏畅三焦，槟榔破其结滞，此三药同用，能奏散寒行气功效。气滞之证，恒多气逆，配沉降的沉香，可使逆气下行，气机升降复常则喘胀可消，疼痛可愈。槟榔有行水之功，故可兼治津凝为痰之疾。四药磨后合煎，取其气全，能收速效。

《严氏济生方》四磨汤即本方去木香，加人参，治七情所伤，上气喘急，胸膈不快，烦闷不食，这是三焦气滞，逆而上攻证象。方用乌药、沉香、槟榔破气降气，配伍补气的人参，有两层含义：气虚而兼气滞者，得此可以扶正祛邪，并行不悖；一般气滞，得此亦可预防行气破气之品损伤元气，即《赤水玄珠》所说："夫治气之法，唯在适中，气积于中，固宜疏顺，如疏导过剂，则又反耗元气，元气走泄，则下虚，中满之证生焉。故曰疏启于中，峻补于下，中满即除，下虚斯实，此之谓也。"话虽如此，若系实证，仍以沉香四磨汤为优，这是用于喘证的方剂。

【临证应用】对于气逆作喘、气滞作胀、气结为痛，均可以本方为基础加减治疗。

【加减化裁】（1）四磨饮（《严氏济生方》）：人参、乌药、槟榔、沉香。磨汁服，治七情所伤，上气喘急，胸膈不快，烦闷不食。

（2）六磨汤（《世医得效方》）：乌药、沉香、木香、槟榔、枳壳、大黄。治四磨汤证具而有热者或虽无热象而喘急气逆，亟待降泄者。

【歌括】《家宝》沉香四磨汤，木香乌沉合槟榔，冷气攻心心腹痛，散寒行滞庶能康。

分消汤（《万病回春》）

【药物组成】苍术（米泔浸，炒）6g，白术6g，陈皮6g，厚朴（姜汁制）6g，枳实（炒）6g，砂仁5g，木香2g，香附5g，大腹皮5g，猪苓5g，泽泻5g，茯苓6g。

【制剂用法】加生姜1片，灯心草1团，水煎服。

【方证病机】脾运不健，湿凝气阻。

【体现治法】运脾除湿，行气宽胀。

【适应证候】中满或臌胀，兼治脾虚发肿。

【方理剖析】满、胀是本方主症，湿凝气阻是本证病机。脾主运化水湿，是津气升降之轴。脾不运湿，水湿停滞，闭阻往来之气，于是气因湿阻而生胀满，湿因气滞而愈益壅滞。水气互为因果，气愈滞则水愈壅，水愈壅则气愈滞，恶性循环，终成臌胀。

津气交阻，气郁湿凝，单行气则水湿不去而行气无功，单除湿则气机不运亦徒劳无功。唯宜分消水气，气畅则水行，水行则气畅，相辅相成，相得益彰。

方用苍术、白术、砂仁、陈皮燥湿醒脾，复中焦的健运；茯苓、猪苓、泽泻、大腹皮淡渗利湿，去已停的积水；枳实、厚朴、木香、大腹皮、陈皮行气导滞，畅其气机；香附疏肝，理其疏泄。使水湿去则气无壅阻之患，气机畅则水液随气流通，脾运健则湿无再积之虞，疏泄调则气无再结之虑，气水分消而满、胀庶可渐愈。

此方非典型行气导滞之方，列在此处，意在令学者明白三焦是津气运行的共同通道，不能单用行气药物治疗气滞。

【临证应用】 气急者，加沉香纳气归原；肿胀者，加莱菔子宽肠理气；胁痛者，去白术，加青皮疏肝理气；但胁痛而见面黑，显系肝血瘀阻，病不在气分而在血分，只加青皮，未必见效。

【歌括】 分消二术与二苓，木香香附枳朴群，泽泻腹皮陈砂配，行气除湿病回春。

强中汤 （《严氏济生方》）

【药物组成】 人参 6g，白术 6g，炮干姜 12g，炙甘草 6g，制附子 6g，青皮 6g，橘皮 6g，厚朴 6g，草果仁 15g，丁香 15g。

【制剂用法】 加生姜、大枣，水煎服。

【方证病机】 中寒气滞。

【体现治法】 温中行气。

【适应证候】 过食生冷，过饮寒浆，脾胃不和。症见痞满腹胀，有妨饮食，甚则腹痛。

【方理剖析】 痞满腹胀，是本方主症；中寒气滞，是本证病机；过食生冷，是引起中焦虚寒，气滞不运的病因。中焦为四运之轴、气机升降之枢。今因过食生冷，损伤脾阳，脾胃健运失常，遂致气机不畅而见脘痞腹胀，甚至腹痛。

此证有中焦虚寒，即正虚的一面，亦有脘痞腹胀，即气滞的一面。因虚寒引起气滞，说明正虚是本，气滞是标，仅投行气之品则气愈行而愈耗，仅投温补之品则气愈补而愈壅，唯温中健脾与行气导滞并举，才是两全之策。本方用附子理中汤温中健脾，恢复脾胃健运，重用辛热的丁香、草果温运中阳，专治生冷瓜果之伤，配青皮、陈皮、厚朴理脾行气，共奏温中行气功效，用于虚中夹滞之证较为适宜。

脾阳受损，因于"食啖生冷，过饮寒浆"，丁香、草果用量重于方中所有药物，提示学者注意，过食生冷瓜果，应以此二药为主，这是本方配伍上的第一个特点。方中有补气健脾药，亦有醒脾行气药，反映了补中有泻、泻中有补的结构，这是本方配伍上的第二个特点。方中有温脾的干姜，也有温肾的附子，这一范例提示中焦虚寒可用附子补火以生脾土，这是本方配伍上的第三个特点。

【临证应用】 因食生冷瓜果引起脘胀者，可用本方。观其结构，亦可治疗胃寒呕吐。

【加减化裁】 呕者，加半夏 10g；食面而致胀满者，加莱菔子 10g。

【歌括】 强中汤内用理中，丁香附子草果从，二皮厚朴专行气，中寒气滞此方谋。

人参汤 （《圣济总录》）

【药物组成】 人参 10g，白术 10g，茯苓 15g，甘草 3g，半夏 20g，陈皮 12g，厚朴 20g，

肉桂 6g。

【制剂用法】加生姜 5g，水煎，空腹，温服。

【方证病机】中虚气滞。

【体现治法】温中健脾，行气导滞。

【适应证候】中焦虚寒。症见腹部䐜胀，或呕吐反胃不能食，面色萎黄，舌淡苔白，脉弱。

【方理剖析】胃司纳谷，脾司运化，中焦虚寒，运化失司，浊阴凝聚，阻碍气机，于是产生脘腹胀满，亦即"浊气在上，则生䐜胀"机制。其余呕逆反胃，也是浊阴不降的病理反应。

脾虚不运，浊阴凝聚，阻碍气机而生胀满，法当健脾行气，标本兼顾，故方以人参、白术、茯苓、甘草补中焦之虚，合肉桂温阳散寒治其本；半夏燥湿运脾，陈皮、厚朴醒脾利气，通中焦之滞以治其标。俾脾气健运，气机升降无阻，则胀满可消。参术健脾汤即本方去肉桂，加砂仁，温阳功力很弱，芳香化湿利气作用较强，对湿浊甚而寒象不显著者较宜。气滞甚者，可酌加木香、槟榔。

【临证应用】以脾胃虚弱，腹胀而兼食少、便溏、舌淡、脉弱为辨证要点。

【歌括】人参汤内用四君，肉桂陈朴半夏群，脾虚气滞成䐜胀，健脾行气法堪遵。

八厘散 《医汇》

【药物组成】广木香、丁香、沉香、当归、大黄、硼砂、巴豆各等份。

【制剂用法】前六味日中暴晒干，或以微火烘干（沉香不宜见火），研成细末，巴豆连大壳，微炒焦色，去壳，将子仁再炒黄色，研细，用纸吸去油，与上药和匀，贮瓷罐内，每服八厘（0.3g），用酒热服，行 2~3 次，用冷粥补住。必须察秽物净否，方可用补。如补之过早，恐秽物不净，难取捷效；如补之过迟，恐便数太多，有伤元气。

【方证病机】气滞血瘀，阻于食管。

【体现治法】行气活血，消癥化积。

【适应证候】噎膈，饮食不能下行入胃。

【方理剖析】噎膈与反胃稍有不同：反胃食犹能入，入而反出；噎膈是指膈塞不通，食不能下。就病变部位言之，亦有上下之别，噎膈是食管至贲门有所阻隔，反胃是幽门窒塞不通。形成噎膈的基本病理与气血津液流通不利有关，故《证治汇补》谓此证"有气滞者，有血瘀者，有火炎者，有痰凝者"。若好饮热酒或用力过甚，血瘀食管，即成血膈。此方所治，是瘀血积聚成癥，阻于食管，以致食难下咽，属于气滞血瘀机制。

此证法当行气活血，消癥化积，只有气机得畅，瘀血得去，癥积得消，饮食才能下行。方用擅治噎膈反胃的硼砂软坚散结；配下瘀血、血闭的大黄推陈致新，消癥破积；伍破癥积、去恶肉、消痰癖的巴豆荡涤五脏六腑，开通闭塞。此三药消癥力量较强，期其背水一战，以决存亡。配补血活血的当归，是于攻积之中寓有补虚之意。辅以木香疏畅三焦滞气，丁香温暖脾胃，合沉香复胃气顺降之常。七药协同，能奏行气活血、消癥化积之效，体现了以祛瘀消癥为主，调气行津为辅的配方法度。

古人所谓噎膈，包括食管癌一类病变。此方脱去前人治噎膈之说反而侧重于调气行津，选用硼砂、大黄、巴豆为主药，是值得称许的。李时珍谓："硼砂能柔五金而去垢腻，故治噎膈积聚，骨鲠结核、恶肉……取其柔物也""大黄乃足太阴、手足阳明、手足厥阴五经血分之药，凡病在五经血分者，宜用之""巴豆气热味辛，生猛熟缓，能吐能下，能止能行，是可升可降药也……以沉香水浸则能升能降，与大黄同用泻人反缓，为其性相畏也"。此方巴豆炒熟与大黄相配，可缓泻下之势，与沉香相伍，能升降气机，与大黄、硼砂同用，能消坚积，皆是可取之处。

【临证应用】（1）丹波元坚云："余平生于此证，无能治愈，未审何说、何方能中其綮。"可见噎膈确系难治证候，《医汇》称此为"治噎膈神方，不问老幼，并皆治之，其效如响"，未免夸大。选入本方，意在希望中医同道试用，寻求治疗此证途径，若能获效，将给患者带来福音。

（2）治噎膈古方多用大黄、巴豆、硇砂、丹砂，或单用生韭汁，或单用鹅血治疗。附识于此，仅供参考。

【歌括】八厘散治噎膈方，硼砂巴豆合大黄，当归丁沉木香配，食难下咽此堪尝。

------ 小 结 ------

本法共选方14首，均以脾胃气滞导致的脘痞腹胀为主症，均配醒脾利气药物体现温通治则，是相同点。但亦各有特点，不可不知。其一，气滞并非单纯脾胃功能失调，用药常常兼顾三焦。如半夏厚朴汤、流气饮子、宽中八宝散、撞关饮子、三脘痞气丸等方都反映了以治中焦为主，兼顾上、下焦的配伍形式。这些范例提示学者，治疗中焦气滞要密切关注上、下二焦。其二，气郁每与津凝同见，调气之方，多与芳化、燥湿、行津药物同用，如半夏厚朴汤、厚朴温中汤、流气饮子、宽中八宝散、三脘痞气丸、金陵酒丸、分消汤等皆是。这些方剂，或配芳化的豆蔻、砂仁、陈皮、藿香以理气化湿，一箭双雕；或配祛痰的半夏、紫苏子、皂荚；或配渗利的茯苓、泽泻、牵牛子导湿下行。这些范例，提示学者胀满不能单责气滞，亦当责之于津壅。其三，功能低下、气滞不疏而出现本虚标实，应当通中寓补，标本兼顾，如强中汤、人参汤即是。这些范例，提示学者治疗气滞不通，亦当注意虚实。

第二节　调气疏肝法

调气疏肝是根据肝气郁结病机拟定的治法。

肝气郁结，是指肝气疏泄不及，升发之机受阻的病理改变。

人体卫气的升发、血量的调节、水津的敷布、胆液的通调、阴精的藏泄，都与肝的疏泄功能紧密相关。肝的疏泄功能失调，就会导致气血津液的贮运失度。若再深究疏泄之所以失调，则与肝主筋膜有着直接联系。须知供血运行的脉络、输送胆汁的胆管、输送尿液的尿管、输送精液的精隧，均由肝系的筋膜构成，隶属于肝系的膜原和腠理，又是卫气升降出入之所，水津运行出入之道。一旦脉络、胆道、尿管、精隧、膜腠稍有改变，即会影响气血津液的流通，气血津液的盈、虚、通、滞，又会直接影响筋膜发生病变。盖筋膜的和柔活利，有赖阳气温煦、血液滋荣、阴津濡润故而。如果肝的疏泄功能失调，就会出现神志异常、气机不畅、藏血功能紊乱、三焦水道失调、肾脏封藏不密、脾胃消化不良等病变。情志异常，则多愁善感、郁郁寡欢；气郁不舒，阻于少阳三焦膜腠，则胸胁、少腹、腰骶胀痛不适；藏血功能紊乱，不能正常调节血量，血管挛急，血行不畅，则见月经不调，时前时后，时多时少；气病及津，影响汗液的正常排泄，则自汗、盗汗；影响少阳三焦水道失调，则小便不利、淋涩作痛、带下赤白；肝病及肾，疏泄甚于闭藏，则遗精、梦泄；胆汁不能正常疏泄，木不疏土，脾胃运化失调，则不思饮食、大便时硬时溏；影响经脉和柔，则胸胁疼痛，或胆气犯胃则呕吐，肝木乘脾则痛泻。故肝气郁结常以胁胁作痛、月经不调、痛经、腰骶胀痛为主症，若肝病及脾可见饮食减少、胀痛不适。

根据《素问·六元正纪大论篇》中"木郁达之"的治则，常选用柴胡、香附、香橼、佛手、青皮、枳壳、木香、乌药、槟榔等疏达肝气药物为主药，配入养血的当归、川芎，柔肝的白芍、木瓜，缓急的甘草、大枣等药组成调气疏肝方剂。代表方有四逆散、逍遥散、柴胡疏肝散、加味乌药汤等。

调气疏肝方剂，常因寒热异性、气血异质、部位异区，而有以下几种配伍形式。①温肝解郁：肝气郁结偏于寒的，常见疝气疼痛，或小腹冷痛，或月经后期，经色晦暗，胸胁、少腹、腰骶胀痛等症。除冷痛、月经后期、经色晦暗本身即属寒象之外，还应具备舌淡苔白、脉迟而涩等证象，才可确诊为寒证。多因寒邪伤肝或功能衰退，以致筋脉拘急，气血不能正常宣流而成此证。此类肝郁偏寒机制，常用吴茱萸、乌药、广木香、小茴香等温性疏肝理气药为主；或用一般调气疏肝药与温阳散寒的干姜、肉桂、附子组成解郁温肝的方剂，代表方如天台乌药散、木香蜈蚣散、橘核丸。这种结构可与温肝法合参。②清热疏肝：肝郁偏热的，除胁肋胀满、脘腹胀痛、食欲不振等肝气郁结症状之外，多兼见口苦吞酸、舌红苔黄、心烦易怒、月经先期、脉象弦数等热象。多因外邪化热，或气郁化火，影响气机条达、血液流通，阻滞经隧使然。这种气郁偏热病机，又宜选用清热疏肝的金铃子、青蒿、茵陈、木贼等为主药，或用调气疏肝药配伍清热的山栀子、黄芩、黄连等药组成清热疏肝方剂治疗。代表方如金铃子散、丹栀逍遥散、清肝达郁汤等。此外，也有用清热药配伍温肝解郁药组成清热疏肝的方剂，如左金丸用少量吴茱萸与大量黄连配伍，是去吴茱萸辛热之性而取其调肝止痛作用的配方法度。这种配方法度能够扩大药物的应用范围，还能启人思维，开阔眼界。这种结构可与清肝法合参。③调气活血：临床所见，不仅有单纯的气郁、血滞两类证型，两者同时并见的证型亦属常见。即既有气滞不舒导致的胁肋、胸腹胀满疼痛，又有血行不畅导致的月经不调、经量少、有血块、腹痛拒按等症状。常因先有气滞，影响血液正常流通，或因先有血瘀，影响气的运行不利，气血之间互为因果，遂成此证。治宜调气与活血同时并举，才能照顾到气滞和血瘀的两个方面。如疏肝解郁汤、加减牛膝汤即体现这种配伍形式。至于调气与活血两组药物的比例，应视气滞与血瘀的偏胜而定。气滞较甚的以疏肝理气为主，活血行瘀为辅；血瘀较甚的以活血行瘀为主，疏肝理气为辅。这种结构可与活血法合参。④疏肝通络：胸胁、乳房为肝经循行区域，肝藏血而血络分布全身。病入肝经之络，若郁在少阳三焦气分，则会出现胁痛或咳唾不得。此证唯宜疏肝通络的旋覆花、瓜蒌壳、丝瓜络、白芥子、橘核、橘络、麝香、穿山甲、皂角刺、刺蒺藜等药，与调气活血、软坚散结药配伍，才能收到疏肝通络之效。常用方如香附旋覆花汤。此外，乳房坚硬如石、新产妇女乳汁不通或乳痛，均宜使用本法。如通乳散结汤、软坚散结汤即为上述证候所设。这种结构可参看活血通络法。

配伍调气疏肝方剂，要注意气滞的微甚。气滞轻证，只需选用一般疏肝药物即可达到治疗目的；若气结较甚，则非行气破结力量很强的三棱、莪术、槟榔不能为功。但也要注意部位的上下。胸胁胀痛，喜用柴胡、香附、枳壳、木香、青皮、佛手；乳房胀痛，喜用橘叶、橘络、丝瓜络、瓜蒌壳；前阴部位，喜用乌药、小茴香、槟榔、荔枝核、橘核。前人这些用药经验，可以作为选药参考。

配伍调气疏肝方剂，还应注意以下四层关系。一是气与血间的关系：气为血帅，气行则血行，气滞则血滞。肝气失疏，每因气郁影响血行不畅。所以一般调气疏肝方内常配少量养血活血药物。这种配伍方式，既照顾到了气血都宜流通的生理特点，又照顾到了肝为藏血之脏的生理功能。如柴胡疏肝散的结构就比较典型。二是气与津液间的关系：气不仅为血帅，津亦随气而行。是以气滞其津而呈气郁湿滞者恒多，津阻其气而呈湿碍气阻者亦复不少。调气疏肝一法，不仅通过畅气可以行津，也常配伍少量半夏、生姜、白术、茯苓之类运脾除湿，如逍遥散就是这种结构。若肝失疏泄之常，引起胆流不畅，尤应配伍枳壳、木香、郁金、茵陈行气利胆，才能使胆道畅通，胆液与胰液无阻。三是肝与脾间的关系：肝司卫气升发，脾为四运之轴。肝气郁结，亦常兼见脾气不运，所以疏肝方内，常配醒脾利气的陈皮、厚朴、砂仁之类，体现两脏同治。如加味乌药汤即是。四是肝与肺间的关系：肺主气的宣降，肝司气的升发。有时肝气郁结亦与肺失宣降同时存在。这种情况自然就要肝肺同治才能两相兼顾。如三香汤用宣肺的香豆豉、桔梗与疏肝的枳壳、郁金同用即是。

通过上述四层关系分析，可以得出下述结论：所谓气滞，实际是指运行于表里上下的卫气而言。所谓肝气郁结，只不过是肝系筋膜组成的经隧挛急，引起卫气运行不利而已。通过上述四层关系分析，还可得出另一结论：即气滞部位在于少阳三焦。三焦是津气运行出入的共同通道，如果病位不在少阳三焦，就不会影响津液的流通。三焦是联系五脏六腑的组织结构，如果病位不在少阳三焦，就不可能涉及上焦肺气、中焦脾胃。总之，皮里膜外、胸腹肓膜，都是三焦所属，只有少阳三焦气郁，涉及范围才会如此广泛。

肝气郁结的临床表现虽然复杂，但都以胀痛为特征。肝气郁结，疏泄失常，气机阻滞，故胀；经脉挛急，故痛。肝气郁结影响经络则胸胁胀痛，犯及脾胃则胃脘胀痛，在妇女则可表现为月经不调、经行腹痛，掌握这一辨证要点，予以治疗，多能收到较好效果。

肝气郁结病变，涉及精、气、血、津、液五种基础物质，实与筋膜组成的经隧挛急有关。是以疏肝一法并不限于治疗气滞这一类证象，凡因肝气郁结引起血行不畅的月经不调，或水液失调的自汗盗汗、小便不利、大便时硬时溏，或肾精不藏的遗精、带下，或胆液受阻的胁下疼痛，都可使用本法。

肝气郁结的证象并不限于本脏所属系统，调气疏肝一法也就不限于治疗肝脏系统证象，凡因情绪变动引起筋脉痉挛导致津气壅阻，无论见于何部都可应用本法。举凡肺系的咳嗽，心系的动悸，肾系的小便不利，脾胃的腹痛、下痢，都可通过疏肝、柔肝取得疗效。如四逆散是疏肝柔肝的祖方，仲景用此方治"其人或咳，或悸，或小便不利，或腹中痛，或泄利下重"的五脏证象，就是有力的佐证。

情志异常会同时引起肝藏血、司疏泄、主筋膜三种功能失调，出现相应证象，成为气机郁结、血运不利、筋膜失和。通过疏肝使肝脏功能恢复，则情志趋于正常。

肝郁未能及时治疗，可出现下述转归：一是气机愈结，经久难愈；二是气病及血，成为气滞血瘀。

四逆散 (《伤寒论》)

【**药物组成**】柴胡、枳实、芍药、炙甘草各等份。

【**制剂用法**】上四味，各十分，捣筛。白饮和服方寸匕，日三服。咳者，加五味子、干姜各五分，并主下利；悸者，加桂枝五分；小便不利者，加茯苓五分；腹中痛者，加附子一枚，炮令坼；泄利下重者，先以水五升，煮薤白三升，煮取三升，去渣，以散三方寸匕，纳汤中，煮取一升半，分温再服。或作汤剂，水煎服。

【**方证病机**】肝气郁结，经脉挛急。

【**体现治法**】调气疏肝，柔和经脉。

【**适应证候**】肝气郁结。症见四肢逆冷，或咳，或悸，或小便不利，或腹中痛，或泄利下重。

【**方理剖析**】《伤寒论》虽然用此方治少阴四肢逆冷证候，实属肝气郁结、经隧挛急的病理改变。病本虽在肝经，证象却又见于五脏，究其证象能够见于五脏之理，则与肝系筋膜挛急引起气血津液流通不利有关。

五脏六腑及躯体上下均由大小不同的经隧连成一体。经隧则由肝主的筋膜构成。如心系的血管，肺系的气管，脾胃的肠管，肝系的胆管，肾系的输尿管、输精管皆是。这些经隧，是摄取能量，排泄废料，流通气血的通道。不止于此，肝系还包括少阳三焦的膜腠，膜腠也是津气升降出入的道路。故《素问·调经论篇》说："五脏之道，皆出于经隧，以行血气，血气不和，百病乃变化而生，是故守经隧焉。"如果发生病变，经脉弛张异常，必然影响气血津液的升降出入；气血津液的运行失度，又势必影响经隧的和柔。组织结构和基础物质之间，常常相互影响，互为因果，可能同时出现经隧与气血津液病变。此证属于肝气郁结，经隧挛急，影响血液流通，阳气内郁不能达于四末，成为四肢逆冷；脉络紧张，血运不利，遂致心悸不宁，这是肝病及心的见证。若肝病及肺，肺系挛急，肺气不利，则咳嗽气急；肝病及肾，肾系挛急，水道失修，则小便不利；肝胆自病，胆道痉挛，胆液壅阻，则腹中急痛；肝木克土，传导失常，则下利后重。所以说肝气郁结，疏泄失常，可以导致五大系统的气血津液不能正常流通，气血津液流通不利又与经隧挛急有关。

肝气郁结，疏泄失常，引起气血津液流通不利，治宜调气疏肝，恢复肝胆疏泄之常；气血津液流通不利又与经隧挛急有关，单纯调气，难免顾此失彼，当配伍柔肝缓急之品，解其痉挛，才是两全之法。这一病机涉及组织结构和基础物质两个方面，柔和经脉与调畅气机两组药物也就成为治疗此证的基本结构。方以柴胡之辛，疏畅气机，宣通腠理；枳实之苦，行气消痞，泄其壅滞，使气液运行正常；芍药之酸，益阴柔肝，缓解痉挛；甘草之甘，缓其急迫，使经隧复归和柔。四药共用，能奏疏肝解郁、柔肝缓急功效。四药配合亦很严密，柴胡、枳实疏畅气机，使气液流通才有利于经隧和柔，芍药、甘草柔肝缓急，使经隧和柔才有利于气津流畅，充分反映了药物间的协同作用，是治疗肝气郁结的基础方。

咳者加干姜、五味子，可增强温肺止咳力量，下利者用此二味，也有温中止利之功；心悸者加温通血脉的桂枝，可以畅旺血行；小便不利者加渗湿的茯苓，可以通调水道；腹痛者加附子可以温散凝结之寒；泄利下重者加薤白，重在化浊通阳。

研究此方，需要深入思考以下几个问题。

其一，此方所治的四肢逆冷，是否属于急证？属于何种病理引起？

四肢逆冷并非全是急证，本方证与当归四逆汤证均以平时手足欠温为特点。手足逆冷的基本病理与阳气有关。举凡阳气衰竭（四逆汤证）、阳因耗挛（真武汤证）、阳气内聚（白虎汤证、承气汤证）、阳为血阻（当归四逆汤证）、阳为脉阻（乌梅丸证）、阳为阴遏（瓜蒂散证、吴茱萸汤证）都可出现阳气不能达于四肢末端，形成四肢逆冷。此证是经隧挛急与气血运行不利的综合反映，称为阳郁不伸。

其二，此证病机为何不循《伤寒论》注家惯例，只从气郁分析？联系肝主筋膜阐述病理是否过于牵强？胃、五脏、经隧都与肝系筋膜有关，是否符合临床？

《伤寒论》注家一般都重视六经的气化作用，忽视六经的形质研究。因此，某些属于形质病变的临床证象也就避而不谈，某些方的用药原理也就含糊其词。此方所治"或然五症"代表五脏证象，说明此方用途非常广泛，如果单从气郁分析此方能治五脏病变之理，很难令人理解。所以有些注家只好略去，即使予以分析，亦每语焉不详，未能揭示病变本质。今从组织结构与基础物质两个方面予以剖析，才能提示病变本质。至于五脏经隧都要联系肝主筋膜分析，是以《黄帝内经》为理论根据的。肝主身之筋膜，凡由筋膜组成的经隧，均应归属肝系；凡属经隧挛急的病变，均可通过柔肝缓急达到治疗目的。此方配伍芍药、甘草，实为经隧挛急而设。纵观治疗五脏挛急之方每多配伍芍药、甘草，说明联系肝主筋膜解释完全符合临床。

其三，此方单从所用药物来看，并无治疗咳、悸、小便不利等作用，为何能治上述诸症？

此证若不联系病机予以阐述方义，根本不能理解为何能治咳、悸、小便不利之理。只有依理释方，才能揭示组方奥秘。不仅本方如此，任何方亦当作如是观。

【临证应用】（1）此方主治，《伤寒论》举出"或然五症"，每症反映一脏的病理变化，用以说明此方可治因肝郁而致的五脏病变及气血津液失调。经过历代医家的临床实践，证实了本方的广泛用途。从病位而言，无论见于何脏皆可应用；从基础物质而言，无论气血津液发生病理改变皆可应用。

（2）和田东郭："疫病兼痫，甚则谵语烦躁、发呃等症……用本方即验，固不必用呃逆之药也，唯心下、胁下、胸中拘急者。除上述诸症外，有发种种异症者，切勿眩惑，余用此药于疫证及杂病多年，治种种异症，不可胜计，真稀世之灵方也。"这里说明拘急是使用本方指征，也说明拘急、发痫、发呃等症是经隧挛急现象，柔肝缓急的芍药、甘草，是针对经隧挛急而设。

（3）痢疾：本方加黄芩、黄连、地榆、大黄之类消除病因，能疏畅气机，柔肝缓急，治疗里急后重，腹痛难忍。

（4）鼻渊：《蕉窗杂话》用本方加吴茱萸、牡蛎以降浊阴，使三焦津液下行则鼻渊可愈。这是根据"胆移热于脑，则辛频鼻渊"理论用方，很有启发作用。

（5）疝气：睾丸坠胀、疼痛、肿大，或兼见少腹、胁肋胀痛者，可用本方加橘核、荔枝核、乌药，增强行气止痛效力。若睾丸红肿，兼有热象，可去乌药之温，加金铃子、栀子以疏肝清热。或于本方基础上加木香、蜈蚣二味，尤有效验。

（6）妇女痛经：本方加当归、乌药、香附、延胡索治妇女痛经。寒盛者加小茴香、桂枝、吴茱萸；有热者加栀子、牡丹皮；偏虚者与六君子汤合用。

（7）胆道蛔虫病：胆蛔初期，剑突下呈钻顶样疼痛，间歇期疼痛消失后如常人，用本方加金铃子、乌梅，可以缓解胆道痉挛，使蛔虫退回肠道。

（8）胁肋痛：本方加茵陈、郁金、山楂、金钱草、延胡索。偏热盛者，再加丹参、大黄、芒硝；偏寒者加川芎、香附、青皮。

（9）肠痈：初起上腹部或腹中部剧烈疼痛，继则转移至右下腹疼痛，治疗肠痈时本方芍药用量加重至80g以上。有热者加牡丹皮、大黄、红藤；若反复发作且已呈寒象者，则加当归、附子以温通血脉。

（10）凡慢性肝炎、肋间神经痛、胆囊炎、胰腺炎，急性胃肠炎、急性阑尾炎等，属肝气郁结机制者，均可以此为基础加减治疗。

【加减化裁】此为调气疏肝祖方，逍遥散、柴胡疏肝散等方均由此方变化而成。今列新方二首以示变化。

（1）丹柏四逆散（泸州医学院方）：柴胡12g，白芍75g，枳实12g，牡丹皮12g，黄柏12g。水煎服。连服数剂。主治急性阑尾炎。有清热疏肝、解痉行瘀之功。

（2）归附四逆散（经验方）：柴胡12g，枳实12g，白芍60g，甘草15g，当归15g，附子15g。水煎服。连服数剂。治阑尾炎，属日久偏寒，舌淡苔白者。有温肝解郁、柔肝缓急功效。

【歌括】四逆散柴枳芍草，肝郁气滞痛证好，或然五症兼五脏，病机一致即能疗。

逍遥散（《太平惠民和剂局方》）

【药物组成】柴胡10g，当归10g，白芍30g，白术10g，甘草6g。

【制剂用法】加生姜、薄荷少许，和水煎服。

【方证病机】肝气郁结，肝脾同病。

【体现治法】调气疏肝，健脾渗湿。

【适应证候】肝脾郁结。症见头晕目眩，乳胀胁痛，月经不调，食少神疲，或寒热往来，脉象弦大而虚。

【方理剖析】此方证属于肝气郁结，虚中夹滞机制。肝喜条达，职司疏泄，气机升降出入受阻，结聚而不得发越则郁。肝气郁结，清阳不升，清窍失养，肝血不足，膜络失濡而呈挛急，以致头为之疼，目为之眩；气郁不达，以致胸胁、乳房为之胀痛不适，寒热往来。肝藏血，司疏泄，妇女月经应时而至须赖肝气疏泄，若肝气郁结，疏泄失常，以致经期参伍不调，经量时多时少。至于食少神疲、倦怠无力，亦由肝气郁结，木不疏土使然。综上所述，此证病位在肝，病性偏虚，属于肝脾两虚而兼气郁机制。

气郁而兼肝脾两虚，法当疏肝理气，解其郁结，健脾柔肝，补其亏损。若单纯解郁而不兼调肝脾，不仅气血无法恢复，肝气亦难疏调。唯于疏肝之中兼补肝脾，令土能荣木，血能养肝，肝用才能正常。本方由《伤寒论》四逆散合《金匮要略》当归芍药散变化而成，专为肝郁脾虚立法。方用柴胡疏肝解郁，畅其气机，当归、白芍养血和肝，补其亏损，白芍、甘草柔肝缓急，舒其经脉，四药同用以补肝体而和肝用，令气机调畅则肝郁得疏，阴血得补则肝体得养，经脉和柔，则疏泄正常。白术、茯苓运脾除湿，益气和中，有培土荣土之功。佐少许薄荷、生姜增强升发疏泄作用。此方疏中寓补，补中寓疏，补则弱于柴芍六君子汤，疏则缓于四逆散，药性和平，不偏寒热，是调气疏肝的代表方。

柴胡、薄荷二药重用则发散解表，轻用则疏肝理气，故本方柴胡、薄荷用量一般较轻。若见寒热往来，柴胡又当重用。

此方常用于胁痛、腹痛、痛经等痛证，其痛按之稍缓，属于经脉挛急而痛之象，白芍、甘草相伍，为柔肝缓急良药，但需重用方能建功，故此二药用量宜重。

【临证应用】（1）本方是治肝郁脾虚的常用方，以两胁作痛、腹痛、痛经、神疲食少、舌淡苔薄、脉弦而虚为辨证要点。

（2）《张氏医通》："自汗由于肝虚者，理其疏泄，宜用本方。"以此方加减治疗乳核及腹部包块亦可获效。

（3）临床报道：以本方为基础方加减，可治无黄疸型肝炎以及妇女月经不调、带下、乳房肿块等。

【加减化裁】（1）逍遥散（《外科正宗》）：即本方加香附、牡丹皮、黄芩。水煎，空腹服。治妇人血虚，五心烦热，肢体疼痛，头目昏重，心忡颊赤，口燥咽干，发热盗汗，食少嗜卧；血热相搏，月水不调，脐腹作痛，寒热如疟；室女血弱，营卫不调，痰嗽潮热，机体消瘦，渐成骨蒸。有疏肝清热之功。性急易怒，是热郁于肝，血行不利，经脉挛急的综合反映。

（2）加减逍遥散（《中医妇科治疗学》）：即本方加牡丹皮、栀子、香附、泽兰。水煎服。治月经不调，经行先期，经量多，经色红，两胁痛，心烦梦多，头晕发热者。体现清热疏肝法。

（3）舒郁清肝汤（《中医妇科治疗学》）：即本方去茯苓，加香附、郁金、黄芩、山栀子、牡丹皮。治肝郁兼热，经行腹胀痛，性急易怒，头晕，口苦而干，月经色红、量多，或有块状，苔黄舌红，脉象弦数。有清肝解郁之功。

（4）扶脾舒肝汤（《中医妇科治疗学》）：即本方去当归、甘草，加人参、炒蒲黄、血余炭、焦艾叶。治郁怒伤肝，暴崩下血，或淋漓不止，色紫兼有血块，少腹胀满，连及胸胁，气短神疲，食少消化不良。体现疏肝止血与益气摄血二法合用的配方法度。

（5）舒郁清肝饮（《中医妇科治疗学》）：即本方减当归、甘草，加生地黄、山栀子、黄芩。水煎温服。治妊娠经血时下，口苦咽干胁胀，心烦不寐，手、足心发热，舌红，苔微黄，脉弦而滑。体现清热疏肝、止血安胎法则。

（6）加味逍遥散（《中医妇科治疗学》）：即本方加牡丹皮、栀子、侧柏叶、樗根皮。治赤带、黑带属于肝经郁热者。有清热疏肝、收敛止血、止带功效。

（7）加味丹栀逍遥散（《中医妇科治疗学》）：即本方加牡丹皮、栀子、车前子。治肝脾血虚有热，小便淋涩疼痛等。此属肝的疏泄失调，故以清热疏肝与利水渗湿同时并举。

（8）乳房胀痛验方（《中医妇科治疗学》）：即本方去甘草，加王不留行、鸡血藤、丹参、香附。治乳腺管囊性扩张的乳房胀痛有效。

逍遥散及其加减方，有治头痛、眩晕的，有治乳、胸、胁、腹胀痛的，有治月经不调的，有治临经前腰、骶、小腹胀痛的，有治血崩的，有治小便失调的，有治带下的，有治自汗、盗汗的。通过学习此方，对肝主疏泄的各个方面都能加深理解，学者留意。

【歌括】逍遥散用芍当归，术草柴苓六药齐，疏肝理脾功独擅，肝脾郁结是病机。

柴胡疏肝散（《景岳全书》）

【药物组成】柴胡 10g，枳壳 10g，白芍 30g，甘草 10g，香附 12g，川芎 10g。

【制剂用法】水煎，分 3 次，温服。

【方证病机】肝气郁结，经脉挛急。

【体现治法】调气疏肝，柔肝缓急。

【适应证候】肝气郁结。症见胁肋胀痛、胃痛、腹痛、痛经等。亦治天将明而腰痛者。

【方理剖析】此方以治痛证见长，无论何处疼痛，皆兼胀之特征。究其胀痛之机，则因肝气郁结，经脉挛急使然。胁肋为肝经分野，妇女月经亦与肝的疏泄有关，以胁痛、痛经为辨证依据，可以确定病位在肝；痛而且胀，自属肝气郁结，经脉挛急之象。

本方是较为典型的疏肝解郁方剂。方中柴胡、枳壳、香附疏肝经气郁，川芎开肝经血郁，白芍、甘草柔肝缓急，共奏调气疏肝、柔和经脉功效，使气机畅则胀满消，肝木柔则痛可解。

此是四逆散的变方，配入调气的香附、调血的川芎，行气活血力量为之增强，呈现疏达肝气、通调肝血、柔和经脉三者兼顾的结构。

【临证应用】（1）脘腹痛：此方除治胁肋胀痛、经行胀痛以外，亦治肝木克脾土导致的脘腹胀痛，此症以时痛时止为特征，说明既非外邪入里化热，又非器质受损，仅因气机不畅、胃肠挛急所致（所谓肝木克土，系专指胃肠挛急而见吐、泻、腹痛）。投以此方，可收疏达气机、柔肝缓急功效。

（2）腰痛：腰痛一证，有风湿、寒湿、湿热、肾虚、瘀血之分，本方所治以平时不痛，天将明时才痛为辨证要点，说明既非外感实邪，又非内伤虚损，是因肝气郁结，气血运行不利所致。由于白天经常活动，气血流通，通则不痛，夜间睡眠时气血运行缓慢，故天将明时始觉腰痛明显。这种腰痛也与腰肌紧张有关。此方结构恰能兼顾上述三个方面，故投之若合符节，使用时可以略加行气、活血之品，夹湿尤宜加入除湿行津药物，才能获效。余用此方合调肝散加乌药治疗此证，效果显著。

【歌括】柴胡疏肝香附草，枳壳白芍与川芎，气郁胁腹呈胀痛，疏肝理气可为功。

加味乌药汤（《济阴纲目》）

【药物组成】乌药 15g，香附 12g，木香 10g，缩砂仁 6g，延胡索 10g，甘草 3g。

【制剂用法】水煎服。

【方证病机】肝郁气滞。

【体现治法】调气疏肝。

【适应证候】肝郁气滞。症见经行不畅，经前或月经初行时少腹胀痛，胀甚于痛，或连胸胁、乳房胀痛，精神抑郁，胸闷泛恶，嗳气时作，腰酸作胀，舌质淡，苔薄白，脉弦涩。

【方理剖析】经行不畅、少腹胀痛是本方主症；肝郁气滞是本证病机；胀甚于痛是诊断为气郁的辨证要点；舌淡、苔白是病性偏寒的辨证依据。《素问·上古天真论篇》谓："女子二七而天癸至，任脉通，太冲脉盛，月事以时下。"冲脉为奇经八脉之一，八脉均系于肝肾。肝藏血，主疏泄，故月事能以时下与肝的疏泄有关。此证经前少腹胀痛，是经欲行而肝的疏泄失职，以致气郁作痛。其证经前胀痛，胀甚于痛，这是气滞的特征。

肝郁气滞，疏泄失调，以致经前胀痛，法当疏肝理气，使气行则血行，血行则壅滞去而疼痛止。方以乌药、延胡索调气止痛为主药，辅以香附、木香疏肝理气，使肝气条达，疏泄有权，则月经可以恢复正常。砂仁芳香醒脾，甘草甘缓和中，反映了治肝为主、理脾为辅的配方法度。

【临证应用】（1）本方不仅用于经前腹胀痛，且胀甚于痛，亦可用于肝郁气滞导致的胸胁胀痛等症。加入吴茱萸、小茴香之属，对寒疝亦有疗效。

（2）本方去缩砂仁、延胡索，加当归。水煎服。名为乌药汤。可治血海疼痛。冲为血海，起于女子胞，所谓血海疼痛，即指痛经而言。加入活血调经的当归，也是疏肝理气、调经止痛之法。

【歌括】加味乌药用缩砂，木香延胡甘草加，疏肝理气须香附，经前胀痛服之佳。

天台乌药散（《医学发明》）

【药物组成】乌药、木香、小茴香（炒）、青皮（去白）、高良姜（炒）、槟榔、川楝子各 15g，巴豆 20 个。

【制剂用法】上八味，先将巴豆微打碎，同川楝子炒，待变为黑色后，去巴豆及麸不用，再研为细末，每服 3g，温酒送下。

【方证病机】肝经气实，寒凝气结。

【体现治法】温肝散寒，行气破结。

【适应证候】寒疝。症见小腹痛引睾丸，舌质淡，苔薄白，脉沉迟或弦。

【方理剖析】《说文解字》谓："疝，腹痛也。"观仲景《金匮要略》所论寒疝，确系泛指腹痛而言。金元以后，才将睾丸相引而痛的前阴疾患称为疝气，《金匮翼》中谓："经皆痛在睾丸之疝也。"此证病标在肾而病本却属于肝，盖肝主筋，疝由筋急，故属肝也。引起本病的主要原因是寒,《素问次注》谓:"疝者,寒气结积之所为也。"其基本病理是寒伤厥阴,引起筋脉挛急,气血津液流通不利,从而出现组织结构与基础物质两个方面的病理改变。筋急而挛,气滞不通,血络瘀阻,津液凝聚,遂成此病。

疝病既然涉及气、血、津、筋各个方面,临证即应审察以何为主,才能做到辨证准确,施治无误,其鉴别要点是疼痛变动不居,聚散无常。左侧睾丸偏胀而移于右,右侧睾丸偏胀而移于左的,属于气结不通,称为气疝。若痛处固定不移,积年痛发,不胀大而不移动的,多因久病入络,血脉瘀阻,病在血分,称为血疝。若患处肿胀累垂,虽肿极而不甚痛,皮色光亮无热,多由脾虚不能运湿,湿浊下趋,肾命气化不及,水液停聚,以致阴囊肿大,称为水疝。若屡发屡更其处,绞痛难忍,是筋急而挛所致,称为筋疝。若腹膜破裂,小肠下坠阴囊,多属中气下陷,称为肠疝(西医谓之嵌顿疝)。以上是据气血津筋辨证而言。除此以外,还要辨别寒热。热则痛处热而不欲人按,缓纵不收;寒则痛处冷而喜温,牵引作痛。此方所治,属于肝经气实的寒疝。寒凝气结,不通则痛,寒主收引,痉挛则痛,所以小腹痛引睾丸。何以知其为寒?从舌淡苔白、脉象沉弦知之。

《奇效良方》谓:"疝气作痛,宜通不宜塞,宜温不宜寒。"《金匮翼》则谓:"气聚则塞,气散则通,是痛之休作由气之聚散也,故治疝必先治气。"此证既因寒凝气结,自当温散肝经寒邪,疏通肝经气滞,使寒散气通,疼痛自然缓解。方中乌药疏肝理气,散寒止痛作用甚强,其疏散凝滞之功甚于香附,故为主药。木香、青皮调气疏肝,小茴香、高良姜暖下焦散寒,槟榔直达下焦,破其坚结,川楝子疏肝止痛,巴豆温通破结,协助乌药共奏温通破结之效。

研究此方应该注意理、法、方、药各个环节的特点,以便更好地了解和应用此方。

其一,辨证方面。本方功专行气,自以气疝为其适应范围。古籍所载疝证虽然名目繁多,若依病变本质分类,只有气、血、水、筋、肠疝五类。本方为气疝而设,故以变动不居、聚散无常为辨证依据。

其二,治法方面。人体的组织结构有遇寒即收引的特点;体内运行的基础物质亦有遇寒即凝滞不通的特点。此证的病机是寒凝气结,自宜温以散寒,通以破结,故本方治法可以"温、通"二字概之。

其三,组方方面。《苏沈良方》川楝散,用川楝子30g,巴豆30g,并壳捣令碎,二药和匀同炒,去巴豆,只取川楝子为末,每服3g,用炒小茴香3g,酒一杯和水煎去渣,调川楝子末服。治小肠气(即疝气),下焦闭塞不通,连进二服,得下立差,亦治膀疮。《本事方续集》名金铃散,声称"古今一切名方,无如此方奇特有效"。由此可知,天台乌药散的巴豆、川楝子是其主要组成部分,如果畏惧巴豆峻下作用而减去不用,则效果欠佳。

其四,炮制方面。此方巴豆与川楝子同炒,去巴豆而用川楝子,是利用两者之长,克制两者之短的一种措施。川楝子性味苦寒,用治寒凝气结的寒疝显然与病性不符;巴豆系峻泻之品,若用又恐伤损肠胃。川楝子与巴豆同炒而只用川楝子,则川楝子苦寒之性去而疏肝止痛的作用仍然存在;巴豆散寒破结的性存而峻下的弊病又可避免。二药同炒,是一取其性,一取其用的制药方法。这种方法,可以扩大用药范围,不可等闲视之。

【临证应用】(1)本方适用于病在下焦肝肾的寒疝,以小腹痛引睾丸、聚散无常、舌淡、脉弦为辨证要点。

（2）《温病条辨》谓："寒疝，少腹或脐旁痛，下引睾丸，或掣胁下、腰痛不可忍者，天台乌药散主之。"说明此证亦可兼见腰、胁掣病。

（3）对于寒凝气结的胃痛、腹痛、痛经，投此可以获效。

【歌括】天台乌药木茴香，青槟楝实与良姜，温肝解郁功偏擅，疝气因寒服之康。

木香蜈蚣散（陈继戎方）

【药物组成】广木香 10g，蜈蚣 3 条。

【制剂用法】共研细末，分 3 次服，大人和白酒服，小儿煮甜酒服。可连服数十剂。

【方证病机】寒凝气滞，脉络不通。

【体现治法】行气解毒，疏肝通络。

【适应证候】睾丸一侧或两侧肿大而痛。

【方理剖析】睾丸虽属肾系而与肝经有关。肝经经脉络阴器，肝郁气滞则气机不通，气机不通则肿大疼痛。即《圣济总录》所谓"寒气客于经筋，足厥阴经脉受邪，脉胀不通，邪结于睾卵"的"卵胀"。

寒凝气滞，脉络不通，法当温散寒凝，宣通脉络。方中木香辛温无毒，李时珍谓"乃三焦气分之药，能升降诸气……气滞者宜之，乃塞者通之也"。蜈蚣辛温有毒，专走肝经血分，善于"去恶血"，息风痉，治瘰疬。此方用木香入三焦气分以疏畅气机，开其壅塞；蜈蚣入血分以解毒止痉，活血通络；用酒以行药力，共奏行气通络、解毒止痉、活血消肿之效。俾气血流通而无壅滞之患，则卵肿之疾自愈。

【临证应用】此方治睾丸肿大，药味虽简而疗效显著。无需辨别寒热虚实，亦无需加减。余曾以此方治疗数例睾丸肿大患者，皆应手而效，真奇方也。

【歌括】验方木香蜈蚣散，药味虽少疗效优，蜈蚣解毒香行气，睾丸肿大此方求。

橘核丸（《严氏济生方》）

【药物组成】炒橘核 30g，炒枳实 30g，姜制厚朴 30g，炒川楝子 30g，炒延胡索 30g，炒桃仁 30g，桂心 30g，木通 30g，海藻（洗）30g，昆布（洗）30g，海带（洗）30g，木香 15g。

【制剂用法】为细末，酒糊为丸，如梧桐子大，每服 70 丸，空心，温酒或盐汤送下。亦可作汤剂，减其量。

【方证病机】气滞血瘀，痰湿凝结。

【体现治法】行气活血，消痰软坚。

【适应证候】气郁、血滞、痰凝。症见睾丸肿大，或坚硬如石，或引脐腹绞痛，甚则阴囊肿胀，或成疮毒，轻则时出黄水，甚则成痈溃烂。

【方理剖析】本方所治的疝气，以睾丸肿胀或坚硬如石为主症。睾丸之所以肿胀、坚硬，多由气血痰湿瘀结于睾卵而成。肝脉络于前阴，湿浊下行，阻滞经脉，导致睾丸肿大，湿郁日久，渐至痰湿凝结，气滞血瘀，遂致睾丸坚硬如石，引脐绞痛。

气滞、血瘀、痰阻以致阴囊肿大、坚硬，治宜调气活血，消痰软坚，始合此证机制。方用橘核、木香、川楝子、枳实、厚朴疏肝理气，行气分郁滞；桂心、桃仁、延胡索温通活血，行血分瘀结；昆布、海藻、海带咸寒软坚，消痰散结；再用木通导湿下行，为痰湿开下行去路。俾气血流畅，痰湿得消，睾丸肿胀坚硬等症可望缓解，但须久服才能见功。

研究此方，可以从中得到启迪，即气血津液运行受阻，结于前阴，成为疝疾，既有单一证型，亦有复杂证型。初起以气滞或湿阻较为多见，日久即可出现气滞、血瘀、湿阻的综合病变，本方即是为此而设。所用三类药物，各自针对气血津液一类病理改变，与天台乌药散纯从疏通气机入手者不同。不过，此方只用木通一味通利水湿，行津力量似感不足，临证增入茯苓、泽泻之类，才较完善。

【临证应用】（1）本方以阴囊持续肿胀偏坠、坚硬，痛引脐腹为辨证要点。寒象显著者，加重桂心、木香用量，或加乌药、小茴香、吴茱萸疏肝理气，温散寒邪。瘀痛较甚者，加三棱、莪术破血行瘀。湿浊较甚者，仿《普济本事方》用五苓散加连须、葱白、小茴香治疝之法，加入茯苓、泽泻，增强利水渗湿之功。若寒湿化热，症见阴囊红肿湿痒，或流黄水，小便短赤者，加土茯苓、泽泻以清热利湿，加栀子、黄柏之属以清热燥湿。

（2）睾丸鞘膜积液、睾丸炎等，属寒湿侵犯厥阴，肝经气滞血瘀者，可用本方加减。

【歌括】橘核丸是《济生方》，木通楝桂桃木香，枳朴延胡昆藻带，疝气顽痛正堪尝。

金铃子散（《太平圣惠方》）

【药物组成】金铃子、延胡索各30g。

【制剂用法】上二药为末，每服10g，酒调下。

【方证病机】肝郁化热，气血郁滞。

【体现治法】清热疏肝。

【适应证候】肝郁化热，气血郁滞。症见胸腹、胁肋诸痛，时发时止，烦躁不安，舌红苔黄，脉象弦数。

【方理剖析】本方所治痛证，乃肝气郁滞，气郁化火所致。肝藏血，主疏泄，其经脉布两胁，抵少腹，络阴器，肝的疏泄功能失常，气机郁滞，血行不畅，故见胸腹、胁肋疼痛，或痛经、疝痛。肝郁化火，热邪内扰，故烦躁不安。从何知其属热？从舌红、苔黄、脉数知之。

肝郁化热，气滞作痛，法当清热疏肝，行气止痛。方中川楝子（即金铃子）苦寒清热，疏肝止痛，本品既可疏肝，又可引导心包之火下行，是以张元素盛赞本品有治热厥心痛之功；延胡索善行血中气滞，气中血滞，专治一身上下诸痛，《雷公炮炙论》谓"心痛欲裂，速觅延胡"，可见本品亦能治疗心痛。此两药相伍，一泄气分之热，一行血分之滞，共奏清热疏肝、行气止痛功效。时珍曾谓此方"用之中的，妙不可言，方虽小制，配合存神，却有应手取效之功，勿以淡而忽之"。

以上纯从调理气血释方，虽属正论，但却意犹未尽。方中延胡索还有麻醉镇痛作用，本方能治各种痛证，可能与这种作用有关。

【临证应用】（1）本方加行气活血的当归、白芍、川芎、香附、柴胡之属，治妇女月经不调、痛经等，亦有效。

（2）本方加荔枝核、橘核、广木香、乌药等行气止痛药，可治疝气偏于寒者。亦可再加吴茱萸、小茴香、桂枝增强温肝散寒、行气止痛力量。

（3）治胸、腹、胁、肋诸痛，可与四逆散合用，增强疏肝止痛力量。

（4）《小儿药证直诀》捻头散：即延胡索与苦楝子等份为末，每服 3g，白汤滴油数点调下。治小儿小便不通。

【歌括】金铃子散配延胡，肝经郁热气不舒，心腹胁肋诸般病，疏肝清热病能除。

丹栀逍遥散（《内科摘要》）

【药物组成】柴胡 10g，当归 12g，白芍 30g，白术 12g，茯苓 15g，甘草 6g，牡丹皮 12g，焦栀子 10g。

【制剂用法】加薄荷、生姜，水煎服。

【方证病机】肝郁化热。

【体现治法】清热疏肝。

【适应证候】肝脾血虚。症见发热，或潮热晡热，或自汗盗汗，或头痛目涩，或怔忡不宁，或舌赤口干，或月经不调，腰腹作胀，或小腹重坠，水道涩痛，或白带时多时少等。

【方理剖析】本方所治诸症，都属于肝郁化热，耗损营阴，肝阳偏亢，疏泄失调的病理改变，证象可从气、血、津、液各个方面反映出来。气郁化热，阳气不能正常出入于少阳三焦，遂见潮热。时日稍久，热耗阴津，遂见舌赤口干。目为肝窍，肝阳偏亢，虚火上炎，遂见头痛、目赤。肝郁血虚，影响心体失养，心用不宣，心神不宁，遂见怔忡、不寐。肝失疏泄，气郁不舒，壅于腠理三焦，则胁肋、胸腹作胀等症见矣！气病及血，月经不能如期来潮，则经期时前时后，经量时多时少，或临经腹痛等症见矣！气病及津，阴津不能正常升降出入，则自汗盗汗、小腹重坠、水道涩痛、白带时多时少等症见矣！上述经行参伍不齐，带下多少不定，是肝气郁结、疏泄失调的临床特征，可以作为辨证依据。

肝气郁结，疏泄失调，是诸证发生的基本病理，治宜调气疏肝。病性属热，法当清其郁热，只有清热与疏肝并举，才合此证机制。本方体现清热疏肝法则，正是针对这种病机而设。方中柴胡长于疏肝理气，舒展少阳气机，得辛凉宣发的薄荷相助，畅气作用为之增强，焦栀子清肝经气分之热，牡丹皮清肝经血分之热，与柴胡、薄荷相伍，能奏清热疏肝功效；配养血活血的当归，补肝之体，行血之滞；配健脾的白术，实脾土以防肝侮；配淡渗的茯苓，气郁其津，得此可以下行也；配柔肝缓急的芍药、甘草，可以缓解经脉挛急，调理肝的疏泄。肝郁得疏，肝热得解，营卫理而疏泄调，诸症瘳矣！

本方是由逍遥散加牡丹皮、栀子而成，古今方书均将本方附于逍遥散下一带而过，不作为正方。本书列为正方，是因它所治证候展示了肝的疏泄失调可以涉及气血津液各个方面，在方剂结构上展示了疏肝药与清肝药合用的配伍形式。可以开阔眼界，启人思维，仅作为附方，易被学者忽视。

【临证应用】本方可以用于下述几个方面。

（1）头痛，目涩：兼见性急易怒，舌红苔少，脉弦而数。此为肝郁化火，阴虚阳亢之象，可于本方中减去白术，加入生地黄、玄参、牡蛎、钩藤、大黄之属，增强清热平肝功力。

（2）胸胁，脘腹，腰骶胀痛，痛经：兼见心烦易怒，舌红脉数。可于本方中加入枳壳、木香、郁金之属，或与金铃子散合用，增强疏肝理气之功。

（3）自汗，盗汗：审其确属肝郁化火，疏泄失调，可用本方加牡蛎、黄芪敛汗固表，茵陈、滑石导湿下行。

（4）小腹坠胀，小便涩痛：兼见心烦口苦，可用本方加木通、车前子、忍冬藤、黄芩，增强清热利湿功效。

（5）带下赤白：兼见稠黏臭秽，性情急躁，可用本方加樗根皮、车前子、黄芩、黄柏，可收清热疏肝、除湿止带功效。

（6）月经不调：可以单纯使用本方，亦可随症加减。气郁较甚者，加香附以疏肝；经量较少者，加生地黄、玄参以养营；月经量多者，加地榆、黄芩、牡蛎、乌贼骨以清热止血。

【歌括】丹栀逍遥芍当归，柴苓术草姜薄随，肝失疏泄呈郁热，清热疏肝莫迟疑。

清肝达郁汤 （《医醇賸义》）

【药物组成】银柴胡 12g，当归 10g，赤芍 12g，赤茯苓 15g，牡丹皮 10g，焦栀子 10g，橘叶 10 片，菊花 12g，橘白 6g，薄荷叶 10g，炙甘草 3g。

【制剂用法】水煎，微温服。

【方证病机】肝郁偏热。

【体现治法】清热疏肝。

【适应证候】肝郁血热。症见经行先期，乳胀胁痛，经量少，经色红，潮热自汗，头晕心烦，舌质红，脉弦细。

【方理剖析】经行先期，是本方主症；肝郁血热，是此证病机；乳胀胁痛、经少色红、潮热自汗等症，是肝郁血热的辨证依据。月经 1 个月一行才是正常现象，若连续几个月 20 余日即至，称为月经先期。形成月经先期的病机，有气虚不能摄血、肝郁疏泄失调、瘀阻血不循经、肝热迫血妄行几种。此证属于肝郁血热所致。肝郁不疏，气机阻滞，则乳胀胁痛；血热蒸腾，阴津外泄，则潮热自汗；阴津外泄，营阴不足，则月经量少、色红；虚热内扰、上干，则头晕心烦。其余舌脉亦可作为阴虚血热佐证。

治疗上述证候，法当清热、疏肝，双管齐下。方用银柴胡清解肝经虚热，得芳香理气的橘叶、行气通络的橘白相助，使气机宣畅，肝气条达，乳胀、胁痛可愈。焦栀子清气分郁热，赤芍、牡丹皮凉血清肝，佐辛凉宣发的菊花、薄荷，使热有外出去路，能收事半功倍之效。至于当归调经，甘草护胃，亦有可取之处。

此为逍遥散的变方。血分有热，故去温燥的白术，加入清热的牡丹皮、焦栀子、菊花；气滞较甚，故加畅气的橘白、橘叶；以银柴胡易柴胡者，为已有菊花、薄荷之宣发，恐其宣发太过故也；茯苓改用赤茯苓，盖欲走血分也。通过此方可以看到古人师古而不泥古的变化方法。

【临证应用】此方仅为肝郁而兼血热者设。若系单纯血热，当用清经汤、两地汤等方，非本方所宜。若欲增强滋阴凉血作用，可加生地黄、玄参、麦冬。

【加减化裁】汗多者去薄荷，加人参 10g、鳖甲 10g。

【歌括】清肝达郁本逍遥，归芍苓草银胡僚，丹栀菊薄清肝热，橘白橘叶滞气消。

疏肝解郁汤（《中医妇科治疗学》）

【药物组成】香附 9g，青皮 9g，柴胡 9g，川楝子炭 6g，郁金 9g，丹参 12g，川芎 9g，红泽兰 12g，延胡索 6g。

【制剂用法】水煎服。

【方证病机】肝郁血滞。

【体现治法】疏肝解郁，活血行瘀。

【适应证候】气郁血滞。症见经行不畅，经量少，间有血块，胸、胁、腰、腹胀痛，时有嗳气，脉弦。

【方理剖析】经行不畅，胸、胁、腰、腹胀痛是本方主症；肝郁血滞是此证病机；胀痛是气郁的辨证依据，经行不畅、间有血块，是血滞的辨证依据。妇女月经一月一行，本属正常现象。今因肝郁血滞，经应行而肝不应，抑郁其气，遂见胀痛。气郁而血亦郁，血郁则经行不畅，见经量少、间有血块。

本方用香附、青皮、柴胡、川楝子炭调气疏肝，解肝气之郁结；郁金、丹参、川芎、泽兰、延胡索活血行瘀，行血分之郁滞，共奏疏肝理气、活血行瘀功效。使肝气调达，则胸、胁、腰、腹胀痛可除；瘀血去，则经行不畅、经量少、间有血块等症可解。对气血俱郁的痛经较为适合。

【临证应用】此方不偏寒热，药性平和，临证可随寒热进退。《中医妇科治疗学》谓："如色淡量少无块者，加当归 9g。"

【歌括】疏肝解郁附柴胡，郁楝青皮气滞疏，丹参芎泽行血滞，止痛尤须用延胡。

通乳散结汤（《中医妇科治疗学》）

【药物组成】全瓜蒌 1 个，青皮 9g，丝瓜络 9g，橘络 6g，橘叶 3 片，通草 6g，郁金 6g，刺蒺藜 12g，蒲公英 15g。

【制剂用法】水煎服。

【方证病机】肝郁气滞，经络不通。

【体现治法】疏肝清热，通乳散结。

【适应证候】乳结，肝郁气滞。症见乳汁停滞不畅，以致乳房硬满胀痛，甚至红肿，时有恶寒发热，舌淡苔白，脉弦数。

【方理剖析】乳房为阳明、厥阴二经所主，故乳房部诸疾与此二经关系密切。此证肝郁气滞是其病机；乳汁不畅、乳房硬满胀痛是其主症。由于肝郁气滞，经络不通，乳汁不畅，以致乳房硬满胀痛，甚至红肿。

肝郁气滞，经络不通，治当疏肝通络，故方用青皮、橘叶、橘络、郁金疏肝气，解郁结，通经络，散结滞。刺蒺藜疏肝散结，《神农本草经》早就提到刺蒺藜能治"乳难"，丝瓜络能行血通络。《简便方》曾单用刺蒺藜治"乳汁不通"，可见上二药治乳汁不通有一定疗效。通草下气通乳，蒲公英、全瓜蒌清热散结，解毒消肿。诸药合用，能奏疏肝解郁，通络散结之效。用于乳汁不通，颇为合适。

【临证应用】此方可用于乳汁不畅，乳房胀硬作痛。

【歌括】通乳散结蒌通草，青皮橘叶橘络好，公英瓜络郁蒺藜，乳汁行时肿痛消。

-- 小　结 --

本法共选方11首，虽然同属疏肝理气之法，宗旨立足于通，却有寒热、虚实之分，血瘀、津凝之异，从而展示了不同的配伍形式。加之所治证象各异，选药也有差别。

四逆散是疏肝理气祖方，适应范围广泛，尤以治疗痛证见长，只要审其确属肝气郁结，经脉挛急病机，无论证象见于何部，皆可选用。其结构包括疏肝与柔肝两个组成部分，反映了疏肝理气的常规组方。

逍遥散与柴胡疏肝散是四逆散的变方，长于治疗胁痛、胃痛、腰痛、痛经等各种痛证。亦可用于部分肿块，久服可治甲状腺功能亢进，两方结构虽承袭四逆散疏肝与柔肝之旧，却有虚实之异，偏虚者宜逍遥散，偏实者宜用疏肝散，也是肝脾同治，兼配活血、补血的配伍形式。

加味乌药汤是典型的调气疏肝方，既可治疗经行胀痛，亦可治疗胁胃胀痛，配伍砂仁，展示了疏肝勿忘理脾的组方规律。

天台乌药散与橘核丸长于治疗疝气，天台乌药散用辛热气雄的巴豆，立足于温散凝结之寒，橘核丸配桂枝、桃仁、昆布、海藻，立足于祛瘀消痰软坚，也体现气、血、津三者并治的配方法度。

木香蜈蚣散专治睾丸红肿胀痛的卵胀，药味虽少，疗效甚佳，是用虫类药物通络的范例。

金铃子散、丹栀逍遥散、清肝达郁汤、疏肝解郁汤、通乳散结汤五方都是清热疏肝方剂。前两方适用于各种偏热痛证；清肝达郁汤、疏肝解郁汤两方只用于调经；通乳散结汤却以治疗乳痈见长，配伍瓜蒌、橘络、橘叶、丝瓜络等通络药物，是与众不同之处。

第十一章 活血法

活血法是针对瘀血阻滞病机拟定的治疗大法。

以《素问·至真要大论篇》中"坚者削之，留者攻之"为立法依据，选择活血化瘀药物组合而成，用治血滞血瘀引起疼痛、癥块等症的方剂，称为活血剂。这类方有畅旺血行、消除瘀血、化其癥积之功。反映了通的治疗总则。属于消法范畴。

流动于五脏六腑的气血津液，既是脏腑功能活动的产物，也是脏腑功能活动的源泉。这些流动的气血津液，不能稍有阻滞，任何一种物质运行不畅，即呈病态。本章所列诸方，主要针对血滞血瘀、脉络不通而设，某些方剂虽然兼见津气阻滞，但仍以活血为主。

致病原因：瘀血阻滞的原因，不出三因范围。外感风寒，血液凝泣，或外感温热，血变浓稠，此为外因。恼怒伤肝，气滞其血，或阳气衰惫，血运无力，此为内因。跌仆损伤，血运不利，或用力负重，血郁一隅，此为不内外因。其中尤以寒滞其血、气滞血瘀、跌仆损伤三种原因较为常见，其余偶亦有之。

病变部位：血在脉中，运行不息，环周不休，能和调五脏，洒陈六腑，营养百骸。瘀血阻滞，自然病在血络；若以脏腑定位，应当责之于肝。血液能够正常运行于脉，须要心气推动，肺气宣降，肾阳温煦，肝气疏调，脾气统摄，才能正常运行，不滞不溢。但血运不利，瘀血为患，却与心、肝两脏关系最为密切。盖心主身之血脉，肝为藏血之脏故也。尤应责之于肝，盖心系之脉隧，亦由肝系筋膜构成故也。

病变性质：此证若以寒热定性，则寒热皆有；若以血的盈、虚、通、滞审察病性虚实，当属实证范畴，即使因虚致瘀，也是本虚标实。《黄帝内经》针对此类病变提出"坚者削之"与"留者攻之"的治疗原则，就是有力的佐证。

基本病理：血贵流通，最恶瘀滞。若血行不利，由流通的正常生理特性变为不通的病理现象，即呈瘀血阻滞，所以血行不利，瘀滞不通，就是此证的基本病理。形成瘀血的机制，大要有六：①寒邪相侵，血因寒凝：就血的生理特性言之，血贵流通，遇寒则凝。若寒邪相侵，血因寒而凝涩，脉因寒而收引，凝涩则运行不利，收引亦有碍血运，于是形成瘀血阻滞。②邪从热化，血因热结：就血液的成分言之，包括营气和津液。血能正常运行于脉，有赖阴津充足，才不黏滞。血犹舟也，津液水也，水盛，则舟行无阻，津足，则血行无碍；无水，则舟不能行，津少，则血行受限。若热入营血，热盛伤阴，汗出耗液，营阴大伤，血变浓稠，运行不利，可致血瘀管壁。因热致瘀，还有下述两种情况：一是外邪相侵，局部脉络收引，妨碍血运，由寒化热，热与血结而见局部肿痛。二是寒邪化热而成蓄血之证。③心气虚衰，血运无力：就血液运行的动力言之，血的运行，全凭心气推动，肺气宣降，肾阳温煦。若心气虚衰，推动乏力，或肺气虚损，宣降无权，或肾气不足，动力告匮，血液运行乏力，瘀血阻滞，即见唇口发绀、心悸、气短等症。④肝失疏泄，气滞血瘀：就血量调节和气血相依的关系言之，肝司疏泄，有调节血量的功能，血量调节，有赖肝气条达，盖气与血之间，有气为血帅、气行则血行、气滞则血滞的关系。若肝气郁结，脉因气郁而收引，疏泄失其常度，血随气滞，运行不利，遂呈气滞血瘀。⑤血隧变态，影响血行：就血与脉的关系言之，血的运行，有赖血隧约束。故《灵枢·决气》云："壅遏营气，令无所避，是谓脉。"无论血管痉挛、狭窄、破损，都可影响血运。若跌仆损伤，血络破损，血运障碍，即呈瘀血阻络。⑥血溢脉外，出血致瘀：就血溢与血瘀的相互转化关系言之，血溢与血瘀本属两种截然相反的病理反映。但出血之证可导致血瘀，血瘀之证又可导致出血，两者可相互转化，互为因果。如肝阳暴亢，疏泄太过，血与气并走于上，血溢脉外，阻于窍隧，形成半身不遂，即是由出血病机转化为瘀血阻络的佐证。上述几种病机，常单独出现，又常错综出现，形成复杂的机制。究其形成瘀血的实质，除血液本身发生病变以外，多与血隧发生病理改变有关。

诊断依据：有多种原因可以形成瘀血，瘀血形成以后又可导致多种病变。血为基础物质之一，血络又无处不有，所以瘀血为患的证象也就每随阻滞部位不同而异。一般瘀血患者，舌质多见紫暗，面色多见晦暗，或出现红丝赤缕，干血痨则见肌肤甲错。妇女月经不调、痛经、经闭，以及产后胞衣不下、恶露不尽等症，只要兼见腹痛拒按，血下有块，检查小腹及其两侧确有包块，均属瘀血为患。由瘀血所致的头痛、身痛、腰痛，以及胁、肋、胸、腹痛等种种痛证，临床尤属常见。此类病证，除部分患者有舌质紫暗及跌仆损伤病史可为诊断依据外，多有病史长、疼痛部位固定、呈刺痛、有肿块等症状。

治法分类：祛瘀诸方，常据不同致病机制组合而成，从而体现各种不同的祛瘀法则。气滞血瘀的，宜调气活血；血瘀津阻的，宜活血调津；瘀阻因寒的，宜温经祛瘀；血瘀属热的，宜泄热逐瘀；跌仆损伤的，宜活血理损；正虚邪实的，宜补虚祛瘀；瘀血阻滞，血不循经的，宜活血止血。虽然同属瘀血为患，同属祛瘀之法，配伍却有不同。将调气活血、活血行津二法冠于本类方剂之首，意在使学者明白气、血、津三种基础物质均宜流通，一种物质受阻，其余物质亦受影响，几乎所有治法均有此二法掺杂其间。

配伍规律：不同的治法，展示了不同的配伍特点。将本章分为七法探讨，也就说明活血法有七种不同的配伍形式。以调气活血法为例，它是以一组以活血药物为主，再加一组疏畅气机药物组成。掌握七种基本配伍形式，就能应对复杂的病变。

临证应用：瘀血阻滞引起的疾病很多，除疼痛、包块、月经不调、痛经、经闭、跌仆损伤等症可以使用本类方剂外，也可用于下述一些见证。如窍隧不通疾患，每随所阻部位不同而证象亦异。阻于耳窍则耳聋；阻于眼底，影响视力则目盲；阻于鼻窍则不闻香臭；头部皮下局部血络瘀阻，则见圆形脱发。其他如心悸、健忘、失眠、噩梦、妇人不孕、色素沉着、低热不退、急躁易怒等症，亦有因瘀血而致者，这些症状均无疼痛和包块，容易被人忽视。前人在使用活血方时，多要用酒，有用水、酒合煎，有用药末与酒和服，有用酒泡服。分析其用酒目的，在于加速血液运行，使药力易于达到病所，增强祛瘀效力，这种用药方法是值得注意的。

使用注意：孕妇慎用，用之恐有堕胎之虞；出血性疾病，审其确系瘀血阻滞，血不循经，才能使用，否则不可妄投。

第一节　调气活血法

调气活血是根据气滞血瘀病机拟定的治法。

气滞血瘀，常以胁痛、胸痛、月经不调、临经腹痛为主症，同时兼见胀闷不适、急躁易怒、郁郁寡欢等气郁现象，血随气行，亦随气滞。肝的疏泄失调，以致血行不畅，或因瘀血阻滞，影响气郁不舒，临床较为常见。治疗这种气滞血瘀之证，需行气与活血并举，才合此证机制。所以本证常用红花、桃仁、当归、川芎、牡丹皮、赤芍、乳香、没药、牛膝、延胡索、苏木、丹参等活血药物为主，随症配入柴胡、枳壳、香附、木香、青皮、乌药等疏肝理气药物而成。常用方如血府逐瘀汤、膈下逐瘀汤、丹参饮、通窍活血汤等，即体现这一配伍形式。

血府逐瘀汤 （《医林改错》）

【药物组成】牛膝 12g，桃仁 10g，红花 10g，当归 12g，川芎 10g，赤芍 10g，生地黄 12g，枳壳 10g，柴胡 10g，桔梗 6g，甘草 3g。

【制剂用法】水煎，分 3 次，温服。

【方证病机】瘀血为患。

【体现治法】活血化瘀，理气疏郁。

【适应证候】瘀血内阻。症见头痛、胸痛，或心前区憋闷，失眠多梦，心悸、怔忡，急躁易怒，或胁痛日久不愈，或妇女月经不调，或眼科血灌瞳神，暴盲，血瘀日久。

【方理剖析】心主身之血脉，肝为藏血之脏。血液通过心气的推动，肝气的疏调，肺气的宣降，在脉内运行不息，环周不休。本方所治诸症，均属瘀血为患。瘀血内阻，血运障碍，故产生头痛、胸痛、胁痛、月经不调等症。

瘀血阻滞而变生诸症，法当活血化瘀，恢复血的正常运行。方用桃仁、红花、赤芍、川芎、牛膝活血化瘀，治疗血分瘀滞。营血运行，除赖心气推动以外，亦赖肺气宣降，肝气疏调，故配桔梗开宣肺气，枳壳、柴胡调气疏肝，治气分的郁结。活血之品，恐有耗血之虞，用当归、生地黄补血滋阴，则活血而无耗血之虑，理气而无伤阴之弊。用甘草者，在于调中和药而又缓经脉之急也。方中牛膝、枳壳之降与桔梗、柴胡之升合用，有调理气血升降之意。此方寓行气于活血之中，寓补血于活血之内，既注意到气与血、升与降的关系，也注意到补与泻的关系，是一个结构较好的方剂。《素问·脉要精微论篇》说："夫脉者，血之府也。"方名血府逐瘀，是谓此方能逐脉中瘀滞。

【临证应用】《医林改错》曾用本方治疗 19 种证象，后世更颇有发挥，今择其要，剖析如下。

（1）头痛：引起头痛的机制甚多，有寒热、虚实之分，气血津液盈虚之别。审其既无恶寒、发热之表寒，也无口渴、舌干之里热，既非清阳不升，似痛非痛之气虚，也非浊阴不降，重痛如蒙之痰湿，而有外伤病史，病程较长，疼痛部位固定者，即属瘀血为患，可以使用本方。此外，肝阴亏损，阴虚阳亢而见头昏胀痛，或营血不足，经脉挛急而见痛如鸡啄、掣痛难忍者，亦可使用本方。瘀血头痛，重用桃仁、红花、川芎、当归，增强活血力量；阴虚阳亢导致的头痛，重用生地黄滋不足之阴，牛膝引血下行；经脉挛急导致的掣痛，改赤芍为白芍，重用白芍、甘草以柔肝缓急。

（2）胸痛：以心前区疼痛为特征，是瘀血阻于心之包络，用本方随症加入郁金、降香、丹参之类，能奏行气活血功效。如果舌胖、苔腻，便是痰浊痹阻胸阳，绝非本方所宜。

（3）失眠：血行不畅，营阴不能正常上濡元神，或阴血不足，阴虚不能涵阳，所以失眠。此方能补营血不足，通血脉瘀阻，故对失眠有效。

（4）噩梦：噩梦多见于心肝两脏瘀血患者。心主血脉，血脉瘀阻，常见噩梦；肝为藏血之脏，肝血瘀阻，亦可出现噩梦，冠心病、肝硬化患者每多见此。通过此方活血化瘀，庶几有效。

（5）急躁易怒：肝为将军之官，体阴而用阳，若气郁血滞，每见急躁易怒，应用本方行气活血，可望获效。

（6）胁痛：胁下胀痛，非胆经疾患则为肝经气郁血滞，审属营阴不足，舌质偏红，即可投以此方。

（7）月经先期：肝藏血，司疏泄，妇女月经能否应时而至，与肝的功能是否正常休戚相关。此方有轻微凉血作用，若经期提前而量少有血块者，可以应用。

（8）血灌瞳神：患者突然感觉眼前暗红，随即视力模糊，不能睹物，此为眼底出血之象，经过检查确诊以后，用本方使瘀血吸收而视力庶几可复。但应加入止血之品，制止继续出血，才是两全之策。

（9）临床报道：用此方治疗失血、精神病、性功能低下、阴茎萎缩、不孕症、血栓性静脉炎、色素沉着、低热不退、脑震荡后遗症、瘀血型头痛、三叉神经痛、神经官能症、围绝经期综合征、冠心病、肺源性心脏病、过敏性紫癜等50余种疾病，均可能获效。

【歌括】血府逐瘀疗效好，牛膝柴胡枳桔草，桃红四物共煎汤，祛瘀疏肝痛自消。

膈下逐瘀汤 (《医林改错》)

【药物组成】红花6g，桃仁9g，五灵脂9g，延胡索9g，牡丹皮6g，赤芍9g，当归9g，川芎9g，乌药12g，香附12g，枳壳9g，甘草3g。

【制剂用法】水煎服。

【方证病机】血瘀气滞。

【体现治法】活血化瘀，调气疏肝。

【适应证候】血瘀气滞。症见经闭腹痛，以及癥块作痛。

【方理剖析】本方可以治疗两类证候：一是血瘀气滞引起的经闭腹痛；二是血瘀成癥坚积作痛。病在肝肾，病性属实。妇女月经是否正常，取决于肝的疏泄是否正常。气血和调，则月经一月一行，应时而至。若经期淋雨涉水，不忌生冷，可致血瘀气滞，经闭不行，瘀停腹痛，甚至血积成癥，阻于前阴，常见腹痛。

血瘀气滞，以致经闭不行，瘀停腹痛，甚至积成癥块，治当活血化瘀，攻其停积，调气疏肝，理其疏泄。本方用红花、桃仁、五灵脂、延胡索、牡丹皮、赤芍、当归、川芎等药活血通经，化瘕止痛；以香附、乌药、枳壳调气疏肝；甘草调和诸药，可奏活血化瘀功效。

此方活血药物用至 8 味，纯攻无补，遵《黄帝内经》中"坚者削之，留者攻之"的治则。

【临证应用】（1）闭经确属瘀血停滞，才可使用本方。

（2）瘕积之成，不能单纯归咎于血瘀，津液亦常随血阻滞，故治瘕当从流通津、血这两个方面着手，才是两全之策，此方单纯攻逐瘀血，结构未臻完善，临证可以加入茯苓、泽泻之属，兼顾津液。

【歌括】膈下逐瘀枳丹皮，芎归桃芍延胡齐，灵脂乌药香附草，血滞经闭腹痛宜。

少腹逐瘀汤 (《医林改错》)

【药物组成】小茴香(炒)9g，炮姜 6g，肉桂 6g，当归 9g，川芎 6g，赤芍 9g，五灵脂(炒)9g，蒲黄 9g，没药 6g，延胡索 6g。

【制剂用法】水煎服。

【方证病机】肝寒凝滞，气滞血瘀。

【体现治法】温经逐瘀。

【适应证候】肝寒凝滞，气滞血瘀。症见少腹有积块，疼痛或不痛，或疼痛而无积块，或少腹胀满，或经期腰、少腹胀，或月经不调，经色紫或黑，或有瘀块。

【方理剖析】此方所治诸症，属于肝经气滞血瘀偏寒机制。肝藏血，司疏泄。其经脉循少腹，络阴器。妇女月经，与肝密切相关。今因肝寒凝滞，气机运行不利，故胀；瘀血阻络，脉络不通，故痛；疏泄失常，故月经不调。

因寒而引起血瘀气滞，因血瘀气滞而产生胀痛诸症，法当温经与逐瘀双管齐下，使寒邪散则气血通，气血通则胀痛减。此方以小茴香、干姜、肉桂温肝散寒，小茴香兼能行气止痛，肉桂兼能温通血脉，对气血运行不利之因于寒者，投之颇为合拍。当归、川芎、赤芍、五灵脂、蒲黄、没药、延胡索均为活血祛瘀药，与干姜、肉桂、小茴香等药为伍，能奏较好的温经逐瘀功效。此方行气力量单薄，虽云气滞血瘀，其实血瘀才是治疗重点，反映了温通的治疗原则。

【临证应用】此方治疗痛经有较好疗效。可以根据证情适当加减。气血虚者，加人参、阿胶；口干、便秘、苔黄者，去肉桂，干姜改为生姜，加炒黄芩；肝郁气滞甚者，加柴胡、郁金、青皮、槟榔片；白带多者加茯苓、泽泻、木通、车前子等。

【歌括】少腹逐瘀用小茴，芎芍炮姜与桂归，灵蒲没药延胡索，肝寒凝滞是病机。

通窍活血汤 (《医林改错》)

【药物组成】赤芍 5g，川芎 5g，桃仁(研泥)15g，红花 15g，老葱(切碎)3 根，鲜姜(切碎)15g，红枣（去核）30g，麝香 0.3g。

【制剂用法】用黄酒 250g，同前 7 味煎 5~10 分钟，去渣，然后调入麝香再煎至沸 2 次，临卧时服。大人一连 3 晚，服 3 剂，隔 1 日再服 3 剂。若为 7~8 岁小儿，两晚服 1 剂。若为 2~3 岁小儿，3 晚服 1 剂。

【方证病机】瘀阻血络。

【体现治法】活血通络。

【适应证候】血络瘀阻。症见头痛，头发脱落，眼痛白珠红，酒渣鼻，耳聋年久。

【方理剖析】血在脉中，运行不息，假设有所阻碍，即成瘀血阻络。此方所治头痛，是因血络瘀阻不通，不通则痛。这种头痛多有外伤史、病史长、痛点固定、呈刺痛等特点。若瘀血阻于头部的皮里膜外，阻塞血络，新血不能养发，可见圆形脱发。阻于五官七窍，则耳聋不能闻声，目盲不能视物，鼻塞不闻香臭。

瘀阻血络，法宜活血通络。方中红花、桃仁、赤芍、川芎均有活血祛瘀功效，专为瘀血而设，瘀阻于络，须令药力到达脉络末端，才能发挥治疗作用。上四药虽有活血之功，走窜通络作用却稍薄弱，故重用鲜姜、老葱散达升腾，使行血之品能上达于颠顶，外出于皮肤；麝香芳香走窜，无所不到，配入祛瘀方中，是欲借其走窜之功引导行血药物直达病所，以祛络中之瘀。重用大枣之甘，可缓脉络之急以利血行，虽无活血之功，却有助于活血药物发挥效力。用酒煎者，在于酒能加速血运，畅旺血行，欲借此以行药势也；临卧服者，盖卧则头与身平，药力易到达颠顶故也。本方用药及其煎服方法无不思虑周详，用之得当，可望获效。

研究此方，不能单从使用活血药上着眼。必须进一步研究它为什么要配辛散通达的鲜姜、老葱？芳香走窜的麝香？为什么要重用大枣？为什么要用黄酒半斤煎服？为什么要临卧时服？知道这些才有收获。只有联系配伍特点和煎服特点进行思考，才能体会到治疗不同部位的瘀阻，应有不同的配伍和使用方法。

【临证应用】（1）本方可用于脑震荡后遗症。用酒泡服，效果亦佳。

（2）可用于瘀血所致的圆形脱发。多因头皮下局部瘀血阻络，新血不能养发，以致脱落。但应与痰浊阻络导致的脱发和癣疾鉴别。若系痰浊阻滞，其人多痰或苔腻，若系癣疾，患处必然痒痛，更易辨认，均非本方所宜。

（3）耳聋或鼻窍不通，不闻香臭，若因瘀阻于络，亦可使用本方，令瘀去络通而耳聪、鼻灵。

（4）酒糟鼻，有从瘀血治，有从火热治。若用本方无效，应考虑是否有螨虫，可于方中加入蜀椒、苦楝子、槟榔之属，通络杀虫。

（5）白睛红丝密布，当是血络瘀阻，血行不利，投以此方，可望获效。但热盛者不宜投此。

【歌括】通窍全凭好麝香，桃红芎芍枣葱姜，瘀血阻络头身痛，活血通络第一方。

丹参饮（《时方歌括》）

【药物组成】丹参30g，檀香、砂仁各3g。

【制剂用法】水煎服。

【方证病机】血瘀气滞湿阻。

【体现治法】活血调气行津。

【适应证候】心胃诸痛。

【方理剖析】心胃疼痛是本方主症，根据脏腑辨证，此证病在心经包络或在中焦胃腑。究其疼痛之机，则因血瘀气滞湿阻使然。血行脉内，最忌瘀阻，何处脉络不通，何处即呈疼痛。如果血运不利，心之包络受阻，即见心痛难忍；阻于胃腑，即见胃痛不适。此证除应归咎于血滞外，气郁湿阻，脉络挛急，亦是引起疼痛的原因之一。

因滞致痛，法当活血行滞。本方重用丹参，直走血分，扩张血管，通其脉络。余查自《吴普本草》以降，即将丹参治疗脘腹疼痛，丹参尤擅治疗心包疾病，故《本草求真》谓："书载能入心包络破瘀一语，已尽丹参功效矣。"此证还有气郁津凝的病理存在，所以方中配伍擅散冷气而降结滞的檀香，擅醒脾气而能化湿的砂仁。此三药同用，体现以化瘀为主、理气化湿为辅的配方法度。

【临证应用】此方药仅三味却能行气、活血、行津，符合气血津液宜通与通则不痛之理，构思较为细密。用治心胃疼痛，可以随症加减。如果气滞证象显著，檀香之量可以增大；如果湿浊较甚，可以加大砂仁用量。

药理实验证明丹参有扩张血管作用，本方重用丹参，目的在于扩张血管，活血仅居其次。

【歌括】心腹诸痛有妙方，丹参十分作提纲，檀砂一分聊为佐，入咽咸知效验彰。

-------------------------------- 小　结 --------------------------------

本法所选5方，均以血瘀气滞为病机，行气活血为治法，均以活血为主，调气为辅。但亦同中有异，各具特点。

从适应证候言之：血府逐瘀汤所治范围较广，内外妇儿各科，均可应用；膈下逐瘀汤、少腹逐瘀汤二方所治范围较窄，仅适用于妇科的经闭或月经不调以及内科的癥积；通窍活血汤以治头部瘀阻诸疾见长；丹参饮以治心胃疼痛为优。

从方剂结构言之：血府逐瘀汤配伍当归、地黄，于活血方中寓有补血之意，与其余诸方纯从活血着眼有所不同。5方均配调气之品，选药却各具特点。血府逐瘀汤用柴胡、桔梗之升，枳壳、牛膝之降，有调理气血升降之功，此方所治病位可上可下，与此大有关系。膈下逐瘀汤、少腹逐瘀汤纯从下焦肝肾着眼，故而一方配乌药，一方配小茴香。通窍活血汤所治诸疾，多在头部，非一般理气药物所能胜任，故用走窜通络、无所不达的麝香。丹参饮选用檀香、砂仁，是因中焦气滞多夹湿浊，选用砂仁可以兼顾化湿浊。明白五方所治主症，将有助于临证选择。掌握不同部位使用不同理气药物，才能提高疗效。

就活血力量言之：膈下逐瘀汤、少腹逐瘀汤二方力量最强；血府逐瘀汤、通窍活血汤二方次之；丹参饮最弱。

第二节　活血调津法

活血调津是根据血瘀津阻病机拟定的治法。

血行脉中，津行脉外，阴津阻滞可以影响血液运行，血运不利亦可影响津液流畅。若瘀血阻滞兼见痰凝湿阻，应在活血方中配伍祛痰、燥湿、芳化、淡渗药物，组成活血调津之法治疗。如加减瓜蒌薤白汤配瓜蒌、薤白祛痰泄浊，手拈散配草果温中化湿，调肝散配石菖蒲、半夏燥湿化浊，桂枝茯苓丸配茯苓淡渗利湿，即属活血与调津并用的配伍形式。这种结构存在于众多方剂之中，如津凝为痰、风湿在表、水气内停、水泛为肿，都可见到，不过常以祛湿为主，祛瘀活血为辅罢了。

一般方书未从这一方面进行归类，容易被人忽视，今与调气活血一法并列，意在提示气与血、血与津常同病，临证组方，应该时刻注意几种基础物质的盈、虚、通、滞及其相互间的关系，才不会顾此失彼。

加减瓜蒌薤白汤（中医研究院方）

【药物组成】瓜蒌壳 24g，薤白 15g，香附 12g，郁金、桂枝、红花、桃仁各 9g。

【制剂用法】加白酒适量，和水煎服。

【方证病机】气滞、血瘀、痰凝致胸阳不通。

【体现治法】通阳宣痹，化瘀通络。

【适应证候】胸阳不通。症见心前区或胸骨后刺痛、闷痛，心悸不宁，甚至面青、唇白爪甲青紫，四肢发凉，舌质紫暗，脉细。

【方理剖析】心前区或胸骨后刺痛、闷痛是本方主症；气滞血瘀，痰浊阻滞，是此证病机；主症兼见唇口、爪甲青紫，舌质紫暗，是辨证依据。形成胸痹的原因与气血津液流通受阻有关。任何一种物质痹阻胸阳，都可产生疼痛，此方所治，属于气滞、血瘀、痰阻的综合反映。

本方由《金匮要略》瓜蒌薤白白酒汤加味而成。瓜蒌、薤白均有涤痰泄浊、开胸散结之功，是本方主药；配桂枝、白酒振奋心阳；伍桃仁、红花活血行瘀，宣通脉络；郁金、香附调畅气机，共奏通阳宣痹、活血通络功效。脾脏气机通畅，瘀血得行，痰浊得祛，则脉络通而疼痛止。

并非所有胸痹疼痛用本方治疗都能见效，但此方结构可给学者提示，胸痹疼痛的机制不单纯是瘀血阻络，还有气滞和痰浊痹阻等原因。此方继承了《金匮要略》中对胸痹的认识，能启发学者思维，值得注意。

【临证应用】可用于心绞痛，但应根据寒热虚实辨证，进行加减。

【加减化裁】冠心二号方（北京地区冠心病协作组）：川芎 15g，丹参 30g，红花 15g，赤芍 15g，降香 15g。水煎服。治疗 4 周为 1 个疗程。治冠心病，症见胸痛（心绞痛）偏向左侧，胸痛彻背，状如刀绞，如针刺，伴有胸闷、心悸、气急，舌红有瘀点或瘀斑，脉弦紧。有活血化瘀、行气止痛之功。

【歌括】加减瓜蒌薤白汤，香附郁金桃仁匡，再加桂枝治胸痹，通阳宣痹活络良。

手拈散（《奇效良方》）

【药物组成】延胡索、五灵脂、没药、草果各等份。

【制剂用法】研末，每服 6g，开水送服。

【方证病机】中焦寒凝，血瘀湿阻。

【体现治法】温中燥湿，活血行瘀。

【适应证候】中焦寒凝，血瘀湿阻。症见脘胀疼痛，反复发作，喜食热物，舌淡苔腻。

【方理剖析】脘胀疼痛是本方主症，根据脏腑辨证，病在中焦；喜食热物，舌质偏淡，根据八纲辨证，病性属寒；久痛必有瘀阻，加之兼见苔腻，根据气血津液辨证察其虚实，此证属于血瘀湿阻。由此可知，疼痛是寒凝、湿阻、血瘀的综合反映。

中焦寒湿阻滞，法当温中燥湿。草果辛温燥烈，善治太阴独胜之寒，善化中焦凝结之湿，脘腹冷痛而兼苔腻，投此可谓适宜。久痛入络，又宜活血化瘀，延胡索、五灵脂、没药即为血滞而设。上药合而用之，能奏温中化湿、行瘀止痛功效。本方体现了以活血止痛为主，温中燥湿为辅的配伍形式。

【临证应用】以病史较长、反复发作、脘腹冷痛、舌淡苔腻为辨证要点。寒盛者加干姜，增强温中效力；湿盛者加砂仁、茯苓，增强芳化淡渗作用；气滞而胀者，加陈皮、乌药，增强行气力量。

【歌括】手拈散治脘腹疼，脏寒宜用草果温，灵脂延胡没药配，化瘀止痛痛可宁。

调肝散（《仁斋直指方》）

【药物组成】制半夏 15g，肉桂、当归、川芎、牛膝、细辛、宣木瓜各 10g，炙甘草、石菖蒲、酸枣仁（去皮，微炒）各 5g。

【制剂用法】上药挫细，每次 10g，加姜 5g、枣 2 枚，煎服。

【方证病机】寒邪凝结，血郁湿滞。

【体现治法】温肝活血，宣化湿浊。

【适应证候】寒邪凝结，血郁湿滞。症见腰常酸痛，或日轻夜重，或睡醒以后腰痛难忍，小便自调，舌淡苔白，脉象濡缓。

【方理剖析】腰痛是本方主症；血瘀湿滞是此证病机；酸痛夜重、醒后腰痛、舌淡苔白，为病性属寒及使用本方的依据；小便自调，则为鉴别诊断要点。形成此证原因，或因厥阴受寒，营卫运行之机受阻，或因郁怒伤肝，失去正常疏泄功能，以致血运不利，湿浊停留，着于腰部而成。何以知之？因其小便自调，知其不属肾系病变而属肌肉血脉为病；因其日轻夜重，舌淡苔白，知其病性属寒；因其酸软或醒后始痛，知其血郁湿阻。

寒邪凝结，筋脉挛急，津血瘀滞，留着于腰，导致疼痛，应从四个方面考虑治疗方案。一是温经散寒，二是畅旺血行，三是宣化湿浊，四是舒缓筋脉。令寒邪外散，阳气振奋，津血运行无阻，筋脉恢复和柔，疼痛才可向愈。方用当归、川芎、牛膝活血行滞，牛膝擅补肝肾而强腰膝，选入方中，又可引导血药直达病所。杨仁斋谓："官桂、当归，温血之上药也。"此方为杨仁斋所制，配伍肉桂，是欲借此增强温通活血力量，并散凝结之寒。半夏燥湿祛痰，石菖蒲芳化湿浊，此二药专为湿浊羁留而设，除湿药味虽少但半夏用量较重，可以达到除湿目的。若欲增强芳香化湿力量，石菖蒲可以重用。细辛祛寒湿而荡浊阴，《本经疏证》曾谓细辛："凡风气、寒气，依于精、血、津、液、便、溺、涕、唾为患者，并能搜而出之，使相离而不相附，则精、血、津、液、便、溺、涕、唾各复其常，风气、寒气自无所容。"细辛不仅能够增强除湿力量，与肉桂同用又能祛散凝结之寒，使其达表。木瓜擅长舒筋，得甘可缓急的甘草相助，治腰痛因于经脉挛急而致者，此二药可以胜任。酸枣仁一物，古方多作安眠、敛汗之用，唯此方脱其窠臼，宗《神农本草经》用治酸痛、湿痹，较为特殊。《本经逢原》谓："酸枣本酸而性收，其仁则甘润而性温，能散肝胆二经之滞，故《本经》治心腹寒热，邪气结聚，酸痛血痹等证，皆生用以疏利肝脾之血脉也。"上十药合用，能收温肝活血、宣化湿浊功效。

【临证应用】腰痛因于血瘀湿阻者，投此可以获效。但此方缺少行气之品，若腰骶胀痛兼见气郁，宜加入乌药、木香、香附、枳壳、柴胡之流，收效始佳。

案例 1988年秋，余患天将明而腰痛，3个月不愈后以此方去酸枣仁，加乌药、香附、枳壳、柴胡、白芍，4剂而愈。此即柴胡疏肝散与调肝散的合方。也是将行气、活血、除湿、舒筋四法融为一体的实例。

【歌括】调肝散内用细辛，芎归牛膝草枣仁，菖蒲木瓜夏与桂，血瘀腰痛此方寻。

---------------------------------- 小 结 ----------------------------------

本法所选3方，虽然同属津血为病，同样体现活血调津治法，却各有特色。其一，加减瓜蒌薤白汤以治胸痹疼痛为主，疼痛之机与气滞、血瘀、痰凝有关，除用桂枝、红花、桃仁活血之外，兼配调气的香附、郁金，涤痰泄浊的瓜蒌、薤白，反映了气、血、津三者兼顾的配伍形式。手拈散以治脘腹疼痛为主，引起疼痛原因与中焦寒凝、血瘀、湿阻有关，除用五灵脂、延胡索、没药活血止痛以外，特配擅长温中化湿的草果。调肝散以治腰骶疼痛见长，其证是因寒邪凝结，血瘀湿滞，此证病在肌肉、经脉，除用肉桂、当归、川芎、牛膝温通血脉，以及木瓜、甘草舒缓经脉以外，特配半夏、石菖蒲燥湿芳化，合细辛除肌腠之湿，体现了温经、活血、化湿、舒筋四法的合用。其二，加减瓜蒌薤白汤用瓜蒌、薤白涤上焦包络之痰，手拈散用草果化中焦之湿，调肝散用石菖蒲、半夏治腰骶之湿。若再参照治风湿痹阻经络的身痛逐瘀汤，于活血方中配伍秦艽、羌活以祛风除湿，或消癥化积的桂枝茯苓丸，于活血方中配伍茯苓以淡渗利湿，即知血瘀津阻之证，可以见于表、里、上、下任何一部，应该根据不同部位使用不同药物。上焦宜涤痰泄浊，中焦宜燥湿芳化，下焦宜淡渗利水，体表宜祛风除湿。掌握上述用药特点，有助于临证选方。

第三节 温经祛瘀法

温经祛瘀是针对瘀滞偏寒病机拟定的治法。

瘀血阻滞属于寒的，于血滞、血瘀主症之外，常兼见色素沉着、面色晦暗、月经后期、经色黑夹血块、小腹冷痛、喜暖畏寒、脉迟而涩、舌质偏淡等证象。常因外寒相侵或自身阳虚，以致血液运行不利，成为此证。宜选用温通血脉的桂枝、干姜，或用温肝的吴茱萸与活血药组成温经祛瘀的方剂进行治疗，才能兼顾血因寒凝的上述证象。如过期饮、脱花煎、生化汤等方就体现这种配伍形式。至于温经药物与祛瘀药物在一个处方中的比例，一般是以祛瘀为主，温经为辅。但在寒凝太甚时，就应以温经为主，祛瘀为辅，才较恰当。

温经与祛瘀两组药物各有所主，前者针对病因、病性，后者针对瘀血阻滞，两组药物相互为用，相得益彰。盖血因寒凝，只有温药才能消除病因，振奋功能，使血液通畅；瘀血形成以后，又唯有祛瘀药才能使瘀去络通，血行无阻。两者作用虽然不同，却有异曲同工，殊途同归之妙。

《仁斋直指方》说："官桂、当归，温血之上药也。"此二味皆为温性活血药，既可温散寒邪，又可通利血脉，一举两得，故是较为理想的温经祛瘀药。

过期饮（《证治准绳》）

【**药物组成**】熟地黄、当归、白芍各6g，川芎3g，红花2g，桃仁2g，莪术6g，木通6g，香附6g，肉桂3g，甘草3g。

【**制剂用法**】水煎，食前温服。

【**方证病机**】血瘀偏寒。

【**体现治法**】温经祛瘀。

【**适应证候**】瘀血阻滞。症见月经后期，经量少有块，少腹疼痛，脉沉有力。

【**方理剖析**】月经后期，是指月经过期七日以上始来，并有全身不适或其他证象的一种疾病。引起月经后期的原因，有气郁、痰阻、血寒、血虚、血瘀之别，本方所治，属于血瘀偏寒机制。《医宗金鉴·妇科心法要诀》说："经来往后退，日过三旬后者，属血滞……若色紫血多，腹胀痛者，则属气实，血多瘀滞，有余之病也。"此证恰好相反，经量少有血块，并非有余，而是虚中夹滞之象。盖少腹疼痛、经中有血块、脉沉有力，皆属实象；经量少，则虚象见矣。

这种虚中夹实之证，法当补其不足，行其瘀滞，才是两全之策。方用熟地黄滋阴补血，填精补髓，当归养血活血，温经止痛，此二药补营血的不足。川芎、红花、桃仁、莪术活血行瘀，木通流通津液，香附疏畅气机，此七药兼顾气郁、血滞、津凝三个方面，而以活血为主。与当归、熟地黄同用，成为通中寓补，补而不滞，通而不猛的配伍形式。病性偏寒，故用肉桂温其凝结之寒；少腹疼痛，故用芍药、甘草柔肝缓急以治拘挛之痛。虽然瘀血可致少腹疼痛，但血因寒而凝涩，脉因寒而收引，寒亦是引起疼痛的原因之一，配伍肉桂、白芍、甘草，便能兼顾寒与瘀，从而成为较好的止痛方剂。

此方反映了寓补于通，寓温于通，以温通血脉为主，流通津气和补其营血为辅的配伍特点，提示临证组方需要思考多个方面。

【**临证应用**】此方用量太轻，有鞭长莫及之虑，临证可以加大剂量，使能胜任。偏虚者，重用当归、熟地黄；偏实者，重用桃仁、川芎；寒甚者，加入干姜、吴茱萸；气滞者，加入乌药、小茴香；夹湿者，加入茯苓、苍术。临证必须灵活变通，才能获得较好疗效。

【**歌括**】过期饮治经行晚，桃红四物莪术添，肉桂香附木通草，温经祛瘀病可痊。

温经定痛汤（《中医妇科治疗学》）

【**药物组成**】当归6g，川芎5g，延胡索6g，红花3g，桂枝5g，莪术、乌药各6g。

【**制剂用法**】水煎，温服。

【方证病机】瘀滞偏寒。

【体现治法】温经活血,理气定痛。

【适应证候】痛经,瘀血阻滞。症见经前或经行时少腹冷痛,喜热熨,拒按,经色乌黑,经量少不畅,时有血块,舌淡苔白,脉象沉紧。

【方理剖析】妇女经行腹痛,甚至不能忍受,或在经前,或在经后,伴随月经周期发作,称为痛经。疼痛性质,有掣痛、隐痛、胀痛、坠痛等不同感觉。疼痛部位,有在小腹正中,有在少腹两侧,甚至疼痛连及胁、背、腰、腿诸部。引起痛经原因有风冷所伤、寒湿凝结、气郁血滞、瘀血内阻、肾虚肝郁、气血两虚等不同证型。本方所治,属于血因寒凝机制。何以知其为血瘀?从腹痛拒按、经行不畅、时夹血块知之。何以知其偏寒?从冷痛喜温、经色乌黑、舌淡苔白、脉象沉紧知之。寒是导致血瘀之因,瘀是胞宫受寒之果。

这种血瘀偏寒证候,法当温经活血。若于温经活血之外佐以理气定痛之品,将更符合病情。本方用当归、川芎、延胡索、红花、莪术活血行瘀,因瘀致痛,得此可令瘀去痛消。瘀滞因寒,当投温药,上述诸药均偏于温,再配长于温阳散寒、通利血脉的桂枝,以及温暖下焦、理气止痛的乌药,则温通之法备矣。乌药擅长行气止痛,得兼能行气的川芎、延胡索、莪术,能奏行气止痛功效。此方是以温经活血为主,理气定痛为辅的方剂。

【临证应用】本方用量太轻,可以随症加大剂量。寒甚者,可加吴茱萸、小茴香;胀痛者,可加木香、香附,增强温通效力。

【歌括】温经定痛用归芎,红花延胡莪术从,乌药温气桂温血,痛经偏寒可见功。

脱花煎(《景岳全书》)

【药物组成】当归 3g,肉桂、川芎、牛膝各 6g,红花 3g,车前子 6g。

【制剂用法】水 2 盅煎,温服。如能饮酒,服后饮酒 1 杯更佳。

【方证病机】寒凝血滞。

【体现治法】温经活血,催生下胎。

【适应证候】难产,血滞兼寒。症见胎久不下,面色青紫,腰腹胀痛难忍,舌质淡,脉沉紧。

【方理剖析】难产是孕妇分娩困难的总称。怀孕足月(280 天左右),胎位下移,腰腹阵阵作胀,小腹重坠,胞水与血俱下,然胎儿久不娩出者,谓之难产。阎纯玺在《胎产心法》中指出难产之因有五:"一因久坐久卧,气不运行,血不流顺;二因产母平时恣食厚味,不知节减,多致胎肥衣厚而难产;三因房事不节,欲火动中,气血消耗;四因心怀忧惧,护痛辗转,以致精神困乏;五因素常虚弱,正气不足。"本方所治的胎久不下,兼见面青舌淡,当属寒凝血滞,子宫收缩无力使然。

此方用活血的当归、川芎、牛膝、红花为主药,现代药理研究证实上述诸品均能增强子宫收缩,用于难产,能奏催生下胎功效。再配温阳散寒的肉桂,滑利降泄的车前子,功效随之增强。

《胎产心法》中谓"夫产育一门,全仗气血用事""治者滋其荣,益其气,使子母精神接续,运行得力;温其经,开其瘀,使道路通畅,子易转舒"。此方使用温经行血之品,有使道路通畅，子易转舒之意，也有使子宫收缩的促产作用，用量很轻在于虑其反伤血气故也。

【临证应用】此方亦可用于死胎不下，症见妊娠胎动忽然停止，或临产时子死腹中，腰腹酸痛，阴道流紫黑血，口出臭气，脉沉而涩。

【加减化裁】（1）加味催生芎归汤（《胎产心法》）：当归 6g，川芎 9g，益母草 30g。水酒各半煎，温服。不能饮酒者，酌量少加。治胎久不下，腰腹胀痛剧烈，舌红略暗，脉沉实。此方有活血行滞之功，益母草亦有收缩子宫作用，重用可以使胎儿速生。不偏寒热者宜本方。

（2）催生饮（《济阴纲目》）：当归、川芎、大腹皮、枳壳、白芷各等份。研末，每用 15g，水煎，温服。治久产不下，精神抑郁，胸闷脘胀，时时嗳气，腹胀阵痛，苔薄白微腻，脉沉弦。有活血行滞、调气舒郁之功。兼气郁者宜本方。

【歌括】脱花煎内桂芎归，牛膝红花车前随，血滞因寒成难产，温经活血莫迟疑。

生化汤（《傅青主女科》）

【药物组成】当归 24g，川芎 9g，桃仁（去皮尖，研）6g，黑姜 2g，炙甘草 2g。

【制剂用法】用黄酒、童便各半，煎服。

【方证病机】血因寒凝。

【体现治法】温经逐瘀。

【适应证候】产后恶露不行或行而不畅，小腹疼痛，属瘀血阻滞者。

【方理剖析】产后阴道流出败血秽浊，始夹瘀血小块，颜色紫红，继呈暗红颜色，旬余始净，谓之恶露。如果产后受寒，恶露因寒而凝，瘀阻胞宫，即见恶露不行、小腹疼痛。腹痛虽是主症，瘀血阻滞才是病变本质，恶露不行也就成为瘀血的辨证依据。但须兼见舌淡、脉缓而涩，才能确定为寒。其机制是：产后受寒→血因寒凝→瘀阻胞宫→小腹疼痛。

本方体现温经补虚、化瘀生新之法。重用当归，补血活血，补中有行，正合产后血虚兼瘀机制，本品又能增强子宫收缩力量，促使子宫早日恢复正常。川芎、桃仁协助当归活血行瘀，炮姜协助川芎、桃仁温化瘀血，并合甘草温中止痛，但宜少用，多用反有动血之虑。用黄酒、童便煎服，不仅有活血之功，且借童便止血，产后有出血和瘀血两种证象同时存在，理应活血与止血并用，才能兼顾出血与血瘀两个相反的侧面。《傅青主女科》说："因寒凉食物，结块痛甚者，加肉桂八分于生化汤内；如血块未消，不可加参、芪，用之则痛不止。"

产后恶露不行，反映了两个特点：一是产后失血，多见血虚；二是恶露不行与宫内出血并存。此方重用补血活血的当归，当归一药用量重于其他四药的总和，实寓补血于行血之中；加入祛瘀生新、擅长止血的童便，又寓止血于活血之内。所以，此方虽然着重温通，却有温中寓补、补中寓通、通中寓塞之意。炮姜与甘草、当归同用，是温中寓补；当归与川芎、桃仁同用，是补中寓通；川芎、桃仁与童便合用，是通中寓止。全方兼顾产后同时存在体虚、受寒、瘀阻、出血四种矛盾，构思可谓缜密。

【临证应用】此方并不限于因寒而瘀，因瘀而痛的证候。

（1）一般产后腹痛，审无热象即宜服此以免瘀停，酿成后患，故是产后常用之方。但血热者非本方所宜。

（2）妇产科手术后，腹部疼痛，或伤口疼痛者，投以本方，亦可获效。

【歌括】生化汤宜产后尝，芎归桃草与炮姜，消瘀活血功偏擅，止痛温经效亦强。

--------------------------------小　结--------------------------------

本法选方4首，所治证候各异。过期饮治妇女经期延后；温经定痛汤治妇女痛经；脱花煎治妇人难产，胎久不下；生化汤治产后恶露不行。此四方涉及调经、胎前、产后诸疾。四方都用温药，过期饮仅用少量肉桂，温经力量不强，温经定痛汤用乌药、桂枝两温气血，力量远胜前方，盖痛经因寒，力薄恐其药不胜病故也。脱花煎中肉桂用量较少，是恐反伤产妇血气故也。生化汤炮姜之量甚微，盖产后尚有出血证象，多用恐有动血故也。由此看来，除治痛经温药之量可大以外，其余都宜少用。

第四节　泄热逐瘀法

泄热逐瘀是根据血瘀偏热病机拟定的治法。

瘀热互结，多属急证。形成瘀热互结之机，或因寒邪客于经络之中，血瘀化热，积于一隅；或因跌仆损伤，气血运行之机受阻，郁结化热。这类证候，不具有一般瘀血特征，只有损伤病史、痛点固定、局部硬结可作为瘀血辨证依据。主症以外，若兼见发热，便是瘀热互结机制。这种血因热结或热因血郁证候，常选用既能泻下荡热，又能活血通瘀的大黄、芒硝为主药，与虻虫、水蛭、桃仁、牡丹皮等药组成泄热逐瘀方剂，如桃核承气汤、大黄牡丹汤、代抵当丸等。亦可用清肝凉血的栀子、黄芩、青黛之类与活血药组成泄热逐瘀方剂。如复元活血汤。

明代李濂所著《医史》指出："血瘀热重，须用硝黄。"《神农本草经》谓大黄有"下瘀血血闭，破癥瘕积聚"之功。《名医别录》则谓芒硝有"破留血，通经脉"之效。血热致瘀之候，选用大黄、芒硝二药，既能泄热，又可逐瘀，可谓一箭双雕，一举两得。所以大黄、芒硝是本类方的首选药。

桃核承气汤（《伤寒论》）

【药物组成】桃仁15g，大黄12g，桂枝6g，甘草6g，芒硝6g。

【制剂用法】前4味水煎，汤成去渣。纳芒硝再煮一沸，分3次温服。服后当微利。

【方证病机】瘀热互结，血蓄下焦。

【体现治法】泄热逐瘀。

【适应证候】下焦蓄血。症见少腹急结，小便自利，其人如狂，脉沉实。

【方理剖析】少腹急结、小便自利、其人如狂，是本方主症；下焦蓄血，为此证病机；少腹急结而小便自利，是下焦蓄血的辨证依据。少腹是指前阴部位，此处急结，涉及肝肾两脏。今见少腹急结而小便自利，显然不是膀胱蓄水而是肝经病变。肝藏血，按气血津液辨证，病在血分。血瘀一隅，方能有形可征。其人如狂，是瘀热壅滞，无从发泄，烦躁不宁之象，故病性属热。

瘀热蓄于下焦，法当泄热逐瘀。方以调胃承气汤为基础，加桃核、桂枝组成，故以桃核承气名之。桃仁有破瘀血之功；大黄有下瘀血之效；芒硝能破留血；甘草能缓经隧之急以通经脉。数味为伍，不仅能散蓄血，祛瘀滞，还可借大黄、芒硝的泄热荡积作用开邪热下行之路。反佐温通血脉的桂枝，可以增强行血、散血效力。五药同用，体现了泄热逐瘀之法，使热去瘀祛而诸症可愈。

《医史》说："血隧热重，须用硝黄；气隧寒塞，须用桂附。"此方用大黄、芒硝泻血分瘀热，虽有辛温的桂枝，仍不失为泄热逐瘀的代表方。

或谓：《伤寒论》明明说是"热结膀胱，其人如狂"。今谓属于肝经血分病变，是否有悖原意？此证虽是热邪结于膀胱部位，却不在膀胱以内，而在膀胱以外，是血热互结下焦而非水蓄膀胱，故应归属肝经血分。纵观历代医家对本方的具体应用，自会同意此证病在肝经血分。

或谓：《伤寒论》并无小便自利一症，今增此症作为鉴别诊断要点，有无理论依据？这是根据《仁斋直指方》《伤寒六书》及钱潢注释《伤寒论》而来的。《仁斋直指方》云："血上逆则忘，血下蓄则狂。上焦瘀血，小便必难，下焦瘀血，小便必自利。"书中明确指出必须兼见小便自利，才可诊断为下焦瘀血。《伤寒六书》谓："伤寒……以手按之，小腹若痛，小便自利，大便兼黑，或身黄、谵妄、燥渴、脉沉实者，为蓄血，桃仁承气尽下黑物则愈。"又提出有小便自利一症。钱潢在注释此条时亦说："注家有血蓄膀胱之说，恐尤为不经。若果膀胱之血蓄而不行，则膀胱瘀塞，下文所谓少腹硬满，小便自利者，又何自出乎？有识者不谓然也。"

【临证应用】（1）内科可用于火热上攻的目赤、齿痛、头痛，或血热妄行，吐血而见紫色，或衄血，或少腹急结，其人如狂等疾病，推求运用此方治疗上述证候之理，是借此方釜底抽薪，引热下行，体现了上病下取的治疗原则。

（2）伤科常用于跌打损伤，瘀血停留，疼痛不能转侧，腰部损伤，二便失调，疗效尤佳。《证治大还》说"打仆内损，有瘀血者，必用"本方。说明此方治疗外伤瘀血，非自今始，古人早已用之。

（3）妇科疾病亦可选用本方。如女子月事不调，先期作痛，或血瘀经闭，月水不来，或产后恶露不下，脐腹大痛等症，可用此方泄热通经。但须掌握辨证要点，病性属热、属实者方可应用，否则不可妄投。用于调经，尤须谨慎。

（4）《伤寒论》："太阳病不解，热结膀胱，其人如狂，血自下，下者愈。其外不解者，尚未可攻……宜桃核承气汤。"

综合上述内容，内科用此以泄热为主，外、妇两科用此以逐瘀为主，同是使用一方，重点却显有不同。

【歌括】桃核承气用桂枝，硝黄甘草五般施，下焦蓄血瘀热结，泄热逐瘀莫迟迟。

大黄牡丹汤 (《金匮要略》)

【药物组成】大黄 12g，牡丹皮 9g，桃仁 12g，瓜子（冬瓜子）15g，芒硝 9g。

【制剂用法】前 4 味用水先煮，汤成去渣。纳芒硝，再煎沸，1 次服完，有脓当下，如无脓，当下血。

【方证病机】热毒蕴结，气血壅滞。

【体现治法】泄热逐瘀，散结消肿。

【适应证候】肠痈初起。症见右下腹疼痛拒按，按之其痛如淋而小便自调，腹皮微急，或喜屈右足，牵引则疼痛加剧，苔薄黄，脉滑数。

【方理剖析】本方以右下腹痛为主症，古籍称为肠痈，实即阑尾部分气血津液壅滞不通而成痈肿。病位虽在肠道，病机却与厥阴、少阳功能失调有关。因为肝主身之筋膜，司卫气的升发和血量的调节；手少阳三焦包括膜、腠两种组织，肠道夹层以及血络亦是其组成部分，是津气运行之所，血络分布之区。若外寒相侵，由三焦内归肠道，初期多见恶寒、发热、腹痛，继因气血郁积，津液壅阻于阑尾，气郁化热，遂见右下腹疼痛，灼热拒按。此即《灵枢·痈疽》中"夫血脉营卫，周流不休……寒气客于经络之中则血泣，血泣则不通，不通则卫气归之，不得复反，故痈肿"的致病机制。腹皮微急，即今之腹肌紧张，以手按其疼痛部位，肠膜因受压迫牵引前阴遂见其痛如淋，因其小便自调而又确知并非淋证。所以小便自调既是肠痈的症状，也是淋证与肠痈的鉴别要点，绝非可有可无之词。若患者的阑尾偏于后位，距离腰肌较近，为免痛处受压，常屈右足以求暂缓，牵引时患处受到压迫，故而疼痛加剧。其余苔薄黄、脉滑数，均为病性属热的辨证依据。

此证初起未成脓时，根据通则不痛的理论，治宜泄热逐瘀，活血行津，促脓消散，令血畅津行则疼痛自愈。故方用大黄、牡丹皮为主药，大黄泄热逐瘀，牡丹皮凉血散血，此二药能奏泄热逐瘀功效。再配"破留血"而"散恶血"的芒硝，活血行瘀的桃仁，则泄热逐瘀力量大为增强。血瘀热炽之候，得擅长荡涤实热的大黄、芒硝，又能使壅滞之热从肠道而泄，充分体现了因势利导的用药法则。佐冬瓜仁者，初期得此清利之品可使津液流通，极期化腐成脓，亦可排脓散结。诸药合而用之，使热邪从肠道而去，津血得以流通，则热结通而痈自散，血行畅而肿痛消，故有良效。

综上所述，此证病机应着眼于血瘀热壅，治疗方法应立足于通。

瓜子以用冬瓜子为是。是欲借其清热利湿之功流通津液。《刘涓子鬼遗方》治肠痈的大黄汤，将瓜子改为白芥子,《圣济总录》及《外科正宗》亦然，白芥子能祛皮里膜外之痰，流通津液，药性虽温，却与冬瓜子异曲同工，均着眼于流通津液。

【临证应用】（1）《金匮要略》："肠痈者，少腹肿痞，按之即痛，如淋，小便自调，时时发热，自汗出，复恶寒。其脉迟紧者，脓未成，可下之，当有血。脉洪数者，脓已成，不可下也。大黄牡丹汤主之。"按《金匮要略》之意，此方仅适用于肠痈初起，脓已成则不宜使用本方。但据临床报道，阑尾脓肿、阑尾穿孔合并腹膜炎等重证亦有用本方加减治愈者，可见脓成亦可应用本方，但宜减去芒硝，加入清热解毒之品。芒硝能稀释粪便，若脓成穿孔，稀便从穿孔处漏入腹腔，将会导致腹膜病变从而使病情更趋严重，故宜减去，当今所制新方均减去芒硝，殆即此意。

（2）使用本方时可以根据病情加减：湿盛者加苍术、薏苡仁之属；热盛者加金银花、连翘、蒲公英、紫花地丁之流；气滞者加广木香、川楝子；血瘀甚者加当归、赤芍、乳香、没药、红藤。观其加减，总以气血津液的瘀滞微甚及热象的盛衰为根据。

（3）雉间焕云："此方不独治肠痈而已，专能治无名恶疮，痈疔肿块，瘰疬流注，及淋病、带下、痔漏、痢疾等，虽及数年者，皆有奇功。"这就由治肠痈之方，扩大应用到治全身无名肿毒。

（4）《类聚方广义》云："治产后恶露不下，小便不利，血水壅遏，少腹满痛，通身浮肿，大便难者。又产后恶露不尽，过数日，寒热交作，脉数急；或少腹腰髀剧痛者，发痈之兆也，当审病情病机，早以此方下之，虽已脓溃者，亦宜此方。"又云："经水不调，赤白带下，赤白痢疾，小腹凝结，小便赤涩，或有水气者。"上述内容，说明本方不仅全身痈疮可用，凡属血瘀、湿阻、热毒壅滞之疾，无论内外妇儿，皆可应用。由此可见，若不从气郁化热、血滞成瘀、津凝成湿分析此方证的病机和方义，则不可解矣。

【加减化裁】（1）赤茯苓汤（《太平圣惠方》）：本方加赤茯苓，治证同本方。

（2）复方大黄牡丹汤（验方）：大黄6g，薏苡仁6g，冬瓜子15g，金银花15g，黄芩21g，紫花地丁15g，连翘30g，桃仁6g，当归9g，陈皮3g。水煎服。治急性阑尾炎。

（3）复方红藤煎（验方）：大黄5g，牡丹皮9g，金银花125g，红藤60g，紫花地丁30g，连翘12g，乳香9g，没药9g，延胡索6g，甘草3g。水煎服。治肠痈。

（4）红藤郁李仁煎（验方）：郁李仁12g，薏苡仁30g，冬瓜子30g，牡丹皮9g，败酱草15g，红藤30g，紫花地丁15g，桃仁5g。水煎服。治阑尾炎的瘀滞型、成脓型。

【歌括】《金匮》大黄牡丹汤，桃仁瓜子合硝黄，肠痈初期少腹痛，泄热逐瘀效果良。

复元活血汤（《医学发明》）

【药物组成】柴胡15g，天花粉12g，当归9g，红花9g，甘草9g，穿山甲（炮）9g，大黄（酒浸）30g，桃仁（酒浸，去皮，研如泥）50个。

【制剂用法】上药除桃仁外，共为细末，每服30g，水一盏半，酒半盏，同煎，食前温服，以利为度，得利痛减，不尽剂。

【方证病机】瘀血停滞。

【体现治法】活血祛瘀，疏肝通络。

【适应证候】跌打损伤，恶血留于胁下，痛不可忍。

【方理剖析】本方所治，以跌打损伤、瘀停胁下、痛不可忍为主症；胁为肝脏所在部位，亦为肝经经脉循行之处，此处疼痛，按脏腑经络辨证，病位在肝。肝为藏血之脏。此证是因从高处坠下或跌打损伤引起，按气血津液辨证，自然病在血分。因跌坠损伤肝脏，恶血留于胁下，遂见痛不可忍。

瘀滞作痛，法当活血祛瘀，病位在肝，又宜疏肝通络。方用大黄、桃仁、红花、当归活血行瘀，天花粉消瘀血，上五药共用，能奏活血消瘀之效。大黄用酒浸制，意在借助酒力直走血分，并借本品通腑之功，引导瘀血下行，服后以利为度，得利痛减，正指大黄的作用而言。当归不仅活血，又能补血，配入本品，有祛瘀生新，两相兼顾之意。再配柴胡疏达肝气，穿山甲疏通肝络，甘草甘缓止痛，对于瘀滞疼痛，有较好疗效。

方中柴胡，《医学发明》谓是引经之品，此说似不可从。因为，此方除天花粉外，所有药物都能直达肝经，不待引而可至，又何须柴胡为其引导。又说此方是以柴胡为君，也很牵强。试问：从高坠下，损伤肝脏，恶血停留，逐瘀已成当务之急，不以活血药物为主而以柴胡为君，有是理乎？柴胡不过兼顾气郁而已。《医碥》谓："凡血妄行瘀蓄，必用桃仁、大黄行血破瘀之剂。盖瘀败之血，势无复返于经之理，不去则留蓄为患，故不问人之虚实强弱，必去无疑，虚弱者，加入补血可也。"此方任用大黄、桃仁驱逐瘀血，谓为主药，当之无愧。用水酒同煎，是借酒行散之力以行药势，增强祛瘀效力。

《医方论》云："治跌打损伤之法，破瘀第一，行气次之，活血生新又次之，此方再加一二味行气之药更佳。"临证加枳壳、木香、香附之属，可以增强疗效。

【临证应用】（1）本方主要用于跌打损伤，胸胁瘀肿疼痛之症，如果化裁得当，亦可广泛用于跌打损伤，并不限于胸胁。

①外伤性血肿：损伤后局部肤色及温度正常，伴有跳痛，面积广泛而无定处，肿胀，肿处按之如绵，脉浮大稍迟者，属气滞性血肿，治宜行气活血，本方加香附、川芎、青皮、枳壳之类。若损伤初期，局部红肿热痛，甚至全身发热、烦躁不安、口渴、便秘、脉浮而数，属充血性血肿，治宜泄热散瘀，本方重用生大黄，加生地黄、牡丹皮、赤芍、地龙、栀子、黄芩。若损伤后局部肿痛，痛如针刺，肌表青紫，甚至肿块坚硬，温度如常，无灼热感，脉洪大或芤者，属血瘀性血肿，治宜祛瘀生新，活血定痛，本方重用当归，加苏木、血竭、乳香、没药、川续断、儿茶等。若伤在上肢，酌加桑枝、桂枝、姜黄以引药力达于肢臂。若伤在下肢，酌加牛膝、木瓜引药下行。

②骨折：骨折初期，局部肿胀偏甚，功能障碍，皮肤微热，瘀积较甚者，酌加牡丹皮、陈皮、苏木、延胡索、三七等以活血化瘀，行气止痛。根据"血不活则瘀不能去，瘀不去则骨不能接"的道理，暂时不宜使用接骨之品，重在祛瘀生新。骨折中期，局部肿胀消减，瘀积不甚，疼痛减轻，断端已经复位，皮肤温度正常，脉浮而涩者，酌加续断、土鳖虫、骨碎补、自然铜、补骨脂、乳香、没药、三七等药以接骨续筋。四肢骨折者，加牛膝、桑枝、鸡血藤、木瓜之类以助药力通达四肢。脊柱骨折者，加杜仲、狗脊、菟丝子等补肾之品，促进骨折愈合。肋骨骨折者，加木香、郁金、旋覆花、香附、佛手等，以疏肝理气。

（2）临床报道，用本方治疗肋软骨炎、腰部扭伤，属于血瘀气滞者，有效。本方合仙方活命饮加减，治疗肝脓肿，亦有效。

【加减化裁】（1）鸡鸣散（《三因极一病证方论》）：大黄（酒蒸）30g，杏仁（去皮尖）3~7粒。上药研细末，酒一碗煎，鸡鸣时服。治从高处坠下及木石所压，凡是伤损，瘀血凝聚，气绝欲死，并久积瘀血，烦躁疼痛，叫呼不得，以此药利去瘀血即愈。《本草纲目》更加桃仁，祛瘀力量更强。

（2）当归须散（《原病集》）：当归须8g，红花4g，桃仁3g，甘草2g，赤芍、乌药、香附子、苏木各5g，官桂3g。水煎，空腹服。治闪坠瘀血，留在腰胁，疼痛不能转侧。本方活血力量稍逊，行气力量有所增强，偏寒者宜。

（3）退热和血汤（《原病集》）：桃仁、红花、大黄（酒洗）、山栀子各5g，当归须、柴胡各10g，赤芍、川芎、青皮各7g。水煎，食前服。治瘦人胁下痛，寒热，多怒者，必有瘀血。有活血行瘀、疏肝清热之效。

【歌括】复元活血桃红归，花粉山甲黄草随，柴胡疏肝治胁痛，损伤瘀血服之宜。

无极丸（《医林集要》）

【**药物组成**】锦纹大黄500g。

【**制剂用法**】将大黄分成4份：1份用童尿1碗，食盐6g，浸1日，切晒；1份用醇酒1碗，浸1日，切晒，再以巴豆仁35粒同炒，待巴豆炒至黄色，去巴豆不用；1份用红花125g，泡水1碗，浸1日，切晒；1份用当归125g，入淡醋1碗，同浸1日，去当归，切晒。为末，炼蜜为丸如梧桐子大，每服50丸（6g），空腹，温酒下，以取恶物为验，未下再服。

【**方证病机**】血瘀、血热。

【**体现治法**】泄热逐瘀。

【**适应证候**】妇人经血不通，赤白带下，崩漏不止，肠风下血，五淋，产后积血，癥瘕腹痛，男子五劳七伤，小儿骨蒸潮热等。

【**方理剖析**】此方所治诸疾，都与血热、血瘀有关。瘀血阻于胞宫，以致月经不通；或产后积血，癥结腹痛；或血不循经，崩漏不止；或血病及津，则见赤白带下。五劳七伤，泛指五脏多种虚性疾病，此方所治，当是血瘀成癥，日久致虚证型。如心系血瘀导致的心区绞痛，肝系血瘀导致的肿大变硬等。以上证象是血瘀病变。小儿骨蒸潮热，多因阴分伏热；肠风下血，是肝经血热，迫血下行；五淋病在肾系，亦因下焦有热所致。以上证象是邪热为患。

此方治疗范围虽广，病变本质都与血瘀、血热有关，单用一味大黄，已能胜任。大黄有泻火解毒、泻下通腑、活血行瘀、收敛止血之功，性猛而锐，重病投此，每能力挽狂澜，所以别号将军。血瘀成癥，得大黄荡除陈垢，推陈致新，可拨乱而安社稷；邪热为患，得大黄泻火解毒，釜底抽薪，可戡乱而得太平；热迫血溢，得大黄清热止血，可令血宁而不妄动。可见大黄所以能愈痼疾而起沉疴，荡邪热以安五内，其功全在泄热逐瘀。一药分为4份，而用4种不同方法炮制，推测有以下含义。一份用童便加盐浸制，是借咸可软坚，祛瘀生新；一份酒浸再加巴豆同炒，是借巴豆雄烈之性增强破积作用；一份用红花浸制，一份用当归加醋浸制，除欲增强活血作用以外，亦有借酸引导入肝之意。由于此药功专导瘀下行，妇女胞宫血瘀成癥，尤宜用此。

《本草正义》谓："大黄，迅速善走，直达下焦，深入血分，无坚不破，荡涤积垢，有犁庭扫穴之功。生用者其力全，迅如走丸，一过不留，除邪而不伤正气，制过者其力已缓，颇难速效。"此方大黄已经制过，作用比较缓和，每次用量不多，不会损伤正气，可以久服。

【**临证应用**（1）】若腹有包块，可以使用此方。用治心区疼痛，用量可以再减，以便长期服用。

（2）《千金方》用锦纹大黄 30g，杵为末，用头醋半斤，同熬成膏，制丸如梧桐子大，用温醋化五丸服之。治产后恶血攻心，或胎衣不下，腹中血块，亦治马坠内损。这是用大黄祛瘀之功，导瘀下行。

（3）治疗烫伤：先取陈石灰 10 斤除尽杂质，过筛，投入锅内用文火炒松，再投大黄片 5 斤，共同拌炒，俟石灰炒至带桃红色，大黄炒至灰黑色时，即出锅筛出石灰，将大黄摊开冷却后研成细粉备用。用时先以生理盐水清洗创面，然后撒布大黄粉。如有水疱应刺破，拨开表皮，排净疱液后再撒药粉。如仅见局部红肿，则可用麻油或桐油将大黄粉调成糊状涂患处，换药时如发现伤处溃烂，应擦去脓液，待脓结痂后再撒药粉，在夏季可行暴露疗法，共治疗 415 例烫伤患者，效果显著，且疗程短，无副作用，愈后无瘢痕（摘自《中药大辞典》）。

（4）治疗臁疮：用生大黄 15~21g 研成极细粉末，另取甘草粉 3~4g 和匀。先用温开水洗净疮面，擦干后均匀撒布药粉，再用豆腐皮覆盖包好。如有渗液外流，可任其自然，第 2 天再洗。每日换药 1 次，轻者换药 3~5 次，重者 8~9 次，即可生新肉芽。此时不可再洗，药粉可少用或不用，但豆腐皮必须每日一换。当结痂牢固时会有痒感，但不可揭去痂盖，隔 5~7 日以上，待痂盖自然脱落。治疗 12 例臁疮患者均愈（摘自《中药大辞典》）。

（5）治疗出血：亦有单用大黄粉治疗消化道出血者。

【加减化裁】雪煎方（《太平圣惠方》）：川大黄（锉碎，微炒）150g。为散，用腊月雪水适量煎成膏状，每次以冷水调半匙服之。治热病狂语及诸黄。是用此方泻火解毒，釜底抽薪。

【歌括】《医林集要》无极丸，一味大黄不需添，血瘀热炽成诸疾，泄热逐瘀病可痊。

代抵当丸（《证治准绳》）

【药物组成】桃仁 12g，大黄（酒浸）120g，芒硝 30g，莪术 30g，穿山甲 30g，当归尾 30g，生地黄 30g，肉桂 10g。

【制剂用法】上药为末，制蜜丸，丸如芥子大。蓄血在上部者，黄昏去枕仰卧，以津咽之，令停喉以搜逐瘀积。蓄血在中部食远服，在下部空腹服，丸如梧桐子大，百劳水煎汤下之。

【方证病机】瘀血内阻。

【体现治法】破结行瘀。

【适应证候】失血之后，瘀血未尽，或跌仆闪挫，瘀血留滞，以致头痛经久不愈，心悸健忘，如狂，或心胸憋闷，或胁下刺痛，或噎膈，舌质紫暗，或有瘀点。

【方理剖析】血行脉中，环流不息，一有所阻，即呈病态。此方所治诸症因有跌仆闪挫病史以及舌质紫暗作为辨证依据，始知都是瘀血阻络所致。因瘀血所阻部位不同，会出现不同证象。阻于头部，即见头痛经久不愈，或记忆力减退，或烦躁如狂；阻于心包之络，即见心胸憋痛；阻于肝脏，即见胁下刺痛；阻于食管，即食难下咽。

此方是由桃核承气汤加味而成。大黄、芒硝、桃仁、莪术均以消癥化积见长，此四药集于一方，化瘀力量较为显著。辅以当归尾活血，穿山甲通络，肉桂温通，力能祛除络中瘀阻，复血脉通利之旧。佐以滋阴的生地黄，有预防祛瘀药物损耗阴血之意。瘀久不宜猛攻，贵在徐图，操之过急，反易伤正，是以作丸服之，用量甚轻，以期久服见功，不望立竿见影。大黄用量大于肉桂十倍以上，施于瘀阻偏热者宜。

【临证应用】头痛日久、心区憋痛、胁下刺痛、食难下咽四症，如有跌仆闪挫病史或舌质紫暗证明确是瘀血为患，即可使用此方。《证治准绳》云："如血老成积，攻之不动，去归、地，倍莪术、肉桂。"

【歌括】代抵当丸用桃仁，硝黄莪术善消癥，归地肉桂穿山甲，破结行瘀法可遵。

-------- 小　结 --------

本法所选5方，都以血瘀化热为病机，泄热逐瘀为治法，都选大黄、桃仁，是相同点。桃核承气汤治下焦蓄血、少腹急结、其人如狂，借大黄、桃仁釜底抽薪作用，治疗热壅于上的吐衄，借大黄、桃仁泄热逐瘀之功，治疗妇人经闭及外科伤损等症。大黄牡丹汤擅治肠痈，以右下腹痛为特征，还有清热解毒、活血行津之功，可治疗妇科疾病。复元活血汤专为跌打损伤而设，桃核承气汤亦可治疗跌打损伤，但复元活血汤善治胸胁损伤，而桃核承气汤擅治腰部损伤，部位有所不同。大黄牡丹汤活血而兼行津，复元活血汤活血而兼调气，反映了活血应当兼顾津气。无极丸仅用一味大黄，即体现泄热逐瘀法则，此方可愈重疾，不可因其价廉易得而等闲视之。代抵当丸源于桃核承气汤而意趣大不相同，稍事加减，改汤为丸，遂变应急之方为缓消之法，头痛经久不愈、心胸憋闷绞痛、肝区刺痛、食难下咽，都是积渐而成，难求速效，宜用此方缓消。

第五节　活血理损法

活血理损是针对跌仆损伤、筋断骨折病机拟定的治法。

此法为伤科常用法，凡因跌仆损伤而肿痛难忍者，投之每获捷效。伤处肿痛是因跌仆损伤血络，形成闭合性出血，瘀阻于伤处所致。当选用长于活血行瘀，消肿定痛的乳香、没药、红花、桃仁、苏木、土鳖虫、马钱子类与走窜通络的麝香、冰片组合成方，使阻于伤处的瘀血消散，才会肿消痛止。若损伤严重，已成筋断骨折，尤须配伍自然铜、骨碎补、续断、苎麻根等擅长接骨续筋之品，体现接骨续筋法则，如七厘散、跌打丸、接骨神方即属这种结构。

活血理损的方剂结构与一般活血方相较，有以下三点不同。跌仆损伤以肿痛为主症，肿痛是因伤处出血瘀阻而成，趁瘀血凝结未久，及时使用麝香、冰片等辛香走窜之品，不仅有气行则血行之功，更能引导活血药到达伤处，促使瘀血消散，此其一也。卒然受伤，筋断骨折，疼痛难忍，减轻疼痛是当务之急，镇痛也就成为必要措施，本类方常配镇痛力量较强的乳香、没药、马钱子之类，此其二也。筋断骨折，常兼配自然铜、接骨草、川续断、骨碎补、苎麻根等药，促进骨伤愈合，但须等伤处消肿，复位良好，温度正常，才可使用，以免产生对位不良等后遗症，此其三也。

七厘散（《良方集腋》）

【药物组成】血竭 30g，乳香 5g，没药 5g，红花 5g，麝香 0.4g，冰片 0.4g，朱砂 4g，儿茶 8g。

【制剂用法】上药为末，密闭贮藏备用。每服 2g，酒调服。伤处用酒调适量药末外敷。

【方证病机】瘀血壅滞。

【体现治法】活血散瘀，止血定痛。

【适应证候】跌仆损伤，瘀肿作痛，甚至筋断骨折，亦治刀伤出血。

【方理剖析】跌仆损伤血络，若无伤口，血溢脉外，即呈壅滞不通的肿痛；若有伤口，即呈血流不止；损伤过甚，可呈筋断骨折。故瘀血壅滞，筋断骨折，是外伤肿痛的病因。

肿痛，是因瘀血壅滞；瘀血，是因血溢脉外；血溢，是因外伤血络。所以肿痛是出血与瘀血两种相反证象的综合反映。治疗此证，宜活血与止血同时并举，才能兼顾矛盾对立的两个方面。活血之目的在于消散已瘀之血，止血之目的在于制止继续出血。方中血竭、红花、乳香、没药均有活血散瘀、消肿定痛之功，配伍行气通络的麝香、冰片，有气行则血行之意，且活血药得走窜通络、无所不到的麝香引导，可以到达任何部位，发挥活血散瘀力量。血竭又有止血生肌作用，得功效相同的儿茶为伍，可以制止继续出血，促使伤口愈合，照顾到了矛盾的另一侧面。佐朱砂宁神、解毒，有使患者保持安静、防御外邪侵入伤口之功。八药同用，反映了行气与活血并行、活血与止血兼顾的配伍形式。方内诸药不宜多服，故有"七厘"之名，其性走窜，孕妇亦当忌服。

本方展示了活血与止血同用的配方法度，提供了出血与瘀血并存的治疗范例，体现了两种对立矛盾在一定条件下的统一。凡脑出血、眼底出血、产后恶露不行等，都可仿此配伍。

【临证应用】（1）本方为伤科名方，既可内服，亦可外敷，对外伤瘀滞作痛有较好疗效。如果自己配制，可以加入三七、海马、土鳖虫、自然铜、制马钱子等，增强活血、止血、接骨、止痛作用。

（2）借本方活血通络作用，以本方加减，治疗瘀血阻滞的冠心病亦有一定效果。

【加减化裁】（1）八厘散（《医宗金鉴》）：血竭 9g，乳香 9g，没药 9g，半两钱 3g，苏木 3g，自然铜（火煅，醋淬 7 次）9g，红花 6g，番木鳖（去毛）3g，丁香 2g，麝香 0.3g。研末，每次服 0.5g，温酒或童便送下。治跌打损伤，骨折瘀血作痛。本方较七厘散多一组接骨理损的自然铜、半两钱，又多镇痛的番木鳖，故对筋断骨折，疼痛较甚者尤宜。番木鳖有剧毒，必须去毛，砂炒以后才可应用，且须严格控制剂量。

（2）沉麝丸（《苏沈良方》）：没药、辰砂、血竭各 30g，木香 15g，麝香 3g，沉香 30g。上皆生用，银器或瓷器熬生甘草膏为丸，如皂荚子大，姜盐汤送下一丸。血气交结者，醋汤嚼下。治一切气痛不可忍，有行气活血之功。

【歌括】七厘血竭与儿茶，脑麝乳没红朱砂，跌打损伤瘀作痛，活血止血止痛佳。

跌打丸（《全国中成药处方集》）

【**药物组成**】当归 30g，川芎 30g，乳香 60g，没药 30g，血竭 30g，土鳖虫 30g，自然铜 30g，麻黄 60g。

【**制剂用法**】共研末，蜜丸，每丸重 3g，每次服 1~2 丸。

【**方证病机**】跌打损伤，瘀滞作痛。

【**体现治法**】活血定痛，接骨理损。

【**适应证候**】跌打损伤或扭挫之后，肿胀疼痛，痛有定处。

【**方理剖析**】跌打扭挫，瘀血阻于受伤部位，于是肿胀疼痛，痛有定处。因伤而致局部肿痛，自应首先考虑血瘀，但亦应考虑气郁津凝，因为，气血津液均喜通调而恶郁滞，一有郁滞，均可见肿痛。

跌打损伤之后，瘀血壅阻是肿痛的原因，法当活血行瘀，消肿定痛。故方用当归、川芎、乳香、没药、血竭、土鳖虫行血祛瘀，并借麻黄宣通腠理毛窍，引导活血药物达于肌表，发挥消肿定痛效力。肿痛不能单纯责之于血滞，气郁津凝也是形成肿痛的原因之一。所用川芎、乳香亦能疏畅气机，麻黄又擅利尿行水，可以兼顾津气郁滞。土鳖虫又名䗪虫，《神农本草经疏》誉䗪虫"治跌仆损伤，续筋骨有奇效"。《本草求真》指出䗪虫接骨"多合自然铜、龙骨、血竭、乳香、没药、五铢钱、黄荆子、麻皮灰、狗头骨"相配，本方正好配伍上述诸药，所以理损功效较为可靠。自然铜的接骨理损功效早被历代医家肯定。如《本草纲目》中谓："自然铜接骨之功，与铜屑同，不可诬也。但接骨之后，不可常服。"此方体现了活血行瘀、调气行津、接骨理损的配伍形式。若欲增强行气镇痛力量，可配麝香；若欲增强除湿力量，可加苍术。

【**临证应用**】用治跌打损伤或扭挫之后的肿胀疼痛较为适宜。用治骨折，须待对位良好以后才能应用。

【**歌括**】跌打血竭与归芎，乳没土鳖自然铜，重用麻黄开腠理，麝钱加入效力宏。

接骨神方（邹仲彝方）

【**药物组成**】土巴戟天、苦参、兔耳风、苎麻根、大泽兰、凤尾草、见肿消、水案板、鱼鳅串各等份。

【**制剂用法**】水煎，白酒为引温服。服后即将药渣捣烂，加白酒炒热，贴患处，用布扎紧，3 日后再将药渣取下，复加酒炒热再贴患处，仍旧扎紧，不日而愈，伤重者各用 15g，伤轻者酌减，3 日服 1 剂。

【**方证病机**】跌打损伤，筋断骨折。

【**体现治法**】接骨理损。

【**适应证候**】骨折。

【**方理剖析**】此为邹仲彝老师的家传秘方，擅治骨折。跌打损伤，伤筋断骨，经过手术复位后，对位良好，即宜使用活血散瘀、止痛消肿、接骨续筋的药物促使伤口愈合。方中所用苎麻根为荨麻科植物苎麻的根，《本草纲目拾遗》谓治"跌打损伤"，《分类草药性》谓

"疗砍伤、跌仆，敷续筋骨"。兔耳风为菊科植物光叶兔耳风的全草。《峨嵋药植》谓"治跌打损伤"。大泽兰即华泽兰，为菊科植物的全草，《生草药性备要》谓"治跌打损伤"。凤尾草为凤尾蕨科植物剑叶凤尾蕨的全草，《生草药性备要》谓"治跌打损伤"。见肿消为菊科植物三七草的全草，《百草镜》谓"金疮止血"，《中药大辞典》谓"治跌打损伤"。今集五种擅治跌仆损伤、接骨续筋之品，能奏接骨理损之效。鱼鳅串为菊科植物马兰的全草，《中药大辞典》谓鱼鳅串有"凉血、清热、利湿、解毒"之功，"创伤止血"亦可应用。水案板为眼子菜科浮叶眼子菜的全草，《中药大辞典》谓有"解热、利水、止血之功"。苦参有清热解毒燥湿作用，能燥湿行津，兼顾各个方面，复用巴戟天补肾阳，壮筋骨，可以加速骨折愈合，故投之有效。

【临证应用】 邹仲彝云："此方乃余曾祖父总结一生之临床经验而成。传至祖父、父亲到余，已及四代。累代用之，无不应手如神。本方专治跌打堕仆、闪挫损伤、骨折筋断。历代用此方专治骨折而告愈者，数以千计，真神方也。"

【歌括】 接骨神方泽兰疗，巴戟麻根凤尾草，苦参马兰水案板，兔耳风配见肿消。

---------- 小　结 ----------

活血理损法共收4方，均可用于跌打闪挫、骨折筋伤，均体现了活血散瘀、消肿定痛治法，是其相同处。七厘散纳止血的血竭、儿茶与活血的乳香、没药同用，治疗外伤初期，瘀肿作痛，能收活血止痛功效，另配伍麝香、冰片辛通气机，并可借其走窜之性引导诸药直达病所。八厘散与跌打丸配有接骨理损的土鳖虫、自然铜，不仅一般闪挫肿痛可用，用于骨折亦能见效。八厘散配伍擅长镇痛的番木鳖，疼痛甚者尤宜使用。跌打丸重用麻黄开宣腠理，引导活血药物到达体表，较七厘散中的麝香价廉易得，其利水作用又能使蓄积的水液通调，是其优点。接骨神方由草药组成，长于治疗骨折，居住乡村者可以就地取材，是其优点。以上是四方不同处。

第六节　补虚祛瘀法

补虚祛瘀是根据瘀阻偏虚病机拟定的治法。

瘀血为患，本属实证，但血瘀日久，气血日亏，亦可转化成为正虚邪实。盖血液运行于脉，全凭心气的推动。心气虚损，推动乏力，将会导致血运不畅而成正虚邪实之证。肝血瘀阻，木不疏土，脾失健运而见气虚血瘀，更属常见。瘀血阻滞，尤常兼见血虚。盖瘀血不去则新血不生，新血不生则血虚自见，时间稍久，即可形成血虚兼瘀证。此外，禀赋不足而患血瘀，亦常见之。正虚当补，邪实宜攻。此证若只补虚而不祛瘀，则瘀血不能去；若只祛瘀而不扶正，则正气不能支。故本法常用补气补血的人参、黄芪、当归、芍药与活血药物配伍成方，成为攻补兼施之法。补虚意在扶正，祛瘀旨在祛邪，瘀去正复则病庶可愈。这种攻补兼施的结构，古方不乏实例，如艾附暖宫丸、荡胞汤、调肝理脾汤、补阳还五汤等即体现这种配方法度。若虚证与实证都较突出，不能单纯使用一方治疗，可与补气补血的独参汤、六君子汤、十全大补汤之类交替使用，成为攻补兼施的另一种形式。

补阳还五汤 (《医林改错》)

【**药物组成**】生黄芪 120g，当归尾 9g，赤芍 9g，川芎 9g，桃仁 9g，红花 9g，地龙 9g。

【**制剂用法**】水煎服。

【**方证病机**】瘀阻脑络。

【**体现治法**】益气活血，舒经通络。

【**适应证候**】中风之后。症见半身不遂，口眼歪斜，语言謇涩，口角流涎，小便频数，或二便失禁。

【**方理剖析**】半身不遂，是本方主症；瘀阻脑络，是此证病机。引起半身不遂的原因有四：一因感受风寒，或急怒伤肝，脑中脉络痉挛；二因血凝成瘀，阻塞脑络；三因脉络破裂，血溢于脑；四因颅内肿瘤，脉络受压。四种原因出现同一转归，形成瘀阻脑络，以致气不能行，血不能荣，成为半身不遂。四种病理虽然均可出现同一证象，却有轻重之别。脑血管痉挛最轻，预后良好；脑血栓稍重，预后较差；脑出血与颅内肿瘤最重，预后每多不良。

瘀阻脑络导致半身不遂，应当采取下述治疗措施：一应活血化瘀，消除已瘀之血；二应柔肝缓急，缓解脉络痉挛；三应舒张脉络，使血行流畅。从血、脉两个方面综合治疗，庶可取效。方中桃仁、红花、赤芍、川芎、当归尾五药擅长活血化瘀，专为瘀血阻络而设。《医林改错》认为："半身不遂，亏损元气，是其本源。"所以重用黄芪益气，补其亏损。根据现代药理研究，黄芪之功不专补气，还可以协助赤芍、桃仁之类舒张血络，使血行无碍。再配地龙缓解脉络挛急，共奏益气、活血、舒经、通络之效。王清任创制此方，专为气虚血瘀立论，黄芪用量最重，自以补气为主，活血化瘀为辅，审其脉虚无力，即可使用本方加减。此病堪称重证，自非几剂即能见效，须连服数十剂始可有效。张锡纯谓："若其脉象实而有力，其人脑中多患充血。"不宜投此，当先治以他药，然后酌用此方。

【**临证应用**】（1）使用本方，可以随症加减。金文华谓："一般以原方加蜈蚣、全蝎、白附子为主。心下痞而气息不利者，加乌药、青皮；纳少胸闷者，加炒枳壳、陈皮、白芷；心下痞而善太息者，加人参；口噤或唇缓涎出者，加钩藤、僵蚕；头目眩晕者，加菊花、蔓荆子；脉虚弦数而心烦失眠者，加山栀子、炒酸枣仁；脉弦数而口苦者，加黄芩；舌苔黄燥兼口苦或舌苔厚腻者，加生石膏、滑石；关节疼痛而脉促者，加没药、乳香；肢体痿软较重者，可加熟地黄；自汗多而气短，脉虚缓者，倍黄芪或加人参。"

（2）本方对小儿麻痹后遗症，审属瘀血阻络，可酌情使用。

（3）用本方加减治疗坐骨神经痛亦有疗效。

（4）以本方为基础，加桔梗、升麻、牛膝、木瓜等药，治下肢静脉怒张有效。

（5）治脑震荡后遗症以及外科手术后，瘀血阻滞之腹痛，亦可使用本方。

（6）以本方为基础，加羌活、独活、秦艽、防己、桂枝之属，治风湿。

（7）本方加防己，或与真武汤合用，治疗水肿亦有一定效果。

案例 王某，女，52 岁。1985 年 4 月 3 日因急怒卒然倒仆，不省人事。送入某医院住院抢救，醒后右侧半身不遂，头昏重痛，检查后诊断为脑血管痉挛，住院治疗 2 周无效，转住空军某医院治疗 2 周亦无效果。5 月初求治于余，为书补阳还五汤合真武汤加味。处方为黄芪 120g，当归 10g，川芎 10g，白芍 60g，红花 10g，桃仁 12g，地龙 30g，附片 30g，干姜 10g，白术 12g，茯苓 15g，牛膝 30g，粉葛根 40g，全蝎 10g。水煎服，1 日 1 剂。服用 10 剂以后，头不重痛而见颈痛难忍，继服 10 剂，颈部不痛而腰痛甚剧，再服至 6 剂腰痛突然消失，一切恢复正常。共计服此方 26 剂而愈。方中重用白芍、地龙，意在缓其痉挛；加粉葛根舒张经脉，牛膝引血下行；因其舌体偏于淡胖，故配真武汤振奋阳气。

【歌括】补阳还五用芪芎，桃仁归芍与地龙，半身不遂言謇涩，活血通络可为功。

调肝理脾汤（陈幼之方）

【药物组成】川芎 10g，当归 15g，白芍 30g，白术 15g，茯苓 20g，泽泻 15g，木香 10g，枳壳 12g，郁金 15g，山楂 15g。

【制剂用法】水煎服。1 日 1 剂。连服数十剂。若作散剂，每次服 10g，每日服 2 次。

【方证病机】肝虚血滞，脾虚湿滞。

【体现治法】调肝活血，理脾渗湿。

【适应证候】（1）肝脏肿大或一般肝病，胁下疼痛。

（2）肝脾不和之腹痛，舌体淡胖，脉象濡缓。

【方理剖析】肝脏肿大，胁腹疼痛，是本方主症；肝虚血滞，脾虚湿滞，是此证病机；肝大是血郁之象，舌胖是湿阻之征，此二症是血瘀湿阻的辨证依据。此证多因外感六淫之邪，内伤七情之变，以致肝脏疏泄失职，气血郁滞，症见胁痛，肝木侮土则症见腹痛。肝气郁结不疏，营血运行不畅，水津凝聚为湿，胆液流通受阻，郁积于肝，即见肿大。

基于上述内容，肝脏肿大与气血津液流通受阻有关。治宜疏其气机，畅其血行，利其水湿，通其胆液，使受阻的气血津液一齐通利，肿大可以渐消。此方由《金匮要略》当归芍药散加行气药而成。所加枳壳、木香、郁金擅长调畅气机，疏利胆道，此三药兼顾气液的流通。山楂、川芎、当归、白芍养血柔肝，祛瘀行血。白术、茯苓、泽泻健运脾胃，除湿行津。上七药兼顾津血的流通。与前一组药合用，能奏行气、活血、行津、补虚功效。

此方山楂、川芎与当归、白芍同用，是活血之中寓有补血之法；茯苓、泽泻与白术同用，是渗湿之中寓有健脾之意。本方是活血而不伤血，补血而不滞血，健脾而不碍湿，渗湿而不伤脾的补泻兼行结构，其性和平，可以久服，是其优点。若见舌质微红，病性偏热，可加入凉血消瘀的牡丹皮、大黄，增强逐瘀力量，但久服恐损阳气，只可间断加入。若见舌质淡胖，病性偏寒，加入走气分的吴茱萸、走血分的桂枝，可以温阳散寒，通调气血。若加附子、生姜即成当归芍药散与真武汤合用的配伍形式。若舌淡偏虚，加入擅补五脏的人参尤其对症。

【临证应用】（1）余曾治过几例肝脏肿大患者，一般需服 30~40 剂，才能恢复正常。

（2）早期肝硬化，可于本方中加入桃仁、红花、土鳖虫增强活血行瘀力量，并配鳖甲、牡蛎之属，软坚散结。

（3）胁下胀痛者使用本方调气活血，疗效亦佳，加入柴胡、甘草，即四逆散与本方合用的配伍形式，疗效尤佳。

（4）腹痛喜按，属肠道挛急而痛，审其苔腻湿重，建中不可妄投者，投此可谓对症。但白芍用量宜重，并宜加入甘缓的甘草、大枣，理气药物用量宜轻。

（5）本方与当归芍药散相较，仅多一组理气药物，兼气滞者宜此方。

【加减化裁】偏热者，加牡丹皮12g、大黄（酒炒）5g；偏寒者，加桂枝15g、吴茱萸10g；偏虚者，加人参10g。

【歌括】调肝理脾归芍芎，白术苓泽山楂从，郁金香枳疏肝胆，气血津液一齐通。

艾附暖宫丸（《仁斋直指方》）

【药物组成】艾叶90g，香附（醋煮一昼夜，捣烂为饼，慢火焙干）180g，吴茱萸90g，官桂15g，川芎90g，当归（酒洗）90g，白芍（酒炒）90g，生地黄（酒炒，焙干）30g，黄芪90g，续断45g。

【制剂用法】为细末，米醋打糊为丸，每服6g，淡醋汤送下。忌恼怒、生冷食物。

【方证病机】胞宫虚寒，气滞血瘀。

【体现治法】温经补虚，调气活血。

【适应证候】妇人子宫虚冷。症见带下白淫，面色萎黄，倦怠无力，饮食减少，或经脉不调，肚腹时痛，或久无子息。

【方理剖析】本方可治下述三症：一是带下、白淫，二是经行腹痛，三是久不受孕。带下一证，有寒、有热、有虚、有实，此证兼见面色萎黄、倦怠无力、饮食减少，审其带下清稀，即属胞宫虚冷。经行腹痛，胞寒、气滞、血瘀，均能致之。此证恰是几种机制并存的综合反映。久不受孕，亦因子宫虚冷使然。所以，此证机制，可用虚、寒、滞三字概之。

子宫虚冷兼气滞血瘀，法当温暖胞宫，流通气血，补充虚损。艾叶性温味辛，李时珍曾誉艾叶"走三阴而逐一切寒湿，转肃杀之气为融和"。《本草正》亦谓艾叶"善于温中、逐冷、除湿，行血中之气，气中之滞。凡妇人血气寒滞者，最宜用之"。本方选艾叶为主药以暖其子脏，理其滞气，逐其湿浊。吴茱萸长于温散下焦之寒，合香附开气分之郁；官桂长于温少阴之阳，协同艾叶、吴茱萸驱逐寒邪，振奋阳气，并助川芎、当归温通血脉，行血分之滞。白芍、生地黄补血和营，黄芪益气实卫，续断滋补肝肾，又为气血虚损而设。诸药合而用之，令阳气盛则胞冷除，营卫充则虚损复，气血调则滞塞通，则带下可止，腹痛自愈，妊娠有期。此方擅补冲任虚损，故对阴精不固之白淫，投之亦有效。

此方展示了以温补为主、行气活血为辅的配伍形式，方中有温暖下焦药，亦有补充虚损药，有行气药，亦有活血药，提示学者要时刻注意虚与实、气与血的关系，才不会顾此失彼。

【临证应用】上述三类证候，审其确属虚寒夹滞，可以选用本方。

【加减化裁】偏寒者加附子助其阳气；偏虚者加人参助其元气；偏气滞者加乌药、小茴香助其行气；偏血滞者加桃仁助其活血。

【歌括】艾附暖宫桂萸良，芎归地芍芪断匡，子宫虚冷宜温补，通补并行效果彰。

荡胞汤（《备急千金要方》）

【药物组成】芒硝、大黄、牡丹皮、桃仁、当归各9g，赤芍、牛膝、甘草、茯苓、陈皮、厚朴、桔梗、人参、桂心各6g，附子18g，虻虫、水蛭各10枚。

【制剂用法】水酒合煎，分4次服，白天3次，夜晚1次，每次相隔6小时，服后盖被取微汗。

【方证病机】血瘀气滞，津凝胞宫。

【体现治法】活血逐瘀，温通津气。

【适应证候】妇人无子。

【方理剖析】五脏能够进行正常功能活动，有赖气血津液作为动力源泉，只有气血津液运行无阻，五脏才能安和，健康无病。其中任何一种物质运行不利，阻于某部，即见病态。胞宫职司生殖，最宜畅通，倘若摄生不慎，血凝津壅，堵塞胞宫，男女阴精交会为其所阻，自然不能受孕。

不孕是因瘀阻，理应活血化瘀，通其窒塞，故方用大黄、芒硝、虻虫、水蛭、当归、赤芍、牡丹皮、桃仁、牛膝活血化瘀，其中大黄逐瘀力量最强，芒硝长于软坚散结，方名荡胞，意指此二药能合诸药荡涤胞内瘀滞。胞有所阻，不能单纯活血，津液凝结亦是病因之一。配伍陈皮、厚朴芳化中焦湿浊，可使湿浊不致下趋，茯苓淡渗利湿，祛除已停之滞，从而体现活血兼顾行津的配方法度。陈皮、厚朴又能疏畅气机，得开提肺气的桔梗相助，不仅有行气破滞作用，亦有气行则血行，气化则湿化之意。桂枝、附子是温补阳气药物，气药得此，可以增强行气力量；血药得此，可以增强祛瘀之功；利湿药得此，能奏化气行水功效，配入本方，又能制约芒硝、大黄苦寒之性，逐瘀而不伤正。桂心、附子与人参配伍，能补益元气，可以促使妇女子宫发育，于祛邪之中寓有扶正之意。综观全方，有活血药物，亦有调气、行津药物，是气、血、津三者并行；有寒凉的芒硝、大黄，亦有温热的桂心、附子，是寒温共用，去性存用；有芒硝、大黄、茯苓、厚朴等通利药，亦有桂心、附子、人参等温补药，是补泻同施。诸药合而用之，气畅、瘀祛、津行，则胞无所阻，待阳气旺盛，代谢健全，则孕育之机可复。

此方结构复杂，学者必须仔细揣摩，才能领会其中奥秘，如果走马观花，则心下茫然，难得旨趣。

【临证应用】余曾用温经汤治疗不孕症获效，该方结构亦是补泻兼行，唯祛瘀力量不及本方，补虚力量稍强，临证可视虚实选用。若嫌祛瘀药太多，虻虫、水蛭亦可减去，若虑除湿力量不足，半夏、泽泻之类亦可加入。

【歌括】荡胞汤内配硝黄，归芍桃丹水蛭虻，牛膝桂附人参草，陈朴桔梗合成方。

-------------------- 小 结 --------------------

本法共选4方，均为瘀阻偏虚而设，均由补虚与祛瘀两组药物组成，是其相同点。不同点有二。先从四方适应证候言之：补阳还五汤以治瘀阻脑络的半身不遂见长；调肝理脾汤以治肝虚血滞、脾虚湿滞导致的肝脏肿大疼痛，或肝木克土导致的腹痛为优；艾附暖宫

丸则治胞宫虚寒，气滞血瘀导致的带下、痛经、不孕；荡胞汤则为血瘀、气滞、津凝阻于胞宫的妇人无子而设。次以方剂结构言之：艾附暖宫丸治不孕是以温补为主，活血为辅，偏于虚寒者宜；荡胞汤治不孕是以祛瘀为主，温补为佐，偏于实者为宜。其余二方则虚实参半，性味平和，可以久服。艾附暖宫丸兼配行气的吴茱萸、香附是气血并调；荡胞汤兼配调气的桔梗、陈皮、厚朴，行津的茯苓；调肝理脾汤兼配疏畅气机的枳壳、木香、郁金，渗湿的茯苓、泽泻，是气、血、津三通的范例。再以寒热定性言之：艾附暖宫配伍艾叶、吴茱萸、官桂，最宜虚寒者，故方名暖宫；荡胞汤既有桂枝、附子之温，又有芒硝、大黄之寒，其实不偏寒热，故方名荡胞；其余二方性味温和，宜于久服。

第七节　活血止血法

活血止血是根据瘀血阻滞，血不循经病机拟定的治法，反映了通因通用的治疗方法。

心主身之血脉，脉道畅通则血行无阻，血行无阻则不外流。如果某一部分脉络瘀阻，甚至形成癥块，血液运行通路受阻，不循常道而横流，即见瘀血阻滞，血不循经。这种瘀血引起的出血机制，根据治病求本原则，法当活血行瘀，通其窒塞以消除出血原因，血液才能循行常道，体现推陈致新，以通为塞的治疗法则，亦即不塞不流，不行不止之意。若医者不明此理，只看表面现象，不消除出血原因，徒用止血药物，将使瘀日甚而血愈流，长期不愈，终致不救。常用方如桂枝茯苓丸、温经汤、胶艾汤。

上述病机是因瘀血引起出血，若与此相反，因出血引起瘀血和血溢这两种证象，却有互为因果的标本关系。前一种其来也渐，瘀血是本，出血是标，可以单纯使用祛瘀之方，令瘀去则血流可止。后一种多属新病，出血是本，瘀血是标，应止血与活血同用，才能兼顾。止血的目的在于制止继续出血，活血的目的在于祛除已瘀之血。如颅内出血、眼底出血、产后出血、外伤瘀肿，均应双管齐下，才能两全。如治漏下的芎归胶艾汤、温经汤，治眼底出血的生蒲黄汤，治产后恶露不行的失笑散，治外伤出血的七厘散皆是。这类方展示了两种相反治法在一定条件下的统一，值得深思。

温经汤（《金匮要略》）

【**药物组成**】吴茱萸 15g，桂枝 10g，当归 10g，川芎 10g，牡丹皮 10g，半夏 10g，生姜 10g，阿胶 10g，麦冬 15g，芍药 10g，甘草 10g，人参 10g。

【**制剂用法**】水煎，去渣，分 3 次，温服。阿胶烊化，分 3 次冲服。

【**方证病机**】冲任虚寒，瘀血阻滞。

【**体现治法**】温经补虚，活血行瘀。

【**适应证候**】（1）月经淋漓不断，漏下不止，唇口干燥，手心烦热。

（2）月经不调，逾期不至，或时前时后，参伍不调。

（3）经行腹痛，得温稍减，舌淡脉涩。

（4）久不受孕。

【**方理剖析**】此为调经之祖方。所治漏下不止、月经不调、经行腹痛、久不受孕四症，均属冲任虚寒，瘀血阻滞所致。冲任为奇经八脉之二，皆起于女子胞中。《素问·上古天真论篇》说："女子二七而天癸至，任脉通，太冲脉盛，月事以时下，故有子。"可见冲任二脉与妇女的发育、月经、生育都有关系。八脉系于肝肾，所谓冲任虚寒，若归属于脏腑，就是肝肾虚寒。盖上述诸症纯属生殖系统病变，中医学归属于肾系，而月经能够正常来潮，则赖肝脏的疏泄调节故也。

《金匮要略》说："妇人年五十所，病下利数十日不止，暮即发热，少腹里急，腹满，手掌烦热，唇口干燥，何也？师曰：此病属带下。何以故？曾经半产，瘀血在少腹不去。何以知之？其证唇口干燥，故知之。当以温经汤主之。"下利数十日不止，即指下血而言。推求下血不止原因，是因曾经半产，留下瘀血阻于少腹，血不循经的缘故。何以知为瘀血阻滞？因有少腹急满（胀痛），入暮发热，唇口干燥，故知之。盖下血本无阻碍，何来腹满，今见少腹胀痛，显系瘀阻胞系，入暮发热病在阴分，是瘀血内结，入暮卫阳不能入阴，反浮于外之象；手掌烦热者，血内瘀而有碍气行，气郁化热也；唇口干燥者，血内瘀而不能外荣也。

这种瘀血引起的出血，法当活血行瘀。待瘀去络通，血液才能循行常道。下血日久，阴血必虚，兼见舌淡，确系寒象，病性属于虚寒，又宜温经补虚，治法始趋完善。此证本寒而标热，本虚而标实，寒热虚实错杂，用药理应寒热虚实共投，才能兼顾。方用吴茱萸、桂枝温经散寒，寒凝腹痛之症，用之效果颇佳。当归、川芎、牡丹皮配合桂枝活血，令瘀去络通，血行常道而下血之证自愈，体现了通因通用之法。寒证反用凉血清热的牡丹皮，是因此证兼见入暮发热、手掌烦热，配此可以清其内郁之阳与外浮之热。瘀血阻滞，津气亦受其累，吴茱萸擅长理气，专行气分之郁；半夏、生姜擅长燥湿和脾，专开津液之壅，观其用治卵巢囊肿有效，自知少腹胀痛亦与津气凝滞有关。这一组药立足于通。血行脉内而不外流，除需经隧畅通无阻外，尤赖气为统摄，配伍人参、甘草大补元气，元气一充则摄血有权。对瘀血阻滞与统摄无权两种机制同时存在的出血证，此方可以兼顾，较从一种病机施治之方更为完善。下血日久，阴血已亏，故配阿胶、当归补益营血，麦冬、白芍补充营阴。这一组药立足于补。此方还考虑到气血津液的盈、虚、通、滞，其中芍药、甘草长于柔肝缓急，又为经脉挛急而设。方中有桂枝、川芎、当归、牡丹皮活血行瘀，亦有吴茱萸、半夏、生姜调气行津；有吴茱萸、生姜、桂枝、当归温其本寒，亦有牡丹皮清其标热；有活血、调气、行津之品通其滞塞，亦有益气、补血、养阴之品补其虚损；有通调基础物质之品，亦有柔和组织结构药物。展示了以活血为主，兼行津气；以温燥为主，兼寓凉润；以通滞为主，兼补虚损；以调理基础物质为主，兼顾组织结构的配伍形式。且行气之中有补气之品，行血之中有补血之品，行津之中有滋阴之品，一方兼顾气血津液的盈、虚、通、滞，粗看似乎杂乱无章，其实有理可循，粗看似乎相互牵制，其实并行不悖，构思之奇，罕有其匹，真奇方也。

月经一月一行，全凭肝的应时疏泄。无论经行先期、经行后期、经行先后无定期，审其经色淡黑，微有瘀块，舌质偏淡，即属冲任虚寒，血瘀气滞，疏泄失调。此方吴茱萸、桂枝温经散寒，当归、白芍、阿胶、麦冬补血滋阴，人参、甘草、半夏、生姜益气和胃，桂枝、当归、川芎、牡丹皮活血行瘀。吴茱萸用量最重，盖欲借此疏调肝气，配合白芍、甘草，可以调理肝的疏泄功能，合而用之，能奏温经补虚、祛瘀调经功效，尤以经行后期最为适宜。此证若无入暮发热、唇口干燥、手掌烦热证象，牡丹皮可以不用；若白带较多、舌质较腻，阿胶、麦冬嫌其滋腻，可以减去；气滞较甚者，加入香附、乌药；寒象明显者，加入艾叶、小茴香。

此方治疗痛经，尤具卓效。经前或经行腹痛，若得热稍减，多属寒凝、气滞、血瘀，常因经期不忌生冷，导致肝经受寒，经脉因寒而收引，气血因寒而凝涩，遂见挛急不通而痛。方中吴茱萸、桂枝、生姜温经散寒，消除引起经脉挛急的原因；配伍柔肝缓急的白芍、甘草，专解痉挛，痛而喜得温按，用此若合符节。吴茱萸可以疏肝解郁，川芎、当归、牡丹皮可以活血行瘀，腹痛因于血瘀气滞，胀痛不适，块下痛减者，用此可谓对症。由于此方兼顾气血郁结和经脉挛急两个方面，所以疗效显著，应用机会也较其他几证为多。寒甚者，重用吴茱萸、桂枝；气滞甚者，加乌药；瘀阻甚者，重用川芎、当归；挛急甚者，重用芍药、甘草。

妇人久不受孕，原因很多。有因禀赋不足，发育不良而致者；有因失血过多、劳伤亏损而致者；有因气滞血瘀，痰湿凝结，阻于胞脉而致者。此方吴茱萸、桂枝可以温经散寒，流通气血，当归、川芎、牡丹皮可以行血祛瘀，半夏、生姜可以祛除痰湿，凡因冲任有寒，气血壅滞不通而不受孕，投此可谓适宜。人参、甘草大补元气，阿胶、当归、白芍、麦冬滋补阴血，凡因虚损而不孕，投此亦可增强体质，促进发育。一方兼顾虚、滞两个方面，用于不孕，当有效验。此方体现温经祛瘀、补虚祛瘀、活血止血三种治法。温经祛瘀与补虚祛瘀两法易于理解，着重研究此方治疗漏下之理，也就成为学习此方的重点与疑点。只有对"瘀不去则血不循经"机制有了透彻认识，才能明白出血证候为何还要使用活血药物的道理。其次应该注意气、血、津三者的关系，也应注意虚与实的关系，只有深入理解相互间的内在联系，才能对此方为何要兼顾气、血、津的盈、虚、通、滞之理，有较为深刻的认识。

【临证应用】使用本方，应当谨守冲任虚寒，瘀血阻滞病机。以经行后期和痛经最为常用，疗效亦佳。凡见月经35~40天才来，经色淡黑，即可投此。痛经以小腹觉冷或得热痛减为辨证要点。如小腹冷痛甚者，可加小茴香、艾叶，增强温经散寒之功；经行或经前小腹胀痛，可加香附、乌药以行气止痛；漏下色淡不止者，去牡丹皮，加炮姜、艾叶、熟地黄以温经、补血、止血；气虚甚者，加黄芪以益气。

【加减化裁】温经汤（《校注妇人良方》）：当归、川芎、芍药、桂心、莪术（醋炒）、牡丹皮各10g，人参、牛膝、炙甘草各12g。水煎服。治寒气客于血室，以致血气凝滞，小腹作痛，其脉沉紧。本方温补力量较弱，活血祛瘀之力较强，瘀滞甚者宜用本方。

【歌括】温经归芍桂萸芎，姜夏丹皮与麦冬，参草益气胶益血，温经止痛有奇功。

芎归胶艾汤（《金匮要略》）

【药物组成】阿胶10g，艾叶10g，川芎10g，当归15g，干地黄30g，芍药20g，甘草10g。

【制剂用法】加酒少量和水同煎，汤成去渣，纳入阿胶，令其溶化，分3次，温服，不差，更服。

【方证病机】营血虚滞，血不循经。

【体现治法】补血调肝，活血止血。

【适应证候】妇人月经漏下不止，淋漓不断，或半产以后，下血不绝，或妊娠下血，腹中疼痛，血色浅淡，面色苍白，唇口、爪甲无华。

【方理剖析】此方所治月经淋漓不断、半产下血不止、妊娠下血腹痛三症，均以子宫出血为主症。究其下血原因，前两种与瘀血内阻有关，后一种与冲任不固相涉。先就月经淋漓不断形成机制言之：多因经期不忌生冷，瘀血阻滞，血不循经，以致出血不止。继就半产下血机制言之：半产下血与产后恶露不行同出一辙，自是出血与瘀血两种证象同时存在。再就妊娠下血机制言之：多因禀赋不足，肝肾素虚，或不谨房室，损伤冲任，或跌仆闪挫，伤胎动气，以致阴不内守，下血腹痛。下血日久，营血必亏，遂见面色、爪甲无华。三种下血的机制虽然略有不同，转归却趋一致。其因果关系是：瘀血内阻，血不循经，或冲任受损，阴不内守，导致下血不止，继因下血不止，损耗营血，导致营血损耗，最终形成虚中夹滞机制。

出血既为主症，止血自是当务之急。方中阿胶滋阴止血，艾叶温经止血，用治虚寒出血，堪称对症，此二药是为出血而设。出血是因瘀血阻滞，血不循经，法当活血行瘀，消除出血原因，若因半产出血，瘀停不去，亦宜祛除已瘀之血。川芎、当归祛瘀而不嫌峻，为活血良药，此二药是为瘀血而设。上述两组药物，体现了止血与活血同用的配伍形式。第一种出血机制，活血是治本，止血是治标。第二种出血机制，止血是治本，活血是治标，反映了血溢与血瘀互为因果的关系。下血日久，营血已亏。地黄擅长填精补髓，补肾固冲，配合阿胶、当归补其营血，此三药又为出血致虚而设。配芍药、甘草者，盖下血当责肝的疏泄失调，配伍此二味，可以柔肝缓急，调理疏泄，若见腹痛，更宜用此二药。上七药合用，使出血得止，瘀血得行，血虚得补，而诸症瘳矣！此证是血溢、血瘀、血虚三种血分病机同时存在，所以方剂结构展示了活血、止血、补血三法的配合应用，止中有行，行中有补，通与塞相反而相成，补与泻并行而不悖，实可启人思维，开阔眼界，学者切勿等闲视之。

【临证应用】（1）《金匮要略》云："师曰：妇人有漏下者，有半产后因续下血都不绝者，有妊娠下血者，假令妊娠腹中痛，为胞阻，胶艾汤主之。"根据原文分析，本方以治疗妊娠腹痛兼见下血为主，但前述两症亦能应用。丹波元坚谓："此条漏下与半产下血，是客；妊娠下血，腹中痛，是主。三证并列，以备参对也。但芎归胶艾汤，则是以兼三证而治之矣。"

（2）产后恶露日久不断，时时淋漓，血色浅淡，或肠痔下血，绵绵不止，面色萎黄，起则眩晕，四肢无力，少腹刺痛者，均可使用本方。

【加减化裁】（1）大胶艾汤（《备急千金要方》）：即本方加干姜 5g。水煎服。治从高处坠下，损伤五脏，微者唾血，甚者吐血，及金疮伤经者。亦治产后崩伤，下血过多，虚喘欲死，腹中激痛，下血不止者。此为偏寒的加法，温经之力较芎归胶艾汤强。

（2）当归汤（《圣济总录》）：即本方加人参，煮时不加酒。治妊娠因惊，胎动不安。

此为偏虚的加法，益气安胎之力较芎归胶艾汤强。

（3）丁香胶艾汤(《卫生家宝》)：即本方加丁香。水煎服。治崩漏下血不止，如屋漏水，自觉脐下如冰，白带多者。这是偏寒的加法。

【歌括】芎归胶艾用甘草，地黄芍药七药从，冲任虚损常下血，止血活血补血同。

失笑散 (《太平惠民和剂局方》)

【药物组成】五灵脂（酒研）、蒲黄（炒香）各等份。

【制剂用法】共为细末，每服 6g，用黄酒或醋冲服。若作汤剂，剂量酌定。

【方证病机】瘀血阻滞。

【体现治法】活血止血。

【适应证候】①产后恶露不行，小腹疼痛。②产后血晕。③心区绞痛。

【方理剖析】本方原治产后腹痛。产后离经之血当去，若恶露不行，瘀血停留腹内，阻滞不通，不通则痛。产后血晕，是指产妇分娩以后，突然发生头晕，目眩眼花，不能起坐；或心下满闷，恶心呕吐；或痰涌气急，甚至神昏口噤，不省人事。其发病机制可以概括为虚实两类：虚者因失血过多，气无所依，成为气虚欲脱；实者因恶露不下，血瘀气逆，扰乱心神。此方所治，自属瘀血引起，但应量其血压不低，才可得知是因瘀血引起。心区绞痛，多由气滞、血瘀、痰凝、湿阻引起。此方所治，属于瘀血阻滞。

产后恶露不行，瘀血阻滞，法当活血行瘀。然而，此证见于产后，不仅有瘀血症状，也有出血证象，若只活血而不止血，将会导致大量出血。施治时应当顾及矛盾的两个方面，才可立于不败之地。此方用五灵脂通利血脉，散瘀止痛，目的在于祛瘀；蒲黄性平味甘，入手足厥阴血分，生用性凉，血滞者可行，炒用味涩，血溢者可止，配入本品，照顾到了出血的证象。这种活血药与止血药同用的配伍形式，是祛瘀与止血两个完全对立的治法在一定条件下的统一，这种组方形式，值得深思，临床实践也证明有效。用黄酒冲服，是欲借酒以行药势，增强活血力量；用醋冲服，是欲借酸敛之醋，增强止血之功，唯产后可以用之。此方每于患者不觉之中除病愈疾，可以一笑置之，故名失笑。

【临证应用】本方亦可用于瘀血阻滞，月经欲行而少腹急痛的证候。以本方为基础加行气活血的川芎、桃仁、郁金、红花、赤芍，治心绞痛亦有一定疗效。

【歌括】失笑灵脂与蒲黄，散瘀止痛效果良，活血行瘀除恶露，产后腹痛是良方。

加味麦门冬汤 (《医学衷中参西录》)

【药物组成】麦冬 15g，半夏 9g，人参 12g，山药 12g，甘草 6g，大枣 3 枚，白芍 9g，丹参 9g，桃仁（带皮尖，捣）6g。

【制剂用法】水煎服。

【方证病机】血随气逆。

【体现治法】降逆安冲，导血下行。

【适应证候】妇女倒经。每至经期即吐血、衄血。

【方理剖析】妇女经期吐血、衄血，是因经血不循常道，上逆而行，出于口鼻所致。这种倒行逆施现象，称为倒经、逆经。导致月经上行的病机，与肺、胃、肝三脏气机升多于降及胞宫脉络瘀阻不通有关，也与奇经八脉中的冲脉相涉。盖冲脉起于胞宫，上隶阳明，下连少阴，月经盛衰、顺逆都与冲脉有关。今因胞宫脉络瘀阻不通，以致经期肝失疏泄之常，肺胃气逆不降，血从冲脉逆行，上出口鼻，呈为吐血、衄血。

此方由麦门冬汤加味而成。方中麦冬清润肺金，是令肺气清肃，制节有权；半夏降其胃气，人参、甘草、大枣、山药健其中气，是令胃气和降，冲气不逆；白芍柔肝，是使肝木柔顺，疏泄正常；丹参、桃仁活血行瘀，通其地道，是使经血下行有路。俾肺胃气降，疏泄正常，地道得通，则血循常道而不上逆矣！此方药物均从通降气血着眼，可谓别出心裁。

学习此方应该注意血病治气的道理。血液运行与气机升降有关。气为血帅，血随气行，气升则升，气降则降。此证是因气机升多于降，以致血随气逆，故以降气为主，兼通其瘀，令血随气降。虽宗陈修园用麦门冬汤治疗倒经之法但有所发展，构思较为缜密。

【临证应用】妇女倒经，审其舌苔不厚不腻，即可使用此方，亦可加入牛膝，引导经血下行。

【歌括】加味麦冬治倒经，山药参草半夏群，大枣丹参桃芍配，降逆平冲法可循。

生蒲黄汤（《中医眼科六经法要》）

【药物组成】生蒲黄 24g，墨旱莲 24g，丹参 15g，牡丹皮 12g，荆芥炭 12g，郁金 15g，生地黄 12g，川芎 6g。

【制剂用法】水煎服。

【方证病机】血分有热，眼底出血。

【体现治法】凉血散瘀，活血止血。

【适应证候】血分有热，眼底出血。症见眼前自觉有红色或暗红色，视力随之模糊，甚至失明。

【方理剖析】血分有热，眼底出血，为本证病机；视力模糊，甚至失明，为本方主症；眼前自觉有红色或暗红色，视力随之模糊，或眼底检查出血，则可诊断为眼底出血。视力之所以模糊甚至失明，由于出血。若视力模糊不是骤然出现，而是逐渐形成，当考虑属于肾精亏损或水湿阻滞。此证于视力模糊之前，眼前自觉有红色或暗红色，自是眼底出血所致。

血分有热，导致眼底出血，自然应当凉血止血。故本方以墨旱莲、生地黄、荆芥炭凉血止血。然而眼底出血，导致视力模糊，若只止血而不散血，瘀血留于眼底，将会导致患者失明，故在凉血止血的基础上，配伍生蒲黄、丹参、牡丹皮、郁金、川芎五味行血散瘀之品，与止血药共奏止血散瘀功效。体现了活血与止血相反而相成的治法。

【临证应用】此方以眼前自觉有红色，视力随之模糊为辨证要点。

【歌括】生蒲黄汤墨旱莲，丹参丹皮与郁金，芥炭生地川芎配，眼底出血此方斟。

-- ◆ 小　结 ◆ --

本法共收 5 方，都用于血瘀与血溢两种机制同时存在的证候，或以祛瘀为主达到止血目的，或活血与止血同施，全面兼顾，这是相同点。但应深入理解，才能掌握同中之

异。温经汤应用范围最广，凡因瘀血引起的下血淋漓不断、月经不调、痛经、不孕，都可应用。芎归胶艾汤所治月经淋漓不断、半产漏下、妊娠下血，都以出血为主症。失笑散可治产后恶露不行，亦治心痛。加味麦门冬汤专治倒经，生蒲黄汤则专治眼底出血。再从方剂结构分析，温经汤是温经、补虚、行气、活血、调津、缓急数法的合用，配伍最佳，非上工不能配出如此复杂而又丝丝入扣的方剂，非上工亦不敢用于治疗出血。加味麦门冬汤以活血之品通其下，麦冬、半夏之属降其冲逆，用治倒经，别开生面，亦非上工不能制出如此巧妙之方。芎归胶艾汤是补血、活血、止血三法同用的模式，中工亦能如此。其余二方是活血与止血同用的模式，虽一般医者亦能掌握，可启人思维，开阔眼界。特将本法分立，用意即在于此。

第十二章　止血法

止血法是针对各类出血证候拟定的治疗大法。

以《素问·阴阳应象大论篇》中"其慓悍者，按而收之……血实宜决之"为立法论据，选用消除出血原因之品与止血药物组合成方。能治衄血、咯血、吐血、便血、溺血、崩漏、汗血、发斑等病的方剂，称为止血剂。这类方体现了血溢宜止的止血大法。血瘀是血行受阻，治宜疏通；血溢是血液妄行，治宜止塞。通与塞是针对气、血、津、液施治的总则，本类方立足于止，又体现了塞的原则。

致病原因：血行脉中，环周不息，一旦外受六淫相侵，内为七情所动，血不宁谧，溢于脉外，从窍而出，即呈吐、衄、便、溺、崩、汗血诸症，郁于体表，不得宣泄，即见发斑。如系跌仆损伤脉络，血溢脉外，则属不内外因范畴。

病变部位：古人根据出血部位而有吐血、衄血、便血、尿血诸名。究其病变本质，都是血脉病变，所以病在脉络。心主脉，肝藏血，虽然五大系统都有出血见证，却应责之于心、肝，由于心主之脉亦属肝系筋膜组成，故凡血热妄行、疏泄失调、脉络破损的失血，都应从肝论治。血行脉中，有赖阳气统摄，阳气生发于肾，取资于脾，如果阳虚血无所统，气虚血无所摄，血不循行常道，亦会出血，这类虚寒证候，当从脾肾论治。

基本病理：引起出血的病机，大要有六。其一，营血热盛，迫血妄行：气属阳，血属阴，阴盛则阳病，阳盛则阴病。阳邪内侵营阴，血为热迫，溢于脉外，遂见出血。所谓"天暑地热则经水沸溢"，殆即指此机制。其二，肝不藏血，疏泄失调：肝司血量调节，郁怒伤肝，疏泄失常，可致血溢脉外。其三，瘀血阻络，血不循经：脉为血隧，贵在通调，一有所阻，则影响血的环流，可见血不循经。其四，跌仆损伤，血络破损：此为外伤血络，不属五脏病理改变。其五，元气虚损，气不摄血：血须脉外卫气约束，才不会渗出脉外。裹血的卫气有亏，血溢脉外，即见气不摄血机制。其六，阳气不足，不能统血：此与气不摄血同出一源，仅多一组寒象。以上六种病机，前四种应责之于肝、心，后两种应归咎于脾、肾。若再究其病变本质，则与气、血、脉的病理改变有关，三者可以成为单一的出血机制，但更多是综合的病理改变。

治疗原则：血是体内的宝贵物质，若不迅速止血，将会造成严重后果。前人针对失血提出了塞流、澄源两大治疗原则。塞流，指选用止血药物，制止继续出血。澄源，指在止血时要注意澄本清源，消除出血原因。塞流是治标，澄源是治本。本章所选之方，每多两法同用，单纯用止血药的方剂较少。若只用止血药而不注意消除出血原因，很难收到预期的止血效果。只有双管齐下，标本并图，才能相辅相成，相得益彰。其中治本尤为重要，古今许多方剂不用止血药却能收到良好效果，证明针对出血机制治疗才是治病良法。

治法分类：前已言之，引起出血的主要病机有六，针对病机施治，也就产生了不同的止血法。血为热迫而妄行，宜清热凉血，热清则血自宁；阴虚阳亢而失血，宜滋阴止血，阴能济阳则血可止；疏泄失常而失血，宜收敛止血，疏泄正常则血自止；瘀血阻络而血横流，宜活血祛瘀，瘀去络通则血循故道（参阅活血法）；气不摄血而失血，宜益气摄血，气能固护则血不漏泄；阳虚不能统血而失血，宜温阳止血，脾肾阳旺则统血有权。上述几种病机，以血热妄行为多见，所以清热止血法最为常用。但几种病机又常错综并见，宜根据证情，或清热与益气共用，或止血与活血同施，或收敛与他法配合，才能应付自如。

配伍规律：本类方剂常用清、温、补、止、涩五类药物。前三类是消除病因，治其本；后两类是促使血凝和固涩脉络，治其标。纯从消除病因达到止血之方多已归入其他治法之中，本章所收多数是标本并图的结构。热迫血而妄行的，以清热为主，配伍止血、固涩药；阳虚不能统血的，以温阳药为主，配伍止血、固涩药；气不摄血的，以益气药为主，配伍止血、固涩药物。此外，亦有单用止血和固涩药物组成者。在配伍本类方时还应注意以下几点。①就部位而言，五脏都可出血，某脏出血即应配伍相应药物治疗兼症。以肺出血为例，多兼咳嗽有痰，在止血同时即应兼配止咳祛痰之品。②血随气而升降，逆而上出者，升多于降，陷而下泄者，降多于升。故上部出血当用降泄之品引血下行，下部出血当用升提之品升其清气。③止血之方多配活血药物。这种配伍形式，粗看似乎形同冰炭，其实古人制方多宗"止不留瘀"立法，可避免血止以后又停瘀血。但应严格控制活血药用量，不能喧宾夺主，防止不能止血，甚至导致狂溢。④失血之证，必然损耗阴血，当辅以补血滋阴之品，补充受损营阴。也可在血止以后再予调补，这一方法，谓之复旧。

临证应用：治疗出血，必先分析出血机制，审证选方。尤宜辨别寒热虚实，否则动手便错。《张氏医通》谓："色之鲜紫浓厚，则为火盛；色之晦淡无光，即为阳衰。"从血色和血质分辨寒热，是张璐的宝贵经验，若再四诊合参，将会更加准确。是以辨别寒热应以下述几点为依据。①血色：血热沸腾，溢于脉外，未敢凝结即从窍出，色多鲜红；若系虚寒，血由脉内缓慢渗出，停留时间较久，色多晦暗不鲜。②血量：血为热迫，如波涛涌沸而势不可遏，其量较多；若系虚寒出血，其量较少。③血势：血为热迫，不能自止，其来势甚急，崩泄如注；若系虚寒，血从脉内渗出，来势缓慢。④兼症：血热常兼发热、舌红、苔黄、脉数有力；若系虚寒出血，多见舌淡、苔白、脉弱。

本章所选之方，并非所有出血证候都能获效。有些出血证应从其他章内选方。如治癥积、肺痨，或西医诊断为白血病的出血，则无效。换言之，本法只适宜于功能性病变，器质性病变鲜有效果。

第一节　清热止血法

清热止血是根据血热妄行病机拟定的治法。

血藏于肝，运行于脉，疏泄有节，运行有度，温和流畅，不滞不溢，是为正常。今因血热炽盛，热迫血行，遂血不安居于室运行于脉而外溢矣！出血部位虽有表、里、上、下之异，却应责之于肝。木火刑金，肺络受损，则咳血、衄血；肝火犯胃，胃脉破裂，则吐血；夹风随湿，下迫二阴，则便血、尿血；肝热下泄，胞冲受损，则血崩；血热之毒，走窜经络，外溢肌表，则发斑、肌衄、舌衄。此证宜用童便、大黄、生地黄、黄芩、槐角、地榆、大蓟、小蓟、侧柏叶、白茅根等清热止血药，或用黄连、黄柏、山栀子、犀角、牡丹皮、青黛等清热药和三七、花蕊石、阿胶、艾叶、藕节、蒲黄、血余炭、仙鹤草、棕榈皮炭、茜草根等止血药组合成方。清热的目的，在于澄本清源，消除出血原因；止血的目的，在于塞流止血。代表方如泻心汤、十灰散、槐花散、咳血方、清肝止衄汤、小蓟饮子、清热止崩汤、治崩证极验方、固经丸、郁金散等。

配伍本类方剂时，常根据不同的出血部位选择不同的止血药物。吐血宜用生地黄、黄芩、花蕊石、三七、棕榈皮炭、乌贼骨、白及；衄血宜用栀子、黄芩、青黛、白茅根、大蓟、小蓟；咳血宜用阿胶、白及、小蓟、黄芩；血崩宜用阿胶、生地黄、黄芩、侧柏叶、地榆炭；尿血宜用大蓟、小蓟、白茅根、蒲黄、墨旱莲；便血宜用槐角、地榆等。这些药物都是通过清肝、敛肝等达到止血目的，前面提出清热、收敛二法是从肝治的依据也在于此。

血热仅是引起肝脏疏泄失常的原因之一，除此以外，兼夹风邪、阴亏阳亢、肝气郁结，都可引起疏泄失常而见失血。所以这类方剂有的配伍荆芥、防风、白芷等药疏风泄邪；有的配伍龙骨、牡蛎、龟甲、白芍等药平肝潜阳；有的配伍柴胡、香附等药疏肝理气。究其配伍上述药物之理，在于恢复肝的正常疏泄，达到止血目的，体现了治病求本的配方法度，照顾到了肝脏的各种功能。

此法虽较常用，但亦不可滥用，确系血热，亦当适可而止，《张氏医通》说："大抵血气喜温而恶寒，寒则泣血不能流，温则消而去之，此轩岐密旨。但世之名于医者，一见血证，每以寒凉济阴为务，其始非不应手取效于一时，屡发屡折，而既病之虚阳愈衰，必致呕逆喘乏，夺食泄泻。尚以为药力未逮，猛进苦寒，在阴不济阳而上溢者，尚为戈戟，况阳不统阴而亡脱者，尤为砒鸩。盖因阳药性暴，稍有不顺，下咽立见其害，不若阴柔之性，至死不知其误，而免旁人讥谤也。噫！医之弊，仅为知己道，难为世俗言也。"石顽于此痛斥滥用苦寒之非，学者最宜玩味。

泻心汤（《金匮要略》）

【药物组成】大黄 12g，黄连 6g，黄芩 6g。

【制剂用法】水煎，顿服。1 日 1 剂。

【方证病机】心肝热炽，迫血妄行。

【体现治法】清热止血，釜底抽薪。

【适应证候】心肝热炽，迫血妄行。症见吐血、衄血。

【方理剖析】本方所治吐血、衄血，病在肺胃两系。究其出血机制，则因心肝热炽，迫血妄行所致。血液贮藏于肝脏，运行于心脉。今因阳陷于阴，心肝热炽，肝热则血不藏，心热则血横溢，热血沸腾，胃中络破，则为吐血，肺窍络损，则为衄血。

火热炽盛，迫血妄行，当务之急，在于清热挫其鸱张之势，盖出血仅是表象，热迫血溢才是病变本质。本方重用苦寒的大黄为主药，凉泻血隧之热。《本草述》谓大黄："阳邪伏于阴中，留而不去，是即血分之结热，唯兹可以逐之。"辅以黄芩、黄连，清热效力大为增强，使伏于血分之热一去而血能贮藏于肝，循行于脉，虽不止血而血自止，此即"热清血自宁"的意思。大黄不仅能清热以澄本清源，其泻下通腑之功又能为热邪开下行之路，其祛瘀作用又能防患于未然，使热清血止而无瘀滞弊病。大黄亦能止血，从而体现标本同治的配伍形式，所以方中大黄，实具多种用途。

《伤寒论》大黄黄连泻心汤少黄芩一味，历代医家多谓应有黄芩，所以就是此方。《伤寒论》用治"心下痞，按之濡"的痞证。痞属脾胃病变，仲景立5个泻心汤治疗而各有所主。半夏泻心汤、生姜泻心汤、甘草泻心汤三方所治，均属邪自少阳三焦内归脾胃，津气逆乱，升降失调，是湿热阻于中焦气分的病变；此方与附子泻心汤则为阳邪陷入血分成痞而设。故《本草纲目》在论大黄时说："大黄乃足太阴、手足阳明、手足厥阴五经血分之主药，凡病在五经血分者，宜用之。若在气分用之，是谓诛伐无过矣……仲景治心下痞满，按之软者，用大黄黄连泻心汤主之，此亦泻脾胃之湿热，非泻心也。"用大黄泻血分邪热，是区别5个泻心汤用药截然不同的关键。

历代医家除用本方治疗吐血、衄血外，还用本方治疗三焦积热以及外科诸疾。推求能够广泛应用本方原理，实因本方所用之药都具有较强的泻火解毒作用。尤擅治疗上部热证，盖方中大黄有导热下行，釜底抽薪之功效故也。

【临证应用】此方可治下述各种疾病。

（1）热盛出血：《方舆輗》说："此方不但治吐血、衄血而已，下血、尿血、齿衄、舌衄、耳衄等一身孔窍出血者，无一而不治，真治血之玉液金丹也。"除对此方止血作用给予充分肯定以外，并将止血范围予以扩大，使学者明白一个基本道理，即无论何部出血，只要病机属于血分热炽，迫血妄行，即可使用本方。

（2）黄疸：《备急千金要方》《外台秘要》均谓本方能"疗黄疸，身体面目皆黄"。此方治黄疸，自是用其泻火解毒和导热下行之功，若再加入茵陈，疗效当更理想。

（3）三焦积热：《太平惠民和剂局方》谓本方能治"丈夫、妇人三焦积热。上焦有热，攻冲眼目赤肿，头项肿痛，口舌生疮；中焦有热，心膈烦躁，不美饮食；下焦有热，小便赤涩，大便秘结；五脏俱热，即生痈疖疮痍；及治五般痔疾，粪门肿痛，或下鲜血"。又将此方应用范围扩大到一切热证，是用本方清热解毒、导热下行之功。

（4）中风卒倒：《类聚方广义》谓："中风卒倒，不省人事，身热，牙关紧急，脉洪大，鼾睡太息，频频欠伸者；及醒后偏枯，瘫痪不遂，缄默不语；或口眼歪斜，言语謇涩，流涎啼笑；或神思恍惚，机转如木偶者，宜此方。"是用此方釜底抽薪、导热下行之功，也是治疗脑出血的实例。

（5）狂痫：《芳翁医谈》说："凡痫家，虽有数百千证，治之莫如三黄泻心汤。其眼胞惰而数瞬，呼吸促迫如唏之类，用之效最彰。"又说："发狂，无如三黄泻心汤。"《方舆輗》谓："子痫，孕妇卒发痫也，治方宜泻心汤。"此方能治痫证，当是利用大黄泻血热之功以解脑络痉挛；能治发狂，则是利用大黄釜底抽薪之功，以免热蕴肝胆，上攻头脑。若论方剂结构，似不如大柴胡汤。盖大柴胡汤不仅有大黄、黄芩泄热，还有柴胡、枳实疏肝理气，半夏、生姜祛痰行津，芍药、大枣缓解痉挛故也（以上用于内科疾病）。

（6）疮疡：《肘后备急方》谓："治恶疮三十年不愈者，大黄、黄芩、黄连各三两为散，洗疮净，粉之，日三，无不差。"这是用本方治外科疮疡的最早记录，也是用本方解毒的最早记载。

（7）痈疔内攻：《类聚方广义》说："痈疔内攻，胸膈冤热……有心下痞，心中烦悸之证者，用泻心汤，其效如响。"也是利用本方清热解毒之功。

（8）跌打损伤：《方舆輗》谓："坠打损伤，昏眩不省人事，及出血不已者，大宜此汤。金疮者，唯用此汤可也。"是用本方清热解毒、活血行瘀之功（以上是外科疾病）。

此方之用途不止于此，无论内、外、妇、儿，审其确属实热，皆可酌服。前人亦有用本方治妇女倒经、小儿惊搐、眼生云翳。并谓"此方能解宿醒"。又为好酒者寻到解酒之法，有无效验，不妨一试。

【歌括】《金匮》三黄号泻心，大黄黄连合黄芩，火热炽盛呈吐衄，澄本清源血自宁。

十灰散（《十药神书》）

【药物组成】大蓟、小蓟、荷叶、侧柏叶、白茅根、茜草根、棕榈皮、牡丹皮、山栀子、大黄各等份。

【制剂用法】各药炒焦存性，研极细末，每次服 10~15g，用藕汁、萝卜汁或温开水调服。

【方证病机】肝火炽盛，迫血妄行。

【体现治法】清热止血。

【适应证候】吐血、咯血，来势暴急，舌红，苔黄，脉数。

【方理剖析】吐血、咯血等症，有阴虚、阳虚之分，虚火、实火之别。此证来势暴急，是肝火炽盛，横逆犯胃，胃络破裂而为吐血，木火刑金，肺络破损而为咯血。何以知之？除血来势急之外，还有舌红、苔黄、脉数可资佐证，是以知之。

血因热迫而妄行，法当清热凉肝，澄本清源；血来势急，又宜塞流止血。本方据上述原则组成，体现清热止血，标本并图的配方法度。方中大蓟、小蓟、荷叶、侧柏叶、白茅根、茜草均有清热、凉血、止血功效，既可澄本清源，又可塞流止血。配伍牡丹皮、山栀子、大黄等强有力的清热药，则血因热迫而妄行者，得此可以挫其鸱张之势。复配收涩止血的棕榈皮，止血效力更强。大黄导肝经血分之热下行，从大便而出；山栀子导肝经气分之热下行，从小便而去。此二味不仅增强凉血清热力量，还为热邪开辟下行之路，与纯从清热着眼者有所不同。大黄、牡丹皮二味又是活血祛瘀之品，配入本方，使诸药清热止血而无凝滞之弊，亦应予以重视。若用藕汁送服，取其止血散血之功；或用萝卜汁送服，取其降气之功，可以增强导热下行之力。

此方所选药物多具清热、止血两种功效，可以标本兼顾；山栀子、大黄、牡丹皮三药，既可清热，又有导热外出和凉血散瘀效用，可以兼顾各个方面，使全方臻于完善，是选药精当之处。从方剂结构分析，是清止并行的配伍形式。清中有导，则事半功倍；止中有行，则凉而不郁。唐容川谓此方："得力全在山栀之清，大黄之降。"可见此方着眼于澄本清源，若谓此系治标之剂，似欠公允。谓系清止并行则可，谓系单纯止血则期期以为不可。

本方 10 种药物皆制成炭，炮制时应注意存性，否则效力不确。陈修园谓："今药肆中只知烧灰则色变为黑，而不知存性二字大有深意，盖各药有各药之性，若烧之太过则成灰，无用之物矣！唯烧之初燃，即速放于地上，以碗覆之，令减其火，俾各药一经火炼，色虽变易，而本来之真性俱存，所以用之有效。人以为放地出火气，犹其浅焉者也。"

【临证应用】（1）本方可用于消化道出血、呼吸道出血。子宫出血属于血热炽盛者，亦可酌投。1964 年秋，余带学生毕业实习于宜宾市某医院，曾用此方治疗两例崩证患者皆效。

（2）本方原作内服，《血证论》说："吹鼻止衄，刀伤止血，皆可用之。"说明本方亦可作外治之方。

【歌括】十灰散用十般灰，二根二叶与二皮，二蓟大黄栀子共，热盛失血最相宜。

槐花散（《普济本事方》）

【药物组成】槐花 30g，侧柏叶 15g，荆芥穗 9g，枳壳 9g。

【制剂用法】研末，每次 6g，开水送服。亦可作汤剂。

【方证病机】风热下泄。

【体现治法】清热止血。

【适应证候】肠风下血，血色鲜红，其来势急。

【方理剖析】大便下血之证，古代医籍中有肠风、脏毒之分。如《证治要诀》说："血清而色鲜者为肠风，浊而暗者为脏毒。"此方所治的下血，色鲜势急，属于肠风，为肝经风热下泄所致。肝藏血，血之所以不藏，是由于肝的疏泄太过，疏泄之所以太过，则因阳陷于阴引起。风气通于肝，风邪内陷于阴，郁积化热，遂致风热下泄而见大便下血。

槐花以清肝凉血止血见长，辅以侧柏叶，共收凉血止血功效。《医学原理》说："血热者，阳气陷入血中，血因而热，随气下流，而为溺血、便血、崩血、肠风下血等证。"此方配伍荆芥穗，殆有疏风泄邪，令陷入血分之阳仍然外出、下陷之气仍然上升之意。枳壳理气，有气调则血调之意。

【临床应用】（1）本方是治肠风下血的常用方。以血色鲜红、舌红、脉弦数为辨证要点。热盛者加地榆增强清热止血作用。若便血日久，兼见虚象，当加入补血之品，或加入补气的人参、黄芪以益气摄血。

（2）张秉成谓："肠风、脏毒之血，出于肠脏之间，痔漏之血，出于肛门蚀孔处。"这是肠风与痔血的不同处。由于此方亦能治疗痔疮下血，即使诊断有误亦无危害。

【歌括】槐花散能治肠风，大便下血色鲜红，侧柏芥穗枳壳配，清热凉血可收功。

槐角丸（《太平惠民和剂局方》）

【药物组成】槐角（炒）500g，地榆、当归（酒浸一宿，焙）、防风（去芦）、黄芩、枳壳（去瓤，麸炒）各 250g。

【制剂用法】上为末，酒糊丸，如梧桐子大，每服 30 丸，米饮下，不拘时候。

【方证病机】肝经风热。

【体现治法】清热凉肝，祛风止血。

【适应证候】五种肠风泻血，粪前有血名外痔，粪后有血名内痔，大肠不收名脱肛，谷道四面胬肉如奶头名举痔，头上有孔名瘘，并皆治之。

【方理剖析】所谓五种肠风泻血,是说无论内外痔血本方都可应用。所谓肠风,是说此证病位虽在肛门,形成痔血机制却与肝胆有关,盖五气内应五脏,风即肝病代称故也。肝藏血,司卫气的升发疏泄。如果肝经血分有热,加之升发疏泄功能失常,气机陷而不升,血随气降,下注肛门,即见痔血。

治疗肝热下泄的出血,自然应该凉肝止血。但在凉肝止血的同时,还应兼顾血随气陷这一机制,佐以升阳举陷药物,才使治法趋于完善。此方槐角用量最重。《神农本草经疏》曾谓槐角"为苦寒纯阴之品,为凉血要药,故能除一切热,散一切结,清一切火"。首选槐角清肝凉血,自是主药。地榆性寒味苦,药理实验证明本品能明显缩短凝血时间,并有收缩血管作用。再配擅于清热止血的黄芩,能够增强槐角清肝、凉血、止血力量。上三药专为热迫血行而设。下血虽因血为热迫,气机陷而不举亦难御其责,故佐升浮的防风以升发清阳,枳壳疏畅气机,则气机调而升降复。枳壳不仅可以疏畅气机,药理实验证实枳壳能使胃肠运动收缩有力,虽然本身并无止血作用,却可以达到压迫止血的目的,可为槐角、地榆他山之助。用一味活血的当归,可使血止而不停瘀,亦有可取处。全方构思缜密,选药精当,用于痔血,当有效验。

痔血最忌大便干燥。因为,燥便势必擦伤疮面,加剧出血,便时用力,亦会加剧出血之势。槐角质地阴柔,长于滋润肠道;地榆有微弱泻下作用,可使肠道保持畅通。痔血选用此二药而不选用其他止血药物,就是因为此二药可使大便通调。古人根据出血部位的选药经验,可以借鉴。

此方能治脱肛,也是同一道理,一边用槐角、地榆、当归,滋润大便,使其畅通,以免便时用力;一边用枳壳收缩大肠,防风升举气机,使其复位。但仅宜于脱肛兼见大便燥结之证,若系气虚下陷,仍以补中益气为宜。

【临证应用】可以用于两个方面:一是痔血偏热者;二是脱肛兼见大便干燥者。

【歌括】槐角丸中配地榆,归芩防枳六药齐,疏风清热能止血,脱肛痔血此方医。

大黄散(《圣济总录》)

【药物组成】大黄(略蒸熟,切,焙)60g,血余炭30g。

【制剂用法】上二味为散,每服5g,温热水调下,每日3次。

【方证病机】热盛成淋,损伤血络。

【体现治法】清热解毒,活血止血。

【适应证候】血淋。症见热痛不可忍。

【方理剖析】血淋以血随尿出为主症,病在肾脏。究其尿血原因,则有寒热虚实之分,此方是为下焦实热,损伤血络而设。《诸病源候论》说:"血淋者,是热淋之甚者,则尿血,谓之血淋。心主血,血之行身,通遍经络,循环腑脏。劳甚者则失其常经,溢渗入胞而成血淋也。"

血淋多兼水道不利,施治必以泻火通淋为主,兼用活血止血药物,使已离经隧之血能祛,未离经隧之血能止。所以一般多用四组药物:一是泻火解毒药;二是利水通淋药;三是活血药;四是止血药。前两组药在于消除出血原因,调理肾脏功能,后两组药则专治尿血主症。此方稍有不同，全从尿血着眼，体现清热解毒、活血止血功效。其清热解毒作用能够消除出血原因，使外感之邪得祛，郁积邪热得泻；其活血作用能祛离经之血，使其下行外出，不致阻塞窍隧，待水道无阻，疼痛就会消失；其止血作用能够制止血溢脉外，得血余炭相助，止血力量为之增强。此方药味虽少，却能针对病机，治疗主症，更能体现治病求本原则。

【临证应用】此方原为尿血的血淋而设。若再配伍滑石，木通之属，即与一般泻火通淋方剂无异。用治吐衄，当亦有效。

【歌括】《圣济总录》大黄散，大黄发灰二味研，热盛血溢呈尿血，热去血止病可蠲。

小蓟饮子 (《严氏济生方》)

【药物组成】生地黄 15g，小蓟 15g，藕节 15g，蒲黄 10g，山栀子 10g，淡竹叶 10g，当归 5g，木通 10g，滑石 15g，甘草 5g。

【制剂用法】水煎服。

【方证病机】热结下焦，损伤血络。

【体现治法】凉血止血，泻火通淋。

【适应证候】热结下焦。症见口渴心烦，小便淋涩热痛，尿血，兼尿道热痛，舌尖红，苔薄黄，脉数有力。

【方理剖析】小便淋涩热痛、尿血，是本方主症；据脏腑辨证，病在下焦。口渴心烦、尿道热痛、舌红苔黄、脉数有力，均属热象，据八纲辨证，病性属热。小便不利是水液失调，尿中有血是血渗脉外，用气血津液辨证，属津血同病。故本病为热结下焦，损伤血络机制。多由外邪侵入肾系，郁结化热，热伤血络，血从脉络渗入水道，成为血淋。其基本病理是：邪侵肾系→气郁化热，内入血分→迫血外溢→血淋。

本方体现凉血止血与泻火通淋共用的组合形式，对尿血有较好疗效。方以生地黄、小蓟、藕节、蒲黄凉血止血，佐以活血祛瘀的当归，则止血而无瘀滞之弊；木通、滑石、甘草泻火通淋，配以清心的淡竹叶、清肝的山栀子，使心肝热祛则血能运行于脉，贮藏于肝而不外溢，亦有消除病因，增强泻火通淋的作用。从方剂结构来看，是以凉血止血为主，泻火通淋为辅的配伍形式。

【临证应用】可用于肾盂肾炎或血尿明显者，可与八正散合用增强泻火通淋功效。

【歌括】小蓟饮子用蒲黄，滑石木通竹叶藏，藕节栀归地与草，泻火通淋是良方。

清经止崩汤 (《中医妇科治疗学》)

【药物组成】生地黄 18g，牡丹皮 6g，黄芩 10g，黄柏 12g，白茅根 15g，地榆（炒）10g，炒蒲黄 10g，益母草 12g，棕榈炭 6g。

【制剂用法】水煎服。

【方证病机】血热妄行。

【体现治法】清热止血。

【适应证候】血热气实。症见经血暴下，烦热口渴，舌红，脉滑数有力。

【方理剖析】经血暴下是本方主症；血热妄行是本证病机；烦热口渴、舌红脉数，为血热的辨证依据。肝藏血，主疏泄。肝经有热，迫血妄行，以致经血暴下。何以知道此证属热？从主症以外，兼见烦热口渴、舌红、脉数等症知之。综上所述，此证病位虽在肾系而致病之机在肝，是肝经有热，迫血妄行机制。

肝经有热，迫血妄行，以致经血暴下，治宜清热止血。方中生地黄、牡丹皮清营凉血。生地黄清中有滋，令热去而阴不受损；牡丹皮清中有散，令血止而不留瘀。黄芩清肝止血，《普济本事方》曾单用黄芩治疗崩中下血，可见止血功效卓著。黄柏泻火坚阴，药理研究表明黄柏对血小板有保护作用，使其不易破碎，足见古人坚阴之说，颇有见地。又配以地榆、白茅根、棕榈炭、蒲黄等药止血，清热止血力量颇强。上述两组药亦有侧重，生地黄、牡丹皮、黄芩、黄柏等药重在澄本清源，使血不为热迫而妄行；地榆、白茅根、棕榈炭、蒲黄等药重在塞流，使血不继续外溢。佐以行血祛瘀的益母草，协助牡丹皮散血，本品能够收缩子宫，亦可达到压迫止血的目的。

本方于清热止血以外，配伍收缩子宫的益母草，以期压迫止血，是配伍上的一个特点。

【临证应用】审其确属血热妄行机制，可以使用本方。

【歌括】清经止崩地栀丹，茅根地榆蒲黄炭，黄芩益母棕皮入，血为热迫服之安。

治崩证极验方 (《沈氏女科辑要》)

【药物组成】焦栀子 9g，黄芩 12g，川黄连 9g，生地黄 30g，牡丹皮 9g，炒地榆 24g，莲须 9g，牡蛎 15g，白芍 24g，甘草 6g。

【制剂用法】水煎服，1 日 1 剂，连服数剂。

【方证病机】血热妄行。

【体现治法】清热止血，平肝潜阳。

【适应证候】肝经有热，迫血妄行。症见妇女血崩，经量多，经色红，口燥唇焦，舌红苔黄，脉数有力。

【方理剖析】肝经有热，疏泄太过，肝不藏血而经血暴下，遂成崩证。何以知其为热？此证经来量多、色红，兼见口燥唇焦、舌红脉数，是以知之。

此方结构与清经止崩汤略同。用焦栀子、黄芩、川黄连清肝热，生地黄、牡丹皮凉肝血，这一组药在于泻有余之阳以消除出血之因；地榆、莲须收敛固涩，白芍、甘草柔肝缓急，牡蛎平肝潜阳，这一组药或养阴以配阳，或收敛以止血，或平肝以调理肝的疏泄，亦各有取义。本方是以清热为主，止血为辅，止血力量逊于清经止崩汤，更能反映澄本清源法则。若气虚者，加人参益气摄血；血不止者，加乌梅、墨旱莲、侧柏叶之类，增强止血力量。

【临证应用】此方为血热而设。沈尧封说："一妇日服人参、阿胶，血不止，投此即效。因伊带多，偶以苦参易芩，血复至，用芩即止。去连，血又至，加连即止。"此说可供参考。

【歌括】崩证验方地榆多，地芍丹栀甘草和，芩连牡蛎莲须配，清热止血出女科。

咳血方（《丹溪心法》）

【药物组成】青黛 9g，山栀子 9g，瓜蒌仁（去油）9g，海浮石 9g，诃子 9g。

【制剂用法】共研细末，以蜜同姜汁为丸，嚼化。亦可作汤剂。

【方证病机】肝火犯肺。

【体现治法】清肝宁肺。

【适应证候】肝火灼肺。症见咳痰带血，痰质浓稠，吐咯不爽，心烦易怒，舌红苔黄，脉象弦数。

【方理剖析】咳血是本方主症，病位自然在肺。然于主症以外兼见心烦易怒、舌红苔黄、脉象弦数等一系列肝热现象，则此出血之机制，当是肝火灼肺，损伤肺络使然。其机制是：木火刑金→肺失宣降，逆而作咳→咳伤肺络，血溢脉外→咳痰带血。

此证其标在肺，其本在肝，治当清泻肝火，令肝火一清，血不妄行，肺得安宁，则咳嗽减而血自止，是清肝宁肺、澄本清源之法。方中青黛泻肝凉血，得山栀子为助，清肝力量为之增强；辅以瓜蒌仁、海浮石清肺化痰，佐以诃子敛肺止咳，共奏清肝宁肺之效。

此方并无止血药而止血效果甚佳，堪称治病求本典范，与头痛医头之方相比，不知高出几许。此方能有较好止血疗效，实得力于清肝的青黛、山栀子，其余三药，仅为调理痰咳之用。故《医方考》谓："青黛、山栀，所以降火；瓜蒌、海粉，所以行痰，诃子所以敛肺，无止血之药者，火去则血自止也。"

【临证应用】此方以痰中带血，并有热象为辨证要点。痰多苔腻者可与蒿芩清胆汤合用。余曾用蒿芩清胆汤加瓜蒌、山栀子治愈 1 例肺结核大出血患者，仅用 4 剂即止；用蒿芩清胆合苇茎汤治愈 1 例支气管扩张咳血患者，亦仅 5 剂而安，可见青黛清肝凉血之功十分可靠。

【歌括】咳血方中诃子收，蒌仁海石化痰优，青黛山栀清肝火，肝火犯肺此方求。

刺蓟散（《太平圣惠方》）

【药物组成】刺蓟 30g，侧柏叶 15g，青竹茹 15g，苦参 6g，黄连 10g，栀子 10g，大黄 10g，生地黄 12g。

【制剂用法】水煎服。

【方证病机】肝火炽盛，迫血妄行。

【体现治法】清热止血，导热下行。

【适应证候】鼻衄出血，经日不止。

【方理剖析】纵观前人论述鼻衄机制，除从血热施治以外，亦常从气分论治。古人用犀角地黄汤治鼻衄，是凉血救阴法；用三黄泻心汤治鼻衄，是导血下行法；用童子小便滴鼻，是咸寒降泄法；用萝卜汁和酒饮服，或用苏合香丸治鼻衄，是降气法；用冷水漱口、淋头、拍其颈后，是遏止血热上冲法；用龙骨末、栀子炭、蒲黄末、血竭末吹鼻，是外用止血法；用大蒜贴足，是上病下取法。诸法总不离清其血热、降其气机、外用塞流三个方面。此方则为热迫血行而设。

此方功专清热止血，导血下行。方中刺蓟（即小蓟）、侧柏叶、青竹茹清热止血，治疗主症。黄连、栀子清气分之热，生地黄凉血滋阴，大黄引导血分邪热从肠道下行，苦参清热利湿，引导气分邪热从前阴外出，共奏清热止血功效。本方配伍苦参、大黄导热下行，使气分与血分之热均有去路，这是配伍上的一个特点。大黄引血下行，可以缓解上部出血之势，亦应注意。若将苦参改作白茅根，则止血利尿，兼而有之。

【临证应用】审其属热，即可使用。

【加减化裁】《太平圣惠方》苦参散：即本方去刺蓟、竹茹，加桑耳。治大衄，口耳皆出血不止。桑耳，即寄生于桑树上的木耳，有治肠风、痔血、衄血、崩漏之功，今不易得，可以减去。

【歌括】刺蓟散内用苦参，侧柏茹连栀子群，生地大黄泻血热，鼻衄不止此方寻。

清肝止衄汤（陈潮祖方）

【药物组成】青黛 10g，焦栀子 10g，瓜蒌壳 15g，黄芩 10g，牡丹皮 12g，青蒿 20g。

【制剂用法】水煎服。青蒿后下。

【方证病机】肝火犯肺。

【体现治法】清肝止衄。

【适应证候】鼻衄如注，舌红、苔黄、脉象弦数。

【方理剖析】鼻衄当分寒热，此证除主症以外，兼见舌红、苔黄、脉象弦数，病性自然属热。是因肝火旺盛，木火刑金，肺窍络损，遂见鼻衄如注。

这种肝火犯肺之证，治宜清热凉肝，令火不刑金，血不为热所迫，则衄血自止，是为澄本清源之法。方中青黛凉血解毒力量颇强，走肝经以凉泻血分邪热，得善清肝经气分邪热的栀子、黄芩以及凉血散血的牡丹皮为助，清热凉血作用大为增强。木火刑金，本是金不制木，火随气升之象，故用瓜蒌壳降泄肺气，恢复肺气肃降之权。鼻衄多因暑热内逼，青蒿清泄暑热之功素著，故选此药清透血分邪热。诸药合而用之，能奏较强的清肝凉血功效。

案例 温江地区一年逾七旬老姬，鼻衄 1 个月不止，求治于余。观其舌红苔黄，脉象弦数，为书此方，1 剂而止，继见心区绞痛难忍，是肝的疏泄突然被遏，加之失血过多，脉失其荣，包络挛急所致，改书一贯煎加白芍 60g、甘草 10g，柔肝缓急而安。以后凡遇热盛鼻衄，投此亦效，故命名为清肝止衄汤。

【临证应用】审其确属热证，即可投此。或加大黄引血下行，或加牡蛎潜阳镇逆，或加生地黄、玄参凉血滋阴，或加小蓟、白茅根标本同治，均可。唯湿热不宜投此，若投此亦应加入芦根、滑石之流，才合法度。

【歌括】清肝止衄青黛良，暑邪入血热势张，栀芩牡丹瓜蒌配，青蒿透热效非常。

生竹茹汤（《备急千金要方》无方名，今拟）

【药物组成】生竹茹 60g。

【制剂用法】醋煮，含之。

【方证病机】肝经有热，迫血妄行。

【体现治法】清热、收敛、止血。

【适应证候】齿间出血不止。

【方理剖析】手足阳明经脉络于上下牙龈；肾主骨，齿为骨之余。牙齿与牙龈有病，从病位而言，与胃、肠、肾三经有关。出血是其主症，从基础物质的盈、虚、通、滞而论，与肝亦有关系，盖肝藏血而主疏泄故也。此方所治，属于肝经有热，疏泄太过机制。

金元以前医家，多用竹茹止血，施于血热妄行证候，能收清肝止血功效。当时醋的主要原料是乌梅，乌梅长于敛肝止血，竹茹用醋煎煮成汤，含于口中，是在清肝的同时佐以敛肝之法，体现清肝与敛肝同用的配伍形式。

【临证应用】本方仅适用于肝热的齿间出血，若因其他脏腑发生病理改变，当从其他脏腑论治。《景岳全书》谓："阳明实热之证，大便秘结不通而齿衄不止者，宜调胃承气汤下之。肾水不足，口不臭，牙不痛，但齿摇不坚，或微痛不甚而牙缝时多出血者，此肾阴不固，虚火偶动而然，但宜壮肾，以六味地黄丸之类主之。或其阳虚于下而虚火上浮者，宜八味丸之类主之。"《本草衍义》用盐汤漱口治疗齿缝出血，是盐能益齿走血之验。《本草纲目》用地骨皮为末煎汤，先漱后吃，是为肾虚火炎而设。程星海用乌梅肉煮捣为丸，含于患处，是收敛止血法。上述证候均不宜用本方。

【歌括】生竹茹汤出《千金》，醋煮竹茹漱后吞，肝经血热呈牙衄，清敛同施法可循。

郁金散（《圣济总录》）

【药物组成】郁金 15g，甘草 15g，青黛 15g。

【制剂用法】共细末，为散，每服 6g，鸡蛋清调下。

【方证病机】血热妄行。

【体现治法】凉肝止血。

【适应证候】衄血、汗血，舌红苔黄，脉象弦数。

【方理剖析】汗孔出血及鼻衄是本方主症，汗孔之所以出血，是因肝经血热，迫血妄行所致。血热炽盛，肝不藏血，则百脉涌沸而血从汗孔外出。至于鼻衄，则属肝火犯肺机制。

郁金有行气解郁、活血止血功效。《圣济总录》所载四个郁金散，有治呕血的，有治吐血不止的，有治舌上出血的，有治鼻衄及汗血的。朱丹溪亦用郁金与姜汁、童便合用，治吐血、衄血，可见宋代多用本品治疗出血证候。青黛是强有力的清热凉肝药，使热去而肝血得藏，充分体现澄本清源之法。本方郁金与青黛同用，则青黛虽凉而不遏郁，止血而不留瘀，佐甘草有甘以缓之之意，用鸡蛋清调下，有养阴清热之功。

【临证应用】此方有清肝凉血、活血止血功效，审属热证，可以投此。并针刺少商出血，疗效更佳。

【加减化裁】（1）郁金散（《圣济总录》）：郁金 30g，甘草 30g。为散。每服 6g，凉开水送下，治呕血。有行气解郁、活血止血、甘以缓急功效。

（2）郁金散（《圣济总录》）：郁金 30g，莲实（去皮）15g，黄芪 15g。为散。每服 3g，治吐血不止。有活血止血、益气摄血功效。

（3）郁金散（《圣济总录》）：郁金30g，当归（切，焙）15g。为散。每服3g，生姜、乌梅汤下。治心脏积热，血脉壅盛，舌上出血。有引血归经之意。

【歌括】《圣济总录》郁金散，青黛郁金甘草研，汗孔出血因肝热，凉肝止血庶可痊。

消斑青黛饮（《伤寒六书》）

【药物组成】青黛15g，黄连15g，栀子9g，石膏30g，知母9g，犀角（磨粉冲服）9g，生地黄9g，玄参9g，柴胡9g，人参9g，甘草3g。

【制剂用法】加生姜、大枣，水煎，入醋一匙和服。大便实者，去人参加大黄。

【方证病机】阳毒发斑，气血两燔。

【体现治法】泻火解毒，凉血化斑。

【适应证候】阳毒发斑。症见大烦大热，舌质红，苔黄燥，脉洪大滑数。

【方理剖析】发斑是本方主症，气血两燔是本证病机，发斑兼见高热、舌红、苔燥、脉数，是气血两燔的辨证依据。温热疫毒，首先犯肺，气热犹盛而热已入血，即见气血两燔。大热、大烦、舌苔黄燥，是气分热盛之象；发斑是血热炽盛，血络充血或血溢脉外之征。

阳毒发斑，气血两燔，势若燎原，病情危笃。治宜泻火解毒，消除致病原因；凉血化斑，治疗主要症状。青黛、黄连、栀子均为泻火解毒药物，是为消除病因而设。石膏、知母清气分邪热，青黛、犀角、生地黄、玄参凉血化斑，既可增强解毒作用，又为针对气血两燔机制而设。大队清热凉血药中配伍一味柴胡以疏泄郁火，正合"火郁发之"治则。佐人参、甘草补益元气，又有益气摄血之意。原方加生姜、大枣煎服，殊无深意，可以不用。

此方由三组药物组成，与清瘟败毒饮属同一模式，因治疗发斑缺乏代表方，故列于此，以便临证检索。

【临证应用】阳毒发斑使用本方有较好疗效，亦可加入牡丹皮、赤芍，增强凉血散血力量。热毒盛者可加大黄、芒硝，成为透热于外、泄热于内的表里双解法。

【歌括】消斑青黛用膏知，栀连柴草人参施，犀地玄参清营热，凉血解毒莫迟迟。

---------- 小　结 ----------

清热止血法共选方12首，都以血热妄行为病机，清热、止血为基本结构，塞流、澄源为基本治则，但应同中求异，才能掌握各方个性。泻心汤的应用范围最广，除治吐血、衄血以外，上部热盛，可用此方釜底抽薪，这是因为方中配有大黄，温热疫毒，可用此方泻火解毒，因为此方所用药物均有解毒作用，掌握清热解毒、导热下行特点，即可运用自如。十灰散亦是治疗肺胃出血主方，于大队清热止血药中复配清热的栀子、大黄，也有导热下行之意。就其止血力量而言，十灰散优于泻心散，但泻心散更能体现治病求本精神。槐花散与槐角丸为肠道出血、痔疮出血而设，结构基本相同，若论清热止血作用，后者优于前者。大黄散与小蓟饮子均为血淋而设，前方单纯清热止血，重在澄本清源，后方

兼用利水药物，配伍更趋完善。清经止崩汤与治崩证极验方都为血崩而设，清热力量高下难分，止血力量前方较胜。咳血方是为肝火犯肺的咳血而设，此方不用止血药物，纯从澄本清源着手，是其组方特点。刺蓟散与清肝止衄汤为治鼻衄之方，前者清热止血，双管齐下，后者功专澄源，热清血宁，并列于此，意使学者重视治病求本，切忌专以止血为务。生竹茹汤为齿间出血而设，并无深意。郁金散为汗血而设，选用郁金止血，寓有调气活血之意。消斑青黛饮为热盛发斑而设，于清热之中配伍柴胡疏泄郁火，有"火郁发之"之意。若能掌握各方配伍特点，血热妄行治法，大体备矣。

第二节　滋阴止血法

滋阴止血是根据阴虚出血病机拟定的治法。

此证每于吐衄、血崩主症以外，兼见咽干口燥、舌红少苔、脉象细数。形成此证的原因有三：一是素体阴虚，阴不制阳，虚火亢盛，迫血妄行，或素体阴虚，复感阳邪，热入血分，迫血妄行。二是某种疾病（如结核）引起长期低热盗汗，营阴暗耗。三是血热妄行，失血过多，成为出血致虚。治疗此证，宜于止血的同时，配伍阿胶、生地黄、玄参、麦冬、龟甲之属，补充受损营阴。在此基础上，或配清热药物以降火滋阴，或配补气药以益气养阴，从而体现各种不同的治法。方如白及枇杷丸、四生丸、生地黄散、清热止崩汤、固经丸等即属此种配伍形式。

白及枇杷丸 (《证治要诀》)

【药物组成】白及30g，枇杷叶20g，阿胶15g，藕节15g，生地黄30g。

【制剂用法】研末，纳阿胶、生地黄，炼蜜为丸，每丸重10g，每次服1丸，1日2~3次。

【方证病机】肝肾阴虚，虚火犯肺。

【体现治法】滋阴清热，收敛止血。

【适应证候】咳血、吐血，咽干舌燥，舌红少苔，脉象细数。

【方理剖析】咳血是本方主症，按脏腑辨证，病位在肺；咽干口燥、舌红少苔、脉象细数是辨证依据，按八纲辨证定性，属阴虚有热。此证因肝肾阴虚，阴不制阳，虚火刑金，损伤肺络所致。病标在肺，病本则在肝肾。

阴虚不能制阳，虚火犯肺，肺络受伤则咳血，法当滋阴清热治其本，收敛止血治其标，标本兼顾，于证始惬。方用生地黄、阿胶滋阴补血，养阴配阳，生地黄不仅滋阴，又能凉血，俾热清血自宁，阴滋火自消。阿胶不仅能补血，还能止血，配以功专收敛止血的白及、藕节，有较好的止血功效。佐止咳下气的枇杷叶，使肺气肃降，咳嗽得宁，更有助于止血。故本品虽非主要药物，却是治疗兼症、调理肺脏功能不可缺少之品。本方制成丸剂，是因方中白及、阿胶、生地黄都要其形质。生地黄、阿胶滋补阴血，白及修补肺络，若作汤剂则疗效欠佳。

【临证应用】热象显著者，加青黛、山栀子、黄芩、牡丹皮等清肝凉血之品，增强清热作用，如用于胃出血，枇杷叶可以减去。

【歌括】白及枇杷用藕节，地黄阿胶合成丸，肺部出血因阴损，滋阴止血庶能安。

四生丸 (《校注妇人良方》)

【药物组成】生荷叶、生艾叶、生侧柏叶、生地黄各等份。

【制剂用法】水煎服。用量按方中比例酌定。

【方证病机】血热妄行。

【体现治法】凉血止血。

【适应证候】血热妄行。症见吐血、衄血，血色鲜红，口干咽燥，舌红或绛，脉弦数有力。

【方理剖析】此为吐血、衄血而设。吐血、衄血原因，实由热入营血，迫血妄行，肺胃络伤所致。即张景岳所谓"凡诸口鼻见血，多由阳盛阴虚，二火逼血而妄行诸窍"机制。

这种阳盛动血之证，法宜补阴抑阳，俾热去阴滋而血自宁静，是为治病求本良法。方中生地黄甘寒，擅于凉血滋阴，待热去阴滋，则心有主矣！荷叶清芬，擅清肝热而宣郁阳，火郁发之，则不郁矣。侧柏叶凉涩，擅敛肝以抑肝之疏泄，待肝疏泄有节，则肝血藏矣！生艾叶微温，擅调脾胃，脾胃得调，则统血有权矣！上四药既能调理脏腑功能，又都具有止血功效，用于热证出血，谁说不宜？且四药滋中有清，热去而无耗血之虞；清中有宣，虽凉而无郁遏之弊；宣中有敛，虽宣而无疏泄太过之失；凉中有温，虽凉而无害胃之忧。本方较之清热止血诸方，实属至平至淡之剂。柯氏竟谓"多用则反伤营"。若果如是，则仲景泻心汤，丹溪咳血方，及十灰散诸方，均无可用之证矣！若谓此方散瘀力量薄弱，多用恐有瘀停弊病，则得矣。

《古今医方发微》谓："四药生捣为丸，新鲜力专，汁液俱存，寒凉之性皆全，此四生丸之得名也。"

【临证应用】吐血审其色鲜量多、舌红或绛、脉象弦数，即可使用。血止以后，改用他药调理。

【歌括】四生丸剂亦平常，地荷柏艾合成方，热迫血溢呈吐衄，清热止血自然康。

生地黄散 (《备急千金要方》)

【药物组成】生地黄60g，阿胶（炒）60g，甘草60g，黄芩30g，犀角屑30g，侧柏叶30g，刺蓟30g。

【制剂用法】碎，每服10g，水一中盏，入青竹茹如鸡子大（15g），同煎至六分，去渣，不拘时，温服。

【方证病机】血热妄行。

【体现治法】清热止血。

【适应证候】血分有热，迫血妄行。症见吐血不止，舌红，脉数。

【方理剖析】心主血，肝藏血，血分病变，与心肝两脏关系密切。此方证属于血分有热，迫血妄行机制，何以知之？从舌红、脉数知之。

方以犀角、生地黄清营凉血，合黄芩、竹茹清心肝之火，泻有余之阳；生地黄养阴，阿胶补血，补不足之阴；侧柏叶、刺蓟（即大蓟、小蓟）、阿胶止血。对血热妄行的吐血，投此方可获养阴清热、凉血止血功效。配和中的甘草，有"肝苦急，急食甘以缓之"之意。此方除阿胶、甘草以外，都能清热，消除出血原因，除甘草以外，都能止血，治疗主症，选药较为精当。

此方用滋阴、清热、止血三组药配伍而成。用治阴虚火旺，迫血外溢，或血热妄行，阴血已亏之证，较为合拍。由于配有清营凉血的犀角，擅清肝热的黄芩，其功力与犀角地黄汤相当而止血力量过之。但因犀角地黄汤配伍凉血散血的牡丹皮、芍药，不仅可以止血，还可以散血，故可用于下焦蓄血证和热盛发斑。此方虽然止血力量较强，却只能用于吐血，盖开放性出血，虑有血瘀停内故耳。

【临证应用】使用此方，应以舌质红绛、脉象细数或脉大而芤为辨证依据。加入大黄尤妙。

【歌括】生地黄散配甘草，阿胶止血又滋阴，犀角芩茹清肝热，止血柏叶刺蓟寻。

清热止崩汤（《妇科治疗手册》）

【药物组成】龟甲 15g，白芍 30g，生地黄 24g，牡丹皮 9g，栀子 9g，炒黄芩 15g，黄柏 9g，椿根白皮 30g，侧柏叶 30g，地榆 24g。

【制剂用法】水煎服，1 日 1 剂，连服数剂。

【方证病机】肝经有热，迫血妄行。

【体现治法】清热止血，平肝固冲。

【适应证候】肝经血热，迫血妄行。症见血崩，色红量多，口燥唇焦，苔黄脉数。

【方理剖析】本方证血崩而见经色红、经量多、口燥唇焦、苔黄脉数，纯属肝经血热，迫血妄行所致。热是导致出血的原因；出血是血为热迫所产生的结果。

血热妄行而见血崩，出血仅是现象，血热才是本质，治当塞流澄源，双管齐下，才是两全之策。子宫出血虽然病在肾系，血热妄行却应责之于肝，盖肝藏血而司疏泄故耳。方用栀子、黄芩、黄柏清肝热，生地黄、牡丹皮凉肝血，热清血自宁，此五药在于消除出血之因，体现正本清源之法。地榆、侧柏叶、椿根白皮都是止血药，黄芩亦是治疗热崩良品，能奏较好的止血功效，此四药在于治疗主症，体现塞流止血之法。此方本已兼具塞流澄源之长，再配擅长补肾滋阴、养血潜阳的龟甲以固冲任，益阴柔肝以制肝急的白芍，调理肝的疏泄，使治法更加完善，成为清热、止血、平肝、固冲四法俱备的良方。

孟诜谓椿根白皮治"女子血崩及产后下血不止，月信来多，亦止赤带下"。《分类草药性》谓椿根白皮治"下血、吐血"，可见本品有止血功效。古方较少用此，故特表而出之。

【临证应用】审属血热机制，可投此方。

【加减化裁】生地黄汤（《小品方》）：生地黄 30g，侧柏叶 15g，黄芩 9g，阿胶 15g，甘草 9g。水煎服。治阴虚血热，经血暴下，色鲜红，两颧发赤，头目眩晕，口干心烦，手心热，舌红无苔，脉细数。有养阴清热之效，符合阴虚阳搏机制的崩证，可以使用本方。亦治衄血。

【歌括】清热止崩栀柏芩，龟芍滋阴固冲任，丹地地榆凉血热，止血尤须侧柏椿。

固经丸（《医学入门》）

【药物组成】龟甲 30g，白芍 30g，黄柏 9g，椿根皮 21g，香附 6g。

【制剂用法】水煎服。药量可以调整。

【方证病机】阴虚阳搏，崩中下血。

【体现治法】滋阴清热，止血固经。

【适应证候】阴虚血热。症见经行不止，或崩中下血，血色深红，心胸烦热，腹痛溲赤，舌红，脉弦数。

【方理剖析】经行不止或崩中下血，是本方主症；阴虚血热是此证病机；经血色深红、心胸烦热、舌质红绛、脉象弦数，是阴虚血热的辨证依据。多因素体阴虚，复感阳邪，热入血分，与血相搏，或肝郁化火，火盛伤阴，肝的疏泄太过，导致经行不止或崩中下血。《素问·阴阳别论篇》中"阴虚阳搏谓之崩"，殆指此而言。

病属阴虚阳搏机制，法当滋阴清热，消除出血之因，调理脏腑功能。症见经行不止或崩中下血，又宜止血固经，治疗主要症状。本方即属此种标本兼顾的方剂结构，但以滋阴清热为主，止血固经仅居其次。方中龟甲、白芍既能滋阴养血，平肝潜阳，又能固冲任、敛阴气、止腹痛，调理肝的疏泄。黄芩清热止血，对因热而致的崩证，有较好疗效。复用苦寒的黄柏清热坚阴，凉涩的椿根皮清热止血，与黄芩共奏清热止血功效。用香附在于理气解郁，有气调则血调之意。《易简方》云："大抵血不能行，气之使然，若气得其平，则血循故道，必无妄行之患矣，香附子善能导气，用之每得其宜。"此方于滋阴、清热、止血以外，配伍理气的香附，又提示学者止血勿忘疏肝。

【临证应用】此方可用于两种见症：一是月经量多，二是崩中下血，但以阴虚血热为宜。

【歌括】固经丸本治血崩，龟甲白芍在滋阴，香附调气椿止血，清热尤须柏与芩。

-------- 小 结 --------

本法选方 5 首，同属阴虚出血病机，同用阿胶、生地黄之属补血滋阴，体现滋阴止血治法，是其相同点。不同点如下。白及枇杷丸为咳血而设，病位在肺，于滋阴止血以外，配宣降肺气的枇杷叶以调理肺脏功能，反映了滋阴、止血、宣肺合用的配伍形式。四生丸为吐血而设，病位在胃，选用生地黄主要在于凉血，并非典型的滋阴止血法则。生地黄散亦为吐血而设，在生地黄之外复配阿胶，滋阴力量较四生丸强，还配伍清营凉血的犀角，清热止血的黄芩、刺蓟、侧柏叶，清热力量亦较四生丸为优，用治阴虚火旺，迫血妄行，或血热妄行，营血受损之候，最为合适。清热止崩汤与固经丸均治血崩，比功两方较力，各有所长，清热力量以清热止崩汤为优，滋阴力量以固经丸为胜。

第三节　益气摄血法

益气摄血是根据气不摄血病机拟定的治法。

营行脉中，卫行脉外，气为血帅，血为气母，气与血是相互依存的。血能正常运行脉中而不溢于脉外，有赖气的固护和统摄。如果脉外的卫气亏损，脉中的营血失去卫护，漏泄于外，即成气不摄血机制。肾为元气之根，脾胃为气血生化之源，肺主卫气宣降。所谓气虚不能摄血，自与肺、脾、肾三脏功能不足有关，与脾的关系尤为密切。

气虚不能摄血的失血证，每于出血之外，兼见声低息短、少气懒言、面色无华、舌质淡嫩、脉弱无力等气虚证象。治疗此证，常选用人参、黄芪、白术、甘草、大枣等药为主组合成方，体现益气摄血之法，如卷柏丸、侧柏散、人参饮子、加味补中益气汤等。但亦有先因出血，而后导致气虚者，如阿胶散即是。

益气摄血的成方甚多，如独参汤、归脾汤、四君子汤、补中益气汤等都较常用。这些方不配任何止血药物，全据病机施治，很能启人思维，发人深省，学者若能参阅补益、升降二章，对认识益气摄血法必有帮助。

肝经有热，迫血妄行而出血，用清热止血法；脾气虚弱，不能摄血而出血，用益气摄血法。如果两种机制同时存在，就应两法并用，才能兼顾。但应针对主要病机，用药有所侧重。如果肝热病机是主要的，即以清热止血法为主，兼用益气摄血药物；如果气不摄血病机是主要的，即以益气摄血法为主，兼用清肝止血药物。将两种止血法结合在一起，同时针对两种出血病机，很有实用意义。

阿胶散 （《仁斋直指方》）

【药物组成】人参、茯苓、五味子、干生地黄、天冬（水浸去心）各1份，阿胶（炒酥）、白及各2份

【制剂用法】水煎服。白及单独研末，余药为散，每服9g，水一大盏，入蜜一大匙，秫米百粒，姜五片，同煎，临熟入白及末少许，食后服。

【方证病机】肺破出血，气阴两虚。

【体现治法】气阴双补，收敛止血。

【适应证候】肺破。症见嗽血、唾血。

【方理剖析】嗽血是本方主症，病位在肺；肺破出血，气阴两虚，是此证病机。多因外邪犯肺（结核），损伤肺络，嗽血日久，气阴两伤。主症以外，当见声低息短、干咳少痰、舌红少苔、脉象细数，才可诊断为气阴两虚。

治疗此证，法当止血、滋阴、益气，标本同治。阿胶、白及是止血良药。《中药大辞典》谓："白及的止血作用，与其所含胶状成分有关。其作用原理可能为物理性的。白及液注入蛙下腔静脉后，可见末梢血管内红细胞凝结，形成人工血栓，从而有修补血管缺损的作用，而又不阻塞较大血管内血液的流通……对结核分枝杆菌有微弱抑制作用。"用于肺部出血，既可消除引起出血的原因，又可制止出血。阿胶得生地黄、天冬、白蜜相助，

能补阴血耗损，再配人参益气生津，五味子补气敛肺，茯苓淡渗利湿，通调津液，能奏气阴双补、收敛止血功效。此是先有嗽血然后导致气阴两虚，与其他因气不摄血引起的出血证有所不同，学者应该注意症状间的因果关系。

【临证应用】可用于肺结核出血，与西药抗结核药配合使用疗效显著。

【歌括】阿胶散内用白及，天冬地黄可滋阴，益气参苓五味子，补虚止血此方寻。

人参饮子（《奇效良方》）

【药物组成】人参 6g，麦冬 5g，五味子 5g，黄芪 5g，当归身 5g，白芍 5g，炙甘草 3g。

【制剂用法】水煎，空腹服。

【方证病机】气不摄血。

【体现治法】益气摄血。

【适应证候】脾胃虚弱。症见气促，精神短少，衄血，吐血。

【方理剖析】衄血、吐血是本方主症；气不摄血是此证病机；气促、神疲是气不摄血的辨证依据。血能正常运行，全赖气为统摄。今因元气亏损，统摄无权，于是血不循经，成为吐血、衄血。

方用人参大补元气，黄芪益气实卫，五味子益气生津，固津敛气。人参之补，意在开源，令其生机旺盛；黄芪、五味子实卫，意在节流，令已生之气不致外泄，元气充实则血有所摄矣！肝为藏血之脏，血溢于外，是肝的疏泄失调，故配白芍柔肝，甘草缓急，使疏泄正常，则血能贮于肝矣！若失血过多，必伤阴血，故配生津的麦冬，补血的当归，补充已虚损的阴血。上七药共用，能奏益气摄血、柔肝缓急、补血滋阴功效。此方是生脉散、当归补血汤、芍药甘草汤的合方。

【临证应用】审其失血已见虚脱证象，可用此方益气摄血固脱。

【歌括】人参饮子用归芪，麦冬五味芍草须，气不摄血呈吐衄，益气摄血莫失机。

侧柏散（《卫生家宝》）

【药物组成】侧柏叶（蒸干）45g，人参 30g，荆芥穗（炒）30g。

【制剂用法】研末，每次 6~10g，入面粉 6g 和匀，新汲水调如稀糊，啜服。

【方证病机】气不摄血。

【体现治法】益气摄血。

【适应证候】气不摄血。症见吐血、下血，血出如涌泉，口鼻皆流，须臾不救。

【方理剖析】此证属气不摄血机制。血出如涌泉，口鼻皆流，来势如此之猛，诚属危证，人身之血几何，故谓须臾不救。

此证应当迅速止血，庶可转危为安。侧柏叶苦涩而寒，入肝凉血止血，对血热而见衄血、吐血、便血、崩漏者，均可用此止之，本品是止血主将。然而，肝血不藏，是因疏泄太过；疏泄太过，是因风邪作祟。荆芥是厥阴血分风药，擅疏风邪，令风不乘肝，则肝的疏泄可以恢复正常，本品是祛邪先锋。出血除应考虑肝的疏泄太过以外，亦宜考虑气不摄血一端，何况此证血来势急、量多，亦当预防气随血脱。人参专补元气，治疗失血危证，可以一举两得。气不摄血的血溢,得人参可使气充血固;气随血脱的虚脱,得人参可以益气救脱,人参是坐镇中军的主帅。三药同用,体现益气、止血、固脱之法,用于上述证候,可谓适宜。

此方药仅三味却能体现祛风止血、凉肝止血、益气摄血三法的合用,学者可以揣摩古人配方选药之法,从中得到启示。

【临证应用】可用于治疗出血量多者,前人亦有单用侧柏叶、人参而去荆芥者。

【歌括】《卫生家宝》侧柏散,侧柏人参荆芥研,吐血下血如泉涌,益气止血庶可安。

卷柏丸(《奇效良方》)

【药物组成】卷柏、黄芪各等份。

【制剂用法】为细末,每服6g,空心米饮调服。

【方证病机】气不摄血。

【体现治法】益气摄血。

【适应证候】脏毒下血,血浊而色暗。

《方理剖析》中肠风、脏毒、痔疾均以便血为主症。《普济本事方》说:"下清血色鲜者,肠风也;血浊而色暗者,脏毒也;肛门射如血线者,虫痔也。"书中对三种下血作了鉴别。肠风系指肝经有热,风热下泄,迫血妄行,故血清而色鲜;脏毒下血则属脾虚气弱,不能摄血,或脾不运湿,湿浊随血下注而成,故血浊而色暗。此证属于气不摄血机制。

气不摄血而血随便下,法当益气止血。卷柏又名九死还魂草、见水还阳草、老虎爪、打不死,为卷柏科植物卷柏的全草,辛平无毒,入足厥阴血分。《日华子诸家本草》谓卷柏:"生用破血,炙用止血。"本方用卷柏治便血,应该炒焦存性,是方中主药。然而,此证是因气不摄血而致血注于下,单用止血药物而不益气,疗效欠佳,故用黄芪补中益气,气足则统摄有权,与卷柏同用,能奏益气止血功效。

人参益气摄血功效最佳,本方为何不用人参,反用黄芪?须知便血是气虚下陷不能升举之象,人参只具益气之功,不具升举之力,选用黄芪,可以双关,加入人参,当亦无可非议。

如无卷柏,是否可以用侧柏叶代替?不仅侧柏叶可代,槐角、三七之类亦无不可。

【临证应用】此方主治并未言及舌脉,当以舌淡、脉弱为宜。

【歌括】《奇效良方》卷柏丸,卷柏黄芪等份研,气虚不摄呈便血,益气止血即可安。

加味补中益气汤(《中医妇科治疗学》)

【药物组成】人参10g,黄芪、白术各18g,当归、陈皮、升麻、柴胡各6g,乌贼骨60g,茜草根(炒炭)12g。

【制剂用法】水煎服。

【方证病机】气虚下陷,不能摄血。

【体现治法】益气摄血,升阳举陷。

【适应证候】气虚下陷,不能摄血。症见崩中、漏下,血色淡红,神疲,气短,自汗,舌淡苔薄而润，脉象虚大。

【方理剖析】崩中、漏下是本方主症，按脏腑定位，病在肾系子宫；血色淡红，已是虚象，兼见神疲、气短、自汗、舌淡、脉虚一派气虚证象，按八纲辨证定性，自然属虚；崩漏虽属血分病变，兼见气虚而失血又在下部，按气血津液辨证，是气病及血，故属气虚下陷、不能摄血机制。

此方用人参大补元气，启下焦生阳；白术健运脾胃，助中焦谷气；黄芪益气实卫，升阳举陷，令陷者能升，表虚能固。上三药得升发脾阳的升麻，疏达肝气的柴胡相助，能奏益气升陷功效。柴胡疏肝，恐耗肝阴，故配当归和血养肝；人参、黄芪之补，须防气滞，故用陈皮畅气醒脾。此二药专为防护诸药而设。乌贼骨为温性收涩止血药，茜草根炒炭亦专止血，此二药治疗主症，与前药共奏标本同治的配方法度，用于气不摄血的崩漏，可收益气摄血和收涩止血效果。

本方是补中益气汤去甘草加乌贼骨、茜草根，若与益气升陷诸方合参，即可看出补中益气汤能治气、血、津、精各种病变，但都以气虚不固或气虚不摄为前提，否则无效。

【临证应用】崩漏属于气虚下陷机制，可用本方。

【歌括】加味补中益气汤，参芪陈术升柴匡，乌贼茜草当归配，气虚崩漏此堪尝。

-------- 小　结 --------

益气摄血法共选5方。就适应证候而言，各有所主。阿胶散治肺部出血的嗽血；人参饮子治肺胃两系出血的衄血、吐血；侧柏散治胃部出血的吐血；卷柏丸治肠道下血的脏毒；加味补中益气汤治子宫出血的血崩，涉及肺、脾、肾三系病变。就方剂结构言之：阿胶散由止血、益气、滋阴三类药物组成，是补虚止血、标本兼顾的配伍形式，此方是因先有出血而后导致气阴两虚，不似其他方剂是因气不摄血而后导致出血；人参饮子由益气摄血、滋阴补血、柔肝缓急三组药物组成，主要在于针对病机，调理功能，是治本的配伍形式；侧柏散虽然药仅三味，却针对性强，侧柏叶止血塞流，治疗主症，荆芥穗疏风泄邪，调理肝的疏泄，人参益气摄血，针对出血病机，若能细微揣摩，自然悟出用药道理；卷柏丸虽然只有卷柏、黄芪两味药物，但能体现标本同治的配方法度，益气不用人参而用黄芪，是因下部出血多因气陷不升，用黄芪可以益气升阳，两全其美；加味补中益气汤是由益气、升阳、止血三类药物组成，益气在于摄血，升阳在于恢复气机升降，止血在于治疗主症。通过五方结构分析，可以看出益气与止血是本类方的基本结构。

第四节　温阳摄血法

温阳摄血是据阳虚不能统血病机拟定的治法。

《素问·生气通天论篇》说："阳者，卫外而为固也。"《素问·阴阳应象大论篇》又说："阴在内，阳之守也；阳在外，阴之使也。"阳气有固护阴血作用，卫外阳气一虚，脉中阴血即可泄于脉外，可见出血，这种机制，称为脾不统血。然而，人身阳气根于肾中真阳，不能舍此而专咎脾胃，肾阳虚衰，生阳不旺，才是根本，所以阳虚不能统血当从脾肾论治。此证当于吐血、咳血、便血、崩漏等症之外，兼见血色晦暗不鲜或色淡如水、面色萎黄、舌淡苔白、四肢不温、喜暖畏寒、脉沉细无力等阳虚证象。治疗此证，当用伏龙肝、阿胶、艾叶、三七、炮姜等温性或平性的止血药为主，也可用其他止血药和温阳散寒的附子、干姜组成。代表方如黄土汤、温经摄血汤、柏叶汤、甘草干姜汤等。

益气摄血与温阳止血二法常合用，如理中丸、温经摄血汤中的人参与干姜同用，即属此二法合用的配伍形式。

柏叶汤 《金匮要略》

【药物组成】侧柏叶 20g，炮干姜 6g，艾叶 10g。

【制剂用法】水煎服，煎取汁，童便一杯和服（原书用马通汁）。

【方证病机】中气虚寒，不能摄血。

【体现治法】温阳止血。

【适应证候】中气虚寒，不能摄血。症见吐血不止，面色萎黄，舌淡，脉虚数不胜按。

【方理剖析】吐血不止，为本方主症，按脏腑辨证，病在中焦；兼见面色萎黄、舌淡脉虚，按八纲辨证，属中气虚寒。出血虽系血分病变，导致出血之机，则因中气虚寒，不能统摄所致。脾统血，脾阳虚血失其统，故上溢而吐血不止。

方以侧柏叶之清降，折其上逆之势；童便之咸降，引其下行；干姜、艾叶温守中阳，使脾能统血，气能摄血。以上是指调理功能而言。此四药又有止血作用，能够直接治疗出血主症。此方温中与清降并行，是清肝与温脾并举的配伍形式，就其所体现的治法而言，仍属温阳止血法范畴。

马粪用水化开，以布滤汁，澄清，名马通汁。《金匮要略》中用马通汁加水合煮三药，此处换成童便为佳。此药祛瘀、止血兼而有之，尤宜于跌打损伤及产后失血。

【临证应用】此方为最早的止血专方，临证亦可酌情加入阿胶、竹茹，增强止血作用，或体现清肝、温脾并行之法，加入人参、三七，尤合法度，不仅止血作用有所增强，也是益气摄血与温阳止血二法的合用。

【歌括】仲景留传柏叶汤，艾叶童便与干姜，吐血不止因中寒，温经止血效力强。

黄土汤 《金匮要略》

【药物组成】灶心黄土 30g，白术 10g，甘草 3g，干生地黄 15g，阿胶 12g，附子 10g，黄芩 12g。

【制剂用法】水煎，阿胶加水烊化用药汁冲服。

【方证病机】脾肾虚寒，不能统摄。

【体现治法】温阳健脾，益阴止血。

【适应证候】脾肾虚寒，统摄无权。症见大便下血，吐血，衄血，妇女血崩，血色暗淡，四肢不温，面色萎黄，舌淡苔白，脉沉细无力。

【方理剖析】脾主统血，气主摄血。若脾气虚寒失其统摄之权，则血从上溢而为吐血、衄血，下出而为便血、崩漏。此证兼见血色暗淡、面色萎黄、舌淡苔白、脉沉细无力等症，显然是因中焦虚寒，不能摄血所致。四肢不温，是少阴阳虚证象，所以也与肾阳虚损有关。

此方体现温阳健脾、益阴止血法则。灶心黄土既可温暖脾阳，恢复脾运，又能止血，治疗主症，生地黄、阿胶有补血止血作用，此三药同用，有较好的止血功效。然而，阳气虚寒而出血，如果只用止血药物塞流，不从澄本清源着手，虽日用止血药亦难奏效，唯有温阳健脾与止血同施，才能收到较好疗效。故用白术、甘草益气健脾，附子温助阳气，恢复阳气统摄之权，此三药虽然本身并无止血作用，却能收到止血效果。配伍一味苦寒的黄芩，历代医家多以诸药过于温燥，反佐本品以制诸药作解。若果如是，理中汤、甘草干姜汤亦能止血为何不用凉药反佐？可见本方配伍黄芩之意绝不在此，通过黄芩的清肝作用，调理肝的藏血功能，才是使用黄芩的本意。此方证的出血机制，诚然是以脾肾阳虚不能统摄为其主要原因，但是肝不藏血的机制亦同时存在。故于温阳止血方中配伍黄芩、生地黄兼顾到肝，体现了以温阳摄血为主，清肝止血为辅的配伍形式，有相反相成之妙。这种配方法度，很有临床意义。若无灶心黄土，可用炮姜、三七代之。

【临证应用】《金匮要略》谓"下血，先便后血，此远血也，黄土汤主之"。本方原为便血而设，审属阳虚不能统摄，其他部位出血亦可应用。

【歌括】温阳摄血黄土汤，术草胶附与地黄，更加黄芩成反佐，阳虚失血此堪尝。

断红丸（《严氏济生方》）

【药物组成】侧柏叶（微炒黄）、川续断（酒浸）、鹿茸（燎去毛，醋煮）、制附子、黄芪、阿胶（蛤粉炒）、当归（酒浸）各30g，白矾（枯）15g。

【制剂用法】为细末，醋煮米糊为丸，如梧桐子大，每服10g，空心食前服，用米饮送下。

【方证病机】失血日久，阴阳两虚。

【体现治法】温补下元，收敛止血。

【适应证候】肾阳虚损。症见肠风，痔疾，下血不止或所下太多，面色萎黄，日渐消瘦。

【方理剖析】肠道、痔疮出血是本方主症；肾阳虚损是此证病机；下血不止或所下太多是导致阳虚的原因。下血不止，阴损及阳，途穷归肾，于是面色萎黄，日渐消瘦。

下血，法宜止血，故用侧柏叶、阿胶、白矾、续断收敛止血，断红塞流。失血导致血虚，法当补血，阿胶、当归即为补血而设。阴损及阳，又宜壮其阳气，鹿茸为补肾壮阳第一要药，得擅于温阳的附子相助，可以培补下元，生发阳气。已生之阳恐防散失，故用黄芪固之；下血是因阳气下陷，故用黄芪举之。八药同用，能奏温补下元、收敛止血功效。

此方与其他温阳止血方的机制恰好相反，其他方是因阳气虚损，阴失阳护而血溢脉外，虚损是因，出血是果，此方证是因下血不止而后导致阴阳两虚，下血是因，虚损是果。由此可知，既可因虚损导致出血，亦可因出血导致虚损，明白这一互为因果关系，有助于解释一切补虚止血之方。

【临证应用】此方本为肠风、痔血而设，其他出血致虚证候，亦可投此。

【歌括】断红丸本出济生，侧柏阿胶白矾群，续断归芪茸附配，阳虚失血此方寻。

温经摄血汤 (《中医妇科治疗学》)

【药物组成】人参 10g，白术 10g，炮姜（炒炭）10g，炙甘草 3g，吴茱萸 3g，焦艾叶 10g。

【制剂用法】水煎服。

【方证病机】中焦虚寒，不能统血。

【体现治法】温经摄血。

【适应证候】脾阳虚弱。症见暴崩或漏下，色淡清稀如水，少腹胀痛，自觉有冷感，喜热熨，食少便溏，舌淡苔白，脉虚迟。

【方理剖析】暴崩或漏下是本方主症。兼见色淡清稀如水，自觉有冷感，当属中焦虚寒，不能统摄血液机制。少腹胀痛为兼肝郁之证象。综上，此证病位虽在肾系，出血原因却应责之肝脾。

病属中焦虚寒，不能统摄血液，故用理中汤温中补虚、益气摄血；炮姜炭、焦艾叶温经止血，共奏温经摄血功效。然肝为藏血之脏，职司疏泄，经血暴下，亦与肝的疏泄失调有关，故佐少量吴茱萸以条达肝气，使肝气不郁，疏泄复其常度。若血多则加乌贼骨，则本方不仅温经摄血，亦有固涩止血的作用。漏下加活血祛瘀的延胡索炭，即胶艾汤用川芎的意思，此致病之因，当是曾经半产，留有瘀血，否则不可妄投。

【临证应用】中焦虚寒而兼肝郁者，可以使用。

【加减化裁】血多者，加乌贼骨 10g；漏下者，加延胡索炭 6g。

【歌括】温经摄血用理中，参术姜草四般同，茱萸调肝艾止血，阳虚崩漏此方谋。

参芪救逆汤 (《妇科治疗学》)

【药物组成】人参 15g，黄芪 24g，炙甘草 9g，黑附片 24g，龙骨 24g，浮小麦 24g。

【制剂用法】水煎，温服。

【方证病机】气虚血脱。

【体现治法】回阳救逆，益气摄血。

【适应证候】骤然下血，或淋漓不断，血色淡红，两目昏暗，甚至不省人事，汗出肢冷，脉微细欲绝。

【方理剖析】崩漏兼见汗出脉虚，是气虚不能摄血之证象。肢冷脉微，是气随血脱，阳气衰微之征。

病至于此，急宜益气摄血，回阳救逆，庶可免于一死。方用人参补下焦元气，《本草正》盛赞人参"气虚血虚俱能补，阳气虚竭者，此能回之于无何有之乡；阴血崩溢者，此能障之于已决裂之后"，既可益气救脱，救人危亡，又可益气摄血，制止出血。阳气已微，单用人参恐难建功，伍用大温之品，始见其效。附子性热，《神农本草经读》誉为"回阳救逆第一品药"，人参、附子同用，益气固脱与回阳救逆之法备矣！汗出是气虚不能固阴，阴津外泄证象，配伍益气实卫的黄芪，收涩的龙骨，敛汗的浮小麦，以固几微阳气，是开源节流，双管齐下之法。龙骨收涩止血，又有标本兼顾之意，配甘草协助人参、黄芪益气，虽然无关紧要，亦有可取之处。此方是益气摄血与温阳止血两法合用的配伍形式。

【临证应用】适用于失血危证，浮小麦无足轻重，可以不用。

【歌括】参芪救逆出妇科，附草龙骨浮麦和，气随血脱诚危急，回阳固脱莫蹉跎。

------------------------------ 小　结 ------------------------------

温阳摄血法共选5方，各有所主。柏叶汤治吐血，黄土汤治便血，断红丸治肠风、痔血，以上三方治胃肠出血。温经摄血汤、参芪救逆汤二方，为子宫出血而设。就其方剂结构分析，柏叶汤与黄土汤是以温阳为主，佐以寒凉，照顾到了脾不统血与肝不藏血两种出血病机。断红丸由止血、滋阴、补阳三组药物构成，是针对出血致虚机制施治，展示了标本兼顾的配伍形式。温经摄血汤由温中、益气、疏肝、止血四类药物组成，前三类药物是针对病机施治，后一类药物是针对出血主症施治。参芪救逆汤则从温阳、益气、固脱着手，不用止血药而止血之功可建。这是五方不同处。五方只能治疗消化、生殖两系出血。若肺出血，可用理中丸或甘草干姜汤；汗孔出血，可用黄芪建中汤，盖血汗污衣是因大喜伤心，喜则气散，血随气行，故从汗孔而出，用黄芪建中汤调和营卫，固护营阴，庶可见效。结合其他章节选方，才可照顾各部出血。

第五节　收敛止血法

收敛止血是针对脉络破损拟定的治法，是修复组织结构的一种治疗措施。

肝主身之筋膜，全身经隧都以筋膜为基墙构成，筋膜是一个内联脏腑、外络体表的网络系统，是供气、血、津、精运行出入的通道。血管属于网络系统中的重要组成部分，专供血液环流。血溢脉外除应首先考虑血液自身发生病变和脉外的阳气不能固护以外，亦应考虑脉络破损这一因素。若出血日久，用一般止血法无效，即当选用龙骨、牡蛎、白及、明矾、乌梅、乌贼骨等收涩药为主，组合成方，补其破损，促使愈合，此即收敛止血法。如补络补管汤、溃疡丸、乌及散等即体现这一治法。

本法常与其他止血方法配合使用，如清热止血法、益气摄血法、温阳止血法，均常配伍收敛止血、敛肝潜阳药物，增强止血疗效。治疗肺胃出血及子宫出血诸方，尤为常用。

本法与固涩法同属塞的治则，专为气、血、津、精不固而设。将本法移入本章，可使止血治法一目了然，便于临证检索。它与其他固涩法有相同处，也有相异处，此为血管破损而施，其他固涩法则为五脏经隧松弛而设，可以合参。

补络补管汤 （《医学衷中参西录》）

【药物组成】生龙骨 30g，生牡蛎 30g，山茱萸肉 30g，三七 6g。

【制剂用法】前三味用水煎，三七粉用药汁送服。服后若血仍不止，可加代赭石细末18g 与上药同煎。

【方证病机】肺胃络破，久病体虚。

【体现治法】收涩止血，固本培元。

【适应证候】久病体虚。症见反复咳血，干咳短气，痰中带血，形体消瘦，腰膝酸软，舌质淡白，脉象沉细无力。亦治吐血。

【方理剖析】咳血为本方主症，是因久咳不止，肺中络破所致；其余症状都是久病虚弱证象。

此证寒热证象并不明显，加之久病体虚，温、清均非所宜，投以收敛止血及补虚扶正之品，差堪对证。方中龙骨有固涩、镇静两大作用，凡阴不制阳产生的惊悸、狂痫、谵妄，阳不固阴产生的自汗、久泻、便数、溺血、崩漏、泄精、白浊等症，均可投此。观其所治，不是阴精外泄，就是阳气外浮。深究阴不制阳和阳不固阴的病变本质，实与经隧紧张、松弛、破损有关。龙骨质重可以镇静潜阳，性涩可以收敛固涩，经隧紧张可使平静，经隧松弛可使正常，经隧破损可使完好，与功效相似的牡蛎同用，可以修补管络破损，方名补络补管，殆指此两药而言。三七止血活血，止血而不留瘀，与龙骨、牡蛎合用，能奏收敛止血功效。久病体虚，于法当补，配补肝肾、涩精气、壮元气、固虚脱的山茱萸，有振衰起废，培元固本之功，反映了标本同治的配方法度。

【临证应用】审其体虚又确无外邪导致的反复咳血，才可投此。吐血确属正虚，亦可投此。

【歌括】补络补管用牡龙，止血化瘀三七从，正气不足须补益，山茱萸可建奇功。

溃疡丸（天津市南开医院方）

【药物组成】花蕊石 9g，龙骨 9g，牡蛎 9g，白及 9g，地榆炭 9g，乌贼骨 15g。

【制剂用法】共研细末，炼蜜为丸，每丸重 10g，每日 3 次，每次 1 丸。

【方证病机】溃疡出血。

【体现治法】收敛止血。

【适应证候】胃及十二指肠溃疡出血。

【方理剖析】溃疡病以上腹部疼痛为主症，有长期疼痛病史以及周期性发作和节律性疼痛等特点的患者，即可考虑为溃疡病，若兼见黑色粪便，甚至呕血者，即可诊断为溃疡出血。溃疡出血，有寒、热、虚、实之分，此方适用于略微偏热的证型。

此方体现收敛止血法。方中白及的止血作用较强而性最胶黏，乌贼骨、龙骨、牡蛎、花蕊石等研末与白及合用，可借白及的胶质直接黏着于溃疡表面，发挥良好的收敛止血作用。再配清肝止血的地榆炭，平肝固涩的龙骨、牡蛎，亦有调理肝脏疏泄之意。

《本草纲目》谓："花蕊石，其功专于止血，能使血化为水。"若证确有此效，则可用于瘀阻脑络的半身不遂及肝硬化等病，扩大此药应用范围，而不局限于止血一端。

【临证应用】胃及十二指肠出血者，可用此方。

【歌括】新方谱就溃疡丸，乌及龙牡蕊榆研，溃疡出血宜急治，收敛止血病可蠲。

止血散 (《中医治法与方剂》)

【药物组成】花蕊石（烧、醋淬）30g，阿胶珠30g，大蓟18g，小蓟18g，侧柏叶炭9g，焦栀子15g，牡蛎24g，龙骨24g，代赭石24g。

【制剂用法】上药研成细末，每日2次，每次3~6g，温开水送服。

【方证病机】肝火犯胃，胃络破损。

【体现治法】清热止血，固涩敛肝。

【适应证候】肝火犯胃，吐血，血色乌红，或夹饮食残渣，血量多，舌红，脉数。

【方理剖析】吐血是本方主症；肝火犯胃，是此证病机；血色乌红或夹饮食残渣，舌红，脉数，是肝火犯胃的辨证依据。肺胃出血都可呈为吐血，肺出血色呈鲜红，多夹痰涎；胃出血色呈乌红，多夹食物残渣。本证从血色乌红或夹饮食残渣可知是胃出血。出血部位虽然在胃，其机制则属肝火犯胃。何以知之，从舌红、脉数等症知之。

血因热而妄行，说明出血仅是现象，血热才是导致出血的根源。故治疗热盛出血的证候，宜清热与止血并举。清热的目的在于澄本清源，消除出血之因；止血的目的在于治疗主症，制止继续出血。本方花蕊石、阿胶珠、侧柏叶炭、大蓟、小蓟均有良好的止血作用；大蓟、小蓟又是清热凉血药，与焦栀子配伍，能奏清热止血功效；配龙骨、牡蛎、代赭石以敛汗潜阳，使肝能藏血，则止血功效更为显著，龙骨、牡蛎的固涩作用能补脉络的破损，又有助于止血。所以本方体现以止血为主，收敛为辅，清热为佐的结构。

【临证应用】本方可用于溃疡出血之偏于热者。

【歌括】止血散用二蓟栀，龙牡代赭花蕊施，侧柏阿胶同止血，胃部出血可服之。

香梅丸 (《严氏济生方》)

【药物组成】乌梅（同核烧灰存性）、香白芷（不见火）、百药煎（烧灰存性）各等份。

【制剂用法】上药为末，米糊为丸，如梧桐子大，每服6~10g，空心，米饮送下。

【方证病机】肠风下血。

【体现治法】收敛止血，疏泄风邪。

【适应证候】肠风、脏毒。

【方理剖析】《严氏济生方》谓："夫肠风脏毒下血者，皆由饱食过度，房室劳损，坐卧当风，恣餐生冷，或啖炙煿，或饮酒过度，或营卫气虚，风邪冷气，进袭脏腑……血渗肠间，故大便下血。血清而色鲜者，肠风也；浊而色暗者，脏毒也。"此证是因风冷进袭脏腑使然。

此方用乌梅之酸以收敛止血，百药煎即五倍子同茶叶等经发酵制成，《医学入门》谓百药煎能"疗肠风下血"，亦是收敛止血药，此二药专为便血而设。下血是因风冷内侵脏腑，以致血渗肠间，故配辛温的白芷祛风散邪。诸药合而用之，可奏疏风止血功效。

【临证应用】肠风、脏毒都可应用。脏毒多因血夹湿浊下注，白芷亦能燥湿，故脏毒亦可使用本方。

【歌括】香梅丸用百药煎，白芷乌梅三味丸，肠风脏毒因风冷，疏风收敛病可痊。

---------- 小　结 ----------

收敛止血法共选4方。补络补管汤治肺中络破导致的咳血，溃疡丸、止血散二方治胃络破损导致的吐血，香梅丸则治肠风脏毒。四方虽然都用收敛固涩药物，却因具体病机不同，用药亦有差异。补络补管汤用龙骨、牡蛎固涩，三七止血，因久病本虚，故配山茱萸肉补精气以疗虚损。溃疡丸集固涩止血药之大成，除用龙骨、牡蛎以外，更有白及、乌贼骨，其余诸药亦为止血要药，成为固涩止血的典型方剂。止血散则由清热、止血、固涩三类药组成，固涩并非主要作用，选入本法，以示收敛止血可与其他止血法合用。香梅丸别具一格，通过敛肝以调理肝的疏泄功能，是其特点。

第十三章　祛湿法

祛湿法是针对水湿壅滞拟定的治疗大法。

以《素问·至真要大论篇》中"湿淫于内，治以苦热，佐以酸淡，以苦燥之，以淡泄之"为立法依据，选用祛风、燥湿、芳化、淡渗药物为主，组合成方，用以调理功能，通调津液，祛除水湿。这类方可使滞留于表里的水湿从毛窍外出，或从二便下行，故统称为祛湿剂。其所体现的治法，正是祛湿法。

水湿停滞属于津液病变。欲知津液为何凝结成为水湿，当先熟悉水液运行排泄的正常生理，才能知常达变。津液的运行排泄，有赖五脏的协同配合，即赖肺气的宣降，脾气的运化，肾阳的气化，心阳的温煦，肝气的疏调。水液从口摄入以后，下注胃肠，须经肠道吸收才能转输于他脏，肠道这一功能，称为脾主运化水湿。水液得脾的运输，上行归肺，经肺气的宣发，将水津敷布于体表以润泽皮毛，并由肺气的肃降，使水津从三焦下行归肾。由于肺有宣降水津作用，故称肺为水之上源。水液到达下焦，须借肾命阳气将水津蒸化为气，才能随三焦卫气升降出入，四布运行，濡润脏腑形骸，协调气血，并将废水下输膀胱，泻于体外。由于肾对水液输泄起着关键作用，故称肾为主水之脏。综上可知，水液的输泄需要五脏的协调配合。其中，肺、脾、肾三脏对水液的输泄至关紧要，故《素问·经脉别论篇》中说："饮入于胃，游溢精气，上输于脾，脾气散精，上归于肺，通调水道，下输膀胱，水精四布，五经并行，合于四时五脏阴阳，揆度以为常也。"通调水道一语，除指肺的宣降作用以外，还包涵肝的疏调作用在内。水气运行，须以少阳三焦为通路。三焦包括膜原和腠理两个部分。膜原遍布全身，是联系脏腑形骸的组织；膜原内外的间隙，即是腠理，是津液升降出入的通道。故《素问·灵兰秘典论篇》说："三焦者，决渎之官，水道出焉。"

致病原因：水湿为患，有内、外两因。外因常因居处潮湿，或淋雨涉水，或汗出当风，或气候多雨，空气潮湿，致使患者不能正常排泄汗液，湿滞体表而成痹痛。内因常由多种原因，导致脏腑功能失常，水液运行障碍所致。由于水分占人体重量十分之六七，津液流通受阻，即可变生痰、饮、水、湿，所以脏腑功能失调，是水湿为患的根本原因。

病变部位：水液运行代谢虽与五脏有关，却以肺、脾、肾三大系统为病变中心。一般来说，外邪相侵，常常引起肺气宣降失常，津凝不布，或由少阳三焦内归胃肠而呈中焦湿滞，升降失常，或由尿道内侵肾脏而见肾系病变。内伤生冷，多见脾胃运化失常；阳气虚衰，气化不及，则以肾为病变中心。临证之际，应当首先定位，施治才有重点，即使三脏同病，亦应有所侧重。

病变性质：凡因五脏功能障碍引起津液流通受阻，若按八纲辨证，都属实证范畴，即使是因五脏功能低下导致津液壅滞，亦非单纯属虚，也是本虚标实。若按气血津液辨证，则属不通机制。明确病变性质，施治时自然胸有成竹。

基本病理：无论内伤、外感，其基本病理均属津液凝结，运行不利。推求导致津液凝结、运行不利之机，则应归咎于肺气宣降失常，脾胃运化失职，肾的气化不及，肝的疏泄失调。有时是一脏为病，有时是两脏以上同病，影响少阳三焦水津升降出入，出现病态。由于少阳三焦外通肌表，内联脏腑，表里上下，无处不有，五脏六腑，无所不包，所以任何一脏功能失调引起的水湿壅滞，均可随三焦水道壅于全身内外任何部位，出现不同症状。领会少阳三焦是通联表里的组织，对于异病同治之理，也就不会茫然若失了。

治疗原则：《素问·汤液醪醴论篇》中"去苑陈莝，开鬼门，洁净府"为治疗水湿提出了发汗、利尿、逐水三大治法。此三法根据水停部位为水湿寻求出路，有因势利导，就近祛邪之功。水停肌表，可用开泄腠理之品，令水从毛窍外出；水停下体，可用渗利药物，令水从前阴下行；水停胸腹，可用峻泻逐水之品，令水从肠道而泻。继后，《金匮要略》中又提出了"诸有水者，腰以下肿，当利小便；腰以上肿，当发汗乃愈"。历代医家遵循轩、岐、仲景古训，发汗、利水遂为治水两大法门。治湿多以调理功能为主，兼渗其湿。调理功能，在于杜绝水湿停积；利水渗湿，在于祛除已停水湿。上焦之湿，治宜辛开、苦降，复肺气宣降之权；中焦之湿，治宜燥湿、芳化，复脾胃运化之功；下焦之湿，治宜温化、淡渗，复肾系气化之常。总之，水湿阻滞，贵在通调，通是治疗总则。

治法分类：水湿停滞，因其病位及病性不同，反映了不同的病机，针对病机施治，也就产生了不同的治法。外感风湿，湿滞体表，当除湿宣痹，逐邪出表；病在上焦，肺失宣降，当开源导流，宣通水道；病在中焦，寒湿困脾，当运脾除湿，振奋中阳；湿邪郁结，阻于三焦，宜清热除湿，分消其势；脾运不健，水邪泛滥，宜实脾利水，补泻同施；病在下焦，肾虚水泛，当温阳利水，恢复气化之常，利已停之水；外邪相侵，湿热成淋，当泻火通淋，消除致病之因，通调下焦水道；水停三焦，胸腹积水，本虚标实，宜峻泻逐水，先攻其实，再善其后。上述八法，隶属治疗原则与治疗大法之下，是治法中的第三层次。

配伍规律：前已言之，不同的病变当用不同的治法，每一治法都体现一种配方法度。本章根据不同病机分为八法，也就展示了八种配伍模式。概括来讲，治肺宜以辛开、苦降为主，治脾宜以燥湿、芳化为主，治肾宜以温化、渗利为主。由于少阳三焦是津气共同运行的通道，津凝成为水湿，必然影响气的运行出入，所以本类方多配宣肺、醒脾、疏肝药物，即"气行则水行，气化则湿化"之意。由于水湿停滞与肝的疏调有关，所以有些方又用柔肝缓急之品，调理肝的疏泄，但湿热者不宜使用甘药，以防壅中。

注意事项：本类方以祛湿为目的，是为津凝而设，若系阴伤则不宜投此，若系阴虚夹湿，则宜滋阴与利湿同施，体现矛盾的对立统一，不能单独利湿。

第一节　除湿宣痹法

除湿宣痹法是根据风寒湿痹病机拟定的治法。

风寒湿痹，是以肢体烦疼或麻木不仁为主症。其致病原因与风、寒、湿三气客于体表有关，三气杂至，侵犯肢体，腠理凝闭，筋脉挛急，气血运行障碍，津液流通受阻，遂见肢体疼痛。《素问·痹论篇》中谓："风寒湿三气杂至，合而为痹。"即指此。三种致病因素必有所偏，随其所偏，证象也就稍有差异，如"其风气胜者为行痹，寒气胜者为痛痹，湿气胜者为着痹"。行痹是风邪闭于经络为主，以游走疼痛为特征；痛痹是寒凝为主，以疼痛较剧为特征；着痹是津凝成湿为主，以重着为特征。这些特征不仅反映了病因必有所偏，也反映了不同的病变部位。行痹以病在腠理为主，痛痹以病在筋脉为主，着痹以病在肌肉为主。《素问·痹论篇》将此分为皮、肉、脉、筋、骨五痹以反映病位层次浅深，颇有指导意义。治痹之方常由以下几类药物组成。一是祛风药：如羌活、独活、防风、细辛、白芷之类，这类药物在于祛邪出表，即风能胜湿之意。二是行气药：由于祛风药多具辛温行气作用，所以多数方剂未配专门行气之品，偶选陈皮、厚朴、紫苏等药，取气化则湿化之意。三是活血药：如桂枝、当归、川芎、赤芍、牛膝、姜黄之类，配伍此类药可以畅旺血行，取"治风先治血，血行风自灭"之意。四是燥湿行津药：如苍术、白术、乌头、半夏、防己、茯苓之流，这类药专为祛湿之用。五是舒缓筋脉药：如木瓜、白芍、甘草、大枣，此为筋脉挛急而设。六是温阳散寒药：如干姜、附子、肉桂、吴茱萸，配伍此类药在于消除病因，宣通气血，温化水湿。七是清热药：如秦艽、黄芩、黄连、黄柏，这类药是针对气郁化热的热痹而设。所列七类药物照顾到了气、血、津、筋各个方面，反映了皮、肉、脉、筋、骨同治的配伍特点，但应根据病性的寒热、病情的偏胜，决定以某一类药为主，再适当配伍其他药物。

常见的配伍形式有以下几种。①祛风宣痹：以祛风药为主，配伍行气、活血、除湿药物而成，适用于风邪偏盛，游走疼痛的行痹。代表方如防风汤、蠲痹汤、开结舒经汤、鸡鸣散等。②散寒宣痹：以温阳散寒药为主，配伍舒缓筋脉、活血行津药物而成，适用于寒邪偏盛，疼痛较剧的痛痹。代表方如乌附麻辛桂姜汤、薏苡仁汤等。③除湿宣痹：以燥湿行津药为主，配伍调气活血药物而成，适用于湿邪偏盛，重着而痛的着痹。代表方如茯苓白术汤、加味防己黄芪汤等。④清热宣痹：以清热、除湿药为主，配伍祛风活络药物而成，适用于气郁化热的热痹。代表方如加减木防己汤、中焦宣痹汤、当归拈痛汤。⑤补虚宣痹：以祛风除湿药为主，配伍补气血、滋肝肾的药物而成，适用于本虚标实的证型。代表方如独活寄生汤、三气汤等。

防风汤 (《严氏济生方》)

【药物组成】防风60g，独活、秦艽、当归、赤芍、赤茯苓、黄芩各30g，桂心（不见火）、杏仁、炙甘草各15g。

【制剂用法】上药为粗末，每服12g，加姜5片，水煎，去渣，温服，不拘时候。

【方证病机】风湿痹阻经络。

【体现治法】祛风通络，散寒除湿。

【适应证候】血痹、皮肤不仁。

【方理剖析】《严氏济生方》谓："血痹，阴邪入于血经故也。"严用和此说，是宗《素问·痹论篇》而来。所谓血痹，系以皮肤不仁、顽麻而不疼痛为特征，即《素问·痹论篇》所说："病久入深，荣卫之行涩，经络时疏，故不通，皮肤不营，故不仁。"若系风痹，则顽麻与疼痛兼而有之。

此方体现祛风通络，散寒除湿之法。方用独活、防风祛风散寒，达邪出表，使邪从表入者，仍从表出。选用风药又有风能胜湿之意。杏仁宣肺利气，茯苓利水渗湿，配独活、防风、秦艽祛湿于外，导湿于下，共奏开源导流之功。邪滞其血，皮肤失荣而麻木不仁，治宜温通血脉，故用肉桂、当归、赤芍温而通之。生姜、甘草调理脾胃，健运中阳。反佐苦寒的黄芩，一则风为阳邪，再则诸药均偏于温，恐其化热，故以此药为监军，使无伤阴弊病。诸药合用，使风寒外散，湿邪下行，气血畅通，营卫和调，麻木不仁可以渐差。

《圣济总录》中的防风汤有麻黄、葛根而无独活、赤芍，"治行痹，行走无定"。方用麻黄宣肺气以开毛窍，葛根解肌以通腠理，用治行痹，可谓合拍。防风汤去走表的麻黄、葛根，加祛风通络的独活，并增赤芍以行血分之痹，用治病久入深、血行涩滞的皮肤不仁，较为对症。由于此两方有偏表、偏里差异，所以用药各有侧重，学者若能明辨，将会加深理解组方选药之理。

【临证应用】以湿滞体表，血痹不仁为用方指征。

【歌括】防风汤内独秦艽，杏苓归桂赤芍僚，芩草加姜同煎服，血痹不仁此能疗。

开结舒经汤 （《古今医鉴》）

【药物组成】紫苏、陈皮、香附（醋炒）、乌药、苍术（米泔水浸 3 日，炒）、羌活、制天南星、制半夏、川芎、当归各 3g，桂枝、甘草各 1.5g。

【制剂用法】加姜 3 片，水煎，入竹沥、姜汁各半盏服。

【方证病机】气郁、血滞、津凝、痰阻。

【体现治法】行气活血，燥湿祛痰。

【适应证候】七情六郁，气滞经络。症见手足麻痹。

【方理剖析】手足麻痹是本方主症，分析麻痹原因，与痰湿滞留经络，阻碍营卫运行有关。多因外感六淫之邪，内伤七情之变，影响气血津液运行不利，气郁、血滞、津凝、痰阻，痹阻经络，气血不能达于四末，于是手足麻痹。前人所谓气虚则麻，血虚则木，是指气血虚损不能达于四末而言，此证因痰湿窒塞，恰好与之相反，虽然虚实异趣而理致相同。

痰湿窒塞经络导致气血运行不利，法当燥湿行痰，宣通气血。方中羌活祛风胜湿，紫苏、陈皮芳香化湿，苍术、半夏、天南星燥湿祛痰，姜汁、竹沥化痰通络，合而用之，宣通肌腠湿浊力量甚强。已滞的气血宜通，故用紫苏宣肺气，陈皮利脾气，香附、乌药疏肝气，三焦之气齐通，则卫行无阻。复用桂枝、当归、川芎、甘草温通血脉，血脉一通，则营行无碍。俾湿浊去则营卫通，营卫通则麻木愈。

此方结构展示了行气、活血、除湿、祛痰四法合用的配伍形式，但以除湿祛痰为主，行气活血为辅。从除湿祛痰来看，又展示了祛风胜湿、辛温燥湿、芳香化湿、化痰通络四种结构，提示学者不要局限于只用某类药物组方，若把病理简单化，组方单一化，将不能应付复杂的病变。

【临证应用】此方以手足麻痹为主症，当与气虚麻木鉴别。因虚致麻，当兼少气懒言、舌淡、脉弱；此证因湿致麻，当兼身重困倦、苔腻、脉濡。

【歌括】开结舒经羌紫陈，香乌苍夏制南星，桂草芎归姜竹沥，手足麻痹此方寻。

蠲痹汤 （《杨氏家藏方》）

【药物组成】羌活、防风、姜黄、赤芍、当归（酒浸一宿）、黄芪各45g，甘草15g。

【制剂用法】上药为粗散，每次服15g，水2盏，生姜5片，同煎至1盏，去渣温服。不拘时候。

【方证病机】湿痹经络，血凝气滞。

【体现治法】祛风胜湿，活血通络。

【适应证候】风湿相搏。症见身体烦疼，项臂痛重，举动艰难，以及手足冷痹，腰腿沉重，筋脉无力。

【方理剖析】此证为风寒湿三气杂感而至，经络受病，病性偏寒，是湿痹经络，血郁气滞的致病机制。风寒湿三气客于肢体，津凝为湿，血运不利，筋脉受邪，挛急而见项臂疼重，或松弛而见手足无力。

治疗此证，法当祛风泄邪，活血通络。方用羌活、防风祛风胜湿，逐邪出表，宣通气机；当归、姜黄、赤芍活血通络，宣其痹阻。姜黄尤擅治疗肩臂疼痛，令血行畅则经络通，经络通则疼痛解，方名蠲痹，实为消除闭塞之意。佐黄芪、甘草益气固表，预防风去复来，实于散风之中寓有御风之意。其中甘草又可缓急止痛，不可不知。

《魏氏家藏方》蠲痹汤，治气弱当风饮啜，风邪客于外，饮湿停于内，风湿内外相搏，体倦舌麻，甚则恶风多汗，头目昏眩，遍身不仁。于本方加白术、附子、薏苡仁。温阳散寒与除湿蠲痹之功更著。《严氏济生方》和《魏氏家藏方》蠲痹汤较本方少一味防风，祛风力量较弱。

【临证应用】本方以治项臂疼重、举动艰难为主，治下部腰腿沉重的效果不如《魏氏家藏方》蠲痹汤。

【歌括】蠲痹祛风有羌防，活血归芍与姜黄，芪草益气防再犯，臂痛艰难服之康。

鸡鸣散 （《朱氏集验方》）

【药物组成】槟榔20g，陈皮15g，桔梗9g，紫苏9g，生姜9g，吴茱萸6g，木瓜15g。

【制剂用法】为粗末，慢火煎，汤成去渣，置床头，凌晨4~5时冷服。

【方证病机】寒湿浸淫，津气痹阻。

【体现治法】疏畅三焦，宣化湿浊。

【适应证候】湿脚气。症见足胫肿痛，行动不便，或麻木无力，或挛急上冲，胸闷泛恶，舌淡，苔腻，脉缓。

【方理剖析】脚气以足胫肿痛无力、行动不便为特征。病从脚起，故名脚气。究其致病原因，多因地处卑洼，潮湿多雨，久坐久立，冷湿浸淫，初起不觉，久而受病，此为邪从下受，局部受邪，积渐而成。故陈无择在《三因极一病证方论》中谓："中风寒暑湿，得之轻而浅；脚气，得之渐而深。"其基本病理是津气壅滞而不流通，筋脉挛急而不柔和。

《外台秘要》谓："脚气者，壅疾也，唯宣通可以去壅滞。"湿凝气阻，聚于足胫而见肿痛，甚至上冲而见胸闷泛恶，法当疏畅三焦气机，宣化三焦湿浊，只有津气通调，肿痛才可渐消。气的运行，须借肺的宣降，脾的升降，肝的疏调。方用紫苏、桔梗宣通肺卫，调理上焦肺的宣降；紫苏、陈皮畅气醒脾，调理中焦脾胃升降；吴茱萸温肝解郁，调理下焦肝的疏泄；以擅长宣泄膜原的槟榔为三军主帅，破其滞气，待三焦功能正常，气机何愁不畅！三焦气机通畅，湿浊何愁不除！所用药物不仅能调气，也能行津。桔梗开肺气以通调水道，启上闸以开其水源；紫苏、生姜外走肌表，宣通毛窍，开湿浊外出之路；紫苏、陈皮芳化湿浊，生姜温胃散水，为恢复中焦运化而设；用槟榔直达病所，"治脚气壅毒，水气浮肿"，则湿浊得祛而津行无阻。再用木瓜、吴茱萸舒筋，解除筋脉挛急，共奏疏畅三焦、温化湿浊、舒缓筋脉功效。此证见于下部，当用降泄才能到达病所；此证自下而上，须防湿随气逆，所以药多降泄。

研究此方，要注意病机、治法、组方、选药四个环节。就病机而言：胫肿是津气壅滞与筋膜松弛或挛急的病理改变。其机制是久坐、久立湿地，冷湿积渐浸淫，三焦津气运行障碍，壅滞足胫，初则影响筋膜松弛无力，继则胀急而痛。就治法而言：此证仅见胫肿而施治却兼顾三焦，反映了疏畅气机、温化湿浊、柔和筋脉三者兼顾的治疗法则。就组方而言：此方疏畅气机照顾到了肺、脾、肝三脏，温化湿浊亦是三焦并调，充分注意到了肺、脾、肝对津气运行的影响以及肝主筋膜这一事实，构思可谓缜密。就选药而言：所选药物既可畅气，又可行津；既可缓解筋脉挛急，又可行气散寒，宣化湿浊，选药可称精当。

《外台秘要》所载疗苦脚气攻心极验方，较此方仅少一味桔梗，可见此方是宗《外台秘要》疗苦脚气攻心极验方加味而成。综观唐代、宋代治疗脚气诸方，紫苏、半夏、生姜、槟榔、吴茱萸、木瓜最为常用，其法不出下气、祛痰、行水、舒筋数端，偏寒者多配肉桂，偏热者多配牵牛、大黄，若能细微揣摩，思过半矣。

【临证应用】本方所治的寒湿脚气，以初起者效果较好。如系外感风寒湿邪而兼见恶风、自汗，可加桂枝、防风祛风胜湿。若偏于寒，可加肉桂、附子温阳散寒，除湿宣痹，并加茯苓、泽泻之属淡渗利湿，或加姜黄、苍术、薏苡仁、蚕沙、淫羊藿。

【歌括】鸡鸣散治脚气方，紫苏茱萸桔梗姜，瓜橘槟榔晨冷服，畅气行津效力强。

薏苡仁汤 (《明医指掌》)

【药物组成】当归30g，芍药（炒）30g，薏苡仁30g，麻黄30g，肉桂30g，炙甘草30g，苍术（米泔水浸，炒）30g。

【制剂用法】上锉，每服21g，生姜3片煎服。自汗者，减麻黄；热者，减肉桂。

【方证病机】寒湿痹阻。

【体现治法】温经通络，除湿宣痹。

【适应证候】寒湿痹痛，一身尽疼。

【方理剖析】一身尽疼是本方主症，病在体表。究其疼痛之机，则因寒湿痹阻，经脉拘急，津血凝涩所致。其机制是寒邪相侵，经脉受寒，收引拘急，遂见经脉挛急而痛，或津血受寒，津凝为湿，痹于肌肉、筋骨，血运不利，阻滞大经小络，遂见不通而痛。

体表受寒，营卫痹阻而生疼痛，法当温经通络，除湿宣痹。方用麻黄、肉桂逐寒邪，宣肺卫，通腠理，行津液，调营血；薏苡仁、苍术擅除肌肉之湿，助麻黄燥湿行津；当归温通血脉，助肉桂活血调营；芍药、甘草柔肝缓急，专解经脉挛急，令寒邪外出，营卫无阻，经脉和柔，疼痛可愈。

此方由仲景麻黄加术汤与麻杏苡甘汤二方加减而成，其实不应减去杏仁，若用杏仁宣降肺气，可助麻黄、肉桂开泄腠理，通调水道，治法更为严谨。当然此方也有优点，加入活血的当归、柔肝缓急的白芍，止痛效果较麻黄加术汤与麻杏苡甘汤均略胜一筹。

【临证应用】此方本为寒湿痹痛而设，但也可用于湿邪偏盛的着痹，因为方中麻黄既可发汗祛湿外出，又可利水导湿下行，苍术、薏苡仁一燥肌肉之湿，一渗腠理之湿，兼发汗、利水之长，用于湿痹，可谓合拍。使用时应注意以微汗为佳，不可如水淋漓，以免风邪虽去而湿邪仍留。

【歌括】薏苡仁汤用当归，麻桂芍草苍术随，寒湿痹络身疼痛，温经宣痹莫迟疑。

乌附麻辛桂姜汤（戴云波方）

【药物组成】制川乌 10~60g，制附子 10~60g，麻黄 10g，细辛 10g，桂枝 30g，干姜 10~30g，甘草 10~30g，蜂蜜 30~120g。

【制剂用法】制川乌、制附子先煮 1~4 小时，以不麻口为度，后下诸药再煮半小时，汤成去渣，分 3 次温服。可连服数剂。

【方证病机】痛痹、寒湿痹阻。

【体现治法】温经散寒，除湿宣痹。

【适应证候】肢体关节剧烈疼痛，屈伸时痛甚，痛有定处，自觉骨节寒凉，得温痛减，舌淡苔白，脉沉紧或弦紧。

【方理剖析】肢体关节剧烈疼痛是本方主症，病在体表，是血脉、筋骨齐病之象；自觉骨节寒凉、得温痛减、舌淡苔白、脉象紧弦，按八纲辨证，病性属寒，按气血津液辨证，属津凝为湿，流注关节现象。产生疼痛的机制则与寒湿凝结，血行不畅，筋脉挛急有关。

此证治宜温经散寒，除湿宣痹，令寒邪得散，阳气振奋，拘急的筋脉得舒，凝涩的津血流畅，其痛才可逐渐缓解。方用大辛大热的川乌、附子直入少阴深处温经散寒，开筋骨之痹；桂枝温通心阳以通脉痹；干姜温运脾阳以开肌痹；麻黄宣通肺卫以开皮痹；细辛搜剔深伏之寒，领邪外出，层层宣通，颇有阳和汤的制方意趣。全方是从皮、肉、脉、筋、骨五个层次构思的。若从宣通气血津液角度分析，则麻辛宣通气分之痹，桂枝温通血分之痹，乌头、附子温行津凝之痹，可使气、血、津、液一齐流通。用甘草、蜂蜜有两重意义，一缓筋脉拘急，二制川乌、附子毒性，川乌、附子虽烈，驾驭有术成有制之师，此之谓也。

学习和使用此方，应该注意两点：其一，躯体分皮、肉、脉、筋、骨五层，各与五脏相合，此证病在体表，涉及皮、肉、脉、筋、骨各个层次，用药不宜限于某经。其二，此方药量偏大，原方川乌、附子用量均在 60g 以上，虽经调整，在某些地区仍嫌过大，可据情况酌减。川乌、附子有毒，要煮至不麻口时才可服用。

【临证应用】此方治疗痛痹，疗效卓著，但因煎煮时间不够而中毒者亦不少，宜慎。头痛畏寒、腰痛者，为复感外寒，加羌活、防风、独活祛风胜湿，以解外寒；关节强硬，腰膝重着者，为寒湿闭阻，气血不能运行，加秦艽、姜黄、防己、海桐皮活血行津。

【歌括】乌附麻辛桂姜汤，甘草蜂蜜共煎尝，寒湿痹阻关节痛，温经宣痹庶能康。

茯苓白术汤（《仁斋直指方》）

【药物组成】炙甘草、炮姜、茯苓、白术、苍术（炒）、肉桂各等份。

【制剂用法】为粗散，每次 10g，水煎服。

【方证病机】脾不运湿，肾不化气。

【体现治法】温阳化气，运脾除湿。

【适应证候】身体重痛，舌淡苔白，脉象濡缓。

【方理剖析】身体重痛是本方主症，用气血津液辨证，是津凝为湿，滞于肌肉证象；脾主肌肉，按脏腑辨证，病位在脾；兼见舌淡、苔白、脉缓，以八纲辨证，病性属寒。综上，此证病机为中阳不运，湿滞肌肉。

中阳不运，湿滞肌肉，法当健脾除湿，振奋阳气。方用炙甘草、炮姜温中健脾，助中焦阳气。即肉桂温肾，釜底加薪，既助炮姜温健中阳，且合茯苓化气行水。白术长于健脾除湿，脾虚湿滞证用此最佳。苍术长于祛除表湿，外来之湿，亦可兼顾。六药同用，能奏温阳化气、健脾除湿功效。俾中焦健运，制水有权，肾阳振奋，气化恢复，则湿无再积之虞。

本方以治疗中焦为主，却配温肾助阳的肉桂，是何道理？因为，阳虚湿阻，不能认定只是脾阳不运，还应考虑肾的气化失常，即使纯属中焦阳虚，用此亦可体现釜底加薪之法。因为肾为阳气根本，肾阳一旺，五脏的阳气才能得其温煦而保持充盛状态。

【临证应用】身体重痛若无恶寒、发热表征，可以使用此方。

【歌括】直指茯苓白术汤，苍术甘草配炮姜，温阳化气须肉桂，身体重痛力能康。

加味防己黄芪汤（《医经会元》）

【药物组成】防己 9g，黄芪 12g，白术 9g，甘草 3g，苍术 3g，薏苡仁 5g，独活 3g，姜 3 片，红枣 1 枚。

【制剂用法】水煎服。

【方证病机】风湿相搏，客于肤表。

【体现治法】祛风除湿，健脾益气。

【适应证候】风湿相搏，客于肤表，四肢少力，关节烦疼。

【方理剖析】四肢少力、关节烦疼是本方主症；风湿相搏，客于肤表，是此证病机。多因感受风邪，影响津液流通，或因居处潮湿，影响汗液排泄，湿滞肌腠，筋受湿而弛纵，以致四肢少力；关节受湿而活动受限，以致烦疼。

治疗此证，当一边开泄腠理，利水渗湿，祛除已停之湿，一边健脾益气，调理功能，防止风邪再至，水湿再停。方中独活有祛风除湿功效，与擅除肌腠之湿的苍术协同开泄腠理，祛湿于外；防己擅行肌腠之湿，得淡渗利湿擅宣肌痹的薏苡仁相助，渗湿于下；白术健脾除湿，得调和营卫，和中健脾的生姜、大枣相助，复中焦健运，令湿不再停。风邪客表，不患无以驱之，而患无以御之，不畏风之不去，而畏风之复来。黄芪有益气固表作用，配入本方，是祛风之中寓有防止风邪再至之意。

此方展示了祛风胜湿法与利水渗湿法同用，祛邪与扶正同用，开表与固表同用这三种结构。既反映了开鬼门、洁净府的配伍形式，又反映了矛盾对立统一的组方形式。

【临证应用】可以用于风湿在表的四肢烦疼，亦可用治水肿。

【歌括】加味防己黄芪汤，二术苡甘独活匡，姜枣同煎微温服，风湿相搏此堪尝。

独活寄生汤（《备急千金要方》）

【药物组成】独活15g，防风9g，细辛6g，秦艽10g，桑寄生24g，杜仲15g，牛膝15g，桂心9g，当归9g，川芎9g，芍药30g，干生地黄18g，人参、茯苓各12g，甘草6g。

【制剂用法】水煎服。

【方证病机】营卫不足，肝肾虚损，风湿痹着。

【体现治法】补虚宣痹。

【适应证候】肝肾两虚，风寒湿痹。症见腰膝重痛，腿足无力，畏寒喜热，苔白，脉迟。

【方理剖析】腰为肾之府，膝为筋之府，腰膝重痛，病在肝肾；畏寒喜热、苔白脉迟提示病性属寒；重痛无力则是湿滞之象。综观此证，是因营卫空虚，肝肾不足，风寒湿邪乘虚侵袭，滞留腰膝所致。

《素问·阴阳应象大论篇》说："地之湿气，感则害皮肉筋脉。"风寒湿三气侵犯躯体，其病理改变并不限于体表某一组织结构，而是皮、肉、筋、脉同病，施治必须全面考虑，不可顾此失彼。所以此证宜用祛风散寒药物开表泄邪，消除致病原因；用除湿活血药物流通津血，宣其痹着；用柔肝缓急药物舒缓筋脉，解其挛急，疼痛才会逐渐消失。本方用独活、细辛、防风、秦艽、桂心祛风散寒除湿；茯苓淡渗利湿；桂心、川芎、当归温通血脉；白芍、甘草柔肝缓急，对于风寒湿三气合而成痹之证，能收宣痹止痛功效。这一组药在于祛风泄邪，流通津血，舒缓筋脉，兼顾了病因、病位、病性三个方面，体现了通的治疗原则。然而，风寒湿邪之所以能够痹着于腰膝，是由于营卫空疏，肝肾不足，病邪才会乘虚而入。故用桑寄生、牛膝、杜仲补肝肾，强筋骨；人参、甘草补气实卫；当归、生地黄养血调营，共奏补肝肾、益气血之功效，亦有防止外邪复侵之意。两组药物合用，标本兼顾，用治上述证候颇为适宜。

痹证的特点是痛，是什么原因引起疼痛？是风、寒、湿邪留滞人体，影响气、血、津、液运行不利。故治疗痹证，不仅要考虑祛风、散寒、除湿以祛外来之邪，还应注意使用活血之品，使血脉畅通。本方既有祛风散寒的独活、防风、细辛，又有温通血脉的桂心、当归、川芎、牛膝，使风寒湿邪俱去，血脉畅通无阻，其痛自可逐渐痊愈。此即"治风先治血，血行风自灭"的道理。

白芍、甘草有缓急止痛作用。若坐骨神经痛是因风寒湿邪留滞而致，用本方治疗时，可重用此二味，增强缓解挛急作用。并适当加入附片、干姜、乳香、没药之类，增强温经活血力量。

学习此方应该注意以下两点：第一，此方结构展示了祛风散寒、除湿通络、柔和筋脉、益气实卫、养血调营、强筋壮骨合用的配伍形式，照顾到了邪正两个方面。在祛邪方面，不仅考虑了风寒湿三气应该祛除出表，也考虑了组织结构（筋脉）的挛急、基础物质（津血）的壅滞。在扶正方面，不仅考虑了营卫不足，风寒湿三气才得乘虚而入，也考虑了肝肾亏损，风寒湿三气才得以留着两经所属部位。方用人参、茯苓、甘草益气，实其皮肉；当归、生地黄养血，充其血脉；白芍、甘草、牛膝、杜仲兼顾肝肾，柔和筋脉，强壮筋骨。用药兼顾了皮、肉、脉、筋、骨五个层次，结构较为严密。第二，此方配伍的理论依据源于《素问·痹论篇》。《素问·痹论篇》提出"风寒湿三气杂至，合而为痹"，本方即配祛风散寒除湿之品；《素问·痹论篇》提出"在于脉，则血凝而不流"，本方即配温通血脉药物；《素问·痹论篇》提出"在于筋则屈不伸……凡痹之类，逢寒则虫"，本方即配柔肝缓急之品；《素问·痹论篇》分皮、肉、脉、筋、骨五痹，本方即配通调皮、肉、脉、筋、骨五类药物，所以本方是据轩岐之理配伍而成的。

【临证应用】（1）此方以治腰膝冷痛见长，兼见舌淡、苔白、脉迟者，即可使用本方。寒盛者，加生姜、附片；湿盛者，加苍术、防己。

（2）《三因极一病证方论》谓本方最治历节风。

（3）小儿麻痹症瘫痪期，加木通或通草；脾虚者，加白术；肌肉萎缩者，本方与补阳还五汤合用；顽固者，加麝香。

【歌括】独活寄生艽防辛，芎归地芍配桂苓，杜仲牛膝人参草，冷风顽痹此方寻。

三气饮（《景岳全书》）

【药物组成】当归、枸杞子、杜仲各6g，熟地黄9~15g，牛膝、茯苓、芍药（酒炒）、肉桂、北细辛（或代以独活）、白芷、炙甘草各3g，附子3~6g。

【制剂用法】加姜3片，水煎服。亦可浸酒，每500g药可用酒1000~1500g，浸十余日，徐徐服之。

【方证病机】血气亏损，三气内侵。

【体现治法】补虚宣痹。

【适应证候】痛痹。血气亏损，风寒湿三气乘虚内侵筋骨，历节痹痛之极，以及痢后鹤膝风痛等。

【方理剖析】张景岳云："风痹之证，大抵因虚者多，因寒者多。唯血气不充，故风寒得以入之；唯阴邪留滞，故经脉为之不利，此痛痹之大端也。"张景岳此论不仅说理精辟，亦指出制方应从虚、寒、滞三个方面思考。

血气先亏而后风寒得以乘虚深入，风寒深入而后筋脉拘急，津血痹阻而痛，法当补虚治本，祛邪治标，标本兼顾，于证始惬。方用熟地黄、当归、枸杞子、杜仲、牛膝填精补髓，养血和肝；人参、白术补气健脾；桂枝、附子温肾助阳。此证得祛风散寒的细辛、白芷为伍，能散凝结之寒；得活血的当归、牛膝为伍，能通凝涩之血；得淡渗利水的茯苓为助，能化气行津；得柔肝缓急的芍药、甘草相配，能缓筋脉拘急，共奏补虚宣痹功效。此方补中寓温，温中寓通，虽然所用除湿药物不多，疗效却较确切，故张景岳谓："治痹之法，唯此为最。"

【临证应用】痹证偏虚，审其舌淡、少苔，即可应用此方。

【歌括】三气饮内归地先，牛膝杜仲枸杞全，桂附苓辛芷芍草，补虚宣痹痛能蠲。

------------------------------ 小　结 ------------------------------

本法共选 10 方，都以湿滞体表为施治对象，都用祛风除湿药物体现祛风宣痹法则，是其相同点。但因各方主治略有不同，结构也就稍有差异，从而展示了各具特色的配伍形式。

防风汤为血痹导致的皮肤不仁而设，细究皮肤不仁之机，则因风湿痹阻经络使然，所以祛风活络也就成为此方主体。

开郁舒经汤以手足麻痹为主症，形成手足麻痹之病因，多为气郁、血滞、津凝、痰阻，所以本方以行气活血、燥湿祛痰为法，温通气血痰湿也就成为本方特色。

蠲痹汤以身体烦疼、项臂痛重、举动艰难为主症，是因湿痹经络，血凝气滞使然，所以祛风活血仍是本方主体。方中配有黄芪，反映了通中寓补的配伍形式。

鸡鸣散以治足胫肿痛见长，属于寒湿浸淫、津气痹阻导致的湿脚气。此方能够疏畅三焦，宣化湿浊。治湿而以调气为主，这是配伍上的第一特点；调气兼顾肺脾肝，这是配伍上的第二特点；调气而兼舒筋，这是配伍上的第三特点。

薏苡仁汤以一身尽疼为主症，属于寒湿痹阻经络机制。此方由仲景麻黄加术汤、麻杏苡甘汤加减而成，反映了温通经络、除湿宣痹治法，是与其他方剂不同处。

乌附麻辛桂姜汤以治肢体关节剧烈疼痛见长，温经散寒，除湿宣痹力量最强。此方以皮、肉、脉、筋、骨构思，层层开达，颇有阳和汤的韵味，是其独特之处。

茯苓白术汤虽然仍以身体重痛为主症，却从温阳化气、运脾除湿着手，通过振奋阳气，达到除湿目的，展示了与其他方剂截然不同的治法。此方本非除湿宣痹之方，选入本法，意在提示学者，治疗身体重痛并不局限于祛风除湿一端。

加味防己黄芪汤，是治四肢少力、关节烦疼的方剂。究其关节烦疼之机，则因风湿相搏使然。此方有祛风除湿、健脾益气之功，配伍健脾药物是其特点。

独活寄生汤是为营卫不足、肝肾两虚、风寒湿痹、腰膝重痛而设，体现补虚宣痹法。补虚兼顾营卫肝肾，反映了以补为主、宣痹为辅的配伍形式。

三气饮治疗血气亏损，风寒湿三气内侵筋骨导致的历节痹痛，体现补虚宣痹之法。全方 12 味药，祛风药物仅细辛、白芷两味，温阳散寒药仅肉桂、附子两味，其余药物都是补益血气之品，体现以补虚为主，散寒为辅，宣痹为佐的配伍形式。张景岳的"唯血气不充，故风寒得以入之；唯阴邪留滞，故经脉为之不利"，是制定本方的理论依据。

第二节　开源导流法

开源导流是根据肺失宣降，水液失调病机拟定的治法。

肺为水的上源，水液在体内运行，有赖肺气的宣发肃降，使水津敷布于体表，下输于肾系。如果肺的宣降功能失常，水液发生病变，可见痰、饮、水、湿四类证象，开源导流这一治法，即为水湿停滞而设。

本法体现以下三种配伍形式。①宣肺行水：是针对肺失宣降，水停三焦拟定的治法，常以遍身浮肿为主症，多因表证未及时治疗，肺的宣降功能障碍，使水津不能外布和下行归肾，上病及下，肺肾同病，水饮外溢，弥漫三焦，成为浮肿。此证先见表证，继见眼下肿如卧蚕，然后全身浮肿，显然是因外感引起肺的宣降失调。三焦上连肺系，下属肾系，外通肌表，内接胃肠，水湿停滞三焦，若欲祛之使出，不外三条去路，一使水从汗孔外泄，二使水从前阴下行，三使水从肠道而泻。历代医家遵循古训，以发汗、利水为治水两大法门。两法可以单独使用，也可同时使用。此证因肺失宣降引起水停三焦，既须发汗以开泄腠理，又须利水以通调水道，通过宣肺，可使表气开达，水从汗孔而出，里气得通，水从肾系排出，肺的宣降功能恢复，则源清流自洁，气布津自调。本法常用麻黄为主药，配伍生姜、白术等药而成。如麻黄连翘赤小豆汤、越婢汤、越婢加术汤、麻黄附子细辛汤（方见解表法）即属此种配方法度。本法常配输转脾津的白术、生姜，偏寒常配伍附子。由此可知治水不能单独治疗一脏，或肺脾同治，钥启重关，或肺肾同治，宣上温下，使各脏功能协调，水道自然畅通无阻。②泻肺行水：是针对饮邪迫肺，喘咳难卧，或肺失肃降，遍身浮肿拟定的治法。常用葶苈子、白芥子、木防己等为主药，组合成方，如葶苈大枣泻肺汤即属泻肺行水之法。③宣肺化湿：是根据上焦湿热拟定的治法。上焦湿热常见以下三类不同证象。湿热郁于腠理三焦，则头痛恶寒、身重疼痛、午后身热、舌白不渴；湿热痹阻肺系则喉阻咽痛，或气逆为呃；湿热痹于肺则为喘咳。常用枇杷叶、杏仁、桔梗、薄荷、连翘之属开宣肺气，启上闸以开水源，再配芦根、滑石、通草之流，淡渗利湿，通调水道，常用方如宣痹汤、苇茎加杏仁滑石汤、三仁汤、甘露消毒丹等。三仁汤、甘露消毒丹两方列于清热除湿法中，可以互参。

此法所治证候，反映了肺气的开宣、肃降两种功能不能截然划分，宣中有降，降中有宣，也反映了气与津的密切关系，肺气宣降失常会引起津液凝聚，津液运行不利，又会引起肺气宣降失调，津气互为因果是肺脏病变的基本病理。

麻黄连翘赤小豆汤（《伤寒论》）

【**药物组成**】麻黄 10g，连翘 15g，杏仁 10g，赤小豆 15g，生梓白皮 15g，生姜 10g，甘草 6g，大枣 12 枚。

【**制剂用法**】水煎服。

【**方证病机**】肺失宣降，湿阻三焦。

【**体现治法**】宣肺透邪，清利湿热。

【**适应证候**】湿阻三焦。①身发黄。②水肿，先见面目浮肿，继见全身浮肿，小便不利。③湿热郁结之风丹、瘾疹，皮肤瘙痒。④湿热壅肺之喘咳。

【**方理剖析**】本方所治黄疸、风丹、喘咳、水肿四症，都是肺失宣降，湿热郁于少阳三焦机制。①肺合皮毛，主表。风寒外袭，肺气郁而不宣，津液不能外布，影响三焦水道失调，郁结化热，湿热交蒸，外不得越，内不得泄，随腠理三焦入内熏蒸肝胆，以致肝失疏泄之常，胆汁外溢，浸渍肌肤，发为黄疸（西医学谓本病是因病毒随饮食进入肠道，侵犯肝胆而成）。②风丹、瘾疹，是两种不同症状。风丹是指风吹遇冷以后皮肤突然隆起，成团成块，奇痒难禁；瘾疹是指一身瘙痒或手足掌内隐现水疱。此证有寒、有热，本方所治，自属风邪夹湿，郁于腠理，外不得越，内不得泄，由腠理干及膜原而成。③肺气有敷布津液，通调水道之功，以宣发肃降为顺。若外邪相侵，津气逆乱，津为气痹，气为津阻，壅滞于肺，肺失宣降，遂见喘咳。④水肿与肺、脾、肾三脏功能障碍或低下，水液流通受阻有关。此方所治，属于肺失宣降，决渎壅滞机制。肺为水的上源，在正常情况下，通过肺气的宣降作用以敷布津液和通调水道。今因肺失宣降之常，表病及里，上病及下，肺肾同病，于是水湿壅滞，外泛作肿。

湿热郁遏于里而发黄，郁于膜腠而成风丹、瘾疹，肺失宣降而喘咳，水道失调而水肿，均宜一边宣肺气，通腠理，使邪达表，一边清郁热，利水湿，使水从下行。方用麻黄、杏仁、生姜宣肺达表，通其腠理，逐邪外出；连翘、梓白皮、甘草清热解毒，清其郁热；赤小豆、麻黄利水除湿，通调水道，共奏透邪达表、清热利湿功效。

治疗水肿的发汗、利水两法本方兼而有之，集中反映了麻黄的两大效用，故治疗上述病机的水肿用麻黄可一举两得。因麻黄擅长宣降肺气，调理肺脏功能，既可发汗开其鬼门，又能利水洁其净府，表里之气齐通，自然水去肿消，张仲景治疗水肿诸方多用麻黄，其理即在于此。

喘咳的基本病理是津气逆乱，引起肺的宣降功能异常，一般外感喘咳，则因表卫闭郁，肺失宣降，引起津气壅滞，气道挛急。此方治疗外感喘逆，用麻黄既能宣降肺气，又能发汗利水，宣通津气之壅，缓解气隧之挛，是为方中主药。

研究此方要注意以下两点。其一，郁热发黄的肝病，气逆喘咳的肺病，肾脏病变的水肿，风热郁络的风丹，反映了表里上下各部病变。虽然证象各异，病机却同，所以使用此方都能获效。在分析病机时要从少阳三焦理解，才能将表里上下联系起来。其二，通过此方可以深入理解异病同治之理。治病不能只看表象，要透过表象分析病变本质，尽管症状表现不同，只要病机一致，即可使用同一方剂。

【临证应用】（1）风丹、瘾疹：审其舌尖边红，苔薄黄，偏热者，即可使用本方。若不偏寒热，可与《太平惠民和剂局方》消风散合用。

（2）水肿（肾小球肾炎）：可以使用本方。

（3）气喘：发于热天，可用本方宣肺平喘。

（4）疥癣：《类聚方广义》："治疥癣内陷，一身瘙痒，发热喘咳，肿满者……奇效。"

【歌括】麻黄连翘赤小豆，杏梓草枣与生姜，喘咳风丹或水肿，用之得当效非常。

越婢汤（《金匮要略》）

【药物组成】麻黄18g，石膏24g，生姜9g，大枣15枚，甘草6g

【制剂用法】先煮麻黄，去上沫，纳诸药，汤成去渣，分3次，温服。

【方证病机】肺失宣降，水泛为肿。

【体现治法】宣肺行水。

【适应证候】风水恶风。症见一身悉肿，脉浮不渴，续自汗出，无大热。

【方理剖析】此为治疗水肿之方。水肿原因颇多，有因肾失主水之权而致者，当从肾治；有因脾不运湿而致者，当从脾治；有因肺失宣降，水液失调而致者，当从肺治。本方证属于肺失宣降，水邪为患机制。因起病较急，数日即见水肿，显然不是脏腑功能虚损，积渐而成，所以《金匮要略》称为"风水"水肿。以初起目下微肿，状如蚕卧眼下，继后出现身肿为特征。是因外邪相侵，肺失宣降，决渎壅滞，肺病及肾，肺肾同病，以致水泛作肿。

本方重用麻黄宣降肺气，通调水道以利水退肿。麻黄有发汗作用，此证兼见自汗，显然不宜再发汗，故用石膏之寒，制约麻黄发汗之力，使麻黄仅奏宣肺利水功效。《金匮要略》特别指出"续自汗出，无大热"两个症状，意在说明用麻黄的目的不是发汗，用石膏的目的也不是清热，而是利用石膏制约麻黄。生姜温胃散水，甘草、大枣和中护胃。若恶风可加温阳的附子，不仅可以增强麻黄的行水作用，并合甘草、大枣固护表阳，进一步证明此方用麻黄不在发汗，用石膏不在清热之理。

研究此方，要澄清一个疑点，即此方使用麻黄是发汗退肿还是利水退肿？查《金匮要略》治疗水气七方，用麻黄者有四，即越婢汤、越婢加术汤、甘草麻黄汤、麻黄附子汤。麻黄一般均用2~4两，唯此方用至6两。《金匮要略》谓"发其汗即已"者，只有麻黄附子汤，其余三方均未言及当发其汗，可见其余三方不是通过发汗退肿。此证已见恶风、汗出，似无再汗之理，所以《金匮要略》注家质疑，谓原文有误。其实，此方是用麻黄宣降肺气以调理功能，利尿行水以祛除水湿。由于历代本草学家无实验作为依据，只言麻黄发汗，不言麻黄利水，遂令此方使用麻黄之意湮没不彰。现代药理实验证明麻黄确有利水功效，千年疑案得以澄清。

【临证应用】《方舆鞔》云："上体下体，或一身悉肿，脉浮不渴，自汗出，恶风，小便不利，或喘咳者，越婢汤主之。脚气、痛风、疮毒内攻等，多此证。又犯风邪久咳，因沐浴变此证者，往往见之。"提出了不只水肿可用此方，喘咳亦可使用此方。

【加减化裁】恶风者加制附子 12g；风水者加白术 12g。

【歌括】越婢汤方用麻黄，石膏甘草枣生姜，肺失宣降一身肿，宣肺行水力能康。

越婢加术汤 (《金匮要略》)

【药物组成】麻黄 10g，石膏 30g，生姜 10g，甘草 6g，大枣 15 枚，白术 12g。

【制剂用法】水煎服，连服数剂。

【方证病机】肺失宣降，水湿停滞。

【体现治法】宣肺行水。

【适应证候】水肿。症见初起发热，咳嗽，尿少，浮肿。浮肿以面部、眼下及两下肢较甚。

【方理剖析】水肿是本方主症；肺失宣降，水湿停滞是此证病机；起病急，先从上部肿起是辨证依据。肺气以宣降为正常，此证初起发热，继见浮肿，自然不是脾肾功能低下而是肺的宣降失常，水道壅阻，肺病及肾，水泛为肿。

《金匮要略》说："诸有水者，腰以下肿，当利小便，腰以上肿，当发汗乃愈。"此方实具发汗与利水两种作用。方用麻黄发汗、宣肺、利水。通过发汗，使腠理开泄，水从汗孔外出；通过宣肺，使肺脏功能恢复，水道通调；通过利水，使体内积水从小便而去。生姜温胃散水，使胃能将"游溢精气，上输于脾"；白术输转脾精，使"脾能散精，上归于肺"；然后通过麻黄宣肺利水作用，使水液能够外出于皮毛，下输于肾系。用石膏有制约麻黄不使其过汗之意，用甘草、大枣，有和中护胃之功。

《金匮要略》用本方治疗"里水"水肿。《医宗金鉴》认为"里"字当是"皮"字之误，并谓"且有里水而用麻黄之理"。一般认为本方是通过麻黄发汗宣肺达到治疗水肿目的。从实践来看，本方治疗水肿，既发挥了麻黄的发汗和宣肺作用，也利用了麻黄的利水作用。我校64级同学在某医专实习时，曾用本方治疗17例急性肾小球肾炎患儿，患儿在服用本方以后尿量大增，水肿很快消失。据此可知，本方治疗急性肾小球肾炎，主要是通过麻黄的利水作用排出体内积水，《金匮要略》认为本方是治里水的方剂，无疑是正确的，但是本方也有发汗作用。我校72级同学在攀枝花市工作时，以本方治疗30余例急性肾炎患者，患者服用此方以后，既会出汗，也会尿量增加。上述观察出现两种结果，有的只有利尿之功而未见有发汗作用，有的既有出汗作用，也有增加尿量作用。那么其中有何奥妙？奥妙在于麻黄与石膏的剂量。若石膏剂量仅大于麻黄两倍以下，则既能出汗，也能利水；若石膏剂量大于麻黄两倍以上，则不出汗而唯存宣肺行水之功。由此可知，此方用石膏有抑制麻黄发汗的作用。

还有一点值得注意，此证西医已经明白无误地诊断为急性肾小球肾炎，中医学却从肺治，所治病位截然不同却能收到满意疗效，似乎不可思议。其实，中医学认为少阳三焦是通联肺肾的水道。此证是由肺失宣降引起水道失调，由水道失调引起肾脏病变，根据治病求本原则仍然从肺施治，是完全正确的。若从西医学角度来看，本方却体现了下病治上的原则。通过此方也可受到启示，中医学、西医学是两种不同的理论体系，不能勉强结合，否则将会影响疗效。

【临证应用】（1）一身肿，小便不利，或恶寒，两足不仁者，加附子，名越婢加术附汤。方中石膏协助麻黄，附子协助白术，所以能逐水祛湿，体现了寒温共用的配方法度。

（2）本方与芎黄散（即川芎、大黄）合用，治眼球臌胀热痛，睑胞肿起，或烂睑风，痒痛畏光，眵泪多者。此方用越婢加术汤宣肺利水，加川芎、大黄活血行滞，并借大黄的泻下作用开邪热下行去路。对于肺肝两脏郁热，气、血、津液壅滞为患的眼疾，用此颇为合拍。

【歌括】仲景越婢加术汤，麻膏草枣术生姜，肺失宣降呈水肿，宣肺行水效非常。

越婢加半夏汤（《金匮要略》）

【药物组成】麻黄 12g，石膏 16g，生姜 6g，大枣 15 枚，甘草 4g，半夏 15g。

【制剂用法】以水先煮麻黄，去上沫，纳诸药，汤成去渣，分 3 次，温服。

【方证病机】外邪内饮，壅滞于肺。

【体现治法】宣肺涤饮。

【适应证候】肺胀。症见咳嗽气喘，目如脱状，脉浮大。

【方理剖析】咳嗽气喘、目如脱状，是本方主症，按脏腑辨证，病位在肺，按气血津液辨证，审察基础物质的盈、虚、通、滞，属肺气不宣，津凝不布；脉浮而大，按病因辨证，属外邪相侵，按八纲辨证，病性属热。综上，此证属于外邪内饮，壅滞于肺。肺主气，主敷布津液，通调水道。若外寒相侵，肺气闭郁，既不能敷布水津于体表，又不能通调水道下输肾系，气郁津凝，壅滞于肺，遂成外邪内饮机制。肺气闭束，宣降失常，引起津凝为饮，水饮停聚，阻于三焦，又影响肺气宣降，于是肺气上逆，出现喘咳，目如脱状。

外寒内饮，肺气不宣，当宣肺气之郁，逐停蓄之饮，俾肺气宣降，水饮涤除，喘咳可以缓解。本方重用麻黄宣肺，外解表邪，内行水饮，消除致喘原因，治疗喘咳主症。半夏、生姜祛痰降逆，增强麻黄降逆涤饮效力。石膏辛寒，配入方中，一来制约麻黄发汗之力，一来清其郁热。佐甘草、大枣和养胃气，预防石膏寒凉害胃，反映了石膏监制麻黄发汗，甘草、大枣监制石膏害胃的层层相制结构。气喘兼见目如脱状，是气隧挛急较甚现象，经隧都由肝系筋膜构成，重用甘草、大枣，也有"肝苦急，急食甘以缓之"的意思。

此方麻黄剂量《金匮要略》中用至六两，重于所有平喘诸方中麻黄用量。重用麻黄的目的在于宣肺涤饮，但须用石膏监制才不会有过汗之虞，用时可加重石膏用量。

或谓：此方使用甘草、大枣一般均从和中护胃去解释它的作用，今谓二药甘可缓急，也为气喘而设，似有牵强附会嫌疑。须知古人将五体结构分属五脏，是从长期临证观察中来，过去医家虽未将气管痉挛与肝联系起来分析，用柔肝缓急的白芍以及地龙、甘草、大枣等药治疗喘咳的古方却比比皆是，这就说明气管虽属肺系，也是由肝系的筋膜构成。明白这一道理，对肾系挛急而见小便淋痛使用甘草，心系急迫而见惊悸使用甘草、大枣，胃肠挛急而见呕吐、腹痛、泄泻、里急后重使用白芍、甘草、大枣，也就不难理解了。

【临证应用】哮喘，痰气壅盛，目胀如脱，脉浮大，用此方连服 2~3 剂，可以取效。

【歌括】越婢加夏治喘方，麻膏草枣夏生姜，肺失宣降呈肺胀，宣肺涤饮力能康。

葶苈大枣泻肺汤 （《金匮要略》）

【药物组成】葶苈子 15g，大枣 20 枚。

【制剂用法】水煎，1 次服完。

【方证病机】痰水壅肺。

【体现治法】泻肺行水。

【适应证候】痰水壅肺。症见喘不得卧，或支饮不得息。

【方理剖析】喘不得卧、呼吸困难，是本方主症，据此可知病位在肺；究其致病机制，则因痰水壅肺使然。三焦上联肺系，肺为水之上源，痰水壅滞肺系，气道窒塞，妨碍吸清呼浊，肺气不畅，遂见喘不能卧，呼吸困难。

方由葶苈子、大枣二药组成。葶苈子辛苦性寒，功能泻肺行水，本方用此药泻肺气之闭以开其水源，行三焦之水以通调水道，治疗水饮停蓄实证，有较好疗效。恐葶苈子苦寒败胃，故用甘味补脾的大枣为佐。

《本草纲目》谓:"葶苈甘苦二种,正如牵牛黑白二色,急缓不同;又如葫芦甘苦二种,良毒亦异。大抵甜者下泄之性缓,虽泄肺而不伤胃;苦者下泄之性急,既泄肺而易伤胃,故以大枣辅之。然肺中水气膹满急者,非此不能除,但水去则止,不可过剂尔。既不久服,何致伤人?"葶苈子有苦、甜两种,可以根据病情缓急使用,中病即止,不可过剂。

【临证应用】(1)本方亦治一身浮肿,咳逆上气,喘鸣息迫,胸满强急者。

(2)治胸水、胸痛、咳喘、舌黄、口渴等症,加瓜蒌壳、黄芩、鱼腥草、杏仁、桑白皮;胸痛者,加川楝子、郁金;胸水由结核所致者,加甘遂、百部、夏枯草、重楼。

【歌括】葶苈大枣泻肺汤,药仅两味效佳良,痰水壅肺喘难卧,泻肺行水切莫忘。

宣痹汤 (《温病条辨》)

【药物组成】枇杷叶(刷去毛)10g,郁金10g,射干6g,白通草3g,香豆豉6g。

【制剂用法】水煎,分3次服。

【方证病机】上焦湿热。

【体现治法】清化湿热,宣痹通络。

【适应证候】太阴湿温,气分痹结而哕者。亦治肺气痹郁,胸闷不舒,皮肤蒸热者。

【方理剖析】呃逆的基本病理是膈膜痉挛,引起痉挛的原因与五脏功能失调和气血津液的盈、虚、通、滞有关。举凡上焦气痹,少阳、阳明实热,痰饮停滞,瘀血阻膈,肝气郁结,中焦虚寒,真阴欲竭,肾阳衰微,都可引起呃逆,本方证属于上焦气痹机制。三焦膜腠是津气运行的通道。若外邪相侵,肺气失宣,湿凝气痹,引起膈膜痉挛,即见呃逆。胸闷不舒,皮肤蒸热,亦是肺气失宣,湿凝气痹证象。

肺气痹而不宣,故用枇杷叶、射干、香豆豉清宣肺气,开肺气之痹结。郁金行气解郁,又能行血而开血分之痹结。通草清利湿热,导水下行,与枇杷叶等宣肺药同用,又有开源节流之意。

【临证应用】(1)此方加木贼、半夏、黄芩、青皮、槟榔片、芦根等药,治疗湿热初起,症见头部两侧胀痛,胸胁苦闷或痛,咽痛,苔黄而腻等,每获良效。是上焦兼少阳三焦并治的配伍形式。宜宾名医罗清泉命名为上焦左翼汤。

(2)对气分痹结之呃逆、胸闷较甚者,可与三香汤合用,增强宣降功效。

【歌括】《条辨》上焦宣痹汤,豆豉郁金杷叶尝,射干通草煎汤服,轻宣肺痹哕能康。

苇茎加滑石杏仁汤 (《温病条辨》)

【药物组成】苇茎15g,薏苡仁15g,桃仁6g,冬瓜子6g,滑石9g,杏仁9g。

【制剂用法】水煎服。

【方证病机】肺失宣降,津液失调。

【体现治法】除湿宣痹。

【适应证候】湿热壅肺之喘促。

【方理剖析】喘促是本方主症,是肺气不降证象。肺气不降之病机,有风寒外束、痰水壅肺、腑气不通、肾气不纳等不同机制。此证属湿热壅肺机制,是因肺气痹郁,不能行津，津凝为湿，气郁化热，湿热壅肺，气逆不降，出现喘促。

湿热壅肺，法当轻宣肺气，利水渗湿，待湿去气降，喘促自平。方用苇茎渗湿行水，通调水道；杏仁宣肺，开肺气之痹；桃仁活血，破血分之滞；冬瓜子清肺化痰；薏苡仁、滑石清利湿热，合而成方，共奏宣肺渗湿、开源节流之法。

此方值得注意的有以下两点。其一，治疗喘促之方，均用化痰药物，此方从湿施治，从而说明津液变生的痰饮水湿都能引起肺气不降而见喘促。其二，肺系病变多属津气失调，除风寒束表常配活血调营药物外，很少配伍活血药物。此方配伍活血的桃仁兼顾血滞，提示学者时刻勿忘气血津液无脏不有，发生病变时常相互影响，结构较为完善。

【临证应用】喘促兼见发热，苔黄而腻，脉濡数者，可以使用此方。加清热解毒的金银花、连翘、鱼腥草、黄芩等药消除病因，疗效更佳。加桔梗、枇杷叶治肺热咳嗽，亦有效。

【歌括】苇茎滑石杏仁汤，桃仁瓜仁薏苡匡，上焦湿热呈喘促，宣肺利湿即能康。

---------------------------------- 小　结 ----------------------------------

本法共选方7首，包括宣肺行水、泻肺行水、宣肺化湿三个小法。宣肺行水四方都以肺失宣降、水液停滞导致的水肿、水饮为主症，都以麻黄为主药，通过麻黄宣降肺气、发汗、利水三大作用，调理肺卫功能，通调郁滞津气，这是相同点。但稍有如下差异。麻黄连翘赤小豆汤可治发黄、水肿、风丹、喘促，反映了表里上下不同部位病变都可使用本方（恰恰都是西医所谓过敏性、变态反应性疾病）。越婢汤治风水恶风，一身悉肿，脉浮不渴，续自汗出，无大热者。值得深思的是出汗为何要用麻黄？无大热为何要用石膏？麻黄与石膏之间有何关系？越婢加术汤治疗急性肾小球肾炎效果较好，仅于越婢汤中加入一味白术，遂一变而成肺脾同治之法，西医学认为是肾病而中医学却从肺脾论治，也应深思。越婢加半夏汤以治外邪内饮，壅滞于肺，咳嗽气喘，目如脱状见长，仅于越婢汤中加入一味祛痰降逆的半夏，遂一变治肿之方为涤饮平喘之法。中药数量有限，方却变化无穷，何则？随证而异故也。

葶苈大枣泻肺汤属于泻肺行水之法，是治痰水壅肺，喘不得卧的古方，通过泻肺行水，治疗喘不能卧。与越婢加半夏汤比较，病理有所不同。越婢加半夏汤是因肺气闭郁不宣，以致气逆作喘，故宜用麻黄宣肺气之郁。葶苈大枣泻肺汤是因痰水壅肺，以致肺气不降，故宜用葶苈子泻痰水之壅。两方一宣一泻，异曲同工，都可达到平喘目的。

宣痹汤与苇茎加杏仁滑石汤是为上焦湿热而设。两方相较，前方治气分痹结而哕，后方治湿热壅肺而喘；前方以开宣肺气为主，后方以降肺行水为主。宣肺作用前方强于后方，利水作用后者强于前者。

上列诸方所治证候，反映了痰、饮、水、湿四类病变。究其基本病理，都是肺失宣降，水液失调。

第三节 运脾除湿法

运脾除湿是根据寒湿困脾病机拟定的治法。

水液能在体内正常运行，有赖五脏的协同作用，与肺、脾、肾、三焦的关系尤为密切。水液从体外进入胃肠以后，必须通过肠道吸收才能到达其他各脏。胃肠吸收水液这一功能，谓脾主运化水湿。若因各种原因，使脾不能正常运化输布津液，水湿停滞，常见痰、饮、水、湿四类病变，寒湿困脾是其机制之一。

此证常以食欲不振、脘痞腹胀、呕恶便溏、肢体酸软重痛、头昏目眩、舌苔白腻为主症。多因禀赋不足，中阳素虚；或恣食生冷，损伤脾阳；或外感风寒，经少阳三焦内归肠胃，使脾不能正常运输津液，以致湿浊阻滞，妨碍卫气运行，津气升降出入失常。脾为湿困，纳运障碍而食欲不振，津气阻滞而脘痞腹胀，升降失司而呕恶便溏，湿滞肌肉而肢体酸软重痛，湿蒙颠顶而头昏目眩，浊气上蒸而舌苔白腻，反映了脾胃所属各个方面津气受阻的病理改变。这些证象反映了病位在中焦脾胃，病性属于津气阻滞实证，又舌苔白腻而无热象，也可确定病性属寒，故是寒湿困脾病机。治疗此证，当用燥湿化浊之品，振奋已困脾阳，温化黏腻湿浊，使湿去浊消，脾气健运而病庶可愈。故常选用苍术、白术、半夏、厚朴、陈皮、砂仁等燥湿芳化药和茯苓、泽泻等淡渗利湿药物组成运脾除湿之方治疗。如平胃散、七味除湿汤、藿朴夏苓汤、甘姜苓术汤等都体现了以治脾为主的配方法度。

苍术、半夏等温性燥湿药和陈皮、厚朴、草果、砂仁等芳香醒脾药是本类方剂的主要组成部分。通过燥湿化浊，醒脾利气，达到恢复脾胃功能和通调津气的目的。如平胃散纯用燥湿运脾之品，不用利湿药物就是例证，但在一般方剂里，多与甘淡渗湿药配伍。这种燥湿、芳化、淡渗结合的配伍形式，既是治疗脾不运湿的基本结构，也是治疗湿热中阻或湿聚成痰的基本结构。如果寒湿较盛，尤宜配伍温运中阳的干姜、草果，以达醒脾化湿目的。脾为湿困，不能专责一脏，亦当考虑肺肾两脏与脾的联系。盖肺、脾、肾本由少阳三焦联为一体，中焦运化失司，兼上焦肺气宣降失常者有之，兼下焦肾阳气化不及者亦常有之。所以治疗这一机制之方，虽然重点在脾，或兼肺治，或兼肾治，古方早有先例。

湿浊阻滞，妨碍气的正常运行，除湿应兼调气，才不会顾此失彼。由于所选芳香化湿的陈皮、厚朴、砂仁等药兼具调气作用，所以不必另配其他调气药物。这种一药双关的选药方法，应予足够重视。

运脾除湿法可用于呕吐、泄泻、脘腹痛、食少、腹胀、肌肉重痛等症，上述任何一种症状，只要兼见苔白、脉濡，均可使用。

平胃散 (《太平惠民和剂局方》)

【药物组成】苍术 20g，厚朴 10g，陈皮 10g，甘草 6g。

【制剂用法】水煎，分 3 次，温服。

【方证病机】寒湿困脾。

【体现治法】运脾除湿，燥湿芳化。

【适应证候】寒湿气滞，阻于中焦。症见脘腹胀满，嗳气吞酸，不思饮食，呕吐恶心，大便溏薄，怠惰嗜卧，身重酸痛，舌苔白腻而厚。

【方理剖析】腹胀食少、呕恶便溏，是本方主症，按脏腑辨证，病在脾胃；这些证象是脾运障碍，湿凝气阻，升降失调的反映，按气血津液辨证，是津液失调，凝结成湿；大便溏薄、舌苔白腻，全无热象，按八纲辨证，病性属寒。所以，此证属于寒湿困脾机制。脾主运化，喜燥恶湿。若饮食不节，过食生冷，以致脾不运湿，湿凝气阻，遂见脘腹胀满、嗳气吞酸、不思饮食；升降失调，则恶心欲呕、大便溏薄；湿留肌肉，则怠惰嗜卧、身重酸痛；苔腻而厚，湿盛也；苔色白，寒象也。

这种脾阳不运，寒湿阻滞之证，法当运脾除湿，以期振奋已困脾阳，温化中焦寒湿。苍术苦温辛烈，《本草正义》谓苍术"能彻上彻下，燥湿而宣化痰饮，芳香辟秽，胜四时不正之气……凡湿困脾阳，倦怠嗜卧，肢体酸软，胸膈满闷，甚至腹胀而舌苔厚腻者，非茅术芳香猛烈不能开泄，而痰饮弥漫亦非此不化"。本方重用苍术为主药，燥湿运脾，恢复脾运。厚朴苦温，行气宽胀，陈皮辛温，利气行痰，此二味有芳香化湿之功，辅助苍术醒脾利气，共奏健脾燥湿、芳香化湿功效。甘草仅为调中和药之用，非为湿浊而设。

学习此方，应该注意以下三点：其一，从病机证象来讲，本方的基本病理是脾不运湿，湿阻中焦，滞留肌肉，所以证象亦就见于脾系各个方面。其二，从治法来讲，治疗中焦湿阻，当以燥湿芳化为主，本方是其典型代表。其三，从用药来讲，所选厚朴、陈皮不仅芳香化湿，还能调畅气机，兼顾到了湿凝、气阻两种基础物质运行受阻的病理改变。

【临证应用】（1）本方所治每一证象都可作为病在脾胃的辨证依据，所以但见一症即可使用本方，不必悉具。唯舌苔白腻是寒湿的辨证依据，必不可少。

（2）本方加山楂、神曲、麦芽，名楂曲平胃散，治饮食积滞，痞胀吞酸，不思饮食，倦怠嗜卧等。酒积者再加丁香、砂仁。脾胃纳运失调，投此最为合拍，是除湿、行气、消积合用的配伍形式。

（3）本方去甘草，加枳实，治脾胃不和，纳食无味，脘腹胀满，呕吐吞酸等，下气消痞力量较原方强。

（4）与枳术汤合用，治平胃散证偏于脾虚湿盛者。下气消痞，健脾除湿功效较原方强。

（5）本方加木香、砂仁，治脾虚伤湿，痞满纳呆，恶心呕吐等。行气健脾和降逆止呕作用较原方强。

（6）本方加干姜，治平胃散证偏寒者，温运脾阳之力较强。

（7）本方加茵陈30g，栀子10g，郁金10g，金钱草30~60g，治泥沙型胆管结石，需长期服用，才有效果。

（8）临床报道：以本方加减，能治急慢性胃炎、冠心病、失眠、闭经、食欲不振等多种疾病。除以胸闷作呕、纳呆为用方指征外，以舌苔白腻，或白腻而厚，或白滑为辨证依据。

【加减化裁】（1）香连平胃散（《张氏医通》）：即本方加姜汁炒黄连10g，木香5g。水煎服。治食积发热，腹痛作泻。平胃散本为寒湿积滞而设，加入苦寒的黄连，遂变温化寒湿之方为清化湿热之法，一经加减，治疗病性亦就不同。

（2）翻胃平胃散（《必用全书》）：即本方加硇砂、姜，为末，沸汤冲服。治翻胃。硇砂有消积软坚、破癥散结作用，能治癥瘕痃癖、噎膈反胃。此方所治翻胃，当是血瘀湿积，阻于胃口所致。

（3）不换金正气散（《太平惠民和剂局方》）：即本方加藿香、半夏。水煎服。治吐泻等症。较平胃散多降逆止呕功效，兼见表证者亦宜。

【歌括】平胃苍术朴陈草，寒湿气滞此方好，食欲欠佳脘腹胀，运脾除湿胀痞消。

藿朴夏苓汤（《医原》）

【药物组成】藿香 10g，淡豆豉 10g，白蔻仁 3g，厚朴 6g，半夏 10g，杏仁 6g，茯苓 10g，猪苓 6g，泽泻 6g，生薏苡仁 20g。

【制剂用法】水煎服。

【方证病机】湿阻中焦气分。

【体现治法】燥湿芳化，上宣下渗。

【适应证候】湿阻气分。症见身热不渴，肢体倦怠，胸闷口腻，舌苔白滑，脉濡。

【方理剖析】肢体倦怠、胸闷口腻，是本方主症，按脏腑辨证，病在中焦脾胃；一切症状均表现为湿，更有苔滑、脉濡以资佐证，按气血津液辨证，是津凝为湿，所以此证属于湿阻中焦气分机制。阳明主肌肉，湿滞阳明之表，阳气内郁故身热；脾主四肢，湿困脾阳，故四肢倦怠；湿邪内郁，故苔白口腻；湿蔽清阳，故胸痞。

湿浊滞于中焦，非芳香化浊和燥湿醒脾之品，不能振奋已困脾阳，祛除黏腻湿浊。故方用香豆豉、藿香走表疏邪，使阳不内郁而热象自解；藿香、白豆蔻、厚朴芳香化湿；厚朴、半夏燥湿运脾，使脾能运化水湿，不为湿困，则胸闷、肢倦等症即愈。再用杏仁开泄肺气于上，使肺气宣降，则水道自调；茯苓、猪苓、泽泻、薏苡仁淡渗利湿于下，使水道畅通，则湿有去路。全方用药照顾到了上、中、下三焦，以燥湿芳化为主，开宣肺气、淡渗利湿为辅，与三仁汤结构略同，而利湿作用过之。

此方宣肺达表于上，淡渗利湿于下，体现了上下分消之法。但因芳化、燥湿、淡渗才是此方主体，故名藿朴夏苓。

【临证应用】使用本方，当以胸闷、体倦、苔滑、口腻、脉濡为辨证要点，以湿盛为用方依据。

【歌括】藿朴夏苓杏蔻仁，薏苡二苓泽豉行，湿滞中焦苔白滑，芳化淡渗法堪珍。

七味除湿汤（《续简易方》）

【药物组成】半夏曲 60g，苍术 60g，厚朴（姜制）60g，藿香叶 30g，陈皮 30g，茯苓 30g，炙甘草 21g。

【制剂用法】上药锉散，每服 12g，水一盏半，生姜 7 片，枣 1 枚，同煎至七分，去渣，食前温服。

【方证病机】寒湿困脾。

【体现治法】运脾除湿。

【适应证候】寒湿所伤。症见身体重痛，膝开汗出，恶心呕吐，大便溏泄，小便或涩或利，腰脚酸疼，腿膝浮肿。

【方理剖析】脾胃位居中焦，主纳运水谷。若过食生冷，损伤脾阳，脾不输津，反为湿困，于是升降失常而上吐下泻，湿留膝理而身重、体痛，湿浊下注而见腰脚酸疼或腿膝浮肿。此证并非肾系病变，小便自然正常。若水湿滞留，小便亦可涩少。膝开汗出，表明此非外感风寒，而是内伤生冷引起。因全无热象，故属寒湿困脾。

寒湿困脾，治宜燥湿、芳化、淡渗，恢复脾的健运，祛除已停水湿。本方重用半夏、苍术二药燥湿运脾，既可调理脾胃功能，又可祛除肌膝水湿；辅以厚朴、陈皮、藿香芳化中焦湿浊，助主药复中焦纳运升降之常；佐茯苓淡渗利湿，引导水湿下行；甘草调中和药，同生姜调和营卫，合而用之，能收运脾除湿功效。

此方是平胃散与二陈汤两方相合，再加藿香而成，较平胃散多燥湿祛痰的半夏，芳香疏散的藿香，淡渗利湿的茯苓，燥湿芳化力量更强。本方既可升清止泻，又可降逆止呕；既可醒脾化湿，又可淡渗利湿，配方法度较平胃散结构更为完善。

【临证应用】（1）除主症外，当见舌淡、苔白、脉濡，才是使用此方指征。

（2）此方因有疏表的藿香，渗湿的茯苓，成为津气并调，表里上下兼顾的结构。可广泛用于寒湿困脾的呕吐、泄泻、身痛、身肿等各种病证。若欲增强疏表作用，加紫苏叶、白芷；若欲增强利水功效，加泽泻、车前子；偏寒者，加干姜温运脾阳或桂枝温肾化气；偏热者，加黄芩、黄连即成清热除湿之方。

【歌括】七味除湿半夏苍，藿朴陈苓甘草匡，寒湿困脾吐泻肿，运脾除湿此堪尝。

除湿汤 (《是斋百一选方》)

【药物组成】半夏15g，川厚朴15g，苍术15g，藿香叶10g，陈皮10g，茯苓10g，甘草3g，白术12g，制附子15g。

【制剂用法】附子先煮40分钟，余药后下，汤成，去渣，分3次温服。

【方证病机】脾肾阳虚，湿浊阻滞。

【体现治法】温阳除湿。

【适应证候】一切中湿自汗，淅淅恶风，翕翕发热，阳虚自汗，呼吸少气。

【方理剖析】津液失调，阻于体表，一般多因膝理凝闭而见肢体酸、软、重、痛，甚至浮肿。此证恰好相反，是湿滞膝理引起开合失常，津液外泄而见自汗。膝理空疏，以致表卫不固而淅淅恶风，翕翕发热，久则阳随汗泄，成为阳虚少气。此证很像营卫不和的桂枝汤证，如何鉴别？可从舌体和舌苔辨之。桂枝汤证舌体不胖、舌苔不腻，若见舌体淡胖、舌苔白滑，即属伤湿自汗。此证也很像补中益气汤证，若欲鉴别，仍从舌体和舌苔辨之。

自汗是因湿滞引起表卫不固，根据治病求本原则，应当除湿；偏于阳虚，应当温阳除湿，才与病机吻合。方用苍术、半夏辛温燥湿，输转脾津；陈皮、厚朴芳化湿浊，疏畅气机，使脾胃升降功能正常则三焦津气自调。用藿香宣肺气以通膝理，复肺卫开合之常；白术健脾输津，复脾胃输转之旧；附子温下焦阳气，复肾命气化之职；茯苓淡渗利水，祛三焦已停之湿。此四药调理肺、脾、肾三脏功能，通调三焦水道，使功能恢复，津行无碍，自无湿滞之忧。白术、附子、甘草同用，有祛除表湿、温阳益气之功，又为表卫阳虚的自汗而设。

此方结构反映了以下四个特点。其一，除湿侧重调理中焦，兼顾上下，以燥湿芳化为主，宣上温下为辅。其二，自汗宜固，用宣发的藿香，体现通因通用的治疗原则。其三，有除湿的白术、附子、半夏、茯苓，亦有调气的陈皮、厚朴，是津气并调法。其四，有调气行津的藿香、厚朴、陈皮、茯苓，补气健脾的白术、甘草，温阳化气的附子，体现了泻中有补、补中寓温的配伍形式，用于寒湿，能收温阳除湿功效。

【临证应用】（1）此方治疗自汗、恶风，与真武汤治疗阳虚自汗同理，须由湿滞引起，才能获效。故以舌体淡胖、舌苔滑腻为用方指征。

（2）此方以燥湿芳化为主，兼调上下，不仅湿滞引起的自汗恶风可用，因湿浊阻滞，升降失调引起的呕吐、泄泻、肢体疼痛等，投此亦可获效。

（3）此方即二陈汤加白术、附子等药而成。可以调理脾肾，降气行津，用于脾肾阳虚，水泛高源的喘咳也有效果，加入干姜、细辛，效果更佳。

【歌括】除湿附子二术草，藿朴陈苓半夏僚，湿滞因寒须温化，温阳除湿建功劳。

胃苓汤（《丹溪心法》）

【药物组成】苍术 15g，厚朴 12g，陈皮 12g，甘草 3g，桂枝 15g，白术 12g，茯苓 15g，猪苓 12g，泽泻 20g。

【制剂用法】水煎，分 3 次，温服。1 日 1 剂，连服数剂。

【方证病机】寒湿困脾，肾失气化，水液失调。

【体现治法】燥湿运脾，化气行水。

【适应证候】寒湿困脾，肾失气化，水液失调。症见脘痞腹胀，食少便溏，肢体重痛，或水泻，或水肿，舌淡，苔白，脉濡。

【方理剖析】此方可以用于四类见证。一为水泻，大便清稀如水，一日数行；二为水泛为肿，下肢尤甚；三为湿阻中焦，脘痞腹胀，食少便溏；四为湿滞体表，肢体重痛。四类见证若按脏腑定位，应是脾肾功能失调；兼见舌淡苔白，若按八纲辨证，病性属寒；若按气血津液辨证以审察基础物质的盈、虚、通、滞，是津液失调。所以此证属于脾不运湿、肾失气化、水液失调机制。多因外感寒邪，内入脏腑，或内伤生冷，直接伤脾，以致脾运失司，湿凝气滞，出现脘痞腹胀、食少便溏，甚至大便清稀如水，一日数行；津凝为湿，滞于体表，遂见肢体重痛，甚至水肿。此证虽以脾不运湿为主，亦当归咎于肾的气化不及，舌淡、苔白便是阳虚的辨证依据。

治疗此证，法当燥湿运脾与化气行水并举，促使脾肾功能恢复，水液运行无阻，诸症可以向愈。此方由平胃散与五苓散两方相合而成。平胃散是治寒湿困脾的主方，体现燥湿化浊法则，用于脘痞腹胀、食少便溏、肢体重痛等，颇为对症。五苓散是治肾系气化失常的主方，体现化气行水法则，用于吐、泻、水肿等，亦合符节。两方相合，能奏燥湿运脾、化气行水功效，为脾肾同治的配方法度。

研究此方，应该注意以下五点。其一，就病机而言，所治各证的病变本质都是脾肾功能障碍或衰弱，引起水液失调。其二，就治法而言，体现了燥湿运脾、化气行水法则，能够兼顾脾肾两脏。其三，就方剂结构而言，有健脾燥湿的苍术、白术，醒脾化湿的陈皮、厚朴，温阳化气的桂枝，淡渗利湿的茯苓、泽泻，反映了较为完善的配方法度。其四，就选药而言，所用陈皮、厚朴既可醒脾化湿，又可疏畅气机，照顾到了湿阻其气、气机不畅的病理改变；所用桂枝，既可助肾化气，又可温通血脉，照顾到了津碍其血、血运不利的病理改变。反映了以除湿行津为主，兼调气血的用药法则。其五，此方用治水泻，因有淡渗利水的茯苓、泽泻，体现了利小便以实大便的分利法。

【临证应用】（1）此方治疗上述诸症，应以舌淡、苔白、脉濡为辨证要点。

（2）此方用治脾胃功能障碍的水泻，疗效甚佳。或加干姜温运脾阳，治疗中寒较甚的水泻尤佳。

（3）治疗水肿，审其确属脾肾同病，亦可获效。阳虚较甚，加附子增强温阳化气之功。兼表闭者，加麻黄、细辛宣通毛窍。

【加减化裁】（1）加味胃苓汤（《婴童类萃》）：苍术6g，厚朴4g，陈皮、桂枝、白术、茯苓、猪苓、泽泻各5g，紫苏、香附各4g，木香3g，阶沿草10g，淡竹叶20片，生姜3片，水煎服。治一切水肿胀满，随症加减，功效如神。此方不仅燥湿运脾，化气行水，脾肾同治，加入开宣肺气的紫苏，调气疏肝的香附，疏畅三焦的木香，能奏调气之功。治肿而调其气，是因三焦为津气共行之道，气行则水行。调气兼顾上、中、下三焦，构思亦较缜密。

（2）香砂胃苓汤（《摄生众妙方》）：即胃苓汤加藿香、砂仁。水煎服。治证同胃苓汤，芳化湿浊力量较胃苓汤更强。

【歌括】胃苓苍术朴陈草，桂术二苓泽泻同，脾肾同病水湿阻，两脏同治可为功。

厚朴草果汤（《温病条辨》）

【药物组成】杏仁6g，广陈皮3g，厚朴6g，草果3g，半夏9g，茯苓12g。

【制剂用法】水煎，分2次，温服。

【方证病机】寒湿困脾。

【体现治法】温中运脾。

【适应证候】胸闷脘痞，寒起四末，渴喜热饮，苔白，脉濡。

【方理剖析】苔白脘闷、寒起四末、渴喜热饮，是本方主症；寒湿困脾，是此证病机。脘闷兼见苔白，显然是湿浊中阻；脾主四肢，脾阳为湿所郁，故寒起四末；口渴如系热盛伤津，引水自救，当喜凉饮，但此证渴喜热饮，是因湿浊弥漫三焦，水津不能上承，故喜热以开之。此证如果舌苔不白，则一切症状均不能确定病性属寒，如果舌苔不白，口渴不喜热饮，一切证象亦不会直指为湿，故苔白而喜热饮是此证辨证要点。

针对上述机制，法当苦辛通降，纯用温开以振奋受困脾阳。方用厚朴苦温以理气宽中，草果辛热以温运脾阳，此二药温化中焦寒湿而兼疏畅气机，实有津气并调之意。杏仁有宣利肺气功效，中焦寒湿而用开宣上焦药物，有气化则湿化之意。陈皮芳香醒脾，可为厚朴之辅；半夏燥湿祛痰，可为草果之助。陈皮、半夏二药实为增强主药畅气醒脾化湿功能而设。配伍淡渗的茯苓，有导湿下行作用。诸药合而成方，令湿去寒消，脾阳振奋，诸症可愈。

【临证应用】此方原为湿疟而设。由于此方有温化寒湿作用，故可用于一般寒湿困脾证候，不必拘泥于治湿疟。使用时以苔白为辨证要点。若欲增强疏利作用，可加槟榔、泽泻；若见舌苔黄厚而腻，亦可加入黄芩、黄连，变为清化湿热之方；若见苔黄厚而燥，也可仿达原饮之法，加入知母。

【歌括】厚朴草果擅温开，陈夏杏苓六味偕，苔白脘闷因寒湿，苦辛通降力能排。

冷香饮子 （《严氏济生方》）

【药物组成】草果仁 30g，制附子 10g，橘红 10g，炙甘草 5g，生姜 9g。

【制剂用法】同煮，汤成去渣，澄冷，慢慢啜服，不拘时候。

【方证病机】脾肾阳虚，气化失常。

【体现治法】醒脾输津，温肾化气。

【适应证候】老人、虚人伏暑烦躁，引饮无度，恶心疲倦，服凉药无效者。

【方理剖析】此属脾不输津，肾不化气机制。烦躁与引饮无度，似是热盛伤津，引水自救，但恶心、疲倦却非热象而是津凝为湿证象。津停为何致引饮无度？盖脾肾阳虚，脾不输津，肾不化气，遂致津不上承而见口渴。此证已服凉药无效，足以证明病性属寒。

脾不输津，为湿所困，肾不化气，津不上承，是引饮无度的基本病理。故方用草果仁醒脾化湿，附子温肾化气，恢复两脏功能，并用化湿利气的陈皮，温胃散水的生姜为助，增强草果效力。佐甘缓的甘草，有令诸药留恋中焦，缓缓见效之意，与澄冷、慢慢啜服同一意思。

使用此方应该注意以下两点：一是草果的外壳有引起呕吐的副作用，此证已见恶心，不可误用，用仁才无助呕弊病；二是服药时应慢慢啜服，如品名茶，令药力持续留恋中焦，方能见效。草果仁用至 30g，宜少少啜服，否则，剂量亦嫌太大。

【临证应用】此方证以引饮无度与恶心、疲倦并见为辨证要点，并以服凉药无效为佐证。审其确系脾阳不运，肾不化气，才可投此。

【歌括】冷香冷子出济生，姜附橘草草果仁，引饮无度兼呕恶，脾肾障碍是病根。

杏仁薏苡汤 （《温病条辨》）

【药物组成】杏仁 10g，薏苡仁 30g，桂枝 3g，生姜 6g，厚朴 10g，半夏 15g，防己 15g，白蒺藜 10g。

【制剂用法】水煎，分 3 次，温服。

【方证病机】气机不宣，湿滞腠理三焦。

【体现治法】苦辛通降，温化寒湿。

【适应证候】风寒暑湿，杂感混淆，气不开宣。症见咳嗽头胀，肢体若酸，不饥，苔白。

【方理剖析】咳嗽头胀、肢体若酸、不饥、苔白，是本方主症；气机不宣，湿滞腠理三焦，是此证病机；上述症状也是湿滞的辨证依据。《金匮要略》说："腠者，是三焦通会元真之处，为血气所注；理者，是皮肤脏腑之文理也。"腠理三焦是津气运行出入之所。今因风寒暑湿邪杂感混淆，影响上焦肺气宣降失常而见咳嗽头胀，中焦脾不运湿而见苔白、不饥，湿滞腠理，筋膜松弛，遂见肢体若酸、困倦无力。

此方用生姜温胃散水，半夏燥湿运脾，着眼于恢复脾胃运化功能，中焦得运，则不饥等症可以消除。杏仁宣肺气以启上闸，厚朴行气滞并化湿浊，着眼于宣降肺气，肺气宣降，则水道通调。防己、薏苡仁除肌腠之湿，疏利三焦，着眼于除已停之湿，与杏仁、厚朴共奏温化寒湿之效。至于白蒺藜祛风，桂枝散寒又为风寒杂感的病因而设。本方苦辛通降，寒湿投此方较为恰当。

【临证应用】此方兼调中、上二焦津气，对于湿阻于上的头胀，肺失宣降的咳嗽，脾不运湿的不饥，湿滞腠理的周身无力，都可用此方加减治疗。偏于上焦者加紫苏、桔梗；偏于中焦者加砂仁、陈皮；偏于体表者加苍术，可以增强疏表、芳化、燥湿力量。

【歌括】《条辨》杏仁薏苡汤，桂姜夏朴蒺藜防，气不主宣呈寒湿，苦辛通降自然康。

甘姜苓术汤（《金匮要略》）

【药物组成】甘草 10g，干姜 20g，茯苓 20g，白术 10g。

【制剂用法】水煎，分 3 次，温服。

【方证病机】脾不胜湿，寒湿为患。

【体现治法】温中除湿。

【适应证候】脾不胜湿，寒湿为患。症见身体重，腰部冷重而痛，口不渴，小便自利。

【方理剖析】腰部冷重而痛，是本方主症；脾不胜湿，寒湿留着，是此证病机；口不渴、小便自利，是辨证依据。腰为肾脏所在部位，此证见于腰部，所以《金匮要略》称为"肾着"，其实并非肾系病变，而是寒湿留着肌肉所致。从何知道此证不是肾系病变？从小便自利知之。一般来讲，疼痛见于腰部应该首先考虑是否属于肾系病变。此证小便自利，说明肾系正常，病不在里，自然属于肌肉病变。故小便自利是鉴别此证在肾还是在脾的诊断要点。腰部痛而且重，是湿留肌肉之象；腰部重而且冷，口又不渴，病性自然属寒，故是脾不胜湿，寒湿留着肌肉机制。

本方体现温中除湿法则，治疗寒湿留着肌肉，较为适宜。方用干姜温中祛寒，振奋阳气，白术运脾除湿，茯苓淡渗利湿，合甘草以培中健脾。俾湿去则腰重症状得除，寒祛则冷痛症状可解。

【临证应用】（1）《金匮要略》谓："肾着之病，其人身体重，腰中冷，如坐水中，形如水状，反不渴，小便自利，饮食如故，病属下焦。身劳汗出，衣里冷湿，久久得之，腰以下冷痛，腰重如带五千钱，甘姜苓术汤主之。"腰冷如坐水中，形如水状，说明此证寒盛；腰重如带五千钱，说明湿盛。既属寒湿，自当投此。

（2）对于寒湿痹着，腰以下冷痛而重，或妇女阴唇水肿，或小便淋漓等症，均可选用本方。

（3）本方加杏仁，治孕妇浮肿、小便自利、腰体冷痛；加红花，治妇女久年腰冷带下；加附子、鹿角霜，治老人小便失禁，腰腿沉重冷痛，以及男女遗尿至十四五岁犹不已者。上述用法，颇具巧思。

（4）《三因极一病证方论》说："除湿汤（即本方）治冒雨着湿，郁于经络，血溢作衄；或脾胃不和，湿着经络，血流入胃，胃满吐血……头疼加川芎二钱，最止浴室中发衄。"此方所治吐衄，自属脾不统血机制。若加入人参，即理中汤加茯苓，理中汤可治吐衄，此方也应有效。

【歌括】《金匮》甘姜苓术汤，温中除湿是其长，寒湿着腰冷重痛，痛除始信效非常。

----------------------------------- 小　结 -----------------------------------

本法选方9首，同属寒湿困脾病机，同属运脾除湿法则，同用燥湿芳化药物，是其相同点。由于病因有外感、内伤之分，病位有兼肺、兼肾之别，病性有偏寒、偏湿之异，所以各方也就各有特点。

平胃散是本类方的代表，所治诸症反映了脾运障碍，湿凝气阻，升降失调的基本病理，所用药物反映了燥湿芳化的结构。

藿朴夏苓汤以湿郁体表证象居多，所以除用燥湿芳化的半夏、厚朴、白豆蔻、藿香外，配伍淡豆豉、杏仁开宣肺卫于上，薏苡仁、猪苓、茯苓、泽泻淡渗利水于下，体现了以治中为主，兼治上下的三焦并治法。

七味除湿汤由平胃散加味而成，所治证候与平胃散相同，只是湿浊更盛，故加半夏增强苍术燥湿之功，藿香增强厚朴、陈皮芳化之力，茯苓淡渗利湿，导湿下行，成为燥湿、芳化、淡渗同用的结构，配伍更加完善。除湿汤又在七味除湿汤的基础上加入温阳除湿的白术、附子，遂变燥湿芳化方为温阳除湿法，将纯从脾治变为脾肾同治，是善于变化的范例。

胃苓汤是平胃散与五苓散的合方。既治水湿内渍的水泻，也治水湿外泛的水肿；既有脾阳不运的机制存在，也有肾不化气的机制存在；既具燥湿芳化的组方特点，也具温阳利水的组方特色。综观以平胃散为基础的上述三方，变化合理，其变化也确有脉络可循，对于加深方随法变、法随证变的理解，也有帮助。

厚朴草果汤体现温中运脾法则，配伍草果，芳香化湿力量强于其他方剂，成为以化湿为主的方剂。

冷香饮子所治烦躁、引饮无度、恶心疲倦，看似热证，实因脾肾功能障碍，气化失常，所以选用草果芳香醒脾，附子温阳化气，较厚朴草果汤温化力量更强，且兼脾肾同治，是其特点。

杏仁薏苡汤所治属于湿滞腠理，故以利湿为主。

甘姜苓术汤以治腰部冷痛而重见长，由于小便正常，可以确定此属湿滞肌肉。此方纯从温运脾阳着手，不入燥湿、芳化、渗利窠白，让人大开眼界。

第四节　清热除湿法

清热除湿是据中焦湿热病机拟定的治法。

病因：温热之邪常从口鼻侵入人体。如果疫毒随饮食而入，侵犯胃肠，影响脾胃功能失调，即见中焦湿热。疫毒如外感风寒或温邪犯肺，从三焦内归肠胃，都可以导致气郁化热，津凝为湿，所以湿热常以脾胃为病变中心，并从少阳三焦波及其余四脏，出现两脏或三脏同病。

证象：湿热虽以脾胃为病变中心，临床证象却可见于五脏。脾运障碍，湿浊内停，津气交阻，升降失调，则以面色淡黄或如油垢、秽气触人、渴不引饮、食少、胸痞、腹胀、呕恶、便溏或溏而不爽、吐利交作、舌红、苔黄腻为主症。如果病在少阳三焦，多兼气机不利，水道失调，湿郁热蒸，而见寒热起伏、身热不扬、汗出不畅、四肢倦怠、肌肉烦疼；若从三焦下流归肾，则见小便淋涩、阴囊潮湿、带下臭秽；若壅阻肝胆，则胸胁胀痛，或身目发黄，或发痉发厥；犯于肺，则为鼻塞、咽肿、咳嗽；上蒙心包，神机被阻，则昏不知人或精神异常；壅闭清窍，则龈肿、耳聋、头昏、眼花。其基本病理是湿热互结。湿是自身功能失调，津凝而成；热是外邪相侵，气郁所化。

立法：湿为阴邪，其性黏滞，热为阳邪，性最暴戾。热得湿而愈炽，湿得热而愈横，一经结合，如油入面，很难分解，不似表证可一汗而解，里证可一下而愈，治疗此证，单清热则湿仍留，单祛湿则热愈炽，唯宜清热祛湿，分消其势，收效始佳。由于湿为阴邪，治宜温化，热为阳邪，治宜清解，所以此证常用苦寒的栀子、黄芩、黄连、连翘等药清热解毒，消除致病原因，解其郁结邪热，配辛温燥湿的苍术、厚朴、半夏、草果，伍芳香化湿的石菖蒲、藿香、砂仁、白豆蔻、陈皮、佩兰，醒脾化湿，恢复脾运。除湿勿忘佐辛开肺气的桔梗、杏仁、薄荷叶、枇杷叶，启上闸以开水源，通腠理以展气机；配淡渗利湿的茯苓、滑石、通草、猪苓、泽泻、防己、薏苡仁、茵陈、芦根，利水道以疏壅滞。将辛开、苦泄、燥湿、芳化、淡渗五类药物组合成方，成为消除病因，调理功能，祛除湿浊的方剂，结构才较完善。常用方如甘露消毒丹、三仁汤、半苓汤、滑石藿香汤、薏苡竹叶散、宣痹汤、加减木防己汤等。

配伍：配伍本类方剂时，要注意湿与热孰多孰少？病位偏表偏里？以及兼上焦证候还是兼下焦证候？才能主次分明，掌握重点。热盛湿微，偏于阳明之表的，以清热为主，燥湿芳化为辅。因为湿热主要表现在少阳三焦，脾湿仅为兼见症状，故应着重清阳明、少阳之热，除湿仅居其次。湿盛热微，偏于太阴之里的，以除湿为主，清热为辅。因为湿困脾阳是主要表现，重用燥湿芳化之品，才能振奋已困的脾阳，祛除黏腻的湿浊。兼湿滞体表，肌肉烦疼的，应配入防己、薏苡仁、蚕沙、姜黄、秦艽、海桐皮、威灵仙、丝瓜络、络石藤、海风藤等长于治疗肌腠之湿及通络止痛的药物，适当加入活血的川芎、桂枝之类以宣通血络之滞，止痛效果更佳。兼见头胀、头昏、咽痛、肢节酸疼、略见寒热等上焦症状的，可配入辛开肺气的药物，使肺气宣降而浊阴下行。兼见下焦症状，如小便不利、尿频、尿急、尿痛，或大便溏泻的，利湿药又宜增强。至于湿热误治而成坏证，应该采取救误措施。如果误用汗法以致湿热蒸腾，蒙阻清窍而见神昏耳聋的，当用降泄药物，使湿热下行；误用泻下法以致脾阳下陷，泄泻不止的，当用升浮药物，使脾阳上升；误用滋腻药而经久不愈的，当重用燥湿芳化之品，振奋脾阳，解其锢结。这些都是治疗湿热证的基本配伍知识。

比较：湿热阻滞与寒湿困脾有以下几点区别。①就病因言：寒湿困脾，多因恣食生冷，过用寒凉，脾阳受损，一旦风寒外入，遂成脾不运湿；湿热为患，多因外邪相侵，影响脏腑功能失调，阳气郁结化热所致。前者着眼于内伤，后者着眼于外感。②就证象言：寒湿困脾，除见湿阻证象外，多见面色晦暗或苍白、舌淡、苔白、大便稀薄、小便清、口不渴等寒象；湿热阻滞，除见湿阻证象以外，多兼面如油垢、舌红苔黄、秽气触人、体温升高等热象。③就治法言：寒湿困脾的治疗要点在于燥湿芳化，振奋已困脾阳，恢复中焦健运；湿热为患则不然，应当根据病情缓急，或以清热为主，或以除湿为主，不拘一格。⑤就方剂结构言：燥湿、芳化、淡渗是两类方的共同基础，运脾除湿法多一组温运脾阳药，清热除湿法多一组清热解毒药，二者有一寒一热之异。

湿热阻滞，很难速愈，犹如抽丝剥茧，层出不穷，应当耐心治疗，不宜操之过急。外感热病，应当加强解毒作用，始能见效。

甘露消毒丹（《续名医类案》）

【药物组成】白蔻仁 9g，藿香 9g，石菖蒲 12g，薄荷 9g，连翘 9g，射干 9g，川贝母 10g，黄芩 21g，茵陈 24g，滑石 30g，木通 10g。

【制剂用法】水煎服。

【方证病机】三焦湿热。

【体现治法】清热解毒，芳化淡渗。

【适应证候】感受时疫，变生湿热，阻于少阳三焦。症见发热倦怠，面如油垢，汗出酸臭，胸闷腹胀，神志昏蒙，小便短赤，舌苔黄腻，脉象濡数。亦治咽肿、颐肿、斑疹、出血、黄疸、泻痢、淋浊等。

【方理剖析】此为治疗感受时疫，变生湿热，阻于少阳三焦气分的主方。时疫受自口鼻，肺胃首当其冲。随吸气而受者，首先侵犯肺系，影响津气运行，气郁化热，津凝为湿，留恋少阳三焦，于是诸症蜂起。湿热交蒸，则身热倦怠、面如油垢、汗出酸臭；湿闭清阳，阻滞气机，则胸闷不舒、腹胀不适；湿热蒸腾，上蒙清窍，则神志昏蒙；湿阻三焦，水道不利，则小便短赤；颐肿、咽肿，是湿热阻于上焦之象；身目发黄，是热郁肝胆，胆汁外溢之征；斑疹、出血，是疫毒内侵血分引起；泻痢，是疫毒从口侵入肠道所致；淋浊，是疫毒由尿路侵犯肾系使然。虽然受邪途径不一，而基本病理都是三焦湿热，观其舌苔黄腻，便是湿热佐证。

湿热阻于少阳三焦，施治当从三个方面考虑：一是疫毒侵袭肺胃，气郁化热，法当清热解毒，消除致病原因，解其所化邪热；二是津凝为湿，法当淡渗利水，通调三焦，祛除已停之湿；三是肺胃失调，法当辛开肺气，芳香醒脾，调理两脏功能。此方重用黄芩清热解毒，得凉散的连翘、薄荷相助，可以消除病因，疏解郁热；重用滑石清热渗湿，得茵陈、木通相助，不仅可祛已停之湿，亦可增强清热力量，引导热邪下行，成为清热利湿的主要组成部分。佐射干、川贝母泄肺利咽，化痰散结，合薄荷宣通上焦津气，调理肺卫功能；白蔻仁、藿香、石菖蒲芳香化湿，醒脾利气，恢复脾运。诸药合用，能收清热解毒、芳化渗湿功效，用于湿热阻滞三焦证候，疗效较为理想。

研究此方，应注意药物的选择和除湿药的配伍两个方面。先就除湿药的配伍言之：此方展示了辛开肺气于上，芳香化湿于中，淡渗利湿于下，三焦并调的配伍形式。开宣肺气，是启上闸以开水源；芳香化湿，是醒脾气以复脾运；淡渗利湿，是通水道以祛已停之湿。综观治疗中、上两焦的湿热古方，大多体现这种结构。次就药物选择言之：方中黄芩擅长清肺、胃、大肠、肝、胆之热，连翘擅清上焦心、肺之热，此二药兼顾上、中、下三焦，再配辛凉的薄荷，则清中有宣，凉而不郁，使热有外出去路而无凉伏之忧。滑石长于清利三焦湿热，木通长于清利心经湿热，茵陈长于清利肝胆湿热，此三药不仅兼顾了上、中、下三焦，又增强了清热力量，故从药物的选择来说，是非常精当的。本方之所以能广泛应用于各种急性热病，与药物用途的广泛性有关。

【临证应用】（1）本方可用于湿热壅滞上焦导致的咳嗽，以及湿热郁滞三焦，症见发热日久不解，汗出而黏，食欲欠佳，身重无力，大便不爽，口苦、口甜，苔黄腻者。

（2）暑温（流行性乙型脑炎）：神志不清者，可以加重石菖蒲剂量，并加大青叶、板蓝根各30g，增强解毒力量，亦可酌加少量麻黄，增强宣肺行水作用。

（3）颐肿（腮腺炎）：湿不重者，可用普济消毒饮，若舌苔黄腻，宜用此方加善治病毒的青黛10g，或板蓝根30g，增强解毒力量。与蒿芩清胆汤异曲同工。

（4）咽肿：可以加重连翘剂量，并加金银花、大青叶、板蓝根各15~30g，增强解毒力量，是治疗湿热壅阻咽喉的主方。

（5）斑疹、出血：方中黄芩即具有止血作用，可以酌加青蒿、青黛、白茅根、大蓟、小蓟等药清热解毒，凉血止血。

（6）黄疸：常分湿重与热重两型。茵陈蒿汤对热盛湿微者，疗效较好。若舌苔黄腻，湿热俱重，用此方可以获效。茵陈剂量宜大，以30~60g为宜，若加栀子、大黄前后分消，尤为理想，还可适当加入活血药物，亦很必要。

（7）蚕豆黄（溶血性黄疸）：本方加田艾（即鼠曲草、清明菜），有较好疗效。因为田艾善治溶血性疾病。

（8）热淋（肾盂肾炎）：加柴胡、白茅根、大蓟、小蓟、石韦等药清热通淋。

（9）泻痢（肠炎、痢疾）：加地榆、黄连、铁苋菜等药清热解毒。

【歌括】甘露消毒蔻藿香，茵陈滑石木通菖，翘芩贝母射干薄，湿温黄疸服之康。

三仁汤（《温病条辨》）

【药物组成】杏仁10g，白蔻仁10g，薏苡仁24g，厚朴12g，半夏12g，通草6g，滑石18g，竹叶6g。

【制剂用法】水煎服。

【方证病机】湿温（湿盛热微）。

【体现治法】清热除湿，芳化淡渗。

【适应证候】湿温初起，邪留气分，湿盛热微。症见头痛恶寒，身重疼痛，面色淡黄，胸闷不饥，午后身热，舌白不渴，脉弦细而濡。

【方理剖析】头痛恶寒、身重疼痛、胸闷不饥、午后身热，是本方主症；湿温初起，邪留气分，湿盛热微，是此证病机；面色淡黄、舌白不渴、脉弦细而濡，是湿盛的辨证依据。湿温初起，邪犯上焦，肺失宣降，不能正常敷布津气，湿郁少阳三焦，故身重疼痛；卫阳为湿所遏，不能达表，故恶寒；清阳不能上头，反被浊阴蒙蔽，故头昏重痛；内犯胃肠，纳运失常，故胸闷不饥；此证平时并不发热，唯午后阳气得天时相助才能与阴相搏，故午后身热；上述诸症均为湿郁之象，且有面色淡黄、舌白不渴，故属湿盛热微。

这种肺脾功能失调，湿热阻滞三焦而见湿盛热微机制，治宜宣降肺气以开水源，燥湿化浊以复脾运，淡渗利水以祛湿邪，稍用清热药物解其郁热，才是正确的治法。此方即据这一治则配伍而成。方用杏仁辛开苦降，宣降肺气，启上闸以开水源，合行气的厚朴疏畅三焦气机，使上焦津气畅行无阻；白蔻仁、半夏芳化燥湿，醒脾利气，恢复中焦运化；薏苡仁、滑石、通草甘淡渗湿，通调下焦，祛已停之湿；用竹叶、滑石略事清热，合而用之，能收清热除湿功效。方中杏仁辛开于上，薏苡仁淡渗于下，白蔻仁芳化于中，分而言之，三仁照顾三焦，合而观之，辛开、燥湿、芳化亦为除湿而设，体现以除湿为主，清热为辅的配伍形式。

此证存在三个疑点，应当细微分辨。其一，因有头痛恶寒、身重疼痛，颇似寒伤于表，但寒伤于表，其脉当浮，此证脉弦细而濡，自然不是伤寒脉象。其二，因有胸闷不饥，颇似食积停滞。但兼见头痛、恶寒、身重、疼痛，显然不是食积引起。其三，因有午后身热，颇似阴虚，但阴虚当见舌红少苔，或两颧发赤，此证反见面色淡黄、胸闷不饥、舌白不渴，自然不是阴虚。由于此证有三个疑似症状难以分辨，容易误诊，随之而来也就可能采用三种错误的治疗方法，出现三种不良后果。若见头痛恶寒便以为是寒伤于表而用辛温发汗之法，则湿随辛温升发而从三焦蒸腾上逆，上蒙清窍，出现神昏、耳聋、目瞑、不言。若见胸闷不饥便以为是食积中阻而投苦寒泻下药物，脾阳本已受困，误下更抑脾阳上升，脾气下陷，湿邪乘势从三焦内溃于肠，即成洞泄不止。若见午后身热便以为是阴虚而用滋阴之品，湿为胶滞阴邪，再用阴药柔润，二阴相合，以柔济柔，遂成锢结不解。辨证之际，必须详审，以免误犯三忌。

【临证应用】（1）本方是治湿温初起，湿重于热的常用方。若卫分症状明显者，可加藿香、香薷解表化湿；身热不扬，汗出不彻者，可加青蒿、茵陈、薄荷增强清透作用；胸闷不舒者，可加郁金、枳壳宣畅气机；湿浊盛者，可加苍术、佩兰燥湿芳化；身痛者，可加防己、蚕沙除湿宣痹；咳嗽、气喘者，可加麻黄、枇杷叶、白前宣肺止咳。对于水肿、淋证、痹证、吐泻等属湿热者，亦可加减用之。

（2）肠伤寒、胃肠炎、肾盂肾炎、波状热等属于湿重于热者，用本方加减治疗。

【歌括】三仁杏蔻薏苡仁，朴通滑下竹叶呈，面色淡黄胸痞闷，芳化渗湿法堪珍。

半苓汤（《温病条辨》）

【药物组成】半夏 15g，厚朴 9g，茯苓 15g，通草 24g，黄连 3g。

【制剂用法】水煎，分 3 次服。

【方证病机】湿阻中焦，湿盛热微。

【体现治法】苦辛淡渗，运脾除湿。

【适应证候】湿阻中焦。症见痞结胸满，不饥不食。

【方理剖析】此方所治，是以不饥不食为主症，湿阻中焦为病机，舌苔厚腻微黄为佐证。胃主纳谷，脾司运化。脾阳不振，运化失司，湿浊中阻，功能障碍，遂见不饥不食，脾胃同病。其机制是：脾运失常→湿浊中阻→不饥不食。即《温病条辨》中谓："痞结中满……乃湿郁脾阳，足太阴之气不为鼓动运行，脏病而累及腑，痞结于中，故亦不能食也。"

此方用辛温的半夏燥湿运脾，恢复脾运；苦温的厚朴，醒脾化湿，行气宽满；淡渗的茯苓、通草，通调水道，导湿下行；稍佐苦寒的黄连燥湿和脾，清其郁热。诸药合而用之，体现苦辛淡渗、运脾除湿之法。方中通草用量最重，是欲借其甘淡渗湿而不伤脾，令湿有外出去路；黄连用量最轻，是欲借此苦以燥湿，并微解其郁热。《温病条辨》谓此方所治足太阴寒湿，义似未允，移治湿热，更为切近。

【临证应用】湿热中阻，湿盛热微，胸痞不舒，不饥不食，可用此方。

【歌括】半苓通草朴黄连，脾为湿困此可宣，不饥不食因中阻，苦辛淡渗病可痊。

滑石藿香汤（《温病条辨》）

【药物组成】藿香 6g，厚朴 6g，广陈皮 3g，白蔻仁 3g，茯苓皮 9g，猪苓 6g，白通草 3g，飞滑石 9g。

【制剂用法】水煎服。

【方证病机】湿滞中焦，湿盛热微。

【体现治法】芳化淡渗，宣畅中焦。

【适应证候】湿滞中焦。症见胸闷不饥，呕吐泻下，小便不利，渴不多饮，舌色灰黄。

【方理剖析】吐泻是本方主症，由此可知病在中焦。中焦为津气升降之轴，脾运失常，津凝气阻，遂见胸闷不饥；小便不利，是脾运障碍，水液不循常道；渴不欲饮，是脾运障碍，水津不能上承；舌苔灰黄，是湿郁化热，湿盛热微。综上，此证病在中焦，病性偏热。其机制是：脾不运湿，湿凝气阻→津气逆乱，升降失调→吐、泻、痞。

治疗此证，法当醒脾利气，恢复脾胃健运，分利水湿，使其重循常道。方用藿香、厚朴、陈皮、白蔻仁芳香醒脾，两调津气，俾脾运健则升降复，升降复则吐泻止。茯苓、猪苓、通草、滑石淡渗利水，分利水湿，使水液重归故道，则胃肠的功能可复，从而体现利小便以实大便之法。两组药物间的关系如下。藿香、厚朴、陈皮、白蔻仁在于振奋脾胃功能，茯苓皮、猪苓在于分利水湿，合而用之，相辅相成，共奏芳化淡渗，宣畅中焦功效。方以滑石藿香命名，盖藿香不仅化中焦之湿，亦有开泄腠理，使卫气出表而不内陷之功；

滑石不仅利三焦水道，亦有清热之效，令湿邪去则热亦去。病性属热而只用一味清热药物，是因湿盛热微，仅此一味亦能胜任的缘故。

【临证应用】此方体现了芳香化湿与淡渗利湿合用的配伍形式，与半夏泻心汤证相同而遣药悬殊，只能用于胃肠功能失调的吐泻。因无解毒作用，故施于肠道感染的吐泻则无效。

【歌括】《条辨》滑石藿香汤，蔻朴陈通二苓匡，湿滞中焦呈吐泻，芳化淡渗此堪尝。

杏仁滑石汤 (《温病条辨》)

【药物组成】杏仁 10g，黄芩 10g，黄连 10g，半夏 10g，厚朴 6g，橘红 5g，郁金 6g，滑石 10g，通草 3g。

【制剂用法】水煎，分 3 次，温服。

【方证病机】湿热阻滞三焦。

【体现治法】清热除湿，宣化淡渗。

【适应证候】湿热证，三焦均受。症见汗出口渴，胸闷脘痞，呕恶自利，潮热溺短，舌苔灰白。

【方理剖析】此证上见口渴，中见脘痞、呕利，下见溺短，外见潮热、汗出，一派湿热弥漫之象，故云三焦均受。虽云三焦均受，实以中焦津气失调、升降失职的痞、呕、利为主症，其余证象仅是病性属热的辨证依据。

此方用黄芩、黄连清热解毒，消除致病原因，解气郁所化邪热，半夏燥湿运脾，厚朴、陈皮芳香化湿，滑石、通草淡渗利湿，待病因一去，胃肠功能恢复，津液升降有序，痞、吐、利可愈。津随气行，未有津乱而气独不乱之理，故用宣降肺气的杏仁，复肺气宣肃之权，行气开郁的郁金，复肝胆疏泄之正，如此配伍，则杏仁宣降肺气于上，陈皮、厚朴醒脾利气于中，郁金调肝解郁于下，三焦气理而升降和调，升降和调而津随气运，虽以水液失调为主，调气药物实不可废，合而用之，能奏清热除湿、津气并调之效。

此方所治与 3 个泻心汤的主症相同，仅多汗出、口渴、溺短、潮热，病性实而不虚，故去人参、甘草、大枣之补，又兼见少阳三焦证象，故配杏仁、陈皮、厚朴、郁金、滑石、通草，宣畅三焦，通调水道，虽师泻心汤法而变化不留痕迹，师古而不泥古，最能启人思维。

【临证应用】痞、吐、利兼见少阳三焦湿热而见口渴、多汗、溺短者，可以投此。

【歌括】杏仁滑石用芩连，郁金陈夏朴通全，三焦湿热痞吐利，清热除湿病可蠲。

宣清导浊汤 (《温病条辨》)

【药物组成】寒水石 18g，猪苓 15g，茯苓 15g，晚蚕沙 12g，皂荚子 9g。

【制剂用法】水煎，分 2 次服。以大便通快为度。

【方证病机】湿热壅滞三焦。

【体现治法】宣清导浊，开窍启闭。

【适应证候】湿温久羁，三焦弥漫。症见神昏窍阻，少腹硬满，大便不下，或小便不通。

【方理剖析】神昏窍阻或大便不通，是本方主症，少腹硬满是本方使用佐证。少阳三焦为水液运行之道，湿热久羁，郁于三焦，每随气机升降而蒙上流下，蒙于上则神昏窍阻，流于下则少腹硬满而大便不下，或小便不通。

治疗湿浊郁结三焦而闭塞不通之证，法当宣清导浊，使清升浊降而病庶可解。方中寒水石宣湿清热；猪苓、茯苓淡渗利湿，通调水道；晚蚕沙化浊升清，使湿浊得化，清气自升；用辛燥的皂荚子，既能涤垢泄浊，辛通上下关窍，又能直走下焦，通大便之秘结，与前药合用，可使湿浊由二便而下。此方猪苓、茯苓、寒水石化无形之气，蚕沙、皂荚子逐有形之湿，故以宣清导浊作为方名。

研究此方需要注意此系湿浊久羁，三焦弥漫证。因为，只有少阳三焦才是上联脑系、下联二阴的通道。湿浊弥漫三焦，蒙上则神机闭阻而昏，或见精神失常；流下则阻塞窍隧而大便不下，或小便不通。明白这一道理才能上下随心，前后应手。"三焦弥漫"一语，实为指导使用此方的关键。

【临证应用】此方既可用于湿浊闭阻导致的神昏窍阻，亦可用于少腹硬满，大便不下之症，二者不必同时出现。对前列腺肥大引起的小便不通，投此亦有疗效。

【歌括】宣清导浊皂荚良，二苓寒水蚕矢匡，湿浊弥漫机窍阻，二便闭塞此堪尝。

黄芩滑石汤 (《温病条辨》)

【药物组成】黄芩 10g，滑石 10g，茯苓皮 10g，猪苓 10g，通草 3g，大腹皮 6g，白蔻仁 3g。

【制剂用法】水煎服。

【方证病机】中焦湿热，经络同病。

【体现治法】清热利湿，宣通气分法。

【适应证候】中焦湿热，经络同病。症见身痛，汗出热解，继而复热，渴不多饮或不渴，舌淡黄而滑，脉缓。

【方理剖析】此为湿热困阻中焦，经络同病。由于机体内不能运化水谷之湿，外复感时令之湿，内外合邪，以致湿滞经络而见身痛；脾不运湿而舌滑、渴不多饮；湿热交蒸而汗出热解；湿属阴邪，其性流连，不能因汗而退，故继而复热。此证当与中风鉴别，"脉缓身痛，有似中风，但脉不浮，舌滑不渴饮，则非中风矣！若系中风，汗出则身痛解而热不作矣"。

湿热为患，只清热则湿不退，只祛湿则热愈炽，唯宜湿热两清，分消其势，才较恰当。故方用黄芩、滑石清其湿郁之热，滑石、通草、猪苓、茯苓淡渗已滞之湿，白蔻仁芳香化湿，大腹皮疏畅三焦，能收清热利湿、宣通气分功效。曹炳章谓："汗出热解，继而复热，此湿热中常见之证，亦庸医所最无主见者。"又说："此证发表攻里两不可施，则治法必宜治中可知。治中则不外宣气化湿，如兼热者多，则凉多温少；如兼寒者多，则温多凉少，用药在乎治法。"此方偏凉，殆为热多者设。

【临证应用】此方以身痛、身热、汗出热解、继而复热为主症，苔淡黄而滑为湿热辨证依据，审属湿热阻络，可以投此。

【歌括】《条辨》黄芩滑石汤，二苓通蔻腹皮襄，汗出热解继复热，宣化湿浊自然康。

薏苡竹叶散 (《温病条辨》)

【药物组成】薏苡仁 15g，竹叶 10g，滑石 15g，白蔻仁 6g，连翘 10g，茯苓 15g，通草 5g。

【制剂用法】共为细末，每次服 15g，日 3 服。亦可作汤剂。

【方证病机】湿热郁于孙络。

【体现治法】辛寒清热，甘淡渗湿。

【适应证候】湿郁经脉。症见身热身痛，汗多自利，胸腹白疹。

【方理剖析】本方证为湿郁经脉，内外合邪机制。以身痛汗多、胸腹白疹为主症。汗多则表卫开，身痛则表邪郁，表卫开而不解表邪，自是风湿无疑。大便自利则为脾不运湿证象，胸腹白疹为风湿郁于毛窍证象。

湿停热郁，内外合邪，"纯辛走表，纯苦清热，皆在所忌"。因为此证本已汗多，再用纯辛走表药则犯汗多之禁，若用纯苦药物清里则不能兼顾胸腹白疹。唯宜辛凉以解肌表之热，甘淡以渗表里之湿，使表湿从气化而散，里湿从小便而出，才是两全之策。故方用连翘、竹叶辛凉走表，薏苡仁除湿宣痹，此三药宣通毛窍湿热；白蔻仁芳化湿浊，茯苓、滑石、通草甘淡渗湿，使湿从小便而去。诸药合而成方，能奏宣痹、除湿、清热功效。

【临证应用】使用此方应当注意两点：从主症来讲，以身热、汗出、身痛、胸腹白疹、自利为特征；从治法来讲，纯辛走表，纯苦清热，皆在所忌，此是其一。身热、汗出、身痛，类似苍术白虎汤证，但胸腹白疹、自利，则为苍术白虎汤证所无。此是其二。

【歌括】薏苡竹叶滑石通，连翘苓蔻七般同，湿郁经络热痛汗，清热渗湿建奇功。

中焦宣痹汤 (《温病条辨》)

【药物组成】杏仁 15g，连翘 10g，山栀子 10g，半夏 10g，滑石 15g，赤小豆皮 10g，薏苡仁 30g，防己 15g，晚蚕沙（布包煎）20g。

【制剂用法】水煎服。

【方证病机】湿热痹阻经络。

【体现治法】清热利湿，宣痹止痛。

【适应证候】湿热证。症见湿聚热蒸，蕴于经络，寒战热炽，骨节烦疼，面目萎黄，舌苔厚腻。

【方理剖析】痹证有风痹、寒痹、湿痹之异。本方证是湿热蕴于经络的湿热痹证。从苔腻、目黄，知其为湿热；寒战热炽、骨节烦疼，知其为湿热痹阻经络。《金匮翼》说："脏腑经络，先有蓄热，而复遇风寒湿气客之，热为寒郁，气不得通，久之寒亦化热，则顽痹翕然而闷也。"

湿热痹阻经络而痛，当清热利湿与宣痹通络并举。本方选用长于宣痹除湿的防己、薏苡仁、蚕沙为主药，使肌腠之湿得除，则痹痛可止。用连翘、栀子助主药清热，赤小豆、滑石助主药除湿。七药能收清利湿热、宣痹止痛功效。配宣降肺气的杏仁，令肺气得宣，则热从外解，肺气肃降，则水道通调；配燥湿祛痰的半夏，令脾能运湿，则中焦得和。杏仁、半夏二药实为调理肺脾两脏功能而设。痛甚者加姜黄、海桐皮，可以增强除湿止痛作用。

血运不利，脉络瘀阻，是引起疼痛的另一原因。故治风、寒、湿三气合而为痹的痛证，常于祛风散寒除湿药以外伍用活血药物，治湿热痹亦不例外。本方用蚕沙、姜黄活血，是欲消除疼痛的另一原因。

【临证应用】本方治疗急性风湿热或急性风湿性关节炎有较好疗效。

【加减化裁】痛甚者，加姜黄15g，海桐皮15g。

【歌括】中焦宣痹治热痹，赤豆山栀与杏仁，薏晚连翘防滑夏，除湿宣痹法宜遵。

加减木防己汤（《温病条辨》）

【药物组成】防己18g，桂枝10g，石膏20g，杏仁10g，滑石12g，白通草6g，薏苡仁15g。

【制剂用法】水煎，分3次服。

【方证病机】湿热痹阻经络。

【体现治法】清热宣痹。

【适应证候】暑湿痹。症见发热口渴，骨节疼痛，舌红苔黄，脉象濡数。

【方理剖析】骨节疼痛是本方主症；湿热痹阻经络是此证病机；发热口渴、舌红苔黄是湿热的辨证依据。其基本病理是：湿热痹阻→经络不通→骨节疼痛。

湿热留着肌肉、关节，阻滞经络而成痹证，治宜清热利湿，宣痹通络。故方用长于除肌腠之湿的防己为主药，除湿蠲痹止痛。石膏辛寒清热；薏苡仁、滑石、通草甘淡渗湿；杏仁开泄肺气。诸药合而成方，体现开源导流之法。反佐一味辛温的桂枝以通利血脉，对于湿痹经络的痹证，可谓恰到好处。

【临证应用】可用于风湿热。与苍术白虎汤、桂枝白虎汤等方的作用相似。

【歌括】加减防己治热痹，苡仁滑石杏仁配，桂枝通草共煎汤，宣痹除湿诚可贵。

当归拈痛汤（李东垣方）

【药物组成】当归6g，人参6g，炙甘草9g，白术（姜制）9g，羌活9g，防风9g，升麻6g，葛根6g，苍术（米泔浸）6g，苦参（酒洗）6g，茵陈（酒炒）9g，猪苓9g，泽泻9g，黄芩9g，知母9g

原方药量太轻，此系原方药量的2倍。

【制剂用法】水煎服。

【方证病机】湿热留着腠理。

【体现治法】清热利湿，祛风活络。

【适应证候】湿热走注。症见遍身骨节烦疼或足胫红肿重痛。

【方理剖析】遍身骨节烦疼，或足胫红肿重痛，是本方主症；湿热留着体表，皮、肉、筋、脉同病，是此证病机。多因居处卑湿或阴雨连绵，妨碍汗泄，留着体表，郁结化热，皮肉筋脉同病，出现遍身骨节烦疼；湿热下注，出现足胫红肿重痛。

外湿浸淫，滞留肢体，湿热痹郁，骨节烦疼，法当开泄肌腠，祛湿于外，疏导三焦，利湿于内；湿郁化热，又宜清其郁热；气病及血，络痹而痛，又宜活血通络。方用羌活、防风、升麻、葛根解肌表，开腠理，升清阳，祛风湿；黄芩、知母、苦参、茵陈清其热；苍术、白术、苦参、茵陈、猪苓、泽泻祛其湿；再用当归活血通络，人参扶正祛邪。四组药物同用，能奏清热除湿、祛风活络功效。汗多者去升麻加黄芪以固表；自汗者去苍术加桂枝以和营；下肢肿者去防风加防己以利水；疼热者去知母加黄柏以清热燥湿。药随症变，以期切中病情。

此方展示了治疗湿滞体表的传统组方结构。与中焦宣痹汤相较，多开表的羌活、防风，可使表里之气宣通；当归的活血力量亦较中焦宣痹汤中的蚕沙为强。方中羌活、防风开泄皮毛，升麻、葛根开泄肌腠，当归活血通络，猪苓、白术等药祛湿，兼顾了皮、肉、筋、脉、骨五体结构，是中焦宣痹汤所不及之处。

【临证应用】用治湿热走注的遍身骨节烦疼，足胫红肿重痛，有较好疗效。

【加减化裁】下肢肿者，去防风，加防己 9g，汗多者，去升麻，加黄芪 6g；自汗者，去苍术，加桂枝 6g；疼热者，去知母，加黄柏 9g。

【歌括】当归拈痛羌防升，知芩二术葛茵陈，苦参人参苓泽草，湿热烦疼此方斟。

-- 小　结 --

本法共选方 11 首，都由清热、燥湿、芳化、淡渗药物组成，是相同处。由于临床证象大同小异，各方也就各有特点。

甘露消毒丹与三仁汤是治温邪上受、湿热初起、邪阻气分的常用方，湿热俱盛者用前方，湿偏盛者用后方。

半苓汤治湿阻中焦，湿盛热微，痞结胸满，不饥不食，着眼于燥湿淡渗；滑石藿香汤亦治湿滞中焦，湿盛热微，胸闷不饥，呕吐泻下，着眼于芳化淡渗，因有降逆、分利作用，所以还能治吐泻。

杏仁滑石汤治三焦湿热，内有痞、闷、吐、利，外有潮热、汗出、口渴，故用黄芩、黄连清热，杏仁宣上，半夏、厚朴、陈皮、郁金畅中，滑石、通草渗下，成为清热除湿、宣化淡渗之法。宣清导浊汤也治湿浊壅滞三焦，却以神昏窍阻、少腹硬满、大便不下为主症，用药关键全在配伍皂荚，有宣清导浊、开窍启闭作用。

黄芩滑石汤与薏苡竹叶散都治湿热郁于经络，都有身痛，都用芳化淡渗。前方兼见汗出热解，继而复热，故配黄芩增强清热作用，伍猪苓、大腹皮增强利气渗湿之功，着眼于宣通气分，使其下行。后方兼见汗多自利、胸腹白疹，故配薏苡仁宣痹除湿，伍竹叶、连翘辛凉宣散，有使热从外散，湿从下行之意。

中焦宣痹汤与加减木防己汤都以湿热痹阻经络的骨节烦疼为主症，两方都用擅长除湿宣痹的防己、薏苡仁。前方有连翘、栀子清热，蚕沙除湿蠲痹，后方有石膏清热，桂枝活血通络，各有千秋，难分轩轾。当归拈痛汤虽然仍以遍身骨节烦疼为主症，配方法度犹有古意，保留了祛风除湿、活血通络治疗痹证的传统组方结构。

第五节　实脾利水法

实脾利水是据脾虚水泛病机拟定的治法。

脾虚水泛是指脾虚不能制水，水邪泛滥的致病机制，以水肿为主症。

主水者肾，制水者脾，肺为水之上源。下焦肾阳旺盛，气化正常，则水有所主；中焦脾胃健运，纳运无碍，则水有所制；上焦肺气宣降，水道通调，则水行无阻。一旦肺气宣降失常，脾的输机失运，肾的气化失司，均可聚水成为水肿。脾虚水泛，多因饮食不节，饥饱不均，或恣食生冷，损伤脾阳，或外邪入里，日久失治，脾运失健，制水无权，以致水湿停积三焦而外泛作肿，内停作胀。

此类证候，有脾虚和水肿两个方面的见证，施治时若只补脾而不利水，与鲧筑堤御水如出一辙，则已停之水不能去，若只利水而不实脾，又与夏禹疏通九河毫无二致，则水虽暂去而旋生，均非两全之策。只有实脾与利水双管齐下，标本并图，于证始惬。所以本法常用补气的黄芪、白术、甘草，醒脾化湿的苍术、半夏、砂仁、草果之属与利水除湿的防己、大腹皮、茯苓、泽泻等药组成。至于补脾与利水两组药的主从关系，则应该根据具体情况确定。脾虚证象显著的，以补脾为主，利水为辅；证情偏实的，又应以利水为主，补脾为辅。如防己黄芪汤、五皮饮、实脾饮、白术散、鲤鱼汤等均属本法范畴。

治水勿忘调气。因为水停少阳三焦，必然阻碍卫气的升降出入而生胀满，三焦气滞以后，又势必妨碍水液运行而加重水湿停滞，出现水气交阻，互为因果的恶性循环。若不疏畅三焦气机，不仅气机升降难以恢复，水湿亦难速去。所以这类方剂常配行气的枳壳、木香、厚朴、槟榔、陈皮、杏仁之属，殆有气行则水行之意。

脾虚水泛亦不限于治脾，常常兼治肺肾。因肺脾气虚而肿者甚多，因脾肾阳虚而肿者更属常见，三脏同病者偶亦有之。如防己黄芪汤用黄芪补肺脾之气以固表实卫，实脾饮用附子温命门之火以化气行水，麻附五皮饮用麻黄宣上、附子温下，都非单纯治脾，仅仅病机侧重在脾而已。

配伍这类方剂，也要顾及肝的疏泄功能。由于肝的疏泄调节作用关乎气血津液的正常流通，故水泛作肿亦与肝的疏泄失调有关。如实脾饮用木瓜柔肝，即为调理肝的疏泄而设。

五皮饮《中藏经》

【**药物组成**】桑白皮、陈皮、生姜皮、大腹皮、茯苓皮各等份。

【**制剂用法**】水煎，分3次，温服，1日量。

【**方证病机**】脾运障碍，水泛为肿。

【**体现治法**】醒脾利水，宣畅气机。

【**适应证候**】脾郁水肿。症见四肢、面目悉肿，脘腹胀满，上气喘急，小便不利，苔白脉缓。亦治妊娠胎水。

【方理剖析】本方所治属于脾运障碍，气滞水停机制。脾不运湿，水道被阻，则小便不利；水湿不能下输膀胱，外溢肌肤，则面目、四肢悉肿；脾郁气滞，则脘腹胀满；三焦津气壅滞，肺气宣降失常，则肺气不降而上气喘急。

治疗脾郁不能运化水湿的水肿，当一边健运脾气，以御水邪的泛滥，一边疏通水道，使水有去路。此方即体现了醒脾与利水同用的配伍形式。以茯苓皮的甘淡，实脾土而利水；生姜皮的辛散，宣胃阳而散水；大腹皮的辛温，行气宽胀，利水退肿。此三味为行水主药。陈皮利气调中，醒脾化湿，令气行则水行，脾健而防水之堤自固，故本品不仅助生姜、茯苓、大腹皮化湿理气，也是振奋脾阳、调理中焦的主药。水邪为患，不能专责于脾，亦当考虑肺失宣降和肾失主宰，或兼肺治，或兼肾治，全在临证权衡，灵活掌握。此证不仅水邪外泛作肿，且又水泛高源而见上气喘急，故配桑白皮泻肺以清水源，令源清流自洁，气降喘自宁。五药合用，共奏醒脾利水、行气宽胀功效。

此方在配伍上反映了两个特点：一是在调理五脏功能方面，体现了肺脾同治；二是在调理基础物质方面，体现了津气并调。

《太平惠民和剂局方》所载五皮饮去陈皮、桑白皮，改用五加皮、地骨皮组成。用五加皮入肾以行水，地骨皮清肺肾虚热，又是主治在脾而兼及肺肾的配伍形式。两方相较，《中藏经》五皮饮侧重于治中、上两焦，《太平惠民和剂局方》五皮饮侧重于治中、下两焦，重点有所不同。前者有调气之功，后方有滋肾作用，亦各异趣。两方均用皮类药，有以皮行皮、轻以去实之意。

【临证应用】本方所治的水肿，以皮色光亮、水在皮肤为辨证要点。偏热者，加车前子、薏苡仁、防己清利湿热；偏虚者，加防己、黄芪、白术以实脾利水；偏实者，加牵牛子、槟榔、枳实以疏利二便；腹中胀满者，加莱菔子、厚朴、麦芽以消滞行气。

【加减化裁】五皮饮（《太平惠民和剂局方》）：本方去桑白皮、陈皮，加五加皮、地骨皮。治证同本方，无上气喘急者。

【歌括】五皮饮用五般皮，陈茯姜桑大腹齐，脾郁水肿皮光亮，妊娠水肿亦能医。

白术散（《鸡峰普济方》）

【药物组成】白术、陈皮、生姜皮、大腹皮、茯苓皮各等份。

【制剂用法】水煎服。

【方证病机】脾虚水泛。

【体现治法】实脾利水。

【适应证候】久病以后，身体、足胫、面目浮肿，小便反快，脉大而虚。

【方理剖析】面目、身体、足胫任何一部出现浮肿，是本方主症；脾虚水泛，是此证病机；浮肿见于久病以后，小便反快，是脾虚水泛的辨证依据。水肿与肺、脾、肾三脏功能失调有关。此证见于久病以后，若系肾失气化之常，当有小便不利，今见小便反快，显然不是肾的关门不开，而是脾的运化失职使然。

脾虚不运，水泛为肿，法当实脾利水，双管齐下。此证若只健脾而不利水，则已停之水不能去；若只利水而不实脾，则水虽暂去而旋生，均非两全之策。故本方用擅长健脾运湿的白术入主中州，温胃散水的生姜、醒脾化湿的陈皮为其辅助，使胃能散津，脾能输津，则脾胃功能恢复而实脾之法备矣！大腹皮、茯苓有淡渗利水功效，使三焦水道通调，则已停积水可去，而利水之法备矣！三焦为津气升降出入通道，水停每兼气滞，陈皮、大腹皮有疏畅气机作用，配入方中而气行则水行之法备矣！

此方虽由五皮饮化裁而成，却有以下差别。就病位而言：五皮饮属脾肺两脏同病，本方纯属脾的运化不及。就病理而言：五皮饮是脾的功能障碍，故谓脾郁水肿；本方系久病导致脾的运化不及，故谓脾虚水泛。就治法与处方而言：五皮饮只需醒脾即可恢复脾运，其法只能称为输脾利水；本方主用白术健脾，始可称为实脾利水。两方相较，五皮饮偏实，白术散偏虚，程度有所不同。

【临证应用】此方以久病以后出现水肿、小便通利为辨证要点，视其寒热证象不显即可投此。妊娠水肿，投此尤为合适。

【歌括】白术散内用陈皮，生姜大腹茯苓齐，脾虚水泛从何治，实脾利水法堪依。

鲤鱼汤（《备急千金要方》）

【药物组成】鲤鱼（去鳞肠）1尾，当归9g，白芍12g，白术9g，茯苓15g，陈皮9g，生姜9g。

【制剂用法】先以白水煮鲤鱼，煮熟，去鱼取汁，用以煎药，空腹时服。

【方证病机】脾虚水肿。

【体现治法】健脾利水，和血养胎。

【适应证候】妊娠水肿，腹大异常，或遍身浮肿，胸中满闷，咳逆不安。

【方理剖析】脾虚不运，湿滞水停，随三焦下注，停于胞中（子宫），则腹大异常，或外泛肢体，则遍身俱肿。

脾不运湿，湿聚水停为肿，法当健脾利水，复其运化之常。方用鲤鱼行水消肿，白术、茯苓、生姜健脾除湿，陈皮芳化利气，令脾运健则水自行，水既行而肿自消。水肿见于妊娠，故配当归、白芍和血养胎，如此组合，有利无弊。如阳虚者，可加肉桂少许助温阳化气。

研究此方，应该注意以下三点。第一，为什么要用鲤鱼？《神农本草经》谓鲤鱼"治水肿脚满"，《名医别录》谓"治怀妊身肿及胎气不安"。本方用鲤鱼为主药，系以此二书为依据。第二，为什么利水药物甚少？妊娠腹大异常，是胞宫胎水过多，异于其他水肿，不能过用利水药物，以防伤胎，所以只用生姜温胃散水，白术健脾运湿，陈皮化湿和脾，茯苓淡渗利湿。第三，为什么要用当归、芍药？因水肿见于妊娠，故用当归、白芍和血养胎。

此方与白术散比较：白术散配伍大腹皮，利气力量稍强；本方配伍鲤鱼消肿，利水力量相似而略偏于补。由于本方配伍当归、芍药和血养胎，结构更趋完善。

【临证应用】不仅妊娠水肿可用本方，一般脾虚水肿亦可使用本方。

【歌括】《千金》传下鲤鱼汤，归芍苓术陈生姜，妊娠水肿脾不运，健脾和肝法最良。

防己黄芪汤 (《金匮要略》)

【药物组成】 防己 10g，黄芪 15g，白术 10g，甘草 6g，生姜 10g，大枣 30g。

【制剂用法】 水煎，温服。服后当如虫行皮中，自腰下如冰，后令患者坐于被上，又以一被绕于腰下，温令微汗差。

【方证病机】 脾肺气虚，水湿为患。

【体现治法】 固表实脾，利水除湿。

【适应证候】 风水、风湿，脉浮身重，汗出恶风，小便不利。亦治湿痹麻木。

【方理剖析】 身肿、身重、汗出恶风，是本方主症；肺脾气虚，水湿为患，是此证病机；汗出恶风，是正虚邪实的辨证依据。身重、水肿是水湿着于肌腠之象，与脾不运湿有关。脾失健运，水停肌腠，故身重、水肿。汗出恶风与脾肺气虚有关。肺主气，外合皮毛主表；脾为气血生化之源。肺虚则腠理不密，脾虚则卫气乏源，表虚不固，不能外御风邪，内护阴津，故恶风、自汗。综上所述，此证用脏腑辨证定位，病在肺脾；用气血津液辨证审察基础物质盈、虚、通、滞，属气虚津壅；用八纲辨证定性，属本虚标实。

水肿、风湿与表虚症状并见，法当补脾肺虚损，利肌腠水湿。补虚意在扶正，利水旨在祛邪，补泻同施，才合此证病情。故方用长于利水消肿、除湿止痛的防己以及益气固表、利水退肿的黄芪为主药，共奏益气固表、利水除湿功效。辅以健脾除湿的白术，补气健脾的甘草，则益气与除湿功效随之增强。本方用防己利水除湿是祛其邪，黄芪、白术、甘草固表实脾是扶其正。扶正祛邪之法既备，故对正虚邪实都能兼顾，体现了标本兼顾的配伍形式。至于生姜、大枣同煎，有调和营卫之意。服后如虫行皮中、腰下寒冷如冰，是水湿下行证象；令患者坐于被上而以被绕腰，是保温以促其汗，故谓微汗差。

【临证应用】（1）《类聚方广义》说："防己黄芪汤，治风毒肿，附骨疽，穿踝疽，稠脓已歇，稀脓不止，或痛或不痛，身体瘦削，或见浮肿者。若恶寒或下利者，更加附子为佳。"

（2）本方可用于肾炎及风湿关节痛，见症如上述者。妇女原因不明之肿，偏于虚者，有效。

【歌括】《金匮》防己黄芪汤，白术甘草枣生姜，实脾利水疗水肿，风湿恶风效亦良。

防己茯苓汤 (《金匮要略》)

【药物组成】 防己 15g，黄芪 10g，桂枝 15g，茯苓 30g，甘草 10g。

【制剂用法】 水煎，分 3 次，温服。

【方证病机】 气化不行，水泛肌表。

【体现治法】 化气行水，固表实脾。

【适应证候】 皮水为病，四肢肿，水气在皮肤中，四肢聂聂动者。

【方理剖析】 四肢浮肿，是本方主症；气化不及，水泛肌表，是此证病机。所谓气化不及，是指肾的气化功能障碍，以致水液停聚，泛于肌表，故见四肢浮肿。浮肿见于四肢，脾亦难脱其责。严格说来，此证当是肾失主水之职，脾失制水之权，脾肾同病，水泛为肿机制。

此方以桂枝温阳化气，恢复肾的气化功能；防己、茯苓利水渗湿，祛除已停之水；黄芪、甘草补气实脾。五药同用，能奏化气行水、固表实脾功效。

此方体现以利水为主，温阳、实脾为辅的配方法度。防己黄芪汤用黄芪、白术、甘草两治肺脾，本方用桂枝、黄芪、甘草两治脾肾，病位稍有不同。本方利水力量亦大于防己黄芪汤。观《金匮要略》防己用至三两，较防己黄芪汤重两倍，并加六两茯苓，利水力量自然大为增强。

尤氏谓："防己、茯苓，善驱水气，桂枝得茯苓，则不发表而反行水，且合黄芪、甘草助表中之气，以行防己、茯苓之力也。"

【临证应用】此方以四肢肿、肉瞤筋惕为用方指征。《先哲医话》说："一男子，头及两手振掉不已，得此亦二三年，腹中和，饮食如故，余谓是即仲师所谓四肢聂聂之类，投以防己茯苓汤而愈。"《方函口诀》云："一人身体肥胖，运动不如意，手足振掉，前医投桂枝、茯苓、白术、真武之类，或以为痰所为，令服导痰化痰之药，更无效者，与此方而愈。"治疗四肢振掉向少良方，日本有学者将此方用于此证，是善用古方实例。究其获效之理，实与此方善行肌腠水湿有关。

【歌括】防己茯苓桂枝草，化气行水力偏骁，水溢皮肤四肢肿，头手振掉亦能疗。

实脾饮（《世医得效方》）

【药物组成】制附子 15g，干姜 10g，甘草 3g，白术 10g，茯苓 15g，草果仁 10g，厚朴 12g，大腹子 15g，木香 6g，木瓜 12g。

【制剂用法】水煎服。

【方证病机】脾肾阳虚，水湿为患。

【体现治法】温阳实脾，利气行水。

【适应证候】脾肾阳虚，水湿积滞。症见肢体浮肿，半身以下更甚，胸腹胀满，身重懒食，手足不温，口不渴，大便溏，小便清，舌苔厚腻而润，脉象沉迟。

【方理剖析】肢体浮肿、胸腹胀满，是本方主症；脾肾阳虚，水湿停滞，是此证病机；其余舌脉症状，都是脾肾阳虚的辨证依据。脾主运化水湿，肾主化气行水。脾虚不能运化水湿，肾虚不能化气行水，于是水液停滞体内而胸腹胀满；外泛体表而肢体浮肿；流于下焦而半身以下更甚。从何知为脾肾阳虚？从手足不温、口不渴、大便溏、小便清、苔白、脉迟知之。

脾肾虚寒，水邪为患，理宜温阳实脾，恢复脾肾制水行水功能；水液停留，妨碍气机通畅，法当利气行水。方用白术、茯苓、甘草补气健脾，干姜、草果温运脾阳，使中焦健运，脾阳振奋，才能运化水湿；附子温肾助阳，使肾阳得温，才能化气行水，这是治本主药。木香、厚朴、草果、大腹子醒脾利气，疏畅三焦，以此为辅，有气行则水行，气化则湿化之意。木瓜能治水肿，与茯苓相配除湿利水，且有舒缓经隧挛急之功，有利于水湿下行。全方着重调理脾肾功能，体现了治病求本的配方法度，故名实脾饮。

研究此方，应注意以下四点。第一，胸腹胀满是否纯属气滞？须知胸腹胀满并非纯属气滞，部分患者是因腹内积水使然。欲知是否腹内积水，可令患者侧卧，以手叩腹，卧侧呈浊音即是。第二，此方以水肿为主症，为何利水药物甚少？此方配伍干姜、附子温补脾肾阳气，恢复两脏功能，不仅水肿可以渐消，亦可避免水肿复发，所以利水药物甚少。第三，方中配伍厚朴、草果、槟榔有何用意？此方用厚朴、草果、槟榔有宣泄膜原之意。膜原是一身的半表半里，脾肾功能不足，三焦水道不通，外泛作肿，内停作胀，用此三药宣透膜原，则水道通调。第四，大腹子是指何物？李时珍谓："大腹子……即槟榔中一种腹大形扁而涩者……皆可通用，但比槟榔稍劣耳。"

【临证应用】可用于慢性肾炎，早期肝硬化的腹胀，下肢浮肿，轻度腹水，以及心力衰竭导致的轻度浮肿、食欲不振者。

【歌括】实脾苓术与甘草，厚朴木香与木瓜，草果槟榔配姜附，虚寒阴水服之佳。

复元丹（《三因极一病证方论》）

【药物组成】制附子60g，肉桂30g，蜀椒（炒出汗）30g，白术（略炒）30g，泽泻45g，独活30g，南木香（煨）30g，陈皮30g，厚朴（姜汁炒）30g，炒小茴香30g，槟榔15g，吴茱萸（炒）30g，肉豆蔻（煨）15g。

【制剂用法】研为细末，糊丸如梧桐子大，每服10g，紫苏汤下，不拘时。禁房事及盐半年以巩固疗效。

【方证病机】脾肾阳虚，水停气滞。

【体现治法】温阳实脾，利气行水。

【适应证候】脾肾阳虚，水停气滞。症见水肿喘息，心腹坚满，舌淡，苔白，脉沉。

【方理剖析】水肿喘息、心腹坚满，是本方主症；脾肾阳虚，水停气滞，是此证病机；舌淡、苔白、脉沉，是阳虚的辨证依据。水肿有阴水、阳水之分。阳水属热、属实；阴水属寒、属虚。此方所治，属于阴水。是因脾肾阳虚，水失主制，停留三焦，外泛成肿，内停作胀。三焦是津气共行通道，水停三焦，势必影响气的升降出入，气滞又会影响水津运行，陈陈相因，恶性循环，遂见心腹坚满、水肿喘息重症。

治疗阴水，首先应温阳实脾，恢复肾的气化、脾的健运、肺的宣降，俾水津升降出入正常，才无后顾之忧。故方用附子、肉桂温肾阳以助气化，待肾脏功能恢复，水津才能正常四布；蜀椒振奋中阳，白术健脾运湿，陈皮、厚朴醒脾化湿，待脾脏功能恢复，水津才能正常转输；紫苏宣降肺气，待肺脏功能恢复，水津才能正常宣降；再用独活开泄腠理，祛湿于外，泽泻疏导三焦，利水于下。全方反映了一边恢复功能，一边消除积水的配伍形式。水停气滞，又当疏理气机，方中紫苏宣降上焦肺气，陈皮、厚朴调畅中焦脾气，小茴香、吴茱萸疏达下焦肝气，并以善疏三焦气滞的木香、槟榔相助，令三焦气调，则气机升降出入无阻。反佐收涩的肉豆蔻，有制约行气药物辛散太过之意。两类药物合用，体现温阳实脾、利气行水法则。

此方在配伍上反映了以下四个主要特点。①从恢复功能与祛除水湿方面来讲：是以调理脏腑功能为主，利水渗湿为辅。②从调理功能方面来讲：是以温肾为主，健脾为辅，宣肺为佐。③从疏畅气机来讲：是以疏达肝气、健运脾气为主，宣肺为佐。④从津气间的关系来讲：治疗水肿本来应以利水为主，此方行气药物竟居其半，突出了气行则水行的治疗思想。

【临证应用】此方以治本为主，利水药物太少，可加茯苓、猪苓之类增强利水功效。治水勿忘活血，肾的血液环流良好才有利于肾功能恢复，适当配伍活血药物，可以增强疗效。

【歌括】复元丹内桂附萸，陈朴香槟术泽齐，独活蜀椒茴苏蔻，阳虚水肿此方医。

-------------------------------- 小 结 --------------------------------

本法共选方 7 首，都为脾虚水泛而设，都用实脾与利水两类药物组合成方。但因虚实之间有所侧重，病机又有兼肺、兼肾之异，所以各方治疗重点也就有所不同。

五皮饮治脾郁水肿，以皮色光亮为特征，方以醒脾为主，兼宣肺气，健脾作用极微，所以称为脾郁而不称脾虚。白术散于五皮饮中减去泻肺的桑白皮，加入补气健脾的白术，称为脾虚水肿，可谓名实相符。鲤鱼汤中渗湿药物只有茯苓，重在健脾醒脾，和血养胎，用于妊娠水肿，可谓相宜。

防己黄芪汤是风湿、风水两用之方，属于脾肺气虚，水湿为患，用此固表实脾，利水除湿，可谓合拍。防己茯苓汤以水肿或手足振掉为主症，兼用桂枝化气行水，是其特点。

实脾饮治脾肾阳虚，水停肿胀，方用干姜、附子温脾肾之阳，木香、厚朴、草果、槟榔宣泄膜原，而用木瓜柔和经脉。

复元丹因用附子、肉桂、蜀椒、吴茱萸、小茴香，温阳力量强于实脾饮；因有木香、陈皮、厚朴、小茴香、槟榔、吴茱萸，行气力量亦强于实脾饮。用于脾肾阳虚、水停气滞的水肿，可收温阳实脾、行气利水功效。

第六节 温阳行水法

温阳行水是根据肾阳虚损，气化不及，水湿为患拟定的治法。

阳虚气化不及，水液内停，常见痰、饮、水、湿四类病变，尤以水、湿最为多见。水液能在体内运行不息，全赖肾阳将水津蒸化为气，才能水精四布，五经并行。若肾阳不足，气化不及，水湿停滞肾系，可见腰痛、少腹不仁、小便不利、阴囊潮湿、蓄水为疝、带下清稀、经淡如水、遗精滑泄、阳痿不举、体渐肥胖等症，反映了所属各部以及藏精、主水两大功能各个方面的异常证象。少阴阳虚，水湿停滞，证象并不限于肾系，每循少阳三焦侵犯某部，某部即呈病态。①滞留体表：可见两类见症。一是气化不及，水湿停滞的肢体寒冷、酸软、重着、疼痛、不仁、不用、浮肿；二是阳气不足，表卫不固的易于感冒、体常自汗、过汗亡阳、风丹瘾疹。②肾病及脾，脾肾同病：可见呕吐、泄泻、腹痛、胀满、便秘等症。③肾病及肝，肝肾同病：可见胁肋胀痛、头目眩晕、筋惕肉瞤、肢体痿废、呃逆等症。④肾病及心，心肾同病：可见胸痹疼痛、心悸、怔忡、失眠、嗜睡、精神异常等症。⑤水泛高源，肺肾同病：可见咳嗽、气喘。⑥上干清阳，壅闭七窍：可见头部昏、胀、重、痛，头发脱落，记忆力减退，或鼻塞流涕，或连声喷嚏，或视物昏花，或耳聋耳鸣，或牙龈肿痛。⑦气化不行，湿滞经脉：可见失音、声嘶、咽中如有物梗阻等症。上述见症，不是气化不及的独有现象，必须兼见畏寒怯冷、手足不温、舌体淡胖有齿痕、脉象沉迟，才是阳虚水停机制。

气化不行而水湿停滞，唯宜温补命火，复其气化，并在温助阳气的同时，辅以利水渗湿药物，体现温阳行水法则。本法常用温阳力量较强的肉桂、附子为主药，淡渗水湿的猪苓、茯苓、泽泻之属为辅，或兼配补气的人参、黄芪，行气的厚朴、草果、槟榔，调血的当归、川芎、白芍，温化脾湿的干姜、白术、半夏、砂仁，宣通肺卫的麻黄、细辛之类。方如真武汤、五苓散、附子汤、春泽汤、麻附五皮饮等。

桂枝、附子能够振奋阳气，配解表药可祛体表寒湿，配调气药可行气分壅滞，配活血药可通血分瘀阻，配利水药可以化气行水，以此为主药，不仅能够恢复五脏功能而使津行无阻，也能温通因津壅引起的气血郁滞，作用非常广泛。若再深入研究桂枝、附子用途极广之理，则与此二药能温肾阳有关。须知五脏阳气皆源于命门，阳气有源，自然五脏均受其煦，气血均受其荫！所以益火消阴，非此莫属。配伍渗湿的茯苓、泽泻之流，是为已停水湿而设，虽是治标药物，却是不可缺少。这类方剂使用桂枝、附子温阳，茯苓、泽泻利水，与《灵枢·终始》中"阴盛而阳虚，先补其阳，后泻其阴而和之"的治则完全吻合。

这类方配伍行气活血药物，是从津液与气血间的关系来考虑的。三焦是津气共同运行的通道，水液运行不利，自会影响卫气的运行不利，所以水湿阻滞而生胀满者，宜兼理气。虽然通过桂枝、附子温阳可以帮助卫气运行，若配行气的厚朴、槟榔之属，将会增强行气作用。再从津血间的关系来讲，水湿壅滞日久，亦将影响血运不利。桂枝、附子本来已有助心行血、通利血脉之功，如果兼配当归、芍药、川芎之属增强血运，通其瘀滞，使一切不流通的基础物质仍然归于流通，已瘀塞的脉络仍然恢复常态，无疑是必要的。

除上述基本结构以外，还应根据具体情况，兼治他脏。肾病及脾的，兼配温运脾阳的干姜、白术；肾病及心的，兼配补益心气的人参、五味子；肾病及肺的，兼配宣降肺气的麻黄、细辛；至于柔肝解痉的白芍、木瓜也常在这类方中出现，其意在舒缓经隧，调其疏泄而使水湿易于流通，盖三焦水道由肝主之筋膜构成故也。

此证如果治疗得当，可以痊愈。但若日久不治，由功能病变转为器质受损，再欲治愈，不可得矣！

五苓散（《伤寒论》）

【药物组成】桂枝9g，白术12g，茯苓12g，猪苓12g，泽泻24g。

【制剂用法】水煎服。

【方证病机】肾失气化，脾失健运，水液失调。

【体现治法】化气行水，运脾除湿。

【适应证候】（1）外感风寒，内停水湿。症见头痛发热，渴欲饮水，水入即吐，小便不利，苔白脉浮。

（2）水湿内停。症见水肿、身重、泄泻，小便不利及吐泻等。

（3）痰饮。症见脐下动悸，吐涎沫而头眩。

【方理剖析】水液能在体内升降出入，有赖肾阳的气化，脾气的运输，肺气的宣降。如果外感风寒，引起营卫运行之机受阻，肾的化气行水功能障碍，脾的运化水湿功能异常，即会外见头痛发热，内见小便不利、渴欲饮水、水入即吐等症。肾的气化失司，故小便不利；脾不运湿，津不上承，故渴欲饮水；所饮之水仍因脾运障碍而不为肠道吸收，故水入即吐。

如果不因外感，纯属脾肾功能失调，水湿停滞，可见肿、重、吐、泻等症。湿滞体表则身重，水邪外泛则身肿，内侵胃肠，升降逆乱，则吐利。亦有水饮停滞三焦，下见脐下动悸，中见吐涎，上见眩晕者。综上可知，所有证象都是水液失调所致，再究水液失调之机，则因肾失气化、脾失健运所致。

脾肾功能失调，水湿为患，法当温肾阳以助气化，健脾胃以助输津。故方用辛热的桂枝，直达下焦，温肾命之火，恢复肾的气化功能，气化正常，则水精四布，五经并行。白术健脾输津，恢复脾胃运化水湿功能，脾能输津，则渴欲饮水、水入即吐、泄泻等症可愈。津停为湿，又宜淡渗利水，通调水道。故用茯苓、猪苓、泽泻通调三焦，利已停水湿。此方一方面调理脾肾治其本，一方面祛除水湿治其标，合而用之，能奏化气行水、运脾输津之效。

《素问·经脉别论篇》云："饮入于胃，游溢精气，上输于脾，脾气散精，上归于肺，通调水道，下输膀胱，水精四布，五经并行，合于四时五脏阴阳，揆度以为常也。"此方着重调理脾肾功能，白术运脾，是助脾气散精上归于肺；茯苓、泽泻利水，是通调水道，令水津下流归肾；桂枝温肾命之火，使津化为气，才能水精四布，五经并行。其升降之机与《黄帝内经》之旨一脉相承，若与真武汤合参，可以窥见仲景组方奥秘，学者识之。

研究此方需要深入思考以下两个问题。

第一，此方所治，《伤寒论》注家谓系太阳表里同病，膀胱气化失司。病位限于手足太阳，是否能够揭示病变本质？《伤寒论》注家根据论中所列六条分析病机，谓有表里证，是正确的。所用桂枝，有发汗解肌、活血调营、化气行水三大功效，外可解肌和营卫，内可化气调阴阳，与茯苓、白术配伍，用于表里同病，水液失调，亦与机制相符，但尚不全面。如对《伤寒论》《金匮要略》所列九条予以综合分析，不难发现此方所治病位应在脾肾。脾肾功能异常，水液运行障碍，才是病变本质。若谓仅属膀胱气化失司，则渴欲饮水、水入即吐，明是脾不输津现象，谓系膀胱气化不行，能令人信服吗？所以，从事方剂研究，不能局限于原著，应当根据历代医家临证应用进行综合分析，才能全面认识它的病变本质。

第二，此方有谓以泽泻为主，有谓以茯苓为主，有谓以桂枝为主，众说纷纭，莫衷一是，何药为主才合此证机制，亦当深究。一个完整的方剂，常由消除病因、调理脏腑功能、流通或补充气血津精三类药组成。药物之间，既各有用途，又相互协同，原本不必勉强去排座次。若要分清主次，此方当以桂枝为主。因为，此证是因外寒或自身阳虚引起脾肾功能失调，导致水湿阻滞，茯苓、泽泻只能祛除已停水湿，不能恢复脾肾功能，白术虽能健脾输津，亦不能兼祛表邪，振奋阳气，唯桂枝能够兼顾。或谓：泽泻用量最重，应是主药。此说更加可笑。若果如是，则十枣汤内的甘遂虽然逐水力量最强，但因每次用量不能超过 2g，不及大枣用量十分之一，亦就不能成为主药矣！是否属于主药，应视此药在方中是否起到主导作用而定。桂枝既可解肌发汗，又可温阳化气，有表证时可以兼顾表里，无表证时可以化气行水，作为主药，可以说当之无愧。

【临证应用】（1）五苓散证：按脏腑辨证，病在脾肾；按八纲辨证，病性属寒；按气血津液辨证，是津行障碍。但是上述证象只能反映病位和水液失调，寒的辨证依据不足，应兼见舌淡、苔白，才能使用本方。

（2）小便不利与渴欲饮水、水入即吐并见：这是脾肾功能障碍的反应，可以使用本方。

（3）吐利：《灵枢·五乱》谓："清气在阴，浊气在阳，营气顺脉，卫气逆行，清浊相干……乱于肠胃，则为霍乱。"外寒相侵，腠理凝闭，少阳三焦津气不能出表，内归胃肠，升降失常，出现吐利。用此方解肌开表，化气行水，运脾输津，令脾胃功能恢复，吐利自然停止。治疗吐利而不使用升清降浊药物，正是针对病机施治，与头痛医头者比，有如天壤之别。

（4）泄泻：大便清稀如水，一日数行，审非疫毒侵入肠道，纯属脾运障碍，可用此方调理脾肾，使脾肾功能恢复，泄泻自愈。泄泻是水液不循常道，用此方恢复水液正常运行，从正路而出，即"利小便以实大便"的分利法。

（5）水肿：多因肺、脾、肾三脏功能异常，水邪泛滥所致。此方有化气行水之功，用治脾肾同病的水肿，可望获效。《本草汇言》谓："治诸湿肿、痰胀、水胀，以五苓散加旋覆花最妙。气实者，加葶苈子一二钱。"加入旋覆花或葶苈子即为肺、脾、肾三脏同治的结构，可谓深得制方原理。

（6）身重：一身重痛、疲倦无力，是湿留肌肉证象，审其舌淡而胖、苔白脉缓，确系寒湿困脾，可用此方温阳化气，导湿下行。

（7）眩晕：眩晕即《金匮要略》所说颠眩。审其兼见吐涎、舌体淡胖，即属阳虚气化不及，水邪上干清阳。用此方化气行水，可以获效。1970 年余在盐亭县办学时，剑阁县一60 余岁老翁，眩晕不能站立，口中时吐清涎。因其血压很高，余明知是五苓散证亦不敢用桂枝，改投四苓散，服 7 日无寸效。后由李克光老师接管，仍用五苓散，数剂以后血压即趋正常，眩晕随即消失。有此一案，始信此方不用桂枝则不能呈其化气行水之功，徒用利水药物无济于事。古方不可随便加减，于此可见一斑。

（8）鼻流清涕：《素问·痹论篇》说："胞痹者，少腹膀胱，按之内痛，若沃以汤，涩于小便，上为清涕。"审属肾的气化不及，水从上窍泄出，可用此方助其气化，调其升降，待水液下行，清涕可止。凡鼻炎、鼻甲肥大者，审其舌淡，即可应用此方。

（9）寒疝：疝病可据基础物质阻滞情况分为气疝、水疝等型。察其阴囊肿坠、舌淡而胖，即属气化不及，水湿下注前阴而成。《世医得效方》中说："五苓散，连根葱白二寸，灯心草十茎，盐炒茴香一撮，川楝子三个去核，煎汤调下，大效。"

（10）此方亦治肥胖病，机制与真武汤同。

案例 治便秘一例。1982 年，余每周应邀到省某疗养院诊病 2 次。某女，50 余岁，自述大便困难，5~7 日始一行，服药无效，已有 1 年矣。自述四肢无力，别无所苦。观其面色淡黄、舌淡脉缓，遂嘱助手小许书五苓散付之，亦未说明为何要用此方道理。第 2 周复去应诊，患者自述服此方后竟1日大便2次，这一周以来已1日1行。余问小许是否知道为何要用此方道理？小许回答不知。余谓便秘一症，无非四种基本病理：一是阴津枯竭，二是水津不布，三是三焦气郁，四是传导无力。今患者面色淡黄、舌淡脉缓、身软无力，显系肾的气化不及，以致水精不能四布，五经不能并行，虽有湿滞体表证象，肠道却见燥涩，与水肿而兼便秘同理。用此方化气行水，令水精四布，内渗肠道，大便自然正常。医者但知五苓散治气化失常的泄泻，不知治气化不及的便秘，是对《黄帝内经》中"水精四布，五经并行"之理犹未透彻理解，亦对治病求本之旨尚未彻底明了。

【加减化裁】茵陈五苓散（《金匮要略》）：即本方加茵陈60g。水煎服。治黄疸，小便不利，湿偏盛者。此方用桂枝既可化气行水，亦助血液运行，与茵陈蒿汤用大黄同理。畏其性温，去而不用，常见肝大难复，不可不知。

【歌括】五苓散是利水方，二苓泽泻白术襄，桂枝化气兼解表，湿去水行体自康。

真武汤（《伤寒论》）

【药物组成】附子15~60g，生姜10~20g，白术10~15g，芍药10~20g，茯苓15~24g。

【制剂用法】附子先煮半小时，余药后下，煮至以附子不麻口为度，分3次，温服。

【方证病机】少阴阳虚，水湿内停。

【体现治法】温阳化气。

【适应证候】少阴阳虚，水液失调，痰饮水湿，阻滞三焦。①见于肾系：其人小便不利，或不通，或阴囊潮湿，或蓄水为疝，或带下清稀，或经淡如水，或遗精滑泄，或阳痿不举，或体渐肥胖。②滞留体表：肢体酸软、怯冷、重着、疼痛、浮肿；或阳气不足，表卫不固，体常自汗，或过汗亡阳，或易于感冒，或风丹瘾疹。③脾肾同病，升降失调：腹满，腹痛，呕吐，泄泻，便秘。④壅滞肝经：胁肋胀痛，头目眩晕，筋惕肉瞤，肢体痿废，呃逆。⑤水气凌心：胸痹疼痛，心悸、怔忡，精神异常。⑥水泛高源：或喘，或咳。⑦上干清阳，壅蔽七窍：头部昏、胀、重、痛，头发脱落，记忆力减退，或鼻塞流涕，或喷嚏不止，或视物昏花，或牙龈肿痛。⑧气化不行，湿滞经脉：声音嘶哑，或咽中如有物梗阻，吐之不出，吞之不下，舌体淡胖有齿痕，苔白滑，脉沉迟。

【方理剖析】上列证象都可使用本方，并无主症可言；少阴阳虚，水液失调，是所有证象的基本病理；舌体淡胖有齿痕、舌苔白滑、脉象沉迟则是确定诸症为少阴阳虚、水液失调的辨证依据。水液从体外摄取以后，经食管下入胃肠，并由肠道吸收，上输于肺，再经肺气宣降，使津液敷布于体表，下输于肾系。但水液能在体内升降出入，运行不息，却赖肾阳将水津蒸化为气，才能循三焦到达五脏六腑、四肢百骸，呈为"水精四布，五经并行"的正常状态。由此可知，水津能在体内升降出入，需具备两个基本条件：一是五脏的协同配合；二是少阳三焦为其通路。

少阴阳虚，可见阳虚不能化气、阳虚不能化血、阳虚不能化津、阳虚不能化精这四类病变。本方所治诸症，主要反映阳虚不能化津的水液失调，但阳虚不能化气的心阳虚衰、表卫不固、筋脉失温亦较常见，阳虚不能化精的证象则间亦有之。

就气化不及的水液失调而言：反映了津液壅滞、升降紊乱、出入失常这三类证象。肾系的小便不利、不通；体表的酸、软、重、痛、肿；肝系的胁肋胀痛、肢体痿废；心系的心悸、怔忡、精神异常；肺系的喘咳；七窍的闭塞。这些都是津液变生为痰饮水湿，阻于各部的证象。肾系的阴囊潮湿、带下清稀，脾胃的呕吐、泄泻，都是津液升降紊乱的证象。体表的浮肿、自汗，脾胃的便秘，又是津液出入失常的反映。

就阳气虚衰反映的证象而言：肾阳为五脏阳气根本，肾阳一虚，五脏均可受其影响。肾病及脾，可见中焦虚寒的腹痛；肾病及心，可见心阳虚衰的心悸、怔忡；肾病及肝，可见筋脉失温的筋惕肉瞤；影响肺系，可见表卫不固的易于感冒、形寒怯冷、体常自汗等症。

就肾阳不足不能化精的病理而言：肾阳有化谷精为肾精、化阴精为阳气的功能。肾阳虚损，既不能将阴精转化为阳气，又不能将水津蒸化为水气，湿浊下注，一方面扰其精室，一方面影响精隧松弛，精关不固，于是阴精外泄，出现滑泄。若阳虚不能化谷精为阴精，则谷精凝结为脂；若阳虚不能化水津为水气，则水津停积为湿。脂凝液积，出现体渐肥胖。

上述见症虽然气化失常都可出现，但又不是气化不及的独有证象，必须兼见畏寒怯冷、手足不温、舌体淡胖有齿痕、脉象沉迟，才是阳虚水停机制。其中舌体淡胖有齿痕更是阳虚水停的辨证依据。舌上有齿痕，表明舌体胖大，受到牙齿限制，才会出现齿痕，什么原因能使舌体胖大？是水湿壅滞。因为，体内的气血津液是流动不息的，气血充足是正常现象，不会引起舌体变大，唯有水液才易壅滞，如果水湿停滞，就可以从舌体上反映出来。因此，舌有齿痕是舌体胖大的指征，舌体胖大是水湿壅滞的指征。此证可见舌淡而胖，自是阳虚气化不及引起的水湿壅滞。

阳虚不能化气，以致水湿停蓄，法当温肾阳以助气化，调五脏以复功能，利水道以疏壅滞，令已虚的阳气得温，已乱的功能正常，已滞的水湿得行，才能稳操胜券，立于不败之地。如果不明此理而唯利水是务，是治标而非治本，不仅徒劳，且将愈伤正气，实为智者不取。故本方用辛热的附子以复肾脏化气行水功能，肾命阳气旺盛，则气化行矣！附子温煦少阴之阳，虽能蒸腾气化，若脾的枢机不运，肺的宣降异常，肝的疏泄失职，水湿仍会为殃，故用生姜温胃散水，白术运脾除湿，脾胃健运，则水有所制矣！生姜又可辛开肺气，启上闸以开水源，茯苓淡渗利水，通调三焦，使水从下去，则水源开而水道通矣！芍药有通顺血脉，解除经隧挛急作用，用此调理肝的疏泄，缓解经隧挛急以开水液下行去路。譬如开沟引水，沟渠宽阔则水流自畅矣！由此可见，真武汤主药固是附子，若无白术、生姜、白芍协调五脏，茯苓祛其积水，亦不能成为治水神方。

发汗、利水为治水两大法门。此方用生姜，盖欲借此辛散以宣通毛窍，温化之中不忘达邪出表，实寓两法于一方，若换为干姜，温运脾阳之力虽强，却失去原方本意。

此方治疗水邪为患而不强调用利水药，主要通过恢复五脏功能的协同作用，特别是振奋脾肾的生理功能以达到治疗目的，充分体现了治病求本精神。

此方所治诸症和所用诸药，给学者以下几点启示。第一，要谨察病机，不能只看表面现象，应该以证象为依据去推求病理，揭示病变本质。第二，要注意不同证象而其机制完全一致，与相同证象而其机制又各不相同这一关系。第三，同一病机而证象可见于五脏所属任何部位的，只有气血津液发病，涉及范围才会如此广泛。由于这几种基础物质是五脏功能活动的源泉，发病以后自然也就可以危害五脏。第四，气血津液为病的证象甚多，这与它的流通道路遍布全身是分不开的。津气以腠理为通路，血液以脉络为通路。脉络与三焦无处不有，所以津液变生的痰饮水湿可以停于任何一部，并因停滞的部位不同，证象也就有所差异。第五，津液的生化输泄与肺、脾、肾三脏的功能是否正常相关。肺、脾、肾三脏中任何一脏功能失调，都可使水湿停滞三焦。水脏的气化不及，自然要影响水液的生化输泄而见病态。第六，在五大系统中都有相反的证象，如体表的肢体浮肿与体常自汗、脾胃的泄泻与便秘、肝系的四肢痿废与筋惕肉瞤、七窍的鼻塞与流涕等，虽然证象完全相反，但病变的机制却相同，仅有水湿阻滞、出入失常、升降紊乱的区别。第七，方中附子温煦少阴，复肾命气化之常；白术运脾除湿，复脾胃运化之职；生姜宣降肺气以布散水津；茯苓淡渗利水以通调水道；芍药柔肝缓急以调理肝的疏泄。五药同用，兼顾肾阳的气化、心阳的温煦、脾胃的运输、肺气的宣降、肝气的疏泄、三焦的通调，反映了体内水液运行有赖五脏协同作用的整体观念，通过此方协调五脏功能，可以恢复水液的正常输泄。由于本方以温化阳气为主，故是治疗阳虚水泛的有效名方。

【临证应用】此方有温肾助阳、化气行水之功，凡属阳气不足或因阳气虚损引起的水液失调诸症，无论证象见于何脏，均可应用。

（1）前列腺肥大：以小便不利、不通为主症。中年以后，阳气虚衰，气化不及，水湿停滞，从少阳三焦下注前阴，形成前列腺肥大，压迫尿路，以致小便困难，审其舌体淡胖，用此方化气行水，可以获效。若因湿热或气虚下陷，则非本方所宜。

（2）肾病水肿：肾功能衰竭，可用本方加入参、鹿茸益气温阳，桂枝、桃仁、牡丹皮之属，改善血运，肾功能庶可逐渐恢复。陈某，58岁，1985年患肾炎，1986年因肾功能衰竭于成都某医院治疗，医治数月未见寸效，求治于余，因其舌体淡胖，遂书此方加人参、桂枝、桃仁、牡丹皮付之，连服3个月，肾功能基本恢复，于1987年2月出院，后连续4年三度检查肾功能，均正常。

（3）遗精滑泄：本病是因湿从三焦下注前阴，扰其精室，有如强盗踞室，主人外窜。用此方化气行水，令湿不下注，滑泄可愈。学生李某，滑泄无度，每周必遗泄4~5次，有时泄不虚夕，求治于余，观其舌淡而胖，为书此方加牡蛎付之，数剂以后，大见好转，1个月仅2~3次，已趋正常，嘱其再服，巩固疗效。

（4）肥胖病：多因肾阳虚损，既不能化谷精为肾精，又无力化水津为水气，于是脂凝液积而形体肥胖。此证多见于中年以后，但亦有青年即患此病者。周某，婚后1年，体形发胖，步履艰难，不能劳作，求治于余，为书此方加泽泻付之，数十剂后，体态逐渐正常。又邓中甲教授治一女子，年近六旬，身高不到1.6米，体重竟达172斤，一堆肥肉，纵横莫辨。服此方1个月，体重即降至156斤，疗效堪称显著。

（5）阳虚感冒：多见于阳虚或表虚患者，气候稍有变化，即直接影响水液失调，可用此方振奋阳气，调理水液。余素体阳虚，每患感冒即用此方加当归、黄芪，一两剂即愈。盖表虚太甚，不仅不能解表，还须固表。方中附子用至60g，干姜用至30g，始能见效，少用不效。阳虚属于体质中最独特者。

（6）过汗亡阳或产后阳虚：以自汗不止为主症。用本方加黄芪、当归、人参、五味子、牡蛎温阳益气、固表敛汗，连服数剂，可以获效。某女，暑天产后自汗不止，自拟桂枝汤调和营卫，无效。求治于余，因见舌体淡胖，为书此方加上药数剂而安。

（7）风丹：属于表卫阳虚，遇冷即发者，用此方加当归、黄芪、桂枝、甘草、大枣（即桂枝汤、真武汤、当归补血汤三方合用）可望获效。1980年春，某厂职工，患风丹，每发即昏倒，两度住院，仍未根治，余书此方加当归、黄芪、甘草、人参数剂而安，至今未发。

（8）风湿：关节不红不肿，或只肿不红，疼痛，遇寒加剧，属于寒湿型者，本方加麻黄、桂枝、细辛、防己、川芎，有效。

（9）风湿性心脏病：面色晦暗，咳嗽喘急，面浮，重者不得卧，脉结代，本方加防己、黄芪、桂枝，增强行水之功。如喘不得卧，自汗出者，加人参、五味子益气固表。

（10）高血压：眩晕头痛，耳鸣心悸，行动气急，夜尿增多，舌淡胖有齿痕，本方加牛膝、桑寄生、泽泻。刘某，女，56岁，1976年患高血压，头昏不能站立，观其体胖舌淡，为书此方加牛膝、泽泻、桂枝。服10余剂后，血压下降，1984年偶遇患者，问其近况，一切正常。

（11）冠心病：症见心痛、短气、心悸、自汗，本方加瓜蒌壳、薤白、半夏通阳宣痹。钱某，1973年患冠心病，观其舌体淡胖，用此方加味，服2个月而安，10余年来，未见复发。

（12）肺源性心脏病：症见咳嗽、气喘、心悸、吐痰清稀、口唇发绀，用本方加陈皮、半夏、桂枝、细辛、五味子温阳化气，祛痰行水，可以改善症状。生姜换为干姜，效力更强。若病情严重，症见心悸、气喘而不得平卧、尿少、身肿以下肢尤甚、面色灰暗、舌体淡胖、苔滑腻、脉沉弱者，与五苓散同用。

（13）心力衰竭：症见心悸、气喘、畏寒怯冷、尿少、面色苍白、全身浮肿、舌淡苔白、脉沉细或结代者，本方生姜换为干姜，加桂枝、泽泻增强温阳利水功效，并加人参增强附子的强心作用。

（14）心动过缓：心率每分钟40~50次，审其舌体淡胖，用本方加人参增强强心作用，效果较佳，生姜可改为干姜，效力更强。

（15）阵发性心动过速：发时心率每分钟在100次以上，未发时每分钟不到60次，可以放胆使用本方。吴某，50余岁，每个月必患心动过速1~2次，发时心率每分钟竟达160次左右，每次数小时。患者平素嗜茶，近年来已不欲饮，这是水气凌心之象，遂书真武汤合己椒苈黄丸温阳逐饮，继服本方，观察3个月，未见复发。

（16）小儿麻痹：症见患肢不温，或较健肢稍冷，沉重不用，疼痛，食欲减退或正常，舌淡苔白滑，脉沉细。时间稍久者，与舒筋活血的牛膝、当归、红花、丹参之类配伍。

（17）精神异常：气、血、津、液郁滞，皆可导致精神异常，水饮痰湿引起精神异常尤为常见。因痰浊或湿热而致者，人皆易晓，因少阴阳虚、水湿壅阻而致者，则鲜为人知。审其舌脉症状确属阳虚，投此可望获效。亦可加入甘遂，增强逐水力量。

（18）慢性咽炎：以咽中如有物梗阻为主症，系气郁津凝，阻于咽部的病理现象。不偏寒热者，用半夏厚朴汤降气逐痰；阳虚湿滞者，可用此方合麻黄附子细辛汤以宣上温下，连服数剂，可望获效。声音嘶哑，亦用此法。

（19）视物昏花：目能视物，端赖精血充足，已为医者所熟知，故补肾益精似已成为治疗视物昏花之定法。其实，水湿壅滞令人昏花尤为常见，须知湿滞眼底，犹如镜面有雾相蒙，故而显像模糊，如有蚊飞。若系湿热，宜用三仁汤、甘露消毒丹之类清热除湿；若系痰湿，可用温胆汤之类除湿祛痰；若不偏寒热，可用当归芍药散以养血调肝、健脾除湿；若系肾阳气化不及，即宜用真武汤、五苓散之类化气行水。湿能令人昏花，古人已经注意，观驻景丸中配车前子即是实例。

（20）头发脱落：多因湿浊阻于皮下，头发失去营养使然。此方有温阳行水之功，对于阳虚湿滞的头发脱落可以阻其复落，但不能促其复生。

案例　现附验案一则，供同道参考。李某，50余岁，1978年春节就诊。自述每日上午肚脐中即不断吸气，气从肚脐吸入以后，腹胀难忍，虽用长巾紧束其腰亦无济于事，半夜以后不断矢气，腹胀才会逐渐消失，周而复始，已逾1年。患者初叙病情时余笑系无稽之谈，经患者辩解再三，始信实有其病。观其面色苍白、体质很弱、舌体淡胖，是阳气虚损，表卫不固证象，遂书此方加当归、黄芪、五味子以温阳化气，实卫固表，聊以塞责，不敢望其获效。1周以后，李某又来复诊，竟谓服此方3剂后，肚脐吸气现象消失，此亦余临证治疗中所仅见，且属偶中者。

【歌括】温阳行水真武汤，茯苓术芍附生姜，小便不利有水气，喘悸身肿用之良。

附子汤（《伤寒论》）

【药物组成】附子30~90g，白术15~30g，芍药12~24g，茯苓12~24g，人参10g~20g。

【制剂用法】水煎，分3次，温服。

【方证病机】少阴阳虚，气化不行。

【体现治法】温阳除湿。

【适应证候】少阴阳虚，气化不行。症见背恶寒，身体痛，手足寒，骨节痛，心悸，浮肿，口中和，舌质淡，苔白滑，脉沉。

【方理剖析】肾阳是五脏阳气根本，气赖此阳才能生化不息，血赖此阳才能环周不休，津赖此阳才能升降自如。肾阳一虚，常见阳气不足和津凝为湿两类见证。背为阳，背部恶寒，是阳虚不能卫外之象；手足寒冷，是阳虚不能鼓运血流，气血不能达于四末之征；心悸，是心阳衰弱与水气凌心的综合反映；脉沉，是阳气不足，营阴滞涩现象；舌淡、口中和，亦是阳气不足佐证。身体痛、骨节疼者，气化不及，津凝为湿，滞留肌肉，流注关节也；浮肿者，是水泛体表也。综合上述，此证属于少阴阳虚、水湿停滞机制。

湿滞虽是主要表现，却因阳虚不能化气行水所致，治疗此证，当以温补阳气为主，阳长阴消，才是治病求本之道。故尤怡谓："气虚者，补之必以甘，气寒者，温之必以辛，辛甘合用，足以助正气而散阴邪，参、附、苓、术是也。而病属阴经，故须芍药以和阴气，且引附子入阴散寒，所谓向导之兵也。"

真武汤是治水神方，此方是真武汤倍用白术、附子，减去生姜，加入人参，亦常用于水湿为患，其制方之理亦与真武汤略同。方用附子温肾阳以助气化，白术补脾胃以助健运，芍药柔肝木以理疏泄，茯苓通水道以导湿行。此四药既调脏腑功能，又祛已停水湿。不用生姜，是因表卫已虚，不宜再投辛散；加入人参，是同附子温补少阴阳气，使心阳有根，卫阳有源，可收振奋心阳、实卫固表效果。倍用白术、附子者，是因此二药善祛表湿，任不重则功不专也。此方药物增损，用量大小，都有深意，若非仲景，何能及此。

【临证应用】此方治体表寒湿力量强于真武汤，审其舌淡、苔白、脉迟，即可投此。

【歌括】仲圣留传附子汤，参苓术附芍药襄，阳虚湿滞从何治，温阳化气力能康。

春泽汤 (《证治准绳》)

【药物组成】桂枝 10g，白术 10g，茯苓 15g，猪苓 12g，泽泻 20g，人参 10g。

【制剂用法】水煎服。

【方证病机】肺气虚损，不能摄津，肾失气化，水泛高源。

【体现治法】温阳化气，益气摄水。

【适应证候】①咳而遗尿。②气虚伤湿，小便不利。

【方理剖析】此方用于两类证候：一是气虚伤湿，小便不利；二是肺肾两虚，咳而遗尿。小便不利是肾的气化不及，水湿停滞，若兼气虚，便是气虚伤湿机制。妇女才有咳而遗尿症状，多因肺气虚损，不能摄津，肾失气化，水泛高源所致，反映了水液壅滞与肺虚失制两种相反病机同时存在。咳是肾阳不足，不能化气行水，水邪犯肺所致，病本在下，病标在上；遗尿则因肺气虚损，上虚不能制下，病本在上，病标在下。

春泽汤是由五苓散加人参而成。五苓散化气行水，使气化正常，水不犯肺，则咳嗽可止，治下正所以治上。人参大补肺气，使肺气能够制约水液，则遗尿可愈，治上正所以治下。此证系通与塞两种相反的病理同时存在，用补与泻两组相对的药物施治，恰与病机相符。《证治准绳》治疗气虚伤湿，不过是在化气行水方中加入人参补气而已，殊不足道。唯用此方治疗咳而遗尿则构思甚奇，此石顽老人之心法也。

此方展示了上病治下、下病治上的治疗方法，很能启人思维，对照麻附五皮饮分析配方法度，更可看出肺肾同病病机的复杂多变，学者留意。

【临证应用】此方用于咳而遗尿，审其舌淡苔白，即可应用。

【歌括】春泽汤中用人参，桂术泽泻合二苓，化气行水兼益气，咳而遗尿此方寻。

苓术汤 (《三因极一病证方论》)

【药物组成】附子 15~30g，干姜 10~15g，桂心 10~15g，白术 12g，茯苓 10g，泽泻 30g。

【制剂用法】水煎服。

【方证病机】气化不及，水湿停滞。

【体现治法】温阳利水。

【适应证候】寒湿为患。症见四肢不仁，半身不遂，骨节离解，缓弱不收，或入浴晕倒，口眼歪斜，手足不用，舌淡，苔滑，脉迟。

【方理剖析】四肢不仁，是指四肢活动不利；骨节离解，是指筋膜松弛，骨节缓纵不收。凡此种种，都是湿流关节现象。如果感受寒冷，引起脑络挛急，又可出现半身不遂；

入浴晕倒，手足不用亦同此理。临证之际，必须鉴别湿的寒热，不可孟浪。此证当见舌淡、苔白、脉迟，才是寒湿，当用冷水沐浴，才能引起脑中血管痉挛。若因热浴晕倒，则是血溢于脑，绝非此方所宜。

湿因气化不及而停留，脉因受寒而挛急，均宜辛热助阳。故方用桂心、附子温助肾阳，干姜、白术温运中阳，肾阳得温，脾阳振奋，则湿不停滞，待寒邪一散，则挛急可解。复用茯苓、泽泻淡渗利湿，湿去水行，则不仁不用、骨节离解等症亦可逐渐痊愈。六药合用，可收温阳利水功效。

【临证应用】此方由真武汤与五苓散二方加减而成，温阳力量强于真武汤与五苓散，利水力量大于真武汤，宜于阳气更虚者。

【歌括】苓术汤方出《三因》，桂附姜泽六味群，脾肾阳虚水湿阻，温阳利水此方寻。

附子八物汤 (《三因极一病证方论》)

【药物组成】附子15~60g，生姜10~30g，桂枝10~20g，白术15~30g，茯苓15~30g，白芍10~20g，甘草6~10g，人参10~15g。

【制剂用法】水煎，分3次，温服。1日量。

【方证病机】肾阳亏损，寒湿停留。

【体现治法】温阳益气，除湿活血。

【适应证候】（1）风湿历节，四肢痛如槌击不可忍。

（2）肤腠不密，易冒风湿，身体烦疼，不能屈伸，多汗恶风，头目昏重，项背强急，手足时厥，周身麻痹，肢体微肿。

（3）风湿，体痛欲折，肉如锥刀所刺。

【方理剖析】三类见证大体相同，均以疼痛为主。四肢痛如槌击难忍，体痛肉如锥刀所刺，都是形容剧痛难忍。察其疼痛原因，则因寒湿滞留肌肉，流注关节，筋脉挛急所致。身体烦疼、不能屈伸，兼见多汗恶风、头目昏重、项背强急、周身麻痹，除多汗恶风因于腠理不密以外，其余证象都因寒湿使然。

寒湿滞留，法当温阳除湿。方用附子、桂枝温下焦阳气，助其气化；生姜、白术健运中阳，助其输津；茯苓淡渗利湿，通调水道；白芍、甘草柔和筋脉，缓急止痛。用人参之意有二：一与附子合用，可补阳气以实卫，治疗多汗恶风；二与桂附合用，可振心阳以畅血运，治疗疼痛。八药合用，能收温阳除湿功效。一般除湿方内若用甘草，有碍水湿下行，此方治疗体表筋脉挛急而痛，用甘草意在助芍药缓急止痛，所以无须顾忌。

【临证应用】肢体疼痛难忍，审其舌淡、苔白、脉迟，即可使用本方。

【歌括】附子八物人参草，苓术姜桂白芍从，寒湿留滞肢体痛，温阳除湿有奇功。

加减五苓散 (《朱氏集验方》)

【药物组成】肉桂20g，白术20g，茯苓20g，猪苓20g，泽泻30g，木香20g，丁香20g，沉香20g，槟榔20g，白豆蔻10g。

【制剂用法】上为细末，每服5g，煎白樟柳汤，空腹服。如要增强利水作用，加甘遂

1.5g，利 3~5 次，再以调气药止之。

【方证病机】阳虚水停，湿凝气阻。

【体现治法】温阳利水，利气醒脾。

【适应证候】水肿，胸腹胀满，舌淡，苔白，脉迟。

【方理剖析】水肿是本方主症；阳虚水停，湿凝气阻，是此证病机；胸腹胀满，是水停腹内与气滞不畅的综合反映。三焦为津气共同运行通道。今因肾的气化失司，脾的输机不运，津液不能正常运行，于是水停三焦，外泛作肿，内停作胀。水停三焦，阻碍气运，津气交阻，于是可见胸腹胀满。从何知道此证属于阳虚？从舌淡、苔白、脉迟知之。

此方用肉桂温肾化气，恢复肾的主水功能；白术运脾除湿，白豆蔻醒脾化湿，丁香温中行气，恢复脾胃健运之旧；猪苓、茯苓、泽泻淡渗利水，通调水道。七药同用，成为脾肾同治、温阳行水法则。水停三焦，阻碍气机，故配木香、槟榔破三焦气滞；并有白豆蔻兼走上焦，开泄肺气，丁香温中散寒，健行中气，沉香直达下焦，散其寒气，待三焦和调，则窒塞可开，窒塞既开则胀满可除。行气药物不仅可以行气宽胀，亦有气行则水行之意。樟柳亦名广东商陆，为姜科植物闭鞘姜的根茎，有行水消肿功效。用此煎汤送服，可以增强消水效力。如果不效，才加逐水力量最强的甘遂，使水从大便下行，变成利水与逐水二法合用的配伍形式。

【临证应用】用此方治疗水肿，应以舌淡、苔白、脉迟作为阳虚辨证依据。

【歌括】加减五苓用二苓，桂术丁沉蔻泽行，木香槟榔共十味，阳虚水肿此方斟。

麻附五皮饮（《重订通俗伤寒论》）

【药物组成】麻黄 6g，细辛 3g，附子 5g，茯苓 10g，陈皮 6g，生姜皮 5g，大腹皮 8g，五加皮 10g。

【制剂用法】水煎服。

【方证病机】三焦湿滞，水泛为肿。

【体现治法】三焦并调，宣上温下。

【适应证候】三焦同病，水邪为患。症见一身悉肿，上气喘满，舌淡苔白。

【方理剖析】主水者肾，制水者脾，肺为水之上源，任何一脏功能失调，均可出现津液运行障碍，变生痰饮水湿。如果肾命气化不及，脾胃运输无权，肺气宣降失常，三脏齐病，津凝为水，停于体表，遂见水肿。何以知为肺气宣降失调？从上气喘满知之。何以知为肾命气化不及？从舌淡、苔白知之。中焦为津气升降之轴，上下齐病，中焦竟自安然无恙，鲜矣！

三脏同病，治宜钥启三关，如果仅治一脏，难免顾此失彼。方用麻黄、细辛宣发上焦，肺卫宣通，则水从汗泄，肺气肃降，则水道通调，此宣上法也。附子温暖下元，助肾命阳气，阳气旺盛，则水津四布，五经并行，此温下法也。生姜温胃散水，陈皮醒脾化湿，令中州有主，则水有所制，此调中法也。大腹皮、茯苓淡渗利水，通调水道，是于调理三焦功能以外，祛除已停积水也。五加皮助附子增强心力，是于流通津液以外，未忘增强血运也。陈皮、大腹皮疏畅气机，是于通调津液以外，未忘行气也。八药合用，体现三焦同治、宣上温下、津气并调之法，结构较为完善。

何秀山说："此以仲景麻附细辛汤合华元化五皮饮为剂。君以麻黄，外走太阳而上开肺气；臣以辛附，温化肾气；佐以五皮，开腠理以达皮肤。为治一身尽肿，化气发汗之良方。"发汗、利水为治水肿的两大法门，本方兼而有之。

何廉臣说："麻黄虽为发汗之峻品，而用于水肿证，其力较减，其性反缓者，以水气抵抗之力大也。妙在下行之性又能利溺，故前哲于水肿证多用麻黄者此。惜世俗无普通医识，辄畏麻黄如虎，致良药见弃，良可慨焉！"何廉臣对麻黄之功析理入微，指出俗医无识，畏之如虎，以致良药见弃，亦颇有见地。

【临证应用】对肺肾同病，既须开表发汗，又须化气行水者，投此最为合适。

【歌括】俞氏麻附五皮饮，麻附细辛大腹齐，陈苓生姜五加皮，宣上温下法可依。

五饮汤 (《证治大还》)

【药物组成】旋覆花 10g，半夏 10g，陈皮 10g，姜制厚朴 5g，炒枳实 2g，吴茱萸 2g，甘草 2g，肉桂 5g，茯苓 10g，泽泻 10g。

【制剂用法】加生姜 10g，水煎服。

【方证病机】三焦同病，水饮内停。

【体现治法】降肺运脾，化气行水。

【适应证候】遍身肿胀，属支饮、溢饮。

【方理剖析】肺、脾、肾任何一脏功能失调，都可影响水液运行，变生痰饮水湿。本方证针对肺失宣降，脾失健运，肾失气化，三脏同病，水饮内停，外泛成肿而设。《金匮要略》云："其人素盛今瘦，水走肠间，沥沥有声，谓之痰饮；饮后水流在胁下，咳唾引痛，谓之悬饮；饮水流行，归于四肢，当汗出而不汗出，身体疼重，谓之溢饮；咳逆倚息，短气不得卧，其形如肿，谓之支饮。"这里所说的支饮、溢饮，是指遍身肿胀而言。水肿当分寒热虚实，只言身肿不能确定病性，兼见舌淡、苔滑，才是阳虚证象。

肺、脾、肾三脏功能失调，水饮停聚为肿，理当调理三脏功能，才是治病求本之道。此方用旋覆花走上焦下气行水，恢复肺气宣降；半夏、生姜、陈皮、厚朴走中焦燥湿芳化，合甘草恢复脾运；肉桂走下焦温肾命之阳，助其气化。待肺、脾、肾三脏功能恢复，水液运行无阻，庶无再积之虑。茯苓、泽泻通调水道，引导水饮下行，祛除已停之水。治水须兼调气，旋覆花、枳实降肺气助其下行，吴茱萸疏肝气助其条达，陈皮、厚朴利脾气调其升降。三焦气调则津随气而升降。诸药共用，成为治中为主、兼调上下的配伍形式。

【临证应用】此方可以用于两个方面：一是阳虚水肿；一是咳痰清稀。

【歌括】五饮汤用旋覆花，陈夏苓泽草姜加，桂萸枳朴同煎煮，支饮水肿服之佳。

萆薢分清饮 (《杨氏家藏方》)

【药物组成】川萆薢、台乌药、益智仁、石菖蒲各等份。

【制剂用法】研细末，每次 15g，入盐 3g，水煎服。

【方证病机】真元不足，下焦虚寒。

【体现治法】温肾化浊，收涩固精。

【适应证候】①小便浑浊，频数无度，旋即澄下，凝如膏糊。②白浊，少腹不仁，小便困难，小便后尿道口有少量黏液。③妇女寒湿带下。

【方理剖析】小便浑浊与白浊的致病机制有所不同，不能混为一谈。小便浑浊是因脾不运湿，痰浊从三焦下流归肾而成，是水液病变；白浊以少腹不适、小便困难、尿后有少量黏液流出为特征，是肾精病变。此方原治小便浑浊，但亦可治白浊，所以方论每多含混不清。所谓"小便浑浊，凝白如油，光彩不定，旋即澄下，凝如膏糊"，是脾阳不运，湿浊下流，属五淋中的膏淋。所谓真元不足，下焦虚寒，频数无度，则是肾阳不足，不能化精为气，阴精蓄于精室，压迫尿路，于是小便困难。阳虚不能蒸化水津，湿浊下流，迫精外溢，于是尿后精出，呈为白浊。

此方随其所治不同也就体现不同治法。小便浑浊虽属肾系证象，究其浑浊原因，实因脾阳不运，湿浊下流。治当温运中阳，醒脾化湿，湿不下流，清浊自分。故吴崑在《医方考》中谓："膀胱者，水渎之区也。胃中湿热乘之，则小便浑浊，譬之湿土之令行，而山泽昏瞑也。陶隐君曰：燥可以去湿，故萆薢、菖蒲、乌药、益智，皆燥物也，可以平湿土之敦阜。湿土既治，则天清地明，万类皆洁矣，而况于膀胱乎！"除"胃中湿热乘之"一语与此证病性不符以外，其余均属确论。并再引本草文献作为吴氏所论佐证。《本草纲目》谓："萆薢，足阳明、厥阴经药也……漩多、白浊，皆是湿气下流，萆薢能治阳明之湿而固下焦，故能去浊分清。《杨氏家藏方》治真元不足，下焦虚寒，小便频数，白浊如膏，有萆薢分清饮，正此意也。"《本草正义》谓："脾土喜温而恶寒，喜燥而恶湿，益智醒脾温胃，固亦与砂仁、豆蔻等一以贯之。"又说："菖蒲味辛气温……辛能开泄，温胜湿寒，凡停痰积饮，湿浊蒙蔽，非此芬芳利窍，不能疏通。"方中萆薢、益智仁、石菖蒲都能燥湿运脾，配辛温的乌药散寒顺气，能收化浊分清功效。

若用此方治疗白浊，才是温肾化浊、收涩固精法则。肾为藏精主水之脏，阴精宜固，废水宜流，萆薢不仅长于利湿，并有固涩阴精作用。小便浑浊，得此可以分清，阴精不藏，得此可以固密。《神农本草经》谓萆薢治"寒湿固痹"，是用本品利水除湿之功。《日华子诸家本草》谓萆薢能"益精明目"，是指本品有收涩固精作用。萆薢一行一涩，恰合此证机制，故是方中主药。益智仁有温脾、暖肾、固气、涩精功效，可复脾的输运，可助肾阳气化，可防阳气耗散，可止阴精外泄，允为萆薢良助。更配石菖蒲化其湿浊，乌药行散肾间冷气，合而用之，能收温肾化浊、收涩固精功效。《杨氏家藏方》方后云"一方加茯苓、甘草"，不仅利湿力量有所增强，亦可缓茎中疼痛。以食盐少许煎服，取咸能入肾，引药直达下焦之意。

【临证应用】（1）小便浑浊，白浊，审其非热，始可投此。

（2）此方因有温阳化湿、收涩固精作用，故亦可用于妇女寒湿带下。

【歌括】萆薢分清益智仁，乌药菖蒲四味匀，食盐少许同煎服，小便浑浊此能清。

-------------------------------- 小 结 --------------------------------

温阳行水法共选方 10 首，各方均有特点。

真武汤的用途最广，五脏证象均可应用，但以舌体淡胖为用方指征。方制之精，以此为冠，若能细微揣摩，将会从中领会制方要旨。

五苓散治脾肾阳虚，水湿停滞的吐、泻、肿、痛、眩等多种症状。温阳力量弱于真武汤，利水力量强于真武汤，用途虽不及真武汤广泛，亦属本类方的佼佼者。

附子汤与真武汤相较，仅少一味生姜，增用一味人参。两方所治大体相同，不过附子汤温阳力量强于真武汤。由于人参、附子同用，温阳益气力量增强，才能治疗表卫阳虚的恶寒；由于人参、附子同用，强心力量增强，才能畅旺血行，治疗手足寒冷、骨节疼痛。

春泽汤由五苓散加人参而成，用治咳而遗尿，可谓匠心独运。通过学习此方，可以加深上病治下、下病治上的理解。

苓术汤是由真武汤、五苓散二方加减而成。所治证候的病变本质，一是阳虚，二是湿滞，导致经脉挛急或松弛。此方温阳力量强于以上诸方。

附子八物汤以治少阴阳虚、寒湿阻滞之体痛如折，或治少阴阳虚、表卫不固之恶风、自汗见长。其基本病理是阳气虚损，津血凝滞。此方有温阳益气、宣痹除湿功效，用治上述证候，可谓适宜。

加减五苓散是五苓散加行气的木香、丁香、沉香、槟榔、白豆蔻而成。以治水肿见长，其结构与实脾饮、复元丹同，可以合参。

麻附五皮饮也治水肿，其机制属于肺、脾、肾三脏功能失调，此方展现了宣上、温下、调中三脏并调的配伍形式，是其特点。

五饮汤虽是治疗遍身肿胀，用药却与其他方剂不同。此方用旋覆花降气祛痰，二陈汤合枳实、厚朴利气调中，肉桂合茯苓、泽泻化气行水，也是三脏同治的配伍形式。此方选用祛痰药物，与麻附五皮饮有所不同。

草薢分清饮较为特殊，是治膏淋的主方。此方以草薢为主药，既可利水除湿，又可收敛阴精，故对白浊亦有效果。

第七节　泻火通淋法

泻火通淋是根据下焦湿热病机拟定的治法。

下焦湿热，是指热邪浸淫肾系，引起水道失调的病理改变。以小便淋、涩、热、痛，或小便下血，或尿中夹杂沙石，或溺如脂膏为主症。

导致下焦湿热的机制有四。①膀胱受邪，腑病及脏：肾与膀胱有经隧相通，脏腑相连，互为表里。外邪侵犯膀胱，由腑及脏，遂见小便淋涩作痛。②过食肥甘，脾湿下流：平素过食膏粱厚味，郁结化热，湿热下注，结于下焦，遂见淋证。③肺失宣降，上病及下：寒邪犯表，或温邪上受，均会影响肺气正常宣降，津液失调，随少阳三焦下行归肾，以致小便不利、淋涩热痛。④肝失疏泄，水液失调：少阳与厥阴相表里。由膜原和腠理构成的少阳三焦，是水液运行出入之所，水液运行与肝的疏泄功能有关。所谓疏泄失调，实际是因肝主之筋膜构成的输尿管道感受刺激，才见淋涩作痛。

湿热蕴结下焦，肾与膀胱受病，根据临床表现而有气、血、砂、膏、劳五淋之分。小便涩痛，常有余沥不尽证象，称为气淋，是因外邪相侵，导致肝的疏泄失调，少阳三焦津气疏通受阻，肾系感受刺激而见尿痛，因其病在气分，故称气淋。湿热伤及血络，营血溢出脉外，小便下血，茎中痛不可忍，称为血淋，此证是因气分兼及血分，仍以小便涩痛为特征，仅多尿中有血而已。湿热蕴结下焦，日积月累，煎熬尿液，尿中杂质结为砂石，或在肾区，或在膀胱，小者如砂，称为砂淋，大者如石，称为石淋（石淋移入消癥法，可以合参）。膏淋则以尿浊如膏为特点（五淋包括劳淋，因其不属湿热范畴，故从略）。

上述五淋，虽然病因不尽相同，因其病位同在肾系，病性同属湿热，所以都宜使用泻火通淋一法。泻火的目的，在于消除致病原因，解除郁结之热；通淋的目的，在于使水道恢复正常。但在组合这类方剂时，仍应根据不同的证象选用适宜的药物，才能收到疗效。①气淋：外邪相侵，初起常见寒热往来、尿频、尿急、尿痛、腰部胀痛、小腹拘急、坠胀不适等症状。此属湿热蕴结下焦气分，因其病性属热，故又呈为热淋。其中，寒热往来是邪在少阳的典型证象，其余则是津气逆乱，泌尿系统感受刺激的一系列证象。宜选用栀子、黄芩、大黄、金银花、紫花地丁、蒲公英、野菊花等清热解毒药和瞿麦、萹蓄、滑石、木通、车前草、白茅根、石韦等利水通淋药组成泻火通淋方剂。如八正散、加减柴苓汤、五淋散、龙胆泻肝汤等，即可用于上述证候。②疫毒侵犯肾系呈为热淋，清热解毒药可以消除发病原因，自是方中主药。但应调理脏腑功能，才具中医学特色。除应配伍利水药外，还须注意调气活血，才使治法趋于完善。所以这类方常配调气的柴胡、木香、沉香之属，使少阳三焦气机调畅，活血的当归、大黄、牡丹皮之属，使肾的血脉流通，照顾到了气血津液宜通的生理特点。调气活血均从肝治，其意即在调理肝的疏泄，与叶天士淋属肝胆之说不谋而合。③血淋：以尿中有血为特征，是热入血分，迫血外溢之象。故《诸病源候论》说："热淋之甚者则尿血……血之行身，通遍经络，循行腑脏……失其常经，溢渗入胞而成血淋。"应于泻火通淋方中，加大蓟、小蓟、白茅根、墨旱莲、阿胶、蒲黄等凉血止血药，共收通淋止血功效。如猪苓汤、小蓟饮子、郁金散等均为此证而设。热盛血溢而见血淋，虽宜凉血止血，应当止血防瘀，可于方中适当配伍当归、生蒲黄、牡丹皮、大黄之属，共收凉血止血之效。本法与清热止血法相较，仅多一组利水药物，可以合参。④膏淋：见于两种情况，一是脾湿下流，以小便浑浊如膏为特征，二是性欲过度，精液外流，从精窍而出，以尿后常有黏液流出，兼见毛际以上常感不适。上述两种情况，均宜清热利水与固精敛液双管齐下，才能收到效果。由于萆薢具有除湿、固精两种作用，也就成为治疗膏淋主药。如程氏萆薢分清饮即为此证而设。

五淋散（《太平惠民和剂局方》）

【药物组成】赤茯苓 15g，当归 10g，赤芍 15g，山栀子 15g，甘草 6g。

【制剂用法】水煎服。

【方证病机】热结下焦，水道不利。

【体现治法】清热泻火，利水通淋。

【适应证候】热结下焦。症见小便淋涩不畅，频欲小便，少腹急痛，或尿如膏汁，或夹砂石，或热淋尿血。

【方理剖析】热结下焦，水道不利，故尿频淋涩、少腹急痛。热伤血络，故尿血。湿热相合，郁结于下，故尿如膏汁。湿热蕴结下焦，日积月累，尿中杂质结为砂石，故尿中夹砂石。此方所治，包括了气、血、砂、膏四淋证象。

方用山栀子泻火解毒、清肝止血，赤茯苓清利湿热、利水通淋，两药共奏泻火通淋之效。赤芍凉血散瘀，当归活血止血，此二药能活血散瘀而止少腹急痛。小便淋涩作痛是因经隧感受刺激，经隧是由肝系筋膜构成，用甘草有"肝苦急，急食甘以缓之"之意。

或谓：古人有甘草梢入茎中而止痛的说法，但未深入解释为何能够止痛的道理，今谓与肝所主的筋膜有关，是否符合临床？躯体筋膜与五脏经隧都是肝系的组成部分，若发生病理改变，不是挛急，就是松弛。凡属疼挛，均宜柔肝缓急。因挛急引起肺系的喘咳、心系的动悸、肝系的疼痛、脾系的吐利、肾系的淋涩作痛，多用甘草就是甘以缓急的具体应用。本方如果将赤芍改为白芍，白芍、甘草同用，缓其尿急、尿痛，效果更佳。

【临证应用】本方是治热淋、尿频淋涩、尿中有血的常用方。以本方为基础加减可以通治诸淋。加柴胡、沉香、金银花、黄芩等治气淋；加小蓟、白茅根、墨旱莲等治血淋；加金钱草、琥珀、海金沙、榆白皮、车前子等治石淋；合草薢分清饮治膏淋。

【歌括】五淋散用草栀仁，归芍赤苓五药群，热结下焦淋涩痛，泻火通淋此方斟。

八正散（《太平惠民和剂局方》）

【药物组成】瞿麦、萹蓄、滑石、木通、车前子、甘草梢、栀子、大黄（面裹煨）各等份。

【制剂用法】为末，每服6~10g，清水一盏，加灯心草煎服。

【方证病机】下焦湿热。

【体现治法】泻火通淋。

【适应证候】湿热下注，热结下焦。症见小腹急满，小便浑赤，溺时涩痛，淋漓不畅，或癃闭不通，咽干口燥，脉实而数。

【方理剖析】尿频、尿急、尿痛，是本方主症；下焦湿热，是此证病机；小便浑赤、口干咽燥、脉实而数，是病性属热的辨证依据。是因外邪相侵，由腑及脏，邪化为热，水道不利，出现小便淋涩疼痛。

本方是治湿热蕴结下焦导致小便淋涩作痛的常用方。方中瞿麦、萹蓄、滑石、木通、车前子都是清热除湿、利水通淋药，对下焦湿热成淋证候，既可消除致病原因，又可治疗主要症状。这一组药的利水作用较强，清热力量似有不足，故配栀子、大黄导泄肝、胆、三焦之热，增强泻火解毒功效。大黄还有活血、止血作用，如果尿中带血，是气病及血，热迫血溢现象，大黄清热、活血、止血之功，可使已瘀之血下行，未溢之血宁谧，一举多得。甘草甘缓止痛，又防诸药苦寒伤胃，既是辅助药，也是矫味药。

【临证应用】本方对于湿热蕴结下焦，小便热涩淋痛之证，有良好效果。若热毒较盛，症见高热、寒战者，加柴胡、金银花、紫花地丁、野菊花等药清热解毒；出现血尿者，加大蓟、小蓟、白茅根、墨旱莲等药凉血止血；若为砂淋、石淋之证，亦可以本方加金钱草、海金沙、琥珀等药通淋化石。

【歌括】八正木通与车前，萹蓄大黄滑石研，草梢瞿麦兼栀子，泻火通淋病自蠲。

加减柴苓汤（重庆市一中医院方）

【药物组成】柴胡 15~30g，黄芩 15g，半夏 10g，猪苓 10g，茯苓 15g，泽泻 15g，滑石 20g，甘草 6g，忍冬藤 30g，金钱草 30g。

【制剂用法】水煎服。1 日 1 剂。连服数剂。

【方证病机】少阳湿热，下注成淋。

【体现治法】和解少阳，泄热通淋。

【适应证候】少阳湿热，下注成淋。症见寒热往来，心烦欲呕，口干苦，不思饮食，腰痛，少腹痛，尿频而热，脉濡数，苔薄黄。

【方理剖析】本方是治下焦湿热初起兼少阳证方。寒热往来、心烦欲呕、口干苦、不思饮食，为少阳三焦半表半里证。尿频而热、腰痛、少腹痛等，为下焦湿热证象。下焦湿热兼见少阳证，是肾盂肾炎初起常见的证型。

本方用小柴胡汤中的主要药物柴胡、黄芩、半夏三味和解少阳，解除寒热往来、心烦口苦等症；用金钱草、忍冬藤、猪苓、茯苓、泽泻、滑石、甘草等药清热解毒，利水通淋，解除下焦湿热证象。两组药物合用，共奏和解少阳、泄热通淋的效果。方中柴胡、黄芩、忍冬藤宜重用，并可加入栀子、车前草、败酱草、黄连等解毒药，促使菌尿转阴，脓尿消失。若有血尿，可加小蓟、白茅根、墨旱莲。

【临证应用】初期兼见少阳证象可用此方。本方清热力量不足，但能兼顾不思饮食等症，是其优点。本方结构似龙胆泻肝汤，但无凉血的生地黄、活血的当归，故对尿中有血者，不能兼顾。

【歌括】加减柴苓滑泽草，银花芩夏配金钱，下焦湿热尿频痛，通淋和解病可痊。

猪苓汤（《伤寒论》）

【药物组成】猪苓 15g，茯苓 15g，泽泻 15g，滑石 15g，阿胶 15g。

【制剂用法】前 4 味水煎，汤成去渣，阿胶烊化，用药汁冲服。

【方证病机】下焦湿热，血络受损。

【体现治法】滋阴止血，利水通淋。

【适应证候】血淋。症见小便涩痛，点滴难出，尿血，少腹胀满作痛。

【方理剖析】血淋是以小便涩痛、尿中有血为特征。病在肾系，病性属热，是湿热损伤肾系血络，血溢脉外，随尿而下。所以，津血同病是其基本病理。其病变过程如下：外邪侵入肾系，功能失调，气郁化热，水道不利→热淋；或湿热损伤血络，血溢脉外→尿血。

湿热成淋，法当利水通淋。方用猪苓、茯苓、泽泻、滑石清热利水，通调水道，是为肾系水液失调而设。脉络受损，血随尿下，又当止血。阿胶既可收敛止血，又可补充受损之阴，血止阴滋，血尿随之消失。五药共用，能奏止血滋阴、利水通淋功效。

此方没有解毒药物，似乎不能消除致病原因。须知猪苓汤证多见于受暑以后，方中滑石擅于清利暑热，即可消除病因。1959 年盛夏，骄阳似火，余一日步行百里，晚间小便涩痛，点滴难出，尿中带血，服此方1剂而安，即是一例。如果属于尿路感染，可以加入解毒药物。

【临证应用】（1）《类聚方广义》谓："猪苓汤治淋病点滴不通，阴头肿痛，少腹膜胀作痛者。若茎中痛，兼用滑石矾甘散（滑石、矾石各二分，甘草一分）。"明确指出此方是治热淋之方。

（2）《方函口诀》谓："此方为下焦蓄热，利尿之专剂。若邪在上焦，或有表热者，为五苓散证。凡利尿之品，皆主泌别津液，故二方俱能治下利，但其病位有异耳。此方专主下焦，故治淋病或尿血。其他，水肿之属实者，及下部有水气而呼吸如常者，用之皆能奏功。或加车前子、大黄；治尿血之重证，兼用黄连解毒汤。"这里说明了以下几点。第一，将本方与五苓散作了比较，明确指出此方专主下焦。第二，此方除治血淋以外，亦可治疗水肿，并以呼吸正常（不是中、上两焦病变）为其用方指征。第三，血淋重证，可加大黄、黄芩、黄连、栀子等清热解毒药。

【歌括】猪苓苓泽滑阿胶，小便尿血涩痛疗，心烦不眠尿不利，止血通淋法昭昭。

郁金散（《太平圣惠方》）

【药物组成】郁金30g，生地黄30g，瞿麦30g，车前草30g，滑石30g，芒硝30g。

【制剂用法】研为粗末，每服12g，水煎去渣，温服，隔1小时再服。

【方证病机】血淋。

【体现治法】泻火通淋。

【适应证候】血淋及尿血，水道涩痛。

【方理剖析】小便下血、淋涩作痛，称为血淋，如果不痛，称为尿血。血淋是因外邪侵入肾系，功能异常，水道不利，气郁化热，热伤血络，成为血淋。尿血则有多种原因，或因跌仆损伤，肾络破裂，或因肾系结核，损伤血络，或因血瘀成为肿瘤，以致血不循经。本方所治，是因瘀血引起。

此方有凉血止血、活血破瘀、泻火通淋作用。随其所治不同，主药也就随之而异。先从血淋而言，方用生地黄凉血止血，消除出血原因，治疗出血主症。配伍行气活血的郁金，破瘀通淋的芒硝，能使瘀血下行，以免阻塞输尿管道。瞿麦、车前草、滑石是清热利水药，此三药可以治疗小便热淋涩痛。两组药物合用，反映了津血并调的配伍形式。再从治疗尿血释方，郁金才是主药。郁金有行气活血之功，《唐本草》谓郁金："主血积，下气，生肌，止血，破恶血，血淋、尿血。"可使气机调顺，恶血下行。配生地黄助其凉血止血，芒硝助其软坚积、行瘀血、通五淋，增强行血止血功力。复用瞿麦、车前草、滑石利水通淋，调理下焦，用于尿血，也展示了津血并调的配方法度。

猪苓汤与本方都治血淋，但猪苓汤纯从止血着眼，本方是止血与活血并用，结构略有不同。

【临证应用】本方治疗血淋可以见效，但应随症加入凉血止血、清热解毒药物，增强消除病因及止血作用。

【歌括】郁金散用地黄硝，凉血止血活血妙，瞿麦滑石车前草，泻火通淋建功劳。

萆薢分清饮（《医学心悟》）

【**药物组成**】萆薢24g，黄柏6g，石菖蒲6g，茯苓10g，白术6g，莲子心6g，丹参10g，车前子12g。

【**制剂用法**】水煎服。

【**方证病机**】下焦湿热。

【**体现治法**】清热除湿，分清导浊。

【**适应证候**】下焦湿热。症见小便浑浊不清，小腹胀痛不适，小便不利，淋涩热痛。

【**方理剖析**】小便不利、淋涩疼痛、浑浊不清，是泌尿系统病变，即五淋中的膏淋。细究小便浑浊病机，则与脾湿下注有关。如果小便不利而小腹胀痛不适，尿道口有黏液渗出，则属精隧病变（前列腺炎）。小便不利是因精室（前列腺）肿大压迫尿路所致，导致精室肿大的原因甚多，或因肝郁气滞，或因血络瘀阻，或因湿浊下注，或因相火亢盛，疏泄胜于闭藏，阴精不秘，堵塞精室。无论气滞、血瘀、湿浊、败精堵塞，总与肝肾有关。盖小腹是肾系藏精的部位，精室亦是厥阴经脉循行部位故也。此证属于下焦湿热机制。

方中萆薢既能除湿，又有固精功效，用为主药，一方面去湿，一方面固精，两相兼顾，并行不悖。车前子、茯苓淡渗利湿，导泄已停的湿浊，疏通堵塞的窍隧；石菖蒲芳香化浊，白术运脾除湿，杜绝脾湿下流，即土坚凝则水自澄清的意思。黄柏苦寒坚阴，清泻相火，莲子心味苦入心，清其心火，与萆薢配合，使君相之火不炽，阴精得以蛰藏，庶无白浊之虞。佐行血祛瘀的丹参，与叶天士用虎杖散治淋病同理。本方结构反映了燥湿导浊、活血行滞、清泻相火三者兼顾的配方法度。对于湿热型白浊，随宜增损，可以获效。

【**临证应用**】此方配伍活血的丹参，清泻心肾的莲子心、黄柏，显然是针对白浊施治。治湿热型的膏淋，亦可见效。

【**歌括**】钟龄萆薢分清饮，黄柏苓术车前子，莲心丹参石菖蒲，湿热白浊服之清。

---------------------------------- 小　结 ----------------------------------

泻火通淋法共选6方，都以下焦湿热为病机，都以泻火解毒药与利水通淋药为主组合成方，这是相同点。但亦同中有异，不能混用。

五淋散、八正散、加减柴苓汤以治下焦湿热，邪在气分为主，仅用泻火与通淋两类药组合成方。三方相较，清热解毒与利水通淋作用均以八正散最强，加减柴苓汤次之，五淋散最弱。临证当据热势微甚选方，不能一味使用八正散。实践证明，龙胆泻肝汤的疗效较八正散更佳。

猪苓汤、郁金散二方虽然同治血淋，选药却有不同。猪苓汤以阿胶滋阴止血，是止血之中寓有补血之法；郁金散用生地黄止血，郁金活血，是止血中寓有活血之法。但是临床喜用小蓟饮子治疗血淋，较少用到此二方，可参看止血法。

萆薢分清饮是治膏淋之方，根据此方结构分析，用治白浊，应有疗效。

第八节　泻下逐水法

泻下逐水是针对阳水实证病机拟定的治法。

水液停蓄胸腹内外成为肿胀，有虚证也有实证，有阳水也有阴水。前述七法是调理脏腑功能与除湿利水并举的配伍形式，体现标本兼顾的治疗原则。此法则不然，属于急则治标之法。对于水饮停聚胸腹，形气俱实，腹大坚满，二便秘涩的阳水实证，当务之急，在于逐水，令水去而患者可以暂安，所以此法常常选用逐水力量很强的甘遂、大戟、芫花、葶苈子、防己之类药物为基础，再配泻下的大黄、槟榔、牵牛子，行气的厚朴、木香之类组合成方，体现泻下逐水法则。服用本类方剂以后，可使体内积水从二便而下，达到消除肿胀的目的。如十枣汤、舟车丸、己椒苈黄丸等即为代表方。

本类方的泻下作用峻猛，即使属于实证亦当慎用。《鸡峰普济方》曾谓："医者多用芫花、大戟、甘遂、葶苈、猪苓、泽泻之类，故消取虽易，补闭即难，往往致水复来而无以治之也。"若邪实正虚，不得不用本法逐水时，可与补气健脾法交替使用（不用甘草），或几攻一补，或几补一攻，以免正气不支而生他变。

此法只可暂用，不可久服，水去肿消，即宜调补，以免反复。

十枣汤 （《伤寒论》）

【药物组成】大枣10枚，芫花、甘遂、大戟各等份。

【制剂用法】芫花、甘遂、大戟三药分别研细为散，和匀，每次以枣汤吞服药粉3g。

【方证病机】水饮结于胸腹。

【体现治法】涤饮逐水。

【适应证候】水邪结于胸中。症见咳唾引胸胁痛，心下痞硬，干呕短气，头痛目眩，或其人常常汗出，舌苔滑，脉沉弦。以及水肿腹胀，胁下支满，按之痛，甚则痛引肩背。

【方理剖析】咳嗽或唾沫时牵引胸胁疼痛，是本方主症；水饮结于胸中，是此证病机。再究其水饮结于胸中之理，则因少阳三焦水道壅阻使然。《灵枢·本输》说："少阳属肾，肾上连肺，故将两脏，三焦者，中渎之府也，水道出焉。"三焦下出肾系，上联肺系，外通肌腠，内联五脏，是由肝系的膜腠组成。若三焦水道壅阻，水邪结于胸胁，则咳唾牵掣胸胁疼痛；水停心下，则心下痞硬；饮邪犯胃，则干呕；饮邪迫肺，则短气；上干清阳，则头痛目眩；外溢腠理，则常常汗出；内停腹内，则腹满胀；脉沉主里，弦为饮邪。基于以上分析，此为水邪结于胸腹。

胸腹积水，当务之急是驱逐水邪，水邪外出的道路有三：发汗，可使水从毛窍外出；利尿，可使水从前阴下行；泻下，可使水从后阴而去。此方峻泻逐水，是令水从大便泻出的一种方法。方中甘遂善行经隧脉络之水，芫花善理上部胸胁之水，大戟善泻腹膜肠胃之水，三药合用，治疗胸腹积水，疗效最速。大枣煎服，一则制其毒性，缓其峻猛之势，再则预护中焦，以防芫花、甘遂、大戟三药损伤正气。

此方宜作散剂，逐水之力始强，若改为汤，效力反弱。

【临证应用】本方可用于胸腹积水而形体壮实者。若用于体虚患者，当与补剂交替使用，攻补兼施，忌与甘草同服，孕妇忌用。

【歌括】十枣逐水效堪夸，甘遂大戟配芫花，悬饮胁下有水气，咳唾引痛服之佳。

蠲饮万灵汤（《重订通俗伤寒论》）

【药物组成】煨甘遂 2g，芫花（酒炒）2g，大戟（酒炒）3g，大枣 10 枚，陈皮 9g，姜半夏 18g，茯苓 24g，生姜 6g。

【制剂用法】前三味研末，其余水煎，分 3 次，温服。

【方证病机】痰饮停蓄。

【体现治法】急下停饮。

【适应证候】停饮为患，腹满肢肿，甚则化胀成臌。

【方理剖析】水液运行，端赖肺气宣降，脾气输运，肾阴气化。任何一脏功能失调，水液运行障碍，均可停蓄而为痰、饮、水、湿。此方证是因脾的运化失司，津液凝聚成饮，阻于三焦，泛于肢体，以致腹满肢肿，甚则水停腹内而见臌胀。

水停腹内，非峻泻不能奏功。何秀山说："此方君以芫花之辛辣，轻清入肺，直从至高之分去郁陈莝，又以甘遂、大戟之苦泄，配大枣甘而润者缓攻之，则自胸及胁腹之饮，皆从二便出矣！此仲景十枣汤之功用也。俞氏臣以二陈汤去甘草者，遵仲景痰饮以温药和之之法，佐以生姜之辛，合十枣之甘，则辛甘发散，散者散，降者降，停饮自无容留之地矣！名曰万灵，洵不愧也。"

【临证应用】胸腹积水均可用此方涤饮逐水。因其作用较峻，必须控制剂量，中病即止，切勿过服。

【歌括】蠲饮之方号万灵，枣戟遂芫夏陈苓，姜汁八味为汤服，饮停胸腹此方斟。

舟车丸（《景岳全书》）

【药物组成】甘遂（面裹煨）30g，芫花（醋炒）30g，大戟（醋炒）30g，牵牛子（研末）120g，大黄 60g，青皮 15g，陈皮 15g，木香 15g，槟榔 15g，轻粉 3g。

【制剂用法】上药为末，水糊丸如小豆大，每服 6~10g，每日 1 次，清晨空腹温开水送服。

【方证病机】阳水实证。

【体现治法】行气逐水。

【适应证候】水肿水胀，形气俱实。症见口渴，气粗，腹坚，大小便秘，脉沉数有力。

【方理剖析】水肿有阳水、阴水之分，虚证、实证之异。本方所治属于阳水实证。水停三焦，决渎不行，则小便不利。水邪外泛则肿，内停则胀。何以知为阳水实证？从口渴、气粗、二便秘涩、脉数有力知之。

阳水实证，趁其正气未虚即施攻下，可令邪去正安。此方是使水从肠道泻出，体现峻泻逐水法则。方以甘遂、大戟、芫花为逐水主将，并以牵牛子导水于前阴，大黄攻逐于后窍，方名舟车，意谓此方能将蓄水前后分消，水陆并行。轻粉（为粗制氯化亚汞结晶）辛寒有毒，内服适量，有利水通便之功，配入本方，可以增强通利作用。水液内停，影响气的流通，故配疏肝破结的青皮，理气和胃的陈皮，疏导三焦的木香、槟榔，恢复气的正常运行。所谓气行则水行，无非说明津气之间有交相影响，互为因果的关系。两类药物合用，能奏泻下逐水、津气并调功效。方中轻粉有毒，应该严格控制用量，以防中毒。

【临证应用】本方逐水力量很强，体质壮实而正气未虚者才可使用。中病即止，不宜久服。待肿胀消退以后，继以调补善后。

【歌括】舟车牛榔配大黄，大戟遂芫与木香，青皮陈皮轻粉入，水肿实证力能当。

己椒苈黄丸 (《金匮要略》)

【药物组成】防己 30g，椒目 30g，葶苈子 30g，大黄 30g。

【制剂用法】上四味为末，蜜丸如梧桐子大，食后服 1 丸，日 3 服。稍增，口中有津液。渴者，加芒硝 15g（每次可服 3~6g，如果改丸为汤，当减其量）。

【方证病机】饮邪内结。

【体现治法】逐水涤饮。

【适应证候】饮邪内结。症见腹满，口舌干燥。

【方理剖析】腹满，是本方主症；饮邪内结，是此证病机。腹满为腹腔积水所致，与一般气滞作胀有所不同。若欲鉴别腹腔是否有水，可令患者侧卧，以手叩腹，卧侧如呈浊音即是。少阳三焦为水液运行通道，属于肝系组成部分。水液升降出入，既需肺、脾、肾三脏的协同配合，也需要肝的疏泄调节。今因肺的宣降失常，肝的疏泄失职，三焦水道失调，水液停蓄腹腔，故腹满；水津不能上承，故口舌干燥。若再深入研究肝的疏泄为何失常，则因血瘀肝脏，肝脏逐渐硬化，以致津因血阻，渗入腹腔，呈为腹满。

本方体现逐水涤饮，前后分消之法。方用防己、椒目导饮于前阴，令清者从小便而出；葶苈子、大黄推饮于后窍，令浊者从大便而下。前后分消则水饮去而腹满可除。唯因肝血瘀阻的病根难拔，所以只可暂时取效，难免复发。

此方葶苈子泻肺于上，大黄荡涤于下，防己、椒目疏通三焦，余曾用此方治数例肝硬化腹水患者获效。仲景谓"肠间有水气"，对水停部位的描述是正确的。谓腹满而不曰肿胀，对证象的描述也是准确的。

方中大黄有活血行瘀作用，可祛肝血的瘀阻，可使肾系血液流通，借以改善肝肾功能，观其每服不过 1 丸，却有缓图之意。

【临证应用】随症加入大腹皮、槟榔、金钱草、夏枯草之类含钾药物，可以增强疗效，避免病情恶化。

【歌括】《金匮》己椒苈黄丸，专治水气在肠间，腹满口干兼舌燥，逐水涤饮自然安。

疏凿饮子 (《严氏济生方》)

【药物组成】羌活 9g，秦艽 9g，商陆 6g，椒目 9g，木通 12g，泽泻 12g，赤小豆（炒）15g，茯苓皮 30g，大腹皮 15g，槟榔 9g。

【制剂用法】粗末，每服 20g，加姜 5 片，煎至七分，去渣，温服，不拘时候。

【方证病机】水肿实证，表里同病。

【体现治法】泻下逐水，开泄腠理。

【适应证候】遍身水肿，喘呼口渴，二便不利。

【方理剖析】遍身水肿，是本方主症；水邪壅盛，表里同病，是此证病机。上见喘呼口渴，下见二便不利，显系水邪壅阻三焦，上下表里同病，病性属热、属实。

治疗水肿，不外乎发汗、利水、泻下三法，本方结构兼而有之。方用羌活、秦艽、生姜开泄腠理，宣通毛窍，令表闭得开，水从汗泄，此开鬼门之法也。椒目、木通、泽泻、赤小豆、茯苓皮利水渗湿，令蓄水从前阴下行，此洁净府之法也。商陆以治水肿见长，《神农本草经》已有记载，可以引导水从肠道下出，此泻下逐水之法也。三法同用，可令表里齐通，有如禹王疏凿九河，所以方名疏凿饮子。大腹皮、槟榔可以增强通利二便力量，又可行气导滞，津气两调，合而用之，能收泻下逐水、开泄腠理功效。

此方发汗、利水、泻下三法同用，是配伍上的一大特点。

【临证应用】此方完全着眼于攻，并未考虑调理脏腑功能，只宜用于实证，虚证忌用。如果正虚邪实，宜与补法交替使用。

【歌括】疏凿商陆羌活艽，椒目通泽赤豆疗，茯苓腹皮槟榔配，水肿实证服之消。

神效葶苈散（《太平圣惠方》）

【药物组成】甜葶苈子（隔纸炒令紫色）90g，牵牛子（微炒）45g，猪苓（去黑皮）30g，泽泻60g，椒目45g。

【制剂用法】为散，每次服10g，以葱白三茎切碎煎汤，入清酒1两，空腹调下。1小时后再以葱白煮稀粥，加酒2两搅匀，乘热吃完，不得吃盐及面食，服后二便通利，肿即渐减，隔日再服。百日内切记好好将息。

【方证病机】水肿实证。

【体现治法】前后分消，攻逐水邪。

【适应证候】水肿实证。症见面目、四肢俱肿，气息喘急，寝卧不得，小便渐涩，腹胀气闷，水不入口，垂危欲绝。

【方理剖析】此方宜于水肿实证，纯从疏导三焦、攻逐水邪立法。方中葶苈子下气利水，善治肺壅喘急，水肿胀满以此为主药，既可降气平喘，又可通调水道；牵牛子擅长行气利水，通利二便，以此为辅，意在疏导三焦津气，使其无阻；其余椒目、猪苓、泽泻都是利水药物，合而用之，能收攻逐水邪功效。

《太平惠民和剂局方》所载神助散，即本方。治十种水气，面目、四肢、遍身俱肿，以手按之，随手而起，咳嗽喘急，不得安卧，腹大肿胀，口苦舌干，小便赤涩，大便不利。既平之后，必须好好将息，应断盐和杜绝房室生活3年。《仁斋直指方》神助散即本方加木香。

【临证应用】此方逐水力量不如十枣汤、舟车丸、疏凿饮子猛峻，正虚邪实亦用之无害。以通利小便为主，不是典型的泻下逐水方。

【歌括】葶苈散中配牵牛，椒目猪苓泽泻投，水肿实证宜攻逐，效如神助勿心忧。

神应散 (《又用全书》)

【药物组成】 广木香 9g，黑牵牛 30g，槟榔、椒目、泽泻各 15g，大黄 45g，制附子 30g。

【制剂用法】 上为细末，每次服 15g，于天将明时用樟柳根自然汁，蜜一大匙，调服。附子必须制熟，否则有毒。

【方证病机】 肾不化气，水泛为肿。

【体现治法】 温阳利水，行气活血。

【适应证候】 肾不化气。症见四肢浮肿，腹胀，大便不通，小便涩黄。

【方理剖析】 肾司化气行水，肾气一虚，气化不行，水停三焦，遂致外泛作肿，内停作胀。仅从症状而言，二便秘涩属于阳水实证，如果深入分析病变本质，仍然属于肾的气化不行，以致水精不能四布，五经不能并行，才会出现水停内外而大便反见秘涩的矛盾现象。

这种本虚标实见证，法宜温阳治本，逐水治标，标本兼顾，才能两全。故方用附子温助少阴之阳，恢复气化；牵牛子、槟榔、椒目、泽泻疏浚三焦，导水下行。樟柳根有两种：一即商陆，《药性论》谓"能下十种水病"；二为姜科植物闭鞘姜的根茎，也有行水消肿功效。用樟柳根自然汁送服，泻下力量大为增强。木香、牵牛子、槟榔片均可疏畅三焦气机，三焦气畅则津随气行。妙在配伍一味大黄，既可通泻大便，又可活血行瘀。如果腹水是因肝血瘀阻引起，本品久服可以活血化瘀；如果出现肾功能衰竭，本品可以改善血行，利于肾功能恢复。八药同用，能收温阳利水、行气活血功效。

本方配伍展示了以下三个特点。一是用辛热的附子温肾助阳，恢复肾的功能；用寒凉的商陆、大黄通利二便，展示了寒温共用、标本兼顾的配伍形式。二是配木香、槟榔、牵牛子行气，大黄活血，椒目、泽泻、商陆利水，展示了气、血、水三者兼顾的配伍形式。三是大黄擅长活血化瘀，配入方中，可以改善血行，有利于肾功能恢复，大黄还有消癥作用，久服能化肝脏凝结之血，改善肝的功能。学者若能注意上述特点，将会从中得到启发，开拓思路。

【临证应用】 此方并不峻猛，本虚标实水肿，可以使用。

【歌括】 神应散中用牛榔，附泽椒陆广木香，大黄配入行瘀滞，水肿服此庶能康。

控涎丹 (《三因极一病证方论》)

【药物组成】 甘遂、大戟、白芥子各等份。

【制剂用法】 上药为末，糊丸如梧桐子大，食后临卧，淡姜汤下 5~7 丸，多至 10 丸。亦可作散剂，每次服 2~3g。

【方证病机】 痰涎留滞膜膜。

【体现治法】 泻下逐痰。

【适应证候】 痰涎伏在胸膈上下，变为诸病，或颈项、胸、背、腰、腹、胁、手、足、胯、髀隐痛不可忍，筋骨牵引作痛，走窜不定；或皮肤麻痹，似乎瘫痪；或头痛不可举；

或神志昏倦多睡；或饮食无味，痰唾稠黏；或睡中流涎；或麻木眩晕，痞闷嘈杂，其人平素多痰。

【方理剖析】此方所治证候虽多，然其致病机制均属黏涎壅滞三焦膜腠。手少阳三焦包括膜原和腠理两种组织结构。这种结构，外通肌表，内连脏腑，上至颠顶，下至于足，表里上下，无处不有，五脏六腑，无所不包，是卫气升降出入之区，水津运行出入通道。如果行于三焦的水津凝结成为黏涎，伏于胸膈上下，留滞腠理三焦，遂随涎滞部位不同而见症各异。其基本病理是：涎滞腠理→影响筋膜→变生诸症。

这种涎液留滞膜腠证候，使用一般利水行痰药物，疗效欠佳，当用逐饮力量很强之品组合成方，才可克敌制胜。方用甘遂行经隧、脉络之水，大戟泻腹膜、肠胃之水，白芥子祛皮里膜外之痰，合而用之，能收泻下逐痰功效。俾水去痰消则诸病可愈。

近世多畏此方猛峻，不敢使用，须知此等痰涎壅滞重证，如果只求平稳，则病重药轻，鞭长莫及。只要辨证准确，放胆投之，可收捷效。

【临证应用】上述种种见症，审其确属痰涎阻滞，但见一症即可应用。一般而论，其人平素多痰即是辨证依据，但亦不尽如此。余曾以此方治一青年军人，右胸肋间有一包块，平素并无痰多证象，服此方10日左右而消，即是一例。

【歌括】《三因》传下控涎丹，大戟芥遂三药研，涎留膜腠生百病，逐痰涤饮病可蠲。

-------------------------------- 小 结 --------------------------------

泻下逐水法共选8方。这类方有两个特点：一是逐水力量很强；二是水从大便下泻，或者配伍大黄，兼通其便、行其血。十枣汤是治胸水有效名方，以甘遂、大戟、芫花为主药，泻水力量很强。蠲饮万灵汤是在十枣汤的基础上加燥湿祛痰的二陈汤，用治脾运不健，饮停三焦之证，可谓合拍。舟车丸是在十枣汤的基础上加行气药，用于水肿实证，较为适宜。控涎丹是十枣汤去芫花、大枣，加白芥子而成，变治胸水之方为治痰涎留滞三焦膜腠之法，构思巧妙，可师可法。己椒苈黄丸为治肝硬化腹水之方，方中大黄活血之功不容忽视。疏凿饮子亦治水肿，却展现了发汗、利水、泻下三者结合的结构。神效葶苈散是逐水作用较为缓和之方，一般水肿均可应用。神应散是寒温共用、津气并调、气血同治的模式，作用更趋缓和，正虚邪实者用之无害。

第十四章　祛痰法

祛痰法是针对液聚为痰拟定的治疗大法。

以《素问·至真要大论篇》中"客者除之"以及《金匮要略》中"病痰饮者，当以温药和之"为立法依据，选用祛痰药物为主，组合成方，用以治疗痰饮为患的方剂，称为祛痰剂。这类方有祛痰于外，化痰于内，恢复功能，流通津液，杜绝痰饮再结之功，原属八法中的消法，近已分化成为祛痰大法。

稠浊者为痰，清稀者为饮，本章所集，包括部分治疗水饮的方剂，相互合参，有助于明白痰饮同源的道理。

致病原因：痰饮是由水液凝结而成。无论外感六淫，还是脏腑功能衰弱，影响水液失调，都可停蓄成为痰饮。

病变部位：痰由津液浓缩而成，自与水液运行障碍有关。水液运行虽与五脏相涉，却与肺、脾、肾三脏的关系较为密切，三脏中的任何一脏功能失调，津液均可凝结成为痰饮。尤应责之于脾，因为脾不输津，液聚成痰最为多见。大抵外感六淫，多以肺、脾为病变中心；脏腑功能不足，多以脾、肾为病变中心。

病变性质：痰由液聚，从津液盈、虚、通、滞辨其虚实，属于实证；若因功能亏损导致液结为痰，则属虚中夹滞。大抵外感六淫导致者，多实；内伤积渐而成者，多本虚标实。

基本病理：肾主水液，脾主输津，肺主布津，痰饮是由津液变生，自以肺、脾、肾三脏为病变中心，无论何种原因引起三脏功能失调，均可导致津液运行不利，变生痰饮。由于少阳三焦是津气共行通道，津凝成痰，势必影响气的流通，所以气郁津凝也就成为本类方证的基本病理。三焦内联五脏六腑，外通四肢百骸，痰随气而升降出入，可以停留在全身任何部位，随其不同部位，也就反映不同证象。若影响膜络，又必见紧张或松弛的病理改变，一切证象都是津气壅滞影响组织结构的综合反映。所谓凌于心则悸，犯于肺则咳，上阻清窍则目眩耳鸣，蒙闭清窍则神志不清，流注前阴则为带下，内归胃肠则为呕泻，结于胸胁则为悬饮，外滞体表则为酸软重痛、痰核、瘫痪等，这些都是上述病理的外在表现。其病理过程是：外感、内伤→脏腑功能失调→津液流通受阻→变生痰饮→从少阳三焦随气流行，侵犯五脏，阻滞经隧→影响经隧紧张、松弛→出现各种证象。

治法分类：由于痰饮的见证不一，治法也就随之而异。脾失健运，湿聚成痰的，宜燥湿化痰；脾肾阳虚，寒饮内停，或肺寒留饮的，宜温化寒痰；三焦热郁，灼津为痰的，宜清热化痰；阴虚火炎，炼液为痰的，宜润燥化痰；外邪袭肺，肺失宣降，液聚为痰的，宜宣肺化痰；痰滞腠理，干及膜原，出现风象的，宜息风化痰；痰阻清窍，神志异常的，宜涤痰开窍（见开窍法）；痰气交阻，痞闷胀痛的，宜理气化痰；因虚生痰，本虚标实的，宜益气化痰。上述九法，或依病变性质不同，津气偏胜而分，或因主治不同，治法也就有别，本章展示了九类基本配伍形式，掌握各法特点，将会加深对依法制方的理解。

配伍规律：本类方除燥痰选药比较特殊以外，众多治痰之方均以燥湿、芳化、淡渗三类药物为基础，并随其寒热虚实，表里上下，兼气兼血，配伍其他药物而成。盖脾为生痰之源，燥湿芳化药可以醒脾化湿，恢复脾运。脾运健则湿无由积，湿不生痰则诸症可愈，所以治痰与治湿殊无二致，仅仅选药略有不同。

《朱氏集验方》云："人之气道贵乎顺，顺则津液流通，决无痰饮为患。"庞安常又说："人身无倒上之痰，天下无逆流之水，故治痰者不治痰而治气，气顺则一身之津液亦随之而顺矣。"由于痰的生成每因气滞其津，津凝成痰以后又每随三焦气道升降，尤多上犯心、肺、颠顶，故本法多配陈皮、枳实等降气药物使痰随气降。

《诸病源候论》说："痰饮者，由脉气闭塞，津液不通，水饮气停在胸府，结而成痰。"指出气血闭塞是津凝成痰的原因，在祛痰方中配伍疏畅气机药物已为众所周知，配伍活血药物则被一般医家忽略。须知气血津液之间在生理上相互依存、相互协调的，在病理上是相互影响、互为因果的。祛除痰饮方中适当配伍活血药物，可以恢复脏腑功能，提高疗效，这种结构早在仲景方中就已见之，后世所制苏子降气汤亦是一例。

临证应用：使用本法应该辨明病位在于何部，病性属寒属热，据以施治。某些祛痰方可以治湿，某些治湿方亦可祛痰。盖痰与湿异名同类，组方法度亦基本相同，自可相互通用。若与祛湿法合参，能加深对水液为病的理解。

使用注意：阴虚火旺，忌用温燥，湿浊停聚，忌用滋润，此其一。治痰虽以内消为主，亦宜因势利导，让痰排出体外，故咳嗽痰多者，慎用敛肺药物，以防痰气愈壅，变生喘胀，此其二。逐痰之方（如控涎丹）作用猛峻，中病即止，不可过量，此其三。

第一节　燥湿祛痰法

燥湿祛痰是根据脾不运湿，湿聚成痰病机拟定的治法。

痰的生成，虽然与肺、脾、肾三脏都有关系，但脾不运湿，运化失司，却是水液凝聚为痰的主要原因。前人指出"脾为生痰之源"，为治痰当先燥湿运脾提供了理论依据。

湿痰为患，以咳嗽痰多、胸脘痞闷、恶心呕吐、目眩心悸、肢体困倦、舌苔白滑而腻、脉濡缓等症最为常见，是脾不运湿，凝聚成痰，痰阻气机的津气同病。这种痰由津凝之证，自宜燥湿化痰，湿由脾运不健而生，又当利气调中，恢复中焦健运，中焦健运则湿无由积，湿不生痰则诸症自愈。所以这类方常由芳香醒脾、燥湿祛痰的半夏、天南星、苍术、白术、陈皮、枳实、砂仁、茯苓之类组成，体现了燥湿、芳化、淡渗的基本结构。这种结构与运脾除湿法大体相同，仅因本法常选燥湿与化痰两用的半夏、天南星才略有不同。常用方如二陈汤。

本法是治痰诸法的基本结构，众多治痰方剂尽管体现了不同治法，却都由此法加味而成。因为所有治法都是针对津凝成痰施治故而。

此法可以用于以下三类见症。一是湿聚成涎，停蓄于胃之呕恶，或壅滞于肺之咳嗽。咳嗽属于肺失宣降的津气病变，使用此法调气行津，恢复肺的宣降功能，即可达到治咳目的，这是本法的基本用途。二是痰浊凌心的心悸，或蒙闭颠顶的昏重，或壅阻清窍的目眩、耳鸣，或下注前阴的带下，或停积机体的痰核等症，虽不见痰，亦从痰治，这是本法的扩大应用。三是用于一般湿困脾阳，并无痰的证象。此法与治中焦湿滞的结构相同，这是本法的变通应用。只有知常达变，才能运用自如。

二陈汤（《太平惠民和剂局方》）

【**药物组成**】陈皮 15g，半夏 15g，茯苓 10g，炙甘草 6g。

【**制剂用法**】加生姜 10g，乌梅 1 个，水煎，分 2 次，温服。

【**方证病机**】脾不运湿，湿痰为患。

【**体现治法**】理气调中，燥湿化痰。

【**适应证候**】咳嗽痰多，胸膈胀满，呕吐恶心，头眩心悸等。

【**方理剖析**】本方是治脾不运湿，湿痰为患的主方。湿痰是由湿困脾阳，运化失职，水湿凝聚而成。湿之所以能困脾阳，实由脾不健运所致。脾运不健，湿滞成涎，涎阻气机，则胸膈胀满，胃失和降，则恶心呕吐，此为脾胃气郁津凝，升降失职的病理现象。痰随气升，上犯于肺，肺失宣降，则咳嗽痰多，此属肺失宣降，津气闭郁的病理现象。痰从少阳三焦上凌于心，则见心悸，若阻碍清阳上升，浊阴僭居阳位，则见眩晕。这是痰浊阻于少阳三焦的病理现象。

脾气不运而生湿，法当理气调中；水湿凝聚而成痰涎，又宜燥湿化痰。俾中焦健运则湿无由积，湿不生痰则诸症自解，此为澄本清源之法。方中半夏辛温，体滑性燥，功能燥湿和脾，祛痰降逆，标本兼顾，故为本方主药。痰之生由液之结，液之结由气不运，善治痰者不治其痰而治其气，气顺则一身之津液亦随之顺矣。故用陈皮芳香醒脾，疏利气机，协助半夏化湿运脾，使脾阳运而湿痰去，气机宣而胀满除，逆气降而呕恶止。茯苓淡能渗湿，甘能补脾，不仅引导湿从小便下行，亦与甘草共奏和中之效。本方半夏降逆而呕恶止，陈皮利气而胀满消，茯苓利水而眩悸除，痰消气顺而咳嗽宁，不仅针对病机，而且每药对症，配伍颇为完善。方中半夏、陈皮以陈久者良，故以"二陈"名其方。

【**临证应用**】此方本为湿痰示法，以呕恶、咳嗽、痰多色白、苔白润为辨证要点，若化裁得当，亦可广泛用于其他痰证。

（1）本方加紫苏叶、杏仁。治二陈汤证具而兼表证者，能宣降肺卫，体现宣肺化痰法则。

（2）本方加麻黄、杏仁。治寒邪犯肺，咳嗽痰稀，微恶风寒。麻黄、杏仁也是宣降肺卫之品，所以也体现宣肺化痰之法。

（3）本方加韭菜汁、莱菔子、香附子。治胁痛如锥刺。韭菜汁能散血分之瘀，香附子、莱菔子能通气分之滞，体现解郁化痰法。

（4）本方加干姜、砂仁。治咳吐稀痰，呕吐恶心，胸膈满闷者。干姜、砂仁温运脾阳，体现温中化痰法。

（5）本方加肉桂、附子。治脾肾虚寒，痰水上泛，痰清稀如水，脉沉，小便不利者。此二药擅于温煦肾阳而助气化，体现温阳化饮法。

（6）本方加竹茹、黄连。治胆热呕甚者。也可加黄芩、旋覆花、代赭石之类增强清热降逆作用，体现清热化痰法。

（7）本方加海蛤、浮海石。治老痰，胸痞坚满，腹中累累成块。此二药咸寒软坚，体现软坚化痰法。

（8）本方加瓜蒌、贝母。治咳嗽痰少，黏稠不易咯出，体现润燥化痰法。

（9）本方加皂角刺、白芥子、姜汁、竹沥。治风痰流滞经络，肢体麻木不仁，或疼痛者。此四药擅长涤痰通络，体现通络涤痰法。

（10）本方加山楂、神曲、麦芽。治二陈汤证具而兼食积停滞、嗳腐吞酸者，体现化痰消积法。

（11）本方加天南星、椿根皮、车前子、银杏、黄柏。治痰湿下注，白带稠黏，胸闷泛恶，痰多，舌苔垢腻，脉濡，体现祛痰止带法。

（12）本方加川芎、当归。治痰浊阻滞，月经不调，白带多。川芎、当归活血调经，体现祛痰调经法。

【歌括】二陈汤用夏和陈，茯苓甘草共四珍，利气调中兼去湿，湿痰为患此方寻。

二术二陈汤（《张氏医通》）

【药物组成】陈皮 12g，半夏 15g，茯苓 15g，甘草 3g，苍术 15g，白术 15g。

【制剂用法】水煎，温服。

【方证病机】脾不运湿，湿痰为患。

【体现治法】运脾除湿。

【适应证候】呕吐清水，或脾虚痰湿不运。舌淡苔白，脉象濡缓。

【方理剖析】呕吐清水属中焦病变，是脾不运湿，反为湿困，浊阴凝结，逆而上行的现象；至于脾虚痰湿不运，理与呕吐相同，仅有一为水湿，一为痰饮之分。

治疗脾不运湿，水液失调，无论痰饮水湿，均宜燥湿、芳化、淡渗。此方运脾燥湿功力远胜于二陈汤。方中苍术、白术是脾胃专药，苍术功专燥湿醒脾，白术擅长补脾运湿，二药同用，一补不足，一泻有余，相辅相成，相得益彰。半夏燥湿祛痰，降逆止呕，陈皮芳香化湿，利气调中；茯苓淡渗利水，导其下行；甘草调中和药，培其中气。六药同用，能收运脾除湿功效。

研究此方，应该注意以下两点。其一，就其结构来讲，此方于运脾之中又有健脾之意，除湿之中寓行气之法，既体现以燥湿为主，芳化，淡渗为辅，补脾为佐的配伍形式，也展现以除湿为主，调气为辅，津气并调的配方法度。其二，就其临证应用来讲，此方虽然源于二陈汤却又异于二陈汤，由燥湿祛痰之方变为运脾除湿之法，不仅湿痰可用，湿困脾阳的一般水湿也可使用此方。用途较为广泛。

【临证应用】（1）呕吐清水，属于脾虚不能运湿，或二陈汤证之偏于湿盛者，均可选用此方。但以舌淡苔滑为辨证要点，病性偏热则非所宜。

（2）若欲增强芳化、淡渗力量，可以加入白豆蔻、砂仁、猪苓、泽泻、桂枝。

【歌括】二术二陈茯苓草，陈夏苍白二术和，运脾除湿功偏擅，中焦痰湿服之差。

茯苓丸（《是斋百一选方》引《全生指迷方》）

【药物组成】半夏60g，茯苓30g，枳壳（麸炒）15g，风化硝8g。

【制剂用法】为末，姜汁糊丸，如梧桐子大，每次服3g，食后姜汤送下。

【方证病机】脾不运湿，痰涎内阻。

【体现治法】燥湿化痰。

【适应证候】①脾不运湿，痰滞经络。症见两臂酸痛，两手疲软，舌苔白腻，脉象弦滑。②痰涎内阻之眩晕。③痰阻机窍之颠疾。

【方理剖析】两臂酸痛、眩晕、精神异常，是本方主症；脾不运湿，痰涎内阻，是此证病机；苔白腻、脉弦滑，是痰涎内阻的辨证依据。主症兼见苔腻、脉滑，知为痰涎内阻，既属痰涎内阻，则应归咎于脾，脾不运湿，痰自内生，滞留少阳三焦，随气运行。阻于上肢，遂见两臂酸痛；筋膜松弛，遂见两手软弱无力；干及心包，遂见眩晕；上阻机窍，遂致精神异常、出言无序。上述症状都是痰滞少阳三焦之腠，影响少阳三焦之膜的综合反映。

本方以小半夏加茯苓汤为基础，加枳壳和风化硝而成。小半夏汤为著名的燥湿祛痰、降逆止呕之方，以此为主，既消已成之痰，又绝生痰之源，茯苓淡渗利湿，导痰浊从前阴而出，痰滞腠理三焦，不似肺胃痰涎可以祛之使出，欲从毛窍外泄亦较困难，唯令黏痰清稀，才有可能下行肾系，随尿而出。配伍风化硝稀释黏痰，即有令痰易于下行之意。再用枳壳通降少阳三焦气机，俾气行则痰行，气降则痰降，合而用之，可使脾运恢复，黏痰内消，随气下行，用于上述诸症，久服可能见效。

【临证应用】（1）两臂酸痛：此证与风湿痹痛颇为近似，当参合舌脉以资鉴别。大抵风湿为患，苔白不厚不腻，脉多濡而不滑，此证苔多厚腻、脉多沉滑，且每兼咳嗽、痰多、呕恶、胸闷等症，为其不同点。

（2）眩晕：眩晕属于痰饮为患者十居七八，属于气虚、血虚、阴虚者仅居二三。水液壅滞的眩晕，亦当辨其寒热。此方所治，寒热证象并不明显。

（3）精神异常：当见苔白而腻、脉象弦滑，才能断定是痰作祟，不偏寒热者可投此方。若偏于热，则以礞石滚痰丸为宜。

【歌括】《指迷》茯苓丸最精，风化芒硝枳半苓，臂痛眩晕因涎阻，化痰燥湿此方斟。

加味二陈汤（《中医妇科治疗学》）

【药物组成】陈皮10g，半夏15g，茯苓15g，甘草5g，天南星15g，椿根皮30g，车前草10g，银杏10g，黄柏10g。

【制剂用法】水煎服。

【方证病机】痰湿下注。

【体现治法】燥湿运脾，收敛止带。

【适应证候】痰湿下注。症见白带稠黏，胸闷，泛恶，痰多，舌苔垢腻，脉濡。

【方理剖析】白带稠黏，是本方主症；痰湿下注，是此证病机；痰多、胸闷、泛恶，是痰湿下注的辨证依据。白带是由水液凝聚而成。水液渗出窍隧,从鼻窍而出即成涕,从气道而出即成痰,从胃而出即成涎,从阴道而出即成带,虽然部位不同,其为水液凝聚的病变本质则一。此证是因痰湿下注而成,以脾为病变中心。脾不运湿,湿聚成痰,浊阴上逆,遂见胸闷、泛恶、痰多;下注前阴,遂见带下。因有痰浊上逆见症,故而舌苔垢腻。一般白带多的患者,舌上往往少苔,这是因为湿浊下注,外出有路,湿无壅滞,舌上反而少苔,所以苔的多少不是辨证要点。湿浊内停,脉因受湿而松弛,故脉濡。

脾不运湿而生痰浊,自应燥湿运脾,痰浊下注而见白带,又当收敛止带。脾不运湿是本,下注成带是标,标本兼顾,才能收到较好疗效。故本方用半夏、天南星燥湿运脾,祛其痰浊;陈皮芳香醒脾,畅其气机;茯苓、车前草淡渗利湿,通其水道,令已生的痰浊得祛,紊乱的脾功能的得复,壅阻的水道通调,痰浊自不再生。再用黄柏清其相火,坚其阴精;椿根皮、银杏收敛止带;甘草调中和药。诸药共奏燥湿运脾、收敛止带功效。此方展示了燥湿祛痰药与收敛止带药合用的配伍形式,是其特点。

【临证应用】以白带兼见痰多、胸闷、泛恶为辨证要点。若欲增强利湿作用,加入木通、土茯苓;增强清热作用,加入栀子、黄芩;增强止带作用,加入樗根白皮、木槿皮。

【歌括】加味二陈用天南星,陈夏苓草车前子,椿皮银杏黄柏入,痰湿白带此方寻。

清湿化痰汤(《济世全书》)

【药物组成】天南星 12g,半夏 12g,陈皮 10g,茯苓 15g,苍术 12g,羌活 10g,白芷 10g,白芥子 12g,黄芩 10g,甘草 6g。

【制剂用法】上锉,水煎,入竹沥、姜汁,磨木香服。

【方证病机】湿痰阻络。

【体现治法】燥湿化痰,祛风通络。

【适应证候】湿痰流注经络。症见关节不利,遍身、四肢、骨节走注疼痛,牵引胸背,或作寒热,喘咳烦闷,或作肿块,痛难转侧,或四肢麻木不仁,或背心一点寒冷如冰,脉来沉滑。

【方理剖析】此属湿痰阻络机制。脾为湿困,液结成痰,痰从三焦水道流注肢体,遂见遍身、四肢、骨节走注疼痛,或四肢麻木不仁;阻其营卫运行之机,遂生寒热;逆行犯肺,遂见喘咳;积于一隅,可成肿块;停蓄胃脘,可见背心一点寒冷如冰。虽然症状不同,其为湿痰阻滞的机制则一。

此方用天南星、半夏燥湿浊而祛痰涎,苍术助其燥湿运脾,兼祛肌肉之湿;陈皮助其醒脾化湿,兼行中焦滞气;茯苓助其渗利水湿,兼培中土之虚。此五药是燥湿祛痰主将。痰滞体表而生疼痛、麻痹,又当开其室塞。白芥子擅行腠理,可祛皮里膜外之痰,姜汁、竹沥擅消经隧痰涎,可通膜腠之滞,复配羌活、白芷祛风开腠,反佐黄芩监制诸药,甘草矫味和中,合而用之,可收燥湿化痰、祛风通络功效,此方在一般祛痰药的基础上配伍羌活、白芷、白芥子、姜汁、竹沥等药,体现祛风通络之法,展示了湿滞体表的组方范例。

【临证应用】此方以痰湿流注经络,遍身关节走注疼痛为主症,亦可治痰滞体表的肿块、四肢麻木不仁,以及痰留胃脘的背心一点寒冷如冰等症。若以此方治疗喘咳,可去羌活、白芷，加入麻黄、杏仁宣降肺气。

【歌括】清湿化痰星夏陈，苍术苓草羌芷芩，白芥姜汁竹沥配，痰滞体表此方斟。

-------------------- 小　结 --------------------

燥湿化痰法共选方5首，同治湿痰为患，同用燥湿淡渗药物，是其相同之处。但因所治证象各有不同，各方也就各有不同特点。二陈汤是燥湿祛痰的基础方，所治咳嗽、呕恶、心悸、眩晕等症，见于肺、脾、心、肝各个系统，提示痰病证象可以见于任何一脏；选用燥湿的半夏、芳化的陈皮、淡渗的茯苓为伍，又为治疗湿浊中阻提供了组方范例。二术二陈汤为脾不运湿而设，与二陈汤证相较，湿浊更盛，故加苍术、白术增强燥湿健脾功力，不仅湿聚成痰可用，一般湿困脾阳证候亦可使用本方。

茯苓丸所治证候有三：一是痰滞经络的两臂酸痛或两手疲软；二是痰滞腠理影响膜原的眩晕；三是痰阻颠顶，机窍不灵的颠疾。究其病变本质，都是痰随气升，阻滞三焦之膜，影响三焦之膜的病理反映。所以此方用半夏燥湿运脾，茯苓淡渗利湿，杜绝黏痰再生，用风化硝稀释黏痰，枳壳降泄气机，意使痰随气降，学者若能深明组方之理，将会从中受到启迪。

加味二陈汤以白带为主症，由于此证是因脾不运湿，痰湿下注前阴而成，故用二陈汤利气调中祛湿治其本，椿根皮、银杏收敛止带治其标，展示了标本兼顾的配伍形式。

清湿化痰汤以湿痰阻络为病机，四肢骨节走注疼痛，或四肢麻痹，或遍身肿块，痛难转侧为主症，由于湿痰阻络是其基本病理，施治目的是祛络中之痰，故于燥湿运脾之外，配伍白芥子、姜汁、竹沥化痰通络，羌活、白芷疏通腠理，为湿痰阻络提供了组方范例。

第二节　温化寒痰法

温化寒痰是针对寒痰病机拟定的治法。

寒有表寒、里寒之分，无论外寒相侵还是自身阳虚，均可影响水液失调，若系外感风寒，常常兼见恶寒、发热等表证。根据邪在皮毛，汗而发之的治疗原则，宜于除湿祛痰方中，配伍麻黄、紫苏叶、杏仁、桔梗、前胡之类宣肺解表，消除病因，通调津气，恢复肺功能，如麻杏二陈汤、苏杏二陈汤之类（见二陈汤化裁）。若系自身阳虚，则常见吐痰清稀、背心常冷、头眩、心悸、畏寒怯冷、手足不温、舌体淡胖、舌苔白滑、脉象沉弦等症。宜遵《金匮要略》中"病痰饮者，当以温药和之"之训，选用干姜、白术、半夏、茯苓之属温运中焦，淡渗水湿，或配桂枝、附子之类，化气行水，待水液运行正常，自无痰饮停蓄之忧。常用方如苓桂术甘汤、理中化痰丸、桂附二陈汤等。

苓桂术甘汤（《伤寒论》）

【药物组成】茯苓20g，桂枝15g，白术10g，炙甘草10g。

【制剂用法】水煎，温服。

【方证病机】脾肾阳虚，水饮内停。

【体现治法】温阳化气，培中渗湿。

【适应证候】脾肾阳虚，水饮内停。症见胸胁支满，目眩，心悸，气短，吐痰清稀，舌质淡，苔白滑，脉沉弦。

【方理剖析】痰稀、心悸、气短、目眩，是本方主症；脾肾阳虚，水饮内停，是此证病机；舌质淡、苔白滑、脉沉弦，是阳虚饮停的辨证依据。水液畅行三焦，有赖肾阳气化，脾的输运，肺的宣降。今因脾气虚弱，不能运湿，肾阳不振，气化失司，津停为饮，聚于胃脘，则胸胁支满；凌于心，则心悸、短气；犯于肺，则吐痰清稀；上干清阳，则目为之眩。何以知为阳虚水停，从舌质淡、苔白滑、脉沉弦知之。舌淡为阳气不足证象；苔滑为水饮停聚证象。《金匮要略》中说："病痰饮者，当以温药和之。"此方就是以温药和之的具体体现。方用桂枝温肾阳以助气化，白术、甘草培脾土以复健运，病因脾肾阳虚，用此振奋脾肾两脏功能，正是治病求本之意。茯苓味甘而淡，甘能补脾，淡能渗湿，既可增强白术、甘草培中效力，又可祛其已停水饮，四药同用，能收温阳化气、培中渗湿功效。

【临证应用】（1）《伤寒论》谓："伤寒，若吐，若下后，心下逆满，气上冲胸，起则头眩，脉沉紧，发汗则动经，身为振振摇者，茯苓桂枝白术甘草汤主之。"阳虚水停，蓄于胃则满；逆于上则气上冲而头眩；误发其汗，阳随汗泄，经脉失其温煦，复为饮邪浸渍，则身为振振摇。《金匮要略》所谓"其人振振身瞤剧，必有伏饮"，即指此种机制。用此方温阳化气、培中渗湿，诸症可解。

（2）《金匮要略》谓："心下有痰饮，胸胁支满，目眩，苓桂术甘汤主之。"现代常用本方治疗咳痰清稀及眩晕，即据此条而来。

（3）《金匮要略》说："夫短气有微饮，当从小便去，苓桂术甘汤主之，肾气丸亦主之。"肾气丸是温补肾阳、化气行水之方，此方与肾气丸同出一条，说明也有温肾化气作用，注家纯从中阳虚损阐述此方理，似有片面之嫌。

（4）《类聚方广义》谓："苓桂术甘汤，治饮家眼生云翳，昏暗疼痛，上冲头脑，睑肿，眵泪多者，加车前子尤有奇效。当以心胸动悸、胸胁支满、心下逆满等症为目的。治雀目证亦有奇效。"这是本方用于治疗眼科的记录，究其致病机制，仍因阳虚饮停、上干清窍使然。加车前子意在增强利水作用。

（5）本方用途较广，对于脾肾阳虚、水饮内停所致的耳聋、目眩、目生云翳、心悸、气短、经脉跳动、湿滞成痿等症，均可应用。耳聋、目疾者，加芎黄散（即川芎、大黄二味）津血并调，尤合法度。

【歌括】苓桂术甘蠲饮剂，培中温阳以化气，饮邪逆上咳痰稀，胸满眩悸服之愈。

桂附二陈汤（验方）

【药物组成】陈皮10g，半夏12g，茯苓15g，甘草6g，桂枝15g，附子15g，白术10g，干姜10g。

【制剂用法】附子先煮，余药后下，汤成，去渣，分3次，温服。

【方证病机】脾肾阳虚，水饮内停。

【体现治法】温阳化气，运脾除湿。

【适应证候】脾肾阳虚，痰水上泛。症见痰稀如水，小便不利，舌质淡，脉沉缓。

【方理剖析】脾主运化水湿，肾主化气行水。脾阳亏损，不能输津，肾阳亏损，气化失常，水邪犯肺，停聚为饮，遂见痰稀如水；小便不利是气化不及之象，舌淡、脉沉是阳气不足之征，都是脾肾阳虚的辨证依据。

此方由苓桂术甘汤合二陈汤加味而成。苓桂术甘汤有温阳化气、培中渗湿功效，加入干姜温运脾阳，附子温命门真火，二陈汤燥湿祛痰，用治脾肾阳虚，水饮内停证候，可收温阳化气、运脾除湿功效。本方温阳力量优于苓桂术甘汤，健脾力量优于二陈汤，体现以恢复脾肾功能为主，祛痰利气为辅的配伍形式。

【临证应用】以吐痰清稀如水为辨证要点。加入细辛、五味子，即呈肺、脾、肾三脏同治的配方法度。加入人参，亦可用于心悸、水肿等症。

【歌括】桂附二陈陈夏求，苓桂术甘姜附投，干姜桂附温脾肾，阳虚停饮服之瘳。

理中化痰丸（《明医杂著》）

【药物组成】人参 10g，白术 10g，干姜 10g，甘草 10g，半夏 15g，茯苓 15g。

【制剂用法】水煎服。

【方证病机】脾胃阳虚，水饮内停。

【体现治法】温中化痰。

【适应证候】脾胃阳虚，水饮内停。症见食少便溏，呕吐清水，咳唾稀痰，舌苔白滑，脉象沉迟。

【方理剖析】呕吐清水、咳唾稀痰，是本方主症；脾胃阳虚，寒饮内停，是此证病机；舌苔白滑、脉象沉迟，是阳虚饮停的辨证依据。脾胃同主中焦，职司运化。脾胃阳虚，不能运化水谷，故食少便溏；饮停于胃，故呕吐清水；上泛于肺，故咳痰清稀。何以知为脾胃阳虚？从主症而兼苔滑、脉迟知之。呕吐清水、咳唾稀痰，为水饮内停之象，舌苔白滑、脉象沉迟，为病性属寒之征。

脾胃阳虚，故用理中汤为基础温中健脾，恢复中焦健运；水饮内停，咳痰清稀，故用半夏、茯苓祛痰渗湿。理中汤温中健脾，是绝其生痰之源；半夏、茯苓祛痰渗湿，是治其已聚之痰。标本兼治，颇合本病机制。亦可随症加入桂枝、附子、砂仁、陈皮之类，增强疗效。

学习此方可以认识到祛痰之方不必限于由多数祛痰药物组成。若系脏腑功能衰弱，水饮内停，应当着重振奋脏腑功能，才是治病求本之道。这种配方法度，颇有仲景遗意。

【临证应用】此方可以用于两个方面的证候：一是脾胃功能衰弱导致的呕吐、便溏、食少；二是肺寒停饮导致的咳嗽痰稀。前者是脾胃阳虚，纳运升降失常的本脏自病；后者是脾病及肺，肺不布津的寒痰咳嗽。前者使用本方，是恢复脾胃的纳运升降；后者使用本方，是肺病治脾，培土生金。呕吐者，可加陈皮、砂仁；便溏者，可加砂仁、车前子，或诃子、肉豆蔻；食少者，可加山楂、神曲、麦芽、鸡内金；咳嗽者，加细辛、五味子尤妙。加入细辛、五味子二药即成苓甘五味姜辛半夏汤的合方。

【歌括】理中化痰用理中，参术姜草苓夏同，阳虚饮聚成痰嗽，温中化痰建奇功。

三生饮 (《太平惠民和剂局方》)

【药物组成】生天南星 8g, 生川乌 3g, 生附子 3g, 木香 1g。

【制剂用法】上细切, 姜 15 片, 加水久煎, 至不麻口为度, 去渣, 温服。

【方证病机】寒风中经, 经脉挛急, 痰壅气闭。

【体现治法】散寒舒经, 祛痰理气。

【适应证候】卒中。症见昏不知人, 口眼歪斜, 半身不遂, 喉中痰鸣, 六脉沉伏。亦治痰厥、气厥、眩晕。

【方理剖析】昏不知人、半身不遂、喉中痰鸣, 是本方主症; 风邪中经, 经脉挛急, 痰气壅闭, 是此证病机。就其致病原因而言: 属于寒风外袭所致。就其病变部位而言: 半身不遂是经脉收引现象, 经脉是肝主之筋膜构成, 故是肝经病变。再就基础物质的盈、虚、通、滞而言: 是津气壅闭现象。其基本病理是: 寒风外中→经脉因寒而收引, 津气因寒而凝闭→脏腑、经络卒然不得贯通→以致昏不知人、口眼歪斜、半身不遂、喉中痰鸣。

治疗这种经脉因寒而收引, 津气因寒而凝闭之证, 当务之急, 在于散寒邪以舒经脉, 通津气以开壅闭。方中天南星有祛痰、解痉两大功效, 重用此药, 旨在缓解挛急, 涤除痰涎; 配辛热的川乌, 气雄的附子, 一散外入之寒, 一复自身阳气, 佐少许木香, 通其气闭; 重用生姜辛散寒邪, 兼杀天南星、川乌、附子毒性。诸药合而用之, 令寒散脉舒, 津气通调, 诸症庶几可解。

使用此方必须注意以下两点。一是所治卒中昏不知人、半身不遂, 仅限于外中寒风, 经脉挛急机制。若系肝风内动, 血溢于脑, 不可投此。二是川乌毒性很大, 生用须防中毒。此方川乌仅用 3g, 再经细切以后加水久煮至不麻口为度, 毒性已被高温破坏, 可以放心使用。如果用量偏重, 又不切碎, 煎煮时间不够, 就有中毒危险。

【临证应用】(1) 本方仅宜于寒痰阻络, 经脉挛急的中风闭证。《太平惠民和剂局方》指出 "口开手撒, 眼合遗尿, 声如鼾睡者, 并难治疗"。

(2) 痰厥: 卒然倒仆, 不省人事, 喉中痰鸣, 声如拽锯, 称为痰厥。本方有温经祛痰之功, 用于此证, 可谓合拍。

(3) 气厥: 因事激怒, 盛气不得宣泄, 逆气上行, 忽然倒仆昏迷、不省人事、牙关紧急、手足拘挛者, 谓之气中, 亦即所谓气厥, 宜用苏合香丸温通开闭。此方虽有川乌、附子温散寒凝, 木香畅其气机, 温通开闭功力若与苏合香丸比较, 相去甚远, 用于气厥未必合适。若系因寒引起气机陡闭, 又当别论。

(4) 眩晕: 形成眩晕的机制甚多, 气虚、血虚、阴虚、痰饮均可致眩。因痰而眩, 亦当分辨寒热。此方所治, 当以寒痰为宜。

【加减化裁】化瘀逐痰汤 (陈绍宏方): 大黄 5g, 三七 3g, 川芎 3g, 水蛭 2g, 甘遂 1g, 天南星 3g, 地龙 2g, 人参 5g, 附子 5g。制成口服液。治脑出血患者 107 例, 有效率 89.09%, 死亡率 9%。

【歌括】三生饮内用生姜, 乌附南星合木香, 温经祛痰功偏擅, 寒痰阻络此堪尝。

三子养亲汤（《韩氏医通》）

【药物组成】紫苏子 10g，白芥子 10g，莱菔子 15g。

【制剂用法】微炒，捣碎，微煮，频服。

【方证病机】痰壅气逆。

【体现治法】祛痰降逆。

【适应证候】痰壅气逆。症见咳嗽气喘，痰多胸痞，食少难消，苔白腻，脉滑。

【方理剖析】本方原为老年人痰壅气逆、咳嗽气喘、食少痰多等症而设，年老脾胃渐虚，运化力弱，饮食不化精微而生痰浊，痰壅气滞则胸痞食少；肺为痰阻，肃降无权，则咳嗽气喘；其余苔腻、脉滑，均属湿痰证象。

本方紫苏子降气行痰，白芥子畅膈行痰，莱菔子消食行痰，三药都有理气之功，行痰之力，合而用之，能收祛痰降逆、行气消食功效。三药各有所长，紫苏子长于降上焦肺气，气逆者以此为主；莱菔子长于消中焦滞气，食少腹胀者以此为主；白芥子长于通三焦痰滞，胁痛、胸痞者以此为主。偏于某部，即重用所主之药，余药为副。

此方既为老年脾虚生痰而设，理应健脾和胃，才属正治，仅用三味药祛痰行气，纯属急则治标之法，虽有养亲之名，却无养亲之实，临证只可暂投，不宜久服，一俟痰降食消，即应改投健运中气之方，才合治病求本之道。如果徒恃本方治标，则气旋降而旋逆，痰旋消而旋壅，脾胃日损，正气日虚，终难措手，医者不可不慎。不过，此方展示了消食与化痰并举，却是配伍上的一大特点。用紫苏子降上焦肺气，莱菔子化中焦滞气，白芥子通少阳三焦半表半里之痰浊，而使中、上两焦津气通调，也很符合法度。

【临证应用】痰浊壅滞实证，症见喘咳痰多、胸闷食少、苔腻脉滑，无问老幼，均可使用。

【歌括】三子养亲用紫苏，白芥莱菔二子从，痰壅气滞呈喘咳，祛痰降逆此方谋。

------ 小　结 ------

温化寒痰法共选 5 方，虽然同属一法，因其病位不同，证象各异，选药亦就自有差别。苓桂术甘汤是治脾肾阳虚，水饮内停，症见眩晕、心悸、咳痰清稀的主方，由于此方擅长温阳化气，培中渗湿，凡属阳虚气化不及，脾胃功能减退的水饮为患，审其舌体淡胖，均可使用。桂附二陈汤亦为脾肾阳虚的水饮内停而设，配伍温运脾阳的干姜，温肾化气的桂枝、附子，遂呈脾肾两温的配伍形式，功力远较苓桂术甘汤为强，阳虚甚者，可以投此。理中化痰丸用理中汤为基础温中健脾，温而兼补，专为中寒停饮而设。三生饮以卒中昏不知人、喉中痰鸣为主症，病情危重，非有斩关之能，夺旗之勇者，不能当此重任，故以天南星为主，川乌、附子为辅，共奏温经祛痰、解痉通络之法，使用此方前需检查确属脑络挛急而呈半身不遂者，才可投此，川乌有毒，需要久煮，才能破坏毒性，慎之。三子养亲汤虽然列入寒痰一法，其实并无温化力量，只有祛痰降逆、理气化滞功效。

第三节　清热化痰法

清热化痰是根据热痰阻滞病机拟定的治法。

热痰为患，多因肺脾两脏功能失调，气郁化热，炼液为痰，痰热互结而成，故按脏腑辨证定位，病在肺、脾（证象可见于任何部位）；按八纲辨证定性，属于实热；按气血津液辨证定量，属于气郁津凝的津气病变。痰热壅肺，常见痰色黄稠、胶黏难出、口干而渴、舌红苔黄、脉象滑数等证象。如系脾不运湿，湿聚成痰，随少阳三焦侵犯四体五脏，变生诸症，则仅见舌苔黄腻而不必有痰。此证宜用祛痰的半夏、胆南星、瓜蒌、贝母为主，配伍清热的黄芩、黄连、大黄之类组合成方，若系实热顽痰，咸寒软坚的海蛤、芒硝亦宜加入，共收清热化痰之效。方如清气化痰丸、清金化痰汤、温胆汤、小陷胸汤、滚痰丸等。

温胆汤（《三因极一病证方论》）

【药物组成】陈皮 15g，半夏 10g，茯苓 10g，枳实 10g，竹茹 10g，甘草 5g。

【制剂用法】生姜 5 片，大枣 1 枚，水煎服。

【方证病机】气郁津凝，痰热阻滞。

【体现治法】清热化痰，理气舒郁。

【适应证候】（1）呕吐、嘈杂、心悸、不眠、眩晕、癫痫等病。症见胸闷痰多，口苦微渴，苔黄而腻，脉象滑数或弦数。

（2）湿热证，邪留三焦气分。症见寒热起伏，胸痞腹胀，小便黄赤，短数，苔黄而腻。

【方理剖析】此方所治证候虽多，均因少阳枢机不利，津气失调，气郁化热，液聚成痰，痰（湿）热阻滞少阳三焦所致。少阳三焦为津气升降出入通道。津气的流通，有赖胆气的升发、脾气的输运。如果外感六淫之邪，少阳枢机不利，影响胆气不舒，脾运障碍，或内伤七情之变，胆气不舒，脾不运湿，影响三焦津气失调，均可形成气郁化热、液聚为痰的病理改变。痰浊中阻，可见嘈杂似饥；浊阴上逆，故恶心、呕吐；上犯于肺，则胸闷痰多；阻碍清阳上升，反为痰热上扰，故头目眩晕；阴阳升降出入之路被阻，则心烦不眠；痰热侵扰心神，则心悸易惊；阻滞机窍，蒙闭神明，则为癫痫。上述种种证象，均非痰热所独有，应见胸痞、痰多、口苦、苔腻、脉数，才是气郁津凝的痰热为患。所以这组证象也就成为痰热的辨证依据。

三焦气郁津凝，痰热阻滞，变生诸症，治当化其痰浊，疏其气滞，恢复三焦津气升降出入之常。此方用半夏燥脾湿以祛痰涎，陈皮化湿浊以复脾运，竹茹化痰涎以清郁热，茯苓渗水湿以通水道，令脾运健而湿痰去，水道通而津液行。痰浊阻滞少阳三焦，必然妨碍卫气的正常运行，治痰而不治气，显然与病理不符。故用陈皮之辛以醒脾利气，枳实之苦以下气消痰，使气行无碍，则津行无阻，津行无阻则痰不再生。少用甘草和胃健脾，生姜、大枣调和营卫，合而用之，能奏清热化痰、理气行滞功效。所治诸症均见于上部，是痰随气升。选用枳实、陈皮降泄胆胃之气，可使痰随气降。此方多用于呕吐者，因方中陈皮、枳实、半夏、竹茹均具降逆之功故也。

湿温邪留气分，症见寒热起伏，是阳为湿遏，郁极而通，继而复郁之象。胸痞腹胀，是三焦湿郁，气不升降之征。此方有竹茹清热，半夏燥湿，陈皮芳化，茯苓淡渗，与治疗湿热的方剂结构相同，所以《温热经纬》说："邪留三焦，亦如伤寒中少阳病也。彼则和解表里之半，此则分消上下之势，随症变法，如近时杏、朴、苓等类，或如温胆汤之走泄。"走泄就是宣降肺气、通其津气的意思。

本方是以《备急千金要方》温胆汤加茯苓、大枣而成，其结构较《备急千金要方》温胆汤更为完善。

此方通常视为清热化痰之方，为何方名温胆？实为学习本方的一疑点。罗东逸虽有"和即温也，温之者实凉之也"的解释，亦难令人一目了然。须知古人常以胆经代表少阳病变，言胆则三焦亦在其中。三焦湿凝气阻，是此方证的基本病理。湿为阴邪，宜于温化，气机阻滞，亦宜温通。此方重用辛温的陈皮芳香化湿，醒脾利气；辛温的半夏，燥湿祛痰；平性的茯苓，淡渗利湿；辛凉的枳实，下气消痰；虽有清热化痰的竹茹，仍然体现以温通三焦津气为主的结构，温胆实指温通少阳三焦津气。如此理解，对此方所治诸症，也就可以一目了然。

【临证应用】（1）此方原治"心胆虚怯，触事易惊，或梦寐不祥，或异象惑，遂致心惊胆慑，气郁生涎，涎与气搏，变生诸症，或短气悸乏，或复自汗，四肢浮肿，饮食无味，心虚烦闷，坐卧不安"。说明气郁生涎，涎与气搏，是变生诸症根源；惊悸不寐，是本方主症。

（2）此方既治痰热为患，又治三焦湿热留恋。正因此方能治少阳三焦的湿热或痰热，所以用途较为广泛，并可随症加减，增强疗效。眩晕可加白芍、代赭石、黄芩清热平肝，祛痰降逆；呕吐可加黄连、紫苏叶、白芍、代赭石清热祛痰，降逆止呕；不眠可加牡蛎、琥珀、酸枣仁、夜交藤祛痰清热，重镇安神；心悸可加牡蛎镇心宁神，泽泻利水渗湿；嘈杂似饥可加姜汁炒黄连以祛痰浊，清邪热；癫痫可加姜汁、皂荚、白矾、郁金、石菖蒲涤痰开窍；耳鸣、耳聋可加柴胡、钩藤、菊花、石菖蒲、通草化痰行水，息风开窍。

【加减化裁】（1）十味温胆汤（《证治准绳》）：半夏、枳实、陈皮各6g，茯苓5g，酸枣仁（炒）、远志（去心，甘草汁煮）、五味子、熟地黄、人参各3g，炙甘草2g，生姜5片，红枣1枚。水煎服。治心胆虚怯，触事易惊，四肢浮肿，饮食无味，心悸烦闷，坐卧不安。此即温胆汤减去清热化痰的竹茹，加入益气养血、补心宁神的人参、熟地黄、五味子、酸枣仁、远志而成。有化痰宁心功效，故可治疗痰浊内扰、心胆虚怯、神志不宁之证,《世医得效方》中未去竹茹。《金匮翼》则去五味子，治证同本方。

（2）加味温胆汤(《医汇》)：即本方加人参、酸枣仁、远志，水煎服。治病后虚烦不寐，或触物惊悸。有益气补虚、养心宁神之功。

（3）高枕无忧散（《古今医鉴》）：人参15g，石膏9g，陈皮、姜半夏、茯苓、枳实、竹茹、麦冬、龙眼肉、甘草各5g，酸枣仁3g，水煎服。治心胆虚怯，昼夜不睡，百方无效，服此1剂如神。即温胆汤加人参益气，麦冬养阴，龙眼肉补心，酸枣仁安神，石膏清气热，配伍石膏是其独特处。

【歌括】温胆汤方出《三因》，陈夏枳茹草茯苓，眩晕呕吐悸不寐，祛痰清热即安宁。

小陷胸汤（《伤寒论》）

【药物组成】瓜蒌 20g，半夏 15g，黄连 10g。

【制剂用法】水煎服。

【方证病机】痰热互结。

【体现治法】清热化痰，开结宽胸。

【适应证候】痰热互结。症见胸脘痞满，按之则痛，或咳痰黄稠，苔黄腻，脉浮滑。

【方理剖析】此方原治"小结胸病，正在心下，按之则痛，脉浮滑者"。属于痰热结胸机制。多因外感风寒，妨碍少阳三焦津气正常运行，内陷胸中，气郁化热，液结为痰，痰热互结，遂见胸脘痞满、按之则痛；如系痰热壅肺，即见咳痰黄稠；苔黄而腻、脉象浮滑，是痰热的辨证依据。

方用瓜蒌开胸散结，清热涤痰；黄连助瓜蒌清热，半夏助瓜蒌祛痰。辛温的半夏与苦寒的黄连同用，一治气郁所化之热，一治津液凝结之痰，一寒一热，能开痰热之互结，实有相反相成之妙。全方药仅三味而结构谨严，是较好的古方之一。

使用此方应该注意以下两点。此方所治，病位在于胸中，因其心下按之始痛，《伤寒论》称为小结胸病，与从心下至少腹硬满而痛不可近的大陷胸汤证有所不同，也与"心下痞，按之濡"的泻心汤证有异，这是值得注意的第一点。胸为心、肺、胆、胃诸器的外廓，痰热互结胸部的半表半里，不仅可以出现少阳三焦自身的膜腠病变，亦可内陷肺、心、胆、胃任何一部，成为某一器官病变。西医学的渗出性胸膜炎、胸膜粘连、肋间神经痛，是少阳三焦的膜腠病变；心绞痛，是痰浊积于冠状动脉夹层的心系病变；急性支气管炎、支气管扩张、肺气肿，是肺系病变；胆囊炎、慢性胰腺炎，是胆系病变；急慢性胃炎，是胃系病变。尽管所陷部位不同，其为痰热互结膜腠的本质则一，所以都可使用本方清热涤痰，达到开结宽胸目的。这是值得注意的第二点。

【临证应用】（1）本方是仲景为痰热互结的小结胸证而设，以胸脘痞闷、按之则痛、舌苔黄腻为辨证要点。

（2）《张氏医通》说："凡咳嗽面赤，胸腹胁常热，唯手足乍有凉时，其脉洪者，热痰在膈上也，"宜用本方。因痰滞于膈而致的手足挛急，投以本方，亦可获效。

（3）西医学诊断为急慢性胃炎、胆囊炎、渗出性胸膜炎、胸膜粘连、肋间神经痛、急性支气管炎、心绞痛、肺气肿、支气管扩张、慢性胰腺炎等，审其胸痛、苔黄而腻、脉象滑数，即属痰热互结机制，可用此方加减治疗。

【加减化裁】（1）加味小陷胸汤（《证治大还》）：即本方加枳实、栀子。水煎服。治火动其痰，嘈杂。清热、消痞的力量较原方为强。

（2）小调中汤（《医学入门》）：本方加甘草、生姜。水煎服。治一切痰火及百般怪病，善调脾胃。

【歌括】小陷胸汤夏连蒌，宽胸散结涤痰优，脉浮滑兮按之痛，苔黄而腻此方求。

清金化痰汤 (《医学统旨》)

【药物组成】黄芩 12g，山栀子 12g，知母 15g，瓜蒌仁 15g，贝母 9g，麦冬 9g，橘红 9g，茯苓 9g，桔梗 9g，桑白皮 15g，甘草 3g。

【制剂用法】水煎，分 3 次，温服，1 日量。

【方证病机】热痰壅肺。

【体现治法】清肺化痰。

【适应证候】热痰壅肺。症见咳痰黄稠，舌苔黄腻，脉象濡数。

【方理剖析】咳嗽有痰，为本方主症，由此可知病位在肺。痰质黄稠、舌苔黄腻、脉象濡数，均为热象，据此可知病性属热。故本方证属于热痰壅肺机制。肺为清虚之脏，宜开宣肃降。若外邪相侵，肺失宣降之常，津凝不布，蓄而成痰，气郁化热，热痰壅肺，遂见咳痰黄稠。

此证治宜消除外邪犯肺之因，清气郁所化之热，祛津液凝聚之痰，通津气痹郁之壅，复肺气宣降之常，针对病因、病位、病性施治，才能收到较好效果。故方用黄芩、山栀子、知母清热解毒，消除病因，解其郁热；瓜蒌仁、贝母、麦冬润肺化痰，共收清肺化痰功效。肺气不宣，用桔梗开之；肺气不降，用桑白皮降之；气机不畅，用陈皮行之；津不通调，用茯苓利之；咳因气道挛急，复用甘草之甘以缓之。诸药皆为恢复功能与通调津气而设，使热去痰消，肺功能恢复，津气通调，咳痰自愈。

【临证应用】本方以治热痰壅肺见长，以咳痰黄稠、舌红苔黄、脉象濡数为辨证依据，根据病情偏甚，可以随症化裁。细菌感染，可加金银花、连翘、蒲公英、鱼腥草；病毒感染，可加青黛、百部；兼见表证，可加麻黄、薄荷；咳嗽较甚，可加款冬花；痰多，可加半夏、胆南星；若欲增强宣降之功，可加枇杷叶、苦杏仁；若欲增强行气之功，可加枳壳、厚朴；若欲增强行水之功，可加苇茎、冬瓜仁。其变化总不离乎热、痰、宣、降、津、气几个方面。

【歌括】清金化痰用芩栀，桑皮二母麦冬施，蒌桔陈苓甘草入，肺热痰稠可服之。

清气化痰丸 (《医方考》)

【药物组成】胆南星 45g，制半夏 45g，陈皮 30g，茯苓 30g，枳实 30g，杏仁 30g，瓜蒌仁 30g，黄芩 30g。

【制剂用法】姜汁为丸，每服 6~10g，温开水下，若作汤剂，宜减其量。

【方证病机】痰热内结。

【体现治法】清气化痰。

【适应证候】痰热内结。症见咳嗽痰黄，稠厚胶黏，甚则气急呕恶，胸膈痞满，或发热，或惊悸不眠，舌质红，苔黄腻，脉滑数。

【方理剖析】咳嗽痰黄、稠厚胶黏、气急呕恶、惊悸不眠，为本方主症；痰热内结，是此证病机；兼见尿短赤、舌质红、苔黄腻、脉滑数，是病性属热的辨证依据。热淫于内，肺胃受邪，气郁化热，津凝为痰，痰热内结少阳三焦，随气运行，客于不同部位，遂有不同见症。痰热壅肺，肺失清宁，则咳嗽气急、痰黄而稠、胸膈痞满；停滞中焦，浊阴上逆，则恶心欲呕；攻于心系，扰于胆经，则惊悸、不眠。

脾肺功能障碍，津气同病，气郁化热，液聚为痰，是产生诸症根源。治宜清热与化痰并进，运脾与宣肺同施，调气与行津共举，才能全面兼顾。方以半夏、胆南星、瓜蒌祛其痰，胆南星、瓜蒌、黄芩清其热，是清热化痰主药。半夏、胆南星不仅能祛已成之痰，其燥湿运脾之功得到芳香化湿的陈皮相助，能促使脾功能恢复，杜绝痰涎再生；配伍杏仁宣降肺气，共收宣肺运脾、恢复功能之效。杏仁宣肺气于上焦，陈皮利脾气于中焦，枳实破滞气于胆胃，与燥湿的胆南星、半夏，渗湿的茯苓同用，又意在通调三焦津气，恢复正常运行。此方结构，展示了以祛痰为主、清热为辅，运脾为主、宣肺为辅，行津为主、调气为辅的配伍形式。

清金化痰汤专治痰热壅肺，所用药物多走肺经，故以清金化痰命名；此方主治脾湿生痰，痰滞气分，并不限于痰热壅肺而咳，凡属痰浊阻于三焦气分，均可使用本方，故以清气化痰名之。

【临证应用】此方可以用于以下三种见症：一是热痰壅肺，症见咳嗽痰黄、稠厚胶黏、胸膈痞满；二是痰热中阻，浊阴上逆的呕吐；三是痰随少阳三焦之气运行，侵犯心系的惊悸、不眠。热重者，可加青黛、蛤粉；呕恶者，去瓜蒌，加竹茹；惊悸、不眠者，加琥珀、牡蛎、酸枣仁。

【歌括】清气化痰杏枳陈，茯苓半夏与南星，瓜蒌黄芩清痰热，热痰内结此方寻。

---------------------------- 小 结 ----------------------------

清热化痰法共选4方，反映了各自不同的适应证候、不同的治法、不同的配伍形式。温胆汤是治痰热阻滞少阳三焦的主方，正因三焦是通联表里内外的通道，所以才能治疗心、肝、脾、肺各系病变，此方清热化痰，理气舒郁，功擅通调少阳三焦津气，故对湿热阻滞证亦宜，所治均属身半以上症状，故多使用降泄药物，这是本方特点。小陷胸汤治痰热互结于胸，以心下痞、按之痛为主症，用半夏、黄连清热祛痰，配伍瓜蒌开结宽胸，是其特点。清金化痰汤以咳痰黄稠为主症，纯属热痰壅肺机制，除用清热、化痰两组主药以外，兼顾了病因、病位、病性各个方面，结构较为完整。清气化痰丸除治痰热壅肺的咳痰黄稠以外，亦治痰热阻滞三焦的惊悸、不眠，方名清气化痰，说明热在气分，液结成痰之证，均可使用此方，此方展示以祛痰为主、清热为辅，运脾为主、宣肺为辅，行津为主、调气为辅的配伍形式，亦可借鉴。

第四节 润燥化痰法

润燥化痰是根据燥痰病机制定的治法。

燥痰的形成，或因外感燥热之邪，肺阴受损，或因肝肾阴虚火旺，炼液为痰。见于肺系则咳痰稠黏，咽喉干燥哽痛，声音嘶哑，甚至痰中带血，潮热盗汗，舌红苔黄；见于少阳三焦，每呈瘰疬痰核。这一证型有液结为痰的水液凝结见证，也有津液受伤的阴津不足见证，两种对立的矛盾同时存在，自应将"燥者濡之"与"留者攻之"两种相互对立的治法熔于一炉，才能照顾到矛盾的两个侧面。故本法常用贝母、瓜蒌等化痰药与百合、天花粉、生地黄、玄参等养阴清热、生津润燥药组合成方，成为化痰与润燥同时并举的配伍形式，体现相反相成的用药方法。如贝母瓜蒌散、消瘰丸等，即体现这一治法。

贝母瓜蒌散 《医学心悟》

【药物组成】贝母5g，瓜蒌6g，天花粉3g，茯苓3g，橘红3g，桔梗3g。

【制剂用法】水煎服。

【方证病机】肺有燥痰。

【体现治法】润肺化痰。

【适应证候】肺有燥痰。症见咳嗽，咳痰不利，咽喉干燥哽痛，苔少而干。

【方理剖析】此方所治，属于肺燥有痰机制，以咳嗽、咳痰不利为主症；咽喉干燥，苔少而干为辨证依据。肺主气，司呼吸，肺气宣肃，才能敷布津液于体表，通调水道于三焦，故称肺为水之上源。如果热伤肺金，津为热灼，炼液成痰，痰阻气道，肺失清肃，遂成咳嗽不利。何以知是津为热灼，炼液成痰？从咳痰不利，兼见咽喉干燥、苔少而干知之。

此方专为燥痰而设，肺燥而见咳痰不利，故用贝母、瓜蒌清热化痰，天花粉生津润燥，凭借此三药清燥热而化痰浊，使热去痰消，肺气宣肃有权，其咳自然痊愈。欲治其痰当先杜其生痰之源，欲绝生痰之源当使水液运行无阻，欲使水液运行无阻当调脾肺功能。故此方在化痰润燥同时，佐以橘红醒脾化湿，桔梗开泄肺气，茯苓渗利三焦水湿，待脾能转输水液，肺气宣降正常，水道通调无阻，则湿不凝聚为痰，若再加入杏仁增强宣降肺气作用，疗效尤佳。唯此方用量太轻，恐有药不胜病，鞭长莫及之失，临证可以酌情增损。

【临证应用】（1）本方治肺经燥热咳嗽，以咯痰不爽、咽喉干燥、苔少而干为辨证要点。用药既不辛散，又不滋腻，是较为典型的润燥方剂。

（2）兼咳嗽喉痒，或声音嘶哑之风邪犯肺者，加桑叶、杏仁宣降肺气；燥热甚，咽喉干涩哽痛者，加芦根、冬瓜仁甘寒清热。

【加减化裁】贝母瓜蒌散 《医学心悟》：贝母6g，瓜蒌仁5g，胆南星2g，黄芩3g，橘红3g，炒黄连3g，黑山栀2g，甘草2g。治肺火痰热壅盛，体现清热化痰法。

【歌括】贝母瓜蒌燥痰投，花粉生津效力优，苓桔橘红共六味，润肺化痰此方求。

消瘰丸 《医学心悟》

【药物组成】玄参（蒸）120g，牡蛎（煅，锉碎）120g，贝母（去心，蒸）120g。

【制剂用法】蜜丸，每次服9g，每日服2次，温开水下。若作汤剂，用量为原方十分之一。

【方证病机】阴虚火旺，筋急而挛，津灼为痰。

【体现治法】滋阴降火，润燥养筋，化痰散结。

【适应证候】瘰疬，咽干，舌红，脉弦。

【方理剖析】《医学心悟》说"瘰疬，颈上痰核瘰疬串也，此为肝火郁结而成""肝主筋，肝经血燥有火，则筋急而生瘰，瘰多生于耳前后者，肝之部位也"。此证是因肾阴亏损，水不涵木，筋急而挛，或阴虚火旺，灼津为痰，痰滞筋挛，遂致瘰疬。

阴虚火旺而筋急生瘰，故用玄参滋水涵木，润燥养筋，俟筋脉得养，则结可散而瘰渐消，复配贝母清热化痰，牡蛎咸寒软坚。三药同用，能收滋阴降火、润燥养筋、化痰散结之效。

【临证应用】（1）本方常用于瘰疬、痰核、瘿瘤属痰火郁结者。若肿块大而坚硬，宜重用牡蛎，酌加瓜蒌、蛤粉、青黛、牡丹皮清热化痰散结；阴虚火旺者，宜重用玄参，酌加知母、牡丹皮滋阴降火；兼肝郁气滞者，与四逆散或丹栀逍遥散合用。

（2）方中牡蛎现多生用，作丸剂则需煅用，否则不易粉碎。

（3）单纯性甲状腺肿、甲状腺功能亢进、甲状腺炎、急性单纯性淋巴结炎，可用本方加减治之。

【歌括】《医学心悟》消瘰丸，牡蛎玄参贝母研，颈生瘰疬因痰火，化痰清热可渐安。

---------------- 小 结 ----------------

润燥化痰法仅选方2首，这类方的特点是养阴增液与化痰行津同用，是两种相反治法融为一体的配伍形式。贝母瓜蒌散是为肺阴受损的咳痰不利而设，故用贝母、瓜蒌化痰，天花粉生津，桔梗宣肺，橘红醒脾，茯苓渗湿。消瘰丸则不然，所治瘰疬是因燥热伤阴，筋脉失濡，不仅基础物质受损，组织结构也已经发生病变，故用玄参增液，贝母化痰，牡蛎软坚。贝母瓜蒌散仅治肺阴受损，消瘰丸泛治肝肾阴虚的痰核包块，用途宽窄不同，组方选药稍异。

第五节　化痰息风法

化痰息风是根据风痰病机拟定的治法。

风痰，是指痰滞腠理，影响筋膜，或因筋脉发生意外，引起津凝为痰的病变。肝主身之筋膜，通联五脏六腑之经隧、表里上下之膜腠均属筋膜的组成部分。古人常将静脉曲张称为青筋暴露，可见运行营血的脉络也属这一体系。筋膜发生病变，常见紧张、痉挛、抽搐、松弛，这一特征，故称为风。如果肝风与痰浊并存，则常以风眩、风痫、风瘫为主症。眩晕常因脾不运湿，湿聚成痰，痰阻少阳三焦之腠，影响少阳三焦之膜所致，痰是原发病变，风是继发病变。风痫、风瘫恰好相反，是先因经脉产生痉挛，而后导致津行不利，变生为痰，风是原发病变，痰是继发病发。无论何者为因，何者为果，筋津同病的本质却是一致的，所以都宜息风化痰，双管齐下。息风的目的，在于恢复筋膜的和柔；化痰的目的，在于恢复水液通调。息风当从肝治，化痰侧重治脾，肝脾同治也就成为这类方的配伍特征。本法常由息风的天南星、白附子、僵蚕、全蝎、蜈蚣、天麻、羚羊角等药和燥湿化痰药物组合而成。代表方如导痰汤、涤痰汤、半夏白术天麻汤、定痫丸等。

半夏白术天麻汤（《医学心悟》）

【药物组成】制半夏 12g，陈皮 10g，茯苓 15g，甘草 3g，白术 12g，天麻 12g。

【制剂用法】生姜 10g，大枣 2 枚，水煎服。

【方证病机】脾不运湿，风痰为患。

【体现治法】健脾除湿，化痰息风。

【适应证候】风痰上逆。症见眩晕，头痛，头重如蒙，胸闷呕恶，痰多，舌苔白腻，脉象弦滑。

【方理剖析】此方为风痰上逆的眩晕、头痛而设。脾不运湿，湿聚为痰，痰随少阳三焦逆而上攻，蒙闭清阳，脑之膜络挛急，则为眩晕、头痛。眩晕为风动之象，此证兼见胸闷呕恶、舌苔白腻等湿痰证候，自然属于风痰为患。

风痰为患，病根总因脾不运湿。治宜健脾燥湿治其本，化痰息风治其标，标本兼顾，病庶可除。本方以二陈汤为基础，利气调中，燥湿化痰，配白术健脾除湿，俾脾运健则湿痰去，湿痰去则眩晕除；再加息风的天麻以缓筋膜之急，对于风痰眩晕、头痛等，若合符节。

《脾胃论》说："足太阴痰厥头痛，非半夏不能疗，眼黑头眩，虚风内作，非天麻不得除。"可知半夏、天麻二药善于祛痰息风，是治痰厥头痛、风痰眩晕要药。

《医学心悟·头痛》中另有一半夏白术天麻汤，较本方多蔓荆子一味，治疗痰厥头痛是指此方而言，头痛应当加入蔓荆子。

【临证应用】（1）本方以眩晕而兼痰多、苔腻、脉弦滑为辨证要点。

（2）风痰上扰，眩晕较甚者，加僵蚕、胆南星增强化痰息风作用；头痛者，加蔓荆子祛风止痛；眩晕有痰浊上蒙与气虚清阳不升两种病机同时存在者，加人参、黄芪、升麻、荷叶，使清气上升，浊阴下降。

【歌括】半夏白术天麻汤，陈皮苓草六味匡，风痰眩晕或头痛，化痰息风效果良。

导痰汤（《严氏济生方》）

【药物组成】陈皮 10g，半夏 15g，茯苓 15g，甘草 3g，枳壳 10g，天南星 12g，生姜 10g。

【制剂用法】水煎服。

【方证病机】风痰为患。

【体现治法】祛痰息风。

【适应证候】风痰眩晕。症见胸膈痞塞，胁肋胀满，痰多，苔腻，或头痛，或呕吐，或喘急，痰嗽等。

【方理剖析】眩晕、头痛、呕吐、喘急、痰嗽为本方主症；风痰为患，是此证病机；胸膈痞塞、胁肋胀满、痰多、苔腻等，是风痰的辨证依据。脾不运湿，湿聚成痰，痰随气逆，僭居颠顶，遂致眩晕；蒙闭清阳，则见头昏重痛；痰浊随气上逆，则为呕吐；犯于肺则为痰嗽、气喘。何以知是痰浊为患？从痰多、苔腻知之。

此方用天南星、半夏、生姜燥湿祛痰，陈皮醒脾化湿，茯苓淡渗利水，甘草和中缓急，不仅已凝之痰可消，并可恢复脾运，杜绝痰浊再生。痰随气逆而见呕吐、咳喘、眩晕、头痛，治当降气，方中陈皮利气调中，枳壳降泄胆胃，其意欲使痰随气降。天南星祛痰效力卓著，可与半夏一争雄长，并有解痉之功，其技更胜一筹，用于风痰眩晕，能奏化痰、息风之效，两相兼顾，故是方中主药。若嫌解痉力量薄弱，还可加入僵蚕、蝉蜕、全蝎、蜈蚣之流。若欲增强化痰力量，亦可加入姜汁、竹沥。

【临证应用】上述五类见症，任何一症兼见痰多、苔腻，都可使用本方。

【加减化裁】加味导痰汤：即本方加白术、黄芩、黄连、姜汁、竹沥。治痰迷心窍，舌红脉洪，口角流涎，嬉笑不休，有清热化痰功效。

【歌括】导痰陈夏茯苓草，南星枳壳配生姜，祛痰息风功兼擅，风痰眩晕此堪尝。

涤痰汤 (《奇效良方》)

【药物组成】陈皮 7g，半夏 12g，茯苓 10g，甘草 3g，枳实（麸炒）10g，竹茹 15g，天南星（姜制）12g，石菖蒲 5g，人参 5g。

【制剂用法】生姜 5 片，水煎，食后服。

【方证病机】痰阻窍隧。

【体现治法】涤痰开窍。

【适应证候】中风。痰阻心窍，舌强不能言。

【方理剖析】《灵枢·忧恚无言》篇说："舌者，音声之机也。"舌为心窍，言为心声。语言流利，端赖舌体柔和，舌体柔和，端赖气以煦之、血以荣之、津以濡之。只有气血和调，津行无碍，舌体和柔，语音才无障碍。如果起居不节，饮食无常，脾胃生化不足，腠理空疏，风邪乘虚干之，液聚为痰，阻于心窍，舌失和柔，于是舌强不能言语。

治疗痰涎壅滞，舌强不能言，可从以下三个方面考虑。一是消其痰滞，二是解其强直，三是助其正气。此方即据这一构思组成。方用息风化痰的天南星为主药，既祛壅滞痰涎，又解舌体强直；辅以半夏燥湿祛痰，竹茹化痰通络，消解痰涎功力为之增强。陈皮、石菖蒲醒脾化湿，茯苓淡渗利湿，协助天南星、半夏恢复脾运，杜绝痰涎再生。痰随气升，阻于心窍，故配枳实下气消痰，有令痰随气降之意。石菖蒲醒脾化湿之功尚属次要，主要在于通心气以开心窍，合诸药共奏涤痰开窍之功。复配人参、甘草鼓舞正气，助正祛邪，遂使此方成为通中寓补之法。

【临证应用】此方以舌强不能言为主症，审其确属痰滞于络，可以使用。

【歌括】涤痰苓草夏和陈，菖蒲茹枳制南星，人参配入同煎服，舌强难言此方斟。

神仙解语丹 (《管见大全良方》)

【药物组成】胆南星、白附子（炮）、白僵蚕、全蝎（酒炒）、天麻、远志（去心，甘草水煮）、石菖蒲、羌活各 30g，南木香 15g，辰砂（研细）量用为衣。

【制剂用法】共为细末，面糊为丸，如梧桐子大，辰砂为衣，每次服 6~10g，不拘时候，生姜、薄荷煎汤送服。

【方证病机】风痰入络。

【体现治法】祛风解痉，豁痰开窍。

【适应证候】风入心脾。症见言语謇涩，舌强不转，涎唾溢盛，或不能言语。

【方理剖析】此方证以言语謇涩、舌强不转、不能言语为主症，是舌窍病变，也是经隧挛急与津气壅阻的综合反应。气血津液流通无阻，则舌体灵活，语言流利。今因风入心、脾二经，通于舌本的经脉挛急，遂见言语謇涩、舌强转动不灵；津行不利，壅滞为涎，于是口中溢涎；津气不通，故口不能言。津气不通，是因经脉挛急；经脉挛急，是因风邪入中，理亦相同。

这种风痰入络机制，治宜祛除外入风邪，解除经脉强急，化解壅滞痰涎，通畅脉络闭阻。故方用羌活疏散风邪，胆南星、白附子、僵蚕、全蝎、天麻息风解痉，这一组药能呈祛风解痉功效。胆南星、白附子祛痰，远志、石菖蒲长于开窍，木香疏畅气机，辰砂宁神定志，这一组药意在流通津气，开其闭塞，使风邪得祛，痉挛缓解，痰涎豁除，津气流通，诸症庶几可以缓解。用生姜、薄荷煎汤送服，一可增强羌活疏风功效，二可借生姜制南星、白附子毒性。诸药性温，是故南星制以牛胆，变温为寒，以免诸药助热。

研究此方应该注意以下三点。一是病机：此证是因风致痉，因痉导致津气流通不利，窍隧闭阻，反映了组织结构与基础物质同时发生病理改变。二是治法：本方是祛风、解痉、豁痰、开窍并举，照顾到了固定的组织结构和流通的基础物质这两个方面，与单从气血津液盈、虚、通、滞施治之方有所不同。三是药物选择：方中胆南星、白附子既可解痉，又可祛痰；远志、石菖蒲既可祛痰化湿，又可开窍，都是一药两用。

【临证应用】语言謇涩或不能言、舌强不能转动、流涎，是本方使用指征，但以无热象为宜。

【歌括】神仙解语用天麻，远志菖蒲白附佳，僵蚕全蝎南星配，羌活木香与辰砂。

定痫丸（《医学心悟》）

【药物组成】明天麻、川贝母、姜半夏、茯苓、茯神各30g，胆南星、石菖蒲、全蝎（去尾）、僵蚕（去嘴，炒）、甘草、琥珀、灯心草各15g，陈皮、远志各20g，丹参（酒蒸）、麦冬（去心）各60g，辰砂（研细，水飞）9g。

【制剂用法】共为细末，用甘草120g熬膏，加竹沥一小碗、姜汁一杯和匀，调药为小丸，每服6g，早晚各1次，温开水送下。

【方证病机】痰阻机窍，脑络挛急。

【体现治法】涤痰开窍，息风宁神。

【适应证候】痰涎内结，成为痫证。症见忽然发作，眩仆不省人事，甚则手足抽搐，痰涎直流，口出异声，亦可用于癫狂。

【方理剖析】痫证以病间断而发，不若别证相连而病为特征。初有间一年、半年、数月而发者，久则气虚，频频发作，发后神清，无异于常人，故名为痫。因其病在头颠，古籍亦称颠疾。楼英在《医学纲目》中云："癫痫者，痰邪逆上也。邪气逆上则头中气乱，头中气乱则脉道闭塞，孔窍不通，故耳不闻声，目不识人，而昏眩无知，仆倒于地也。"此证抽搐与痰浊证象并见，究其病变本质，当是经隧挛急与津气逆乱的综合反映。其机制是：气候异常或情绪波动→经隧挛急，津气逆乱→发痫。

治疗痫证，楼英提出"或吐痰而就高越之，或重镇坠痰而从高抑之，或内消痰邪使气不逆，或随风寒暑湿之法用轻剂发散上焦，或针灸头中脉络而导其气，皆可使头颠脉道流通，孔窍开发而不致昏眩也"。本方属于内消痰涎之法，并于涤痰开窍之外使用息风止痉之品，与本病机制更为切近。方中竹沥、姜汁擅消经络痰涎，与长于化痰的川贝母、燥湿祛痰的胆南星、姜半夏合用，意在内消凝聚之痰涎。痰由湿聚，故配茯苓、灯心草淡渗利湿；痰随气升，故配陈皮醒脾下气；痰阻窍隧，故配远志、石菖蒲祛痰化湿以开窍阻。虽然各有所指，消除上阻窍隧之痰涎的目标则一。经隧挛急，故用僵蚕、全蝎、天麻息风止痉，甘草甘以缓急。痫证发作每与情绪相关，故用琥珀、辰砂、茯神宁心安神，重用丹参活血，麦冬滋阴，意在通其血脉，补益营阴。这一组药虽以止痉为主，或兼宁心安神，或兼养血通脉，各有所取，合而用之，共奏化痰开窍、息风宁神功效。

程钟龄谓："痫者，忽然发作，眩仆倒地，不省高下，甚则痉挛抽掣，目斜、口歪，痰涎直流，叫喊作畜声，医家听其五声，分为五痫。犬吠者，肺也；羊嘶者，肝也；马鸣者，心也；牛吼者，脾也；猪叫者，肾也。虽有五脏之殊，而为痰涎则一，定痫丸主之。"程钟龄认为发生诸痫的根本原因是痰，所以本方以化痰为主，解痉为辅，宁神为佐。

痫证发过之后即如常人，寒热证象并不明显。此方寒热共用，药性平和，利于久服。

【临证应用】以突然倒仆、神志不清、抽搐吐涎、舌苔白腻、脉多弦滑、发后无异于常人为辨证要点。

【歌括】定痫星夏贝苓草，陈志灯菖僵蝎天，姜汁竹沥琥珀配，丹参麦冬辰砂全。

涤痰止痉汤（验方）

【药物组成】猪牙皂 120g，硼砂 30g，石菖蒲 100g，全蝎 30g，蜈蚣 5 条　僵蚕 60g，白芍 60g，牡蛎 30g，石膏 120g，柴胡 10g。

【制剂用法】研细末，为散，姜汁、竹沥为丸，早晚空腹服 20g，2 周为 1 个疗程。不差，再服。

【方证病机】痰滞于络，脑络痉挛。

【体现治法】化痰开窍，解痉宁神。

【适应证候】痫证。

【方理剖析】痫证，是脑中脉络痉挛，痰涎凝聚的病理改变。其基本病理是：情绪异常→脑络痉挛→液结成涎，阻塞窍隧，清气不升→突然倒仆，不省人事，手足抽搐，吐涎沫→醒后如常人。

此证有脉络挛急的病理存在，治宜息风止痉；有痰阻窍隧的病理存在，治宜涤痰开窍；有情志易于激动的病理存在，又宜重镇宁神。方中全蝎、蜈蚣、僵蚕息风解痉，白芍柔肝解痉，此四药专解膜络之急，止痉挛抽搐。猪牙皂涤痰通窍，石菖蒲化湿开窍，硼砂清热消痰，牡蛎重坠化痰，此四药专涤液聚之痰。磁石重镇安神，石膏清热镇静，《太平圣惠方》中单用石膏半斤煎水煮粥治疗癫痫，此二药不仅宁神，其重镇作用又有使痰随三焦下行之意。用少量柴胡疏其肝郁，调其情志，也有助清气上升之意。

【临证应用】痫证都可使用本方，尤以偏热为宜。

【歌括】化痰止痉柴僵蚕，全蝎蜈蚣白芍全，皂菖硼蛎化痰浊，膏磁清镇把神安。

-- 小　结 --

化痰息风法选入6方，都以风痰为病机，都体现化痰与息风两类药同用的配伍形式，有三方都是二陈汤加味而成，有四方都用南星祛痰解痉，这是相同点。

半夏白术天麻汤以眩晕、头痛为主症，是湿聚成痰、痰浊上逆而成，故用二陈汤加白术健脾气，加天麻息肝风，体现以治本为主，兼治其标的配伍形式。

导痰汤可治眩晕、头痛、气喘、痰嗽、呕吐等症，病位涉及肺、脾、肝三脏，多因痰随三焦气机滞于三脏使然。方以二陈汤利气调中祛湿，杜绝生痰之源，配伍枳壳降泄胆胃，南星祛痰解痉，南星缓解膜原紧张治疗眩晕、缓解脉络挛急治疗头痛、缓解肺系挛急治疗咳喘、缓解胃的挛急治疗呕吐，示人治病不仅要注意气血津液的盈、虚、通、滞，也要注意组织结构的病理改变，颇有启迪作用。

涤痰汤治痰阻心窍导致的舌强不能言，体现涤痰开窍之法，此方用二陈汤利气调中祛湿，天南星祛痰解痉，竹茹化痰通络，石菖蒲芳香开窍，人参扶助正气，加入全蝎增强解痉作用，疗效始佳。

神仙解语丹仍以风痰入络的舌强不能言为主症，却与涤痰汤的结构大异其趣。方中有胆南星、白附子、僵蚕、全蝎、天麻五味解痉药，祛痰化湿药却仅有胆南星、白附子、远志、石菖蒲四味，是以解痉为主，祛痰为辅，本应列入解痉法中，因其所治与涤痰汤同，列此可资对比。

定痫丸是治痫证的方剂，痫证是头脑经隧挛急、津气逆乱的病理改变。此方用姜汁、竹沥、川贝母、天南星、半夏消经络痰涎，远志、石菖蒲祛痰开窍，茯苓、灯心草渗湿下行，僵蚕、全蝎、天麻息风止痉，琥珀、辰砂清心安神，再加陈皮理气，丹参活血，麦冬滋阴，一方之中竟有八类作用不同的药物，照顾到了气、血、津、筋、神志各个方面，说明病机稍微复杂的疾病，就要涉及基础物质的盈、虚、通、滞和组织结构的变态，不是单纯使用某类药物就能见效。

化痰解痉汤也是治疗痫证的验方，此方用猪牙皂、硼砂、石菖蒲化痰开窍，全蝎、蜈蚣、僵蚕、白芍息风解痉，与前方结构大体相同，不同处在于配伍牡蛎、磁石、石膏重镇安神，并借其重坠作用使痰浊下行，是其独特处。古方单用石膏治痫，亦与前方有所不同。

第十五章　消癥法

消癥法是针对各类癥结拟定的治疗大法。

以《素问·至真要大论篇》中"坚者削之，客者除之""坚者癥之"为立法依据，选用行血、活血、除湿、祛痰、软坚、散结药物组合而成，用以治疗肿瘤、结石之方，称为消癥剂。这类方能使肿块渐消，结石化除，故称为消癥法。

致病原因：癥结形成与气血津液流通受阻或成分改变有关，影响气血津液运行和变性的原因，也即形成癥结的主要原因，归纳起来，约有以下几种。一是外感六淫，引起气血津液流通受阻；二是内伤七情，功能失调，气血津液运行不利；三是感受某种特异病邪，引起气血津液阻滞；四是胆液、尿液成分改变，形成结石。此外，尚有一些癥结原因至今不明。

病变部位：流动的基础物质阻滞导致经隧及其他组织变形，是癥结形成的基本病理。气血津液的输泄与五脏都有关系，很难定位，经隧是肝系的筋膜构成，可以确定属于肝系病变，再就气血津液流通受阻而言，也与肝有密切关系。诸如血瘀成癥、胆液凝结成石，都是肝的病变，由此看来，癥结虽无一定部位，至少经隧变形应该责之于肝。

病变性质：癥结有形可证，病性属实；时日一久，由实转虚，即成正虚邪实。津血凝结成块，寒证较为常见；胆液、尿液凝结成石，热证较为常见。以寒热定性，则寒热皆有。

基本病理：《素问·调经论篇》中谓："五脏之道，皆出于经隧，以行血气，血气不和，百病乃变化而生，是故守经隧焉。"五脏是由大小管道构成的网络系统，这些管道，古人称为经隧，是气、血、津、液、精五种基础物质运行出入的通道。绝大多数疾病都是内外因素引起脏腑功能失调，气血津液出现郁结、亏损、外泄，经隧出现挛急、松弛、破损、增生、变形的病理改变，仅有程度轻重及范围广狭不同（寄生虫病及皮肤病不在此例）。癥结是因内外因素引起气血津液壅于某一局部，长期不得消散，导致经隧及其他组织变形的病理改变。其病理过程大致是：致病因素→气血津液壅阻→经隧及其他组织变形→癥结。形成结石的机制则与体液成分改变有关。

气有质而无形，不能成癥，通常所见癥结，都是血、津、液三种基础物质凝结而成。但是，气为血帅，津随气行，津血凝结成癥，气运也就受到阻碍。所以气虽不能单独成癥，多数癥结却又都兼气滞，部分癥结实即气滞、血瘀、痰结的综合病变。

治法分类：癥结属于不通病变，应当疏之使通，由于血、津、液三种基础物质壅阻都有可能成为癥结，针对不同病机，大体可以分成以下四种不同治法。血瘀为主者，宜化瘀消癥；痰结为主者，宜化痰散结；胆液凝结成石者，宜利胆排石；尿液凝结成石者，宜化石通淋。

配伍规律：消癥化结之方，常由行气、活血、化痰、软坚、散结五类药物组成。由于病机不同，治法有别，方剂结构也就随法而变，上述五类药物不是每方必用，也非每方必须等同视之，应据病情确定主次。血瘀成癥者，以活血化瘀、软坚散结为主，调气、行津为辅；痰结成块者，以化痰、软坚、散结为主，行气活血为辅；液结成石者，化石较为困难，排石才是可行之策。由于方随法立，所以上述治则也就展示了这类方的组方规律。某些方剂虽配清热、温阳、补虚药物，并非拔病之药，不可不知。

注意事项：使用此法应该注意以下几点。其一，癥结属于难治的疾病，在传染病已经得到控制的现代，加强癥结的基础理论和临床研究具有现实意义。将消癥一法独立成章，其意在对其病机治法进行探讨，但是必须说明所选之方未必皆效，仅供试用。其二，癥结属于器质性病变，即使药证相对，见效亦很缓慢，不能操之过急，唯宜缓缓图之。其三，宜作丸剂，利于久服。

第一节　化瘀消癥法

化瘀消癥是针对血瘀成癥拟定的治法。

癥指有形之物，积于一处，偏于一隅，按之不移，推之不动；瘕指无形之物，聚散无常，居无定处，按之可散。癥积为有形的津血凝结，病态的组织增生，究其津血之所以凝结，组织之所以增生，则每因气滞使然。盖气为血帅，津随气行故而。是以消癥化积之方，常由行气活血、祛痰行水、软坚散结三类药物组合而成，通过协同作用，达到化癥目的，这类方剂常用桃仁、大黄、䗪虫、蛴螬、虻虫、水蛭、三棱、莪术、干漆等药活血化瘀，茯苓、泽泻、半夏、射干、葶苈子、防己等药祛痰利水，枳壳、木香、厚朴、槟榔、麝香、杏仁等药疏畅气机，鳖甲、龙葵、白英等药软坚散结。这几类药物虽然各有所主，活血药物却是这类方的主要组成部分。此外，血瘀成癥，病程较久，多见正虚邪实，若只一味攻邪而不注意扶正，正气不能支持，故又常配伍补气的人参、黄芪，养血的当归、白芍，成为攻补兼施的配方法度。如桂枝茯苓丸、大黄䗪虫丸、宫外孕方等都是为此而设。恶性肿瘤，使用本类方无效。

桂枝茯苓丸（《金匮要略》）

【药物组成】桂枝、茯苓、芍药、牡丹皮、桃仁各等份。

【制剂用法】研末，蜜丸。每次 10g，白开水送服。

【方证病机】癥块（血瘀痰阻）。

【体现治法】活血祛瘀，化气行水。

【适应证候】妇人小腹有癥块，下血淋漓不断，或经闭腹痛，或产后恶露不尽，腹痛拒按。

【方理剖析】下血淋漓不断，是本方主症；血瘀成癥，血不循经是此证病机；妇科检查，确有癥块，是使用本方依据。癥的形成，与津、血密切相关。由于各种原因，影响血与津液运行，血运不利，则见血瘀，津液凝滞，则见痰湿，故血瘀、痰凝是形成癥块的基本病理之一。

此方功专活血祛瘀，化气行水。方用桂枝通血脉而消瘀血，温阳气而助气化；芍药缓解经脉挛急，助津血流通，桃仁、牡丹皮破血祛瘀，消癥散结，妙在配伍利水的茯苓，合桂枝能收化气行水功效，兼顾癥积形成的另一原因。此五药合用，成为津血同治之方，缓消癥积之法。以桂枝茯苓名方，意指此方所治之癥，是因瘀血与痰湿为患，大能启人思维。

此方本属活血消癥之法，治疗一般瘀血为患，容易被人理解，用治癥积引起的经血淋漓不断，则据《金匮要略》而来。《金匮要略》谓："妇人宿有癥病，经断未及三月，而得漏下不止，胎动在脐上者，此为癥痼害。妊娠六月动者，前三月经水利时，胎也。下血者，后断三月，衃也。所以血不止者，其癥不去故也。当下其癥，桂枝茯苓丸主之。"此条是讲经断不到3个月，继见漏下不止，自觉脐上在动，疑是妊娠下血，但这绝不是胎，而是癥痼为害。因为，经断不到3个月，即使是胎，亦仅略具雏形，不能动在脐上。胎儿生长要到6个月才能平脐。如果经停已达6个月，停经以前3个月的月经又很正常，动在肚脐以上，才是真胎。目前所下的血，是经断3个月以来的瘀血，之所以下血不止，是因癥积不去所致。当用桂枝茯苓丸下其癥积，拔其病根，使癥块渐消，漏下才能停止。此证如果不予消癥，而唯止血是务，不仅徒劳无益，且会延误病情，学者留意。

【临证应用】（1）此方用途甚广，如月经不通，月经量少，月经量多，淋漓不断，难产，死胎不下，产后阴户不闭，产后恶露不行，腹中胀痛，产后败血上攻导致气喘等，审属瘀血为患，均可应用本方。临证或加大黄，或与当归芍药散合用，可以增强逐瘀效力。

（2）对于子宫肌瘤、子宫息肉、卵巢囊肿、慢性输卵管炎、慢性盆腔炎等，症见酸胀疼痛，或有癥块而难触知，均可应用。余曾用此方治疗几例子宫肌瘤导致的下血淋漓不断患者，均获得较好疗效。

（3）此方所治，亦不限于生殖系统疾病，可用于多囊肾、多囊肝以及其他脏器癥块，亦有一定效果。

【歌括】桂枝茯苓牡丹皮，桃仁芍药等份宜，活血行津消癥块，经闭腹痛亦能医。

大黄䗪虫丸（《金匮要略》）

【药物组成】大黄（蒸）75g，黄芩60g，甘草90g，桃仁60g，杏仁60g，芍药120g，干地黄300g，干漆30g，虻虫60g，水蛭100枚，蛴螬60g，䗪虫（土鳖虫）30g。

【制剂用法】上药研细末，炼蜜为丸如小豆大，每次用酒送服5丸，日3服。

【方证病机】瘀血内积，干血成痨。

【体现治法】祛瘀消癥。

【适应证候】瘀血内积，干血成劳。症见消瘦，腹满，不能饮食，肌肤甲错，两目暗黑。

【方理剖析】身体消瘦、腹满、不能饮食，是本方主症；瘀血内积，干血成劳，是此证病机；肌肤粗糙、两目暗黑，是瘀血内积的辨证依据。此证多因外邪相侵，久治不愈，或饮食不节，忧思郁结，导致瘀血内积，干血成劳。血积于肝，不能濡泽肌肤，故肌肤为之甲错（粗糙）；不能上荣于目，故两目为之暗黑；肝失疏泄之常，木不疏土，故腹满不能饮食；身体消瘦是因不能饮食，营养匮乏所致。综上，此证按脏腑经络辨证，病位在肝按八纲辨证，病性属于实中夹虚；按气血津液辨证，属于瘀血内积。其中腹满一症，是因血病及津，水液蓄积腹腔引起。

此方长于祛瘀消癥，方中大黄能破癥瘕积聚，推陈致新，用为主药以活血行瘀、消癥破积。配入消癥破积的虻虫、水蛭、蛴螬、䗪虫、桃仁，破日久凝结之瘀的干漆，则祛瘀消癥的功效甚强。黄芩清泄肝热，杏仁宣肺利气，大黄开瘀血下行之路，亦有助于化瘀消癥。再用地黄、芍药补充营阴，使干血得濡，大黄、䗪虫等药才能发挥化癥作用。甘草之甘可以调和诸药，并合地黄、芍药补虚生血，共奏攻补兼施之效。此方消中有补，每次服用不过3g，药虽猛而不峻，是其特点。

方中干漆辛温有毒，张元素谓干漆能"削年深坚结之积滞，破日久凝结之瘀血"，用治血积日久成劳，堪称对症。但对干漆过敏的患者忌用，并须经过炮制，才可入药。取干漆砸成小块，置锅内炒至烟尽，焦黑存性即可。

张石顽说："举世皆以参、芪、归、地等为补虚，仲景独以大黄、䗪虫等补虚，苟非神圣不能行其法也。"此方证的虚象，皆由干血内积使然，如果仅用补药而不根据治病求本原则用祛瘀消癥之品拔其病根，是徒劳也。

【临证应用】本方以消瘦、腹满、不能饮食、皮肤干涩、两目暗黑为辨证要点。

【歌括】大黄䗪虫仲景方，干漆蛴螬水蛭虻，芩地芍草配桃杏，祛瘀消癥效力强。

三棱丸（《医学切问》）

【药物组成】大黄（煨）、硼砂、三棱（煨熟，切）、干漆（炒烟尽）、巴豆（去皮、油）各30g。

【制剂用法】上为末，醋煮糊为丸，如绿豆大，每服三丸、五丸或七丸（0.3~1g），量人虚实加减服，空心米汤下。

【方证病机】血瘀成癥。

【体现治法】化瘀消癥。

【适应证候】胸腹腔内一切包块。

【方理剖析】《医学切问》谓此方治疗"五积六聚，七癥八瘕，破一切血，下一切气"。所谓五积六聚云云，无非是说此方能治五脏六腑的一切包块，究其形成原因，则由气滞血瘀所致，故谓能"破一切血，下一切气"。包块是由有形的津血凝结，变态的组织增生，但因血随气行，津随气运，津血凝结，亦与气滞有关，此方所治，属血瘀成癥机制。

血瘀成癥，自宜化瘀消癥。三棱有破血行气功效，其化癥力量虽较他药稍缓，却可兼治气滞；干漆能削年深坚结的积滞，破日久凝结的瘀血；硼砂破癥之功，《日华子诸家本草》中早有论述；大黄又号"将军"，能推陈致新，去陈垢而安五脏，戡祸乱以致太平，其破癥作用早已见于《神农本草经》；巴豆亦擅破癥而去恶肉。上五药集于一方，能奏较强的消癥化积功效。

冰冻三尺，非一日之寒。血瘀成癥，病程已较为长久，治此唯宜缓图，故宜作丸，以便长服。各药作用强烈，作丸方便控制其量，不使过剂。

配制此方时要注意干漆、大黄、巴豆的炮制方法。干漆应置锅内炒至烟尽，才可入药，否则损人肠胃。大黄煨熟后用，泻下成分大大减少，以免服后大泻。巴豆应去皮膜，研细，用多层吸油纸包裹，压榨去油，每隔 2 天取出复研和换纸 1 次，如上法压榨 6~7 次，至油尽为度。如果油未去尽，会引起峻泻，不去膜则伤胃。去其泻下成分，存其破癥作用，是炮制巴豆、大黄宗旨。

【临证应用】此方就其药物分析，有消癥化积作用，因系古方，未经验证，未期其必效，不妨试用以观后果。

【歌括】三棱丸内用大黄，硼砂干漆巴豆裹，破积消癥功力峻，严控用量慎勿忘。

化癥回生丹（《温病条辨》）

【药物组成】当归尾 120g，川芎 60g，两头尖 60g，姜黄 60g，三棱 60g，虻虫 60g，水蛭 60g，干漆 60g，藏红花 60g，五灵脂 60g，桃仁 90g，乳香 60g，没药 60g，苏木 10g，延胡索 60g，阿魏 60g，益母草膏 250g，大黄（研细末以高米醋 750g 熬浓，晒干为末，再加醋熬，如是 3 次，晒干研末之）250g，蒲黄炭 30g，艾叶炭 60g，麝香 60g，苏子霜 60g，杏仁 90g，高良姜 60g，香附 60g，小茴香炭 90g，降真香 60g，蜀椒炭 60g，公丁香 90g，吴茱萸 60g，肉桂 60g，人参 180g，熟地黄 120g，白芍 120g，鳖甲胶 500g。

【制剂用法】共为细末，以鳖甲胶、益母草膏、大黄三胶和匀，再加炼蜜为丸，重 4.5g，蜡皮封护，用时温开水和，空腹服，瘀甚之证，黄酒下。

【方证病机】血瘀成癥。

【体现治法】化瘀消癥。

【适应证候】癥积；血痹；妇女干血痨；产后瘀血，少腹痛，拒按；跌仆损伤等。

【方理剖析】五脏都由经隧连接而成，这些经隧是流通气血津液的通道，一有所阻，即呈病态。气结成瘕，血瘀成癥，津凝而成痰核，液凝而成结石，都是气血津液阻滞的病理改变。此方名为化癥回生，已经明确指出所治诸症都是血瘀所致。瘀血积于局部，即是癥积；周身血行不利，即成血痹；血结胞宫，成为癥块，即所谓妇女干血成痨；产后离经之血滞留，即见少腹疼痛拒按；跌仆损伤，亦是瘀血为患。

此方所用 35 种药中，活血药物超出半数，旨在消癥，已经一目了然，活血药中，有化瘀力量最强的虻虫、水蛭、三棱、干漆、阿魏、大黄、桃仁、藏红花，亦有作用较为缓和的当归、川芎、乳香、没药、苏木、姜黄、五灵脂、延胡索、益母草、两头尖，集 18 种活血药于一方，祛瘀功力自不待言。营行脉中，卫行脉外，血随气行，亦随气滞，活血当兼行气，气行血流自畅。故配紫苏子、杏仁宣降肺气，令气下行；香附子、小茴香炭、降真香、吴茱萸调气疏肝，令气上达；蜀椒炭、公丁香、高良姜温运脾气，斡旋其中；麝香辛香走窜，外达肌表，内达脏腑，上至巅顶，下至于足，无所不到，走窜内外经脉，引导诸药直达病所，助其化瘀消癥之用。血瘀成癥，当用软坚之品，增强化瘀效果，故配鳖甲软之；癥结日久，宜于温通，故配肉桂温之；癥结日久，气血已亏，故配人参、熟地黄、白芍补之；活血力强，须防动血，故反佐蒲黄炭、艾叶炭二味止血药以监制之。诸药同用，展示了以活血消癥为主，温通气机为辅，补虚、软坚、止血为佐的配伍形式。

研究此方，要注意以下两点。第一，18 种活血药中，有文献可查能破癥或破血的就有

12 种。其余行气的麝香、蜀椒，软坚的鳖甲，亦有消癥作用，方名化癥的确有一定依据，其中蜀椒能去"老血"（《名医别录》），干漆能"破日久凝结之瘀血"（张元素），尤宜重视。第二，两头尖有两种说法，陶弘景说是牡鼠屎，有通女子月经的作用；《品汇精要》中则称治风湿痹痛的竹节香附为两头尖。此方旨在化癥，恐非竹节香附。牡鼠是指雄鼠，雄鼠屎与雌鼠屎如何区别，又是一个问题。此方已有大量破癥之品，不用此药无关大局，可以删去。

【临证应用】《温病条辨》谓此方可治以下 14 种病。①癥结不散不痛。②癥发痛甚。③血痹。④妇女干血痨证之属实者。⑤疟母左胁痛而寒热者。⑥妇女经前作痛。⑦妇女将欲行经而寒热者。⑧妇女将欲行经，误食生冷，腹痛者。⑨妇女经闭。⑩妇女经来紫黑，甚至成块者。⑪腰痛之因于跌仆死血者。⑫产后瘀血，少腹痛，拒按者。⑬跌仆昏晕欲死者。⑭金疮、棒疮之有瘀滞者。观其所治，妇科疾病居多，说明此方擅长治疗胞宫瘀血，但亦可用于肝、脾等脏的癥结，以及伤科瘀血停滞证候。

【歌括】化癥参地归芍芎，乳没水蛭合虻虫，姜黄三棱益母草，延胡干漆艾桃红，大黄两头尖阿魏，苏杏丁黄良附同，花椒苏木茴香降，灵脂蒲黄麝香从，鳖甲桂皮为丸服，治则全在一字通。

宫外孕方（山西医科大学第一附属医院方）

【药物组成】丹参 15g，赤芍 15g，桃仁 9g。

【制剂用法】水煎服。

【方证病机】血瘀成癥。

【体现治法】化瘀消癥。

【适应证候】症见下腹部一侧突然发生剧烈绞痛，阴道出血，开始时血量少、紫暗色，继则大量出血。

【方理剖析】异位妊娠，即宫外孕，是妇科中的一种急重病，本病的诊断依据有妇女停经后，有妊娠体征，经妇科检查，孕妇下腹部一侧突然剧烈疼痛拒按，呈绞痛或撕裂痛，阴道有不规则少量出血，下腹部有压痛、反跳痛，腹肌紧张，或见软硬不一的包块。内诊可见阴道穹窿部饱满有触痛，宫颈有举痛或摇摆痛，宫体有漂浮感，或因被血液包围而触诊不清，附件有具体或不具体的包块。

本方证以下腹部一侧突然绞痛、阴道下血为主症。在剧痛和出血主症之外，并可摸到包块。据此可以确定此疼痛与出血之因，是因瘀血阻滞引起。治疗此证，瘀血不去则血不循经，如果徒恃止血药而不活血行瘀，虽日用止血之品亦无济于事，故宜活血祛瘀，"通因通用"，使瘀血得下，血循常道而血可止，此即不塞不流，不行不止之意。方中丹参、赤芍、桃仁活血行瘀，若加三棱、莪术，即宫外孕二号方。五药同用，能收化瘀消癥功效。

【临证应用】若大量出血，面色苍白，四肢厥逆，甚则冷汗淋漓，脉微欲绝，是气随血脱之候，宜用独参汤益气固脱，或用参附汤回阳救逆。非此方所宜。

【歌括】宫外孕方是新方，丹参赤芍桃仁匡，化瘀消癥能止痛，若加棱莪力更强。

小金丹（《外科全生集》）

【药物组成】制草乌、五灵脂、地龙、木鳖子（去壳、去油）、白胶香各150g，当归、乳香、没药各75g，麝香30g，香墨12g。

【制剂用法】以上十味，除麝香外，其余碎成细粉，再将麝香与粉和匀，每100g粉末加淀粉75g，混匀，另用淀粉5g制稀糊，泛丸如芡实大。阴干，每次服2~5丸，每日2次，小儿酌减。

【方证病机】血瘀津阻，凝结成癥。

【体现治法】散结消肿，化瘀止痛。

【适应证候】阴疽初起。症见皮色不变，肿硬作痛，流注，痰核，瘰疬，乳岩，乳癖，骨肿瘤等。

【方理剖析】本方所治各病，属于阴疽一类。以皮色不变、肿硬作痛为特征。多因阴寒凝结，津血运行障碍，积于某一局部所致。其基本病理是：血瘀津阻，凝结成癥。

此方体现散结消肿、化瘀止痛法则。方中草乌有大毒，《药性论》中说"其气锋锐，通经络，利关节，寻蹊达径而直抵病所"。《开宝本草》谓木鳖子能"消结肿恶疮"。此二药旨在散寒邪之凝闭，宣湿浊之壅阻。当归、乳香、没药、五灵脂专祛瘀阻，地龙专通络脉。麝香芳香走窜，脏腑经络，无处不到，不仅可以疏利气机，散结开壅，亦可引导诸药直病所，充分发挥疗效。白胶香、香墨功在活血止血，生肌止痛。诸药合用，温通活血、消肿散结力量较强，使寒散络通，痰消瘀化，诸症庶几可愈。

【临证应用】（1）本方可用于流痰、瘰疬、贴骨疽等见局部皮色不变，肿硬作痛者。可与阳和汤交替使用，孕妇忌用。

（2）本方治骨肿瘤、乳癌、骨结核、关节结核等属阴疽证。

【歌括】小金丹内用地龙，草乌木鳖灵脂从，胶香乳没墨归麝，阴疽为患可温通。

舒肝溃坚汤（《医宗金鉴》）

【药物组成】夏枯草、僵蚕各6g，香附、石决明各5g，当归、白芍、陈皮 柴胡、川芎、穿山甲各3g，红花、姜黄、生甘草各2g，灯心草3g。

【制剂用法】水煎，饭前温服。

【方证病机】肝郁血瘀。

【体现治法】疏肝解郁，化瘀溃坚。

【适应证候】瘰疬、上石疽、乳癖、乳岩、失荣等证，或颈项、两乳肿块疼痛，坚硬如石，皮色不变，难溃难消。

【方理剖析】此方所治诸病，都是气郁血瘀所致。肝经经脉布于两胁，胆经经脉循行颈侧，若按脏腑经络定位，病在肝系；肿块是由津血凝结而成，若按气血津液辨证，是血瘀气郁，病性属实。肝藏血，司疏泄，若肝气不舒，气为之郁，血运不畅，血为之结，气郁血结于颈，形成肿块，坚硬疼痛，即见上石疽；结于颈侧，形如串珠，即见瘰疬；结于乳房，肿胀每随喜怒消长，或逢经行变软，则为乳癖；血结日深，经络变形，核坚不平，状如石榴，则为乳岩；乳岩溃后，血水淋漓，营血亏损，形如枯木，称为失荣。

肝郁血瘀，形成肿块，治宜疏肝解郁，化瘀散结。故方用柴胡、香附、陈皮疏肝理气，当归、川芎、红花、姜黄养血活血，疏通气血之滞。夏枯草善治瘰疬、鼠瘘、瘿瘤、癥积、乳痈、乳岩，用此药旨在解毒散结，疏通窒滞；穿山甲善治恶疮（《药性论》），并善通经消肿；僵蚕能治瘰疬结核；石决明有咸寒软坚作用；芍药、甘草能够舒缓经脉挛急。诸药合而用之，能收行气、活血、软坚、散结功效。

肿块多由津血凝结而成。此方只有活血作用，化痰力量甚微，如果痰浊较盛，宜加瓜蒌、贝母之属才与机制相符。陈皮、香附、当归、川芎、姜黄微偏于温，决明子、灯心草、甘草微偏于凉，功力相若，只能视为不偏寒热的平剂。此方软坚散作用不强，也是不足之处。

【临证应用】（1）颈项、两乳肿核坚硬，疼痛拒按，皮色不变，可用此方加减。偏于气滞，乳胁胀痛者，加郁金、青皮、橘核疏肝理气；偏于血瘀，核坚痛剧者，加乳香、没药、三棱、莪术破瘀止痛；偏于痰滞，舌苔厚腻者，加半夏、胆南星、贝母、瓜蒌化痰散结；已成乳岩者，加山慈菇、白花蛇舌草、露蜂房、半枝莲解毒抗癌；瘀毒伤络，血水淋漓者，加丹参、紫草、蒲公英，并吞服醒消丸；溃后气血两虚，形体消瘦，气短心悸者，合八珍汤加减。

（2）本方可治颈淋巴结核、甲状腺肿瘤、乳房结核、乳腺增生、乳癌、颈淋巴结恶性肿瘤等属肝郁气滞，瘀血阻滞者。

【歌括】舒肝溃坚石决明，红花姜黄夏枯陈，芎归芍草穿山甲，香附柴蚕配灯心。

-------------------------------- 小　结 --------------------------------

化瘀消癥法所示 7 方都以治疗癥积为主，消癥化积为法。不同处有以下四点。其一，大黄䗪虫丸、三棱丸、化癥回生丹用于瘀积肝脾，桂枝茯苓丸、宫外孕方用于妇女胞系成癥，小金丹用于血瘀津阻的外科阴疽，舒肝溃坚汤用于气滞血瘀的瘰疬、乳癖、乳岩。七方所治，部位各有不同，但化癥回生丹多用于胞系瘀阻，桂枝茯苓丸亦治胞系以外癥块，小金丹本是治疗外科阻疽之方，亦可用于内科癥积，说明这些方剂可以通用，不必限于一定部位。其二，就祛瘀功力而言，化癥回生丹与大黄䗪虫丸的活血力量最强，三棱丸与桂枝茯苓丸次之，宫外孕方、小金丹、舒肝溃坚汤三方最弱。其三，宫外孕方单纯使用活血药物，大黄䗪虫丸、化癥回生丹、舒肝溃坚汤兼用行气之品，桂枝茯苓丸、小金丹兼用除湿药物，三棱丸兼用硼砂、巴豆消癥化积，是七方配伍的不同之处。其四，宫外孕方作用最缓而所治最急，大黄䗪虫丸、化癥回生丹作用最强，而所治反缓，桂枝茯苓丸以祛瘀之方治疗出血，小金丹以祛瘀之方治疗阴疽，舒肝溃坚汤以行气活血药治疗瘰疬，都是独特之处。

第二节　化痰散结法

化痰散结是针对痰毒结聚病机拟定的治法。

津是濡泽脏腑、形骸的重要物质，一有所阻，即成痰、饮、水、湿四类病变，此法专为痰毒结聚成块而立，余未涉及，痰毒结聚成为瘿瘤、瘰疬、石疽、乳岩、肉瘤、筋瘤等病，均宜化痰散结，缓消肿块。故本法常用祛痰、化痰的瓜蒌、贝母、半夏、天南星，软坚散结的海藻、昆布、山慈菇等药为主，随症配伍行气、活血药物而成，如海藻玉壶汤、化痰消核丸、消岩膏等方即属本法范畴。

此法因以祛痰、化痰为主，可与祛痰、祛湿二法合参。

海藻玉壶汤 （《外科正宗》）

【药物组成】海带2g，海藻、昆布、贝母、半夏、青皮、陈皮、川芎、当归、连翘、独活、甘草各3g。

【制剂用法】水煎服。

【方证病机】气滞痰凝，结成瘿瘤。

【体现治法】行气化痰，软坚散结。

【适应证候】瘿瘤初起，颈项肿块，坚硬如石，推之不移，皮色不变，不痛不溃。

【方理剖析】瘿乃生于颈项，瘤则遍体可生，都是由气、血、痰、湿凝滞皮、肉、筋、脉而成。此方可以用于气瘿、肉瘿、石瘿，其致病机制与肝脾郁结有关。肝郁不舒则气滞血瘀，脾不运湿则痰凝湿阻，结于颈部，随气消长，即是气瘿；不痛不溃，皮色不变，即是肉瘿；血瘀痰聚，坚硬如石，即是石瘿。气瘿以气郁为主，肉瘿以痰凝为主，石瘿以血瘀为主，三者虽有侧重，却又不能截然划分。

气郁、血滞、痰凝成为瘿瘤，故用海藻、昆布、海带化痰行水，软坚消瘿；连翘消瘿散结；半夏、贝母化其痰滞；青皮、陈皮疏其气滞；川芎、当归通其血滞；佐独活搜风逐邪，反佐甘草与海藻相反而相激，增进消瘿效果。诸药合而成方，能奏行气、活血、化痰、散结功效。由于此方是以化痰软坚为主，用治痰湿凝结的肉瘿较为恰当。

【临证应用】（1）颈项漫肿、皮色不变、不痛不溃、随吞咽而上下移动者，可用此方。气郁较甚的气瘿，加柴胡、香附；血瘀较甚的石瘿，加赤芍、露蜂房、三棱、莪术、大黄；脾虚湿甚，便溏乏力，加白术、山药、扁豆；郁火化风，手足震颤者，加钩藤、白芍、石决明。

（2）本方原治石瘿，其证候与甲状腺癌相似，但临床常用本方治疗单纯性甲状腺肿、甲状腺功能亢进、甲状腺炎、甲状腺癌等属气瘿、肉瘿者。

【歌括】海藻玉壶治颈瘿，昆布海带夏陈青，芎归翘贝独活草，软坚化痰法可循。

化痰消核丸 （艾儒棣方）

【药物组成】生黄芪40g，鸡血藤24g，白芥子15g，茯苓15g，半夏12g，陈皮10g，乌药15g，香附子10g，山慈菇10g，淡海藻15g，淡昆布15g，甘草3g。

【制剂用法】炼蜜为丸，每丸重10g，每服1丸，1日3次，亦可水煎服。

【方证病机】脾运不健，痰结成瘿。

【体现治法】扶正健脾，化痰散结。

【适应证候】肉瘤（脂肪瘤）、筋瘤（纤维瘤）、痰核等病。

【方理剖析】脾主运化水谷，亦主肌肉；腠理三焦是津气运行通道。此方所治肉瘤、筋瘤，是因脾运不健，脂凝液积，阻于腠理三焦局部而成。脂液阻于肌肉之间，腠理不通，形成包块，即成肉瘤，阻于膜原，组织增生，即成筋瘤。

此证脾运不健是本，脂凝液积，形成肿瘤是标。扶正健脾，治其本虚，化痰散结，治其标实，本应一视同仁，但因肿瘤已成，痼结难消，若不积极散结，实难获效，着重消肿溃坚，才是明智之举。此方由二陈汤加味而成。方中半夏燥湿运脾，陈皮芳香醒脾，茯苓甘淡实脾，黄芪、甘草益气健脾。此五药澄本清源，亦即扶正健脾之法也。半夏为祛痰要药，有白芥子善祛皮里膜外之痰者相引，可消膜腠之痰；有茯苓淡渗水湿相助，可令痰湿下出；配陈皮、香附、乌药疏理气机，有气行则津行之意；伍鸡血藤活血通络，有气血津液齐通之功。上药虽有调中、行气、活血、化湿之功，终非拔病之药，故又配伍山慈菇消肿散结，昆布、海藻软坚散结，此三药披坚执锐，直捣黄龙，可收消肿溃坚功效。海藻与甘草同用，取其相反相激而增溃坚散结之功，但须注意此二药用量，海藻一般用15g，甘草一般用3g，体壮者可用6g，如果甘草之量再大，即有毒副作用，慎之。

【临证应用】肉瘤、筋瘤均较顽固，非短期可愈。此方一可阻止其发展，二可逐渐消散其肿形，是余学生艾儒棣从事外科临证多年心得，如遇此证，不妨一试。

【歌括】新方化痰消核丸，陈夏苓草芥芪研，血藤台乌香附子，慈菇昆藻可攻坚。

消岩膏（《中医外科心得集》）

【药物组成】山慈菇、土贝母、五倍子（瓦上炙透）、川独活、生香附各30g，生南星、生半夏各15g，醋适量。

【制剂用法】研末，醋调成膏，敷于患处。

【方证病机】痰毒结聚。

【体现治法】化痰散结，解毒消肿。

【适应证候】乳岩、石疽、瘰疬等属于阴证者。

【方理剖析】脏腑形体无不遍布经隧，所有经隧都是气血津液升降出入的通道。任何一种流动的物质运行不利，阻塞隧道，积于一处，偏于一隅，日积月累，都可成为癥块。此方所治乳岩、瘰疬、石疽，是因痰毒凝聚而成，因无热象，故属阴证。

痰毒凝聚，成为癥结，治宜解毒、化痰，毒解痰消，癥结庶几可散。故方用山慈菇消肿散结、化痰解毒，土贝母散结毒而消痈肿。此二药擅治痈疽、瘰疬、结核，成为解毒散结的主药。半夏、南星擅长燥湿化痰，生用也有消肿散结作用，此二药成为燥湿化痰主药。山慈菇与土贝母虽以解毒散结为主，亦有化痰之功；半夏与南星虽以燥湿化痰为主，亦有散结之效。四药相须为用，实具相得益彰之妙。五倍子化痰收湿，与醋同用可以软坚化结；香附子疏肝理气，配此可使津随气行；独活疏风祛湿，配此可使腠理开泄，津气通调。诸药合而用之，能奏解毒、化痰、散结功效。

【临证应用】此药偏温，阴证可以使用，阳证不可妄投。此药有毒，只宜外用，不可内服。

【歌括】消岩膏方用醋良，慈菇土贝星夏匡，香附独活五倍子，化痰散结是良方。

化痰散结法共选3方，顾名思义，自然以化痰、散结两类药物为主。因其各有所主，各方也就大同小异。其一，就适应证候而言：海藻玉壶汤以治气瘿见长，但亦可治肉瘿、石瘿。化痰消核丸可治肉瘤、筋瘤，但其治疗肉瘤之功似乎优于筋瘤。消岩膏则以乳岩、石疽、瘰疬为治疗对象。其二，就病机与治法而言：海藻玉壶汤是气滞痰凝，结成瘿瘤，故以行气化痰、软坚散结为法。化痰消核丸是脾运不健，痰结成瘕，故以扶正健脾、化痰散结为务。消岩膏是痰毒结聚，故以化痰散结、解毒消肿论治。其三，就方剂结构而言：海藻玉壶汤、化痰消核丸因配行气活血之品，有气血津液齐通之意，消岩膏则专从津气着眼，不计其他。

第三节 利胆排石法

利胆排石是针对胆道结石拟定的治法。

胆道结石以右胁时感不适、隐痛、绞痛为主症，痛剧可牵引肩胛作痛。如果感受外邪，内归胆腑，常兼见恶心呕吐、寒热往来、尿黄、便秘。结石形成与饮食不节、寒温不适、精神抑郁等多种因素有关。这些因素引起肝胆气郁，湿热阻滞，胆汁发生理化特性改变，就可形成结石，留于胆囊、胆管各部，阻塞经隧，是以常觉胀闷不适或时常隐痛，如果多食油腻或感受外邪，即会引起绞痛。治疗胆道结石，西医学多用手术或体外碎石。中医学使用药物治疗不外乎化石与排石两端。胆囊结石，应以化石为主，胆管结石，应以排石为主。若感受外邪，出现寒热往来、恶心呕吐，则应兼配清热降逆药物。根据这一治则，此法常由以下几类药物组合而成。一是使用火硝、硇砂、硼砂、白矾、金钱草等化石药阻断结石生成，并使已成之结石逐渐溶化；二是使用枳壳、木香、郁金、柴胡、大黄等行气活血药增加胆汁分泌，增强胆囊收缩，促使结石排入肠道；三是使用茵陈、木通、车前子等利胆除湿药，通调胆液、津液，勿使壅阻；四是使用黄芩、栀子、虎杖、金银花等清热药，清解气郁所化之热；五是使用半夏、生姜等降逆药，降逆下气。如利胆排石片、胆道排石汤、化石利胆散即据此法配伍而成。

使用此法时应该注意以下三个方面。其一，诊断上应与胆道蛔虫病、急性胆囊炎、急性胰腺炎等病鉴别。首次发作的青年应考虑是胆道蛔虫病，反复发作则结石病的可能性较大。腹痛剧烈而有钻顶感也是胆道蛔虫病的特点，胆囊炎有寒热往来、恶心呕吐等症状，胆石症并发胆囊炎才有上述证象，急性胰腺炎上腹或左上腹剧烈疼痛，程度较胆石症为重，并有发热、呕吐证象。上述病史和证象有助于鉴别诊断，结合现代检测手段，更能帮助确诊。其二，这类方的结构与清热利胆法大同小异，仅多一组化石药而少一组柔肝缓急之品，前言治疗结石应立足于化石与排石，若欲排石，理应增强胆囊、胆管的收缩，如果使用柔肝缓急的芍药、甘草、大枣则恰与上述意图背道而驰，但剧烈绞痛者又当别论，并非一成不变。其三，无论化石、排石，均非一治即愈，应当长服，才有效果。

胆道排石汤（《中西医结合治疗急腹症》）

【**药物组成**】枳壳 9g，枳实 9g，木香 18g，黄芩 9g，金银花 15g，茵陈 30g，大黄 15g，芒硝（冲服）9g。

【**制剂用法**】水煎服，每日 1 剂，分 2 次服。体实者可日服 2 剂。

【**方证病机**】实热郁结。

【**体现治法**】疏肝清热，利胆排石。

【**适应证候**】实热型胆结石。

【**方理剖析**】结石按其成分通常分为混合结石、胆色素结石、胆固醇结石三类，据国内各地报告，在肉眼观察的 866 例结石患者中，混合结石为 375 例，占 43.3%，胆色素结石为 329 例，占 38%，胆固醇结石为 162 例，占 18.7%。由于此方立足于排石，无需考虑结石成分，所以三类结石都可应用。

此方枳壳、枳实、木香、大黄能够增强胆囊收缩和胆管运动，是推动结石下行的主要组成部分。黄芩、金银花、茵陈、大黄有清热解毒之功，茵陈可导胆经湿热下行前阴，大黄可导胆经实热下行后窍，意在消除胆经气郁所化邪热。芒硝有咸寒软坚作用，是为化石而设。诸药合而成方，能奏疏肝清热、利胆排石之效。

【**临证应用**】胆道结石热象较重者可用此方。胸闷、胁痛者，加柴胡、芍药；舌绛、渴饮、脉洪者，加生石膏、知母、天花粉；热重者，加紫花地丁；痛重者，加芒硝；食欲不佳者，加鸡内金、砂仁、炒麦芽、神曲、焦山楂；呕吐者，加竹茹、半夏、生姜；黄重者，重用茵陈。可作临证参考。

【**歌括**】胆道排石一号方，枳实枳壳与木香，茵陈银花黄芩配，泄热尤须用硝黄。

胆道排石汤（《中西医结合治疗急腹症》）

【**药物组成**】虎杖 30g，木香 15g，枳壳 15g，大黄 15g，金钱草 30g，栀子 12g，延胡索 15g，茵陈 30g。

【**制剂用法**】水煎服。

【**方证病机**】气郁湿滞，液结成石。

【**体现治法**】清热利湿，利胆排石。

【**适应证候**】湿热型胆结石。症见右上腹剧痛，阵发性加剧，口苦，恶心呕吐，不思饮食，高热，畏寒，舌红，苔黄而腻，脉弦滑或滑数。

【**方理剖析**】胆道结石按其部位分为胆囊、胆总管、肝管、肝内胆管数种，此方是为胆管结石及胆囊炎而设。形成此证之因，多因饮食不节、胆经气郁，胆液发生病理改变，凝结成石，阻于胆管。如果再感外邪，三焦津气闭郁，内归胆腑，新感引动痼疾，即呈疼痛与高热并见；恶心、呕吐是胆气犯胃，胃气上逆；舌苔黄腻、不思饮食，是湿浊阻滞之象。

治疗胆管结石，应立足于排石。为使结石下行，应从以下几个方面思考。一是增强胆管蠕动，促使结石下行；二是增强胆汁分泌，推动结石下行；三是使胆道口的括约肌舒张，以利结石排出；四是使用化石药物，阻断结石形成。此方结构侧重增强胆囊及胆管收缩蠕动而未计其他。所用虎杖、大黄、栀子、茵陈都有较强的清热解毒作用。茵陈擅渗肝胆之湿，引导湿从三焦下出前阴；大黄利胆通腑，引导热从肠道下出于后窍。此二药同用，不仅分消湿热，利胆作用也较显著，这一组药主要在于清利湿热，治疗新感。枳壳、木香擅长疏理气机，与大黄同用，可以增强胆管蠕动，促使结石下行，再配溶化结石的金钱草阻断结石再生，麻醉止痛的延胡索，减轻绞痛。这一组药主要在于治疗痼疾。两组药物共用，能奏清热利湿、利胆排石功效。

原方金钱草与茵陈只用其中任何一味，此方改为两药同用，理由有二：其一，茵陈可以增强渗湿作用，多此一味，对湿热型胆囊炎更为合适；其二，大黄与茵陈同用，有明显的利胆作用，加入似乎更为完善。

【临证应用】胆结石并发胆囊炎可用此方。若欲增强化石作用，可加火硝；若欲增强渗湿作用，可加木通、车前子。

【歌括】胆道排石用木香，虎杖金钱合大黄，茵陈枳壳栀玄配，清利湿热此堪尝。

利胆排石片（成都制药厂提供）

【药物组成】金钱草250g，茵陈250g，黄芩75g，木香75g，郁金75g，枳实（麸炒）50g，厚朴（姜制）50g，槟榔125g，大黄125g，芒硝（精制）75g。

【制剂用法】以上10味，木香、大黄、芒硝碎成细粉，其余7味煎煮浓缩为膏状，加入上述细粉，压制成1000片。用于排石，1次服6~10片，1日2次；用于胆囊炎，1次服4~6片，1日2次。

【方证病机】胆道结石。

【体现治法】利胆排石，清胆行气。

【适应证候】胆道结石，胆囊炎。

【方理剖析】肝居右胁，胆附于肝，互为表里。肝脏分泌的胆汁由肝管输贮于胆，再经胆管注入肠道，参与消化作用。若外感风寒，卫气宣发受阻，津液敷布失常，从三焦内传胆腑，气血津液运行不利，即见寒热往来、胁痛口苦、不思饮食、恶心呕吐等症状。如果不因外感而是胆经郁热，煎熬胆液，日积月累，凝结成石，阻于胆管，即成胆道结石。此病每因多食油腻即见右胁疼痛，甚至牵引肩臂作痛。

治疗胆道结石或胆经有热，均宜清热利胆。此方所用枳实、厚朴、木香、槟榔、郁金、大黄等药都能增强胆管蠕动，促进结石下行，达到排石目的。复用金钱草、芒硝、黄芩、茵陈清泻肝胆，消化结石，使结石逐渐变小，易于排出，并使胆液不再凝结成石，杜绝再生，方名利胆排石，可以说是名实相符。若用此方治疗胆经有热，其理稍有不同，邪从三焦内传胆腑，以致气郁化热，血行不利，津凝为湿，胆液受阻，而呈胁下胀痛，使用木香、郁金、枳实、厚朴、槟榔行其气，大黄活其血，茵陈利其湿，金钱草、黄芩清泻肝胆，大黄、芒硝导热下行，与此证的病理基本相符，体现清胆行气的法则。

【临证应用】（1）胆道结石、泥沙型结石投此有效，胆囊结石效果欠佳。

（2）用此方治疗胆囊炎，则以胀痛为主的气滞型胆囊炎较适合，改为汤剂，用量可按比例酌减。若欲疏达气机，可配柴胡；若欲增强活血作用，可加当归、川芎；若欲增强除湿作用，可加半夏、泽泻、车前子；若欲柔肝止痛，可加白芍、大枣。

【歌括】利胆排石用金钱，硝黄茵芩枳朴添，木香槟榔郁金配，胆道结石此能痊。

化石利胆散（王俊义方）

【药物组成】硇砂 60g，硼砂 60g，金钱草 60g，芒硝 30g，火硝 20g，白矾 20g，高良姜 20g，枳壳 20g，大黄 20g。

【制剂用法】研末，温水送服。每日用量以大便溏为度。

【方证病机】胆液凝结成石。

【体现治法】化石利胆。

【适应证候】胆道结石。

【方理剖析】胆结石是常见病种之一，我国的胆石症与西方国家不同，其特点是发病年龄较小，胆总管与肝管结石较胆囊结石为多，胆色素结石或混合结石多见。多因饮食不节、寒温不适、精神抑郁，导致胆液发生病理改变，凝结成石，结于胆囊或胆道而成。

治疗胆道结石的古方不多，所见都是新近所制，由于排石较易而化石困难，是以新制之方多从排石着手。这类方用于胆管结石固然可行，用于胆囊结石则未必皆效。此方立足于化石，构思与众不同。方中火硝又名硝石，《神农本草经》早就记载本品能治五脏积热，推陈出新，《药性论》又谓此物能够破积散坚，与白矾同用，即《金匮要略》中的硝石矾石散，是治黄疸的方剂。由于这种黄疸女性多见，又系积渐而成，故名女劳疸。这种黄疸是因结石阻塞胆道，胆液不能下行肠道而从少阳三焦溢于肌肤所致，用此破积散坚，溶化结石，胆管不为胆石所阻，黄疸才能消退。此方以硝石矾石散为基础，配伍擅长软坚散结的硇砂、硼砂，溶化结石的金钱草、芒硝，能收化石功效。复配高良姜、枳壳行气导滞，大黄利胆通腑，成为化石为主，排石为辅的配伍形式。

【临证应用】B超检查确属胆道结石，可用此方。此方初步试用有效，尚待继续观察，收入仅供参考。

【歌括】化石利胆用金钱，枳壳良姜大黄研，硇砂硼砂芒硝配，火消白矾可攻坚。

-------------------- 小 结 --------------------

利胆排石法共选 4 方，都可治疗胆道结石，前三方立足于排石，所以用枳壳、木香、茵陈、大黄等药增强胆囊收缩，促进结石下行。比较功力：清热力量以胆道排石汤为优，排石力量以利胆排石片为胜。化石利胆散的结构则与前面三方不同，立足于化石是其特点。

第四节　化石通淋法

化石通淋是针对尿路结石病机拟定的治法。

尿路结石，是由于下焦湿热煎熬尿中杂质形成结石，阻于肾系而成。根据结石所在部位不同，而有不同证象。肾和输尿管结石，常见腰部隐痛，有时突然发生绞痛，疼痛自肾区向下放射至腹股沟或大腿内侧及前阴部分。若结石位于输尿管的下半段，则最痛点可在腹股沟附近，其疼痛又可向肾区放射。膀胱结石主要表现为排尿突然中断，伴有剧烈疼痛，并向会阴或阴茎头部放射。除疼痛这一主症以外，还有尿频、尿急、尿痛等症状。

结石存在于肾系而生疼痛，若能通过化石使结石消除，即可达到治疗目的。古方常用金钱草、海金沙、鸡内金、鱼脑石、琥珀、火硝、硼砂、胡桃肉等具有化石作用的药物配入通淋方中，即是此意，但是化石不如排石，促使结石排出体外，才是有效的治疗方法。为了达到排石目的，应从以下几个方面考虑。一是使其变小，易于下行；二是使输尿管道暂时松弛，为结石下行开辟道路；三是配伍滑利窍道之品，减少结石下行阻力；四是增加尿量，将结石推向前进；五是使用降气、引血下行之品，鼓动结石下行。因此，这类方应在通淋化石的基础上，配伍长于缓解痉挛的白芍、地龙、甘草以松弛输尿管道；体滑、多液的滑石、车前子、冬葵子、榆白皮滑利窍道；降气的枳实、沉香，行血的牛膝、大黄助气血下行。这种配伍结构既考虑了结石本身，也考虑了输尿管道和气、血、津、液各个方面，是值得注意的。体现这一治法的方有石韦散、凿石丸等。

犀角散（《神巧万全方》）

【药物组成】犀角 30g，黄芩 90g，大黄 90g，王不留行 30g，赤芍 45g，蒲黄 30g，石韦 30g，木通 45g，冬葵子 45g，滑石 30g，车前子 60g。

【制剂用法】研末，每服 10g，水煎去渣，温服，以利为度（原方黄芩、大黄各 3 分，折合成克重仅 1g 并分 30 次服。不能达到以利为度的效果，显然是三两之误，故改）。

【方证病机】尿路结石，血溢成瘀。

【体现治法】通淋排石，活血止血。

【适应证候】石淋、血淋。症见下砂石兼碎血片，小腹急痛，舌红，苔黄，脉数。

【方理剖析】尿中下砂石、血片，小腹剧烈疼痛，是本方主症；尿路结石，血溢成瘀，是此证病机；舌红、苔黄、脉数，是病性属热的辨证依据。热蕴下焦，尿中杂质被热煎熬，日积月累，形成砂石，阻于输尿管道，即成输尿管结石。尿中夹杂血块是泌尿系统的出血现象。推求出血原因：一是结石下移，损伤血络，二是血分有热，迫血外溢。结石与瘀血随尿而出，遂见砂石、血片，阻于输尿管下段或阴茎以内，遂见小腹急痛。

输尿管道存在结石，法当通淋排石。此方所用药物大体可以分成两组。一组着眼于凉血、止血、活血；一组着眼于通淋排石。方用犀角清营凉血，黄芩、大黄清泻肝火，待营分热清，肝火得泻，则血能贮藏于肝脏，运行于心脉，不致外溢。此三药不仅能够消除出血原因，并具止血作用，用治热盛出血，可谓一举两得。血溢成瘀，阻塞尿路，若不活血，疼痛不能消失。大黄、王不留行、赤芍、蒲黄四药有活血行瘀之功，与犀角、黄芩相伍，着眼于凉血、止血、活血。结石阻于尿路，才是疼痛的主要原因，应当促结石排出体外，石韦、木通、滑石、车前子均有利水通淋作用，可以增加尿量，推动结石前进；滑石、车前子、冬葵子体滑多液，又可滑利窍道，有利于结石下行。上五药着眼于通淋排石。两组药物虽然各有所主，但又不能严格划分，大黄、王不留行、赤芍的活血作用，也可促进排石，其理可能与增强经隧蠕动有关。观大黄能够促进肠道蠕动、子宫收缩，王不留行可以催生下胎，就是佐证。

结石应是主要矛盾，本方却以凉血、止血、活血为主，似有本末倒置嫌疑，加入化石之品，可以提高疗效。

犀牛已成珍稀动物，犀角自然难以寻觅，选入本方，旨在启示学者思考，无论何部出血，凡属热迫血行，都可通过清营凉肝达到止血目的，若无犀角，可用其他凉血药物替代。

【临证应用】本方可治石淋、血淋。血淋无须加减，石淋可以加入化石药物，提高疗效。

【歌括】犀角散中用黄芩，王不留行芍将军，蒲葵通车韦滑石，石淋血淋此方斟。

石韦散 (《普济本事方》)

【药物组成】车前子12g，瞿麦12g，石韦30g，冬葵子15g，滑石30g，榆白皮15g，木通15g，赤茯苓12g，甘草6g，赤芍18g。

【制剂用法】水煎服。

【方证病机】下焦湿热，结为砂石。

【体现治法】通淋排石。

【适应证候】石淋。症见尿中夹有砂石，或肾区、小腹疼痛难忍，或突然阻塞，尿来中断，或小便刺痛，窘迫难忍，或尿中带血，小便困难，尿色黄赤或浑浊，舌色正常，脉数。

【方理剖析】尿中夹有砂石，为本方主症；下焦湿热，结为砂石，是此证病机。湿热蕴结下焦，尿中杂质结为砂石，小者如砂，即称砂淋，大者如石，即称石淋。根据结石存在部位不同，遂有不同症状。在肾或输尿管上段，则腰痛；在输尿管下段，则小腹疼痛难忍；在膀胱则常阻塞出口，尿来中断；阻塞茎中，则刺痛难忍。如果结石下移时损伤血络，又可出现尿中带血。

本方是治石淋、砂淋的常用方，以石韦、车前子、瞿麦、滑石、木通、赤茯苓为主药，能收较强的泻火通淋、排出结石功效，榆白皮、冬葵子、滑石三药擅长滑利窍道，赤芍、甘草二药擅长缓其急迫，均有利于排出结石。若加化石的金钱草、鸡内金、火硝之类，疗效更佳。

此方通过增加尿量，滑利窍道，松弛尿管，达到排石目的，一切着眼于排，而不着眼于化，是其高明处，千年以前即能配伍如此奇巧之方，实属难能可贵。配伍滑利窍道和松弛尿管药物，是与其他通淋方的不同点，学者留意。

【临证应用】若能于本方中加入降气的沉香，引血下行的牛膝，活血的王不留行，可以增强排石动力。

【歌括】石韦瞿芍甘冬葵，榆皮通车苓滑随，石淋涩痛小便难，通淋排石听指挥。

凿石丸（湖南中医药大学第二附属医院院方）

【药物组成】火硝15g，琥珀9g，海金沙15g，茯苓10g，泽泻10g，地龙9g，白芍（原方为赤芍）18g，甘草梢6g，滑石30g，冬葵子15g，沉香6g，牛膝15g。

【制剂用法】共研细末，水泛为丸。每次15g，每日2~3次，饭前温开水送服。

【方证病机】输尿管结石。

【体现治法】通淋化石。

【适应证候】尿道结石。

【方理剖析】此方以治输尿管结石见长，以下腹部疼痛为主症。如果结石在输尿管上段，可见腰常隐痛，有时发生绞痛，疼痛自肾区向下放射。如果结石位于输尿管下半段，最痛点可在腹股沟附近，又可向腰部放射。

输尿管内存在结石，这是主要矛盾。在考虑治疗措施时，必须立足于排石，使结石排出，疼痛就会随之缓解。前已言之，为使结石能够顺利排出体外，应采取下述措施，为结石下行创造有利条件。一是设法使结石变小，使其易于下行；二是使输尿管道暂时松弛，为结石下行开辟道路；三是使用滑利窍道之品，减少结石下行阻力；四是增加尿量，将结石推向前进；五是使用降气和引血下行之品，鼓动结石下行。此方即据上述几个方面组合而成的。方中配伍长于化石的火硝、琥珀、海金沙以消除结石；利尿行水的茯苓、泽泻以增加尿量；缓急解痉的地龙、白芍、甘草以松弛泌尿管道；体滑的滑石、多液的冬葵子以滑利窍道；降气的沉香、行血的牛膝以引导气血下行。全方从各方面促进结石的排出，是一个结构谨严，配伍完善的新方。

所用药物均着眼于排石，这是本方配伍上的特点。因配有长于化石的火硝等药，可以阻断结石继续形成，故较石韦散高出一筹。唯滑利窍道作用不及石韦散，用时可以加入榆白皮、车前子，补其不足。

【歌括】凿石金沙琥珀葵，火硝苓泽地芍随，滑石沉香牛膝草，尿路结石此方医。

-------- 小 结 --------

化石通淋法共选3方，都可治疗尿路结石，但又各具特点。犀角散是液结成石、热迫血溢、瘀血内阻三种病机同时存在，故用凉血止血、活血行瘀、利水通淋三类药物组合成方，体现通淋排石、活血止血之法，此方展示了三种病机同时存在的治疗方法，最能启人思维，开阔眼界。石韦散是湿热下注，结为砂石，故以通淋排石为法，使用清热利水、滑利窍道、松弛输尿管道三类药物组合成方，是立足于排石的典范。凿石丸集溶化结石、利尿行水、滑利窍道、松弛经隧、引导气血下行之药于一方，构思缜密，是较为完善的结构，学者若能领会制方之理，治疗尿路结石之法，已无余蕴。但是还有一点有待磋商，到底是用松弛尿道药物以利结石下行为好？还是用行气、活血药物促进尿道蠕动，推动结石下行为好？现今两种药物组合形式之方都有，何者为佳，有待验证，请学者留意。

第十六章　开窍法

开窍法是针对窍闭神昏拟定的治疗大法。

以《素问·至真要大论篇》中"开之发之""疏其血气，令其调达"为立法依据，选用开窍、行气、活血、祛痰、化湿药物为主组合成方，用以治疗窍闭神昏的方剂，称为开窍剂。这类方有通关开窍、启闭醒神之功，属于治法中的开窍大法。

致病原因： 窍闭神昏，有因风寒卒中，津气升降受阻，以致昏迷不醒；有因忧恚惊恐，气机升降逆乱，以致卒倒无知；有因热邪逆传心包，以致神昏谵语；有因痰浊蒙闭神明，以致精神错乱。所以，外感六淫、内伤七情，都可引起机窍不利。

病变部位： 窍闭神昏，病在心包。所谓邪入心包实指大脑之膜，所谓蒙闭神明云云，其实都是脑膜受病。脑为元神之府，是生命活动的中枢，精神意识的主宰，神昏窍闭，自是脑膜病变。

病变性质： 神昏窍闭之证，以寒热定性，则既有寒证，也有热证。若从虚实定性，当察气血津液的盈虚。此证是因气机闭阻、瘀血阻滞、痰浊蒙闭所致，一切都是气血津液不通的病理改变，故病性属实。

基本病理： 属于心系的脑膜，全凭阳气温煦，营血滋荣，阴津濡润，才能进行正常思维。如果分布于脑的血络发生意外，或行于少阳三焦的阴津、阳气失常，都可引起脑膜发生病变，成为神志异常。所以神志异常虽属心包病变，却与气血津液的虚滞息息相关，气血津液的亏损和滞塞才是引起神志异常的病变本质。此法所治的各种窍闭神昏证象，是因气机闭阻，神无气煦，或瘀血阻脑，神无血濡，或痰浊上蒙，神为痰闭。所以气血津液不通，神机被阻，是其基本病理。

治法分类： 前已言之，窍闭神昏是气、血、痰、湿闭阻心神所致。治疗这类证候，应当针对不同病机，拟定相应治法，才能环环相扣，符合病情。热入心包成为神昏谵语，治宜清热开窍，热去窍开，则神志可清；风寒直中症见卒倒无知，治宜温通开闭，津气升降正常，阳气能够上达，则神志可苏；瘀血阻脑症见神志不清，治宜化瘀开窍，祛瘀通络，神有血养，则神明可复；痰浊蒙闭症见昏迷狂乱，治宜涤痰开窍，脑膜不为痰浊蒙闭，君主不为宵小所乘，则神自明静。故开窍大法之中，包括清热开窍、温通开闭、化瘀开窍、涤痰开窍四个治法。

配伍特点： 开窍是所要达到的目标，使用何种方法达到这一目的，应随病情而异。清热开窍，是以清热、开窍、安神三类药物为主；温通开闭，是以行气药物为主；化瘀开窍，是以活血药物为主；涤痰开窍，是以祛痰药物为主。由于治法是指导配方的理论依据，不同的治法自然也就反映了不同的配伍特点。某些方展示了行气、活血、除湿、祛痰四类药物同用的结构，恰恰与气、血、津、液不通的基本病理相符，也提示了百病都宜疏其气、血、津、液的治疗原则。

临证应用： 此法可用于四个方面：一是热入心包的神昏谵语；二是卒中客忤的卒倒无

知；三是瘀血阻滞的神志不清；四是痰浊蒙闭的昏不知人或精神错乱。

使用注意：一是闭与脱的鉴别。神志昏迷，不仅见于闭证，也可见于脱证。闭证兼见口噤握拳、气粗声齁、脉搏有力，多属暴病。脱证兼见口开手撒、自汗息微、二便失禁、肢冷脉微。闭者宜开，脱者宜固，二者不能错用，稍有不慎，即会危及生命，所以必须细微分辨。如果属于内闭外脱，可将开闭与固脱两法合用。二是阳明腑实所致的神昏谵语，宜用苦寒泻下，釜底抽薪，非本法所宜。三是病情很急，当先制成丸、散，以备急需。

第一节　清热开窍法

清热开窍是根据热入心包病机拟定的治法。

热入心包是以神昏谵语为主症，同时兼见身热、烦躁、舌绛、脉数。温邪上受，首先犯肺，气郁化热，由少阳三焦逆传心包，炼液为痰，痰浊上蒙而神为其闭，火热上炎而神受其扰，遂见烦躁谵语。其余一切脉证，无非都是热的辨证依据。治疗热入心包证候，法当清热解毒，消除致病原因；疏畅气机，通其三焦闭阻；辟秽化浊，祛其痰湿壅闭；芳香开窍，治其神昏谵语；重镇安神，治其烦躁不宁。根据这一治则，此法常由下述五类药物组成。一是清热解毒的黄连、黄芩、栀子、雄黄、朱砂之类，这类药可以消除致病原因。二是疏畅气机的麝香、冰片、郁金、丁香、木香、沉香、安息香之类，这类药可以宣畅三焦，恢复气机升降。三是辟秽化浊的牛黄、雄黄、天竺黄、胆南星、石菖蒲之类，这类药可以化痰去垢，涤除闭阻心包的秽浊，恢复头脑的清明。四是芳香开窍的牛黄、麝香、冰片、安息香、石菖蒲之类，这类药可以醒脑回苏，专为神志不清而设。五是重镇安神的金箔、银箔、磁石、朱砂、琥珀、玳瑁、珍珠之类，这类药有较好的镇静安神作用，又为心神不安的躁动而设。几类药物虽然各有各的用途，其开窍醒神之功却是协同配合的结果。只有通过清热解毒药使致病因素消除，其余药物才能充分发挥作用，也只有通过祛痰化湿、开窍安神药物恢复大脑功能，才能达到愈病目的。如安宫牛黄丸、紫雪丹、至宝丹、抱龙丸、行军散等方，即体现清热开窍法则。

配伍这类方剂时要注意以下几点。一是根据病情需要，用药有所侧重：热毒炽盛的，以清热解毒为主，开窍安神为辅，如安宫牛黄丸就体现这种结构；窍闭神昏重证，以开窍安神为主，清热解毒为辅，如至宝丹即体现这种结构；痰浊较盛的，以化痰为主，清热、开窍、安神反居其次，如抱龙丸就体现这种结构；疏畅气机药物多具辛温之性，用量宜小，多用虑其伤津。二是根据病情兼夹，配伍其他药物。热证窍闭，每与气血两燔和肝风内动证象同时出现，故在清热解毒与开窍安神的同时，应该配伍辛寒清气的石膏、寒水石，清营凉血的犀角、牡丹皮，息风解痉的羚羊角、天麻、僵蚕、全蝎等药，共收气血两清、开窍息风之功。这种热盛证候，或配升麻、薄荷之属透热达表，或配滑石、茯苓之流导热下行，或配大黄、芒硝之类釜底抽薪，意在因势利导，为热寻求去路。三是根据邪正盛衰，配伍扶正药物：窍闭之证，一见脉虚无力，即有内闭外脱之虞，当在开窍方中配伍人参益气救脱，才有一线生机，若不时刻注意正气盛衰，恐窍犹未开而生机已息，再欲抢救则为时已晚，吴鞠通用人参汤下安宫牛黄丸即为内闭外脱示法。四是注意药物选择，尽量一药多用：一种药常有多种功效，如果选择精当，可以减少药味数，开窍诸方反映了一药多用的原则。如麝香、冰片、石菖蒲、安息香等药，既有开窍醒神之功，又有疏畅气机、芳化湿浊作用；牛黄既有清热凉肝功效，又有化痰、开窍作用。选用一味药物可以达到三种治疗目的，这些用药法则，可以借鉴。五是注意剂型，不能作为汤剂：窍闭神昏之证，病情危急，若不预先制备，将会缓不济急，加之金石之品难溶于水，芳香药物易于走散，均非汤剂所宜，所以清热开窍之方，多为丸散。

此证病情危笃，生死反掌，抢救及时，可望痊愈。治不如法，可见两种转归：一是很快死亡；二是热退身凉以后留下痴呆等后遗症。

安宫牛黄丸 （《温病条辨》）

【药物组成】牛黄 30g，犀角 30g，黄芩 30g，黄连 30g，山栀子 30g，雄黄 30g，朱砂 30g，郁金 30g，冰片 8g，麝香 8g，珍珠 15g。

【制剂用法】共研细末，炼老蜜为丸，每丸重 3g，金箔为衣，蜡护。脉虚者用人参汤下，脉实者用金银花、薄荷汤下。每次服 1 丸，大人病重体实者，1 日服 3 次，小儿服半丸，仍无知觉，再服半丸。

【方证病机】热入心包，神昏窍闭。

【体现治法】清热解毒，开窍安神。

【适应证候】热入心包。症见神昏谵语，身热、烦躁不安等，亦治急黄、痫证。

【方理剖析】神昏谵语，是本方主症；热入心包，是此证病机。温邪上受，首先犯肺，热炼津液成痰，随三焦上蒙机窍（逆传心包），由气分内陷营血，冲上扰其元神。痰闭其窍，热扰其神，遂见神昏谵语。何以知其为热？从身热、烦躁等症知之。

温邪上受，气郁化热，津凝成痰，蒙闭心包，治宜清热解毒，消除致病原因，利气化痰，通其津气滞塞，开窍安神，令其心神明静。牛黄擅长清心透热、利痰开窍、安神定惊，一药而兼三用，自是一方主药。黄芩、黄连、山栀子清气解毒，犀角凉血解毒，此四药功在两清气血，消除病因。麝香无处不达，善开诸窍之闭；冰片行气化湿，能通津气之壅；郁金理气活血，可解气血之郁；雄黄劫痰解毒，可豁包膜之痰。凭借上四药行气化痰之功，可以协助主药开窍醒神。金箔，金属也；朱砂，石类也；珍珠，介类也。此三药配入方中，可以协助主药清心安神。诸药同用，能收清热解毒、行气利痰、开窍安神功效。

学习此方应该注意以下几点。其一，神昏常与痉厥同见：《温病条辨》用此方共计 9 条，其中有 8 条都以神昏谵语为主，轻者时时谵语，重者成为昏狂、昏迷，故而神昏谵语是其主症已毫无疑义。神昏谵语见于温病过程之中，身热、烦躁、舌红、苔黄、脉数是其必见证象亦毋庸置疑。《温病条辨》中有 2 条提到舌蹇、痉厥，说明此证常与肝风内动证象同时出现。其二，此证的确切病位是在大脑：众所周知，此方是为热入心包而设，所谓热入心包，其实是指热蒸于脑。叶天士在《温热经纬》中谓："温邪上受，首先犯肺，逆传心包。"若谓心包是指心外包膜，称为逆传就于理不通。因为，肺在心上，由上传下不得谓之为逆；肺为相傅，心包为臣使，由肺侵犯心包，并非以下犯上，亦不得谓之为逆。所以，逆传心包是指温邪犯肺，热在气分即由少阳三焦上犯元神之府，它与内陷营血恰成一对，展示了温病的两种传变途径。其三，温邪引起热痰蒙闭心包是其基本病理：神昏谵语虽然是其主症，温邪才是致病之源。热势鸱张，灼津成痰，蒙闭心包，才会出现神昏谵语，所以清热解毒才是治病求本之法，此方解毒药物居半数，意即在此。其四，开窍是清热、利气、豁痰的综合效应：古方常用牛黄、麝香、冰片、石菖蒲、郁金开窍。深究神志昏迷的病变本质，则与行于少阳三焦的津气凝闭有关。上述药物，有的以疏利气机见长，有的以燥湿化痰为胜，令三焦的津气恢复正常，神志自然清醒。此方证是热扰心神与痰浊蒙闭两种病机引起神昏谵语，故用清热、利气、豁痰药达到开窍目的。其五，化痰泄浊力量不足是其唯一弱点：服用此方热退身凉以后，有些患者仍然神志不清，虽然大脑实质受损是其主要原因，但也可能与化痰力量较弱有关。

【临证应用】（1）以神昏谵语而兼身热、舌红、苔黄、脉数为用方指征。脉实用金银花、薄荷煎汤送服，助其疏散热邪。脉虚是内闭外脱之象，用人参煎汤送服，是示人以开窍与固脱同用之法。若兼大便秘结，用温水调生大黄末10g送服，即牛黄承气汤，是清热开窍与釜底抽薪二法的合用；兼见营血亏损，可与育阴潜阳的三甲复脉汤合用；若湿热较盛，可与消除湿热的甘露消毒丹合用；若遍身发黄兼见神昏狂乱，可用此方与茵陈蒿汤加味。

（2）精神异常或痫证，审其属热，亦可使用此方清热解毒、安神开窍。

（3）本方可用于流行性脑脊髓膜炎、乙型脑炎、尿毒症、肝性昏迷、脑血管意外等病，症见身热烦躁、神昏谵语者。

【歌括】安宫牛黄用珠犀，山栀芩连热盛宜，雄朱脑麝郁金箔，窍闭神昏莫失机。

紫雪丹（《太平惠民和剂局方》）

【药物组成】寒水石1500g，石膏1500g，滑石1500g，磁石1500g，玄明粉5000g，火硝1000g，玄参500g，升麻500g，甘草240g，羚羊角150g，犀角150g，青木香150g，沉香150g，公丁香30g，麝香30g，飞朱砂90g，黄金3000g。

【制剂用法】有成药出售，制法从略。每日服2次，每次服3~6g，冷开水下，小儿酌减。

【方证病机】热邪内陷，气血两燔。

【体现治法】清热开窍，安神息风。

【适应证候】神昏痉厥，高热口渴，唇焦齿燥，尿赤便秘，舌绛少苔，昏狂谵语，甚则四肢抽搐，及小儿痉厥之因于热者。

【方理剖析】此证属气血两燔，窍闭风动机制。温邪上受，首先犯肺，气分热势鸱张，阴津为热所劫，故高热、口渴、唇焦、齿燥、尿赤、便秘。热入心营，营阴受损，故舌绛少苔。热炽上炎，有升无降，神机闭阻，常度尽失，故昏狂谵语。热窜筋脉，搏击其筋脉，筋失和柔，肝风已动，故痉挛抽搐。《温热经纬·湿热病篇》所谓"火动风生而筋挛脉急，风煽火炽而识乱神迷"，殆即指此而言。

热盛、昏谵、抽搐，治宜清热挫其热势，开窍启其神明，安神令其神静，息风止其抽搐。热是引起窍闭、动风的根源，清热自是当务之急。故方用寒水石、石膏清气分之热；犀角、羚羊角、玄参清营凉血。为使热有外出去路，故配升麻疏泄郁火，使热从毛窍而出，滑石清热利湿，火硝、朴硝泻火通便，引导热从前后二窍而下，体现气血两清、因势利导的配伍形式。羚羊角凉肝息风，甘草甘可缓急，合而用之，能收息风解痉功效。麝香、木香、丁香、沉香性虽温而量极小，配入方中，一可芳香开窍，令神志清醒，二可疏泄郁火，令诸药凉而不郁，三可调畅气机，使逆气随诸药下降。黄金、磁石、朱砂性沉下降，重镇安神，显然是为神魂飞扬的狂躁而设。此方展示以清热开窍为主，安神息风为辅的配伍形式，用治气血两燔、窍闭风动之证，可谓合拍。

此方结构可以启人思维，开阔视野。气血两清之外，配以开窍、息风、安神药物，说明病机复杂之证绝非单一结构所能胜任，这是其一。气血两清力量本已甚强，又有因势利导之品，可收事半功倍效果，这是其二。清热之中，配伍疏泄之品，虽凉不郁，凝重而不呆滞，这是其三。

此方原名紫雪，最早见于《千金翼方》，次见于《外台秘要》，三见于《太平惠民和剂局方》。《外台秘要》与《太平惠民和剂局方》的药味和主治完全相同，仅麝香剂量有异，前者为五分，后者为一两二钱半。可见此方源出于《千金翼方》，发展于《外台秘要》，完善于《太平惠民和剂局方》。麝香分量加重，开窍力量增强，遂由清热安神之方变为清热开窍之法。剂量变化，其妙如斯。

【临证应用】（1）本方清热开窍、安神息风之力较强，凡热邪充斥内外，气血两燔，症见高热神昏、抽搐以及小儿麻疹之热毒内盛而见斑疹紫红、喘促、昏迷等都可应用。

（2）精神异常及痫证，审其属热，可以应用此方清热、开窍、安神、息风。

（3）本方可用于流行性脑脊髓膜炎、乙型脑炎、斑疹伤寒、猩红热等病见症如上述者。

【歌括】紫雪犀羚朱朴硝，硝磁寒水滑石膏，丁沉木麝玄升草，清热开窍力偏饶。

至宝丹（《太平惠民和剂局方》）

【药物组成】犀角30g，玳瑁屑30g，琥珀（研）30g，朱砂（研细，水飞）30g，雄黄（水飞）30g，冰片（研）0.3g，麝香（研）0.3g，牛黄（研）15g，安息香45g（为末，以无灰酒搅澄飞过，滤去砂石，约得净数30g），金箔50张（一半为衣），银箔（研）50张。

【制剂用法】将生犀角、玳瑁研为细末，入余药研匀，将安息香膏重汤煮，凝成后，入诸药中合而为丸，每丸重3g，每次服1丸，小儿半丸，研碎，人参汤送服。

【方证病机】痰热内闭。

【体现治法】开窍安神，清热解毒。

【适应证候】中暑、中风及温病痰热内闭。症见神昏谵语，身热烦躁，痰盛气粗，舌赤苔黄，以及小儿急惊风证。

【方理剖析】感受暑热，突然昏倒，不省人事，发热烦躁，呼吸急促，牙关紧闭，或口开齿燥，脉数无力，称为中暑。突然昏倒，不省人事，醒后半身不遂，口眼歪斜，称为中风。中暑、中风都以卒倒无知为主症，但中暑有热象，中风有高血压病史，其机制都与突然气血闭阻，痰闭心包有关。至于温病症见神昏谵语，亦是热痰闭阻心包使然。

无论温病的神昏谵语，还是中暑、中风的卒倒无知，基本病理都是热痰蒙闭心包，故以清热解毒、利气豁痰、安神开窍为法。方中牛黄有清心化热、豁痰开窍、安神定惊之功，作用较为全面，故是群药之首；犀角为凉血解毒佳品，可清心营之热；雄黄是劫痰解毒猛将，可豁心包之痰；安息香、麝香、冰片辟秽利气，可开闭阻之窍；琥珀、朱砂、金箔、银箔、玳瑁重镇安神，可宁躁动之神。诸药合用，能奏清热解毒、利气豁痰、开窍安神功效。用人参煎汤送服，有益气救脱之功，加此一味，即为内闭外脱示法，学者识之。

学习此方，应该注意以下两点。一是方中安息香有祛痰作用，可以协助牛黄、雄黄化痰泄浊，其行气作用又可协助龙脑、麝香通其气闭，故用量最重。二是所治是昏迷重证，开窍的麝香、冰片却只有0.3g，仅占全方总量八百分之一，不用足够分量而又欲其达到开窍目的，恐有病重药轻之虞，二药用量是否有误，这是一个疑点。如果无误，那就是通过豁痰达到开窍目的。

【临证应用】（1）此方清热解毒力量逊于安宫牛黄丸、紫雪丹，温病后期，热势已减，昏谵较重，可以使用。如果热势鸱张，仍以使用前面两方为宜。

（2）临床常用于流行性乙型脑炎、流行性脑脊髓膜炎、中暑、脑血管意外、肝性昏迷等属痰热内闭、神昏较重者。

【加减化裁】（1）人参至宝丹（《普济本事方》）：即本方加人参、天竺黄各30g，制天南星15g，制备方法及适应证候与至宝丹同。徐灵胎谓："《本事方》中多人参、天南星、天竺黄，安神定魄，必备之方，真神丹也。"方中天南星与天竺黄都有较好的祛痰作用，加此二味，增强了豁痰功力，与热痰蒙闭心包机制更为相符，结构较《太平惠民和剂局方》中的至宝丹更为完善，人参直接配入方中，亦更为妥帖。

（2）牛黄至宝丹（《常用中成药》）：人参、犀角、天竺黄、朱砂、琥珀、雄黄、玳瑁各30g，制天南星、牛黄各15g，麝香、冰片各3g。每料制成240粒，每次服1粒，每日服1~2次。开水化服，适应证同至宝丹，此方麝香、冰片比至宝丹分量重10倍，开窍作用为之增强，并加擅长祛痰的制天南星、天竺黄，豁痰力量也有增进，结构更趋完善。唯安神力量不如至宝丹。

【歌括】至宝冰麝配犀黄，琥珀雄朱安息香，金银二箔兼玳瑁，开窍安神第一方。

抱龙丸（《小儿药证直诀》）

【药物组成】天竺黄30g，雄黄（水飞）3g，辰砂（另研）15g，麝香（另研）15g，陈胆南星120g。

【制剂用法】共细末，煮甘草和丸如兔子屎大。温开水化下。5岁者1~2丸，大人2~5丸。

【方证病机】痰热内壅，成为急惊。

【体现治法】清热化痰，开窍安神。

【适应证候】小儿急惊。症见痰热内壅，身热气粗，神昏抽搐等。

【方理剖析】小儿惊风，属于外感热病，以神昏抽搐为特征。是因时疫随气吸入，首先犯肺，肺的宣降失常，津气发生病变，气郁化热，逆传心包，灼津为痰，痰热蒙阻，热搏其筋，故身为之热，气为之粗，神为之昏，筋为之挛。其基本病理是：时疫犯肺→气郁津凝，痰热蒙扰心包，搏击经脉→神昏抽搐。

痰热引起惊风，首当清其气郁所化之热，祛其津液凝结之痰，使神明不为痰热壅闭，筋脉不为痰热所滞，神昏抽搐才可消失。此方用胆南星、天竺黄清热化痰，息风解痉，用量最重，当是针对基本病理及抽搐主症而设。痰热之成，实由外感温邪所致，若不消除致病原因，实难期其必效。雄黄、朱砂有毒而擅长解毒，可以消除病因，雄黄又可劫痰，朱砂又可定惊，配入方中，实属一举两得。复用麝香开窍醒神，合而成方，能奏清热化痰、开窍安神功效。

【临证应用】以身热气粗、神昏抽搐为使用此方指征。配伍雄黄、朱砂解毒，反映了宋代组方特点。因雄黄、朱砂二药自身有毒，不能重用，消除病因的力量不足，用大青叶、板蓝根、金银花煎汤送服，疗效始著。

【歌括】抱龙丸用天竺黄，雄朱南星与麝香，热痰内壅儿惊厥，清热豁痰开窍良。

小儿回春丹（《敬修堂药说》）

【药物组成】川贝母、陈皮、木香、枳壳、白豆蔻、法半夏、沉香、檀香、天竺黄、僵蚕、全蝎、天麻各38g，钩藤240g，胆南星、大黄各60g，甘草26g，牛黄、麝香各12g，朱砂适量。

【制剂用法】上药为小丸，每丸重0.1g，口服。周岁以下，每次1丸；1~2岁，每次2丸。每日2~3次。

【方证病机】热痰蒙蔽，窍闭动风。

【体现治法】清热化痰，开窍息风。

【适应证候】小儿急惊，痰热蒙闭。症见发热烦躁，神昏惊厥，或反胃呕吐，夜啼吐乳，痰热哮喘，腹痛泄泻。

【方理剖析】小儿气血未充，易感时邪。温邪上受，首先犯肺，影响少阳三焦津气逆乱，气郁化热，津凝为痰，即成痰热。痰热壅肺，宣降异常，则为喘逆；内犯脾胃，升降失常，则为吐泻；从少阳三焦上蒙元神而神昏窍闭；搏击经脉而痉挛抽搐，成为痉厥重证。

痰热引起痉厥，治宜清热、化痰、开窍、息风。胆南星、天竺黄、牛黄、大黄有清热功效，大黄有釜底抽薪作用，是为气郁化热而设；川贝母、天竺黄清热化痰，半夏、胆南星燥湿祛痰，是为津凝成痰而设；僵蚕、全蝎、天麻、钩藤息风解痉，是为经脉挛急而设；牛黄、麝香芳香开窍，是为窍闭神昏而设。再配一组理气药物，看似药不对症，其实深合病理。盖三焦津气逆乱是病变本质，祛痰而不利气与机制不符。故配白豆蔻、檀香宣畅上焦心肺，陈皮、木香疏畅中焦脾胃，枳壳、沉香疏导下焦肝肾，三焦津气无阻，则神昏、抽搐、喘咳、吐泻等症可愈。至于朱砂解毒安神，甘草解毒和中，配入方中，不过赞成方用而已。

此方体现津气并调、痉厥兼顾的配伍形式，似乎如丝入扣，无可指摘。但应注意此证是因时疫相侵，解毒应居首要位置。牛黄、胆南星、天竺黄虽有清热作用，解毒力量甚微，朱砂虽可解毒，又因自身有毒而不能重用，只恃一味大黄，恐难达到消除病因目的，是其缺陷。若能加入黄芩、黄连、重楼、青黛之属，治法始臻完善。

【临证应用】此方可以用于以下几种见症：一是小儿急惊，出现痉厥；二是痰热壅肺，出现喘咳；三是脾胃不和，出现吐利。①急惊：以痰、热、惊、风为特征，用大青叶、板蓝根各 15~30g，煎汤送服。②喘逆：以兼见痰多为特征，用桔梗煎汤送服，或与麻杏石甘汤合用。③咳嗽：亦以兼见痰多为特征，用桔梗、甘草、薄荷煎汤送服。④呕吐：有寒、热、食积之别。寒证恶食，吐少而出物多，生姜汤下；热证恶食，吐多而出物少，石膏汤下；食积，所吐酸臭，山楂、麦芽汤下。⑤水泻：以大便清稀为特征，茯苓、车前子煎汤送服。⑥痢疾：以下痢脓血为特征，山楂、地榆煎汤送服。

【歌括】回春丹内用竺黄，檀蔻陈沉枳木香，钩麻蚕蝎朱牛麝，星夏贝草合大黄。

行军散（《霍乱论》）

【药物组成】西牛黄、麝香、冰片、珍珠、硼砂各 3g，明雄黄（飞净）24g，火硝 1g，飞金 20 页。

【制剂用法】上药各研极细如粉，再和匀，瓷瓶密收，以蜡封瓶口，每服 1~2g，凉开水调下。

【方证病机】秽浊上蒙心包或下阻中道。

【体现治法】辟秽解毒，芳香开窍。

【适应证候】①暑热秽恶，直入心包，头目昏晕或不省人事。②霍乱痧胀，吐泻腹痛。③口疮、喉痛。④点目去风热障翳。⑤搐鼻可避时疫之气。

【方理剖析】三焦是津气升降出入的道路，秽浊受自口鼻，客于少阳三焦，津气升降逆乱。乱于中焦肠胃，则为霍乱吐泻；津气受阻，欲升不得，欲降不能，则为绞肠痧胀；上干元神之府，即见头目昏晕，甚至卒倒无知。《灵枢·五乱》所谓"清气在阴，浊气在阳，营气顺脉，卫气逆行，清浊相干……乱于肠胃，则为霍乱……乱于头，则为厥逆，头重眩仆"，殆即指此。

外邪相侵引起三焦津气逆乱，辟秽解毒是当务之急。牛黄清心化热、安神定惊、化痰开窍，作用较为全面，雄黄用量特重，能"杀百毒，辟百邪"，既可解毒，也可化痰，此二药功专解毒、豁痰、开窍。麝香、冰片芳香走窜，无所不达，二药能奏利气开窍功效。牛黄、雄黄化痰，麝香、冰片利气，恰合津气逆乱机制。故浊阴上蒙以致清阳不升而见眩仆者，有此升清降浊之品则机窍可开；清浊相干而见霍乱与痧胀者，有此亦可解其秽毒，调其升降。硼砂清热解毒，善化热痰，可以增强解毒化痰力量，硝石善于破滞疗胀，可使秽浊从下而泄，此二药为主药之良佐。至于珍珠、飞金不过清心安神而已。

此方突出解毒、化浊、利气三种作用，解毒在于消除病因，化痰利气在于调理逆乱的津气，利气不用其他药物而用麝香、冰片，是因此二药擅长开窍醒神，可以双关。方中虽有安神之品，似乎无关大局，可有可无。

本方相传为诸葛武侯方，故又名"诸葛行军散"和"武侯行军散"，但无确据可考。

【临证应用】（1）此方结构是寒热共用的配伍形式，性寒的牛黄、珍珠、硼砂、火硝总量不过 10g，性热的雄黄却有 24g 之多，最宜寒热证象不甚明显的证候。用于热证亦可见效，盖雄黄之用，在于解毒也。

（2）方中牛黄、珍珠、硼砂皆长于治疗咽喉疾患，如《太平惠民和剂局方》珠黄散即由牛黄、珍珠二味组成，专治喉部肿胀，硼砂以治眼疾见长，故亦可用于口疮、喉痛、风热障翳等。

【歌括】行军散内用珠黄，硼硝雄金脑麝香，辟秽解毒擅开窍，霍乱痧胀亦堪尝。

-------------------------------- 小　结 --------------------------------

清热开窍法共选 6 方，都可治疗病性属热的窍闭神昏重证。因其基本病理都是热痰蒙闭心包，故而都以清热、豁痰、开窍、安神为基本结构，但因热有微盛，痰有多少，闭有轻重，各方结构亦就有所侧重。

安宫牛黄丸、紫雪丹、至宝丹是治急性热病的有效名方，故被誉为三宝。比较功力，清热解毒力量以安宫牛黄丸最强，紫雪丹次之，至宝丹最弱；开窍安神力量以至宝丹最强，安宫牛黄丸次之，紫雪丹最弱。紫雪丹能气血两清，息风开窍，作用最全，又为其他两方不及。若从气血津液的盈、虚、通、滞观察以上三方，调气力量紫雪丹优于安宫牛黄丸、至宝丹，祛痰力量至宝丹优于其他两方。

抱龙丸与小儿回春丹都是治疗小儿惊风的方剂，其基本病理都是温邪犯肺，气郁津凝，变生痰热，蒙扰心神，走窜经脉，成为神昏抽搐，具有痰、热、惊、风四大特征。二方相较，清热、化痰、开窍、解痉都是小儿回春丹优于抱龙丸，行气又为小儿回春丹所独有作用，仅有朱砂而无雄黄，毒性亦较抱龙丸低，所以小儿回春丹是较为完善的结构，但小儿回春丹解毒药物只有大黄一味，消除病因的力量太弱，是其不足，有待改进。

行军散所治都是突发的急证，津气逆乱，升降失调是基本病理，寒热证象并不明显，所以此方功专辟秽解毒，不计其他，展示了寒热共用的特殊结构，亦可借鉴。

第三节　温通开闭法

温通开闭是根据中寒气闭病机拟定的治法。

中寒气闭是指因寒引起气机突然闭阻，以致卒倒无知。主症以外，舌、脉、呼吸基本正常，属于寒邪凝闭腠理引起卫气运行失度的病理改变，卫气是由元气、谷气、清气相合而成，生发于肾，取资于肺，充盛于脾，而以三焦为其运行之路。由于三焦外通肌表，内联脏腑，上至颠顶，下至于足，无处不通，是以卫气也就无处不到，所在皆有，其升降出入之机，又需肺为之宣降，脾胃为之升降，肝胆为之疏调，故其生化运行之机端赖五脏协同合作。卫气也，从腠理走表以充实皮毛，防御外邪侵袭；入里以温煦脏腑，成为五脏功能的组成部分；行于脉外以统摄营阴，使营阴安守于内；上达颠顶以奉养元神，使头脑清灵不昧；行于阳分则寤，入于阴分则寐。由此观之，卫气与五脏功能是相互依存、相互为用的，只有五脏功能协调，卫气才能生化不停其机，运行不失其度，也只有卫气升降出入无阻，五脏功能才能正常活动，主司不失其职。一旦卒中寒邪，腠理凝闭，卫气出入受阻，升降逆乱，痰随气升，僭居阳位，元神受其蒙闭，遂成卒倒无知。《灵枢·五乱》所说"清气在阴，浊气在阳，营气顺脉，卫气逆行，清浊相干……乱于头，则为厥逆，头重眩仆"，殆指此机制。

与此相反，气虚下陷而卒失知觉者亦常有之。是因其人素体虚弱，偶受惊恐，或饥饿疲劳，致使气机一时逆乱，清阳不升，脉无卫气裹束，血压下降，脑海失养，因而卒倒无知、面色苍白、汗出肢冷、脉息微弱。与此证相较，有卫气一闭一脱、一实一虚、一逆一陷之异，临证之际，必须详审。

中寒气闭属于"气厥"范畴，古籍亦称"气中"，此证亦应与中风、痫证鉴别。风中身温而多痰涎；气中身冷而无痰涎。风中醒后有口眼歪斜、半身不遂、失语等后遗症；气中清醒以后无后遗症。中寒气闭在昏厥时无四肢抽搐现象，亦有别于痫证，不因暴食引起，亦有别于食厥。

因寒引起气机闭阻而见卒倒无知，当用辛香走窜、行气化湿药物，祛其寒，开其闭，俟寒散气通，清阳上升，浊阴下降，升降正常，神志庶可清醒。所以常用芳香开窍的麝香、冰片醒脑回苏，疏畅气机的苏合香、木香、沉香、檀香、香附之属调理五脏之气，共收温通开闭之效，如苏合香丸、五磨饮、七气汤等，即体现这种配方法度。

气机逆乱而见暴厥，涉及五脏功能失调，用药应当兼顾五脏。只有肺心之气宣行，脾胃之气输运，肝肾之气疏调，三焦结气得通，浊阴随气下降，才能拨乱反正，化险为夷。但亦不尽如此，还魂汤用麻黄、杏仁、甘草三味宣降肺气，治疗卒中客忤，昏不知人，即是例外。

三焦既是卫气运行之处，也是水液运行之区，气机被阻，津液随之郁结，出现湿凝气阻，应当辨别痰中、气中，施治才有重点。此证昏倒之际并无痰涎，自然是以气闭为主，但对津液不无影响。使用芳香行气药物，不仅可以疏通气机使浊阴下降，亦有气化则湿化之意。前言清气在阴，浊气在阳，这是引起卒倒无知的基本病理，而本类方又不使用除湿祛痰药的道理即在于此。若配少量除湿祛痰药物，亦当无可非议；若配少量活血药物，亦颇合乎法度。盖气机逆乱血运难免受到影响，虽然调气即可行血，加入行血之品也是必要的，苏合香丸配伍乳香，即寓此意。

苏合香丸 (《太平惠民和剂局方》)

【药物组成】苏合香油 30g，龙脑 30g，麝香 60g，安息香（为末，用酒熬膏）60g，丁香 60g，荜茇 60g，炒香附 60g，沉香 60g，青木香 60g，白檀香 60g，诃黎勒（煨，去皮）60g，白术 60g，乳香 30g，乌犀角 60g，朱砂（水飞）60g。

【制剂用法】各为细末，和匀，用安息香膏与炼蜜为丸，每丸重 3g。每次服 1 丸，温开水送下。

【方证病机】寒痰秽浊，闭阻气机。

【体现治法】行气化浊，开窍醒神。

【适应证候】①中风、中气、中恶：突然昏倒，不省人事，牙关紧闭。②胸痹：心区窒塞，闷痛欲绝，爪甲青紫，口唇发绀。③霍乱：吐泻交作。④痧胀：腹中绞痛，欲吐不得吐，欲泻不得泻。

【方理剖析】突然倒仆、昏不知人、醒后半身不遂，称为中风。感情变化过于剧烈，以致突然昏倒，全无他症，称为中气。突然受到不正之气或其他因素强烈刺激，突然昏迷，称为中恶，亦名卒厥、客忤。中风、中气、中恶都以突然昏迷为主症，病位在脑，古人归属心包。胸痹以心区绞痛为主症，病在心的包络。霍乱、痧胀以吐泻交作或脘腹绞痛为主症，病在胃肠。上述病证的部位虽然各不相同，其基本病理则都与三焦津气凝闭有关。少阳三焦外通肌表，内联脏腑，表里上下无所不通，是津气运行的通路，若因外寒骤袭或七情剧变，突然引起三焦津气凝闭，随其所阻部位不同而见症也就各异。闭阻于脑，机窍不利，即见卒然倒仆、昏不知人；闭阻心包之络，脉络挛急，气血不通，即见心区窒塞、闷痛欲绝；阻于中焦，清气不升，浊阴不降，升降失调，隔塞不通，即见脘腹胀痛难忍、欲吐不得吐、欲泻不得泻；气机逆乱，清浊相干，乱于肠胃，即见吐泻交作。

本方有疏畅气机、芳化湿浊、开窍醒神作用。方中苏合香行气、祛痰、开窍，安息香辟秽、行气、活血，麝香、龙脑辛香走窜，无所不到，此四药为主药，能收芳香辟秽、开窍醒神之效。乳香能开心气之痹，丁香、荜茇温中行气，香附疏肝，沉香达肾，木香疏畅三焦，檀香行散冷气，此七药辅助主药疏通五脏六腑气机，与健脾运湿的白术为伍，亦可芳化三焦湿浊。气郁会致血滞，故用乳香活血，令气机疏畅，津液疏通，血脉和利，则机窍开而神自清，包脉舒而胸痛缓，中焦理而胀痛愈，升降调而吐泻止。诸药过于辛散，故佐酸涩的诃子收敛其气，是以敛制散；诸药过于走窜，故佐解毒安神的朱砂，令其气定神闲，是以静制动；诸药过于温燥，故佐凉血解毒的犀角，令营血安定，是以凉制温。此三药驾驭诸药共奏开窍之功，而无走散动血之弊，有制之师，此之谓也。用于寒闭，亦可获效。

张秉成谓："此方汇集诸香以开其闭，而以犀角解其毒，白术、白蜜匡其正，朱砂辟其邪。性偏于香，似乎治邪中气闭者为宜耳。"

谢观谓："此方取诸香以开寒闭，与牛黄丸皆为中风门中夺门开关之将。然牛黄开热阻关窍，此则开寒阻关窍，方中用犀角为寒因寒用之向导……冰、麝分量太重，用时宜减大半。"

学习此方，要注意以下四点。犀角与朱砂之性寒凉，配入温通方中，似有不妥，王晋三与吴崑释此方时都一带而过，并未深言其理；张秉成虽谓可以解毒，但卒中却又无毒可解；谢观说是"寒因寒用之向导"，似亦未能道出真谛。今从制诸药之温以安营血，定心气以安心神作解，未知当否？此是其一。谢观提出此方龙脑、麝香用量太重，是否应当减量，此是其二。丹溪谓此方龙脑、麝香能引风入骨，如油入面，是否果如其言？此是其三。此方与《外台秘要》白术丸的药物、主治完全相同，仅分量稍异，这是其四。

【临证应用】（1）中风，卒然倒仆，昏不知人，两手握固，审属寒闭，可用本方。《续医说》谓："苏合香丸，古方多以酒调服，是以往往服者不能奏功，若以人参汤佐之，其功倍于常也。凡中风不省人事，牙关紧急者，用此丸旋加麝香一二分，以真麻油调灌之，无不吐痰而苏者。盖麻油最能化痰，试滴痰上，须臾痰化为水。若口开脉绝者，不救。"用人参汤送服，可以兼顾内闭外脱，学者留意。

（2）中气、中恶症见突然昏倒，余无他症，可用此方温通开闭，醒脑回苏。亦可用手掐其人中、合谷二穴，强烈刺激，待其苏醒出声，才能放手。

（3）胸痹、霍乱、痧胀，审其属于寒痹气机，亦可使用本方。

【歌括】苏合香丸息麝香，丁沉檀木附乳香，荜茇木诃朱犀脑，温通开闭效力强。

七气汤（《鸡峰普济方》）

【药物组成】荆三棱 30g，蓬莪术 30g，青皮 30g，陈皮 30g，藿香叶 30g，桔梗 30g，益智仁 30g，香附子 45g，甘草 1g。

【制剂用法】上为粗末，每服 15g，水 2 盏，生姜 3 片，枣 1 枚，煎至 1 盏，去渣服。

【方证病机】三焦气滞，升降失调。

【体现治法】破气行滞。

【适应证候】（1）气中：症见忽然倒仆昏迷，不省人事，牙关紧急，手足拘挛，其状与中风无异，但口内无涎声。

（2）其气起于一边，或左或右，循行上下，或在肌肉之间，如锥刀所刺，其气不得息，令人腹中满。

【方理剖析】卫气行于腠理三焦，升降出入不失其度。如果突受外来刺激，气机突然逆乱，可见突然昏倒、不省人事。如果不是急病，而是七情内伤，气郁不舒，郁结之气走窜三焦，窒塞经隧，是以痛如锥刺，或上或下，无有定处，逆于上则气不得息，滞于中则脘腹胀满。

所用三棱、莪术破气行滞力量最强，并可兼理血分之滞，故是方中主药，治气不宜专治一脏，而应兼理三焦。故用藿香、桔梗开宣上焦肺气之壅，陈皮、益智仁舒畅中焦脾气之滞，香附、青皮疏调下焦肝气之郁，协助主药通调气机，复其升降出入之常。甘草虽可调和诸药，却有壅中之虑，其性甘缓于行气不利，故用量最轻。九药组合成方，可收破气行滞功效。

此方纯从破气行滞立法，本无深意，但其用药兼理三焦之滞，亦有可取处，治疗卒倒纯从破气行滞入手也与一般开窍方剂不同，提示卒然昏倒除脑出血外亦有气机陡闭一型，也是可取之处。

【临证应用】此方用于气中的机会很少，列于此处，仅供参考，倒是三焦气滞走窜不定的痛证，或滞于中焦的胀满较为常用。《仁斋直指方》《全生指迷方》二书所载七气汤，治七情相干，阴阳不得升降，气结壅滞，攻冲作痛，于本方去三棱，加辣桂 30g、半夏 10g，行气力量虽然有所减弱，温阳散寒、下降逆气作用却有所增强，适用于中寒气滞作痛的证候。唯半夏仅用 1g，恐有病重药轻之嫌。

【歌括】七气汤治七情伤，棱莪青陈藿桔匡，香附益智兼甘草，破气行滞力偏强。

五磨饮子（《医方考》）

【药物组成】木香、沉香、槟榔、枳实、乌药各等份。

【制剂用法】白酒磨服。

【方证病机】气逆而厥。

【体现治法】破气降逆。

【适应证候】暴怒、暴死之气厥。

【方理剖析】所谓暴死，是指突然昏迷而言。《景岳全书》谓："气厥之证有二，以气虚、气实皆能厥也。气虚卒倒者，必其形气索然，色清白，身微冷，脉微弱，此气脱证也……气实而厥者，其形气愤然勃然，脉沉弦而滑，胸膈喘满，此气逆证也。"气厥有闭证和脱证两型，此方所治，自是气逆而实的闭证。气逆致闭，与气、血、经隧三者有关。经隧是肝系组成部分，暴怒引起经隧挛急，阻其升降，于是突然昏迷、不省人事。与《素问·调经论篇》中"血之与气，并走于上，则为大厥，厥则暴死"相符，不过，此证是因脑络痉挛，与血溢于脑的中风有所不同。

气逆致厥，当降逆上之气，欲降逆上之气，当通三焦之滞以开逆气下行之路。槟榔有斩关之能，夺旗之勇，既破三焦气滞，又可导气下行，作为主药，可谓一举两得。辅以枳实降泄逆气，沉香纳气归原，乌药、木香疏利三焦，能收破气降逆之效。血随气逆而不配伍活血之品，盖用酒磨服，即借酒以畅血行故耳。

《医方考》云："怒则气上，气上则上焦气实而不行，下焦气逆而不吸，故令暴死。气上宜降之，故用沉香、槟榔；气逆宜顺之，故用木香、乌药；佐以枳实，破其滞也；磨以白酒，和其阴也。"此说可作为参考。

【临证应用】此方用于气厥的机会很少，但气逆不降，阻于上焦的喘促胸满，可用此方破气降逆。

【歌括】五磨饮子五药均，香槟枳壳乌药沉，暴怒气逆磨酒服，破气降逆此方寻。

还魂汤（《金匮要略》）

【药物组成】麻黄（去节）10g，杏仁（去皮、尖）12g，炙甘草 3g。

【制剂用法】煎汤，分 3 次，微温服。

【方证病机】中寒气闭。

【体现治法】通阳开闭。

【适应证候】①卒死、客忤之不省人事。②风寒束表、肺失宣降之咳嗽、气喘、无热者。

【方理剖析】不正之气侵袭，突然倒仆，昏不知人，称为卒中、客忤，此方所治，是因外寒相侵，腠理凝闭，出入受阻，气机陡闭，升降失调，以致卒倒无知。

外寒引起表卫闭郁，升降失调，急宜开宣肺气，令表卫宣通，出入无阻，则里气亦通，升降有序。方用麻黄、杏仁宣肺气之痹、降肺气之逆，甘草以缓其急，通过宣降肺气，达到通阳目的。故《医宗金鉴》谓："中恶客忤，便闭里实者，仲景用备急丸，可知无汗表实者，不当用备急丸通里，当用还魂汤以通表也。通里者，抑诸阳气也；通表者，扶诸阳气也。昧者不知，以麻黄为入太阳发汗之药，抑知不温覆取汗，则为入太阴通阳之药也，阳气通动，魂可还矣。"此方治疗中寒气闭，不行气而用宣发之品，是一特点。不三焦并治而独取乎肺，又是另一特点。

【临证应用】（1）此方用治卒中、客忤引起突然昏倒的机会很少，列此不过示人以法，使学者明白气闭之治，不只一端，不用芳香开窍药物也能达到开窍目的。

（2）此方若麻黄不去节，杏仁不去皮、尖，甘草不炙，与仲景用药相拗，名三拗汤。

用治风寒束表、肺失宣降、津气痹郁的喘咳，效果甚佳。方中麻黄发散风寒，消除病因，宣降肺气，调理肺功，利气行津，通调壅滞，有一举三得之功，复用杏仁宣降肺气，甘草缓解气隧挛急，能收宣降肺气之效。

【歌括】仲景还魂汤，麻杏甘草匡，卒中因寒闭，通阳庶可康。

通关散（《丹溪心法》）

【药物组成】猪牙皂角、细辛各等份。

【制剂用法】研极细末，和匀，吹少许入鼻中取嚏。

【方证病机】气厥、痰厥（三焦津气闭阻）。

【体现治法】通关开窍。

【适应证候】气厥、痰厥。症见卒然气塞，人事不省，牙关紧闭，痰涎壅盛，面色青白，脉实。

【方理剖析】昏厥有气、血、痰、食诸厥之分，又有闭证与脱证之别。本方宜于气厥、痰厥闭证，是因少阳三焦气机突然闭阻，或痰随气逆，阻塞清窍使然。三焦是津气升降出入之所，若受到强烈刺激，三焦气机突然闭阻，卒倒无知，口无痰涎，即是气厥。喉间痰鸣，即是痰厥。

卒倒无知，病情危急，当务之急，应当使其苏醒，使用本方搐鼻取嚏，乃是一种应急措施。方中细辛辛通气机、猪牙皂角涤痰泄浊，此二药辛窜而有刺激作用，鼻窍受刺激，一嚏气机即通，从而体现通关开窍法则。本方之所以采用"搐鼻取嚏"，是因鼻属气的出入门户。鼻腔四周有额窦、筛窦、蝶窦与少阳三焦通联。三焦气闭只需通其肺窍而三焦之气可通。嚏是气机已通现象，故以得嚏为见效指征。

一般认为此方是用细辛辛通气机，猪牙皂角涤痰去垢，从而达到开窍目的，但因此药并未内服，只吹少许于鼻，得嚏即苏，谓通过涤痰达到开窍目的，似乎有点牵强，作刺激鼻窍解释，与刺激人中、合谷二穴能治气厥如出一辙，似乎更近情理。

【临证应用】（1）使用本方时，可配合针刺人中、合谷二穴，使其速醒。

（2）此方只适用于痰厥、气厥属闭证者，脱证忌用。癫痫、脑血管破裂、颅脑外伤等导致的昏厥亦不宜用。

【歌括】通关牙皂与细辛，搐鼻取嚏义尤精，气机闭塞痰阻窍，通关开窍此方寻。

------------------- 小　结 -------------------

温通开闭法共选5方，都可治疗突然昏倒的气中。气中是因气机陡闭所致，针对气闭原因施治，才是治病求本之法。所选诸方，除苏合香丸以外，均无芳香开窍药物，表面看来似乎不是开窍之方，其实很能启人思维，开阔眼界。正因诸方各有针对，配伍才有特点。

苏合香丸是温开法的代表，是为津气闭阻而设，故多用芳化之品。除用龙脑、麝香醒脑回苏以外，复配疏利五脏药物，是开窍以外兼顾五脏；除用行气药外，复配乳香活血，是气血兼行；复配白术补气，是行中寓补；复配诃子敛气，是以敛制散；复配朱砂安神，是以静制动；复配犀角凉血，是以凉制温，成为有制之师，配伍较为缜密。七气汤治气郁致闭，故立足于疏通三焦气机；五磨饮子治暴怒气逆而厥，从降气着手；还魂汤治寒闭表卫之厥，故以开宣肺卫为法。学者若能细微分辨，选方自然恰中病情。至于通关散以细辛、猪牙皂角二药搐鼻取嚏，可谓别开生面，突出奇兵，用之得当，亦能见效。

第三节　化瘀开窍法

化瘀开窍是根据窍闭兼瘀病机拟定的治法。

窍闭兼瘀常见于小儿急惊风或麻疹内陷，热入心包。以神昏谵语、身热夜甚、舌质红绛、上罩黏涎为特征，是温邪上受，首先犯肺，逆传心包，瘀血与痰浊阻于清窍机制。故何秀山说："热陷心包神昏，非痰迷心窍即瘀塞心孔。"纵观清热开窍一法，莫不配伍芳化湿浊或祛瘀药物，自知何氏之说确是经验之谈，此外，妇女月经适来，感受外邪，热入血室而成狂证者有之，产后瘀血攻心而见昏厥者间亦有之。

由于热、痰、瘀、闭是其基本病变，所以此法常由清热解毒、涤痰化浊、活血行瘀、芳香开窍四类药物组成。若见手足抽搐，再加息风药物，共同体现化瘀开窍之法。如犀珀至宝丹、犀地清络饮、犀羚三汁饮皆是。

此法与清热开窍法的结构大体相同，仅多一组活血祛瘀药物，相互比较，可以从中受到启发。

犀珀至宝丹 《重订广温热论》

【药物组成】白犀角（磨汁）15g，羚羊角（锉粉）15g，连翘心 9g，麝香 3g，石菖蒲 9g，郁金 9g，藏红花 15g，血竭 9g，牡丹皮 9g，桂枝尖 6g，炮穿山甲 6g，琥珀 9g，玳瑁 15g，朱砂 15g，蟾酥 1.5g。

【制剂用法】研细末，猪心血为丸，金箔为衣，每粒重 1.5g。成人每次服 1 丸，小儿酌减，温开水送服。

【方证病机】瘀热互结，机窍闭阻。

【体现治法】凉血散血，开窍安神。

【适应证候】温病邪陷血分，瘀闭心窍；或妇人热入血室；或产后瘀血攻心；或小儿急惊、暴厥；或麻疹之毒内陷，斑疹黑晦；或胸痹血瘀包络，唇绀舌紫；或中风、中恶，昏厥如尸，不省人事，目瞪口呆，四肢厥冷者。

【方理剖析】《灵枢·本神》篇说："心藏脉，脉含神。"神须血濡才能清明不昧，血分发生病变，神亦每受其累，是以血热、血虚、血瘀、血溢可都引起神志异常。温邪犯肺，气郁化热，津凝成浊，从少阳三焦逆传心包，蒙扰元神之府；热邪内陷营血，营阴被灼，血行不利，瘀阻窍隧，以致神为热扰、神为浊闭、神为血阻，于是神志昏迷、不省人事。

热、浊、瘀血三竖为殃，治宜清热解毒，消除病因，芳香化浊，去其蒙闭，活血化瘀，通其络阻。方用犀角、羚羊角内清心肝营血之热，连翘外透心包气分之热。麝香芳香走窜，既能宣通五脏气机，又能通络行瘀，开窍醒神，得石菖蒲、郁金相助，可以化湿开窍。复用红花、牡丹皮、血竭、穿山甲、桂枝尖活血通络，去其瘀滞，琥珀、朱砂、玳瑁、金箔重镇安神，蟾酥强其心力，诸药共奏清热解毒、芳化湿浊、化瘀开窍功效。

研究此方要注意以下三点。其一，此证是因温邪上受，气郁化热，津凝为湿，血滞成瘀，以致神志不清，病情复杂，所以此方也就融清热、解毒、利气、活血、化湿、开窍、安神、息风为一体，与一般方剂有所不同。其二，所选犀角、连翘、蟾酥、朱砂均可解毒，是针对病因施治；羚羊角又能息风解痉，是针对小儿急惊风每见抽搐施治，都是一药两用。其三，桂枝辛温本与病性不符，但与大量凉血的犀角、羚羊角同用，并无助热弊病，唯存活血之功，是"去性取用"的用药法则。

【临证应用】（1）用于温病热入心包，应以神志昏迷兼见舌质紫暗、上罩黏涎为用方指征。

（2）妇人热入血室，是经水来时感受外邪，热邪内陷于肝，症见精神失常，用此方泄热逐瘀、开窍安神，可使神清气爽。

（3）产后血晕是瘀热上攻所致。用此方泄热逐瘀、开窍开神，亦与病理相符。

（4）麻疹内陷、斑瘀黑晦是血热络瘀之象，用此方凉血化瘀，可谓合拍。

（5）胸痹以心区绞痛为特征，若系包络瘀阻偏于热者，可用此方行气、活血、化湿、清热。

（6）中风是因血瘀脑络；中恶是因湿浊上蒙。本方有泄热、化瘀、去浊作用，自然可以使用。

【歌括】犀珀至宝开瘀闭，麝香羚翘桂丹皮，山甲蟾酥玳红花，郁金菖竭配朱砂。

犀地清络饮（《重订通俗伤寒论》）

【药物组成】犀角汁4匙（冲），粉牡丹皮6g，青连翘5g，淡竹沥2瓢，鲜生地黄24g，生赤芍5g，桃仁（去皮）9粒，生姜汁2滴，鲜白茅根30g，灯心草2g，鲜石菖蒲汁2匙。

【制剂用法】白茅根、灯心草煎汤代水，煎服。

【方证病机】热入心包，瘀浊阻窍。

【体现治法】清宣包络，化浊行瘀。

【适应证候】热入心包。症见神昏谵语，舌质红绛，脉象细微。

【方理剖析】温病由气入血，热盛伤阴，营血凝滞，逆传心包，热扰其神，热炼其津，涩塞其窍，于是神昏谵语。其基本病理是：外感温邪→气郁化热，热扰其神；灼津成痰，蒙闭其神；热伤营阴，血滞窍隧→神昏谵语。何以知为热入心包？从热兼神昏谵语知之。何以知其内陷营血？从舌质红绛知之。何以知其营阴亏损？从脉象细数知之。

热入心营，血凝浊结，治宜凉血散血，涤痰开窍。故方用犀角清营解毒，挫血中之热，生地黄凉血增液，滋血中之阴，牡丹皮、赤芍、桃仁凉血散血，行络中之瘀，一切凉血散血诸品皆为血热血滞而设。连翘善清心包邪热，并能透热达表；生姜汁、淡竹沥、石菖蒲汁三汁化浊消痰，意在去蒙闭，启神明，又为气分津凝而设。白茅根、灯心草煎汤代水，意在增强凉血清心作用，共奏凉血散血、化湿利窍功效。

此方散瘀力量较清营汤强，并多用化痰泄浊药物，宜于清营汤证而兼湿浊者。由于解毒力量不足，大大降低消除病因作用，是不足之处。加入大青叶、板蓝根、金银花、黄芩、黄连之类，才使结构逐渐完善。

何秀山谓："热陷包络神昏，非痰迷心窍，即瘀塞心孔，必用轻清灵通之品，始能开窍而透络。故以《千金》犀角地黄汤凉血散瘀为君；臣以带心连翘透包络以清心，桃仁行心经以活血；但络瘀者必有黏涎，故又佐姜、沥、菖蒲三汁，辛润以涤痰涎，而石菖蒲更有开心孔之功。妙在使以茅根交春透发，善能凉血以清热；灯心草质轻味淡，更能清心降火，此为轻清透络，通瘀泄热之良方。如服后二三时许不应，急于次煎中调入牛黄膏，以奏速效。"此说可供参考。

【临证应用】此方适用于邪热入营，舌质紫绛，舌罩黏涎，阴伤不甚证，临证配入大青叶、板蓝根之类，增强解毒功效。

【歌括】犀地清络芍药丹，桃姜淡沥菖蒲添，灯心为饮清轻剂，凉血散血又涤痰。

犀羚三汁饮 （《重订通俗伤寒论》）

【药物组成】犀角尖 3g，羚羊角片 5g，东白薇 9g，粉牡丹皮 5g，连翘 6g，皂角刺 1g，郁金 9g（杵），天竺黄 9g，竹沥 2 瓢，鲜石菖蒲汁 2 匙，生藕汁 2 瓢（三汁和匀同冲），至宝丹 4 粒。

【制剂用法】先用犀角、羚羊角、鲜白茅根 50 根（去衣）、灯心草 2g、活水芦根 30 根，煎汤代水。临服调入至宝丹 4 粒，和匀化下。

【方证病机】邪入心包，痰瘀阻窍。

【体现治法】清宣包络，化痰散瘀。

【适应证候】邪入心包，夹痰瘀互结清窍。症见手足抽搐，终日昏睡不醒，或错语呻吟，或独语如见鬼状，白睛多见红丝，舌虽纯红，兼罩黏涎，病情危急。

【方理剖析】温病，邪热炽盛，逆传心包，津为热灼则凝成涎，内陷心营，营阴亏损，血行不利，则瘀阻于络，外有痰闭，内有瘀阻，清窍闭塞，于是昏睡错语见矣！热灼心包（脑膜），热博其筋，于是痉挛抽搐见矣！热在营血，有诸内必形诸外，故巩膜多见红丝，舌质必见红绛；浊阻心包，多见湿浊弥漫，是以舌上兼罩黏涎。

此方以犀角、羚羊角凉血息风，至宝丹芳香开窍；郁金、牡丹皮通心营血分瘀滞，白薇专治血厥；连翘宣心包气分邪热，天竺黄善开痰厥；复佐皂角刺、竹沥、鲜石菖蒲汁、生藕汁轻宣辛窜，以消痰涎；芦根、白茅根、灯心草清心利水以导湿浊。待痰消瘀散，神志可清，抽搐可止，体现清宣包络、化痰散瘀法则，但因病情危笃，恐怕十难救一。

此方是清热、息风、开窍、安神、散瘀、化湿的综合应用，不是以散瘀为主的结构。

【临证应用】此方用于痉厥并见重证，必须兼用至宝丹才有开窍醒神之功。何廉臣谓"至宝丹不应，局方紫雪及新定牛黄清心丸，或与吴氏安宫牛黄丸等"，可以选用。方中皂角刺殊觉无味，删去反不碍眼，解毒力量不足，难以消除病因，斟酌加入猪牙皂，始见其效。

【歌括】犀羚三汁藕竹菖，翘皂郁丹薇竺黄，芦根灯草兼至宝，温病痉厥此可商。

化瘀开窍法共选 3 方，都是热入心营、瘀热闭阻的病机；都是凉血散血、开窍安神的治法；都用犀角、羚羊角凉血息风，牡丹皮凉血散血，是相同处。三方亦有侧重，犀珀至宝丹侧重于凉血息风、化瘀开窍；犀地清络饮侧重于凉血散血，兼化湿浊；犀羚三汁饮侧重于凉血息风、开窍安神。三方相较，清热力量以犀羚三汁饮最强，犀珀至宝丹次之，犀地清络饮较弱；开窍力量以犀羚三汁饮最强，犀珀至宝丹次之，犀地清络饮最弱；化瘀力量以犀珀至宝丹最强，犀地清络饮次之，犀羚三汁饮最弱；化浊力量则以犀羚三汁饮为最优。

第四节　涤痰开窍法

涤痰开窍是根据痰湿阻窍病机拟定的治法。

痰湿阻窍，是津液凝聚，变生痰湿，阻于清窍，引起神志异常的病理改变。常以痰中、痰厥、癫痫、痴呆、狂躁为主证。

痰中、痰厥、癫痫这三者均有卒然倒仆、昏不知人、痰涎壅盛、喉中作声的共同症状。所不同者，痰中醒后有口眼歪斜，或手足瘫痪，或半身不遂，或舌强不语等后遗症，痰厥醒后如正常人；癫痫则以倒仆之后兼见手足抽搐为特征。痰是导致清窍被阻的原因，不省人事是痰阻清窍产生的结果，而痰浊之所以能上阻清窍，则因痰随气逆使然。

痴呆亦有因痰而致者。《辨证录》说："人有终日不言不语，不饮不食，忽笑忽歌，忽愁忽哭，与之美馔则不受，与之粪秽则无辞，与之衣不服，与之草木之叶则反喜，人以为此呆病不必治也。然而呆病之成，必有其因，大约其始也起于肝气之郁，其终也，由于胃气之衰，肝郁则木克土，而痰不能化，胃衰则木制土，而痰不能消，于是痰积于胸中，盘踞于心外，使神明不清，而成呆病矣。"

狂躁以狂言妄动、逾垣上屋、登高而歌、弃衣而走、骂詈不避亲疏为主症。此为心肝火盛，炼液为痰，痰火胶结，上阻清窍，以致神不守舍而见此证。

总之，痰中、痰厥、癫痫、痴呆、狂躁都以神志异常为主症，但须兼见痰涎壅盛、喉中痰鸣、舌苔厚腻，才是痰阻清窍，所以痰盛者，苔腻又是这一病机的辨证依据。

治疗此证，法当涤其痰浊，痰浊涤除，机窍不为所阻，神明不为蒙闭，则神志可苏而理智可复。所以这类方常由化痰涤垢的天竺黄、苦竹沥、风化硝、制半夏、制南星、猪牙皂、白矾之属，合调气的陈皮、枳壳、木香、郁金、沉香之属组合而成。如蠲饮六神汤、白金丸、变通十味温胆汤、神授丹、稀涎散即为此等证候而设。

胆南星、半夏是祛痰要药，每为医者所常用，竹沥、芒硝长于稀释痰涎，亦为医者所喜用，白矾、猪牙皂为劫痰猛将，平时用者较少，而此证则常用之。此证神志不清，病情危急，若不立开闭阻，即有生命危险，是以常用白矾、猪牙皂斩关夺旗，力挽狂澜。

津液运行全身，有赖气为其帅；痰浊上蒙清窍，亦因痰随气升使然。所以，本类方每配陈皮、枳壳、沉香之属以调气降逆，殆有气降则痰降，气行则湿化之意。

这类方亦可配入芳香开窍的麝香、冰片之属，石菖蒲尤为常用，因为本品不仅有开窍醒神作用，也是芳香化湿良药，可以一箭双雕，但剂量宜大，可用 10~30g，少用则疗效欠佳。

配伍这类方剂，除应注意上述基本结构以外，还要根据寒热配伍相应药物。因为神为痰闭而痰由津凝，津液之所以变生为痰，是寒热皆能致之。以卒倒无知的痰厥为例，即属因寒引起，选用猪牙皂、细辛、白矾之类吐出痰涎，神志才可复苏，如稀涎散即体现这种配方法度。再以精神狂躁为例，则属心肝火盛，炼液为痰，痰火胶结，上阻清窍所致，又宜在涤痰方中，加入清肝的焦栀子、黄芩、青黛，或配大黄引导痰火下行，才是对症之方，如滚痰丸即属这种配伍形式。

此法亦可治疗疫毒伏于膜原，津气突然闭阻的卒中，使用有毒药攻其毒，峻泻药逐其水，理气药畅其气机，开窍药醒脑回苏，成为超出常规配伍的一种特殊形式，如太乙紫金丹即展示了这种结构。

痰涎壅滞，须为痰浊寻求出路。痰的外出途径，至近至捷莫过于从口吐出，或从肠道下泄。历代医家多主张通过涌吐痰涎或泻下逐痰以治神志昏迷或狂躁，张子和尤其善用此法，学者识之。

太乙紫金丹（《重订广温热论》）

【药物组成】山慈菇 60g，五倍子 60g，苏合香油 45g，大戟 45g，白檀香 45g，安息香 45g，千金霜 30g，琥珀 15g，明雄黄 15g，麝香 9g，冰片 9g。

【制剂用法】上 11 味各研极细，再合而研匀，浓糯米饮杵丸，每丸重 3g，外以飞金为衣，每次服 1 丸，研细后温开水送服。

【方证病证】疫毒秽浊，阻于膜原。

【体现治法】解毒开窍，利气泄浊。

【适应证候】霍乱、痧胀、暴厥、中恶、癫狂、喉风、中毒、蛇犬虫伤、痈疽，以及暑温温疫之邪，弥漫熏蒸，神明昏乱，危急诸证。

【方理剖析】此方所治全是急证。除蛇犬虫伤以外，都是疫毒伏于膜原，三焦津气壅阻所致。疫毒随吸气而入，首先犯肺，导致少阳三焦津气突然闭阻，清阳之气不升，浊阴上僭阳位，蒙阳元神之府，闭塞空灵之窍，即见中恶、暴厥、突然昏迷；或湿热弥漫，逐渐熏蒸，出现神昏谵语；或湿浊阻窍，理智丧失，成为癫狂；疫毒阻于咽喉，即成喉风；阻于中焦，升降紊乱，即见痧胀而欲吐不得，欲泻不能，脘腹绞痛；清浊相干，乱于肠胃，即见霍乱而吐泻交作；外壅经脉，即见痈疽，肿痛难消。一切证候均因邪伏膜原，三焦津气壅滞所致。

本方有解毒利窍、逐水泄浊、通畅气机之功。方用山慈菇泻火解毒，涤痰散结，千金子行水破结，大戟行水利便，雄黄消解痰涎，此四味既可以毒攻毒，又可峻泻痰水，令痰水一去则三焦无阻，三焦无阻则气机自畅。复用麝香、冰片、苏合香、安息香、白檀香开窍、化浊、利气，则五脏六腑、表里上下的津气无处不通，津气无滞则茅塞顿开，百病自解。然散而不敛，通而不涩，则真气恐因之而涣散，元气每受其损伤，故再入五倍子收敛肺气，琥珀清心安神，节制诸药，令其攻敌而不扰民，祛邪而不伤正，成为通中寓敛之法。薛一瓢先生云："此丹比苏合香丸而无热，较至宝丹而不凉，兼玉枢丹之解毒，备二方之开闭。"言简意赅，议论精当。

此方比玉枢丹多苏合香、安息香、冰片、檀香，其开窍醒神、芳化湿浊、疏利气机作用为之增强，结构更趋合理，朱砂改用琥珀，解毒力量虽较玉枢丹稍逊，却无碍大局。

痰浊是窍闭祸根，前列清热开窍、温通泄闭、逐瘀开窍三法尽管各有所主，却都配伍化湿消痰之品，即是明证。此方侧重祛除痰水，若与安宫牛黄丸、苏合香丸、犀珀至宝丹诸方合参，比较各方结构，自可加深痰是窍闭祸根的理解，亦能加深气血津液宜通、五脏六腑宜通的认识。

【临证应用】此方所治甚多，凡因疫毒引起的各种急证，有闭、肿、痛等见症，审其痰浊较盛，都可使用，解毒开泄是本方特色，用法与玉枢丹同。不再重复。

【歌括】太乙金丹用雄黄，慈菇续随五倍匡，脑麝安苏檀琥珀，解毒辟秽效力强。

稀涎散（《传家秘宝》）

【药物组成】猪牙皂角（肥实不蛀者，削去黑皮用）4 梃，白矾（光明通莹者）30g。

【制剂用法】细末为散，每服 2g，温水调，灌下。

【方证病机】痰浊阻窍。

【体现治法】涤痰开窍。

【适应证候】卒然中风，昏昏如醉，心神瞀闷，四肢不收，或倒或不倒，或口角歪斜，微有涎出，或喉中痰鸣，舌苔厚腻。

【方理剖析】胖人常多痰湿，每易中风、中痰，少阳三焦为津气升降出入道路。三焦升降失调，水道壅阻，津凝成痰，痰随气升，蒙闭神明，遂见神昏如醉，甚至卒倒无知。痰阻经络，筋脉为之松弛，遂见四肢不收、口角歪斜、口角流涎、喉中痰鸣。舌苔厚腻，是痰浊阻窍的辨证依据。

急证应当急救，不能稍有迟疑；用药贵在精专，切忌相互牵制；更须斩关之辈，始能建立奇功。此方所用猪牙皂角、明矾均为强有力的涤痰药物，猪牙皂角长于搜涤，明矾功擅稀涎，此二药同用，使痰去气通，神志可望清醒，待其清醒以后，再从本治。

【临证应用】（1）以突然昏倒、不省人事、喉中痰鸣、舌苔厚腻为使用此方指征。

（2）用量宜轻，以痰出适量为度，不可大吐，使气机有升无降，将会加重窍闭。

【歌括】《传家秘宝》稀涎散，牙皂明矾二味研，卒然昏倒因痰闭，涤痰泄浊可开关。

蠲饮六神汤（《女科辑要》）

【药物组成】半夏曲 15g，陈皮 9g，茯神 9g，胆南星 6g，旋覆花 9g，石菖蒲 10g。

【制剂用法】水煎服。

【方证病机】痰浊阻窍。

【体现治法】涤痰开窍。

【适应证候】产后痰迷神昏。症见谵语如狂，恶露仍通，甚至半身不遂，口眼歪斜。

【方理剖析】此证可以见于素体肥胖，痰湿较重的患者。产后痰随气逆，从三焦上蒙清窍，闭其神明，以致神志不清、谵语如狂。产后亦可见瘀血攻心导致的发狂昏厥。症见"恶露仍通"，说明并非瘀血攻心，而是痰浊上蒙，临证当详察恶露通与不通，这是鉴别瘀血攻心与痰浊上蒙的关键。

痰浊为患，治宜祛痰。然痰之生是由液之结，液之结是由脾不运，故治痰当先燥湿，燥湿当先运脾。半夏、胆南星擅长燥湿祛痰，既祛已结之痰，又杜生痰之源。复用陈皮芳香醒脾，增强脾运，茯神淡渗湿浊，导湿下行，令脾运健则水津布，水津布则痰不生，此为燥湿祛痰而设。痰随气升，治宜降气，故用旋覆花降肺胃之气，气机下行，则痰随气降。痰阻其窍，治宜开窍，故用石菖蒲开其心智，启其神明。六药合用，功专祛除痰浊，故以蠲饮六神名方。

临证应用，当详问恶露是否通畅，若恶露不通，是瘀血攻心，当用大黄一味蜜丸，酒调服，非本方所宜。

【歌括】蠲饮六神用覆花，南星陈夏茯菖加，产后痰升机窍阻，涤痰开窍效堪夸。

变通十味温胆汤（《中医病机治法学》）

【药物组成】橘络 9g，茯神 15g，半夏 12g，甘草 3g，枳实 6g，生地黄 15g，酸枣仁 15g，生远志 6g，石菖蒲 10g，竹沥（冲）3 匙。

【制剂用法】水煎服。

【方证病机】痰浊阻窍。

【体现治法】涤痰开窍。

【适应证候】精神痴呆，忽悲忽喜，哭笑无常，惊悸失眠。

【方理剖析】生来即见痴呆，属于先天遗传，法在不治。如果因病成痴，哭笑无常，多是痰随气逆，闭阻神明使然。此方所治，即因痰浊阻窍所致。

此方是在温胆汤的基础上加减变化而成，故名变通十味温胆汤。神情痴呆是由痰浊蒙阻心神，法当涤痰泄浊，拔除病根，拨乱反正，令其清醒。故用半夏燥湿祛痰，竹沥清热涤痰，并配石菖蒲开窍，助其化浊，远志开窍，助其豁痰，四药相伍，成为涤痰开窍主药。痰随气升，上蒙清窍，法当降气，令痰随气降。故用橘络通络涤痰，畅其气机，枳实祛痰逐饮，降其逆气，此二药既可增强祛痰效力，亦可引痰下行。复用生地黄凉血滋阴，补其心体，酸枣仁、茯神养心安神，强其心用，甘草矫味和中，可奏祛痰开窍、养心安神功效。

【临证应用】审其舌苔滑腻，热象不显，可以选用此方。亦可与白金丸同用，增强祛痰力量。

【歌括】变通十味温胆汤，二陈竹沥远志菖，地黄枣仁枳实配，涤痰开窍病体康。

白金丸（《普济本事方》）

【药物组成】真郁金 210g，明矾 90g。

【制剂用法】上细末，薄糊丸，梧桐子大，每服 5~10g，汤水任下。

【方证病机】气郁痰凝。

【体现治法】涤痰开郁。

【适应证候】癫狂。

【方理剖析】《订补明医指掌》谓:"癫狂二证必有所因,或因大怒动其肝风,或因大惊动其心火,或素有痰卒为火升,升而不降,壅塞心窍,神明不得出入,主宰失其号令,心反为痰所役,一时发越。若逾垣上屋,持刀杀人,裸体哭詈,不避亲疏,飞奔疾走,涉水如陆者,此皆肝气太旺,木来乘心,名之曰狂……若抚掌大笑,语言不伦,左顾右盼,如见鬼神者,片时正性复明,深为赧悔,少顷而状态如故者,此为膈上顽痰,泛滥洋溢,塞其道路,心为之碍,痰少降则正性复明,痰复升则又发,名之曰癫。"本方所治,当是气郁痰凝,阻蔽心神的癫证。

此方用白矾涤痰去垢,郁金开气血之郁,二药同用,能奏涤痰开郁之效。但其药性平和,久服才能见效。

【临证应用】此方用于热象不显而有痰浊之证,可望获救,现已较少使用,收入聊备一格。

【歌括】白金丸可治疯癫,白矾郁金合为丸,气郁生痰痰阻窍,涤痰窍开庶可痊。

神授丹 (《治法秘方》)

【药物组成】龙脑 1g,麝香 1g,辰砂 3g,全蝎(去毒)4 个,巴豆(不去油)4 粒,轻粉 1g,淡豆豉(汤浸去皮)50 粒。

【制剂用法】以豉膏为丸,如健人,酒 1~2 滴,丸如鸡头大,再服 1 丸,泻后白粥补之,7 日后再依上服,又 7 日再服 3 丸取效。

【方证病机】痰浊阻滞。

【体现治法】涤痰开窍。

【适应证候】痫证。

【方理剖析】《证治百问》谓:"痫字从病从间,以病间断而发不若别证相连而病也……初有间一年而发者,或间半年而发者,或有间数月而发者,发久气虚,则月近日密,其有间一二时而即发者,发后神清气爽,与无病之人一般,故取义为痫也。"凡中风、中寒、中暑、气厥而见卒倒无知,皆由邪气上逆,乱于头中,脉道闭塞,孔窍不通,故耳不闻声,目不识人,昏眩无知,倒仆于地。痫证则由痰气逆上,阻其窍隧使然。

治疗此证,法当逐其顽痰。轻粉走而不守,与芳香走窜的龙脑、麝香同用,无处不到,搜剔一切孔窍停滞之痰;巴豆攻关拔固之功胜于芒硝、大黄,推陈逐实之力强于大戟、甘遂,追逐留饮痰癖,下咽即行,绝无滞碍,配入方中,是借峻泻之功为痰开辟下行去路;复用全蝎息风解痉,朱砂镇心安神,能收逐痰定痫之效。此药一服已挫折其势,再服邪已不多,三服而顽痰尽去,病根已除,故痫证愈矣!

【临证应用】痫证体质壮实者可以使用此方,虚弱者慎用。

【歌括】神授丹方豉作丸,全蝎辰砂脑麝研,巴豆轻粉泻痰浊,痫证投之病可蠲。

滚痰丸（《丹溪心法附余》载王隐君方）

【药物组成】大黄（酒蒸）、黄芩（酒洗净）各240g，礞石（捶碎，用火硝30g放入小砂罐内，盖之，铁线缚定，盐泥固济，晒干，火煅，候冷取出）30g，沉香15g。

【制剂用法】水泛小丸，每次6~9g，每日2次，温开水送下。

【方证病机】痰火为患。

【体现治法】泻火逐痰。

【适应证候】实热老痰，发为癫狂、惊悸、怔忡、昏迷；或咳喘痰稠，或胸脘痞闷，或眩晕痰多，大便秘结，舌苔黄厚而腻，脉滑数有力。

【方理剖析】本方所治诸症，都是痰火阻于少阳三焦所致。三焦外通肌腠，内联脏腑，是水液运行之路，阳气升降出入之区。若肺肝火炽，炼液成痰，痰火胶结，随气流行，犯于某脏，某脏即呈病态。停于胃则胸脘痞闷，犯于肺则喘咳痰稠，侵及肝主之膜而见眩晕，痰火扰心则见惊悸、怔忡，蒙闭心包而见昏迷，闭阻机窍，昧其灵性则成癫狂。上述各种见症成因甚多，此于痰多而稠以外，兼见舌苔黄腻、大便秘结、脉数有力，自属痰火为患无疑。

本方为实热老痰而设。礞石制以火硝，其性疏快，下气平喘与利痰定惊之功甚速，为方中主药。黄芩清肺肝之火，大黄荡热结而除痰实，开痰火下行之路，二药用量最重，实具澄本清源之意。沉香调气降逆，既能开郁，又能使痰随气降，数药共用，能奏降火逐痰功效，宜于痰火盛者。

精神失常的狂躁证，最宜用芒硝、大黄泻下以釜底抽薪，涤除肠垢，使痰火随大便排出，则神志可逐渐清醒，故承气汤类是治发狂患者的有效方剂，本方虽有礞石重坠顽痰，若无通腑的大黄，则痰火仍无出路，故大黄在本方中也是主药。

学习此方还要注意以下四点。其一，此方能治肾系以外其他四脏证象，说明痰火是以少阳三焦为进犯诸脏之路，若不联系少阳三焦这条津气运行的通道去分析病机，就很难说明本方为何能治肺、脾、肝、心诸痰的道理。其二，一切证象均见于上部，是痰随气升、火性炎上的反映，故此方一切均着眼于沉降，以期引导痰火下行，沉香导气下行，大黄釜底抽薪，礞石重坠顽痰，由此看来，沉降是制方宗旨。其三，方名滚痰，所用药物均非常用的胆南星、半夏、天竺黄、贝母之类，异军突起，很能开阔视野，展示了痰水僭上作乱的特殊治法。其四，大黄、黄芩的用量最重，八倍于礞石，说明此二药在方中有举足轻重的作用，地位最为显著。

【临证应用】（1）本方可以用于心、肝、脾、肺诸经痰火为患，主症以外，兼见大便秘结、舌苔黄腻、脉滑有力，即可使用。

（2）一般热痰少用，体虚者及孕妇不可轻用。

案例 王中阳治江东富商，自奉颇厚。忽患疾，心惊如畏人捕之，闻脂粉气即遗泄……坐卧常欲人拥护方安……遍身红晕紫斑，两腿两足淫湿损烂，脓下不绝，饮食倍常，酬应不倦。屡以惊悸、虚脱、风疮治之，皆不效。王中阳诊得六脉俱长，三部有力，此系太过之脉，心肾不交而上悸下脱，皆痰饮留积所致。风疮皆痰饮流入经隧，内湿招风之故。先以滚痰丸逐去痰毒，3天1次，然后用豁痰药加减调理而安。此案说明不仅心、肝、脾、肺诸经证象可以使用此方，痰火阻于三焦，上见惊悸、下见遗泄的肾系疾病，亦有宜于此者，不仅内脏诸证可用，体表之风疮，亦有宜于此者。

【歌括】滚痰丸用青礞石，沉香黄芩与大黄，百病多因痰作祟，顽痰怪症服之康。

------------------------------ 小　结 ------------------------------

涤痰开窍法共选7方，都以涤除痰浊为目的，随其所治不同，组方各具特点。

太乙紫金丹所治都是感受疫毒的急证，应当首先考虑解毒，此方以毒药攻其疫毒，本已异于一般清热解毒方剂，以峻泻逐水药物驱逐痰浊，更异于一般常法，是最具特色的一种结构。

稀涎散用于卒中痰盛，唯一目的在于涤痰，故用白矾稀释痰涎，猪牙皂涤除垢腻，也与一般常法不同，可以视为祛痰变法。

蠲饮六神汤治疗产后痰迷心窍，变通十味温胆汤治疗精神痴呆，病情虽有不同，本质都是痰浊壅闭，此二方都以二陈汤为基础加味而成。蠲饮六神汤是痰随气逆，故配旋覆花降逆下气；变通十味温胆汤则兼宁心安神药。

白金丸的结构较为单纯，殊无特色，唯用白矾涤痰，可以借鉴。

神授丹是治疗痫证之方，选用轻粉剔经络痰涎已与一般方剂不同，再用巴豆峻泻逐痰，更是出人意料，因有抽搐症状，故配全蝎息风解痉。

礞石滚痰丸所治范围虽广，却多见于上部，故从降泄着眼，因是痰火胶结，故以降火逐痰为法，此方用大黄泻下逐痰，与神授丹异曲同工，一寒一热，相映成趣。

第十七章　固涩法

固涩法是针对气血津精滑脱失禁拟定的治疗大法。

以《素问·至真要大论篇》中"散者收之"为立法依据，选用收敛固涩药物为主，或以补益精气药物为主，收敛固涩药物为辅，组合成方，用以治疗脏腑功能衰退，窍隧松弛，气血津精外泄的方剂，称为固涩剂。这类方有固表、止咳、止泻、止遗、涩精、止血、止带作用，属于"涩可固脱"范畴，所以称为固涩法。

致病原因：本类方所治证候涉及范围较广，形成原因也就不一。多因发汗太过，表卫不固，或久咳不止，肺气失敛，或久泻伤脾，肠滑失禁，或年老体衰，气化不及，或勤于房事，精关不固，或胎产过多，冲任虚损，以致脏腑功能衰退，窍隧松弛，气血津精失去控制，漏泄于外，成为此证。

病变部位：上述证象是肺、脾、肾三脏基础物质外泄的病理改变，若欲再究外泄之理，又与流通基础物质的窍隧松弛有关。五脏经隧均由肝主之膜构成，无论症状见于何部，都应联系肝经，所以此类证候以肝肺、肝脾、肝肾同病为主。

病变性质：所治证候多是功能衰退和基础物质外泄的病理改变。用八纲辨证定性，多属寒证；用气血津液辨证，病性属虚。

基本病理：气血津精是五脏功能活动的物质基础，其生化输泄有赖五脏的协同合作，气血津精不断地为机体消耗，又不断地由五脏生化补充，盈虚消长，循环不息，升降出入，不失其度，才是正常状态。如果某脏功能衰退，窍隧松弛，气血津精失去约制，遂见滑脱失禁；气血津精外泄又必然导致精气亏损。所以，脏腑功能衰退，窍隧松弛，精气亏损，是这类病证的基本病理。这一病理与行气、活血、除湿、祛痰诸法所治的基本病理恰好相反，彼属基础物质流通受阻，疏泄不及，此属基础物质滑脱失禁，疏泄太过。两者合参才可加深太过与不及都是病态的理解。

治法分类：滑脱失禁之证，是因脏腑功能衰退，窍隧松弛，导致气血津精外泄，再因气血津精外泄导致基础物质虚损。随其部位不同而有肺虚久咳、卫虚自汗、脾虚久泻、肾虚失约、冲任虚损、精关不固等不同证候，随其所治不同也就产生了以扶正为主的实卫固表、敛肺止咳、温中固涩、补肾固堤、收敛止带、收敛止血、补肾涩精诸法。收敛止血法归入止血法中，可以合参。

配伍规律：本类方反映了调理功能、补益精气、固涩窍隧三者同用的配伍形式，使失调的功能恢复，耗损的精气补充，松弛的窍隧正常，是本类方所要达到的治疗目的。

阴精有赖气为固护，才能循行常道。气虚固摄无权，则阴精外泄而见久咳、自汗、久泻、遗尿、带下、崩漏，故本类方多配补气之品。肾为藏精、主水之脏，遗泄、崩漏、带下、失禁多因下元亏损，气化不及，所以多配补肾填精与温阳化气之品。经隧松弛是引起滑脱失禁的基本病理，自然应该配伍固涩药物促使经隧恢复常态。综合上述，补涩并举是这类方的基本结构。

临证应用：上述诸证因营卫不和而自汗者有之；湿热下趋而下利、带下、尿频者有之；血热而崩者有之；湿热下注，扰其精室而遗泄者亦有之，宜与本证鉴别。此证属虚，何以致虚？久病不愈使然。以久治不愈为据，参以舌脉和兼夹症状，不难掌握。

注意事项：固涩本为久病不愈而设。对于热病汗多、热病初起、火动遗泄、湿热带下等，应以消除病因为主，不可乱投固涩，误用有闭门留寇之患。

第一节　实卫固表法

实卫固表是根据表虚不固病机拟定的治法。

表虚不固是卫气虚损的结果。行于脉外而充于腠理的气，称为卫气，其生化与输布都与五脏紧密相关。卫气是由下焦肾气、中焦谷气、上焦清气相合而成，故生化不足与脾肾两脏有关。卫气运行，则有赖肝为之疏调，肺为之宣降，脾为之转输，故运行不利又与肺、脾、肝三脏有关。卫气升降出入于三焦，反映了多种功能。一是水液运行须借卫气升降出入，才能洒陈于五脏六腑，濡泽于四肢百骸。二是三焦水津有赖卫气固护，脉中营血有赖卫气裹束，故《素问·生气通天论篇》说："阴阳之要，阳密乃固。"三是行于阴分则寐，出于阳分则寤。四是行于内以温五脏六腑，成为五脏功能活动的组成部分；行于外以温皮肉筋骨，固护体表。诸如体表防御外邪、调节体温、排泄汗液等功能，都与卫气紧密相关，所以表虚不固就是肺卫气虚的病变。临证所见有下述三种情况。①肺卫气虚，易于感冒：机体能够防御外邪入侵，端赖表卫固密。如果肺卫气虚，腠理不密，不能适应气候变化，即见反复感冒。治疗此证，如果徒恃祛风解表之品，不用益气固表之法，则去者自去，来者自来，邪气流连，终无解日。故宜使用人参、附子之属，温助下焦阳气；白术、砂仁之流，健运中焦脾胃；黄芪、五味子等药，固护上焦表卫；稍佐解表之品，使邪去、表固、气充，庶无反复感冒之忧。上述温阳化气、健运脾胃、益气实卫三类药物均属主要组成部分。温阳化气，可使先天元气生发之机旺盛；健运脾胃，可使后天谷气旺盛；益气实卫，可使表卫固密。开源与节流并举，扶正与祛邪同施，才能达到治疗目的。如玉屏风散即体现这一法则。②表虚不固，体常自汗：肺主气，肺气宣发，能使卫气敷布于体表，水津输于皮毛。所以肺气能够直接控制卫气的开合，并对汗液的排泄起着调节作用，肺司卫气开合不仅有生理依据，证之临床亦信而有征。若肺卫气虚，卫外不密，开合失其常度，汗液失去控制，可见体常自汗。这种表虚自汗证候，仍宜选用人参、黄芪、白术、附子之类以实卫固表，卫气固密而自汗可差。但是，卫气不固的自汗，也与心、肝、肾有关。因为汗为心液，肝司疏泄，肾为卫气根本。肝的疏泄失常多见盗汗，但肾阳衰微引起卫阳不固，阴津不能内守而自汗者偶亦有之。故本法除配实卫固表药物以外，也要考虑阳虚不固的病机，可配附子温阳化气以固护表阳，还要考虑窍隧松弛营阴外泄的病机，可配牡蛎以敛汗潜阳，使治法更加完善，方如牡蛎散。③过汗亡阳，恶风自汗：卫气有温分肉、充皮肤、肥腠理、司开合的功能，有调节体温的作用。在正常情况下，卫气充实，内无七情之扰，外无六淫之袭，则健康无病。若禀赋阳虚而外感风寒，医者不察患者体质而用麻黄、桂枝发汗，可有阳随汗泄的亡阳之变。此证常以恶风、畏寒、自汗为主症，当用干姜、附子振奋阳气，固护卫阳，芍药、大枣养阴增液，调其营阴，使营卫和谐，阳回表固而恶风、自汗之症可愈，方如参芪真武汤、桂枝加附子汤，皆可选用。

上述三证，证象不同而实质则一，均属表卫不固机制。三者既有各自不同的主症，也有内在联系，常常相互影响，互为因果。卫气虚则易患感冒，亦多自汗，汗多则表卫更虚，两者之间成为恶性循环，互为因果。

表虚不固机制与外感六淫恰成一对矛盾。彼属实证，是肺卫闭郁不宣，治宜宣肺祛邪；此属虚证，是肺卫气虚不固，治宜固表扶正。两者对参，则虚实自见，补泻自明。

表虚不固本属一般证候，治疗得法，预后良好，但过汗亡阳如果治不如法，亦可转成重证，不可不慎。

玉屏风散（《丹溪心法》）

【**药物组成**】黄芪 10g，白术 20g，防风 10g。

【**制剂用法**】水煎，温服。

【**方证病机**】表虚不固。

【**体现治法**】益气固表。

【**适应证候**】表虚自汗以及虚人易感风邪。

【**方理剖析**】本方为体常自汗或易感风邪而设，属于表虚不固证候。所谓表虚，实即卫气虚损。卫气行于腠理，有外固皮肤，防御邪侵，内固阴津，不使外泄的作用。今因表卫气虚，阴失阳护则阴津外泄而见自汗；卫气有亏，腠理不密，藩篱不固，风邪才得乘虚侵袭，故体常自汗与易感风邪都是表虚不固所致。其机制是：表虚不固，外不能防御邪侵则易感风邪，内不能固护阴津则体常自汗。

自汗当止汗，自汗由于表虚，当固表止汗，表虚实由卫气虚损所致，需要益气扶正，才能达到实卫固表目的。本方专用益气固表药物而不使用止汗之品，意即在此。卫气者，水谷之悍气也。欲补卫气，当先健脾，故重用白术健脾益气，脾运健则营卫生化之源不乏，生化之源不乏则卫气充矣！白术不仅益气，又有祛湿之功，令水湿下行前阴，不从毛窍外泄，则自汗止矣！黄芪有益气固表之功，既固表卫之虚，又补卫气之损，与白术同用，有相辅相成之妙。黄芪固表，是使汗不外泄，白术祛湿，是令水液下行，均为自汗而设。黄芪、白术二药益气固表，本已对症，何须再配防风？因为自汗虽属表虚不固，风邪扰其卫阳亦能致此，配入防风祛风泄郁，使邪去而卫阳不受其扰，黄芪才能更好地起到实卫固表作用，有相反相成之妙。三药同用，黄芪、白术得防风则固表而不碍邪，防风得黄芪、白术则祛邪而不伤正，成为补中寓散之方，用于自汗，可谓合拍。

虚人易感风邪，是因表虚不固，治此不愁无以祛邪，而愁无以御邪，不畏风邪不去，而畏风邪复来。如果不用益气固表法则，而唯祛风解表是务，则去者自去，来者自来，邪气流连，终无解日。本方有防风解表祛邪，黄芪实卫固表，白术健脾益气，邪去表固，庶无反复感冒之忧，故虚人易感风邪，理当倚之如屏，珍之如玉。

《医方类聚》所载玉屏风散，黄芪用量大于白术、防风二倍；《丹溪心法》玉屏风散则恰与之相反，白术之量大于其他药量一倍。究竟谁是主药，很难做出定论。余以为若治自汗，当重用白术，若治易感风邪，当重用黄芪，随其所治确定三药主从关系，才与临床吻合。

【临证应用】（1）自汗兼见恶风、舌淡、脉缓，可用本方。汗多者，加浮小麦、牡蛎等药，增强止汗作用。此外，在使用时应注意与营卫不和的桂枝汤证相鉴别。

（2）反复感冒，可用此方益气固表；感冒长期不愈，亦可用此方扶正祛邪。

（3）此方不仅可治自汗，加入养血调营、收敛固涩之品，亦可治疗盗汗，王育群等用此方加五味子、牡蛎、浮小麦、白芍、丹参治疗盗汗44例，痊愈41例，即是佐证。自汗、盗汗均宜实卫固表、敛肝潜阳，此方有黄芪合五味子固卫分之表，五味子合牡蛎敛肝潜阳，肝肺同治，故有效。

（4）本方加辛夷花、苍耳子，可治慢性鼻炎、过敏性鼻炎。

【歌括】玉屏风散术芪防，表虚自汗是良方，固表实卫如屏障，易感风邪亦堪尝。

牡蛎散（《太平惠民和剂局方》）

【药物组成】牡蛎（煅）、黄芪、麻黄根各30g。

【制剂用法】为粗散，每服9g，加浮小麦30g，同煎，去渣，热服。

【方证病机】卫虚不固，营阴外泄。

【体现治法】益气固表，敛汗潜阳。

【适应证候】新病暴虚，津液不固，体常自汗，夜卧尤甚，心悸易惊，虚羸短气。

【方理剖析】体常自汗，是本方主症；卫虚不固，营阴不藏，是此证病机；夜卧尤甚、心悸易惊、形瘦短气，是辨证依据。常人阴津内守，全凭阳气固护。病后阳气亏损，腠理不密，阴失阳固，走泄于外，于是体常自汗；入夜阳气内归阴分而卫外之阳愈虚，故夜卧尤甚。汗为心液，汗出过多，心阴受损，心体失养，故心悸易惊。《灵枢·本脏》篇云："卫气者，所以温分肉，充皮肤，肥腠理，司开阖者也。"表卫气虚，不仅卫外无权，亦不能充实腠理，加之自汗，遂致虚羸短气，凡此种种，均因表卫气虚，营阴不守使然。

自汗由于卫虚，法当实卫固表，然自汗虽属卫气不固于外，亦由阴津不藏于内，若不敛汗潜阳，于法未臻完备。本方牡蛎既能敛汗，又可镇静潜阳，黄芪益气实卫，固表止汗，与牡蛎相伍，一治卫，一治营，共奏益气固表、镇敛潜阳之效。黄芪的补气作用不仅能固表实卫，亦能肥腠理以复消瘦之体，补肺气以疗短气之虚；牡蛎不仅敛汗潜阳，兼能镇静安神，心悸易惊等症亦可兼治。辅以专门止汗的麻黄根、浮小麦，止汗力量有所增强，用治表虚自汗而见心悸易惊者颇宜。

《神农本草经》谓牡蛎能"除拘缓"。拘与缓是经隧病变的两种对立证象。拘是经隧紧张，治宜镇静；缓是经隧松弛，治宜固涩。方用牡蛎固表止汗、镇惊止悸，既治经隧弛缓，又治经隧紧张。煅用长于收涩，说明方中牡蛎主要在于固表止汗。

汗出机制与肝肺两脏有关。因为，营分开合是肝所主，卫分开合是肺所司。如果营卫一有所虚，即可出现自汗、盗汗。一般来讲，自汗多见于阳虚，应该考虑卫气不固而用益气、固表、实卫之法；盗汗多属阴虚，应该考虑营阴不藏而用清热、养阴、潜阳之法，两者治法各不相同。但是，卫气不固而自汗，也与阴津不藏有关；营阴不密而盗汗，也与卫气不固有关。故治疗自汗、盗汗又常相互配合，营卫兼治。本方因有牡蛎固护营阴，调理营分开合，黄芪益气实卫，调理卫分开合，不仅自汗可用，用治盗汗亦效。

【临证应用】（1）以自汗、盗汗兼见饮食减退、头晕心悸、疲乏无力为辨证要点。

（2）自汗加人参、白术、茯苓、五味子增强益气固表之功。阳气虚者再加干姜、附子振奋阳气。盗汗者可加生地黄、白芍、麦冬、白薇、牡丹皮增强养阴清热之功。湿热盗汗者可加陈皮、半夏、茯苓、枳实、竹茹、黄芩、青黛、青蒿、滑石分消三焦湿热。

（3）临床报道：用本方治疗自汗6例，盗汗15例，自汗兼盗汗7例，结果痊愈20例，基本痊愈者5例，症状减轻者1例，无效2例均是盗汗。

【歌括】《和剂局方》牡蛎散，黄芪小麦麻黄根，敛汗潜阳功效著，表虚自汗此方斟。

桂枝加附子汤（《伤寒论》）

【药物组成】桂枝10g，芍药10g，炙甘草10g，生姜10g，附子（炮）15g。

【制剂用法】水煎，温服。

【方证病机】过汗亡阳，表虚不固。

【体现治法】调和营卫，回阳固表。

【适应证候】外感风寒，发汗太过。症见汗出不止，恶风，小便难，四肢微急，难以屈伸。

【方理剖析】表证当汗，但发汗太过，则阳随汗泄，亡其表阳。阳虚不能卫外，阴津不能内守，故汗出不止；汗后腠理空疏，故恶风；汗多于外则津亏于内，故小便难；过汗阳损阴伤，四肢失去阳气温煦、阴津濡润，故见四肢微急、难以屈伸。综上所述，本方证的机制为过汗亡阳，表虚不固，阴津亏损，筋脉失濡。

本证由于过汗亡阳，以致表虚不固而漏汗不止；汗出阴伤，筋脉失养而致手足屈伸不利。虽然津液已伤，却不必救其阴津而只需固护表阳，阳气恢复则表卫固密，表卫固密则津不外泄而筋得其养，所以回阳固表才是当务之急。本方即桂枝汤加熟附片而成。桂枝汤调和营卫，附子温经复阳。阳回表固则恶风、汗出自罢，表固汗止则津液自回，津回阳复则小便自利、四肢自伸，充分体现了治病求本精神。

此方证反映了表卫阳虚的自汗恶风、阴津受损的小便困难、筋脉失养的肢急难伸三类证象，前两种是基础物质亏损，后一种是组织结构失和。由于一切证象都是过汗亡阳，表虚不固所致，所以只需回阳固表，诸症也就随之而愈。若从对症角度分析，桂枝、附子温阳，是补充阳气；芍药益阴，是补充阴津；芍药、甘草柔肝缓急，是柔和筋脉。由此看来，本方既是治病求本之法，也是对症之方。

【临证应用】以自汗恶风、小便较少、四肢微急、舌淡脉缓为辨证要点。

【歌括】汗因过发漏漫漫，肢急常愁伸屈难，若有恶寒阳不振，桂枝加附一枚安。

归芪真武汤（《中医病机治法学》）

【药物组成】附子15~30g，白术15g，白芍15g，干姜10g，茯苓15g，当归6g，黄芪30g，龙骨24g，牡蛎24g。

【制剂用法】附子先煮，余药后下，煮一小时，汤成，去渣，分3次温服。

【方证病机】肾阳虚损，表虚不固。

【体现治法】温阳固表。

【适应证候】素体阳虚，外感风寒，误汗亡阳。症见自汗恶风，舌淡脉迟。

【方理剖析】自汗恶风，是本方主症；肾阳虚损，表虚不固，是此证病机；舌淡、脉迟，是阳虚的辨证依据。此证是因素体阳虚，外感风寒，发汗太过，阳随汗泄，遂呈表虚不固。阳气生发于肾，表阳虚损就是少阴阳气耗损。何以知为阳虚？从兼见舌淡、脉迟，便知是阳虚之象。

此方由真武汤合当归补血汤加龙骨、牡蛎而成。真武汤是著名的温阳化气行水之方，本方用此以振奋阳气，温化水湿。黄芪益气实卫，当归养血调营，此二药调和营卫，固护表阳。佐龙骨、牡蛎敛汗潜阳，能收温阳固表之效。

本方证与桂枝加附子汤证相较，病因、病位、病性、证象相同，都有温阳固表作用，但本方因有干姜、附子相须，温阳力量有所增强；因有黄芪、龙骨、牡蛎益气固表，更适用于表卫阳虚。因有化气行水的真武汤，表固汗止以后不愁水湿停滞，是其优点。

【临证应用】（1）表虚自汗，以舌淡、脉迟为辨证依据。

（2）此方去龙骨、牡蛎，治阳虚感冒。阳虚感冒多呈水液失调，症见鼻流清涕、咳嗽痰稀、四肢无力，宜用本方温阳化气，固护表阳。余每患感冒不仅不能使用发汗解表药物，且要使用固表药物以免阳气耗散，20年来感冒时均服此方，一般服2~3剂即愈，此属特殊体质阳虚感冒的治疗方法。

【歌括】归芪真武术附苓，归芪龙牡姜芍行，自汗恶风表不固，温阳固表此方寻。

参芪真武汤（《中医病机治法学》）

【药物组成】人参10g，当归6g，黄芪30g，五味子10g，制附子15~30g，干姜12g，白术12g，白芍15g，茯苓15g。

【制剂用法】水煎，分3次，温服，1日量。

【方证病机】肾阳虚衰，表虚不固。

【体现治法】温阳化气，益气固表。

【适应证候】①过汗亡阳，自汗恶风，或产后自汗不止。②阳虚欲脱，汗出心悸。③水肿，痰嗽，心悸气短，舌体淡胖有齿痕。

【方理剖析】本方所治三证：一是表证误汗，自汗恶风，属表虚不固；二是久病自汗、心悸，是气虚欲脱；三是水肿、痰饮，是水湿内停。前两证以阳虚不能化气的阳气虚衰为主，后一证以阳虚不能化气行水的水液停滞为主，都是少阴阳虚，气化失常所致。

此方由真武汤加当归、黄芪、人参、五味子而成。先就误汗亡阳言之，真武汤善温少阴心肾阳气，待阳气振奋，则心气有继，卫气有源。配黄芪益气实卫，当归养血调营，更以人参大补元气，坐镇中军，五味子固津敛气，从旁辅佐，令阳气振奋，表卫固密，则恶风自汗愈矣！次以气虚欲脱言之，人参大补元气，只此一味即有益气救脱作用，更有真武汤温阳化气，当归、黄芪益气养营，五味子固津敛气相助，令阳气振奋，则虚脱危象可以救矣！再从水湿内停言之，真武汤本是化气行水名方，单用即能治疗水饮为患，今配人参等药增强扶正力量，令气化旺盛，则水肿痰饮可以瘳矣。

【临证应用】上述三证均可应用，但以舌体淡胖有齿痕、脉象迟弱无力为辨证要点。

【歌括】参芪真武姜附苓，术芍归芪味人参，阳气衰微须温补，温阳益气法宜遵。

---------------------------- 小　结 ----------------------------

实卫固表法共选5方，均以治疗易感风邪，表虚自汗，过汗亡阳为目的，但亦各有特点。

玉屏风散适用于体常自汗，或易感风邪，属于表虚不固机制。此方专用益气固表药物，而不使用固涩药物，是因人以卫气固其表，表虚实由卫气虚损而来，所以固表必须益气实卫，才合治病求本原则。并提示学者，不是必须使用固涩药才能体现固涩法。

牡蛎散适用于体常自汗、夜卧尤甚等症，属卫虚不固，营阴外泄机制，此方用牡蛎敛汗潜阳，使营阴不致外泄，黄芪益气实卫，使卫气得以充固，体现了营卫并调的配伍形式，由于配有擅长止汗的麻黄根、浮小麦，也就成为典型的固涩法。

桂枝加附子汤适用于外感风寒，发汗太过，症见汗出不止、恶风、小便难、四肢微急、难以屈伸等，属于过汗亡阳，表虚不固机制，有调和营卫、回阳固表功效。由于一切证象都是阳虚不能卫外，阴津不能内守引起，回阳固表也就成为当务之急，由于表阳根于肾阳，所以此方除用桂枝汤调和营卫以外，加附子温肾助阳。归芪真武汤证与桂枝加附子汤证属于同一机制，但固表力量胜于桂枝加附子汤。

参芪真武汤所治证候远较上述诸方为重，应用范围也较广泛，此方因有人参合附子温补阳气，黄芪合五味子实卫固表，从而体现了开源与节流并举的配伍形式。举凡过汗亡阳、阳虚欲脱、痰饮和水肿重证，审其舌体淡胖，投之可望获效。前两证以温阳固表为目的，后两证以化气行水为依归。治疗三证一侧重于阳气耗散，一侧重于阳气衰微，一侧重于阳虚不能化气行水，证象虽有不同，其阳虚的基本病理却是一致的。

第二节　敛肺止咳法

敛肺止咳是根据肺气不敛病机拟定的治法。

肺气不敛，是指发汗太过，或久咳不止，肺气耗散的病理改变。常以久咳不止、咳甚则汗出气喘为主症，其病理与表虚不固有关。运行出入于腠理的三焦之气，称为卫气，有固护营阴之功。今因发汗太过，阳随汗泄而表卫不固，由卫及肺，或因久咳不止，肺气不足而表卫随之亦虚，遂呈肺虚失敛。何以知之？从咳甚则汗出气喘知之。当其未咳之时，卫气尚能勉强固护营阴，不致外泄，一旦咳甚则毛窍开张而阳气外泄，阳气不密则营阴不固而津随气走，故咳甚则汗出矣！肺气不足，宗气亦告匮乏，故咳甚则气喘矣！由此观之，咳甚则汗出气喘，虽为宗气和表卫虚损现象，实即肺气不足使然。治疗肺虚失敛证候，宜在补肺宁嗽基础上配伍五味子、罂粟壳、乌梅、诃子等药收敛耗散之气，体现敛肺止咳法则，肺气得敛而咳嗽可止。古方九仙散、五味子汤、敛肺梅罂散等即属此种结构。

肺气不敛与肺气不宣的病机恰成一对，肺气痹郁则宣之使通，肺气不敛则敛之使固，一宣一敛，一散一收，治法恰好相反，可与宣肺诸法合参。

此法本为久咳不止，肺气不敛而立，新病忌用，误用有闭门留寇之患。

九仙散（《医学正传》）

【药物组成】人参 9g，阿胶 12g，款冬花 12g，桔梗 9g，贝母 9g，桑白皮 15g，乌梅 15g，五味子 9g，罂粟壳 9g。

【制剂用法】为末，每次服 10g，温水送下。

【方证病机】肺气耗散。

【体现治法】敛肺止咳。

【适应证候】肺气虚弱，肺气不敛。症见久咳不已，咳甚则气喘自汗，脉虚而数。

【方理剖析】久咳不已，咳甚则气喘自汗，是本方主症；肺气耗散，是此证病机；咳甚则汗出气喘，是肺气不敛的辨证依据。单凭久咳不止不足以说明此证属于肺气不敛机制，兼见咳甚则气喘自汗，则为肺气不敛的客观反映。

久咳不止导致肺气不敛，法当敛肺，肺气不敛导致肺气虚损，又当补肺，只有补敛结合，才合肺气耗散机制。故方用乌梅、五味子、罂粟壳三味酸涩药物为主，收敛耗散的肺气；人参、阿胶两补气阴。上五药专为肺气耗散而设。咳是肺气宣降失调与肺津凝结不布所致，若只敛补而不宣降肺气，止咳化痰，则肺脏功能仍不能复。故配桔梗、桑白皮宣降肺气，款冬花、贝母止咳化痰，四药两调津气，专为调理肺脏功能而设。九药合用，成为敛肺与宣肺并用、补肺与泻肺同施的结构，将两类功效对立药物合成一方，反映了矛盾对立的统一，是结构较为复杂的一种配伍形式。

【临证应用】本方对于咳嗽经久不愈，气耗阴亏，喘咳自汗者，较为适合。若痰湿壅盛或外有表邪者，不可轻投。

【歌括】敛肺止咳九仙散，款味乌梅粟壳优，桑皮贝桔胶参配，若非久咳勿轻投。

敛肺梅罂散（《本草纲目》无方名，今拟）

【药物组成】乌梅肉（微炒）、罂粟壳（去筋膜，蜜炒）各等份。

【制剂用法】为末，每服 6g，睡时蜜汤调下。

【方证病机】肺气不敛。

【体现治法】敛肺止咳。

【适应证候】久咳不愈。

【方理剖析】咳嗽病因极多。外感六淫，肺失宣降，气郁津凝，可见咳嗽；脏腑功能失调，三焦津气逆乱，上干于肺，亦可成为咳嗽。故《素问·咳论篇》指出："五脏六腑皆能令人咳，非独肺也。"无论内伤外感，究其基本病理，都是肺失宣降，津气失调。其中津气壅滞十居七八，津气耗散仅占十之二三。此证久咳不已，外无六淫相干指征，内无五脏失调形症，自属病久不愈，肺气不敛机制。

肺气不敛，治宜敛肺，气敛则咳嗽可止。此方用酸温的乌梅收敛肺气的耗散，罂粟壳亦是敛肺止咳良药，二药合用，能收敛肺止咳功效。

研究本方，有一个问题值得探讨。即本方是通过收敛肺气达到止咳目的，还是通过别的作用达到止咳目的？

严用和在《严氏济生方》中说："今人治嗽，多喜用罂粟壳、乌梅之类。殊不知罂粟壳其性紧涩，乌梅味酸，乃伤脾之剂。脾胃壮实者，服之犹可，脾胃稍弱者，未见其效，谷气先有所损矣。能慎此者，庶免后患。"严氏仅因二药伤脾，告诫应当慎用，并未言及咳嗽使用二药须防敛邪。现代药理实验证明乌梅对于多种细菌都有较强的抑制作用，对百日咳鲍特菌作用最强，对肺炎球菌和溶血性链球菌作用中等，所以本品不仅久咳可用，肺部感染亦可使用本品。罂粟壳含吗啡、可待因等生物碱，有较好的止咳作用，二药同用，一能消除致病原因，二能治疗主症，随症配入其他止咳方中亦可。

【临证应用】以久咳不止为使用依据。配入其他止咳方中，不受这一限制。

【歌括】敛肺梅罂二药俦，收敛肺气疗效优，初期若用防邪恋，久咳不止此堪投。

五味子汤（《类证活人书》）

【药物组成】人参 6g，麦冬 9g，五味子 9g，杏仁 6g，橘皮 6g。

【制剂用法】加生姜、大枣，水煎，分 2 次服。

【方证病机】气阴两虚。

【体现治法】益气生津，敛肺止咳。

【适应证候】肺虚气弱。症见呛咳少痰，喘促有汗，口干舌燥，脉虚而数。

【方理剖析】呛咳少痰，喘促有汗，是本方主症；气阴两虚，是此病证机。肺司津气宣降，宣降失调，必然影响津气运行不利；津气虚损，又可影响肺的宣降失调。此证呛咳少痰，是肺阴不足，气郁而咳现象；喘促有汗，是肺气上逆，表卫不固证象；其余口干、舌燥是津伤的佐证，脉虚而数是气虚的表现，都是气阴两虚的辨证依据。

气阴两虚，治宜两补气阴。方用人参大补元气，麦冬润肺滋阴，两补津气之虚；五味子固津敛气，是令津气不再外泄，以免补而复失；再用杏仁宣降肺气，橘皮疏畅气机，是调理肺脾功能，恢复肺气宣降，成为补中有泻、敛中有宣的配伍形式。

【临证应用】以干咳少痰，气促有汗，兼见口干舌燥为辨证要点。

【歌括】五味子汤用人参，麦冬五味橘杏伦，呛咳少痰气阴损，补敛同施法可循。

-------------------------------------- 小　结 --------------------------------------

敛肺止咳法共选 3 方，都以久咳不止为主症，肺气不敛为病机，五味子、乌梅、罂粟壳为主药，是其相同处。但亦各有特点。九仙散是补肺与敛肺并举的配伍形式，并配宣降肺气、化痰止咳药物，调理津气，恢复功能，结构较为完善。敛肺梅罂散纯用敛肺止咳药物，不配其他调气行津之品，结构不够严密，本书选入不过聊备一格。五味子汤适用于呛咳少痰、喘促有汗、口干舌燥的气阴两虚证，体现益气生津、敛肺止咳法则，方用人参、麦冬、五味子两补气阴，是其特点。

第三节　温中固涩法

温中固涩是根据肠道虚寒失禁病机拟定的治法。

肠道虚寒失禁，以久泻不止、滑脱失禁为主症，兼见食少神疲、四肢不温、腹痛喜温喜按、舌淡、脉迟，反映了虚、寒、泻三个方面的临床证象。此是脾肾阳虚，肠失温煦，或肠道松弛，失去控制，或气化失常，津凝为湿，湿浊下流的病理改变。治疗此证，应当针对阳气亏损、脾功低下、肠管松弛三个方面施治，才与病情吻合，所以应当温中补虚、涩肠止泻。温中补虚是振奋阳气，恢复脾运，补其亏损；涩肠止泻是固涩肠道，恢复肠管控制能力。常选补气健脾的人参、白术、茯苓、炙甘草，温补阳气的干姜、肉桂、附子、补骨脂、吴茱萸，固涩止痢的诃黎勒、肉豆蔻、赤石脂、禹余粮、罂粟壳、五味子、乌梅、白矾等药组合成方，共呈温中固涩法则，方如养脏汤、八柱散、四神丸等均属此法范畴。

此外，余邪未尽而正气已虚的久痢，亦可运用此法。这种痢疾，反复发作，腹痛连年，血色暗淡不鲜，或虚坐努责，又宜祛邪与扶正同时并举，才能兼顾邪正两个方面。所以本类方剂常用温补药物扶其正，解毒药物祛其邪，在此基础上稍加乌梅、石榴皮等固涩药物组合而成，方如乌梅丸（见驱虫法）。

泄泻或痢疾的机制颇多，本法要在滑脱不禁的情况下才能应用，若余邪未尽而误用本法，有闭门留寇之患。

真人养脏汤（《太平惠民和剂局方》）

【药物组成】人参 6g，白术 6g，炙甘草 9g，白芍 16g，肉桂 8g，木香 14g，肉豆蔻（面裹煨）5g，诃子（去核）12g，罂粟壳（蜜炙）36g。

【制剂用法】水煎，食前服。剂量酌情增减。

【方证病机】中焦虚寒，滑脱失禁。

【体现治法】温中补虚，涩肠止痢。

【适应证候】久痢，后重腹痛，喜温喜按，胸闷食少，舌淡脉迟。亦治脱肛不收、久泻。

【方理剖析】此方原为久痢、脱肛而设，属于中焦虚寒、滑脱失禁机制。痢疾是邪从口入，侵犯肠道所致，初起病性属热属实，法当清热解毒，消除病因，调理气血，恢复功能。如果治疗不当，日久不愈，由实转虚，脾阳受损，途穷归肾，遂致脾肾阳虚，肠道松弛而滑脱失禁。何以知此为虚寒？从病程较长、腹痛喜温喜按、舌淡、脉迟知之。久泻、脱肛证象虽与久痢有异，其理则同。

病属虚寒，法当温补。此方用人参、白术、甘草健脾益气，当归、白芍养血调营，即补虚之法也；肉豆蔻温暖中焦，肉桂温肾命以助气化，即温阳之法也。滑脱失禁，宜施固涩，诃子、罂粟壳涩肠止痢，即涩可固脱之法也。罂粟壳用量最重，盖欲用本品止痢、止痛，不重用不能胜任故也。配木香调气，当归、白芍调营，白芍重用可增强止痛力量和缓里急后重作用，木香重用可防收涩太过，亦有可取。

或谓：痢疾日久，虽然正气已虚，必有余邪，本方从虚寒论治，能否消除病因，祛其余邪？现代药理实验证明，诃子、当归、白芍、肉桂等药，对于痢疾志贺菌都有抑制作用，前人亦常用于治痢方中，本方是以温补为主，亦有澄本清源作用，若嫌力量薄弱，可仿乌梅丸法加入乌梅、黄连之属，增强解毒力量。

久泻已成滑脱失禁，可知脏气虚寒，此方有人参、白术、甘草、当归、白芍补益气血，肉桂振奋阳气，诃子、肉豆蔻、罂粟壳涩肠止泻，木香行其滞气，合而用之，能奏温补固涩之效，用于久泻，亦合法度。至于脱肛下坠，唯中焦虚寒，脏器不固，方可投此。若系气虚下陷，当用补中益气汤益气升提；若系大便燥结，努力脱肛，当用黄芩、黄连、槐花、黄柏清热润肠，均非本方所宜。

【临证应用】（1）以久泻、久痢，腹痛喜温喜按，舌淡脉迟为辨证要点。

（2）临床报道：用本方加减治疗久泻有效。

【歌括】养脏温中固涩方，参术归芍桂草香，诃子肉蔻罂粟壳，久痢脱肛此堪尝。

八柱散（《万病回春》）

【药物组成】人参 10g，白术 10g，甘草 10g，干姜 10g，附子 10g，罂粟壳 15g，肉豆蔻（面裹煨）15g，诃子 15g。

【制剂用法】为散，每服 6g，温水送下。

【方证病机】脾肾阳虚，滑脱失禁。

【体现治法】温中固涩。

【适应证候】肠道虚寒。症见滑泄失禁，舌淡脉迟。

【方理剖析】此属脾肾阳虚、滑脱失禁的久泻。脾不运湿，湿浊下流，久久不止，遂见滑脱失禁。久泻伤阳则途穷归肾，盖脾阳根于肾阳故也。

脾肾阳衰，久泻不愈，法当温脾肾之阳，补中焦之虚，俾脾肾功能振奋，主水、制水有权，泄泻庶可向愈。此方由附子理中汤加味而成。方用人参、白术、甘草补中焦虚损，干姜、附子温脾肾阳气。附子补命火以助气化，温先天以生后天；干姜健中阳以复脾运，温后天以养先天。令脾能运化水湿，肾能气化蒸腾，则水液能够正常运行而不下溜成泻，此为治本而设。久泻不愈，已成失禁，又当固涩。罂粟壳、诃子、肉豆蔻配入本方，正为固涩肠道而设。合而成方，能收温中补虚、涩肠止泻功效。

【临证应用】以久泻不愈而兼舌淡脉迟为辨证要点。

【歌括】八柱参术姜草求，附诃肉蔻粟壳投，温补固涩功效著，久泻伤阳服之瘳。

四神丸（《证治准绳》）

【药物组成】补骨脂 120g，肉豆蔻 60g，五味子 60g，吴茱萸（浸炒）30g。

【制剂用法】为细末，用生姜 250g，枣 100 枚，加水同煎，待枣熟时，去姜取枣肉和末为丸，每次服 9~12g，食前淡盐汤或白开水送下。若作汤剂，用量可按比例酌减。

【方证病机】脾肾虚寒，肝木侮土。

【体现治法】温肾暖脾，调肝止泻。

【适应证候】脾肾虚寒。症见黎明泄泻。

【方理剖析】黎明泄泻，为本方主症；脾肾虚寒，肝木侮土，是此证病机；黎明始泻，又为上述机制的辨证依据。脾主运化水谷，脾的健运，有赖肾阳温煦，肾阳不虚，二便才能保持正常，此即肾司二便的道理。如果肾阳虚衰，不能上温脾胃，脾不运湿，水湿下注，遂成泄泻。此证黎明才泻，提示脾肾阳气还不太虚，平时尚能关闭，仅在阴气极盛时候才会出现脾虚不能制水、肾虚不能行水的泄泻。黎明正当阳气初生，木气萌动的时候，此时才泻，也提示有肝木侮土的病理存在。综合上述，此证病位虽然在脾，病机却与肝肾有关，属于脾肾虚寒，肝木侮土，三阴同病机制。

治疗此证，当从以下三个方面思考。一是振奋阳气，二是固涩肠道，三是条达肝木。三脏同治，才合此证机制。方中补骨脂温补肾阳，吴茱萸温中祛寒，此二味温补脾肾阳气，旨在恢复两脏功能；肉豆蔻温胃涩肠，五味子收敛精气，此二味涩肠止泻，旨在针对主症。吴茱萸不仅温中祛寒，又能温肝散寒，条达肝气，五味子不仅固精敛气，又能敛肝，此二味一散一收，意使肝木不乘脾土，抑制肠管蠕运。上四药同用，能收温肾暖脾、条达肝木、涩肠止泻功效。生姜有温中焦以散水湿之功，大枣有滋脾胃以补虚损之力，以此为丸，可为四药他山之助，增强温补功力，用治黎明泄泻，可谓合拍。

本方由《普济本事方》的二神丸与五味子散二方相合而成。二神丸由肉豆蔻与补骨脂二药组成，有温补脾肾、涩肠止泻之功；五味子散由五味子与吴茱萸二药组成，有温肝涩肠之效。两方合而为一，温补固涩之功更强。方名四神，意指四药同用，其效如神。

研究此方，应注意掌握其重点，澄清其疑点，剖析其难点。黎明泄的致病机制、治疗法则、配伍意义，就是研究重点。为何平时不泻，黎明始泻，是其疑点。由于证象特殊，自然有特殊机制，如何分析这一特殊机制，正是其难点。《医方集解》谓此证属于脾肾虚寒，如果仅因脾肾虚寒，泄泻当无定时，何必黎明始泄！如果仅因脾肾虚寒，附子理中汤、四逆汤辈均为对症之方，又何必要用四神丸？联系肝木侮土予以分析，似乎更为全面。联系肝的疏泄分析，有以下三点理由。其一，本方原治"脾胃虚弱，大便不实，饮食不思，或泄泻腹痛等症"，饮食不思是木不疏土之象，泄泻腹痛是肝木乘脾之征，方中吴茱萸显然是为疏肝止痛而设。今用本方治疗黎明泄泻，亦当有肝木侮土的机制存在。其二，柯韵伯、程郊倩早已指出此证与肝有关。柯氏所谓"少阳气虚无以发陈……佐吴茱萸之温，以顺肝木欲散之势"，程氏所谓"木气才萌，不疏泄而亦疏泄"，都是论述此证虽以脾肾虚寒为主，亦有肝木相乘的病机同时存在。其三，古人在治黎明泻时，所选之方，多与肝的疏泄有关。如张景岳用胃关煎，有吴茱萸以温肝；石顽用八味丸，有山茱萸以敛肝即是。

此方在制作丸剂时，肉豆蔻应用面裹煨，研末，用草纸吸去油脂，才有较好疗效。

【临证应用】（1）本方证以黎明泄泻、舌淡苔白、脉沉迟无力为辨证要点。

（2）《证治准绳》治疗"泄泻腹痛"，说明平时泄泻而兼腹痛亦可使用本方。偏虚者，加山药、黄芪、人参之类益气健脾；偏寒者，加肉桂、附子、干姜、蜀椒之类温助阳气；泻下如水者，酌加罂粟壳、诃子增强固涩力量；气滞作胀者，可加木香、小茴香之类畅其气机。

（3）临床报道：四神丸加味治疗遗尿20例。方药：猪膀胱1具（去尿洗净），补骨脂、煨肉豆蔻、吴茱萸、益智仁各5g，五味子4g。用法：将上药装入猪膀胱内，将口扎好，用粗针在其表面刺数孔，加水1.5kg，煮沸后1小时左右，去渣及汤液，取猪膀胱切片食之，成人1次吃完，小孩可分2~3次吃完。10岁以下小儿服食困难者，可取汤服之。结果：全部治愈，服药最多者4剂，少者1剂（《中医杂志》）。

【歌括】四神丸用补骨脂，肉蔻茱萸五味子，温中固涩功偏擅，黎明泄泻服可止。

-------------------------------- 小　结 --------------------------------

温中固涩法共选3方，均以虚寒失禁的久泻久痢为治疗对象，是其相同点。但亦各具特色。真人养脏汤是治久痢之方，因久痢导致气血亏损，所以除用涩肠止痢药物以外，又配温补气血之品，体现补涩并行之法。八柱散是治久泻不止之方，因久泻伤阳，途穷归肾，导致脾肾阳虚，故用附子理中汤温补脾肾阳气，罂粟壳、诃子、肉豆蔻涩肠止泻。四神丸以黎明泄泻为主症，脾肾虚寒，肝木侮土为病机，体现温肾暖脾、调肝止泻法则，一般方书仅谓此系脾肾虚寒，不提肝木侮土，将三阴同治之法视为脾肾同治之方，似乎不够全面，温阳不用干姜、附子而用吴茱萸、补骨脂，是其特点。掌握三方特点，才能运用自如。

第四节　补肾固堤法

补肾固堤是根据肾虚失约病机拟定的治法。

肾虚失约，是指肾关不固的病理改变，以小便失禁、遗尿为主症。肾主水液，为北门锁钥，肾功能正常，开合有权，自然无病。若肾气虚损，约束无权，水液不能气化升腾而直趋下走，加之窍隧松弛，肾关不固，遂见小便失禁、遗尿。此证属于虚寒，是小便过于通利现象，虽然失禁，别无所苦，自与淋涩热痛的淋证不同。由于此证是肾气虚损与窍隧松弛的综合反映，施治当以温补肾阳为主，恢复肾脏功能，辅以固涩药物，兼治窍隧松弛，亦应兼治肺脾，恢复布津摄津之旧。如果不明此理而唯固涩是务，即使暂时获效，亦将不能持久。根据上述道理，本法常用肉桂、附子、鹿茸、肉苁蓉、巴戟天、菟丝子等药补肾壮阳，振奋功能；五味子、山茱萸、益智仁、覆盆子、桑螵蛸、鸡内金等药固摄津气，缩其小便；随宜配伍人参、黄芪、白术、干姜、炙甘草之属益气摄津，健其脾运，共收补肾固堤之效，如菟丝子丸、巩堤丸、固真丹、黄芪束气汤等即属此种配伍形式。

小便不禁属于溺窍病变，遗精滑泄属于精窍病变，但因都是肾阳虚损，失其气化之常，肾系经隧松弛，以致肾关不固，无力约束精水引起，所以用药大体相同，方剂可以互用。

此类证候，因中气不足，清阳下陷者有之；因肺不布津，水失约束而致者亦有之，应予辨别。肺中虚冷，不能布津而遗尿、便数，这是上虚不能制下，自当兼见目眩、吐沫；中气不足，清阳下陷而气不摄津，必兼少气懒言，上气与下气不相接续，或自觉气往下坠，均与肾虚不固之证有别。

菟丝子丸 (《严氏济生方》)

【药物组成】菟丝子 60g，肉苁蓉 60g，鹿茸 30g，制附子 30g，山药 30g，益智仁 30g，乌药 30g，五味子 30g，桑螵蛸 30g，鸡内金 15g，煅牡蛎 60g。

【制剂用法】上为细末，酒糊为丸，如梧桐子大，每服 10g，食盐煎汤送服。

【方证病机】肾阳不足，肾关不固。

【体现治法】温补肾阳，固涩小便。

【适应证候】肾阳不足。症见神疲怯寒，形体衰弱，头晕腰酸，两足无力，小便淋沥不断，脉象沉细，尺脉更弱。

【方理剖析】小便淋沥失禁，是本方主症；肾阳不足，肾关不固，是此证病机；其余脉症是辨证依据。多因年老体虚，肾阳衰惫，不能化生气血以充养形体，于是神疲怯寒、形体衰弱、头晕腰酸、两足无力；气化失常，溺窍松弛，肾关不固，水液渗漏于下，于是小便淋沥失禁。

肾阳不足，生化功能衰退，理当温补肾阳，振衰起废。故方用鹿茸、菟丝子、肉苁蓉、山药补肾之虚，合附子温壮阳气，乌药散肾间冷气，五味子摄纳肾气，使肾气充足，摄纳有权，虚损庶可逐渐恢复。小便淋沥失禁，又宜固涩，故用桑螵蛸、益智仁、煅牡蛎、五味子固涩小便；鸡内金专治"小便频数"。诸药合用，体现温肾固涩之法，用于肾阳虚损的小便失禁，可谓合拍。

《名医别录》谓菟丝子"主茎中寒，精自出，溺有余沥"。此药补虚力量不及鹿茸，温阳力量不及附子，而方以本品命名，提示所治是以小便失禁为主症，故除鹿茸、附子、肉苁蓉、山药、五味子是为温补之用以外，其余都是固涩小便药物。

【临证应用】（1）以年老体衰、神疲怯冷、腰酸无力、小便失禁、舌淡脉弱为辨证要点。

（2）小儿禀赋不足，肾阳不旺，常见遗尿，借用此方，当亦有效，可以减去肉苁蓉、附子，鹿茸改用鹿角霜。

（3）此方多数药都有治疗精自出的作用，借治肾气虚寒导致的滑精，当亦有效。

（4）此证应与前列腺增生导致的小便困难、余沥不尽鉴别。

【加减化裁】（1）菟丝子丸（《世医得效方》）：菟丝子（酒蒸）60g，桑螵蛸（酒炙）15g，牡蛎（煅）30g，肉苁蓉（酒润）60g，附子（炮，去皮、脐）30g。上为末，酒糊丸，如梧桐子大，每服七十丸（6g），食前盐、酒任下。治小便多，或不禁。有温补肾阳、固涩小便之功，因较《严氏济生方》菟丝子丸少山药、乌药、益智仁三味，温肾缩便力量稍弱。

（2）缩泉丸（《集验方》）：乌药、益智仁各等份，酒煮山药末糊丸如梧桐子大。每次服 6g，治肾与膀胱虚寒，小便频数，及小儿遗尿。此方有温肾缩便之功，并无补虚力量。

【歌括】菟丝子丸治尿频，桑蛸牡味缩泉行，温补肾阳苁茸附，遗尿尤须鸡内金。

巩堤丸 (《景岳全书》)

【药物组成】菟丝子（酒煮）60g，熟地黄 30g，炒白术 60g，北五味子 30g，益智仁（酒炒）30g，补骨脂（酒炒）30g，制附子 30g，茯苓 30g，韭菜子（炒）30g。

【制剂用法】上为末，山药糊丸如梧桐子大，每次服 10g，空心滚汤或温酒下，如气虚加人参 30~60g 更妙。

【方证病机】肾气不足，膀胱不藏。

【体现治法】温肾固涩。

【适应证候】膀胱不藏。症见水泉不止，命门火衰，小水不禁。

【方理剖析】水泉不止与小水不禁都指尿失禁，是本方主症；命门火衰，膀胱不藏，是此证病机。多由年老体弱，脏气日损，命门火衰，不能蒸化水津，膀胱失其闭藏，是以水泉不止，小水不禁。此外，当有形寒怯冷、腰酸脚弱、舌淡脉弱，才是命门火衰机制。

命门火衰，气化不行，膀胱不藏，小便失禁，当温命火以助气化，固肾关以缩水泉。方中菟丝子、益智仁、补骨脂、韭菜子，都具温阳固肾之功，善治小便频数失禁；得长于温阳化气的附子作主帅，固精敛气的五味子作监军，俾命火得补，肾关得固，小便自趋正常。张景岳曾谓：“欲补阳者，当于阴中求阳。”此方用熟地黄滋补肾阴，即补阳当兼补阴之意。白术为健脾运湿药物，配入此方，有脾健自能散精归肺而不直趋膀胱之意。小便本多而用茯苓利水，又是补中寓通之法。气虚必用人参，是用人参大补元气，令气能摄津才不至于直趋下行。全方展示补肾命以固津、健脾运以散津、补元气以摄津的配方法度，方名固堤，可谓名实相符。

此方反映了张景岳的学术观点，展示了补阳当兼补阴、补肾兼补肺脾，以及补中有涩、涩中寓通的配伍形式。

【临证应用】以小便多为主症，年老体衰、形寒怯冷为辨证依据。阳虚甚者，可加鹿角霜、白龙骨，增强补阳固涩作用。

【歌括】固堤丸内菟丝多，益智骨脂韭子和，附子五味苓术地，命火虚衰服之差。

固真丹（《魏氏家藏方》）

【药物组成】韭菜子 120g，炒小茴香 60g，炒补骨脂 60g，炒益智仁 60g，鹿角霜 60g，白龙骨（煅，另研细如粉）90g。

【制剂用法】上药为细末，以青盐 30g、鹿角胶 30g 同煮，酒糊为丸，如梧桐子大，每服 5g，空心温酒送下，盐汤亦可。

【方证病机】肾阳虚损，肾关不固。

【体现治法】温肾固堤。

【适应证候】肾与膀胱虚冷，真气不固，小便频数。

【方理剖析】水液运行正常，有赖肾阳蒸腾气化，此证小便频数是肾与膀胱虚冷，真气不固所致。虚冷则气化不及而水液直趋下走，不固则窍隧松弛而摄纳无权。仅凭小便频数只能作为定位依据，不能作为定性依据，当有年老体衰、舌淡脉弱等症，才能确定属于肾系虚冷、真气不固机制。

肾与膀胱虚冷，真元不固，法当温补肾阳，固其元气，收敛固涩，修复肾关。《名医别录》用韭菜子治泄精，《本草纲目》谓韭菜子：“补肝及命门，治小便频数，遗尿，女人白淫、白带。”一药能够治疗精关不固的遗精、白淫，还能治疗溺窍松弛的尿频、遗尿，说明韭菜子能使松弛的窍隧得固，亦即所谓壮阳固精，用量与收敛固涩的龙骨相等，成为方中主药。鹿角胶、补骨脂温补肾阳，小茴香温散冷气，助韭菜子温阳补虚，益智仁温肾缩便，鹿角霜温阳收涩，助龙骨固涩小便，合而用之，能收温肾固堤之效。

此方所用七药就有四味属于固涩药物，但其中三味均是涩中有补之品，所以仍是温补与固涩并重的治疗法则。

【临证应用】以小便滑数而兼年老体衰、畏寒怯冷、舌淡脉弱为辨证要点。

【歌括】固真丹内韭子投，茴香补骨益智求，鹿角胶霜温补涩，龙骨固涩力尤优。

黄芪束气汤（《儿科方要》）

【药物组成】黄芪 6g，人参 3g，升麻 2g，白芍 4g，补骨脂 3g，北五味子 2g，肉桂 1g。

【制剂用法】加姜，水煎服。

【方证病机】气不摄津，肾关不固。

【体现治法】益气升提，温阳固肾。

【适应证候】气虚遗溺。

【方理剖析】此为治疗小儿遗尿之方，除体质较差以外，可以说无症可辨。水液正常输泄，有赖脾为转输，肺为宣降，肾为气化，肝为疏调，气为固摄。此方所治，是小儿阳气未充，气化不及，卫气虚弱，固摄力弱，是以肾关不固而每于梦中遗尿。

此方是从卫气虚弱而气不摄津、肾阳未充而气化不及两个方面施治。黄芪有益气实卫、升阳举陷之功，用量最重，并以此药作为方名，当是方中主药。配大补元气的人参助其益气，升发脾阳的升麻助其升举，能收益气升提功效，此三味显然是为气不摄津病机而设。补骨脂温补肾阳，五味子固精敛气，肉桂温阳化气，共收温阳固肾功效，此三味显然是为肾命气化不及而设。佐白芍益阴柔肝，有调理疏泄之意。俾气能摄津，肾能化气，疏泄正常，肾关自固而遗尿可止。

研究此方，应该注意以下两点。其一，从病机而言，本方不仅考虑了肾气可以影响津的输泄，且着重考虑了气不摄津这一气与津的关系，很能启人思维。其二，从方剂配伍而言，本方有人参、黄芪治肺脾气虚，白芍调肝，补骨脂等温阳固肾，展示了肺、脾、肝、肾四个方面同治的结构。

【临证应用】小儿遗尿，体质较差，可以使用本方。若欲增强疗效，另用鹿角霜150g，研末，分 15 次，煮甜酒服。此药温肾涩便力量颇佳，单用即能取效，兼服此药，疗效更佳。

【歌括】黄芪束气用人参，升麻白芍肉桂群，补骨脂配五味子，益气固肾此方寻。

-- 小 结 --

补肾固堤法共选 4 方，都以小便失禁或遗尿为主症，都属肾关不固病机，都以固堤为其宗旨，是其相同点。菟丝子丸是治肾阳不足、肾关不固的主方，有温补肾阳、固涩小便之功，观其方剂结构，温补与固津药物各居其半，自是补涩并行之法。巩堤丸证的机制与菟丝子丸证相同，但温补与固涩力量都略逊一筹，此方配伍熟地黄滋补肾阴，成为阴阳双

补，配伍白术健脾输津，成为脾肾同治，构思似较前方更为缜密。固真丹证机制虽与上述两方相同，但温补与固涩力量却都不及前两方，作用平稳，是其优点。黄芪束气汤所治遗尿，见于小儿，从阳气未充、气不束津两个方面施治，颇合小儿生理特点，此方纯从病机施治，只用一味固涩药物，是其特点。

第五节　固肾涩精法

固肾涩精是根据精关不固病机拟定的治法。

精关不固以遗精滑泄为主症。多因房事不节，过耗阴精，致使精关不固而滑泄无度。精失封藏，自当使其固密，固密之要，在于消除遗泄原因，如果不明此理，唯以固涩是务，本末倒置，难期良效。此证肾虚是本，遗泄是标，应以滋阴补阳为主，兼配固肾涩精之品，才是正治。这种配伍形式已经见于补益法中，此处单从涩精着眼，不过聊备一格。本法常用山茱萸、五味子、覆盆子、沙蒺藜、金樱子、桑螵蛸、煅龙骨、煅牡蛎、芡实、莲花蕊之属为主组合成方，体现固肾涩精治法，方如金锁固精丸、玉锁丹、桑螵蛸散等。

本类方虽以涩精药物为主，仍应根据病情配伍相应药物。阴虚兼配地黄、山药之属；阳虚兼配鹿茸、附子之属；气虚伍以人参、黄芪；夹湿反佐茯苓、泽泻。总在临证权衡，切忌一成不变。

此证治疗得当，可以康复，治疗不当，将使精愈泄而肾愈虚，肾愈虚而精愈泄，成为恶性循环态势。

金锁固精丸（《医方集解》）

【药物组成】沙苑子、刺蒺藜、芡实、莲须各 60g，煅龙骨、煅牡蛎各 30g。

【制剂用法】上药为末，莲子肉煮粉为丸，每次服 9g，每日 2 次，空腹时淡盐汤送服。若作汤剂，酌减其量。

【方证病机】精关不固。

【体现治法】固肾涩精。

【适应证候】精关不固。症见遗精滑泄，日久不愈，腰痛耳鸣，神疲无力。

【方证病机】遗精滑泄，日久不愈，是本方主症；下元亏损，精关不固，是此证病机；其余诸症，是肾虚不固的辨证依据。青年人生机旺盛，旬余一泄，本属正常现象，只有频频遗泄，才是病态。导致遗精的病机并非一端，有因湿浊下注，迫精外溢而遗者，此为鸠占鹊巢；有因阴虚阳亢，疏泄甚于闭藏而遗者，此为子泄母气；有因日有所思，夜有所梦而遗者，此为心肾不交。本方所治，属于下元亏损、精关不固机制，多因房事不节，性欲过度，或一般遗精未能及时治疗，以致下元亏损，精隧松弛，封藏不密，而见频频遗滑，日久不愈。腰为肾之府，耳为肾之窍，肾精亏损，故腰为之痛，耳为之鸣。滑泄无度，阴精匮乏，无以化气，故神疲无力。综上，此证是因性欲过度，导致下元亏损，精关不固，因肾精亏损，导致腰痛耳鸣等症。

治疗此证，不患精不能生，唯恐精不能固，是故当以固涩为主。《本经逢原》谓沙苑子、刺蒺藜"为泄精虚劳要药，最能固精"。沙苑子、刺蒺藜专入肾经，补肾固涩，兼而有之，故是主药。辅以龙骨、牡蛎潜镇肝阳、固涩肾精，是固精而可兼调肝的疏泄；莲须清心热而涩肾精，是固精而可兼调心肾不交；芡实补脾收湿，固肾涩精，是固精而可兼防脾湿下注。诸药合而用之，能收固肾涩精功效。此方药仅六味，却能兼顾肾的封藏不密、肝的疏泄太过、心的心肾不交、脾的湿浊下注四种病机，虽以固涩为主，亦有治病求本之意，是可取处。

【临证应用】以遗精滑泄、日久不愈，为其用方指征，若欲提高疗效，可以随症加减。阴虚火旺者，加生地黄、牡丹皮、知母、黄柏之属；肾阳虚损者，加鹿角霜、补骨脂、山茱萸之流；若欲增强固涩力量，加五味子、金樱子、菟丝子之类。

【歌括】金锁固精芡莲须，龙骨牡蛎沙蒺藜，莲肉为丸盐汤下，涩精秘气治滑遗。

玉锁丹（《御药院方》）

【药物组成】龙骨、莲花蕊、芡实、乌梅肉各等份。

【制剂用法】上为细末，蒸山药至熟，去皮研如膏，和丸如小豆大，每日空心进6g，米饮汤下。

【方证病机】精关不固。

【体现治法】固肾涩精。

【适应证候】精关不固，或遗而泄，或梦而遗，不能得禁。

【方理剖析】或遗而泄，或梦而遗，不能得禁，是本方主症；精关不固，是此证病机；遗精竟至有梦无梦都遗，不能禁止，自是精关不固机制。

精关不固，失精致虚，治疗之要不在补而在固。因为精关已呈不固，精虽得补亦不能封藏于室，明知旋补旋泄，补而无功，不如固后再补，才较明智。此方选用龙骨、乌梅、芡实、莲须四药组合成方，专从固涩着眼，令精关得固则精不外泄，精不外泄则虚损可以渐复。

【临证应用】以遗滑失禁、久不能愈，阴虚、阳虚证象亦不明显，为用方指征。

【歌括】玉锁丹内用龙骨，芡实莲须乌梅肉，固肾涩精治滑遗，山药为丸米饮服。

桑螵蛸丸（《世医得效方》）

【药物组成】制附子15g，五味子15g，煅龙骨15g，桑螵蛸（切，炒）7个。

【制剂用法】上为末，糯米糊丸，每次服6g，空腹，盐汤送服。

【方证病机】肾阳虚损，精关不固。

【体现治法】温肾涩精。

【适应证候】下元虚冷，精滑不固，遗沥不断。

【方理剖析】此方可治两类见证：一是精关不固的遗精滑泄，二是肾虚失约的小便失禁。病位在于肾系，病性属于阳虚。多因年老体衰，肾阳虚弱，既不能化阴精为阳气，又无力化水气以升腾，功能衰退，固摄无权，阴津外泄而遗滑，小便失禁而淋沥。何以知道此证属于肾阳虚损？此证见于老年，应先考虑功能衰退，小便失禁更是阳虚现象，若再察其舌淡、脉弱，自属阳虚无疑。

精关不固而滑泄，肾虚失约而遗沥，均宜涩之使固，桑螵蛸咸平无毒，《名医别录》谓桑螵蛸治"男子虚损，五脏气微，梦寐失精，遗溺"。《药性论》谓桑螵蛸"主男子肾衰漏精……止小便利"。桑螵蛸涩精、止遗，一箭双雕，自是固涩主药。五味子固精敛气，煅龙骨固涩窍隧，各有一技之长，可以增强主药固涩效力。病属阳虚，不温肾阳何能振衰起废，故用附子温肾阳以助气化，令精化为气而精不泄，水化为气而肾关固，又是一箭双雕，成为治本主药。诸药合而用之，能收温肾涩精或温肾固堤功效。

【临证应用】（1）用治精关不固的滑精，可加牡蛎、莲须之类，增强固肾涩精效力。

（2）用治肾虚失约的小便失禁，可加鹿茸、鹿角霜、益智仁之属，增强温肾助阳功效。亦可加入人参、黄芪、白术，体现益气束津、脾肾同治之法。

【歌括】桑螵蛸丸附子投，五味龙骨四药求，肾虚不固精滑泄，小便淋沥亦可瘳。

镇神锁精丸（《寿世保元》）

【药物组成】人参 30g，白茯苓 30g，远志 30g，柏子仁 30g，酸枣仁 30g，石菖蒲 30g，白龙骨（煅）45g，煅牡蛎 45g，辰州朱砂（水飞）15g（留 3g 为衣）。

【制剂用法】共为细末，炼蜜为丸，如弹子大，每服 1 丸，枣汤下。

【方证病机】心神不摄，精失封藏。

【体现治法】养心宁神，固肾涩精。

【适应证候】心不摄念，神不摄精。症见男子梦交而精泄，女子梦交而精出，心悸气短，舌淡苔白，脉象虚弱。

【方理剖析】男子遗精、女子梦交，是本方主症；心气虚损，心神不摄，精失封藏，是此证病机；心悸、气短等症，则是心气虚损、心神不摄的辨证依据。梦遗精滑虽是肾精不藏病变，亦有因心神不摄而致者，即《金匮翼》中"神摇于上则精泄于下也"。本方所治，多因用脑过度，心气虚损，气不摄精，精失封藏，以致男子遗精、女子梦交。何以知之？从心悸、气短等症都是心气虚损证象知之。

肾精不藏，既因心神不摄所致，施治当以补心宁神为主、固肾涩精为辅，才与病机吻合。方用人参、茯苓补心气，酸枣仁、柏子仁补心血，辰州朱砂清心热，此五药都具安神之功，合而用之，能奏养心宁神之效。复用龙骨、牡蛎固肾涩精，远志、石菖蒲交通心肾，使心气得充，心神得宁，心肾相交，精关得固，则诸症可愈。

研究此方应当注意以下几点。第一，心悸气短与遗精梦交并见，始知此证属于心神不摄机制。第二，此方是以补心宁神为主、固肾涩精为辅、交通心肾为佐，体现三法合用的配伍形式。第三，方中龙骨、牡蛎也有安神作用，九味药中有七味兼具安神之功，谓以养心宁神为主殊不为过。

【临证应用】此方是针对心气虚损以致心神不摄机制而设，故以梦遗而兼心悸气短、舌淡脉弱为辨证要点。如系心阴虚导致的心肾不交，可用天王补心丹类补心体而交心肾；如系心阳虚导致的遗精梦交，当用桂枝加龙骨牡蛎汤类以温心阳而固肾精，均非本方所宜。

【歌括】镇神锁精用人参，远志菖蒲酸柏苓，龙牡辰砂共九味，梦交遗泄此方斟。

固肾涩精法共选方4首，都治精关不固的遗精滑泄，是相同点，但略有差异。金锁固精丸所用五药都有固肾涩精功效，却又能够兼顾心肾不交、疏泄太过、脾湿下注三个方面。玉锁丹与金锁固精丸相较，少补肾固精的刺蒺藜而多酸敛的乌梅，仅有固涩之功，并无补肾效力，乌梅能够调理肝的疏泄，较宜于疏泄太过所致的遗泄。

桑螵蛸丸有温阳涩精作用，宜于肾阳虚损、精关不固导致的遗精滑泄，或肾虚失约导致的小便失禁，此方精病、水病都可应用，方剂结构纯从肾虚不固着眼，是其特点。

镇神锁精丸治男子遗精、女子梦交而兼心悸气短、舌淡脉弱，是心气不足、心神不摄、精失封藏所致，所以此方配伍补心宁神、固肾涩精、交通心肾三类药物，体现心肾同治的配方法度，但心阴、心阳虚损以致心肾不交的遗泄不宜投此。

第六节　补肾固冲法

补肾固冲是根据冲任不固病机拟定的治法。

冲任二脉起于胞中。任脉总任一身阴精，为阴脉之海；冲脉能贮肝脏多余之血，有"血海"之称。由于生殖功能盛衰与冲任二脉所藏精血盈虚有关，故《素问·上古天真论篇》谓女子："二七而天癸至，任脉通，太冲脉盛，月事以时下，故有子……七七，任脉虚，太冲脉衰少，天癸竭，地道不通，故形坏而无子也。"冲任发生病变，常从阴精和血液两个方面反映出证象。血热则崩；血瘀、血枯则闭；冲任不固，则漏下淋漓或胎动不安；阴津不能内守，则见带下。血热致崩与血枯致闭机制，已详论于活血、止血、补血诸法，此处仅讨论冲任不固引起滑胎、带下的治法。

滑胎、带下都以肾虚不固为本，都宜补肾固冲，但其机制涉及气、血、津、精各个方面，治法也就同中有异，各有侧重。

补肾安胎：是为肾虚不能养胎，以致胎动不安或滑胎而设。这类患者，常有腰酸腿软、头晕耳鸣、小便频数、阴道下血等肾虚证象。由此可见，胎动不安或滑胎是因气血不足、下元不固所致。滑胎仅是现象，气血不足、肾虚不固才是导致滑胎的本质。根据上述机制，这类方剂常由两类药物的组成：一是补益气血的人参、黄芪、白术、龟甲、阿胶之类，配伍这组药物的目的在于益气束胎，养血安胎；一组药是补肾安胎的药物，如鹿茸、杜仲、续断、菟丝子、桑寄生、狗脊、艾叶等。两组药物配伍，体现了补肾安胎治法。如寿胎丸、补肾安胎饮即属本法范畴。在配伍这类方时必须注意两点：①已经胎动或经常流产，忌用行气、活血药物。这些药物能够促使子宫收缩，误用将会加速流产。②也不能使用重坠之品，使气机不能升举。所以本类方虽然说是固冲，并无龙骨、牡蛎等收涩药，虽有血虚不能养胎的病理存在，也不用当归等药。

固涩止带：是为肾虚失固、阴精不守的带下而设。带下的原因很多，有脾虚、肝郁、湿热、肾虚多种。脾虚不运，湿气下趋，带下而兼食少便溏的，用参苓白术散之类健脾除湿；肝郁而带下赤白，兼见胁肋胀痛、精神抑郁的，用逍遥散之类调气疏肝；湿热下注而带下稠黏臭秽的，用龙胆泻肝汤之类清泻肝经湿热；痰湿下注而带下如涕如唾的，用加味二陈汤之类除湿止带。这些治法主要在于消除致病原因，待病因消除，带下自止。本法与上述几种治法有所不同，适用于肾虚不固导致的带下清稀之症。这种津液滑脱所形成的带下，应根据虚损宜补、滑脱宜固的原则，选用温补肾阳的肉桂、附子、菟丝子、鹿茸、艾叶等品，和固涩止带的芡实、莲子、莲须、银杏、乌贼骨、鸡冠花、樗根白皮等药，组成补肾固涩之方，于证始惬，代表方如鹿角菟丝子丸、收涩止带汤等。

寿胎丸（《医学衷中参西录》）

【药物组成】菟丝子 120g，桑寄生 60g，续断 60g，阿胶 60g。

【制剂用法】前 3 味研末，水化阿胶和匀为丸，每次服 6g，开水送下，1 日 2 次。

【方证病机】肾虚不固。

【体现治法】固肾安胎。

【适应证候】妊娠期间，腰部酸胀，小腹下坠，或阴道流血，头晕耳鸣，两腿软弱，小便频数，甚至失禁，或曾数次滑胎，舌淡苔白，尺脉沉弱。

【方理剖析】妊娠期间，腰部酸胀，小腹下坠，或阴道流血，是流产先兆；肾虚不固，是此证病机；头晕耳鸣，两腿软弱，小便频数，甚至失禁，是冲任虚损佐证。有此两类证象，自是冲任虚损、不能固胎机制。

肾虚不固而滑胎、胎漏，法当固肾安胎。菟丝子有补肝肾、益精髓、治胎漏、止尿频等功效，作用全面，用量最重，当是主药。续断有调血脉、治腰痛、止胎漏之功，桑寄生可以安胎，《神农本草经》中早有记载，此二药协助菟丝子补肝肾以固胎。妊娠全凭血以养胎，故用阿胶滋阴补血，阿胶兼能止血，如果胎漏下血，亦可兼顾。四药性味和平，不偏寒热，组合成方，用治胎漏、滑胎，最为合拍。

【临证应用】（1）以胎动、漏胎而兼腰酸腿软、小腹下坠等为用方指征。

（2）用于习惯性流产，可根据体质随宜加入人参、鹿茸之属，增强补虚效力。

【歌括】寿胎丸内用菟丝，阿胶续断寄生施，胞冲虚损胎不固，固肾安胎莫迟迟。

补肾安胎饮（《中医妇科治疗学》）

【药物组成】人参 12g，白术 6g，杜仲 12g，续断 12g，狗脊 6g，益智仁 6g，阿胶 6g，艾叶 10g，菟丝子 10g，补骨脂 6g。

【制剂用法】水煎，温服。

【方证病机】肾虚不固。

【体现治法】补肾安胎。

【适应证候】妊娠胎动不安，时或阴道出血，腹胀腰酸特甚，两腿软弱，头晕耳鸣，小便频数失禁，尺脉微弱而滑，或反虚大。

【方理剖析】妇女妊娠，全凭体质强健，胞冲不虚，气以束胎，血以养胎，胎元始固。今见胎动不安、阴道出血、腰酸腿软、小腹坠胀、头晕耳鸣、小便频数，显系肾虚不能固胎、血虚不能养胎、气虚不能束胎之象，若不及时施治，当有流产之虞。

肾虚不固而胎动不安，故用菟丝子、杜仲、续断、狗脊补肾强腰，补骨脂、益智仁温肾助阳，补其不足。胞冲受损，阴道出血，故用阿胶、艾叶固冲止漏，阿胶又可补血养胎。阴道出血，亦当责之气虚不能摄血；小腹坠胀，亦当责之气虚不能束胎，故用人参大补元气，白术益气健脾。十药合用，能奏补肾安胎、固冲止漏、气血双补之效。

研究此方，应该注意以下几点。就病机而言，考虑了肾虚不能固胎、气虚不能束胎、血虚不能养胎三个方面；就治法而言，体现了补肾安胎、益气束胎、益气摄血、补血养胎、固冲止漏多种治法；从方剂结构而言，展示了以补肾安胎为主、补益气血为辅、固冲止漏为佐的配伍形式；从选药而言，考虑了一药多用，是可取之处。

【临证应用】以胎动不安、阴道出血、腰酸腿软、小腹坠胀为辨证要点。

【歌括】补肾安胎狗菟行，杜续骨脂益智仁，胶艾固冲能止血，益气尤须用术参。

鹿角菟丝丸 (《中医妇科治疗学》)

【药物组成】鹿角霜 30g，菟丝子 15g，牡蛎 15g，白术 9g，杜仲 8g，莲须 15g，银杏 15g，芡实 15g。

【制剂用法】水煎服。

【方证病机】肾虚不固。

【体现治法】补肾固涩。

【适应证候】肾虚不固。症见白带清稀，久下不止，面色苍白，精神疲乏，形寒肢冷，头晕目眩，心悸气短，腰痛如折，小便频数，脉沉迟。

【方理剖析】下焦肾气虚损，冲任不固，精液外泄，故带下清稀，久久不止。肾阳不足，命门火衰，故小便频数、形寒怯冷。腰为肾之府，肾虚故腰痛如折。至于面色苍白、脉象沉迟，亦为阳虚之象。综上，此为肾虚不固机制。

肾虚不固而带下不止，治当补肾固涩。本方用鹿角霜、菟丝子、杜仲温补肾阳，白术健脾除湿，牡蛎、银杏、芡实、莲须收涩止带，两组药物相互配合，能收补肾固涩功效。

鹿角霜温而兼涩，菟丝子温而兼补，以此名方，提示此系肾阳虚损机制，配伍健脾除湿的白术，兼治脾湿下注成带，一变单纯补肾固涩之方，成为脾肾同治之法。沈尧封在《女科辑要》中谓："丹溪云妇女带下与男子梦遗同。"此方所用芡实、莲须、牡蛎、鹿角霜均为固肾涩精之品，今又用于带下，是因妇女冲任不固与男子精关不固同理，均宜固涩之故。

【临证应用】白带清稀，久下不止，兼见阳虚，为用方指征，若系湿热、痰湿等带下，不宜投此，误用有闭门留寇之失。盖湿无去路故也。

【歌括】鹿角菟丝杜术联，牡芡莲须银杏添，白带清稀久不止，补肾固涩即能安。

收涩止带汤 (《中医治法与方剂》)

【药物组成】怀山药 15g，芡实 15g，白鸡冠花 15g，菟丝子 12g，杜仲 12g，续断 12g，白术 12g，椿根皮 30g

【制剂用法】水煎服。

【方证病机】冲任虚损，肾气不固。

【体现治法】补肾固涩。

【适应证候】妇女带下，日久不止。

【方理剖析】带下日久不止，应从两个方面思考：一是肾气虚损，冲任不固；一是脾不运湿，湿浊下流。

本方以椿根皮、白鸡冠花、芡实收涩止带，菟丝子、杜仲、续断补肾，能奏补肾固涩功效。带下病病机与脾运强弱有关，脾运不健、湿浊下流也是形成带下病的机制之一。故配白术、山药健脾除湿，诸药合用，体现补涩并行的配伍形式。

【临证应用】带下日久不止，又无热象，才可投此。偏湿者加茯苓、薏苡仁、萆薢、苍术燥湿淡渗，即燥湿与固涩并行；偏热者加黄芩、黄柏、龙胆草、鱼腥草清热解毒，即清热与固涩并举；偏寒者加干姜、小茴香，以温中下两焦，是温补固涩共用；带下日久不止者，加龙骨、牡蛎、金樱子增强固涩止带功力。月经不调合逍遥散以疏肝解郁。观其加减，照顾到了带下病各种病机，学者留意。

【歌括】收涩止带鸡冠花，怀药白术芡椿加，菟丝杜仲续补肾，带下日久服之佳。

小　结

补肾固冲法共选4方，寿胎丸、补肾安胎饮治胎动、滑胎，鹿角菟丝子丸、收涩止带汤治带下不止，症状虽然不同，其冲任不固的病机则一，选药虽有不同，其固涩冲任的治法则一，故合为一法讨论。

寿胎丸以妊娠期间出现腰部酸胀、小腹下坠、阴道流血为主症，是肾虚不固机制，所以全用补肾安胎药物组合成方。此方提示学者腰部酸胀、小腹坠胀、阴道下血，是流产先兆的辨证要点。

补肾安胎饮所治与寿胎丸同，除用补肾安胎、固冲止血药物以外，重用人参、白术益气束胎，是其不同处。此方从气虚不能束胎、血虚不能养胎、肾虚不能固胎三个方面施治，构思似乎高出一筹。

鹿角菟丝子丸以白带清稀、久下不止为主症，属于肾虚不固机制，故以补肾固涩为前提。

收涩止带汤是典型的固涩法，用药组方，殊无深意，但其方后所列加减，依症而施，是可取处。

第十八章　滋阴法

滋阴法是针对阴津亏损病机拟定的治疗大法。

以《素问·至真要大论篇》中"燥者濡之"为立法依据，选用滋阴增液药物为主组合成方，称为滋阴剂。这类方专治五脏阴津亏损，属于治法中的滋阴大法。一般方书根据六淫分类，称为润燥剂，所列多是治疗外感燥邪之方，范围非常狭窄。《黄帝内经》中谓"燥者濡之"乃是针对一切阴虚立法，并非专为外感燥邪而设，仅作为病因分类，不仅有悖《黄帝内经》原意，也不能揭示病变本质，改为滋阴大法，不仅扩大了燥证范围，也使学者明白燥证的本质就是阴津亏损。

本类方治水津亏损，祛湿与祛痰二法治水津阻滞，固涩法治阴津外泄，成为津虚宜补、津滞宜通、津泄宜固，三法鼎立，学者可以窥见津病的治疗全貌。

致病原因：导致阴津亏损的原因甚多，伤寒化热、温病内传、五志化火、津为热耗，都可成为阴津亏损；过食辛热、过用香燥，损伤阴津者有之；先天遗传而素体阴虚者亦有之。其病因包括外感、内伤、先天禀赋、误治四个方面。

病变部位：五脏都有阴虚，却以肺、胃、肾三脏为主，这是因为胃为水谷之海，肺为水之上源，肾为主水之脏，三脏都与水液输泄密切相关。上述三脏阴虚又以肾脏阴虚居于首要地位，观心、肝、肺、胃四脏阴虚均兼治肾，就是明显的佐证。

病变性质：从气血津精盈虚言之，阴津受损，属于虚证；从病性寒热言之，阴虚多见热象。外感热病伤阴，虽常见于末期，炉烟虽熄，灰中有火；内伤阴津亏损，阴虚阳亢，多见虚热，所以病性属热。

基本病理：外感燥热或五志化火，损伤阴津，水液出现亏损，是阴虚成燥的基本病理。其中外燥仅伤肺阴，其他热病则可伤及五脏。内伤多指肾阴亏损，肾水一亏，可以波及五脏。水不涵木，即见肝肾阴虚；水不济火，即见心肾阴虚；虚火刑金，即见肺肾阴虚。

治法分类：五脏都有阴虚，由于五脏各有不同的生理特点，施治也就各不相同。肺阴亏损，宜滋阴润肺；胃阴不足，宜益胃生津；心阴亏损，宜补益心阴；肝阴不足，宜滋水涵木；肾阴亏损，宜滋阴补肾。

配伍特点：配伍滋阴之方，每随各脏而异。外感燥热或虚火刑金，多见肺气宣降失常，滋养肺阴之方，宜配宣降肺气药物。胃阴虚损，治宜甘寒益胃，由于滋阴有碍脾运，所以有些方剂兼配燥湿之品，成为滋阴与燥湿同用的配伍形式。心阴虚损，多见神志不宁，宜与宁心安神药物同用。肝阴不足，多见筋膜失养或肝阳上亢，宜配息风潜阳之品。肾阴不足，可见水液失调，宜配淡渗利水药物，共成相反相成之效。由于上述各种配伍形式都是在滋阴的基础上兼顾各脏的生理特点，所以才会形成各具特色的滋阴法则。

从气、血、津、精四者间的关系来讲，肺胃与津气的关系最为密切，故肺胃阴虚常在养阴方中兼配益气药物。心肝两脏与血液的贮运关系最为密切，心肝两脏阴虚每兼血中阴津受损，所以心肝阴虚常在养阴方中兼配补血药物。肾为藏精、主水之脏，肾阴亏损，包括精虚在内，所以补益肾阴之方，常配填精补髓药物。故肺胃阴虚兼补气，心肝阴虚兼补血，肾阴亏损兼益精，是本类方的特点。

使用注意：阴虚多见热象，不能单纯滋阴，宜兼清热。脾胃运化力弱，当慎用本法。滋阴法本为津虚而设，属于补法范畴，可与补法合参。

第一节　滋阴润肺法

滋阴润肺是根据肺阴亏损病机拟定的治法。

肺阴亏损，是指外感燥热病邪或内伤虚火灼肺，肺阴受损，肺系失濡的病理改变。肺为水的上源，主敷布津液以灌溉全身。外感燥热之邪，邪热伤阴，内伤五志化火，虚火犯肺，均可导致肺津受损，肺系失濡而见鼻燥口干、咽喉干燥、喉痛声哑、呛咳少痰等症。如兼肺肾阴虚，阴不制阳，虚火上炎，可见潮热盗汗、颧红颊赤、手足心热、舌质红绛、脉象细数等症；甚者火旺刑金，灼伤肺络，迫血外溢，可见咳血或痰中带血。其基本病理表现为津枯、有热、肺功能失常三个方面。就三者的关系而论，如系外感则燥热是导致津枯和肺功能失常的原因，津枯和肺功能失常都是燥热灼津的结果；如系内伤则阴虚与虚热常互为因果。阴愈虚则热愈炽，热愈炽则阴愈虚，虚火刑金，以致肺功能失常。治疗此类证候，应该针对上述三个方面的基本病理配伍三类药物。一是使用生地黄、天冬、麦冬、百合、阿胶、蜂蜜等药滋阴润肺，复其受损之阴；二是使用石膏、知母、玄参、白薇、地骨皮、牡丹皮等药清其外来邪热或内生虚热；三是使用桑叶、杏仁、桔梗、紫菀、款冬花、贝母等药宣降肺气，止咳化痰，调理肺脏功能。诸药共奏滋阴、清热、化痰、止咳功效。如果不用滋阴清热之品，不可能阻止热盛与阴伤这一矛盾的恶性循环；不用止咳化痰药物，又不可能通调津气，恢复肺的宣降。只有将消除病因、补充阴液、调理功能三者融为一体，才能成为完整的方剂结构，使治法臻于完善。如清燥救肺汤（方见解表法）、养阴清肺汤、百合固金汤、补肺阿胶汤、月华丸等即体现这一治法。

养阴清肺汤（《重楼玉钥》）

【药物组成】大生地黄 30g，玄参 24g，麦冬 24g，生甘草 6g，贝母 10g，炒白芍 12g，牡丹皮 12g，薄荷 6g。

【制剂用法】水煎服，1 日 1 剂，重者 1 日 2 剂。

【方证病机】感受疫毒，血分热结，肺肾阴虚。

【体现治法】凉血养阴，解毒散结。

【适应证候】白喉。症见喉间起白点如腐，甚者形成一片白膜，不易拭去，初起发热，鼻干唇燥，呼吸有声，似喘非喘。

【方理剖析】白喉是呼吸系统的一种烈性传染病，多见于小儿，成人间亦有之。小儿阴常不足，阳常有余，感受外邪，每多化热伤阴。当疫毒流行时，如不注意预防，即随呼吸侵入肺系，结于咽喉，化热成毒，内伤营血，耗损阴津，成为此证。咽喉属于肺系，也是少阴经脉循行部位，此证见于咽喉，当是血分热结，导致肺肾阴虚。

血热郁结咽喉，法当凉血散结。方中生地黄、玄参擅长凉血，有牡丹皮相助，可清血分邪热，使热不循经上炎；配薄荷疏散风热，兼复肺气宣发之常；贝母润肺化痰，散气分津液之结；牡丹皮凉血散血，开血分郁阻之痹；白芍益阴，甘草解毒，兼缓气隧挛急。诸药均为气血津液痹结咽喉而设。邪热伤阴，又宜养阴增液。生地黄、玄参不仅长于凉血，尤擅壮水滋阴，与生津润肺的麦冬相伍，则生地黄、玄参滋阴壮水于下，玄参、麦冬滋养肺阴于上，上下相济，成为金水并调之法。生地黄、玄参善滋血分之阴，玄参、麦冬善滋气分津液，也是气血兼顾之法。诸药合而成方，能奏凉血散结、养阴增液功效。值得注意的是，本方若依传统认识并无解毒作用，其实确有解毒效力，不可不知。

研究此方，应该注意三点：一是白喉的致病机制；二是本方的配伍意义；三是本方的解毒作用。

西医学早已肯定，白喉是由白喉杆菌产生的外毒素吸收入血形成的毒血症。前面分析此证机制是：因疫邪相侵→结于咽喉→化热成毒→内侵血分→损伤阴津。这一病理描述即据此而来。

诸多方书遵从《重楼玉钥》立论，强调本方的养阴作用，原本无可非议。今谓本方是以凉血散结为主，养阴仅居其次，是根据其发病机制解释的。这一解释能否揭示此方配伍原理，不得可知。但从临床报道本方能治急性扁桃体炎、溃疡性扁桃体炎来看，凉血作用居于主要地位是毋庸置疑的。

《福建中医药》1964年载陈国清等撰写的题名为《养阴清肺汤等三方对白喉杆菌的抗生作用及对白喉毒素在体外中和作用的初步观察》一文指出："实验证明，本方对白喉杆菌有极高的抗生作用，对白喉毒素在体外有很高的中和作用。在本方的八味药中，抗菌力较强的有大生地黄、牡丹皮、甘草；而中和毒素力量较强的有玄参、麦冬、贝母；白芍在两个方面力量都强；薄荷在两个方面都差。抗菌力量与中和毒素力量，似乎是药物两种独立性能，从原方中减去任何一种药，抗菌作用都比原方低，而中和毒素力量则无明显影响。"据此，本方的解毒作用也是毋庸置疑的。

【临证应用】（1）本方治疗白喉有较好疗效。有用原方的，有加金银花、连翘、蒲公英、板蓝根的。陈国清等主张不轻易变动，有确切实验依据，可供参考。

（2）临床报道：1956年《中华医学杂志》报道用本方加减治疗白喉52例，痊愈48例；1958年《中医杂志》报道用本方治疗白喉40例，均痊愈出院；1959年《福建中医药》报道用本方加减治疗白喉213例，痊愈192例；《江西中医药》报道用本方治愈白喉28例。说明本方治疗白喉确有很好疗效。1957年《中医杂志》报道用本方治疗急性扁桃体炎100例，有效率为95%；1959年《中医杂志》报道用本方加减治疗30例溃疡性扁桃体炎均迅速痊愈。

【加减化裁】抗白喉合剂（《全国中草药资料选编》）：连翘18g，黄芩18g，生地黄30g，麦冬9g，玄参9g。水煎，分4次服，1日1剂。治白喉，症见发热咽痛、咽部有白膜、呼吸和吞咽困难、咳嗽声嘶、面唇青紫、脉数。有养阴清热解毒之功。亦可用于急性扁桃体炎。

【歌括】《玉钥》养阴清肺汤，玄麦甘芍与地黄，薄荷贝母配丹皮，阴虚白喉是妙方。

补肺阿胶汤（《小儿药证直诀》）

【药物组成】阿胶（麸炒）9g，马兜铃6g，牛蒡子6g，杏仁9g，甘草3g，糯米15g。

【制剂用法】水煎服。

【方证病机】肺阴虚损，宣降失常。

【体现治法】滋阴止血，清热宁嗽。

【适应证候】肺阴虚损。症见气粗喘促，咽喉干燥，咳痰甚少，或痰中带血，舌红少苔，脉浮而数。

【方理剖析】咳喘、痰中带血，是本方主症；肺阴虚损，宣降失常，是此证病机；咽干痰少、舌红少苔，是阴虚的辨证依据。肺脏疾病，有肺气上逆而喘者，有肺气痹郁而咳者，有肺功能低下而见阳气虚者，有津液亏损而见肺阴虚者，究其病变本质，不外乎气郁、津凝、血溢、气虚、阴虚五类。此证喘、咳、咯血并见，是气郁、气逆、络伤的综合反映。其余症状是肺阴亏损证象。所以，此证属于肺阴虚损，宣降失常，本虚标实机制。

此证因肺阴虚损，故当滋阴补肺，症见咳嗽有热，理宜清热宁嗽。此方用阿胶滋阴补肺，兼能养血止血，糯米、甘草补脾益肺，兼防凉药败胃，是治其本；马兜铃清热止咳，杏仁下气平喘，牛蒡子开宣壅遏，是治其标。方名补肺，补中有泻，不可不审。若痰中带血，热象显著，是肝火犯肺之象，可加青黛、栀子清肝宁肺，痰稍多者，加入瓜蒌、贝母清热化痰。

此方体现以恢复肺的宣降功能为主、补肺滋阴为辅的配伍形式。如果痰中带血，则阿胶的主要作用在于止血，更不能说是补肺，原名阿胶散而不名为补肺阿胶汤，有一定道理。若无痰中带血，才是利用阿胶滋阴润肺。

【临证应用】以咳嗽气喘，痰中带血，兼见阴虚，为用方依据。

【歌括】补肺阿胶马兜铃，杏仁牛蒡草米行，阴虚肺热气喘促，滋阴清热上焦宁。

百合固金汤（赵蕺庵方）

【药物组成】百合15g，麦冬15g，生地黄12g，熟地黄9g，玄参9g，当归9g，芍药9g，贝母6g，桔梗6g，甘草3g。

【制剂用法】水煎服。

【方证病机】肺肾阴虚，虚火上炎。

【体现治法】滋阴清热，金水并调。

【适应证候】肺肾阴虚，虚火上炎。症见咽喉燥痛，咳嗽气喘，痰中带血，手足烦热，舌红少苔，脉象细数。

【方理剖析】咳嗽气喘、痰中带血，是本方主症；肺肾阴虚，虚火上炎，是此证病机；其余舌脉，是阴虚火炎的辨证依据。肺为水之上源，温燥伤肺，肺阴受损，水源告匮而肾阴亦损；肾为主水之脏，肾阴亏损，阴不制阳，虚火刑金，肾阴虚而肺阴亦虚。两脏常常相互影响，互为因果，成为金水失调。肾阴亏损，虚火上炎，肺阴被灼，宣降失常，则咳嗽气喘；肺络受损，血溢脉外，则痰中带血。咽喉燥痛、手足烦热、舌红少苔、脉象细数，均属阴虚有热证象。

肺肾两亏，治宜润肺滋肾，金水并调。方用生地黄、熟地黄、玄参滋阴补肾，凉血清热，当归、芍药养血调营，百合、麦冬润肺滋阴，此七药既补肺肾阴虚，又制阳亢有余，专为阴虚生热而设，是治其本。桔梗、贝母止咳化痰，芍药、甘草缓急平喘，此四药调理功能，肺功能得调则清肃之令下行，是治其标。诸药合用，成为金水并调，标本兼顾的配伍形式。

【临证应用】（1）以咳嗽气喘、痰中带血、手足心热、咽燥口渴，为使用本方指征。现代多用此方治疗肺结核、慢性支气管炎、支气管扩张等病而见上述证象者。

（2）热象显著者，可加知母、鱼腥草、牡丹皮；咳血多者，可加侧柏叶、仙鹤草、白及、阿胶；结核者，可加百部、白及、夏枯草。

【歌括】百合固金二地黄，玄参贝母枯甘藏，麦冬芍药当归配，喘咳痰血肺阴伤。

月华丸 （《医学心悟》）

【药物组成】天冬 30g，麦冬 30g，生地黄 60g，熟地黄 60g，山药 60g，沙参 60g，百部 60g，川贝母 21g，茯苓 60g，阿胶 45g，三七 15g，水獭肝 30g。

【制剂用法】研末，用桑叶煎成浓汁，将阿胶化入，和诸药加炼蜜为丸，如弹子大，每服 1 丸，每日 3 次。

【方证病机】肺肾阴虚。

【体现治法】滋阴润肺，止咳止血。

【适应证候】肺肾阴虚。症见干咳少痰，咳血时作，痰中夹血，如丝如缕，或有潮热，手足如灼，胸痛，口燥咽干，舌尖边红，脉细数。

【方理剖析】干咳少痰、咳血时作、胸痛，是本方主症，病变部位在肺；潮热、手足如灼、口燥咽干、舌尖边红、脉象细数，是外邪客肺，日久不愈，肺津日损，途穷归肾，肾阴亏虚，阴不制阳之象。故是阴虚有热，肺肾同病机制。

本方有滋阴润肺、止咳、止血功效。以麦冬、天冬、生地黄、熟地黄、山药、沙参滋肺肾阴津，肾阴足则虚火不致犯肺而潮热等症可除，肺阴复则干咳少痰等症可解。百部、川贝母、茯苓止咳化痰，阿胶、三七止血，此五药治疗咳痰带血的症状。值得注意的是，本方所用水獭肝，有治"传尸劳"及"上气咳嗽，虚劳嗽病"的功效，《肘后备急方》獭肝散，即单用本品治"冷劳……一门相染"。百部亦是治"传尸骨蒸劳"的药物，故本方对肺结核有一定疗效。

【临证应用】此方以咳血、胸痛，兼见阴虚为用方依据。全方滋阴力量有余，清热力量不足，可以酌情加入知母、牡丹皮、青黛之属，增强清热效力。并可加用西药抗结核，直接消除病因，以此改善症状。

【歌括】月华二冬二地苓，山药百部贝沙参，阿胶三七獭肝配，滋阴止血实堪珍。

-------------------------------------- 小 结 --------------------------------------

滋阴润肺法共选 4 方，都是针对肺阴虚损而设，但因病因不同，症状各异，配伍亦

就有所不同。养阴清肺汤以治白喉见长，是因感受疫毒，结于咽喉，侵入血分而成，故多选用凉血解毒之品，兼配贝母化痰散结，薄荷清宣风热。补肺阿胶汤是治久咳不愈，肺阴受损，故宣降肺气及止咳平喘药居大半，补阴药物甚少，是寓补于泻之方。百合固金汤与月华丸都以干咳、痰中带血为主症，都是金水并调之法。比较功力，补虚力量以月华丸为优，清热力量以百合固金汤为胜，抗结核、止血力量以月华丸为强。

第二节　益胃生津法

益胃生津是根据胃阴不足病机拟定的治法。

胃阴不足，常以口燥唇焦、咽喉干燥、舌赤乏津、胃脘疼痛、肠中燥涩为主症。脾喜燥恶湿，胃喜润恶燥，在正常情况下，脾的运化既不太过，也无不及，燥湿互济，自然无病。若素体阴虚，胃阴不足，或热病后期，胃阴被劫，津液虚乏，无以上承，即见口燥、舌干诸症；无以濡润胃肠，即见胃脘干枯或肠道燥涩。这种胃阴亏损证，治宜益胃生津，使津液得到补充，燥涩证象自解。所以此法常常选用养阴生津的沙参、麦冬、玉竹、石斛、生地黄、玄参、西洋参、知母、梨汁、蔗浆等药为主组合成方，共奏养阴增液功效。如麦冬汤、益胃汤等均属本法范畴。在组合这类方剂时要注意养阴而不腻滞，以免壅中，妨碍消化。若用滋腻之品，则应佐以输转脾津药物，促进脾运。但是肠道津枯不在此例，滋腻之品反当重用，不可一概而论，如增液汤即是实例。

水液的运行出入与肺、脾、肾三脏有关，三脏之间是彼此联系的。所以，引起胃阴亏损的机制不能单从胃肠着眼，要与肺、肾两脏联系起来分析，才能揭示引起胃阴亏损的病理转归。温邪上受，首先犯肺，热盛伤阴，多见肺胃阴虚，常选能滋肺胃阴津的沙参、麦冬、玉竹、石斛之类；内伤引起的胃阴不足，常兼见肾阴亏损，多选滋肾壮水的生地黄、玄参等药。根据胃阴亏损的不同机制用药，才能获得较好效果。

热病后期，余热未尽，胃津已亡，炉烟虽熄而灰中有火，单用养阴须防死灰复燃，又宜养阴与清热并举，才能兼顾。方如竹叶石膏汤（方见清热法）。阴虚夹湿，又宜养阴与清热利湿双管齐下，如甘露饮即属这种配伍形式。这些方剂诚然不是典型的益胃生津法则，却能启人思维，能裨实用。

益胃汤（《温病条辨》）

【药物组成】沙参 10g，麦冬 15g，玉竹 10g，细生地黄 30g，冰糖适量。

【制剂用法】前 4 药水煎，汤成，去渣，纳冰糖溶化服。

【方证病机】胃阴亏损。

【体现治法】甘寒生津。

【适应证候】阳明温病，下后汗出，气分热邪渐减，胃阴受伤，口干舌燥，舌苔干燥。

【方理剖析】温邪上受，首先犯肺，热在气分，立即施以汗、下诸法，气分热邪渐解，唯有胃津被劫，即成口干舌燥，胃阴亏损机制。

此方是清养胃阴的代表方，所用药物都有甘寒生津作用，对热在气分，汗下以后，热邪渐退而胃阴未复者，比较合适。方用沙参、麦冬、玉竹、冰糖滋肺胃阴津，生地黄滋养肾阴，展示了以治胃为主兼滋肺肾的配伍形式。胃阴受损而兼滋肺肾，是因肺、胃、肾三脏都与水液盈虚有关。

【临证应用】以热病后期，热退身凉，唯见口燥咽干、舌苔干燥为辨证要点。阴虚较甚者，可加入玄参；余热未尽者，亦可加入知母。

【歌括】益胃生津用沙参，地黄麦冬玉竹群，冰糖适量同和服，胃津受劫此方寻。

麦门冬汤 （《金匮要略》）

【药物组成】麦冬30g，半夏10g，人参10g，甘草6g，大枣12枚，粳米20g。

【制剂用法】水煎，去渣，分4次，温服。

【方证病机】肺胃津虚，虚火上炎。

【体现治法】益胃生津，降逆下气。

【适应证候】火逆上气。症见咽喉不利，喘咳短气，舌红少苔，脉虚数。

【方理剖析】喘咳短气，是本方主症；肺胃津虚，虚火上炎，是此证病机；咽喉不利、舌红少苔，是津虚的辨证依据。《素问·经脉别论篇》说："饮入于胃，游溢精气，上输于脾，脾气散精，上归于肺。"这一描述说明肺脏阴津是由脾胃转输而来。胃中津虚，无以濡养肺脏，虚火上炎，以致喘咳短气；至于咽喉不利、舌红少苔、脉虚数，都是阴津不足证象。

本方体现益胃生津，降逆下气法则。方中重用养阴滋液、生津润燥的麦冬为主药，滋养肺胃阴津。人参、甘草、大枣、粳米补脾益肺；并于益气生津药中配伍一味半夏开胃行津，降逆下气。俾脾能散精上归于肺，则肺津复而虚火平，逆气降而喘咳止。研究此方，应注意麦冬与半夏同用的配伍意义。

上述方理是据多数医家意见写成，《金匮要略心典》却持相反意见，认为此证是因"火热夹饮致逆……故以麦冬之寒治火逆，半夏之辛治饮气"。意思是说此证并非胃津虚损，而是脾不输津，肺不布津，以致咽喉不利与喘咳痰多两种相反证象同时存在。分歧之处在于痰多、痰少，多数医家是从痰少而兼舌红少苔立论，尤怡是从痰多而兼舌红少苔立论。因其痰少，故谓麦冬益胃生津，半夏开胃行津，助其津液上承，达到润肺目的。因其痰多，故谓麦冬的作用是清润肺金，制其虚热，半夏的作用是运脾输津，消其停痰，成为生津与燥湿并用的配伍形式。尤怡所说这一现象临床确实存在，使用此方又确有良效，所以，两种意见并存，不仅无害，反而有助于加深对半夏运脾输津的理解。

【临证应用】《金匮要略》用治"火逆上气，咽喉不利"，但须注意绝无表证，才可投此。此外，《肘后备急方》用治"肺痿咳唾涎沫不止"，陈修园用治倒经，都是善用本方的实例。

【歌括】麦门冬汤麦冬多，参甘枣米半夏和，肺胃精虚气上逆，降逆下气病能差。

甘露饮 （《太平惠民和剂局方》）

【药物组成】生地黄10g，熟地黄10g，石斛10g，天冬12g，麦冬12g，黄芩10g，茵陈10g，枳壳10g，甘草6g，枇杷叶24g。

【制剂用法】水煎服。

【方证病机】阴虚夹湿。

【体现治法】养阴清热，宣肺利湿。

【适应证候】阴虚夹湿。症见龈肿出脓，口疮咽痛。

【方理剖析】脾开窍于口，阳明经脉夹口环唇，络于牙龈。症状见于口腔、牙龈，病位应归脾胃，但其机制与肺肾有关。肺、脾、肾三脏阴虚津乏，虚火上炎，加之湿滞脾胃经络，于是导致龈肿出脓、口疮咽痛。

张石顽谓："素禀湿热而夹阴虚者……治与寻常湿热迥殊。若用风药胜湿，虚火易于僭上；淡渗利水，阴液易于脱亡；专于燥湿，必致真阴耗竭；纯用滋阴，反助痰湿上壅。务使润燥合宜，刚柔协济，始克有赖。"此方有养阴清热、宣肺利湿之功，正是润燥同施的配伍形式。全方药物可以分成以下两类：第一类用生地黄、熟地黄滋阴补肾，天冬、麦冬、石斛清养肺胃，配伍这类药物，意在养阴配阳。第二类用黄芩、茵陈清利湿热，枳壳调畅气机，枇杷叶开宣上焦，使气化则湿亦随之而化，气行则湿亦随之而行，配伍这一类药意在清利湿热。两类药物同用，能奏养阴清热、宣肺利湿功效。体现以养阴为主，清热为辅，略佐除湿药物的配伍形式。

学习此方，应该注意以下三点。将作用相反的两类药物统于一方之中，展示了阴虚夹湿的治疗方法，这是应注意的第一点。滋阴药物兼顾肺、脾、肾三脏，照顾到了上、中、下三焦，是应注意的第二点。滋阴利湿方中配伍宣发肺气、疏畅气机药物，令气化则湿化，以免壅滞，是应注意的第三点。

【临证应用】眼科疾病，气轮血络暴露，状况有似寻常红赤，但以手试推胞睑，血丝不会移动，疼痛畏光者，亦可使用本方。推求治疗原理，是用本方凉血、清热、利湿、宣肺之功。

【歌括】甘露二冬二地芩，枳斛枇杷草茵陈，阴虚湿热龈肿烂，养阴除湿义尤精。

-- 小　结 --

益胃生津法共选 3 方，虽然都是治疗胃阴不足，却又各具特点。益胃汤是治外感热病汗下以后，热邪渐解，唯见胃阴不足的方剂。此方于益胃生津药中配伍一味壮水滋阴的生地黄，是以清养胃阴为主，兼滋肺肾的配方法度，可谓深得滋阴要旨，故是益胃生津的代表方。麦门冬汤以喘咳短气为主症，是治病本在胃、病标在肺的方剂，此方既用滋阴的麦冬，又用燥湿运脾的半夏，成为燥湿互济的配方法度。单纯阴虚则以麦冬滋阴润燥，半夏开胃行津。如系阴虚与痰饮同时存在，则用麦冬滋阴，半夏祛痰，相反相成，并行不悖。甘露饮以治龈肿出脓、口疮咽痛见长，展示了阴虚夹湿的配伍形式。提示学者注意病机的复杂性，即使两种对立的病机也可同时存在，是可取处。

第三节　补益心阴法

补益心阴是根据心阴不足病机拟定的治法。

心阴不足，常以惊悸、健忘、失眠、多梦为主症，但须兼见胸中烦热、口燥咽干、舌红少苔、脉象细数，才是心阴不足之象。上述症状从神、心、血、脉、舌五个方面反映营阴受损，是血的成分发生了病理改变。究其心阴受损原因，则外感热病、热灼营阴者有之，七情内伤、营阴暗耗者亦有之。心阴亏损，法当补益心阴，血中津液得以补充，阴虚证象才会逐步消失。此法常用生地黄、玄参、麦冬、阿胶之属组合成方，如加减复脉汤、天王补心丹、珍珠母丸等即体现这种配方法度。由于心阴不足所表现的主要症状是心神不安而见失眠、多梦、惊悸，故本类方剂常在补养心阴的基础上配伍补心气安心神的人参、茯神，养心安神的酸枣仁、柏子仁，镇心安神的龙骨、牡蛎，清心安神的琥珀、朱砂、珍珠母、石决明等，体现养心安神法则。这种结构也是治疗心脏病变所独有，与治疗其他脏腑阴津亏损的方剂有所不同。

心阴不足，多呈阳亢证象，故本类方剂常配适量的清热药物。所举珍珠母丸配伍犀角就是实例。本类方剂用龙骨、牡蛎、珍珠母、石决明等平肝潜阳药，是因肝主身之筋膜，心、肝、肾三脏阴津亏损，都可出现筋膜失养的病理改变。头晕目眩的归属于肝，惊悸不眠的归属于心，遗精梦泄的归属于肾，只是根据不同部位和证象分属三脏而已。配伍上述药物，可以达到制其亢阳和镇心安神目的。

如果阴虚阳亢证象显著，即呈阴虚火旺，单纯补养心阴，不能取效，应当补不足之阴，泻亢盛之阳，使阴不虚，阳不亢，阴阳才能协调，如黄连阿胶汤（见清热法）即体现这种配伍形式。

心阴源于肾阴，肾水充盛，才能水火相济，通过补肾滋阴，可以治疗营阴不足，所以本类方常配补肾滋阴的生地黄、玄参之属，达到补益心阴目的。

加减复脉汤（《温病条辨》）

【药物组成】 炙甘草 18g，干地黄 18g，生白芍 18g，麦冬 15g，阿胶 9g，麻子仁 9g。

【制剂用法】 水煎服。

【方证病机】 热病伤阴。

【体现治法】 甘润存津，滋阴补血。

【适应证候】 温病后期，阴血耗伤，咽干舌燥，手足心热，脉虚大；或心中动悸，舌强神昏；或热退身凉，唯耳聋；或脉结代；或口燥咽干，神倦欲眠，舌赤苔老。

【方理剖析】 此方是为热病后期的阴血耗伤而设。热入心营，经过治疗，虽已热退身凉，阴津已被热劫，于是心系所属神、心、血、脉、舌各个组成部分均为所累，出现异常。阴津亏损，无以养神，则神昏、神倦；心体失养，心脉挛急，则动悸不宁；脉失充盈，则呈虚大；脉气不续，则呈结代；窍隧失养，则舌为之强；血变浓稠，则舌为之红；阴精脱竭，则耳为之聋。其余手足心热、咽干口燥、苔干苔老，都是一派阴津被劫证象，无非证明上述诸症确系心阴受损。

热邪伤阴出现心系诸症，施治要旨在于甘润存津。此方旨在育阴而用益气的甘草为主，是因本品可补心气之虚，缓心系之急而调心脉，并有甘守津回作用；生地黄功专凉血养阴，可清血中未尽余热，可合阿胶滋养阴血；麦冬滋血中津液，麻子仁润其燥涩，白芍益阴血而柔和经脉。诸药合而用之，能奏甘润存津、滋阴补血功效。

此方是由仲景炙甘草汤化裁而成，所以甘草用量最重。《本草备要》尝谓："益气、补中、泻火、解毒诸剂，皆倚甘草为君，必须重用，此古法也。"此方有赖甘草缓心系之急以复脉，故非重用不为功。

此方亦可用于肝阴亏损、筋膜失养诸证。方中芍药、甘草柔肝缓急，其余诸药润燥养筋，观吴氏所制一甲复脉、二甲复脉、三甲复脉，诸方均以此方加味，可知芍药、甘草之用全在缓急。

【临证应用】所列主症，但见一症便是，不必悉具。但须具备下述指征，才可使用。其一，见于热病后期；其二，兼见口燥、咽干、舌红、苔燥。脉虚甚者可以酌加人参益气强心。

【加减化裁】痛剧者，甘草加至 30g，生地黄、白芍加至 24g，麦冬加至 21g。

【歌括】《条辨》加减复脉汤，草芍麻胶麦地黄，热入少阴阴血损，甘润存津法莫忘。

天王补心丹（《摄生秘剖》）

【药物组成】生地黄 120g，人参 15g，玄参 15g，丹参 15g，白茯苓 15g，五味子 15g，远志 15g，桔梗 15g，天冬 6g，麦冬 6g，当归 6g，柏子仁 6g，酸枣仁 6g。

【制剂用法】蜜丸，朱砂为衣，每次服 9g。

【方证病机】心阴亏损。

【体现治法】养心安神。

【适应证候】心阴亏损。症见心悸，健忘，失眠，梦遗，大便干燥，舌红少苔，脉细而数。

【方理剖析】心悸、健忘、失眠、梦遗，是本方主症；心阴亏损，是此证病机；其余脉症，是阴虚的辨证依据。人之所主者心，心之所养者血，阴亏血少，心体失养，是以心悸。心的藏神作用，实指大脑功能而言。大脑能进行正常思维，全凭气血津精作为物质基础。今因阴亏血少，无以上濡则脑失濡养，是以不耐思考，甚至健忘。阴亏血少，则阳亢不入于阴，阴虚不能涵阳，是以失眠。遗精本属肾病，但亦有阴虚于下，阳亢于上，日有所思，夜有所梦而遗者，即所谓神摇于上，精泄于下机制，其实是阴虚精隧失濡，输精管挛急所致。何以知道上述四症是阴虚所致？从大便干燥、口舌生疮、舌红少苔、脉细而数知之。

阴亏血少，治宜滋阴补血；心神失养，法当养心宁神。方中生地黄用量大于诸药八倍，且擅长凉血滋阴，得玄参相助，同入肾经滋肾水以制心火，同入血分泻亢阳而滋营阴；天冬、麦冬擅长清养肺胃，补充气分津液。此四药同用，成为以滋补心肾阴津为主、肺胃阴津为辅和滋血中阴津为主、气分阴津为辅的配伍形式。配人参补心气的不足，五味子敛心气的耗散，当归助生地黄养血和营，柏子仁、酸枣仁养心宁神，又成为以滋阴为主，补血为辅，补中寓通，才无滞碍。故方中有人参、五味子益气，即有桔梗开提肺气；有生地黄、当归补血，即有丹参活血行滞；有生地黄、玄参、天冬、麦冬滋阴，即有茯苓甘淡渗湿，又成为补中寓通的配伍形式。诸药性沉，恐难上达，故以桔梗之浮为舟楫；三焦若滞，虑其水火难济，复用远志祛痰通滞，又寓载药上行和交通心肾之法。用朱砂为衣，一则可以清心安神，二则可以防止诸药霉变，也有所取。诸药合用，使阴血得补，则动悸除矣！水火相济，则梦遗愈矣！

此方选用桔梗、丹参、茯苓、远志宣通气血津液，桔梗又可载药上行，丹参又可补血，茯苓、远志又可宁神，都是一药两用，学者识之。

【临证应用】（1）四个主症但见一症即可使用本方，但须兼见大便干燥、舌红少苔、脉象细数，才是阴亏血少机制。故便干、舌红、少苔、脉细是辨证要点。

（2）此方气血津液同补，能使心神得养，本为心悸、健忘而设。若用本方治疗失眠，酸枣仁之量宜重；治疗梦遗，可加龙骨、牡蛎固肾涩精，白芍、甘草柔肝缓急。

【歌括】养心安神补心丹，阴亏血少悸不眠，归地二冬酸柏远，三参苓桔味为丸。

珍珠母丸 (《普济本事方》)

【药物组成】珍珠母（研粉）10g，当归45g，熟地黄45g，人参30g，酸枣仁30g，柏子仁30g，犀角（锉为细末）15g，茯神15g，沉香15g，龙骨15g。

【制剂用法】细末，蜜丸，辰砂为衣，每次服3g，开水送服。

【方证病机】心肝气血不足，阴虚阳亢。

【体现治法】益气补血，清热宁神。

【适应证候】心肝阴血不足。症见夜寐不宁，时而惊悸，头晕眼花，脉细。

【方理剖析】此方是为惊悸而设。目击异物，耳闻异声，遇险临危，心存恐惧，突然心率加快，谓之惊悸，这是神、心、血、脉四者发生病变的综合反映，与一般心悸有所不同。一般心悸，有因阴血亏损而悸者，有因水气凌气而悸者。如果仅因血虚心体失养，或水气上凌于心，不会受惊以后才见心悸。此证因惊致悸，不仅心血有亏，心气亦有不足，以致一遇意外，心脉收引，即见惊悸。其余夜寐不宁是惊悸带来的后果，头晕眼花是阴虚阳亢之象，脉细是血虚不能充盈于脉之征，亦可作为佐证。

因惊致悸，治宜镇惊安神，珍珠母寒凉质重，擅长潜阳定惊，有龙骨为伍，重镇力量为之增强；得酸枣仁、柏子仁、茯神相助，安神力量颇为显著。因虚致惊，又宜补其虚损，人参补心胆之气，当归、熟地黄补心肝之血，气壮血充，才能气定神闲，不为外事所扰。头晕眼花是阴虚阳亢，故以擅清血热的犀角清之；阳亢于上是气机升多于降，故以降气著称的沉香降之。此二药又为调理阴阳升降而设。诸药合用，可收定惊止悸、补虚安神功效。若加白芍、甘草柔肝缓急，缓其心脉挛急，则结构更为完善。

【临证应用】惊悸兼见舌红、少苔、脉细，即可使用。若舌苔厚腻当用滚痰丸，非本方所宜。

【歌括】珍珠母丸归地黄，酸柏参苓配沉香，犀角龙骨为丸服，滋阴宁神效力强。

酸枣仁汤（《金匮要略》）

【药物组成】酸枣仁 20g，川芎 20g，茯苓 10g，知母 10g，甘草 5g。

【制剂用法】先煮酸枣仁，余药后下，汤成去渣，分 3 次，温服。

【方证病机】血虚血滞，湿阻热郁。

【体现治法】养血安神。

【适应证候】虚烦不眠，心悸盗汗，头晕目眩，口燥咽干，脉弦细或细数。

【方理剖析】《灵枢·邪客》篇谓："卫气昼日行于阳，夜行于阴……卫气独卫其外，行于阳不得入于阴……阴虚，故目不瞑。"说明失眠与卫气不能由阳入阴有关。卫气出入，须借少阳三焦为其通路，三焦一有所阻，阳不入阴，则不寐。半夏汤、温胆汤等即为痰湿壅滞三焦，卫气出入受阻而设。失眠亦与阴血虚损有关，阳入于阴以后，须借阴血包涵，阴血一虚，不能涵阳，亦不寐。六味地黄丸、天王补心丹等即为阴血亏损而设。脑为元神之府。失眠亦与血络瘀阻、脑失血濡有关。血府逐瘀汤所治，即属瘀血阻滞机制。此外，失眠也与心神是否宁静有关，栀子豉汤、朱砂安神丸等所治，即属热扰心神、神不宁静机制。本方治疗失眠，是从营血不足、血行不利、三焦湿阻、热扰心神四个方面论治，并非单从某一方面用药。方用酸枣仁养血安神，使血不虚则阴能涵阳；川芎活血行滞，使血流畅则血能养神；茯苓淡渗利湿，使三焦无阻则阳能入阴；知母清三焦虚热，使热不扰神则神自安宁；复用甘草和调诸药，共奏安神功效。由于酸枣仁用量最重，虽有川芎、茯苓、知母消除各种失眠原因，养血安神仍居主要地位，故称养血安神法。

【临证应用】（1）使用本方治疗失眠，当从四个方面加减。阴血不足者，可加生地黄；瘀血为主者，可加赤芍；湿浊阻滞为主者，可加半夏、远志、石菖蒲；热象显著者，可加栀子、淡豆豉、石膏。川芎用量宜大，才能抑制中枢神经，起到安眠作用，少用反而兴奋。

（2）治疗心悸，可加龙骨、牡蛎；治疗盗汗，可加桑叶、牡丹皮、滑石、牡蛎；治疗眩晕、痰湿较重者，加半夏、竹茹；气虚者，加人参、麦冬、五味子；阴虚阳亢者，加生地黄、白芍、石决明。

【歌括】酸枣仁汤用枣仁，苓知芎草五物行，阴血亏损烦不寐，养血安神神自宁。

-- 小　结 --

补益心阴法共选 4 方，都在补阴的基础上兼配安神药物，是其相同处。但因所治证候不同，配伍也就各具特点。加减复脉汤治热病伤阴证候，体现甘润存津、滋阴补血之法。于大队滋阴补血药中重用甘草甘守津回，这是配伍上值得注意的第一点。甘草还有配合白芍以缓心系之急的作用，如果用治肝阴亏损，芍药、甘草更为柔肝缓急而设，这是配伍上值得注意的第二点。天王补心丹治阴亏血少的心悸、健忘、失眠、梦遗，此方虽以补阴为主，因有人参，实为气阴双补之法，又于补药中配桔梗开提肺气，丹参活血行滞，茯苓淡渗利湿，照顾到了气血津液宜通的特点，配桔梗载药上行，亦为用药特点之一。珍珠母丸治阴虚阳亢的夜寐不宁、时而惊悸、头晕眼花，有益气补血、清热宁神之功，于滋阴方中

配伍犀角清营凉血，泻其亢阳，沉香降气，引阳下行，是其独特处。酸枣仁汤专治失眠，虽列于补阴方中，补阴作用并不明显，仅酸枣仁能够补血，知母能够滋阴，但此方从"湿阻三焦，阳不入阴""血不足，阴不涵阳""血行不畅，脑失血濡""热伏于胸，心神受扰"四个方面消除失眠原因，构思较为奇妙，最能启人思维。学者若能掌握各方配伍特点，不仅便于临床应用，还可了解同一治法的多种配伍形式。

第四节　滋养肝阴法

滋养肝阴是根据肝阴亏损病机拟定的治法。

肝阴亏损，常以头痛、眩晕、潮热盗汗、月经量少、失血、抽搐、入暮发热为主症，但须兼见舌红少苔、脉象弦细或弦数，才可确定为肝阴亏损。肝体阴而用阳，阴血充盈，水能涵木，则健康无病，若素体阴虚，阴不制阳，或五志化火，火劫阴津，或外感热病，肝阴被劫，都可形成肝阴亏损。外感所致的肝阴亏损，常因温病自上焦传入下焦。其病理过程是：温邪上受，首先犯肺→深入下焦，肝阴被劫→肝阳偏亢，筋膜失濡。内伤所致的肝阴亏损，常因肾阴不足，不能濡润肝的筋膜。其病理过程是：肾水亏虚→水不涵木→肝阳偏亢，筋膜失濡。所以不论外感还是内伤，病变本质都是热劫肝阴，导致筋膜失濡，一切证象都是气郁化热、阴津损伤、筋膜失濡的综合反映。治疗此证，法当滋水涵木，养阴配阳，使阴津充足，筋膜得濡，肝木才能和柔。故常选用生地黄、玄参、麦冬、天冬、白芍之属为主组合成方，体现滋养肝阴法则，如两地汤即是。

由于肝阴亏损常见不同证象，根据不同证象也就有以下几种不同的配伍形式。①滋阴透热：温邪上受，从少阳三焦传入下焦肝肾，阴津受损，余热羁留阴分，出现暮热早凉，或气郁化热，暗劫肝阴，出现潮热盗汗，因其病变本质反映了邪热与阴伤同时存在，故宜选用生地黄、玄参、鳖甲之类滋其不足阴津，青蒿、柴胡之类透达蕴伏邪热，体现滋阴透热之法。如青蒿鳖甲汤即属这种配伍形式（方见清热法）。②滋阴降火：五志化火，耗伤阴津，肝肾阴虚，虚火旺盛而见口燥咽干、两颧发赤、潮热盗汗、小便黄少、经少经闭、舌红少苔、脉象细数等症。因其既有阴虚的一面，也有火旺的一面，如果只滋阴而不降火，则猖獗之势难以控制，若只降火而不滋阴，则阴液难以恢复。唯有在滋阴的同时使用降火之品，滋其不足，泻其有余，才能收到相得益彰的效果。这种方剂结构，反映了《灵枢·终始》中"阴虚而阳盛，先补其阴，后泻其阳而和之"的配方法度。故这类方常在滋补肝肾的基础上加知母、黄柏、牡丹皮、地骨皮、银柴胡、胡黄连等清虚热、退骨蒸药，体现滋阴降火之法。代表方如大补阴丸、加减清经汤之类。③柔肝疏郁：此证以阴虚与肝郁并见为特征，是津、气两种基础物质发生病理改变。临床表现既有肝郁不舒的胁肋疼痛、胸腹胀满，又有肝阴不足的口燥咽干、舌赤乏津、脉象弦细等症。这种气郁津伤之证，宜在滋阴的基础上配伍金铃子、刺蒺藜、青蒿、木贼等药疏肝解郁，共奏柔肝疏郁之效。代表方如一贯煎。④滋阴止血：肝肾阴亏，虚火旺盛，迫血妄行而失血，反映了阴虚阳搏，疏泄太过机制。出血仅是现象，阴虚阳搏才是病变本质。治疗之际，当一边滋阴养血，使阴不虚，一边降火潜阳，使阳不搏，热清血宁，阴滋火熄，血液自然宁谧。这一治法常常加入止血药以澄其源而塞其流，所以称为滋阴止血法。如大补阴丸、固经丸即是。⑤育阴潜阳：肝肾阴虚，水不涵木，肝阳上亢而症见头晕目眩、耳鸣眼花，是阴虚筋膜失濡的病理改变。宜在滋阴的基础上加入阿胶、鸡子黄、龟甲、鳖甲、龙骨、牡蛎、石决明等使阴不亏，阳不亢，阴阳才能相对平衡。这种治法称为滋阴潜阳或育阴潜阳法。如一甲复脉汤、二甲复脉汤、三甲复脉汤即体现这种配伍形式。⑥滋阴息风：热病末期，阴津耗损，以致筋膜失养，肝风内动，症见脉象细数、舌绛少苔、口燥唇焦、筋脉拘急、手足颤动等。也是阴津亏损，筋膜失濡的病理改变，所以组方用药与育阴潜阳基本一致。

综合上述六种配伍形式观之，这一治法反映了以下四个特点。①就病因而言：外感热病传入下焦，或内伤七情，五志化火，均可灼伤阴津，形成此证。②就临床证象而言：此证有口燥咽干、二便秘涩等阴津耗损的典型证象；有舌红少苔、脉象细数等血中阴亏，血变浓稠的客观反映；有头晕头痛、目眩耳鸣等阴不制阳，降少于升的上盛下虚见证；有阴虚而兼气滞或血溢见证；亦有疼痛、挛急等筋脉失濡证象，可以影响肝的所有功能，出现气血筋膜各类病变。③就病机而言：上述证象共同反映了肝阴亏损的病变本质。④就治法而言：在滋水涵木基础上，根据证情而有滋阴降火、滋阴透热、滋阴潜阳、滋阴止血、滋阴息风、柔肝疏郁等配伍形式，涉及气血津筋各个方面，可合参有关治法。

两地汤（《傅青主女科》）

【**药物组成**】生地黄 30g，玄参 15g，麦冬 10g，白芍 12g，地骨皮 10g，阿胶（烊化服）12g。

【**制剂用法**】水煎服。

【**方证病机**】阴虚血热。

【**体现治法**】养阴清热。

【**适应证候**】阴虚血热。症见月经先期，量少色红，潮热，头晕，心烦，舌质红，脉虚。

【**方理剖析**】月经先期、经量少、经色红，是本方主症；阴虚血热，是此证病机；其余脉症是阴虚血热的辨证依据。月经不调虽是肾系病变，但因月经应时来潮要赖肝的应时疏泄，所以应当责之于肝。月经先期、经色红、潮热、心烦、舌质红为血热之象；月经量少、头晕、脉虚为阴虚之征。由此可知，血热是导致阴虚之因，阴虚是血热产生之果。此证按脏腑辨证定位，病在肝肾；按八纲辨证定性，属阴虚血热；按气血津液辨证，不属气分而在血分，不是津滞而是阴虚。

阴虚与血热同时存在，当一边养阴以配阳，一边清热以护阴。故方用生地黄、玄参、麦冬、白芍、阿胶养血滋液，补不足之阴，阴平阳自秘；生地黄、玄参、地骨皮清肝肾虚热，热清阴自充。两组药物同用，有相辅相成、相得益彰之妙。综观此方结构，是以养阴为主，清热为辅的配伍形式。

【**临证应用**】月经先期、经量少，审属阴虚血热，即可投此。热象显著者，可以酌加牡丹皮、知母，增强清热力量。

【**歌括**】两地地黄地骨皮，玄麦胶芍六味齐，先期色红经量少，养阴清热颇相宜。

加减清经汤（《中医妇科治疗学》）

【药物组成】丹参 10g，地骨皮 15g，白芍 10g，生地黄 10g，玄参 12g，知母 12g，黄柏 6g。

【制剂用法】水煎服。

【方证病机】肝经血热。

【体现治法】滋阴降火。

【适应证候】肝经血热。症见月经先期，经色紫而量多，时夹血块，面赤唇红，口渴喜凉，舌质红绛，脉象弦数。

【方理剖析】月经先期、经色紫、经量多，为本方主症；肝经血热，是此证病机；面红唇赤、口渴喜凉、舌质红绛、脉象弦数，是血热辨证依据。肝藏血，主疏泄。妇女月经不调，与肝的疏泄失常有关。月经先期、经量多，兼见面红唇赤、舌红脉数，是血分有热现象，时夹血块，是微有瘀滞证象。

肝经血热，月经先期，法当凉血清热，消除致病原因；月经量多，必损阴血，又宜滋阴养血，补充受损之阴。故方用玄参、地骨皮、知母、黄柏清其血热，退其虚火；生地黄、白芍、玄参养血滋阴，共收滋阴降火功效。月经本已量多而用活血的丹参，是因月经时夹血块，欲借本品以散瘀。此方于清热之中寓滋阴之法，养血之中配散血之品，体现了以清热为主，滋阴为辅，散瘀为佐的配伍形式。

【临证应用】月经先期、经量多，审属血热机制，即可使用。若欲增强滋阴力量，生地黄、玄参、白芍之量可以加重。血块多，可以再加牡丹皮；若无血块，丹参应当减去，并加墨旱莲等凉血止血。

【歌括】加减清经玄丹参，地芍凉血又养阴，知柏地丹清虚热，经行先期此方寻。

大补阴丸（《丹溪心法》）

【药物组成】黄柏（炒褐色）120g，知母（酒浸）120g，熟地黄（酒蒸）180g，龟甲（酥炙）180g。

【制剂用法】为末，猪脊髓蒸熟，炼蜜为小丸，早晚吞服 6~10g。亦可作汤剂，用量按原方比例酌减。

【方证病机】肝肾阴虚火旺。

【体现治法】滋阴降火。

【适应证候】肝肾阴虚火旺。症见骨蒸潮热，盗汗，或咳嗽咯血，或烦热易饥，足膝疼热，舌红少苔，脉数有力。

【方理剖析】此方证属于阴虚火旺机制。病本在肾而证象却可涉及肝、肾、肺、胃诸脏。肾主水液，五脏均需阴津濡润，阳气亦赖阴津相济。肾水一亏，阴不制阳，相火必旺，真阴枯竭，孤阳妄行，于是潮热盗汗、足膝疼热等症见矣！水虚不能涵木，木火刑金，灼伤肺络，则咳嗽咯血；虚火扰胃，邪热杀谷，则消谷善饥；热伤胃络，则见吐血。其余舌红少苔、脉数有力，是阴虚的辨证依据。阴虚与火旺证象同见，自是本虚标实机制。

诸症皆由火旺所致，故当降火以清其源；火旺又因阴虚引起，法宜滋阴以培其本。若只清热而不滋阴，即使热暂去，仍会复来；若只滋阴而不降火，则猖獗之势，难以控制。唯有滋阴与降火并举，才能照顾到阴虚与火旺两个方面。方用熟地黄滋阴补血，龟甲滋阴潜阳，猪脊髓以髓补髓，此三药培其根本，俾阴盛阳自潜，水充火自熄。黄柏泻火坚阴，知母清滋肺肾，此二药降火以清其源，俾火降而不耗阴，则滋阴效果更为显著。方名大补阴丸，可知重在补阴一面，其立方旨趣在于"阴常不足，阳常有余"，故立此滋阴降火之法。

上述解释，是就自身功能失调的阴虚火旺而言，若用此方治疗结核，黄柏、知母才是消除病因之品，熟地黄、龟甲仅能调理功能，药物间的主从关系也就随着病情而变。所谓方随法变，法随证变，于此可见一斑。

【临证应用】（1）本方治疗虚劳证，以骨蒸潮热、咳嗽咯血、舌红少苔、脉象细数为辨证要点。咳嗽者加百部、夏枯草、鱼腥草；咯血者加青黛、山栀子、黄芩；盗汗者加龙骨、牡蛎。

（2）脾胃虚弱，食少便溏，不宜使用此方。

（3）熟地黄应当改成生地黄才与水亏火炽机制相符。熟地黄乃填精补血之品，与水津亏损之证风马牛不相及，误矣！古人津精不分，致有此误。

（4）现代以本方加减治疗肺结核、肾结核、甲状腺功能亢进、糖尿病等属阴虚火旺者。

【歌括】大补阴方是妙方，阴虚火旺用之良，地黄知柏滋兼降，龟甲沉潜制亢阳。

虎潜丸（《丹溪心法》）

【药物组成】黄柏（酒洗）250g，知母（炒）30g，龟甲（酒炙）125g，熟地黄 60g，陈皮 60g，白芍 60g，锁阳 45g，虎骨（炙）30g，干姜 15g。

【制剂用法】为末，酒糊丸，或粥丸。每服 10g，每日服 1~2 次，食前盐汤送服。

【方证病机】肝肾阴虚，筋骨痿弱。

【体现治法】滋阴降火，强筋健骨。

【适应证候】肝肾阴虚。症见筋骨痿软，腿足瘦削，行步乏力，腰脚酸楚，骨蒸劳热，舌红少苔。

【方理剖析】腿足瘦削、行步乏力，是本方主症；肝肾阴虚，筋骨痿弱，是此证病机；骨蒸劳热、舌红少苔，是阴虚的辨证依据。肝主筋膜，肾主骨髓。筋骨强健与否，与肝肾精血是否充足有关；筋膜更须肾水滋润，才能和柔活利。热病末期，余热未尽而下焦阴损，或五志化火，深伏阴分而阴精暗耗，均可成为肝肾阴虚。肾水既亏，水不涵木，筋膜失濡，则发为筋痿；精不生髓，骨枯髓减，则发为骨痿。所以，腰脚无力是因筋骨痿弱，筋骨痿弱是因阴精亏损，阴精亏损是因阴为热耗。其病理过程是：热在下焦→筋膜失濡，骨枯髓减→腰脚无力。

治疗肝肾阴精亏损，筋骨痿弱证候，当滋阴清热，治其病源，强筋壮骨，治其主症。方用黄柏、知母清肝肾虚热。黄柏用量独重，是因本品能"清阴中之火，燥骨间之湿，且苦能坚阴，为治痿要药"。知母擅滋肺肾阴津，清三焦邪热，用治下焦虚火，常与黄柏为伍，一坚其阴，一滋其阴，相须为用，相得益彰。熟地黄、龟甲滋阴补血，锁阳补肾益精，虎骨追风壮骨，此四药体现滋水涵木，强筋壮骨之法。白芍配入方中，自为益阴柔肝而设。反佐陈皮醒脾利气，干姜温运中焦，不仅可以制约黄柏苦寒与龟甲呆滞，且有治痿独取阳明之意。干姜、陈皮性温，似与阴虚不符，但因其量仅为知母、黄柏十分之一，用之无碍。

研究此方，需要弄清一个疑点。此证属于阴虚，为何还要重用燥湿的黄柏、祛风的虎骨、温性的干姜、化湿的陈皮？

王又原谓："肾为作强之官，有精血以为之强也。若肾虚精枯而血必随之，精血交败，湿热风毒遂乘虚而袭焉。此不能步履，腰酸筋缩之症作矣。"王氏认为痿证是先有精血不足，然后"湿热风毒乘虚而袭"。故用熟地黄、龟甲、锁阳滋阴补肾，填精补髓，治其精血之虚；知母、黄柏清热，黄柏燥骨间之湿，干姜除肌肉之湿，陈皮芳香化湿，虎骨追风健骨，治外来湿热风毒。如此解释，似更贴近本方用药原理。由于单纯阴虚或阴虚夹湿都宜用本方，两种意见并存，不仅无害，且可开拓思路，所以仍以阴虚剖析此方方理，学者留意。

【临证应用】（1）筋骨痿软，腿足瘦弱，步履艰难，舌红少苔，脉细弱，可以使用本方。湿浊浸淫所致的筋骨痿软，非本方所宜。阴虚夹湿者，宜在方中加入萆薢之类。

（2）现代用本方治疗小儿麻痹后遗症、膝关节结核、筋骨痿软属阴虚有热者。

【加减化裁】虎潜丸（《医方集解》）：即本方加当归、牛膝、羊肉。治证同虎潜丸。

【歌括】虎潜丸是治痿方，虎骨陈皮共干姜，知柏地芍锁阳配，龟甲沉潜制亢阳。

三甲复脉汤（《温病条辨》）

【药物组成】炙甘草 18~30g，生地黄 18~24g，生白芍 18~24g，麦冬 15~21g，阿胶 9g，麻子仁 9g，生牡蛎 15g，生鳖甲 24g，生龟甲 30g。

【制剂用法】水煎服。

【方证病机】阴亏液竭，虚风内动。

【体现治法】育阴潜阳。

【适应证候】下焦温病。症见热深厥甚，脉细促，心动悸，甚则心中痛。

【方理剖析】温病热入下焦，劫夺真阴，水虚不能涵木，筋脉失濡，肝风鸱张，遂成痉厥；不能上济于心，心体失养，遂成心中动悸不宁。

水虚不能涵木而肝风内动，阴虚不能济阳而心动不宁，治疗要旨，在于育阴潜阳。方中配伍生地黄、麦冬、阿胶、麻子仁、鳖甲、龟甲、牡蛎培育真阴，肝得濡而风自息，心得养而动悸宁；鳖甲、龟甲、牡蛎不仅滋阴，又可潜阳，显然是为息风、宁神而设。复用白芍、甘草柔肝缓急，虽然主要是制肝风内动，但亦可以缓解心系之挛急。甘草用量最重，是因此药可补心气之虚，缓肝筋之急，并可甘守津回，有赖此物坐镇中军，用量自然宜重。所用诸药虽然着重治肝，又可兼顾其心，是其特点。

【临证应用】热病后期，审其舌红少苔、脉细而促，虽无痉厥或心悸见症亦可使用。

【加减化裁】（1）一甲复脉汤（《温病条辨》）：炙甘草18g，干生地黄18g，麦冬15g，生白芍18g，阿胶9g，牡蛎30g。水煎服。治下焦温病，但大便溏者。此证是阴虚阳亢，肠道蠕动过快，饮食停留肠道时间短暂，未吸收，便即下行，所以便溏。故用生地黄、麦冬、阿胶滋其阴，白芍、甘草、牡蛎柔肝缓急，制止肠道蠕动过快，调理肝的疏泄太过。

（2）二甲复脉汤（《温病条辨》）：炙甘草18~30g，干生地黄18~24g，生白芍18~24g，麦冬15~21g，阿胶9g，麻子仁9g，生牡蛎15g，生鳖甲24g。水煎服。治热邪深入下焦，舌干齿黑，手指但觉蠕动，脉象沉数。此属阴枯液竭，肝风欲动，故以复脉汤育阴，再加入介属潜阳。

【歌括】三甲复脉麻芍草，麦地龟鳖牡阿胶，真阴枯竭虚风动，育阴潜阳法可疗。

一贯煎（《续名医类案》）

【药物组成】北沙参10g，麦冬10g，当归10g，生地黄18g，枸杞子12g，川楝子6g。

【制剂用法】水煎服。

【方证病机】阴虚肝郁。

【体现治法】柔肝疏郁。

【适应证候】肝肾阴虚，气滞不运。症见胁腹疼痛，咽干口燥，舌红少苔，脉细弱或弦数。

【方理剖析】胸腹胁肋疼痛是本方主症；肝肾阴虚，气滞不运，是此证病机；咽喉干燥、舌红少苔、脉象弦细，是阴虚的辨证依据。因胁痛而知病位在肝，因胸腹、胁肋胀痛而知其气滞不舒，因咽干口燥、舌红少苔、脉象弦细，而知其为阴虚，故属阴虚肝郁机制。肝主身之筋膜，筋膜有赖阴津濡养，血液滋荣。津液盈虚与肺、脾、肾三脏都有关系，与肾的关系尤为密切。肾水不亏则水能涵木，胃津不乏则土能荣木，肺阴无损则金能制木，五脏协调，相生相制，肝木和柔，何病之有！今因肝血不足，肾水亏虚，肺胃津乏，不仅筋膜失常，更兼气滞不舒，是以胁肋、脘腹疼痛之症见矣！何以知其为阴虚？从兼见咽干口燥、舌红少苔等症知之。何以知其为肝郁？从兼见胸腹胀痛知之。

本方是柔肝疏郁名方，对于阴虚肝郁的胁痛、横逆犯胃的胃痛、疏泄失常的痛经，都有较好疗效。方用生地黄、当归、枸杞子滋养肝肾阴血，阴血得充，则肝木柔和；沙参、麦冬滋养肺胃阴津，阴津充足，则咽干口燥等症可愈。配伍一味疏肝解郁的金铃子以平其横逆，疏其气机，通过诸药相互配合，使阴血得充，肝气得疏，胸胁疼痛等症庶可缓解。

病位在肝而见阴虚肝郁，用金铃子之苦寒以疏肝，当归之温润以养血，比较容易理解。但用枸杞子、生地黄、沙参、麦冬的道理何在？有待再为剖析。阴血亏损而筋膜失养，气机阻滞而胁肋疼痛，法当滋阴养血。血为肾的阴精转化，欲补肝血，当先滋肾阴，肾中阴精充足才能化生为血，此方用生地黄补肾滋阴，枸杞子填精补髓，实寓补精生血、滋水涵木之意。筋脉除赖血养以外，尤须阴津濡润，肝木才得和柔。所谓阴虚，即指肺、脾、肾三脏的水津不足而言。盖肺为水之上源，脾主运化水湿，肾为主水之脏故也。此方用生地黄滋肾阴，沙参、麦冬滋肺胃之阴，能收滋水涵木、培土荣木、清金制木之效。沙参、麦冬之滋肺，亦有欲滋肾水当先滋其水源之意。

本方配伍特点有二：一是病位在肝而治兼四脏，充分反映了五脏间的整体联系，即通过养血滋阴、滋水涵木、培土荣木、清金制木等措施，使肝能化刚为柔。二是疏肝之剂多偏温燥，而此方别开生面，为阴虚肝郁的治法开了先河，发展了中医的治法。

【临证应用】运用此方时，必须辨证清楚，属阴虚肝郁，见症如上述者，始可用。气郁湿滞而胁痛脘胀，不可误用本方。亦可用于肝肾阴虚的月经不调、经闭、痛经、疝气等症，可随症加入玄参、白芍、甘草等药，增强滋阴柔肝功效。

案例　1976 年春，余在温江教学，一老妪年逾七十，鼻衄 1 个月不止，邀余诊治，观其舌红苔黄，脉象弦数，显是木火刑金迫血妄行之象，遂书焦栀子、青黛、牡丹皮、瓜蒌壳、青蒿五药以清肝止血，服 2 剂血即止。止后又见心区绞痛难忍，显属长期失血引起心脉痉挛，遂用一贯煎加白芍、甘草以养血滋阴，柔肝止痛，1 剂而愈。

【临床报道】以加味一贯煎加郁金 10g、白芍 10g 作为主方，随症加减，治疗慢性肝病 234 例，获显效 46 例，好转 171 例，无效 17 例（《中医杂志》）。

【歌括】一贯柔肝疏郁方，参麦枸杞与地黄，当归川楝水煎服，肝肾阴虚效力彰。

滋水清肝饮（高鼓峰方）

【药物组成】生地黄 24g，山药 18g，山茱萸 12g，牡丹皮 9g，茯苓 12g，泽泻 6g，当归 9g，白芍 30g，大枣 4 枚，山栀子 9g，柴胡 12g。

【制剂用法】水煎服。

【方证病机】阴虚肝郁。

【体现治法】滋水涵木，清热疏肝。

【适应证候】阴虚肝郁。症见胁肋、胃脘疼痛，舌红少苔，脉弦或细。

【方理剖析】胁肋、胃脘疼痛，是本方主症；阴虚肝郁，是此证病机；舌红少苔、脉象弦细，是阴虚的辨证依据。阴虚，是指水虚不能涵木，血虚不能养肝；肝郁，是指气行不畅。阴虚肝郁，故胁肋疼痛；肝气犯胃，故胃脘疼痛。

此即丹栀逍遥散与六味地黄丸的合方。丹栀逍遥散为著名清热疏肝方，对于肝郁所致的胁痛、胃脘痛颇为对症。然而，此证不仅有肝郁证象，还有阴虚表现，故去温燥的白术，加入滋阴的六味地黄丸，遂一变而为滋阴柔肝、清热疏肝之方，方名滋水清肝，可谓名实相符。

此方与一贯煎的结构略同，一贯煎用生地黄、枸杞子滋补肾阴，此方用生地黄、山药、山茱萸滋补肾阴；一贯煎用当归补血，此方亦用当归补血；一贯煎用金铃子疏肝，此方用柴胡疏肝；一贯煎用金铃子止痛，此方用白芍、大枣柔肝缓急以止痛，药虽有异而理法相同。一贯煎配伍养阴的沙参、麦冬滋肺胃之阴，治兼四脏，唯单纯阴虚者宜之；此方配伍牡丹皮、栀子清肝热，茯苓、泽泻渗水湿，专从肝肾论治，唯热象显著而又微夹湿邪者宜之，不可不辨。

【临证应用】胁痛、胃痛，兼舌质红、苔薄黄、脉弦数者，可用此方。

【歌括】滋水清肝茱地黄，山药丹栀苓泽匡，归芍柴枣疏肝郁，阴虚肝郁力能康。

　　滋养肝阴法共选 7 方，都以肝阴亏损为病机。由于肝肾亏损有阴虚伏热、阴虚阳亢、阴虚火旺、阴虚失血、阴虚风动、阴虚肝郁等不同机制，所以配伍各不相同。

　　两地汤与加减清经汤均为阴虚血热的月经先期而设。两地汤治月经量少，偏于阴虚，故滋阴力量强于加减清经汤。加减清经汤治月经量多色紫，偏于血热，故清热力量优于两地汤。

　　大补阴丸是治阴虚火旺的方剂，体现滋阴降火法则，四味药中，龟甲之量大于知母、黄柏用量，故以滋阴为主。虎潜丸由大补阴丸加味而成，是治肝肾阴虚、筋骨痿软的方剂，阴虚而用陈皮、干姜温脾燥湿，似与机制相悖，若从精血不足、湿热风毒乘之解释其理，就与药证相符。

　　三甲复脉汤以心悸为主症，是阴虚风动，故以育阴为法。育阴方中重用甘草作为主帅坐镇中军，是因此药有补心气、缓肝急、甘守津回等多种用途，故非重用不为功。

　　一贯煎与滋水清肝饮均为阴虚肝郁而设。一贯煎因有沙参、麦冬兼滋肺胃阴津，是滋水涵木、培土荣木、清金制木、养血调肝数法合用；滋水清肝饮则不然，仅从肝肾施治。二方相较，清热力量以滋水清肝饮为优，滋阴力量以一贯煎为优，止痛力量则两方相若。

第五节　补肾滋阴法

　　补肾滋阴是根据肾阴亏损病机拟定的治法。

　　肾脏之阴有二：一指阴精；二指水液。形成肾阴亏损原因有三：一是房事不节，过耗阴精；二是热入下焦，阴津被劫；三是他脏阴伤，途究归肾。前一种原因导致精亏，后两种原因导致水亏。通常所说肾阴亏损，多指水液耗伤而言。肾阴亏损，证象可以见于肾系所属各部，也常波及其他四脏。本脏自病，常见腰酸腰痛、小便淋涩、遗精梦交、阳强易举、耳鸣眼花等症。阴不制阳，心肾同病，则见咽干舌痛、盗汗不眠；水不涵木，肝肾同病，则见头晕目眩；虚火刑金，肺肾同病，则见咯血、喘咳、失音；肾阴亏损，脾肾同病，则见大便秘结等症。这些证象都不是肾阴虚的特有证象，只有兼见肾系证象和舌红少苔、脉象细数或尺脉虚大，才是肾阴亏损。

　　肾阴亏损以致阴虚不能济阳而虚热内生，水虚不能润泽五脏而五脏液竭，根据"虚者补之"的治疗原则，法当补肾滋阴，壮水制火，肾阴充足则五脏得濡，阴阳相济则热象可除。王冰所谓"寒之不寒，是无水也，壮水之主，以制阳光"，就是指此而言。本法常选熟地黄、制何首乌、枸杞子、山茱萸、怀山药、紫河车、龟甲胶、生地黄、玄参之属为主药，随症配伍其他相应药物而成。如六味地黄丸、左归饮、大造丸、驻景丸等方即体现这一治法。

　　肾阴包括精、水两个部分。所谓阴虚，实际指精、水两亏，用药应该兼顾这两个方面。熟地黄、怀山药、枸杞子、紫河车、龟甲胶之属在于补充精髓，生地黄、玄参之属在于补充阴液，所举六味地黄丸、大造丸即体现两者兼顾的组方特点，也只有具备这一特点的方剂才是补肾滋阴之方。

阴虚最易出现热象，虽然通过壮水可以制其亢阳，若于滋阴之中略配清热之品，滋其不足，泻其有余，将使这一治法更趋完善，体现《灵枢·终始》中"阴虚而阳盛，先补其阴后泻其阳而和之"的配方法度。综观某些滋阴方剂，又配清气的黄柏、知母，凉血的生地黄、牡丹皮之属，即寓补虚泻实、标本并图之意。如六味地黄丸、知柏地黄丸皆是。

肾阴亏损，常见水不涵木、筋膜失养的阳亢证象。所以本类方剂亦常配伍龙骨、牡蛎、龟甲之类药物。配伍上述药物包含两层意思：一是借其潜镇作用以制亢阳；二是借其固涩之功以秘精气。若欲潜阳息风，须佐桑叶、菊花之属，若欲固精敛气，宜配五味子、山茱萸之属，收效始著，方如杞菊地黄丸。

补肾滋阴之方，亦常配伍润肺生津的麦冬、天冬。病在肾而兼治肺，这是根据金水相生的关系用药，亦即欲滋肾水，当先滋水源之意，体现了相生而补的配方法度。如果兼见肺脏病变，也就成为肺肾同治的结构，如麦味地黄丸即是。

此证本属阴虚，按理只宜滋阴，始与病情相符，某些古方却配茯苓、泽泻、车前子等利水渗湿药，这是因为任何虚证多非纯虚而每虚中夹滞，肾为主水之脏，也是藏精之所，癸水宜藏而壬水宜泄，所谓阴虚，自然包括阴精，所谓夹滞，自然是指水液失调，配伍这类药物，实有补中寓泻、通调水道之意。补而不滞这一思想贯穿于一切补法之中，补阴而用泻水之品，正是这一思想的具体体现。如六味地黄丸配伍茯苓、泽泻，驻景丸配伍车前子，都反映了这种结构。这类方配伍茯苓、泽泻还有引阳下行之意。阴虚气机升多于降，或为阳亢，虽然配伍龙骨、牡蛎、龟甲之类可以潜阳，若配茯苓、泽泻引阳下行，实与龙骨、牡蛎异曲同工，从升降角度分析配伍茯苓、泽泻之理，可以加深学者对气机升降的认识。

六味地黄丸（《小儿药证直诀》）

【药物组成】熟地黄240g，山茱萸120g，干山药120g，茯苓90g，泽泻90g，牡丹皮90g。

【制剂用法】为末，炼蜜为丸，每次服10g，空腹时用温水送服。每日服2~3次。若作汤剂，只用原方用量十分之一。

【方证病机】肾阴亏损。

【体现治法】补肾滋阴。

【适应证候】肾阴亏损。症见腰酸腿疼，齿牙不固，小便淋闭或不禁，消渴，耳鸣眼花，咽干舌痛，盗汗不眠，头晕目眩，遗精梦泄，阳强易举，或足跟疼痛，咯血，失音，气喘，咳嗽，水泛为痰，尺脉虚大。

【方理剖析】本方所治诸症，属于肾阴亏损、虚火上炎机制。肾为主水之脏，水亦称为阴津。脏腑形骸都需阴津濡润，才能进行功能活动，气血津液都需阴津濡润，才能各成其用，所以津是人体不可缺少的基础物质之一。少阳三焦是联络五脏六腑的通道，阴津要经过这条通道才能到达全身，与阴津并行于三焦的阳气需要阴津滋润，才温而不燥，这一作用也就是古人所说的阴阳相济。今因肾水亏损，气无水濡而虚热内生，于是诸症丛生。

腰为肾之府。肾阴亏损，故腰为之痛；肾为主水之脏，主水无权，故水液失调，小便淋涩；肾主骨，齿为骨之余，阴虚生热，虚火上炎，故齿牙不固；肾开窍于耳，瞳仁属肾，肾阴亏损，清窍失濡，故耳中蝉鸣、视物昏花。这是本脏自病的证象。肝主筋膜，有赖水为之濡，肾阴一亏，水不涵木，故足跟疼痛；肝阳上亢，故头晕目眩；子泄母气（精隧紧张），故遗精梦交；宗筋亢奋，故阳强易举。这是肾病及肝，肝肾同病的证象。心肾为水火之脏，肾阴亏损，阴不制阳，心阳独运，循经上炎，则咽干舌痛；阴虚阳凑，则见盗汗；阴不涵阳，则见不眠。这是肾病及心，心肾同病的证象。肾阴亏损，虚火犯肺，肺失宣降，则气喘、失音；损伤肺络，则咯血。这是肾病及肺，肺肾同病的证象。脾主运湿而肾为胃关，肾虚不能行水，则脾的输机虽运而胃的关门不开，水无去路则上泛为痰，这是肾病及脾，脾肾同病的证象。上述种种，究其病变本质，都是肾水亏损使然。

王冰谓："寒之不寒，是无水也，壮水之主，以制阳光。"肾阴亏损，虚热内生，治宜壮水制火，养阴配阳，此方用熟地黄补肾滋阴，使肾阴得充，阴阳才能逐渐平衡，故是补肾滋阴主药。山茱萸固精敛气，收敛浮火，使肝不妄行疏泄，肾精才能固藏。山药补脾固精，使脾气健运，肾精来源才不匮乏。山茱萸、山药两药或兼治肝，或兼治脾，可为熟地黄辅助。肾为水脏，单用滋补，须防水道壅滞；阴虚火炎，单纯滋阴，须防阴不胜阳。故有熟地黄滋补肾阴，即佐泽泻通调水道；有山药健脾固肾，即佐茯苓淡渗脾湿；有山茱萸收敛浮火，即佐牡丹皮凉泄虚热。此为三补三泻、补而不滞的配伍形式。配伍茯苓、泽泻之意尚不止此，阴虚火炎，气机升多于降，用此可以引阳下行，肾系水液失调，小便淋涩，用此又可通调水道，防止补药滞邪。

本方如果与补中益气汤作比较，就能进一步了解方剂配伍中的升降关系。尤在泾说："阳虚者，气多陷而不举，故补中益气汤多用参、芪、术、草，甘温益气，而以升、柴辛平助以上升；阴虚者，气每上而不下，故六味地黄丸多用熟地黄、山萸肉、山药味厚体重者补阴益精，而以茯苓、泽泻之甘淡助之下降。气陷者多滞，陈皮之辛，所以和滞气；气浮者多热，牡丹之寒，所以清浮热。然六味之有苓、泽，犹补中之有升、柴也；补中之有陈皮，犹六味之有牡丹皮；其参、芪、术、草，犹地黄、萸肉、山药也，法虽不同而理可通也。"尤在泾将病机恰好相反的两个方剂进行比较，粗看似乎风马牛不相及，其实是在阐明调理气机升降应该如何选药配方的道理，大能启人思维，开阔眼界。

此方所治肾阴虚损，是以肾精虚为主还是肾水虚为主，有待研究。《小儿药证直诀》所治"肾怯失音，囟门不合，神不足，目中白睛多，面色㿠白"，全是小儿先天不足，肾精亏损证象。历代医家解释熟地黄的作用是填精补髓，自然是言之成理，持之有故。近代使用此方所治诸症则不然，全是一派阴津不足证象，已将治疗精虚之方变为治疗水津亏损之剂，如果仍照原有解释，显然文不对题，如果仍用熟地黄亦与病情不合，改用生地黄滋阴清热才与机制相符。

此方配伍反映以下三个特点，亦应予以注意。一是三补三泻：以补为主，以泻为佐，体现补中寓泻之法。二是补脾之阴，固肾之精，勿忘调理肝的疏泄。三是养阴配阳之中，寓有泻阳配阴之法：阴虚生热，自宜壮水制火，但于壮水之主以制阳光方中，配伍一味泄热的牡丹皮，大有泻阳和阴之意，与《灵枢·终始》中"阴虚而阳盛，先补其阴后泻其阳而和之"的治则若合符节。

【临证应用】（1）本方是滋补肾阴的基础方，后世很多补肾滋阴方剂都由此方化裁而成，可以根据病情调整各药剂量。用治遗精，可以加大山茱萸剂量，并加龙骨、牡蛎固涩精隧；用治消渴，可以加大山药剂量，并加天花粉、地骨皮、黄芪、五味子固摄阴精，不使外泄；热象显著，加重牡丹皮剂量，并加黄柏、知母泻火坚阴；小便淋涩，加重茯苓、泽泻剂量；尿中有血，可加白茅根、大蓟、小蓟；治疗石淋，可加金钱草、芒硝化石通淋。

（2）本方对于肺结核、慢性肾盂肾炎、慢性肾炎、糖尿病、高血压病、甲状腺功能亢进症、功能失调性子宫出血等，审属肝肾阴虚，都可加减使用。

【加减化裁】（1）知柏地黄丸（《医宗金鉴》）：即本方加知母、黄柏，熟地黄改用生地黄。水煎服。治证与六味地黄丸同，只是热象更为显著。此方有滋阴降火之功，阴虚火旺证可以投此。

（2）杞菊地黄丸（《医级》）：即本方加枸杞子、菊花。炼蜜为丸，每次服10g，1日1次。亦可作汤剂。治肾阴不足，眼花歧视或枯涩而痛。此方体现滋水涵木之法。枸杞子补肾益精，菊花清肝明目，清补力量较原方强。

（3）耳聋左慈丸（《重订广温热论》）：即本方加磁石、石菖蒲、五味子。上药为细末，蜜丸，每次服10g，1日1次。治热病后期，热退身凉，肾虚精脱，症见耳鸣、耳聋、舌红少苔、脉象细数。此方有滋阴补肾、镇静开窍之功，是心肾同治的配伍形式。

（4）八仙长寿丸（《医级》）：即本方加麦冬、五味子。制蜜丸，每服10g，1日1次，亦可作汤剂，水煎服。治肾虚喘嗽，舌红少苔。此方补肾滋阴，金水并调，是肺肾同治的配伍形式。

（5）生脉六味丸（《张氏医通》）：即本方加人参、麦冬、五味子。为末，蜜丸，每次服10g，1日1次。亦可作汤剂，水煎服，治火邪伤肺，咽破声嘶而痛。此即所谓"壮水之主，以制阳光"的治疗方法。

【歌括】六味地黄补肾阴，萸肉山药泽丹苓，更加知柏成八味，壮水制火法宜遵。

左归饮（《景岳全书》）

【药物组成】熟地黄10~60g，山药6g，枸杞子6g，茯苓6g，山茱萸（畏酸者少用）3~6g，炙甘草3g。

【制剂用法】水煎，分3次，空腹服。

【方证病机】肾阴虚损。

【体现治法】补肾滋阴。

【适应证候】肾阴虚损。症见遗精梦泄，腰酸耳鸣，头晕目眩，口燥舌赤，脉象弦细而数。

【方理剖析】遗精梦泄、头晕目眩、腰酸耳鸣，是本方主症；肾阴不足，是此证病机；口燥舌赤、脉弦细而数，是阴精虚损的辨证依据。《素问·六节脏象论篇》说："肾者主蛰，封藏之本，精之处也。"故遗精当先考虑肾脏虚损，封藏失职。本病除因肾脏虚损、精关不固以外，相火妄动亦为导致肾脏封藏不密的原因。多因青年早婚，或犯手淫，或恣情纵欲，暗耗真阴，阴虚不能制阳，致使相火妄动、封藏失职而遗泄。其余证象都是肾阴不足的客观反映。

方中熟地黄、枸杞子滋补肝肾之阴，山茱萸收敛相火，此三药同用，一滋不足的阴精，一敛浮动的相火，调理阴阳，使其阴平阳秘。辅以山药、茯苓、炙甘草补气健脾，脾健才能化生精微，充养先天，对于肾阴不足的证候，可用本方补肾滋阴。熟地黄改为生地黄，才与口燥舌赤症状相符。

本方即六味地黄丸减牡丹皮、泽泻，加枸杞子、炙甘草而成。两方相较，六味地黄丸寓泻于补，适用于阴虚火炎之证，本方为纯甘壮水之剂，故未取牡丹皮之凉、泽泻之泻，偏虚者宜本方，偏阳亢者宜用六味地黄丸，尤盛者则宜知柏地黄丸。

【临证应用】遗精兼见腰酸耳鸣、头晕目眩、舌红少苔、脉细者可用本方。加入固涩药物，即呈补固兼施的配伍形式。若舌质红、苔黄腻、脉弦数，便是龙胆泻肝汤证，不可投此。故苔的有无、脉的大小，都是辨证关键。

【歌括】补肾滋阴左归饮，熟地山药山茱萸，枸杞苓草共六味，肾阴亏损此方宜。

左归丸（《景岳全书》）

【药物组成】大熟地黄240g，山药（炒）120g，山茱萸120g，枸杞子120g，川牛膝（酒洗蒸熟，精滑者不用）90g，菟丝子120g，鹿角胶（敲碎炒珠）120g，龟甲胶（切碎炒珠，无火者不必用）120g。

【制剂用法】先将熟地黄蒸烂，杵膏，加炼蜜为丸，每次服10g，食前用滚汤或淡盐汤送下。

【方证病机】肾精不足。

【体现治法】滋补阴精。

【适应证候】精髓内亏，津液枯涸，不能滋养营卫。渐至衰弱，或虚热往来，自汗，盗汗，或神不守舍，血不归源，或虚损伤阴，或遗淋不禁，或气虚昏晕，或眼花耳聋，或口干舌干，或腰酸腿软。

【方理剖析】此属精髓内亏、津液枯涸机制。肾藏之精可以生化气血，肾主之水可以濡泽营卫。精亏则气血生化不足，液涸则营卫失其濡泽，于是逐渐衰弱，精髓内亏，不能化生气血，神失濡养而不守舍，阳气不升而见昏晕，髓海不足而眼花耳聋，筋骨失养而腰酸腿软，以上四症都是精髓不足病变；津液枯涸，津不上承而口干舌干，水液失调而遗淋失禁，虚热内生而潮热盗汗，迫血外溢而血不归源，以上四症都是津液亏损病变。

精水亏损，法当填精补髓，方中熟地黄、山药、山茱萸、枸杞子、牛膝、菟丝子、鹿角胶、龟甲胶八药全是补肾填精之品，意在峻补真阴；其中熟地黄、山药、龟甲胶又能滋补肾水，制其虚热，成为精水同补之法。鹿角胶不仅滋阴，还可补阳，配入本方，寓有阳无阴无以生，阴无阳无以化，阴阳互根之意。此方纯用补肾填精之品，是颇为典型的补肾益精方。

本方全是补药，无一味灵动之品，陈修园批评景岳用药呆板，不是全无道理。

【临证应用】此方用治精水内亏，固然可以，用治小便遗淋失禁、口干舌干，恐非所宜。熟地黄改用生地黄，并加牡丹皮，才与证情吻合。

【歌括】左归山药熟地黄，萸牛枸菟龟鹿良，精髓内亏阴液涸，峻补真阴用此方。

大造丸 (《扶寿精方》)

【药物组成】紫河车1具，败龟甲（童便浸3日，酥炙黄）60g，黄柏（盐酒浸，炒）45g，杜仲（酥炙，去丝）45g，牛膝（酒浸）36g，麦冬36g，天冬36g，怀生地黄（砂仁末18g，茯苓60g，好酒煮7次，去茯苓不用）75g，人参30g。

【制剂用法】生地黄捣烂为膏，余药为末，合地黄膏，加酒，糊丸如小豆大，每服10g，空腹临卧服，沸汤或姜汤下，寒月用好酒下。

【方证病机】肾阴亏损，阴虚阳亢。

【体现治法】补肾滋阴，泄热潜阳。

【适应证候】肾阴亏损，阴虚阳亢。症见骨蒸劳热，咳嗽，形体消瘦等。

【方理剖析】咳嗽与骨蒸劳热同时并见，说明此证其标在肺，其本在肾。由于肾阴亏损，阴虚不能制阳，虚火犯肺，以致咳嗽；阴虚阳亢，以致骨蒸劳热。

阴虚阳亢，法当滋补阴津，泻火潜阳。故方用紫河车大补精血，合龟甲、生地黄、牛膝、杜仲补其肾阴，龟甲又能潜阳，与苦寒泻火的黄柏同用，制其亢阳。令阴不虚，阳不亢，阴阳才能逐渐平衡。此证不仅肾阴亏损，肺阴亦亏，不滋肺阴，有顾此失彼之嫌，故又配伍人参益肺气，天冬、麦冬滋肺阴，共收滋阴补虚、泄热潜阳功效。

学习此方，应当注意以下两点。其一，此方配伍紫河车大补精血，提示此证并非一般阴虚，而是精水两亏。其二，全方结构展示了"补其不足，泻其有余"的配伍形式。在滋阴方面又展示了金水并调的配伍形式。因配有补气的人参，补血的龟甲、生地黄，补津的麦冬、天冬，补精的紫河车，也就反映了气血津精同补的配方法度。

【临证应用】于咳嗽、潮热之外，当见形体消瘦、舌红少苔、脉象细数，才可使用此方。若系新病咳嗽潮热，当从少阳、太阴痰湿论治，不可妄投此方。咳嗽与潮热并见，颇似结核病，单用此方不能胜任，当以抗结核为主，此方辅助治疗。治疗一般阴精亏损，黄柏可以减去。

【歌括】河车大造虚劳方，牛杜龟柏与地黄，二冬润肺参益气，滋阴泄热又潜阳。

驻景丸 (《证治准绳》)

【药物组成】菟丝子150g，熟地黄120g，车前子60g。

【制剂用法】炼蜜为丸，食前用茯苓、石菖蒲汤下6~12g。

【方证病机】精血亏虚，湿浊壅闭。

【体现治法】滋补精血，导泄湿浊。

【适应证候】肝肾阴虚，湿浊壅闭。症见目力不佳，视物昏花。

【方理剖析】肝开窍于目，而瞳仁属肾。目能睹物，有赖肝藏之血与肾藏之精上注于目，才能视物。故《素问·五脏生成篇》谓："肝受血而能视。"《灵枢·经脉》篇谓："肾……是动……目䀮䀮如无所见。"目能视物，除赖精血充足以外，亦赖肾脏所主的水液流畅，眼内水液清澈明净，方保图像清晰而不模糊，如人照镜，镜面无尘，图像自清。故视物昏花一症，除应归咎于精血亏损以外，亦当责之于水湿壅闭清窍。

此方即从虚、实两个方面施治，是典型的补泻同施结构。方用熟地黄滋阴补肾、养血调肝，菟丝子填精补髓、益精明目，此二药补充精血，专治肝肾之虚，血充则目得血而视，精足则上注于目而眼目精明。《名医别录》谓车前子有"明目"之功，并"利水而泻肝肾邪热"，得芳化湿浊的石菖蒲、淡渗利湿的茯苓相助，不仅可以渗湿，消除引起视物昏花的另一原因，且使熟地黄、菟丝子补而不滞，有相反相成、相得益彰之妙。用于上述机制所致的目疾，可谓合适。

此方结构反映了补虚与泻实两种对立矛盾的统一，照顾到了两种不同的致病机制，可以开阔眼界，启人思维。前面所引"肾……目䀮䀮如无所见"，细究其理，多指肾主之水，上壅目窍而言，故临证宜着眼于水湿壅闭而慎用补虚之法。阳虚水泛，可用真武汤、五苓散、苓桂术甘汤加车前子之类化气行水；湿热蒙闭，可用蒿芩清胆汤、三仁汤、龙胆泻肝汤之类清利湿热，唯年老精衰，虚中夹滞，始可投此。

【临证应用】年老精衰，视物昏花，可用此方。

【加减化裁】驻景丸加减方（陈达夫方）：菟丝子240g，楮实子240g，枸杞子60g，车前子60g，五味子60g，茺蔚子180g，寒水石90g，生三七15g，紫河车（焙）9g，木瓜6g。蜜丸，每日空腹服30g，白开水下。主治肝肾阴虚，视瞻昏渺，青盲雀目，云雾移睛，能近怯远，能远怯近，瞳神干缺。此方为眼科专家陈达夫所制。全方去熟地黄之腻，加楮实子、枸杞子、五味子、紫河车，合菟丝子补肾益精，补虚力量大为增强，配寒水石清气分之热，茺蔚子清肝明目，有热者亦能兼顾，佐舒筋的木瓜以缓目系经隧挛急，用活血化瘀的三七以通经络之阻，仍用车前子渗其湿浊，考虑较为全面，因有木瓜祛风除湿，虽去茯苓、石菖蒲，亦无妨碍，若欲增强泄浊之功，也可加入。

【歌括】驻景丸是眼科方，菟丝车前与地黄，视物昏花肝肾损，滋阴明目效果彰。

滋膵饮（《医学衷中参西录》）

【药物组成】生地黄30g，山药30g，黄芪15g，山茱萸15g，生猪胰子（切碎）10g。

【制剂用法】将前4味煎汤，送服猪胰子一半，第2次再服余下一半。

【方证病机】阴虚消渴。

【体现治法】滋补肾阴。

【适应证候】消渴。症见饮多溲多，日渐消瘦。

【方理剖析】消渴以口渴引饮，小便量多、浑浊、味甜为特征（西医学称为糖尿病，更能突出本病特征）。此证属于肺、脾、肝、肾四脏的病理改变。肺不布津，脾不输津，肾不固津，肝的疏泄太过，是形成上渴下消、多饮多尿的基本病理。尤应责之于肝的疏泄太过，观仲景《伤寒论》厥阴病提纲，消渴居于众证之首，即是明证。其尿浑浊、味甜，是血中精微漏泄于外，与卫气不能固摄、肝的疏泄太过、肾虚关门不固有关。

此方虽以滋阴补肾为主，实非专治肾脏之方，而是肺、肝、肾三脏同治之法。方用生地黄、怀山药补肾滋阴，肾阴不虚则关门可固，关门既固则尿量减少，尿量既少则津能上承，津能上承则口渴自除。此二药显然是为上渴下消而设。生地黄又能凉血清肝，血中热去则精微不为所迫，精微不为热迫则不泄于脉外；再用山茱萸之酸，调理肝的疏泄，固敛精微于脉内；黄芪之甘，益气实卫，固护精微于脉外，令血中热去，疏泄正常，卫气充实。三药殆为尿甜而设，能收凉血宁精、酸敛固精、益气摄精功效。西医学认为此系胰病，张锡纯配伍猪胰，有以胰治胰之意。

病名消渴，说明消是导致渴的原因，固肾治其下消，上渴自然缓解。补肾以外，调理肝的疏泄实不可少（血糖漏于脉外，应当收涩血管，血管由肝主的筋膜组成，所谓调理肝的疏泄，包括收缩血管在内），故仲景肾气丸用生地黄、山药、山茱萸补肾调肝，令肾关得固，疏泄正常；桂枝、附子温阳化气，令水气升腾；茯苓、泽泻淡渗利水，调其升降，用于肾阳虚损见证，可望获效。此方脱胎于肾气丸而治法迥异。由于证属阴虚而非阳虚，故未取桂枝、附子之温，茯苓、泽泻之利，配入黄芪益气实卫，构思颇有新意。

【临证应用】此方治疗糖尿病有一定疗效。并可根据证情适当加减。若欲增强滋阴力量，可加玄参 30g、麦冬 15g；若欲增强清热力量，可加地骨皮 30g、牡丹皮 12g；若欲增强收涩固精力量，可加五倍子 10g、牡蛎 30g；若欲增强益气固精力量，可加人参；口渴明显，可加天花粉 15g、葛根 30g。

【歌括】滋膵饮中用地黄，山萸山药黄芪匡，煎汤送服猪胰子，阴虚消渴此堪尝。

增液汤（《温病条辨》）

【药物组成】玄参 30g，麦冬 24g，生地黄 24g。

【制剂用法】水煎服。连服数剂。

【方证病机】阴亏液耗（无水舟停）。

【体现治法】养阴滋液（增水行舟）。

【适应证候】①一切阴津亏损之证。②阳明温病，津液耗伤。症见大便秘结，口渴，舌干红，脉细微数。③平素阴虚便秘。

【方理剖析】此方出自《温病条辨》，原为阳明温病、肠道津枯的大便秘结而设，其实此方是为一切阴虚立法，并非单滋阳明阴津，表象虽系肠道津枯，其实属于肾水亏损。故凡热邪伤津，途穷归肾，或肾水素亏，五脏失濡，都可应用此方。大便秘结当分虚实论治。热结阳明而见痞、满、燥、实，当用承气汤类泄热荡积，偏于阴津亏损则慎不可投，误攻势必愈伤津液。此方所治不兼痞满证象，唯见口渴舌干，自是肾水亏损机制。热邪伤阴，肾水被劫，肠道失濡，燥屎不行，与水枯舟不能行如出一辙，是以谓之无水舟停。

此方体现滋阴增液法则，用治便秘，则可称为增水行舟之法。方中重用玄参咸寒入肾，滋肾水而泄血热；生地黄甘寒入肾，壮水主而凉心营。此二药凉血热以护阴津，滋肾阴以濡五脏，能够兼顾心、肝、肾三脏，故是主药。欲滋肾水，当先滋其水源，何况热邪由气入血，必先损害气分阴津，配入麦冬滋养肺胃阴津，则肾水之源不竭而气分之阴津可充。三药合用，则生地黄、玄参滋血中之液，麦冬滋三焦之阴，生地黄、玄参滋心、肝、肾之阴，麦冬滋肺胃之阴，成为滋养五脏阴津之法，谓为滋阴基础方剂，绝非夸大其词。三药质体柔润，用于便结，妙在寓泻于补，以补药之体，作泻药之用，既可攻实，又可补虚，故对无水舟停的津虚便秘，能收增水行舟之效。

前已言之，此方原为肠道津枯而设，移为补肾之方，旨在扩大应用范围。观养阴清肺汤、百合固金汤以此加味治肺肾阴虚，清营汤以此加味治热入心营，天王补心丹以此加味治心阴亏损，两地汤以此加味治肝经血热，自知此方确能补充五脏阴津，清泻血分之热，移入肾脏，才能概括本方作用，并非标新立异。

【临证应用】用治热邪伤津便秘，剂量宜大，少则无济于事。一般阴虚便秘，也可使用本方。如果燥结较甚，可以加入芒硝、大黄，成为增液与通便并举的配伍形式。治疗诸脏阴虚，亦宜加入相应药物，兼调该脏功能，如天王补心丹加养心安神药物即是例证。

【歌括】《条辨》留传增液汤，玄参麦冬与地黄，热病津伤肠燥结，五脏阴伤亦堪尝。

------------------------------- 小　结 -------------------------------

补肾滋阴法共选7方，都以肾阴亏损为病机。肾阴包括精、水两个部分，由于精水虚损必有所偏，所以填精壮水亦就各有侧重。六味地黄丸是补肾滋阴的基础方，不仅阴虚生热可用，水道失调也可以用，加减以后可以泛治五脏阴虚。左归饮是由六味地黄丸去泽泻、牡丹皮，加枸杞子、甘草而成，补虚力量加强，但已变成治疗失精的方剂而不是治疗水亏的方剂。左归丸纯用补肾填精之品，更是滋补阴精的代表方。大造丸体现补肾滋阴、泄热潜阳法则，是气血津精齐补的结构。驻景丸以视物昏花为主症，从精虚和湿滞两个方面立法组方，可谓深明视物昏花机制。滋膵饮是治阴虚型糖尿病的方剂，此方从凉血宁精、酸敛固精、益气摄精三个方面着手使血中精微不致外溢，再以猪胰子治疗胰病，可谓别出心裁。增液汤原为肠道津虚便秘而设，体现增水行舟之法，但因此方能够兼补五脏之阴，略微增损即能治疗五脏阴虚，遂变成治疗阴虚的基础方，这一成就，恐非鞠通所料。

第十九章　补益法

补益法是针对五脏功能衰退与气血津液亏损拟定的治疗大法。

以《素问·至真要大论篇》中"衰者补之""损者益之"为立法依据，选用补益药物为主组合成方，借以治疗脏腑功能衰退、气血津液精亏损的方剂，称为补益剂。这类方有振衰起废与补益气血阴阳不足之功，体现了治法中的补法。

致病原因：导致正气虚损的原因很多，如禀赋不足，先天遗传，或已经暮年，功能日损，或摄生不慎，真元暗耗，或暴病久病，由实转虚，或过用攻伐，失治误治，都可导致脏腑功能衰退，基础物质亏损，成为虚证。

病变部位：五脏都有虚证，但因五脏虚损与气血阴阳亏损相关，气血津液精的生化各有所主，针对某一基础物质亏损，施治亦就有一定的部位。大抵气虚多责之于肺、脾、肾，血虚多责之于心、肝，阴虚多责之于肺、肾，阳虚多责之于脾、肾，精虚则专责之于肾。

病变性质：五种基础物质亏损与五脏功能衰退，用八纲辨证定性，自然属于虚证。但五脏功能衰退不仅会导致气血津液精生化不足，亦将影响气血津液精的输布运行，成为虚中夹滞证候，如肺虚而兼痰滞、脾虚而兼湿滞、肾虚而兼水停等，都是虚实夹杂，并非单纯属虚。

基本病理：五脏功能衰退，气血津精亏损，是虚证的基本病理。基础物质的摄纳、生化、贮调、输泄均赖五脏的协同合作，而五脏赖以进行功能活动的基础物质就是气血津液精，二者在生理上是相互依存的。如果发生病理改变，五脏功能衰退，则气血津液精的生化不足而随之亦虚，气血津液精虚损，则能源匮乏而五脏功能随之亦弱，二者在病理上又是相互影响，互为因果的。正因二者相互依存，相互影响，互为因果，密不可分，所以通过补充基础物质即可恢复五脏功能，振奋五脏功能即可化生气血津液精。五脏功能虚损，不仅会影响基础物质的摄纳、生化，也会影响气血津液精的贮调、输泄，成为虚中夹滞的病理现象。补益方中每配调气、活血、行津药物，成为补中寓通的结构，就与这一基本病理有关。

治法分类：一切虚损证候，归纳起来不外乎气虚、血虚、阴虚、阳虚四类，所以一般方书均将补益分成补气、补血、补阴、补阳四法。本书将补气分为补益肺气、补气健脾、补益心气、益气救脱四法，将补血分成补血调肝、补益心血二法，加上温补肾阳、气血双补、阴阳双补，共分九法（补阴一法另成一章，可以合参）。治法分得较细，意在结合脏腑生理功能探索方剂结构，揭示组方规律，使学者明白虽然属于同一治法，因其部位不同，配伍亦就随之而异，针对某脏气血阴阳之虚，一方面补其虚损，一方面调其功能，才是两全其美的治疗方法。如果过于笼统就不能揭示组方规律。

配伍形式：组合补益之方，应该注意以下几种配伍形式。①直接补益：脾虚补脾、肝虚补肝、肾虚补肾，这种虚在何脏即补何脏的配伍形式，称为直接补益法，程钟龄称为正补。但在组合方剂时，还要结合气血阴阳予以考虑，以心为例，有心气虚、心血虚、心阴虚、心阳虚不同证型，若不以五脏为纲，气血阴阳为目，详细辨证，则遣药仍然不能切中病情。②间接补益：某脏虚损不直接补某脏而补其相关之脏，称为间接补益法，程钟龄谓之相生而补。根据五脏相生关系予以补益，是对直接补益法的补充，它能扩大视野，使医者在使用补法时不仅可以选用直入某经药物，也可根据五脏相生的关系选药，成为整体疗法。间接补益法有以下几种。即肺气虚而补脾的培土生金，肾水虚而补肺的金水相生，肝阴虚而补肾的滋水涵木，脾阳虚而补肾的补火生土。这些治法，是据气血津液的生化输运需要五脏协同这一关系拟定的。因为，肺主的气是脾的谷气所化，肾主的水是随肺气输送而来，肝主的筋膜有赖肾水濡润，脾的运化有赖肾阳温煦，没有五脏协同也就不能完成气血津液的生化输运，利用这一联系，采用间接补益的配伍形式，是行之有效的治疗方法。③补而勿滞：五脏功能衰退，必然影响气血津液运行不利，形成虚中夹滞。配伍补方应该注意补中寓通，补而勿滞，其中唯有补肾填精之方不在此例。以脾虚为例，脾主运化水湿，为津气升降之轴，脾虚每兼气郁湿滞，所以补气勿忘行气除湿。④补血常兼补气：血由水谷精微所化，血虚本应补血，若血虚是因脾虚引起，当兼补气，或以补气为主，兼补其血，体现治病求本精神。若因大量失血以致血虚，宜补气摄血，若气血俱虚，则宜气血双补。⑤阴阳兼顾：阴生于阳，阳生于阴，阴阳互为其根。阳虚自宜补阳，但应兼补其阴，使阳有所生。张景岳指出"善补阳者，必于阴中求阳，则阳得阴助而生化无穷"，阴虚自应补阴，但宜兼补其阳，使阴有所化，张景岳又说"善补阴者，必于阳中求阴，则阴得阳升，而源泉不绝"。

临证应用：①使用补法，应该辨明致虚的原因、部位、性质，分别采用不同的补法。气虚补气，血虚补血，阴虚补阴，阳虚补阳，不可混淆。更应掌握气血阴阳之间的鉴别诊断。气虚和阳虚都属于阳气不足，都有面色苍白、食少神疲等症状，但气虚无寒象而阳虚有之，即所谓"阳虚则外寒"。血虚和阴虚都属于阴血不足一类，都可出现眩晕、眼花、心悸、失眠等症。但血虚面色、唇口、舌质均淡白，阴虚面部、唇口、舌质均为红色；血虚一般多无热象，阴虚多见热象，即所谓"阴虚则内热"。②使用补法，应将脾肾两脏作为治疗重点。脾为后天之本，气血生化之源，脾胃功能衰弱，气血生化不足，五脏都会受其影响。通过补气健脾不仅可以治疗肺脾气虚，也可治疗化源不足的血虚和气不摄血的出血，即肾脏所藏之精亦赖脾胃运化的水谷精微供其生化。肾有藏精和主水两大功能，为先天之本，元阴元阳之根，肾主之水，可以濡养五脏，肾藏之精，可以化生气血，五脏之阴，非此不能滋，五脏之阳，非此不能发，肾阴、肾阳一虚，五脏都要受其影响。通过补阴、补阳，则气血阴阳生发有源而五脏皆受其荫。由此可见，五脏气血阴阳不足之证，虽然各有专门治法，却以治脾、治肾为其机括。

对于治脾与治肾孰优，历代医家各有不同主张。孙思邈强调"补肾不如补脾"，李东垣宗之；许叔微强调"补脾不如补肾"，赵献可宗之。这些医家对脾肾各有阐发，引起后人重视，是可贵的。但是学者应该全面继承，不宜拘于一家之说，应补脾者以补脾为主，应补肾者以补肾为主，才是持平态度。

使用注意：①注意正邪关系：邪气盛而用补法，有闭门留寇之患。若余邪未尽而正气已伤，单祛其邪则正气不能支持，单扶其正又有碍祛邪，唯宜扶正与祛邪并举，才无顾此失彼之忧。②注意虚实真假：某些虚证的证象与实证无异，误施攻伐则危亡立至。如血虚阳浮的当归补血汤证与气分热盛的白虎汤证颇为相似。某些实证的证象又与虚证相似，误投补剂则实邪愈壅，如瘀血阻滞的大黄䗪虫丸证即是。③不可滥用补法：补法作用缓和，能够增强体质，提高抗病能力，用之得当，可以振衰起废，用之不当，不仅无益，反而有害。④注意煮服方法：煎煮补药，时间可以稍长，务使药味尽出。服药时间，以空腹为佳，急证不在此例。

第一节　补益肺气法

补益肺气是根据肺气不足病机拟定的治法。

肺气不足，是指肺的功能衰弱，成为表卫不固与津气宣降失常的病变。常以声低息短、喘咳有痰、面色苍白、舌淡脉弱为主症。引起肺气不足的原因有二：一是化源不足；二是耗气过多。肺失宣降，久咳失敛，或劳伤过度，耗损肺气，或汗出过多，气随津泄，均属耗气太过。脾虚不能输精于肺，肾虚而元气无根，又属化源匮乏。肺气不足主要表现在宣降功能减弱和实卫固表功能降低这两个方面。肺气不足，则声低息短，因虚而滞，则气逆作咳，液聚为痰，痰多清稀。

根据"衰者补之"的治疗原则，肺气不足，法当补虚以复其正。肺虚无力布散气津，必然出现津凝气阻而生痰嗽，成为虚中夹滞证候，若只补虚而不化痰降气，治法未臻完善，故而只有补中寓泻，才是两全之策。针对上述病机，当用人参、茯苓、五味子、蛤蚧、冬虫夏草之属组合成方，体现益气补虚之法。选用上述药物，意在兼顾脾肾。补肺兼顾脾肾，是想通过补肾使元气得充，才能纳气归原；通过补脾使脾胃健运，谷气才能充盛。脾肾之气旺盛，肺气源泉不乏，肺脏功能才能逐步恢复。由于肺虚每成痰嗽，所以本法每在补虚同时，兼配紫菀、款冬花、桔梗、杏仁、瓜蒌壳、贝母之属宣降肺气，止咳化痰，共奏补肺宁嗽之效。人参蛤蚧散、紫菀散、人参定喘汤即为此证候而设。

人参蛤蚧散（《卫生宝鉴》）

【药物组成】蛤蚧（洗去腥气，酥炙黄色）1 对，人参 60g，茯苓 60g，炙甘草 150g，杏仁（炒，去皮尖）150g，桑白皮 60g，贝母 60g，知母 60g。

【制剂用法】共为细末，每日服 2 次，每次吞服 2~3g。

【方证病机】肺虚有热，气逆痰滞。

【体现治法】补虚清热，化痰平喘。

【适应证候】肺虚有热，久病咳嗽，肺气上逆。症见喘息，咳吐脓血，胸中烦热，身体消瘦，脉浮而虚。

【方理剖析】咳嗽、气喘、咳吐脓血，是本方主症；肺虚有热，气逆痰滞，是此证病机；身体消瘦、胸中烦热，是肺虚有热的辨证依据。多因外邪相侵，肺失宣降，气郁津凝，变生喘咳；热郁于肺，损伤肺络，遂吐脓血；长期不愈，肺气日损，体渐消瘦，遂成肺虚有热，本虚标实证。

肺虚有热，本虚标实，治宜补虚泻实，标本同治。方中蛤蚧擅长补肺益肾，止咳定喘，李时珍盛赞本品补肺定喘，功同人参，益血助精，功同羊肉，有大补元气的人参、甘草为助，能收益气补虚功效，这一组药是治其本虚。咳吐脓血，近似肺痈、肺痿，《本草纲目》曾谓蛤蚧能治肺痈，《开宝本草》则谓蛤蚧能治肺痿，配入方中，不仅可以补虚治本，亦为治疗主症而设。复用杏仁、桑白皮宣降肺气，贝母、茯苓化痰行津，知母清泄肺热，这一组药在于调其津气，恢复肺脏功能，治其标实。诸药合而成方，能奏补虚清热、化痰平喘功效。

学习本方，应该注意以下两点。一是蛤蚧的功用：此物既能止咳平喘、抗痿止血，又能两补肺肾，益气生精，用治此证，有标本兼顾，一举两得之妙。二是治疗肺病的组方规律：肺病不论新久，都以调理津气为其机枢。方中配伍桑白皮、杏仁、贝母，其意即在化痰降气，恢复肺脏功能，若与滋阴法中的补肺阿胶汤合参，定可从中受到启示。

【临证应用】（1）以咳喘唾血、日久不愈、体瘦、脉虚为辨证要点。

（2）《御药院方》人参蛤蚧散与此方相同，治二三十年间肺气上喘咳嗽，咯唾脓血，满面生疮，遍身黄肿。

（3）喘甚，加胡桃、五味子以补肾纳气；咳甚，加款冬花、紫菀以止咳；痰中带血，加白及、阿胶以止血；热象显著，加鱼腥草、夏枯草、黄芩以清热。

【歌括】《宝鉴》人参蛤蚧散，喘咳痰血与胸烦，桑皮二母杏苓草，若非虚热慎勿餐。

人参定喘汤（《太平惠民和剂局方》）

【药物组成】人参 5g，炙甘草 5g，阿胶 5g，五味子 3g，罂粟壳（蜜炙）1g，半夏曲 5g，生姜 3 片　麻黄 5g，桑白皮（蜜炙）3g。

【制剂用法】水煎，食后服，温覆取微汗。

【方证病机】肺气虚损，宣降失常。

【体现治法】益气敛肺，降逆祛痰。

【适应证候】远年咳逆，上气胸满，痞塞声不出。

【方理剖析】此方为肺气虚损，宣降失常的喘逆而设。所谓远年咳逆，是指喘咳多年不愈，时日既久，正气必虚。上气胸满，痞塞不能出声，则是肺气痹郁，逆而不降证象。综上，此证属于虚中夹滞证型。

虚中夹滞，治宜益气补虚，祛痰降逆。方用人参、炙甘草补肺气，阿胶滋肺阴，五味子、罂粟壳敛肺气，补敛结合，亦即开源与节流并重，用治肺虚，若合符节。痰滞气逆而见喘咳胸满，又宜调其津气，故用麻黄、桑白皮宣降肺气，半夏曲、生姜祛其痰涎，成为补虚行滞之法。俾肺气不虚，宣降正常，津行无阻，喘咳可望缓解。此方补中寓敛，敛中寓宣，宣中寓降，既调其气，又行其津，符合肺宜宣降的生理特点，也是寓多种治法于一方的配伍形式。

【临证应用】以喘咳多年不愈、胸满为辨证要点。喘证当分寒热虚实。因寒而喘，可用小青龙汤类温肺降逆；因热而喘，可用越婢加半夏汤类清肺降逆；肾阴虚而气不归原，可用都气丸加补骨脂以补肾滋阴；肾阳虚而气上浮，可用肾气丸温补肾阳；肺肾两虚，可用人参胡桃汤肺肾同补，均非本方所宜。

【歌括】《局方》人参定喘汤，五味胶草配麻桑，姜夏罂粟共九味，气虚喘咳此堪尝。

紫菀散（《张氏医通》）

【药物组成】紫菀茸60g，桔梗30g，川贝母（去心）30g，茯苓30g，人参60g，五味子15g，炙甘草30g，麦冬（去心）30g。

【制剂用法】为散，每服15g，水煎服。

【方证病机】肺痿（气阴两虚）。

【体现治法】气阴双补，止咳化痰。

【适应证候】虚劳肺痿，咳唾有血。

【方理剖析】此方为气阴两虚的肺痿而设。喻嘉言谓肺痿是因"胃中津液不输于肺，肺失所养，转枯转燥，然后成之……肺中小管日窒，咳声以渐不扬，胸中脂膜日干，咳痰艰于上出，行动数武，气即喘鸣，冲击连声，痰始一应"。由此可见，肺痿虽是虚证，仍然是以咳嗽、吐痰为主症，究其病变本质，是因肺失宣降，气郁津凝，成为痰咳；日久不治，津气两虚，成为虚中夹滞；痰中带血则因肺络受损。

治疗此证，法当滋补气血津液治其本，消痰止嗽治其标。此方用人参、炙甘草大补元气，阿胶滋阴补血，麦冬、五味子增液生津，此五药为伍，意在补其气阴。虚中夹滞，又宜调其津气，恢复肺的宣降。紫菀茸辛而不燥，润而不寒，补而不滞，重用本品消痰止嗽，并合阿胶治疗肺部出血，桔梗开泄肺气，川贝母化其痰滞，茯苓行其津液，此四药为伍，又在通调津气，恢复肺脏功能。此方于补气之中佐宣肺之品，滋阴之中配通津药物，体现补中寓通的配伍形式，成为气阴双补、止咳化痰之方。若从补泻的主从关系而言，补药居其大半，自以补虚为主；从补虚方面而言，重用补气的人参，自以补气为主；从止咳、祛痰力量而言，则无所偏。

【临证应用】以咳痰带血、动则气喘为辨证要点。

【歌括】紫菀散中桔贝苓，参麦草胶五味呈，补肺宁嗽祛痰浊，肺痿痰血此方斟。

-------------------------------- 小　结 --------------------------------

补益肺气法共选3方，都配益气补虚、宣降肺气、止咳化痰药物，是其相同处，但亦同中有异。人参蛤蚧散是为肺虚有热的气逆痰滞证候而设，有补虚清热、化痰平喘之功，久病喘咳，咳吐脓血，胸中烦热，可用此方。人参定喘汤是为肺气虚损，宣降失常而设，有益气敛肺、降逆祛痰作用，远年喘咳可用此方。紫菀散是为气阴两虚的肺痿而设，有气阴双补、止咳化痰作用，虚劳肺痿、咳唾有血，可用此方。三方都展示了补虚扶正与化痰、止咳、平喘同用的配伍形式，说明肺病无论新久都宜宣降津气以恢复肺脏功能。三方相较，补益肺气力量以人参蛤蚧散为优，紫菀散次之，人参定喘汤最弱。人参定喘汤配阿胶，而人参蛤蚧散未加阿胶。就祛痰力量而言：人参蛤蚧散与紫菀散均配川贝母、茯苓化痰于内，人参定喘汤则配半夏、生姜祛痰外出，三方功力相若。就止咳平喘力量而言：

人参蛤蚧散用杏仁、桑白皮，人参定喘汤用麻黄、桑白皮，紫菀散用紫菀茸、桔梗，平喘力量以人参定喘汤最强，人参蛤蚧散居次，紫菀散则功专止咳。人参定喘汤用麻黄宣降肺气，有开表发汗之功，恐不宜肺气虚损者，故用收敛肺气的五味子、罂粟壳监制麻黄，一宣一敛，相反相成，既可增强平喘功力，又可避免麻黄耗气，尤具巧思。以上是三方不同点。

第二节　补气健脾法

补气健脾是根据脾虚气弱病机拟定的治法。

脾虚气弱，是指脾胃功能渐衰，导致气虚的病理改变。常以食少便溏、四肢倦怠、少气懒言为主症。先天元气源出于肾，后天谷气由脾化生。脾胃纳运正常，水谷精微才能源源不断地与清气、元气合而充身，成为脏腑功能的动力。设若脾运不健，即从消化、吸收两个方面呈现食少便溏证象，消化、吸收功能减弱，营养匮乏无以化气而气遂虚，气虚无力而声低息短、少气懒言等症遂见。综上，脾运不健是导致气虚的根本原因。

气虚自当补气，气之所以虚，又因脾运不健所致。故补气必须健脾，脾运健则化源足，化源足则气自充，本法常选用补气健脾的人参、黄芪、白术、茯苓、甘草、山药、砂仁等药物为主组合成方，如四君子汤、参苓白术散、归脾汤、完带汤等即体现这一法则。

脾胃主气，气贵流通。脾虚不运，必然导致气机不畅而脘痞腹胀，成为虚中夹滞。所以补气健脾方中，每配醒脾利气的砂仁、陈皮、木香之类。此证如果单纯行气则气愈虚，单纯补气则气愈滞，唯宜补中寓通，使已滞的气得以疏畅而已虚的脾恢复健运，才是两全之策，如香砂六君子汤之用砂仁、陈皮、木香，即属这种配伍形式。

脾的另一特点是喜燥恶湿，脾虚不运，必然导致湿浊停滞，成为另一虚中夹湿证候。所以这类方又每配燥湿、芳化、淡渗药物以期恢复脾运，如参苓白术散之用白术、陈皮、砂仁、薏苡仁即是此意。

由于脾虚气弱是产生多种疾病的基本病理，所以补气健脾一法也就每随证情而有不同的配伍形式，体现各种不同的治疗法则。①脾虚食积：胃司纳谷，脾主运化，脾运不健则食难消化，以致冷热稍不留意，软硬稍不合适，食量稍微增加，就会引起食积内停而呈脾虚食滞机制。这类证候，宜在健脾方中配伍促进消化的山楂、神曲、麦芽之类，体现补脾化滞法则，方如楂曲六君子汤。②脾失健运，浊阴上逆：脾虚不能运湿，湿浊随胃气上逆而见呕吐，可于健脾方中，配入和胃降逆的陈皮、半夏、藿香、砂仁，共奏补气健脾、降逆止呕功效。如香砂六君子汤即属补虚降逆法则。③脾虚不运，湿浊下注：常以泄泻、带下为主症，此证常兼中气下陷，以致湿浊下注前阴而见妇女带下，直趋下走而见大便溏泻。治宜健脾培土，杜绝湿浊停滞，升阳举陷，恢复气机升降。如完带汤中的人参、白术、陈皮、甘草与柴胡、荆芥同用治疗白带，白术散中的人参、白术、茯苓、甘草与葛根同用治疗泄泻，均属这种结构。若脾虚日久，虚滑失禁而见泄泻、带下，又宜配伍固涩药物，体现补脾固涩法则，如六君子汤即属这种配伍形式。④气虚血少：血由水谷精微化生而成。脾虚则化源不足，化源有亏则血虚自见，是以一般血虚多兼气虚而见面色苍白、舌淡唇白等症。脾虚引起的血虚，施治重点不在补血而在健脾。脾运健则化源足，化源足则营血充，所谓阳生阴长，血生于脾，意即在此。常用方如归脾汤。

除上述几种脾虚气弱的常见证候外，还有以下几种。脾虚兼寒而吐泻腹痛者有之；脾虚兼热而吐泻腹痛者有之；土虚不能生金，肺气虚损而声低息短者有之；土虚不能荣木，木失土荣而风动抽搐，或脾虚肝木克土而腹痛者有之；气虚不能摄血，血溢脉外而出血者亦有之。若欲窥其全貌，可以参阅有关治法。

四君子汤（《鸡峰普济方》）

【药物组成】人参、白术、茯苓、炙甘草各等份。

【制剂用法】水煎服。

【方证病机】脾虚气弱。

【体现治法】补气健脾。

【适应证候】脾虚气弱。症见食少便溏，面色无华，语声低微，四肢无力，脉细软，或沉缓。

【方理剖析】此证属于脾虚气弱机制。胃虚不纳，脾虚不运，则食少便溏；脾虚食少，无以养四肢百骸，则四肢无力。《素问·脉要精微论篇》说："言而微，终日乃复言者，此气夺也。"气由水谷精微化生，脾虚食少，气血生化之源不足，故气虚而发声低微，懒于言语。阳明经脉荣于面，脾虚气弱，则面色无华。综上，脾运不健，食少便溏，是导致气虚的主要原因。

根据衰者补之，损者益之的治疗原则，气虚法当补气，气虚是因脾虚而来，理当健脾，脾运健而运化复，运化复而谷气充，生化之机旺盛，诸症才能逐渐痊愈。本方用人参大补元气，意在激发肾中精气生发之机，白术健运脾胃，意在健运谷气生化功能，此二药先、后天齐补，真元可望逐渐充盛。白术健全脾胃运化功能，使肠道消化吸收良好，茯苓淡渗利水，令水湿从小便而去，两药相须为用，照顾到了脾恶湿的生理特点。甘草调中益脾，亦能补气。上四药合用，能收补气健脾功效。本方药性冲和，不偏不倚，有君子之风，故以四君名方，是补气方的基础。

此方所用人参，一般方书多从补益肺脾之气解释其义，如果仅补肺脾之气，则独参汤能够强心救脱，不可解矣！须知五脏真气均以肾精生化的元气为根本，《神农本草经》谓人参能补五脏，实即能补元气之故也，此方可以治疗一切气虚，义理亦本于此。

【临证应用】以面色无华、语声低微、食少便溏、四肢无力、脉象细软为辨证依据。《医方考》说："夫面色萎白，则望之而知其气虚矣；言语轻微，则闻而知其气虚矣；四肢无力，则问之而知其气虚矣。脉象细软，则切之而知其气虚矣。"四诊合参，较为全面。

此方不仅可治一切气虚，气不摄血的出血证候亦可见效。气不摄血的皮下出血，本应使用归脾汤，如果气虚夹湿而投归脾汤，需防其碍湿反生胀满。余曾用本方加陈皮、半夏、防己、黄芪益气摄血，燥湿行津，获得较好效果，并曾用本方加艾叶治疗地中海贫血，症状得到改善。加入艾叶，是因艾叶能治疗溶血性贫血。

【加减化裁】（1）异功散（《小儿药证直诀》）：即本方加陈皮。治呕吐、泻下、不欲饮食。

较四君子汤多了芳香醒脾、化湿利气之功，更加符合脾的生理特点。

（2）六君子汤（《校注妇人良方》）：即本方加陈皮、半夏。治胃虚食少，咳嗽吐痰，呕吐或腹泻。有健脾燥湿、降气祛痰之功。治疗脾为湿困，最宜燥湿、芳化、淡渗同用，本方是四君子汤合二陈汤。

（3）香砂六君子汤（《中国医学大辞典》）：即本方加陈皮、半夏、木香、砂仁。治气虚而兼食、痰、气滞所致的痞满、纳呆、呕吐、泄泻等症，亦治妊娠呕吐。较四君子汤多了燥湿、醒脾、利气之功，结构较为完善。

（4）七味白术散（《小儿药证直诀》）：即本方加藿香叶、木香、葛根。治小儿吐泻不止，不进乳食，兼见发热，是因风寒闭郁其表，阳气被遏，从腠理三焦内陷胃汤，津气逆乱，升降失调。方中四君子汤补气健脾，增强脾运；藿香芳香化湿，治浊阴上逆；葛根升阳举陷，治清阳不升；木香疏畅气机，行三焦滞气，使气机升降正常。藿香叶与葛根均具宣发腠理之功，能使阳气外达，不仅可调气机升降，亦可调气机出入，津气升降出入正常，吐泻自然可愈。

（5）六君子汤（《世医得效方》）：即本方加肉豆蔻、诃子。肉豆蔻用湿纸裹，煨熟研细，以厚纸压去油，诃子煨，去核，与余药共研细末，每服 10g，加生姜 3g、红枣 2 枚煎服。或为末，热盐汤调服亦可。治脾胃虚弱，肠滑不固，脘腹胀满，呕吐不食，肠鸣泄泻。有补气健脾、涩肠固脱作用。

（6）黄连六君子汤（《张氏医通》）：即本方加陈皮、半夏、姜汁炒黄连。治饥不能食，属胃中虚者。再加吴茱萸，治嘈杂如饥，得食则嘈杂少止，止而复作，火盛作酸者。方中白术、陈皮、黄连即三圣丸，《古今医统大全》谓治嘈杂神效。

（7）柴芍六君子汤（《太平惠民和剂局方》）：即本方加陈皮、半夏、白芍、柴胡。治脾虚腹痛，或妇女痛经，或经行泄泻，亦治长期低热不退。此方有益气扶脾、调和肝胃之功，善治肝脾不和诸证，凡当归芍药散证偏于气虚，逍遥散证偏于气虚湿盛，都可使用本方。亦可加入当归，增强补血和肝、调经止痛作用。

（8）加味六君子汤（《中医妇科治疗学》）：即本方加陈皮、半夏、苍术、升麻、柴胡、生姜。治胃虚有痰，饮食减少，时时带下。此证是因脾虚不运，湿浊下注前阴，故加苍术、半夏、生姜、陈皮燥湿醒脾，升柴升举阳气，使脾胃健运，气机升举，带下可止，颇似完带汤的结构。

（9）姜沥六君子汤（《张氏医通》）：即本方加陈皮、半夏、姜汁、竹沥、天麻。治中风痰壅，见舌强语涩、口眼㖞斜、肢体不遂者；亦治中风后，体虚有痰者。再加秦艽，治卒然昏倒、口眼㖞斜、口角流涎者，或四肢不举、肥盛痰多色白者。风痰阻于窍隧，治宜益气扶正，搜涤经隧痰涎。此方用四君子汤益气扶脾，二陈汤燥湿祛痰，姜汁、竹沥善涤经隧之痰，配入尤为对症，天麻可解经隧挛急，亦与病情相符，用之得当，久服始效。

【歌括】四君子汤治气虚，参术苓草四般齐，补气健脾基础剂，变通加减可随机。

参苓白术散 （《太平惠民和剂局方》）

【药物组成】人参 15g，白术 15g，茯苓 15g，炙甘草 15g，山药 15g，白扁豆 12g，莲子肉 9g，薏苡仁 9g，桔梗 9g，缩砂仁 9g。

【制剂用法】细末为散，开水冲服。亦可作汤剂。小儿可将药末蒸瘦肉服。

【方证病机】脾虚湿滞，升降失调。

【体现治法】补气健脾，升清降浊。

【适应证候】（1）脾胃虚弱。症见饮食不消，脘部痞闷，或吐或泻，四肢无力，形体消瘦，脉象虚弱。

（2）小儿营养不良，身体瘦弱。

（3）妇女脾虚湿盛。症见带下色白，或经行泄泻，面色苍白，身体肥胖，大便溏薄，或两足浮肿。

【方理剖析】胃主纳谷，脾司运化。脾胃虚弱，纳运失常，津气不能正常升降，遂从纳运升降各个方面出现病态。运化力弱，则饮食不消；湿凝气阻，则脘部痞闷；清阳不升，浊阴不降，则或吐或泻；不能化生水谷精微，形体失养，则四肢无力、形体消瘦；小儿营养不良，亦由脾不健运所致。妇女带下色白而兼体胖便溏，自是脾虚湿盛，下注前阴；两足浮肿亦为水湿下流所致。经行泄泻，是因平素湿滞，当月经来潮时气机降多于升，湿浊随气下行，遂见泄泻。综上，此方所治诸症，属于脾虚湿滞，升降失调。

治疗脾胃，当补其虚，导其滞，调其气，除其湿。方用人参、白术、茯苓、甘草、山药、白扁豆、莲子、薏苡仁补其脾，茯苓、薏苡仁渗其湿，砂仁芳化湿浊，醒脾利气，合人参、白术、茯苓、甘草暖胃补中，并能克服诸药呆滞，使诸药补而不滞。白扁豆为化清降浊之品，合桔梗以升清，合薏苡仁、茯苓以降浊。如此组合，使清阳得升，浊阴得降，则呕吐、泄泻等症庶可痊愈。脾胃健运，湿滞得化，水谷精微生化之机恢复，则衰弱之体庶可逐步好转。

此方配伍桔梗有两层含义。一是开宣肺气：盖水津运行有赖气为其帅，湿滞中焦而用开宣上焦药物，有气行则津行之意。二是升举清气：令清气上升则浊阴自降，本方治经行泄泻，是因经期气机降多于升，用此即寓升清之意。

此方于补气之中配伍行气的砂仁，燥湿、芳化、淡渗之中配固涩的莲子，成为补中有行、通中寓涩的配伍形式，药力和平，温而不燥，益气健脾，补而不滞，既绝生湿之源，又化已成之湿，令清升浊降，津气运行出入正常，则诸症可瘳，是一常用的有效名方。此方只用砂仁醒脾化湿，不用行气之品，展示了静而不动，令肠道蠕动减缓，以利吸收的组方特点。

【临证应用】（1）以食少便溏、面色萎黄、困倦乏力、苔白脉缓为辨证要点。治呕很少使用此方，腹泻常用。

（2）本方减去桔梗，加鸡内金研末，分成 10 次蒸瘦肉服。特别适用于小儿脾虚营养不良者。

（3）带下色白，审其属于脾湿下注，可投此方；两足微肿，尿蛋白日久不消，属脾虚不能固摄精微，可用本方加黄芪。

（4）经行泄泻，寒热证象不显，加黄芪升阳益气。

【歌括】参苓白术桔梗莲，山药扁豆薏砂甘，脾虚湿滞儿消瘦，补脾渗湿即能痊。

完带汤 (《傅青主女科》)

【药物组成】人参 6g, 山药(炒)30g, 白术(土炒)30g, 甘草 3g, 陈皮 6g, 苍术 12g, 车前子(酒炒)10g, 白芍(酒炒)15g, 荆芥穗炭 2g, 柴胡 3g。

【制剂用法】水煎服。

【方证病机】脾虚肝郁, 湿浊下注。

【体现治法】培中胜湿, 柔肝疏郁。

【适应证候】脾虚湿盛。症见带下色白、量多, 如涕如唾, 甚则绵绵不绝, 无臭秽气, 面色苍白, 身体肥胖, 大便溏薄, 或两足浮肿。

【方理剖析】带下色白, 是本方主症; 脾虚肝郁, 湿浊下注, 是此证病机; 其余症状, 是脾虚湿盛的辨证依据。脾主运化水湿, 脾虚不运, 湿浊停滞, 随气下溜, 下注前阴, 遂见白带。何以知是脾虚不能运湿? 从体胖、便溏、面色苍白等症知之。此证并无肝郁证象, 为何分析时说兼有肝郁? 从津气升降与脏腑功能的关系知之。津气升降, 有赖肝气疏达, 令其上升, 肺气宣降, 令其下行, 并以脾胃为升降之轴, 三焦为升降之路。此证既属脾湿下注, 自是湿随气陷, 既属气陷下焦, 当是肝气升发不及使然。所以脾虚肝郁, 湿浊下注, 是此证基本病理。

此证治宜健脾燥湿, 稍佐疏肝之品, 使脾健湿消, 不随气陷, 自无白带之患。本方重用白术健脾除湿, 山药补脾固精, 得人参、甘草相助, 则补气健脾力量为之增强, 得陈皮、苍术相助, 则燥湿芳化功效亦较显著, 此六味药物在于恢复脾运而令湿不再停。已陷的湿浊宜去, 故用淡渗利湿的车前子因势利导, 使湿从小便而去。佐白芍、荆芥穗炭、柴胡柔肝疏郁, 调理肝的疏泄, 升发少阳气机, 令气不下陷则湿不下注, 湿不下注则白带自止。

此方白术、山药用 30g, 理气药仅用 2~3g, 自以健脾除湿为主, 《傅青主女科》谓宜"大补脾胃之气, 稍佐以疏肝之品, 使风木不闭塞于地中, 则地气自升于天上", 早已阐明制方宗旨。又谓此方"寓补于散之中, 寄消于升之内, 开提肝木之气", 意在阐明配伍意义。唯"寓补于散"等语, 有本末倒置之嫌。此方结构, 当是寓散于补, 寄升于消。盖此方是以补为主, 补中佐散, 以消为主, 佐以升提故也。

【临证应用】以脾虚证象与白带同见为辨证要点, 审其无热, 即可使用。测其血压偏低, 加入黄芪、升麻尤妙。临床报道, 以本方加减治疗白带患者 100 例, 均获良效。

【歌括】完带二术怀药参, 陈草柴芍芥前子, 脾虚湿甚呈带下, 培中胜湿此方寻。

归脾汤 (《正体类要》)

【药物组成】人参 12g, 白术 9g, 茯苓 12g, 甘草 6g, 黄芪 20g, 当归 12g, 龙眼肉 15g, 酸枣仁 15g, 远志 6g, 木香 3g。

【制剂用法】水煎, 温服。亦可倍其量, 作蜜丸, 每次服 10g。

【方证病机】心脾亏损。

【体现治法】健脾益气, 养心宁神。

【适应证候】（1）心脾亏损。症见心悸，怔忡，健忘，不寐，体倦食少，舌淡脉弱。

（2）脾不统血，气不摄血。症见月经不调，崩中漏下，皮下出血，舌淡脉弱。

【方理剖析】本方所治，虽有心神不宁、血不归经、脾运不健三类证象，脾虚气弱才是病根，其余证象都是标象。脾胃为后天之本，气血生化之源。脾虚则气血生化不足，导致心气与心血两虚，心体失养，心用不宣，由是心悸、怔忡、健忘、不寐诸症见矣！血行脉中，有赖卫气固护，而卫气充盛，全凭谷气资生，若脾胃气虚则卫气无源，卫气既弱则统摄无权，于是血溢脉外，则月经量多、淋漓不断、皮下出血诸症见矣！上述诸症若不兼见体倦食少、舌淡脉弱，不得谓是气虚，所以，体倦食少、舌淡脉弱才是气虚的辨证依据。

心脾气血亏损而心神不宁，法当补气益血，宁心安神。故方用人参、黄芪、白术、茯苓、甘草补气健脾。血虚补脾，是因血生于脾而养于脾的缘故。此证既已血虚，兼补其血亦理所当然。故配龙眼、当归补其心血，酸枣仁、远志宁其心神，而用少许木香行气以防人参、黄芪呆滞，诸药共收益气健脾、养心宁神功效。方中人参补元气于下焦，白术、茯苓、甘草健脾气于中焦，黄芪实卫气于上焦，三焦元真得补，自能摄血，若再加入大枣，益气摄血功效更为显著。

学习此方应该注意以下三点。其一，证象反映心系血虚而从补气健脾论治，是从气血生化关系施治的典范。其二，气不摄血的出血证候，益气即可摄血，此方并无止血药物而能止血，是针对病机施治的典范。其三，无论心经证象还是出血证象，均以脾胃作为治疗重点，所以方名归脾。

【临证应用】以心悸、怔忡、健忘、不寐、失血，兼见体倦食少、舌淡脉弱为用方依据。

【歌括】归脾汤纳术芪苓，参志香甘与枣仁，龙眼当归兼补血，补养心脾效堪珍。

-------------------------------- 小　结 --------------------------------

补气健脾法共选4方，都以人参、茯苓、白术、甘草之类为主药，是其相同点。四君子汤是补气健脾的基础方，脾虚气弱证可用本方加减；参苓白术散以治脾虚湿滞的泄泻见长，小儿营养不良用此尤有效验；完带汤治疗脾虚肝郁、湿浊下注的带下色白、量多见长，有健脾疏肝功效；归脾汤可治心脾亏损的心悸、怔忡、健忘、不寐，有健脾益气、养心宁神之功，尤擅治疗气不摄血的月经量多及皮下出血，有益气摄血作用。四方所治各有侧重。四君子汤配淡渗的茯苓，有治脾勿忘渗湿之意；参苓白术散配开提肺气的桔梗，有开肺气以通水道，升清阳以举下陷之意；完带汤配荆芥、柴胡升发肝胆气机，有调理少阳三焦升降出入之意；归脾汤配龙眼、当归、远志、酸枣仁，有养心宁神之意。若再深究配伍上述药物之理，参苓白术散治脾而兼治肺，是因水液运行与肺脾有关；完带汤治脾而兼治肝，是因湿浊下注与少阳三焦气机下陷有关；归脾汤治脾而兼治心，是因病位在脾而证象见于心经有关，体现以治脾为主，兼顾他脏的配伍形式。同是湿气下注，为何参苓白术散用桔梗开提肺气，完带汤却用柴胡升发肝气？因为泄泻是肠道病变，肺与大肠相表里，使肺气得开则腑气自调；带下是前阴病变，肝经经脉络阴器，与肝的疏泄失调有关，用柴胡、白芍柔肝疏郁，有调理肝的疏泄之意。此外，归脾汤治气不摄血之理亦宜留意，用人

参补下焦元气，白术健中焦谷气，黄芪固上焦卫气，补固并行则气自旺盛，气既旺盛则统摄有权，故能止血。

第三节 补益心气法

补益心气是根据心气不足病机拟定的治法。

心气不足是指心脏功能低下的病理改变，常以精神恍惚、语无伦次、悲伤欲哭、常怀恐惧、健忘、心悸、短气、自汗、舌质淡嫩、脉弱无力或至数不齐为主症。多因先天不足，或久病体虚，或年老脏气日衰，或暴病耗伤阳气，以致心气虚损，而从神、心、血、脉、舌五个方面反映出证象。①神：心气不足，血运无力，神无阳气温养与阴血滋荣，失其清明之常，遂见精神恍惚、语无伦次，或心神不安而常怀恐惧、悲伤欲哭。故《素问·调经论篇》说："神不足则悲。"《金匮要略》也说："心气虚者，其人则畏。"此外，心神不能摄纳阴精，心肾不交而见遗精，白浊则偶亦有之。②心：心气是推动血脉运行的动力。心气虚损则鼓动无力，血脉不得充盈以运行全身，心率加快进行补偿，于是可见心悸；由于心率加快，肺气供不应求，两脏失去协调，遂见气短。③血：血赖心气推动，才能运行于脉。若心气不足，血液不能充盈于脉，遂见脉弱无力，甚至因心气虚衰，血瘀不行，蓄于肝脏而见肝脏肿大，上溢于肺而唾红色血沫。④脉：脉为血行隧道，心气虚损不能鼓动血流，其脉自然细弱无力，或因脉络时而痉挛，以致脉气不相接续而见结代。⑤舌：舌为心窍，心血荣枯，阴津虚滞，最能显现于舌。心气虚损，则血液不能充于身，荣于面，华于舌，故面色苍白，舌质淡嫩。以上仅就一般心气虚损而言，若病势垂危而见虚脱，详见益气救脱法。

心气虚损而见上述诸症，法当补益心气，俾虚弱的心气得补，血气得以宣流，神得血气濡养，脉得血液充盈，上述诸症可以逐渐消失。根据这一治则，选用人参、炙甘草、五味子之类为主，辅以开心益智的远志、石菖蒲，宁心安神的龙齿、朱砂，行气的木香、麝香，活血的桂枝、当归，行津的茯苓，共收补心气、安心神、行气血、通津液之效。常用方如妙香散、定志丸、龙齿清魂散等。

妙香散 《太平惠民和剂局方》

【药物组成】人参 15g，山药 30g，黄芪 30g，茯苓 30g，甘草 15g，茯神 30g，远志 30g，辰砂（另研）90g，木香 8g，麝香 3g，桔梗 15g。

辰砂有毒，原方用 90g，太重，今改为 9g。

【制剂用法】为细末，每次服 6g，温酒调下，不拘时候。

【方证病机】心气虚损。

【体现治法】补心安神。

【适应证候】心气不足。症见惊恐悲忧，精神恍惚，心悸，健忘，遗精，盗汗，衄血，溺血，舌淡脉虚。

【方理剖析】此方证属于心气不足机制。人以气为本，心需此气，才能推动血行；神需此气，才能精明不昧；津血有气固护，才不漏泄于经隧之外；精有气为固摄，才能封藏于精室之中。今因元气不足，心无气充，故动则心悸、记忆力减退；神无气温，故精神恍惚、触事易惊、常怀恐惧；血无气统，渗于脉外，故衄血、溺血；津无气固，表卫空疏，故自汗、盗汗；精无气摄，封藏不密，故遗精梦泄。上述心无气充，神无气温，血无气统，津无气固，精无气摄，涉及心、神、血、津、精各个方面。心神病变反映了气虚不荣的基本病理；血、津、精病变反映了气虚不摄的基本病理。本质都是气虚，一切证象可用心气虚损、阴精外泄概之。何以知为气虚？从舌淡、脉虚知之。

气虚不荣与气虚不摄的本质都是气虚，自宜补气；心神不安是其主症，又当安神。故方用"补五脏、安精神、定魂魄、止惊悸"（《神农本草经》）的人参大补元气；辅以山药、茯苓、甘草，补气功力为之增强；黄芪有益气实卫功效，配入方中，固摄力量亦较显著。补气而不行气，须防气滞，故佐麝香、木香疏畅气机。选用麝香而不配伍其他行气药物，是因麝香又具开窍醒神作用，有助于神志清明。再配远志、茯神、辰砂宁心安神，共收补心宁神功效。桔梗配入本方，有借其升浮作用载药上行之意。

此方颇似归脾汤的结构。彼用白术补气，此用山药补气，彼用酸枣仁安神，此用辰砂安神，补气安神力量大体相等。归脾汤因配龙眼、当归、酸枣仁，多补血之功；本方因配麝香，不仅行气力量更强，且有醒神作用，为其不同点。

【临证应用】此方虽说能治心、神、血、津、精多种病变，却以补心宁神为主要用途，故以心悸、健忘、精神恍惚、惊恐悲忧，而兼舌淡、脉虚为辨证要点。

【加减化裁】王荆公妙香散（《简易方》）：人参、益智仁、龙骨各30g，茯苓、茯神、远志各15g，朱砂、甘草各3g。为末，每服6g，空心温酒调下，有安神秘精、定心气的作用。

【歌括】妙香散内用人参，茯神山药草芪苓，朱砂桔木麝香远，益气养心可宁神。

定志丸（《备急千金要方》）

【药物组成】人参90g，茯苓90g，石菖蒲60g，远志60g。

【制剂用法】4味为末，蜜丸，每日服3次，每次服6g，散剂亦佳。

【方证病机】心气虚损，湿浊阻滞。

【体现治法】补气安神，开心益智。

【适应证候】①忧愁悲伤不乐，眩晕，舌质淡嫩，舌苔薄白，脉象虚弱。②心气虚损，语无伦次。③重用茯苓、石菖蒲，又名开心散，治好忘。

【方理剖析】悲伤不乐、语无伦次、眩晕、好忘，是本方主症；心气虚损，虚中夹湿，是此证病机；舌淡、苔白、脉弱，是心气不足的辨证依据。心主神明，心气虚则神无所主而语无伦次、神志异常。《素问·调经论篇》："神不足则悲。"忧伤不乐亦是心气不足使然。眩晕当分虚实，虚证是因心气不足，心动无力，气不束脉，脉道松弛，血不上荣于脑；实证是因痰饮水湿闭阻清空。此证既非纯虚，也非纯实，而是虚实夹杂。好忘是因湿浊闭阻元神，脑失阳气温煦所致。上述诸症都是心脑病变，按脏腑辨证定位，病在心系；有虚的一方面，也有实的一方面，按八纲及气血津液辨证定性，是心气虚损，湿浊闭阻的虚中夹湿证。何以知其属虚？从兼见舌淡、脉虚知之。何以知其夹湿？从兼见苔白知之。

心气不足，虚中夹湿，法当补气强心治心气虚损，祛痰化湿开心窍壅闭。故方用人参大补元气，补气即所以强心，心强自能鼓动血液上荣，脑得阳气温煦，阴血滋荣，何患眩晕不除，智力不复，神志不宁，此为补虚治本而设。远志祛痰泄浊，石菖蒲化湿开窍，茯苓淡渗利水，使痰湿得化而不阻窍，下行而不上僭，又何患湿浊为患，此为通津治标而设。上四药同用，能收补虚安神、开心益智功效。

学习此方应该注意以下两点。一是证属虚中夹湿，并非纯补之方：一般方书单从心气虚损分析其理，强调人参、茯苓的补虚作用，远志、石菖蒲多从开心益智解释其义，至于远志、石菖蒲为何能够开心益智，并未深入剖析，致使学者知其然而不知其所以然，只有懂得一切疾病的基本病理都是各种致病原因引起五脏功能障碍或亏损，都是气血津精亏损或运行不利，明白此证既有心气不足的本虚，也有津凝为湿的标实，才能理解每一味药的作用。二是虚实各有所偏，药量每随症变：此方原为证情偏虚者设，故人参、茯苓用量大于远志、石菖蒲；若用于湿浊阻窍，证情偏实的善忘，茯苓、石菖蒲用量又宜大于人参、远志。开心散用茯苓二两、石菖蒲一两，远志、人参仅用四分，即展示了这一变化。药量一变，作用殊途，不可不知。

【临证应用】本方以神志异常、善忘，兼见舌淡、苔白、脉虚为辨证要点。眩晕当以血压偏低而兼湿浊阻滞为用方指征。

【歌括】定志参苓菖蒲远，四味为末蜜为丸，心气虚损神不定，补虚安神庶可安。

龙齿清魂散（《张氏医通》）

【药物组成】龙齿（醋煅）15g，茯神10g，远志15g，人参15g，当归身15g，麦冬（去心）10g，桂心10g，炙甘草10g，延胡索30g，细辛5g。

【制剂用法】为散，每服12~15g，加生姜、大枣，水煎服，每日2次。

【方证病机】心气虚损，血运不利。

【体现治法】补心安神，活血行瘀。

【适应证候】心虚血瘀，振悸不宁，或产后败血攻心。症见笑哭如狂，面色无华，舌色晦暗，脉虚而涩。

【方理剖析】振悸不宁是本方主症，根据脏腑辨证，病位在心。面色无华，是气血虚损之象，舌色晦暗、脉虚而涩，是心血瘀阻之征。结合脉症分析，此证属于心气不足，不能鼓运血流，成为心血瘀阻的虚中夹滞机制。产后必然损伤气血，成为正虚，瘀血不行，又成邪实，虽以哭笑如狂为主症，却与振悸不宁的病理相同。

此方用龙齿镇静安神，辅以茯神、远志，安神力量为之增强，人参、炙甘草补心气，当归身补心血，桂心补心阳，麦冬养心阴，五药同补阴阳气血之虚，与龙齿、茯神等药共收补心安神功效。当归、延胡索有活血之功，与温通的桂心同用，可以增强行瘀力量，对于心气虚不能鼓运血流而呈血瘀心悸之证，投此可谓合拍。此证本属气虚血滞，却配细辛畅气行津，是因血瘀难免津气亦随血滞。

此方配伍延胡索、当归、桂心等活血化瘀，与以上两方并列，提示心气虚损可以兼见气滞、血瘀、湿阻三类病理改变，并提示无论何脏疾病都要注意气血津液的盈、虚、通、滞，作为施治依据。

【临证应用】以振悸不宁兼见面色无华、舌质晦暗、脉虚而涩为辨证要点。

【歌括】龙齿清魂出医通，参草茯神远志同，桂辛归麦延胡配，心虚夹瘀此方从。

-------------------------------- 小　结 --------------------------------

补益心气法共选3方，都以心气虚损为病机，补益心气为目的，但因具体证象不同，立法、组方亦就略有差异。妙香散的用途较广，惊恐悲忧、精神恍惚、心悸、健忘、衄血、溺血、盗汗、遗精都可使用，其基本病理是气虚不荣、气虚不摄，其施治重点在于补气固摄，佐以安神。定志丸所治眩晕、好忘、语无伦次三症，都是心气虚损与湿浊阻滞同时存在的病理改变，故补虚与化湿并重，并可随其所偏调整两组药的用量。龙齿清魂散所治振悸不宁及哭笑无常，都是心虚夹瘀的病理改变，故于补益阴阳气血虚损外，配伍活血、调气、行津药物，体现补中寓通之法。虽然三方都是补中寓通的配伍形式，却又各有侧重，妙香散重在通其气滞，故用麝香、木香；龙齿清魂散重在通其血瘀，故用延胡索、桂心；定志丸重在通其湿阻，故用远志、石菖蒲。由此可知，任何一脏虚证都是夹滞者多，纯虚者少。

第四节　益气救脱法

益气救脱是根据是气虚欲脱病机拟定的治法。

气虚欲脱，是指心气虚衰，虚极欲脱。常以面色苍白、神情淡漠、呼吸微弱、自汗如珠、脉微欲绝为主症。气血津精是五脏功能活动的物质基础，任何一种物质脱竭，脏腑功能活动亦就随之停止。气血津精之间，也是在生理上相互依存、相互转化；在病理上相互影响、彼此联系。虽然脱证最终都要归结到气，却与血、津、精等紧密相关。所以，心气欲脱关乎气血津精各个方面。

一般说来，虚脱证象可见以下七种情况。①气虚欲脱：心气根于肾中元气。一切疾病日久不治，都要耗损肾中元气，所以张景岳曾说"五脏之伤，穷必及肾"。元气亏损，心气无源，极度衰竭，即要出现气虚欲脱危证。②气随精脱：肾精是化生阳气的基础物质，若淫欲无度，阴精脱竭，阳气虚陷不能上继，心气也就随之脱绝。此证可无其他证象，仅因交合泄精之后突然死亡。但久病临终，亦偶有因遗泄阴精，使阴阳失去维系而精脱于下、阳亡于上者。此即《素问·生气通天论篇》中"阴阳离决，精气乃绝"机制。③气随血脱：气为血的统帅，血为气的根基，两者相互依存而不相失。严重失血以后，血虚气无所依，遂呈阳气浮越，而见身热、汗出、口渴、脉大而芤。若不及时控制，阳气继续浮越，最终将会脱竭死亡。④气随津脱：《素问·阴阳应象大论篇》说："阴在内，阳之守也，阳在外，阴之使也。"阴津与阳气共同运行于少阳三焦的半表半里。阴津得阳气护卫，才能固密于内；阳气有阴津滋济，才不至于化热。若津液大量消亡，可见气随津脱，这一证象，古人称为大汗亡阳。⑤气阴两脱：多见于温病后期。热由肺卫传入心营，最易耗气伤津，营热犹盛而气阴已衰，或热象已微而阴竭阳脱。此证于气虚欲脱之外，常见舌赤乏津、入夜心率加快等症状。⑥内闭外脱：此证寒热均有。热证见于温病过程，外热一陷，里络就闭，若于身热烦躁、神昏谵妄之外，兼见脉虚，即属内闭外脱之象。寒证见于寒邪直中，卒倒无知，如果兼见口开手撒、二便失禁、脉象虚散，即是内闭外脱之象。⑦阳虚欲脱：气虚兼见四肢逆冷，即属阳虚欲脱。在正常情况下，阴阳相互维系以达到生理上的平衡。病至末期，阳气衰竭，阴阳失去相互维系的能力，既不能鼓运血流以温养四肢，又不能固护营阴以阴阳调和，阴失阳的固护，阴津不能内守，遂见上气喘急、汗出如珠、四肢逆冷、脉微欲绝的阳虚欲脱危证。故《灵枢·经脉》说："阴与阳相离，离则腠理发泄，绝汗乃出，故旦占夕死。"

综上可知，气虚欲脱之证，是以心及相关脏腑为病变中心，并以神、心、血、脉、呼吸等病理改变为主要特征。病至虚脱，急宜益气固脱。因为各种虚脱最终都是气脱，所以益气救脱的人参也就成为必用之品。气脱、精脱、津脱，可用独参汤。血脱兼配当归、黄芪以益气固脱或益气摄血。气阴两脱，兼配麦冬、五味子以益气生津，两救气阴，如生脉散。营热犹盛而心气已衰，兼配犀角、生地黄、牡丹皮、青黛以凉血救脱，如参犀汤。阳虚欲脱兼配附子以回阳救脱，如参附汤。配伍这类方时注意药不宜多，以免互相牵制。此外，《温病条辨》以大定风珠育阴潜阳，加人参益气固脱，是为阴竭阳脱而设。用人参煎汤送服安宫牛黄丸，以开心包之闭，固欲脱之气，是为内闭外脱的热证示法。用人参汤送服苏合香丸，治疗中寒气闭，卒倒无知，脉虚而散，又为内闭外脱的寒证而设。学者可以参阅有关治法。

独参汤（《伤寒大全》）

【药物组成】人参 10~60g。

【制剂用法】加水，慢火煎成浓汁，1 次服。

【方证病机】气虚欲脱。

【体现治法】益气固脱。

【适应证候】大量出血，或病至末期。症见面色苍白，神情淡漠，自汗如珠，心悸心慌，呼吸微弱，脉微细欲绝。

【方理剖析】本方可以用于两类证候：一是大量失血，血虚气无所依，成为阴竭阳脱；二是一般危重患者的气虚欲脱。气虚欲脱以神、心、血、脉、呼吸发生病变为主要特征。心神失养，故神情淡漠；心失气充，故心悸心慌；心气不足以鼓动血流，心血不足以充盈于脉，故面色苍白、脉微欲绝；阳气衰微，不能固护营阴，津液外泄，故自汗如珠。心气根于肾中化生的元气，上述证象虽属心系病变，其实是因元气衰竭所致。

病至虚极欲脱，当务之急，急宜益气固脱，庶几可以挽救生命。《本草正义》谓人参"阳气虚竭者，此能回之于无何有之乡；阴血崩溢者，此能障之于已决裂之后"，可见人参的确堪称益气固脱良药。本方用人参一味峻补元气而不配伍他药，盖欲借此以挽大厦于将颓，而不欲左右掣肘，受其牵制。使用本方时，剂量宜大，否则不能胜任。

【临证应用】（1）以面色苍白、自汗息微、脉虚散或微细欲绝为用方指征。若用此方治疗大量出血，可一举两得。病情尚未至气随血脱程度，可用此方益气摄血。因为，卫气根于元气，补其元气即能使行于脉外的卫气充盛，卫气既充就能固护营血而使血不外溢，此即张景岳所说"阴血崩溢者，此能障之于已决裂之后"是也。如果已成阴竭阳脱，又可用本方益气固脱。

（2）临床报道：中西医结合治疗心源性休克8例，其中1例曾休克6次，并心肌梗死1次，用大剂量人参而获效。6次休克西药治疗相同，红参用量不同，效果也有差异。前5次休克人参用量为每日40g，结果用升压药后血压仍需较长时间方能稳定，四肢湿冷需3~4天才转温，休克解除时间最短5天，最长7天。第6次休克，人参用量第一天为80g，浓缩频服，结果20小时后，四肢回暖，用升压药回升血压后也较稳定，4天后休克解除。对于固脱，认为人参大剂量浓缩频服优于小剂量。因浓缩频服作用时间较持久，有助于稳定用升压药回升的血压，促进阳气尽早恢复（《新中医》）。

【加减化裁】（1）胜金方（《张氏医通》）：人参一味为末，鸡子清搅新汲水调下3g。治吐血。若治失血，用此方加童便服。此方加鸡子清有气阴双补之功。童便擅长止血化瘀，与人参同用，一具止血之功，一有摄血作用，用于出血，不仅有较好疗效，且无瘀留弊病，虽然药仅两味，却展示了一个大方的基本结构。

（2）人参散（云岐子方）：人参15~30g，麝香0.2~0.3g，冰片0.1~0.2g。为散，水煎和渣温服，治关格吐逆。"此云岐子治噎膈胃反关格不通九方之一。用独参汤峻补其胃，稍加脑、麝以发越其气，得补中寓泻之至诀，乃肥盛气虚，痰滞中脘，及酒客湿热，郁痰固结之专剂，以中有脑、麝善能开结利窍散郁也"（《张氏医通》）。

【歌括】独参功擅得嘉名，脉微虚脱可回生，一味人参浓取汁，大补真元意蕴深。

生脉散（《内外伤辨惑论》）

【药物组成】人参15g，麦冬15g，五味子10g。

【制剂用法】水煎服。

【方证病机】心肺气阴两虚，虚极欲脱。

【体现治法】益气生津，强心救脱。

【适应证候】（1）热病后期，气阴两虚，心悸气短，动则尤甚，神倦眩晕，心烦不寐，舌红少苔，脉象细数。

（2）暑天汗出过多，气耗津伤，肢体倦怠，气短懒言，眩晕少神，口干作渴，脉象虚数。

（3）久咳肺虚，干咳少痰，短气自汗，口干舌燥，脉虚。

【方理剖析】心悸气短、神倦眩晕，是本方主症；气阴两虚，虚极欲脱，是此证病机；兼见舌红少苔、脉象细数，是气阴两虚的辨证依据。温病末期，壮火食气，邪热灼津，成为气阴两虚。心气衰竭，无力鼓运血流，脑失阳气温煦和阴血滋荣，于是心悸、气短、神倦、眩晕；阴津亏损，无以上承于口，充盈于脉，于是舌红少苔、脉细而数。

病至虚脱，急宜益气救脱，兼顾阴津。方中人参有补气、生津两大功效，元气得补则心气有源，心气不衰，则心悸、眩晕等症可以日趋好转；阴津得充，能上承于口，充盈于脉，舌红少苔、脉细而数等症亦可逐渐正常。五味子擅长固津敛气，麦冬功专养阴生津，可以增强益气生津力量，允为人参良助。此三药同用，能奏较好的强心救脱功效。

本方亦治肺脏气液两伤之证。暑天气候炎热，人体为了维持体内常温，排出适量汗液，令热随汗泄，这是正常现象，然汗出过多，不仅耗伤津液，气亦随之散失而成气耗津伤。肺主布散津气，所谓气耗津伤，即指肺的气阴受损，气耗则身体倦怠、气短懒言、眩晕少神；津伤则口干作渴。至于久嗽肺虚而津伤气耗，证虽稍异而本质则同。方中人参益气生津，两相兼顾。麦冬润肺滋阴，五味子敛肺生津，此两味助人参两救气阴，共收益气生津之效，使气液得补，则诸症可解。

此方所治，从病位而言，是心肺病变；从病性而言，是气津亏损。所用三药能两救气液以补心肺虚损，选药甚精，配伍巧妙，可师可法，堪为典范，故是优秀古方之一。

【临证应用】（1）以心悸气短、神倦眩晕、舌红少苔、脉细而数为使用本方依据。

（2）用治气阴两虚的久咳，必须审其干咳少痰、短气自汗，且无表证者，始可用。

（3）所治眩晕是因血压偏低所致。此方升压之功甚著，血压上升，眩晕自然消失，与补中益气汤合用，疗效尤佳。

（4）汗出过多，小便赤涩，慎勿用利水药以重亡其津，宜用本方加黄芪、当归。黄芪有实卫固表作用，可以增强止汗力量，汗止津回，小便自调。

【歌括】生脉麦味与人参，功能益气又生津，气少汗多口干渴，病危脉绝可回生。

参犀汤（曹勉为方）

【药物组成】人参 10~15g，犀角 3~9g。

【制剂用法】人参煎汁，犀角磨汁，和匀服。

【方证病机】营热犹盛，心气已衰。

【体现治法】凉血救脱。

【适应证候】（1）身热，烦躁不安，时有谵语，入夜尤甚，心悸气短，舌绛少苔，脉象虚数，脉一息七至以上。

（2）热证出血，血热妄行与气不摄血两种病机同时存在。

【方理剖析】此属营热犹盛，心力已衰机制。身热、烦躁、时有谵语、入夜尤甚、舌绛少苔，是热入营分证象；心悸气短、脉象虚数，是心力衰竭证象。

营热犹盛而心力已衰，当一边清营凉血，一边强心救脱，才能两全。故方用犀角清营凉血，人参益气救脱，两药合用，能收凉血救脱功效。

救脱古方，有治气虚欲脱的独参汤、气阴两虚的生脉散、阳虚欲脱的参附汤，却无治疗热在营血，心力衰竭的古方。须知任何病证有寒证就有热证。白虎加人参汤就是治疗气分热盛、心力已衰、脉见虚大的方剂，但治疗营热心衰却无成方。余友曹勉为创制此方，填补了救脱方的一个空白。或谓方中犀角已成珍品，有效也无药源，在我看来，只需师其清营凉血之法，配伍生地黄、玄参、牡丹皮、青黛也能起到清营作用，不必需要犀角。

【临证应用】（1）治热证心衰，以心悸、气短、脉象虚数兼见营分热象为用方指征。

（2）用于出血证候，也以血热而兼脉虚为辨证要点，是血热妄行与气不摄血两种病机同时存在，用犀角清营凉血，人参益气摄血，正与病机符合。

【歌括】验方人参犀角汤，药味虽少效力强，心力衰竭兼营热，凉血救脱谱新方。

参附汤（《校注妇人良方》）

【药物组成】人参 10~30g，附子 10~30g。

【制剂用法】附子久煮，后下人参，汤成，顿服，或分 2 次服。

【方证病机】阳虚欲脱。

【体现治法】回阳救脱。

【适应证候】元气大亏，阳虚欲脱。症见四肢逆冷，汗出如珠，呼吸微弱，脉微欲绝。

【方理剖析】肾为先天之本，阳气生发之源，心赖阳气以鼓运血流，肺赖阳气以营呼吸，脾赖阳气以腐熟水谷，肝赖阳气以温煦筋脉，肾赖阳气以转化阴阳。不仅五脏功能全以阳气为动力，津血亦赖阳气才能正常生化输泄。病至末期，途穷归肾，阳气衰微，不能达于四末，遂见四肢逆冷；不能固护阴津，遂见汗出如珠；宗气大虚，肺脏功能衰竭，故呼吸微弱；心气无源，心功能衰竭，无力鼓运血流，故脉微欲绝。此证虽以心力衰竭为主要症状，追本溯源，肾命元气衰微才是病根。

阳虚欲脱，病势垂危，急用大温大补之品回阳救脱，庶几可以转危为安。方中人参大补元气，能起心衰于式微，回阳气于将绝；附子是回阳救逆要药，能助人参升发阳气，有较好的强心作用，人参、附子同用，能令阳气渐旺，心功能渐复，转危为安。此方药味虽少而用量较重，功力专而无所牵制，所以阳气虚脱非此莫属。方中人参不能用党参代替，以免药不胜病，铸成大错。

【临证应用】以汗出肢冷、脉息俱微为用方依据。一般阳虚自汗，亦可使用本方。

【加减化裁】（1）芪附汤（《严氏济生方》）：黄芪、附子各等份。加姜 5 片，水煎服。治阳气虚弱，自汗不止。此为卫阳不固的自汗，故用此方温阳、固表、止汗。

（2）术附汤（《严氏济生方》）：白术 24g，炮附子 10g，炙甘草 15g。加姜 7 片，水煎服。治中湿，症见自汗、体重、脉细。此为寒湿困脾的自汗。兼见身重，知为湿滞，兼见脉细，知为寒湿，故用此方温运脾阳，除湿止汗。亦治眩晕苦极。

【歌括】参附汤是急救方，阳虚欲脱此堪尝，汗出肢冷脉微弱，回阳救脱效力强。

-------------------------------- 小 结 --------------------------------

益气救脱法共选 4 方，都为救脱而设，都以人参为主药而结构都很简单，是相同点。独参汤是挽救虚脱的主方，亦可治疗出血，是益气摄血之法。生脉散是为气津亏损的脱证而设，亦可治疗一般气阴两虚。参犀汤所治较为特殊，属营热犹盛而心气已衰，故用此方凉血救脱，血热妄行与气不摄血两种病机同时存在的出血，也可使用此方清营凉血、益气摄血。参附汤是治阳虚欲脱的有效名方，强心效力最强，但不能用于热证心衰。

第五节　补血调肝法

补血调肝是根据肝血亏损病机拟定的治法。

肝血亏损，是指失血以后，肝脏所贮血液亏损。常以头晕眼花、爪甲无华、面色萎黄、经少经闭为主症。形成血虚的机制有二：一是血液生化不足；二是贮藏之血亏甚。血需五脏的协同作用才能正常生成和贮运。血液生成，取资于脾，生化于肾，阴血生成以后，贮藏于肝脏，运行于心脉。若脾虚气弱，则化源不足；肾的生化血液功能障碍，则不能将阴精化生为血。因脾肾所致的血虚，属于血的生化不足。若因创伤、吐衄、崩漏、产后等导致大量失血，阴血受损而致血虚，则属已生之血受损，肝血亏损即指此而言。《素问·五脏生成篇》说："肝受血而能视，足受血而能步，掌受血而能握，指受血而能摄。"血虚则目失血养，筋失血濡而头昏眼花、爪甲无华等症遂见。

不同机制的血虚，宜用不同的治法。脾虚气弱而生血之源不足，法当健脾益气，补气生血；肾功能障碍而生化无权，可用补阴、补阳之品，以期恢复生化之常。一般失血的血虚，则用养血的四物汤、当归生姜羊肉汤之类。其方常用地黄、当归、阿胶等为主药。

本法是治疗肝病的基本方法之一。临证运用时，还需根据病情与疏肝、清肝、息风、潜阳等法配合应用，才能适应肝脏的多种病变。

此证经过正确治疗，可以逐渐恢复，如果治不得法，体质日衰，将会导致经闭等症。

四物汤（《太平惠民和剂局方》）

【药物组成】熟地黄、白芍、当归、川芎各等份。

【制剂用法】水煎服。

【方证病机】肝血虚滞。

【体现治法】养血调肝。

【适应证候】冲任虚损。症见月经不调，脐腹作痛，崩中漏下等。

【方理剖析】冲为血海，任主胞胎。妇女月经与冲任二经有关。"八脉系于肝肾"，冲任是否正常，取决于肝肾精血是否充足。肝藏血，主疏泄。月经能够应时而至，有赖肝的应时疏泄。由此看来，所谓冲任虚损，是指肝血不足而言。血虚血滞，月经不能应时而至，于是或前其后，参伍不调。脐腹作痛有两种可能：一是血虚引起脉络挛急；二是血滞导致脉络不通。漏下崩中，则因血滞胞宫，血不循经使然。综上所述，此属营血虚滞机制。

本方是由《金匮要略》胶艾汤化裁而成，是补血调经的基础方。方中熟地黄滋阴养血，填精补髓，白芍养血和营，补益阴津，此二药滋阴养血，调补肝肾。白芍不仅益阴，还具有柔肝解痉作用，经脉挛急而痛，有此可以消除。血虚与血滞同时存在，若无行血药物，不能畅其血行，故用当归、川芎助其行血。川芎为血中气药，行气活血，两擅其功；当归既可增强熟地黄、白芍补血功效，也可增强川芎活血力量。此二药为血滞为设。四药用量相等，补血而不滞血，活血而不伤血，成为至平至稳的养血调肝之方。临证之际，可视病情调整剂量。若欲补血，重用熟地黄；若欲调经，重用当归；若欲柔肝止痛，重用白芍；

若欲增强活血力量，重用川芎。如将熟地黄换成生地黄，即变补血而为凉血；如将白芍换成赤芍，即变滋阴柔肝而为凉血行瘀。因症而施，才能取得预期效果，一成不变，必将影响疗效。

学习此方，需要弄清以下三点。其一，用此方补血，有一定标准，只能用于失血以后的血虚，失血太多，非本方所宜。其二，用于调经，应该结合气滞、血瘀、偏寒、偏热予以加减，并注意不可滥用。张石顽谓："四物为阴血受病之专剂，非调补真阴之方……专事女科者，则以此汤随症漫加风、食、痰、气药，所以近代诸汤，祖四物者纷然杂出，欲求足法后世者，究竟不可多得。"其三，用于崩漏更应慎重，瘀血引起的血不循经，才可使用此方加阿胶、艾叶等止血药，否则不可妄投。

【临证应用】（1）此方以调经止漏为多用，经水过多或胎漏下血，减当归之量，加止血的阿胶、艾叶，或加益气摄血的人参、黄芪。产后下血淋漓不止，再加姜炭。经行腹痛，气滞者加乌药、香附、青皮；血瘀者加红花、桃仁、延胡索；气滞血瘀并存者，则并加之。

（2）临床报道：用此方治荨麻疹、神经性头痛有较好效果，治疗妇人虚性腰痛用本方与理中汤合用加杜仲、续断，亦有一定疗效。

【加减化裁】（1）圣愈汤（《兰室秘藏》）：即本方加人参、黄芪。水煎服。治疮疡出血过多，心烦不眠。亦治气血虚弱导致的月经先期、量多色淡、四肢无力、体倦神疲。有补血调经、益气摄血功效。

（2）桃红四物汤（《医宗金鉴》）：即本方加红花、桃仁。水煎服。治经行腹痛，血下有块，色紫暗，或跌打损伤，血瘀青紫肿痛，或眼科血灌瞳神，暴盲。

【歌括】四物归地芍川芎，补血调经此方宗，若与四君诸品合，双疗气血八珍崇。

当归生姜羊肉汤 (《金匮要略》)

【药物组成】当归 30g，生姜 60g，羊肉 250g。

【制剂用法】炖服。寒多者加生姜至 250g。

【方证病机】血虚寒凝，虚寒相搏。

【体现治法】温经养血，散寒止痛。

【适应证候】①寒疝，腹中痛，及胁痛里急。②产后腹中绵绵拘急而痛，喜得温按。③妇女虚寒痛经。症见月经后期，经量少、色黑如水，拘急而痛，喜温，舌淡苔白，脉沉弦而涩。

【方理剖析】《金匮要略》用此方有两条：一治"寒疝，腹中痛，及胁痛里急"；一治"产后腹中疠痛"。据此，胁痛、腹痛、小腹疼痛，审是血虚寒凝，不问男女，均可使用此方。《说文解字》谓："疝，腹痛也。"此方所治，是指腹痛而言，是因脏腑虚弱，风冷相侵，直入脏腑，脉因寒而挛急，血因寒而凝涩，成为挛急不通的病理改变，故以疼痛为特征。寒结于胁则胁痛，结于肠道则腹痛，结于胞宫则见痛经或产后腹中疠痛。其基本病理是：脏腑虚弱，感受寒邪→脉络挛急，血行不畅→疼痛。何以知其属寒？从兼有腹中拘急、阵阵作痛、得温痛减、舌淡苔白、脉象沉迟弦涩知之。

既然疼痛的基本病理是脉络挛急，血行不畅，引起这一病变的外因是寒邪，内因是血虚，施治要领，在于温散寒凝，通利血脉，补其虚损。本方用活血补血的当归，畅旺血行，补其营血；擅去腹中寒气的生姜，宣散寒邪，通其凝结；性热的羊肉，增强当归补血和生姜散寒效力。三药同用，外散寒邪，内和营血，让营血流通，脉络舒缓，疼痛亦就随之缓解，所以全方作用可以温通二字概之。

学习此方应注意引起疼痛的原因。若无寒邪相侵，脉络不会挛急，营血不会凝滞，所以温经散寒也就成为治疗关键；虽有脉络挛急却不配伍解痉药的道理也在于此。方后谓"若寒多者加生姜至250g"，又足以说明本方是用生姜温散寒邪。痛多而呕是气机上逆，浊阴不降，可加陈皮调气降逆，白术输转脾津。

【临证应用】此方治妇女虚寒性痛经有效。

【歌括】当归生姜羊肉汤，血虚寒证疝痛良，妇女痛经喜温按，投之亦可保安康。

当归羊肉汤（《严氏济生方》）

【药物组成】当归（酒浸）20g，人参20g，黄芪30g，生姜15g，羊肉500g。

【制剂用法】先将羊肉炖汤，去肉，将药纳入同煎，汤成去渣，作6~7次服。

【方证病机】营卫不和，表虚不固。

【体现治法】益气实卫，补血和营。

【适应证候】产后发热，自汗，肢体痛，舌淡，脉缓。

【方理剖析】产后发热、自汗，是血虚气无所依，阳气外浮征兆；兼见肢体疼痛，又是外感风寒，营卫不和证象。故此证是血虚阳浮，营卫不和。

血虚应当补血，方以当归羊肉命名，自是用此补血和营，令气有所依。阳气外浮，又宜益气实卫，配伍人参、黄芪是令气不外浮。兼见感寒体痛，故配生姜辛散寒邪。五药合用，能奏补血和营、益气实卫功效。使用温药治疗发热、汗出症状，又体现甘温除热之法。

此方所治，似桂枝汤证而证情偏虚，故用药偏于温补。桂枝汤用桂枝、生姜解表和卫，本方则用人参、黄芪益气实卫；桂枝汤用芍药、大枣益阴和营，本方则用当归、羊肉补益营血。桂枝汤着眼于解表和卫，令卫不强则营卫和；此方着眼于益气实卫，令气不浮则营卫和。两方都治营卫不和而虚实异趣，学者识之。

【临证应用】产后身热、汗出、体痛、舌淡、脉缓，才可投此。

【歌括】《济生》当归羊肉汤，人参黄芪配生姜，产后血虚阳外越，补益气血庶能康。

---------------------------------- 小　结 ----------------------------------

补血调肝法共选3方，都可治疗肝血虚损，都有一定补血作用。四物汤治肝血虚滞导致的月经不调、脐腹作痛，展示了补血与活血同用的配伍形式。当归生姜羊肉汤治胁痛、腹痛、痛经，其疼痛的基本病理是血虚寒凝，故用当归补营血之虚，行营血之滞，生姜温散寒邪以消除病因，旨在温通。当归羊肉汤是由当归生姜羊肉汤加人参、黄芪而成，所治却与当归生姜羊肉汤大异其趣，所治产后发热、自汗、体痛，是因产后失血，导致血虚阳

浮，机制与当归补血汤证相似，兼见体痛，又似营卫不和，此方用当归补血，人参、黄芪益气实卫，与当归补血汤同功，用当归养血和营，生姜宣发肺卫，又有桂枝汤的韵味，古人制方，当真奇妙。

第六节　补益心血法

补益心血是根据心血亏损病机拟定的治法。

心血亏损，是指血虚见于心系的病理改变。常以心悸、健忘为主症。但应兼见面色无华、唇舌淡白、脉象细弱，才是血虚之象。《说文解字》谓："悸，心动也。"杨仁斋在《仁斋直指方》中说："人之所主者心，心之所养者血，心血一虚，神气不守，此惊悸之所肇端也。"指出血虚可以致悸。《太医院经验奇效良方大全》谓"健忘者，陡然而忘其事也。皆主于心脾二经……盖心主血，血少不能养其真脏"，遂致健忘，可见心血不足可以出现心悸、健忘，古人早有论述。心血不足是因血的生化不足或失血所致。血虚不能奉于心，养于神，荣于面，华于舌，充于脉，遂见上述脉症。

心血不足，应当针对血虚拟定补养心血法则。这一类方常在选用地黄、当归、白芍、阿胶等补血药的基础上，配伍一组补气健脾药物。因为，血生于脾而养于脾，配此有补气生血之意。此外，还常配伍养心安神的五味子、酸枣仁、柏子仁，开心益智的远志、石菖蒲，照顾到心悸、健忘主症，与肝血虚的治法稍有不同。体现这一治法的有养心汤、正心汤、孔圣枕中丹、茯神散等。

为了更好地理解和使用此法，须对心血虚与肝血虚、心血虚与心阴虚加以区别。

心血虚与肝血虚的机制相同而见症各异。凡见头晕目眩、月经量少、经闭等症，谓之肝血虚；若见心悸、健忘、失眠、多梦，则谓之心血虚。一见于心系，一见于肝系，部位有所不同，证象各有区别。

心血虚与心阴虚虽然同以心悸、健忘等为主症，却有本质上的区别。血虚则面色萎黄、唇舌淡白、脉象细弱，反映一派营血亏损证象；阴虚则面色带红、唇红舌赤、脉象细数，反映一派血中津亏、血变浓稠证象。二者主症相同，兼症相反。

养心汤 《古今医统》

【药物组成】当归身9g，生地黄9g，熟地黄9g，人参12g，麦冬12g，五味子3g，炙甘草3g，柏子仁6g，茯神9g。

【制剂用法】加灯心草、莲子，水煎服。

【方证病机】心气不足，心血亏损。

【体现治法】益气补血，滋阴宁神。

【适应证候】体质素弱，或病后思虑过多。症见惊悸不眠，颜色憔悴，舌体微红，脉象虚弱。

【方理剖析】惊指常怀恐惧，悸指时而心动，此方所治，是气血津液同时亏损的综合反映，但以血虚为主。血虚心体失养则心悸，神气失守故易惊。因惊而悸，亦当责之于心气有亏，如果心气不虚，就不会出现惊悸，至于舌体微红，则是阴津不足之象。综上所述，此证是以营血不足为主，兼见气阴亦虚机制。

心气不足，故配人参、五味子、炙甘草补其心气；营血亏损，故配当归、熟地黄补其心血；营阴匮乏，故配生地黄、麦冬补其心阴；心神不宁，故配柏子仁、茯神养其心神；复用莲子养心，灯心草清心。诸药合而用之，能奏益气补血、滋阴宁神功效。

研究此方，应该注意以下三点。①注意结构：此方虽然列入本法讨论，并非纯属补血方剂，而是气血津液同补之法。由于方中当归、熟地黄、柏子仁都有补血作用，故以补血为主，如果加重甘草用量，亦可以说是补气为主。②注意选药：柏子仁擅治惊悸，《神农本草经》中早有记载。《药品化义》谓柏子仁"香气透心，体润滋血，同茯神、酸枣仁、生地黄、麦冬为浊中清品，主治心神虚怯，惊悸怔忡，颜色憔悴，肌肤燥痒，皆养血之功"，此方选用柏子仁等药治疗血虚惊悸，可谓合拍。③注意与天王补心丹比较：此方结构类似天王补心丹。因无天冬、玄参，滋阴力量不足；因无酸枣仁、朱砂，宁神力量亦颇有不足；且无开提肺气的桔梗，活血行滞的丹参，祛痰利窍的远志，亦无调气行津作用，结构略显呆滞，是其不足处。

【临证应用】病后惊悸、容颜憔悴、舌体微红、脉象虚弱为用方指征。气虚甚者，加重人参、五味子、甘草剂量；津虚甚者，加入玄参、天冬；若欲增强宁神力量，可加酸枣仁；夹湿者，可加茯苓、远志。临证贵在随症变法，不宜拘守原方，以免影响效果。

【歌括】养心参麦味草莲，二地归柏茯神添，灯心为引同煎服，心虚惊悸服之安。

正心汤（《古今医统》）

【药物组成】人参4g，茯神4g，当归（酒洗）4g，生地黄（酒洗）4g，羚羊角（粉）3g，炙甘草3g，酸枣仁（炒研）3g，远志（去心）3g，莲子7枚，麝香0.3g。

【制剂用法】水煎，去渣，入羚羊角粉、麝香，和匀，食后，临卧服。

【方证病机】气血亏损，痰火扰心。

【体现治法】补益气血，清心开窍。

【适应证候】神志异常，妄言妄笑，不知所苦。

【方理剖析】情志抑郁，日久不舒，郁结化热，炼液成痰，痰火扰心，遂致神志异常而妄笑；日久不愈，气血有亏，遂致神不守舍而妄言，所以此方证是虚实互见的病理改变。

此证虽然虚实互见，却是虚多实少，法宜补虚泻实，以补为主。方中人参、炙甘草补心气，当归、生地黄补心血，酸枣仁、茯神、莲子宁心神，这一组药体现补益气血、宁心安神法则。气郁化热，炼液为痰，痰火扰心，神机被阻，故用羚羊角清心凉肝，解其火郁，远志祛痰泄浊，开其痰阻，麝香理气开窍，解其气郁，这一组药体现清热泻火、豁痰开窍法则。两组药物同用，能收补虚安神、清热开窍功效。

【临证应用】此方药量甚轻，古人虽有四两可拨千斤之说，恐亦难以胜任，除麝香剂量不宜再大以外，余药用量均可加大一倍。此证属实者多，古方多以清热涤痰为主，此方以补虚为主，选入聊备一格。如果痰浊较盛，可加石菖蒲、胆南星、竹沥、茯苓，增强化痰泄浊效力。

【歌括】正心归地茯神参，莲草羚麝远枣仁，心虚夹热妄言笑，补虚清热令神清。

孔圣枕中丹 (《备急千金要方》)

【药物组成】龟甲、龙骨、远志、石菖蒲各等份。

【制剂用法】共研细末，每日早晚各服 5g，温酒或温开水送下。

【方证病机】心肾亏损，痰浊阻窍。

【体现治法】补血安神，化湿开窍。

【适应证候】读书善忘，常服令人大聪。

【方理剖析】心主神明而脑为元神之府。脑能正常思维、记忆，全凭阳气温煦、阴血滋荣、阴津濡润，故记忆力强弱与气血津液的盈、虚、通、滞有关。此方所治好忘，是心血亏损不能供养元神，津凝为湿，痰湿蒙阻灵窍的综合反映，也与肾精亏损、髓海不足有关。

这种虚实参半之证，单补虚则湿浊不去，单泄浊则营血仍亏，唯有补虚泄浊，双管齐下，才是两全之策。方用龟甲补心肾精血，令肾主之髓与心主之血不虚；远志、石菖蒲泄化痰浊，去蒙闭而启灵窍，令三焦津行无阻；复用龙骨配合龟甲潜镇虚阳，不使湿浊随气上逆。诸药合而用之，能收补血宁神、化湿开窍功效。

此方四药用量相等，补药仅有龟甲一味，而化湿开窍就有远志、石菖蒲，可见痰浊阻窍才是治疗重点。列入本法，不过想使学者明白多数虚证都是虚实错杂，不宜一味呆补。

【临证应用】以记忆减退兼见舌质淡红、舌苔薄白为用方依据。虚象明显者可重用龟甲。

【歌括】孔圣枕中治善忘，龟龙菖远合成方，精血两亏痰阻窍，补虚泄浊庶能康。

茯神散 (《太平圣惠方》)

【药物组成】人参 10g，干地黄 20g，天冬 30g，远志 30g，石菖蒲 30g，茯神 30g，龙骨 24g。

【制剂用法】为散，分 3 次服。每服加大枣 3 枚，水煎服。

【方证病机】气血两虚，湿浊蒙闭。

【体现治法】补虚损，祛痰浊，开心智。

【适应证候】健忘。

【方理剖析】心主神明而脑为元神之府，记忆力减退与心神有关。一切疾病的基本病理都反映气血津液的盈、虚、通、滞，心神病变亦不例外。此方证有气虚不足以温煦元神、血虚不足以濡养元神的病理存在，亦有津凝为湿、蒙闭元神的病理改变，故是虚实互见的致病机制。

气血亏损，宜补其不足。方用人参大补元气，元气一充，则脑有所温；地黄滋阴补血，营血一足，则脑有所养；天冬补血中阴津，营阴不虚，则脑有所濡，心主得到气血温养，则思维敏捷而记忆力渐强。湿浊蒙闭元神，又当泄其湿浊，开通壅闭。故用远志祛痰泄浊，通其心志；石菖蒲芳香化湿，开窍醒神；茯苓淡渗利水，导湿下行；龙骨重镇沉降，不使犯上，心主不为宵小所乘，则神思敏捷而记忆力渐复。六药同用，成为补虚与泻实并行的配伍形式，用治虚实错杂证候，可谓得体。

此方与孔圣枕中丹、定志丸都治健忘。定志丸证是心气不足，湿浊阻窍；孔圣枕中丹证是心血不足，湿浊阻窍；此方证是气血两亏，湿浊阻窍。三方同属湿浊阻窍，却因气血各有所亏才形成不同机制。三方结构颇为近似，定志丸用人参补气，孔圣枕中丹用龟甲补血，此方用人参、地黄、天冬滋补气血，补虚药物各不相同。由于痰浊阻窍是三方证的共同机制，所以都用远志、石菖蒲祛痰化湿，定志丸与本方均配茯苓导湿下行。总结古人用药经验，远志、石菖蒲、茯苓是治湿浊闭阻元神的常用药物。

【临证应用】以健忘兼见舌体微红、舌苔薄白为用方依据。

【歌括】茯神散用天地人，龙骨菖蒲远茯苓，健忘因虚痰湿阻，补泄兼行法可遵。

-------------------------------- 小　结 --------------------------------

补益心血法共选 4 方，都以心系病变为主证，都用当归、地黄等药补血，是其相同点。养心汤以病后惊悸不眠为主症，是心气、心血、心阴俱虚，选用益气、补血、滋阴、宁神四类药物配伍成方，前三组药是针对心功能不足和基础物质亏损施治，后一组药专门照顾主症。正心汤以神志异常、妄言妄笑为主症，属于气血亏损、痰火扰心机制，此方一方面补益气血，一方面清心开窍，是补虚泻实的配伍形式，与专从痰火施治之方大不相同。孔圣枕中丹以善忘为主症，究其善忘病机，则因心肾亏损、痰浊阻窍使然，此方补血药物只有龟甲而祛痰化湿药物就有远志、石菖蒲，可见是以痰浊阻窍为主。茯神散亦治健忘，病机、治法、组方均与孔圣枕中丹相近，二方相较，茯神散的补虚与除湿力量均较孔圣枕中丹强。此为四方不同处。

第七节　气血双补法

气血双补是根据气血两虚病机拟定的治法。

气血两虚，是指肺脾所主的卫气，心肝所主的营血，均呈亏损的病变。此证常以声低息短、少气懒言、头目眩晕、心悸怔忡、面色无华为主症。声低息短、少气懒言，是肺脾气虚证象；头晕目眩、心悸怔忡，是心肝血虚证象。多因久病不愈，或用药过于克削，损伤正气，因气虚导致血的生化之源不足，以致血虚。所以气血两虚虽是肺、脾、心、肝四脏功能衰弱引起气血亏损的综合反映，脾胃功能低下才是此证本质所在。若不及时投以气血双补之方，将会继续衰弱，终致危殆。本法常由补气健脾的人参、黄芪、白术、甘草和补血调肝的当归、白芍、熟地黄、制何首乌等药组成，如八珍汤、十全大补汤、人参养营汤之类，即体现气血双补的配方法度。此外，突然大量失血引起血虚阳浮，亦宜补血与益气实卫并举，如当归补血汤即属这种机制。

气血双补，不能等量齐观，除八珍汤、十全大补汤等少数方无所偏倚外，多数方都有所侧重。亦有把气血阴阳合为一体者，如炙甘草汤即是一例。

八珍汤（《正体类要》）

【药物组成】人参 10g，白术 10g，茯苓 15g，炙甘草 6g，熟地黄 15g，当归 10g，白芍 15g，川芎 6g。

【制剂用法】加生姜 3 片，大枣 2 枚，水煎服。

【主症病机】气血两虚。

【体现治法】气血双补。

【适应证候】气血两虚。症见面色苍白或萎黄，头晕目眩，心悸怔忡，气短懒言，食欲不振，体倦无力，舌淡苔白，脉细弱或虚大无力。

【方理剖析】气血两虚证候，多因病后失调，或久病失治，或失血过多所致。食欲不振、少气懒言是肺脾气虚证象；心悸怔忡、头晕目眩，是心肝血虚证象；面色苍白、舌淡脉弱，是气血亏损的共有证象。两类证象同时出现，自属气血两虚机制。

本方由四君子汤与四物汤相合而成。人参、白术、茯苓、甘草即四君子汤，功在补气健脾，亦可培土生金而使肺气旺盛，肺脾气旺则声低息短、少气懒言、食欲不振、四肢无力等症愈矣！熟地黄、当归、白芍、川芎即四物汤，功在补血调肝，亦可补心营亏损，心肝营血不虚，则头晕目眩、心悸不宁等症愈矣！补气而用茯苓、白术运脾渗湿，是令脾土不为湿困；补血而用当归、川芎活血，是令血运通调，则补而不滞，有利无弊。人赖气血而生，此方双补气血，称为八珍，确非虚誉。

【临证应用】除上述证象可用本方以外，对于失血过多，气血两虚，恶寒发热，或病后亏损，形体消瘦，面色无华，或痈疽难溃，溃后难敛，以及妇人漏下等，均可应用本方。

【加减化裁】（1）十全大补汤（《太平惠民和剂局方》）：即本方加肉桂、黄芪。有温补气血功效，用于八珍汤证而偏于寒者，颇为合拍。

（2）人参养荣汤（《太平惠民和剂局方》）：即十全大补汤减川芎，加远志、陈皮、五味子。用于久病气血俱虚，症见惊悸、健忘、头眩、气短、食少、神疲乏力等，可收气血双补、养心安神功效。

【歌括】气血双补八珍汤，四君四物合成方，加入姜枣和营卫，气血两虚服之康。

当归补血汤（《内外伤辨惑论》）

【药物组成】黄芪 30g，当归 6g。

【制剂用法】水煎服。

【方证病机】血虚阳浮。

【体现治法】益气实卫，补血和营。

【适应证候】妇人经行、产后、疮疡溃后，血虚阳浮。症见肌热面赤，烦渴引饮，脉洪大而虚，重按则无。亦治气不摄血导致的皮下出血等症。

【方理剖析】《灵枢·卫气》篇谓："其气内于五脏而外络肢节，其浮气之不循经者，为卫气，其精气之行于经者，为营气。阴阳相随，外内相贯，如环之无端。"以上说明气有行于脉中的营气，也有行于脉外的卫气。血得脉外的卫气固护，才不溢出脉外，这一关系称为气能摄血；脉中的气又须依附营血才能运行，这一关系称为血能载气，所以气血之间是相互依存的。其病理过程是：大量失血→血虚；血虚气无所依，阳气外浮→发热；阳气外浮，卫外之气随其外越，阴失阳护，津液外泄→出汗；汗出过多，引水自救→口渴；血虚不能充盈于脉→脉洪大而虚，重按则无。一切证象都是大量失血以后引起的连锁反应。

血虚导致阳气外浮，出现假热证象，此时有形之血不能速生，无形之气所当急固。应将补气固表作为治疗重点，使气充表固，阳气不再外浮，假热证象才可消失，补血仅居其次。此方由黄芪、当归两味药组成，益气固表的黄芪用量五倍于补血的当归，就是根据上述理论配伍的。由于本方是以补气为主，所以既可用治血虚阳浮的假热证，又可用于气虚不能摄血的出血证。由此可见，中医对于气血关系的论述，是能够指导实践和能够经受实践检验的。

学习此方，应注意以下四点。一是此证按照上述析理是否合适？二是气血相互依存关系是否有据？三是甘温除热的机制有几？四是真假白虎汤证如何鉴别？

先就此证病理言之：《内外伤辨惑论》提出"此病得之于饥困劳役"。饥困劳役为何会致血虚？血虚又为何会出现"肌热燥热，困渴引饮，目赤面红，昼夜不息，其脉洪大而虚，重按全无"等脉症？吴崑、汪昂等人根据《内外伤辨惑论》释方，均难透彻阐明其理，唯张秉成独具慧心，从失血以后阳无所依立论，才算揭示了此证的发病机制，他以"有形之血不能速生，无形之气所当急固"，解释重用黄芪之理在于防止阳气外散，揭示了此证的病变本质和组方要旨。

次就气血间的依存关系是否有据言之：气血依存的道理，《灵枢》中早有论述，血液由心上朝于肺，从肺系吸收的清气多数进入营血而随血液运行，成为五脏功能活动的能量，这也是气须血载的理论依据。这一理论，恰好能够说明突然大量失血以后出现发热、汗出、口渴的机制，从而成为此证的理论依据。以往所谓血虚气无所依，专指脉外卫气而言，仍然不够全面。

再就甘温除热的致病机制言之：治疗发热不用苦寒清热和甘寒养阴药物而用甘温之品，称为甘温除热法。余看来，都与阳气有关。阳气下陷与外浮都可出现热象，阳气下陷用补中益气汤升阳举陷，营弱卫强用小建中汤调和阴阳，血虚阳浮用当归补血汤固气和营，都是使用甘温药物治疗发热证候，故而称为甘温除热法。

最后就真假白虎汤证的鉴别言之：此证虽与白虎汤证相似，机制却有天壤之别。白虎汤证热在气分，因热盛而见高热；因高热迫津外泄散热而见汗出；因热盛伤津，汗出耗液，引水自救而见口渴；因热邪炽盛而脉见洪大。一言以蔽之，一切证象皆由气分热盛引起。两方虽然都具发热、汗出、口渴、脉洪四症，却有一虚一实之异。二者的鉴别诊断是：白虎汤证见于热病过程，体温增高，渴喜冷饮，脉洪大有力；当归补血汤证见于失血以后，虽然发热而体温不高，渴喜热饮者多，脉洪大而虚，重按则无。

【临证应用】（1）失血以后出现上述证象，又无外感，即可使用本方，甚者加人参增强益气力量。

（2）用于气虚不能摄血的出血证，可以酌加益气、止血药物。

（3）疮疡久不敛口，气血两虚，余毒未尽者，可加金银花、甘草，称为补气、生肌、解毒之法。

（4）加人参、白术、玉竹、通草，用猪蹄炖服，有补气血、通乳汁功效。用于产后气血不足，乳汁不充。

（5）临床报道：用本方加味治疗青少年慢性原发性血小板减少性紫癜24例，疗效较为满意。

【歌括】血虚身热有奇方，古有当归补血汤，五倍黄芪归一份，固气生血效果良。

炙甘草汤（《伤寒论》）

【药物组成】炙甘草15g，人参6g，桂枝9g，生姜9g，生地黄50g，麦冬25g，阿胶6g，麻子仁10g，大枣30枚。

【制剂用法】加酒60g，和水煎药，汤成，去渣，纳入阿胶烊化，分3次，温服，1日量。

【方证病机】阴阳两虚。

【体现治法】补心气，益心血，养心阴，温心阳。

【适应证候】心经气血阴阳俱虚。症见脉结代，心动悸。

【方理剖析】脉有暂停现象，称为结脉；停有定期，称为代脉。出现这种脉象，是因心病日久不治，血气虚衰，脉气不能相续，脉管时有痉挛的结果。心动悸是指心慌难受，动悸不安，也是阳气不足，不能鼓动血行，营血亏损，不能充养心体，气血阴阳均呈亏损的综合反映。其基本病理是：气血阴阳亏损，脉管时见挛急。

治疗此证，当补益阴血以养心体，温补阳气以复心用，气血双补才能兼顾阴阳两虚的病理改变。此方养血滋阴药物较多，生地黄用量最重，似乎应以补血的生地黄为主，其实甘草才是主药。甘草既无补血功效，益气力量亦远逊于人参，为何要用此药为主？这是因为甘草有"通经脉，利血气"（《名医别录》）的作用。再深究甘草为何能够通经脉与利血气的道理，则与此药能够舒缓经脉有关。《素问·调经论篇》说："五脏之道，皆出于经隧，以行血气。"脉呈结代，是心的功能异常，脉隧不能正常传导，血气不能正常流通所致。用大量味甘的炙甘草与大枣以缓其急，使心功能恢复正常，脉隧不见抽动，运行的气血自然无阻，故是恢复脉律的关键药物。生姜辛温而散，通调卫外之气；人参大补元气，增强心力；生地黄、麦冬、阿胶、麻子仁养血滋阴，补其心体，成为补虚与通脉并用的配伍形式。令心体得养，心用得宜，气血通利，脉结代、心悸症状庶可逐渐恢复正常。此方又名复脉汤，说明纠正脉律是欲达到的最终目的。

学习此方应该注意以下三点。①此方滋阴药物甚多，用量超出益气温阳药物一倍，开滋补心阴法的先河。吴鞠通的加减复脉汤及一甲复脉汤等方均由此方减去助阳药而成。②虚证每多夹滞，古人配方注意补中寓通，方中桂枝、生姜、清酒之用，即补中寓通之法。③五脏经隧是由肝系筋膜构成，筋膜为病，不外乎挛急、松弛、破损、硬化几种病理改变，其中挛急最为常见。治疗筋膜挛急，多用甘药，故《素问·脏气法时论篇》说："肝苦急，急食甘以缓之。"张仲景治疗筋脉挛急，常遵经旨而用甘药缓其挛急。如橘皮竹茹汤治哕逆，甘草用至六两，是缓膈膜之急；芍药甘草汤治两脚拘挛，甘草用至四两，是缓急筋脉之急；甘草泻心汤治日下利数十次，腹中雷鸣、干呕，甘草用至四两，是缓肠道之急；甘草干姜汤治烦躁吐逆，甘草用至四两，是缓胃腑之急；桂枝人参汤治协热下利，甘草用至四两，是缓肠道之急；此方治脉结代、心动悸，也用甘草四两，是缓心脉之急。仲景之方，大枣多用12枚，此方用至30枚，也是甘以缓急之意。此方所用甘草，伤寒注家均以补益心气解释，其实并未揭示此药的真正用意。若只补益心气，不如重用人参，何必重用甘草。

【临证应用】（1）此证偏于阴虚，主症以外，应兼见咽干舌燥、大便困难、舌光少苔或舌质淡而瘦小，才可应用，若无咽干舌燥，可减生地黄、麦冬之量。

（2）冰冻三尺，已非一日之寒，脉结代、心悸是心经受邪积渐而成，不是新病，难期速效。本方必须久服才有效果。

【歌括】炙甘草汤姜桂参，枣胶麦地大麻仁，加酒和煎共十味，脉结心悸效堪珍。

------------------------------ 小　　结 ------------------------------

气血双补法共选三方，都治气血两虚证候，都由补气、补血两组药物组成，是相同处，但三方的具体病机和主治却有较大差别。八珍汤所治证候是气血两虚的典型证象，此方也就成为气血双补的代表方。当归补血汤所治的病机、证象都与一般气血两虚不同，是为突然失血形成的血虚阳浮而设。炙甘草汤所治的脉结代、心动悸，是心系气血阴阳俱虚。此方展现了补气、补血、滋阴、助阳、缓急同用的配方法度，方中滋阴补血药物居其大半，开创了滋补心阴法的先河。

第八节　温补肾阳法

温补肾阳是根据肾阳虚损病机拟定的治法。

肾阳虚损，是指肾与命门功能减退的病变。肾阳也称肾气、元阳、真阳、命门真火，既包括肾与命门的全部功能，也包括生化为阳气以后的全部作用。肾气是由肾系所藏之精生化而成。其生理功能约有以下数端。①就肾阳与气、血、津、精的生化关系来讲：有化谷精为阴精，化阴精为阳气的作用，这种循环不息的生化关系，谓之阴阳互根。所化生的阴精，称为真阴，是五脏阴精的源泉，所化生的阳气，称为真阳，是五脏阳气的根本。肾气又有使精髓生化为血，水津蒸化为气的功能。血有营养五脏的作用，津有润泽五脏的功能。由此可见，五脏赖以维持功能活动的气、血、津、精，其生成和转化都与肾气的盛衰有关。②就肾气与基础物质的输泄关系来讲：津血赖此阳气，才能温和流畅，发挥作用，更须阳气的固护，才不会外溢。③就肾气与五脏的关系来讲：五脏阳气皆根于肾中真阳，五脏需要阳气为动力，才能进行功能活动，如果阳气不足，五脏功能就会受到影响。④就阳气与五体结构的关系来讲：行于脉外的卫气，根于肾气，皮、肉、脉、筋、骨有此才能发挥各自的生理功能，还有固护机体，不被邪侵，亦唯此气是赖，所以《素问·生气通天论篇》说："阴者，藏精而起亟也；阳者，卫外而为固也。"综合上述内容，精、血、津、液有赖阳气以化生，五脏六腑有赖阳气为动力，五体结构有赖阳气以温煦，它是生命之本，性命之根。如果肾阳生化功能减退，就会危及生命，故《素问·阴阳应象大论篇》说："阳气者，若天与日，失其所，则折寿而不彰。"

肾阳虚损，常以头晕耳鸣、腰酸腿软、小便清长或尿频失禁、男子遗精滑泄或阳痿不举、女子性欲减退或虚寒不孕为主症，但须兼见形寒怯冷、舌淡脉弱，才是阳虚证象。此证多因禀赋不足，素体阳虚，或摄生不慎，损伤真阳，或过服寒凉，戕伐阳气，或他脏阳虚，途穷归肾，导致肾阳虚损，阳气一虚则百病丛生。一切病变都是肾阳虚损引起气、血、津、精生化输泄功能减退的反映。肾阳虚损又常波及他脏而成两脏同病，其中尤以脾肾阳虚和心肾阳虚最为常见。

肾阳亏损，气化失司，法当温补肾阳，振奋阳气，阳气振奋则功能可复，功能既复则诸症渐趋好转。通过温补肾阳可以化气行水，所以王冰才有"益火之源以消阴翳"之说，本法常选用肉桂、附子、鹿茸、杜仲、锁阳、巴戟天、肉苁蓉、补骨脂、菟丝子、海狗肾等补阳药为主，熟地黄、山药、枸杞子、山茱萸、龟甲胶等补阴药物为辅，茯苓、泽泻等利水药物为佐，组合成方。体现温补肾阳法则，常用方如肾气丸、内补丸等。

肉桂、附子能够振奋阳气，配祛湿药可以化气行水，配补益药可治五脏阳虚。阳虚多见阴盛，肉桂、附子自是首选药物，但因肾阳包括肾与命门的一切功能，生殖功能亦在其内，治疗生殖功能减退，用鹿茸、锁阳、巴戟天、肉苁蓉之属颇为对症，所以温肾诸方在选用补阳药上独具一格，与一般补阳方剂不同。

阴代表物质基础，阳代表功能活动。功能活动要以物质为基础，而物质的补充有赖功能的化生，阴阳双方既是对立的，又是相互依存和相互转化的。所谓阴生于阳，阳生于阴，孤阴不生，独阳不长，就是这个意思。故《景岳全书》指出："善补阳者，必于阴中求阳，则阳得阴助而生化无穷；善补阴者，必于阳中求阴，则阴得阳升而泉源不竭。"温补肾阳之方，每配熟地黄、山药、枸杞子、龟甲胶之类补阴药物，就是根据阴阳互根之理配伍的，阳以阴为基础，才能生生不息，化化无穷。

由于阳虚不能化气，每多水液失调，本类方常配淡渗利水的茯苓，既有通调水道之意，也体现了补中寓通的配方法度。

肾阳虚所反映的症状颇多，配伍本类方时，还应根据不同的主症选择不同的主药和辅药。常见以下几种配伍形式。①益火消阴：阳虚不能化气行水，水湿停滞，以致小便不利、少腹不仁，或见水肿，或水泛为痰而见咳嗽痰稀等症，宜用肉桂、附子为主药，配伍茯苓、泽泻之类，共收化气行水之功，所举肾气丸即属这种配伍形式。②补肾固精：以遗精滑泄为主症，究其精关不固原因，则因房事不节、耗伤阴精，精关不固所致。宜选用补肾益精的巴戟天、肉苁蓉、补骨脂、菟丝子、鹿茸等药和涩精止遗的沙苑子、刺蒺藜、芡实、莲须、龙骨、牡蛎、山茱萸、五味子、桑螵蛸之类组成补肾涩精法治疗，体现开源与节流并重的配伍形式，如固精丸就是这种结构。③补肾壮阳：是为肾阳虚衰而见阳痿不举、性欲减退、虚寒不孕等症而设。阳痿属于宗筋痿软不能勃起的病理改变。宗筋需要阳气温煦，才能形随意使。如果房事不节，损伤阴精，阴损及阳，阳气不能鼓运血流以贯注宗筋，遂致阳痿不举。此证可于温补肾阳方中，配伍韭菜子、蛇床子、雄蚕蛾、淫羊藿、海狗肾、蜈蚣、钟乳石、阳起石之类以温肾壮阳，庶可见效。如赞育丹就是这种配伍形式，但应兼配燥湿淡渗之品，盖阳虚多见湿滞故也。④补肾强腰：腰为肾之府。肾气虚损，腰痛症状明显者，宜在补肾方中，配伍胡桃肉、桑寄生、杜仲、续断、牛膝、枸杞子、金毛狗脊、淫羊藿之类以补肾强腰。如青娥丸就是治疗肾虚腰痛的方剂。

此外，肾虚失约、阳虚寒凝均属肾阳虚损范畴，参见温里、固涩诸法，才能窥其全貌。

肾气丸（《金匮要略》）

【药物组成】干地黄 240g，干山药 120g，山茱萸 120g，泽泻 90g，茯苓 90g，牡丹皮 90g，桂枝 30g，炮附子 30g。

【制剂用法】为末，炼蜜为丸，每日 1~2 次，每次服 10g，开水或淡盐汤送下。若作汤剂，用量按原方比例酌减。

【方证病机】肾阳不足。

【体现治法】温补肾阳。

【适应证候】肾阳不足。症见腰酸脚软，身半以下常有冷感，小便不利，或小便不通，或小便反多，以及痰饮、水肿等。

【方理剖析】《金匮要略》用此方共 5 条。①《金匮要略·中风历节病》："脚气上入，少腹不仁。"②《金匮要略·痰饮咳嗽病》："夫短气有微饮，当从小便去之，苓桂术甘汤主之。肾气丸亦主之。"③《金匮要略·血痹虚劳病》："虚劳腰痛，少腹拘急，小便不利者，八味肾气丸主之。"④《金匮要略·消渴小便利淋病》："男子消渴，小便反多，以饮一斗，小便亦一斗，肾气丸主之。"⑤《金匮要略·妇人杂病》："妇人饮食如故，烦热不得卧，而反倚息者，何也？师曰：此名转胞，不得溺也，以胞系了戾，故致此病，但利小便则愈，宜肾气丸主之。"

上述证候表明，小便不利和不通可用此方，小便反多也可使用此方。一方能够治疗截然相反证象的道理何在？因为，证象虽然各不相同，肾阳不足，气化失司，水液失调的病变本质是一致的。肾阳虚则气化不及，气化不及则水湿停滞，停于少腹则少腹不仁，注于脚下则足肿而成脚气，这是其一。水湿停滞，上泛于肺，窒塞气道，则短气，这是其二。腰为肾之府，肾有经隧自少腹下行与膀胱相连，组成肾系。肾虚不能化气，水停肾系，遂见腰痛、少腹拘急、小便不利，这是其三。消渴以饮多、尿多为特征，属于下消。张景岳谓："阳不化气，则水精不布，水不得火，则有降无升，所以直入膀胱而饮一溲二。以致源泉不滋，天壤枯涸者，是皆真阳不足，火亏于下之消证也。"肾阳不足，气化失常，不能蒸化水气上升而直趋下走，遂见上渴下消，这是其四。妇人转胞即小便不通，此证或因胎压，或因忍溺入房，致使尿液蓄于膀胱，决渎为之壅滞，而见小便不通，这是其五。至于水肿等症，也是阳虚水停现象。上述诸证均应兼见舌质淡胖、尺脉沉细才可确定属于阳虚。

肾阳不足，气化失司，水液失调，自宜温补肾阳，兼利其水。方用桂枝、附子温命门真火，令阳气旺则气化复，气化复则水津升降不失其度，运行不停其机。补阳而不补阴，则阳无阴化，配熟地黄、山药、山茱萸补肾填精，即寓阳中求阴之意。茯苓、泽泻有渗利水湿功效，与桂枝、附子同用温阳利水，相辅相成，不仅可以体现王冰所说"益火之源，以消阴翳"的治法，也体现《灵枢·始终》中"阴盛而阳虚，先补其阳，后泻其阴而和之"的治则。《素问·上古天真论篇》说："气脉常通，而肾气有余也。"肾脏功能强弱亦与气血通利与否有关。阳虚不能化气行水虽然属于津病，血运不利亦是引起肾脏功能障碍的因素之一。方中桂枝、牡丹皮活血行瘀，通其肾络，附子振奋心阳，增强血运，开创了治肾亦宜活血的先河，前人未曾提及，今特表而出之。此方体现补阳而兼补阴，利水而兼活血的配伍形式，用治肾阳不足诸证，颇为合适。

张山雷云："仲师八味，全为肾气不充，不能鼓舞真阳，而小水不利者设法……立方大旨，无一味不从利水着想。方名肾气，所重者在一气字，故桂、附极轻，不过借其和煦，吹嘘肾中真阳，使溺道得以畅遂。"此论说明了两点：一是所治都是肾阳不足、水湿停滞证候。二是用桂枝、附子吹嘘肾中真阳而又不欲壮火食气，故用量最轻，以成少火生气之用。

高鼓峰说："……肾阴失守，炀燎于上，欲纳之复归于宅，非借降泄之势，不能收摄宁静。故用茯苓之淡泄以降阴中之阳，泽泻之咸泻以降阴中之阴，犹之补中益气汤用柴胡以升阳中之阴，用升麻以升阳中之阳也。升降者天地之气交，知仲景之茯苓、泽泻即东垣之升麻、柴胡，则可以言立方之旨矣。"高氏从升降角度剖析方理，颇具特色，但是高氏所谓"炀燎于上"，是指六味地黄丸证而言，但又提出仲景云云，自是指的此方，分析病理不确切，只论其降，不论其升，亦不够全面，全方桂枝、附子温阳化气，能使水气升腾，治疗消渴即寓升降之理，不可不知。

研究此方应该注意以下两点。其一，所治证候都是肾阳虚损，气化失司，水液失调。其二，此方结构反映了滋阴与补阳同用、补虚与泻实同施、利水与活血兼顾的配伍形式，体现了补中寓通之法。减去滋阴药物即与真武汤、五苓散二方的结构相似，减去利水药物即与右归丸的结构相同。

【临证应用】此方应用范围颇广，上述诸症，但见一症便是，不必悉具。后世医家亦用本方治老人小便失禁、小儿遗尿、水肿、淋家，症见小便昼夜数十行或便后微痛、居常便意不断或欲如厕而便已遗（以上属于水病）、阳事不举、白浊、小腹不仁、腰酸无力、小便困难、妇女白带多等（以上属于精病）。但应兼见舌体淡肿有齿痕，尺脉沉细而弱，才可投此。

【加减化裁】加味肾气丸（《严氏济生方》）：即本方加牛膝、车前子。细末为丸，每服10g，空心米饮下。治肾虚水肿，腰重脚重，小便不利。此方加入活血行瘀的牛膝以通肾络，车前子利尿行水，治疗水肿较原方效果更佳。前人单从补肾强腰角度解释牛膝作用，未能阐明使用牛膝的真谛。

【歌括】肾气丸治肾阳虚，地黄山药山茱萸，丹皮苓泽加桂附，温补肾阳法可依。

十补丸（《严氏济生方》）

【药物组成】制附子60g，肉桂30g，熟地黄（洗，酒蒸）30g，山药（炒）30g，山茱萸30g，牡丹皮30g，白茯苓30g，泽泻30g，五味子60g，鹿茸（去毛，酒蒸）30g。

【制剂用法】细末，炼蜜为丸，每次服 10g，空心盐汤下。

【方证病机】肾阳虚损。

【体现治法】温补肾阳。

【适应证候】肾脏虚弱。症见面色黧黑，足冷足肿，耳鸣耳聋，肢体羸瘦，足膝软弱，小便不利，腰脊疼痛。

【方理剖析】此亦为肾阳虚损、气化不及、水湿停滞机制，较肾气丸证为重。多因纵情快欲，耗损阴精，阴损及阳，以致肾阳衰弱，成为全身衰竭状态。命门火衰，气化不及，水液停滞，故小便不利；水湿下注，故足冷、足肿；浊阴阻窍，故耳鸣、耳聋；肾功能低下，水气上干，瘀血阻络，故面色黧黑；肾主骨髓，骨髓空虚，故腰脊为之不举，足膝为之软弱。综上，一切证象都是肾功能衰退，水液失调所致。

肾阳虚损，法当补阳。故用鹿茸、肉桂、附子壮其元阳，助其气化，补其气血，益其精髓，强其筋骨。阴精耗损，无以生阳，故用熟地黄、怀山药补肾填精，令精不虚；山茱萸、五味子固精敛气，令精不泄。补虚当兼行滞，故用茯苓、泽泻、车前子合桂枝、附子以温阳利水，牡丹皮合肉桂以活血行滞。诸药合用，成为以补阳为主、补阴为辅、行滞为佐的基本结构，也是补中寓通的配伍形式。

此方是由肾气丸加味而成。鹿茸是温补肾阳良药，五味子是固肾涩精佳品，一补一固，温补力量本已大为增强，加上肉桂、附子之用量大于肾气丸，熟地黄、怀山药、山茱萸用量又远较肾气丸轻，所以本方侧重于温补肾阳。由于补中寓通、虚中夹滞者亦可放胆投之，与专事呆补者有所不同，故《严氏济生方》谓"但是肾虚之证，皆可服之"。

【临证应用】此方可治肾虚诸症，主症以外，多有舌体淡嫩、脉虚而弱，才可使用，面色黧黑审属肾功能低下所致，投此尤为合拍。

【歌括】十补丸治肾阳虚，桂附地黄山茱萸，山药丹皮苓泽配，鹿茸五味效更奇。

内补丸（《女科切要》）

【药物组成】鹿茸、菟丝子、沙蒺藜、紫菀茸、白蒺藜、桑螵蛸、肉苁蓉、制附子、肉桂、黄芪、茯神各等份。

【制剂用法】研为细末，炼蜜为丸，每次服 6g，空腹，酒送服。

【方证病机】肾阳衰微，阴精不固。

【体现治法】温补肾阳，固精止带。

【适应证候】白带清稀，久病不止，腰痛如折，小便频数，面色苍白，精神萎乏，形寒肢冷，头晕目眩，心悸气短，五更泻泄，苔薄白，脉沉迟。

【方理剖析】白带清稀、久病不止、腰痛如折，为本方主症；肾阳衰微是此证病机；其余脉症，是肾阳衰微的辨证依据。肾阳衰微，冲任虚损，不能固摄阴精，故白带清稀、久久不止。带脉围腰一周，带脉为病，故腰痛如折（西医学称为盆腔炎）。带下机制并非一端，本证诊断为肾阳衰微，是根据主症以外，兼见面色苍白等一派阳气亏损证象确定的。

肾阳衰微，冲任不固，以致带下清稀、腰痛如折，治宜温补肾阳，固精止带。鹿茸有壮肾阳、生精髓、补督冲、强筋骨等功效，用此为主药，可以振衰起废，温补下元。菟丝子、沙蒺藜、肉苁蓉、桑螵蛸、紫菀茸协助鹿茸补肾固精，肉桂、附子协助鹿茸温肾助阳。八药同用，能收很强的温补肾阳功效。带下日久不愈，不能单纯责备肾虚，兼见心悸气短、头目眩晕，亦与中气虚陷，湿随气下，肝夹风邪，疏泄太过有关。配益气升提的黄芪，可举下陷的清阳，摄下流的浊阴，亦可兼治心悸气短；伍疏泄风邪的白蒺藜，可以疏风达表，调理肝的疏泄，亦可去头目的眩晕。带下而用利水的茯苓，与治疗腹泻用分利法同理，使湿从小便而去，则阴道的秽物自减，体现通因通用的治疗方法。

津液病变不是不通就是太通。带下病属于太通，本当使用固涩，本方不用固涩而用温补，是因肾虚才是病变本质。此方兼配益气升提药物，使气不下陷则湿不下流，加用疏泄风邪之品，使风邪一去则疏泄正常。体现以治肾为主，兼理肝脾的配方法度，构思颇为严密。

【临证应用】使用本方应该注意三点：一是带下清稀如水；二是带下日久不止；三是兼见一派肾阳不足脉症。此方若加入白术健脾运湿，或加人参增强益气作用，更为合适。

【歌括】内补鹿茸紫菀茸，桂附芪苓菟苁蓉，沙刺二藜桑螵配，补肾温阳有异功。

固精丸（《严氏济生方》）

【药物组成】肉苁蓉、阳起石、鹿茸、赤石脂、巴戟天、韭菜子、白茯苓、鹿角霜、龙骨、制附子各等份。

【制剂用法】共细末，酒糊为丸，每次服10g，空腹，盐汤送下。

【方证病机】下元虚损，精关不固。

【体现治法】补肾固精。

【适应证候】下元虚损。症见滑精频作，面色苍白，精神欠佳，舌质淡，苔薄白，脉沉弱。

【方理剖析】滑精频作，是本方主症；肾阳虚损，精关不固，是此证病机；其余脉症是阳虚的辨证依据。男女交合，本属生理之常，但应有所节制，才能经久不衰。若纵情快欲，失去节制，精隧由是松弛，呈为精关不固，阴精由是亏损，呈为阴损及阳，遂不待交接而精即泄矣！何以知为阳虚？从兼见脉症知之。

下元虚损，精关不固，治宜温补下元与固肾涩精同时并举。方用鹿茸、附子、肉苁蓉、阳起石、巴戟天、韭菜子温补肾阳，赤石脂、鹿角霜、龙骨收涩固清，并佐茯苓渗利湿浊，令湿不扰其精室，鸠不占据鹊巢，阴精才能秘藏。三类药物同用，是温补与固涩并用的配伍形式，可与固涩法合参。

学习此方，应注意补涩兼施的配方法度。须知精关不固，下元必虚。固肾涩精法中所列诸方，是急则治标之法，只考虑了精隧松弛的一面，未顾及功能衰退的另一面。从治疗角度衡量，并不全面，本方双管齐下，结构较为完善。

【临证应用】阳虚证象显著的滑精才可投此，亦可酌加五味子、桑螵蛸、牡蛎等药增强收涩固精力量，如以上方治疗白浊，可加萆薢、乌药、石菖蒲温化湿浊。

【歌括】固精鹿茸阳起石，茯龙蓉戟韭石脂，附子角霜补肾阳，肾虚精滑可服之。

青娥丸 （《太平惠民和剂局方》）

【药物组成】补骨脂（炒香）120g，杜仲（姜汁炒）240g，胡桃肉300g。

【制剂用法】为末，用蒜120g，捣膏和丸，每次服3g，温酒送下。

【方证病机】肾虚腰痛。

【体现治法】补肾强腰。

【适应证候】肾气虚损。症见腰痛如折，过劳更甚，卧则减轻，小腹拘急，面色苍白，舌淡口和，脉沉细。

【方理剖析】腰痛的原因，有外感亦有内伤，肾虚是常见证型之一。腰为肾之府，肾虚故腰痛。何以知为肾虚？从劳累更甚，静则痛减知之。肾虚当分阴虚、阳虚，此证兼见小腹拘急、舌淡口和，是肾阳不足之象。

肾虚腰痛，自宜补肾强腰，《日华子诸家本草》谓杜仲能"治肾劳，腰脊挛"，说明杜仲除有补肾功效以外，还有柔润筋脉以缓解挛急的作用，腰脊疼痛因于肾虚痉挛，投此最为合拍。故李时珍说："杜仲古方只知滋肾，唯王好古言是肝经气分药，润肝燥，补肝虚，发昔人所未发也。"补骨脂有补肾助阳，治腰膝冷痛之功，胡桃肉亦有补肾固精作用，孟诜更谓胡桃肉能"通经脉，润血脉，黑须发"。上三药同用，能收补肾强腰功效。此方不仅可治"肾气虚弱，腰痛如折"，常服亦可"壮筋骨，活血脉，乌髭须，益颜色"，令人青春常在，故以青娥名方。用行气祛湿的大蒜捣膏为丸，亦补中寓通之意。

【临证应用】腰痛如折，审属肾气虚损，筋脉挛急，可用此方，方中大蒜有抗感染作用，胡桃肉有治石淋功效，肾结石、肾结核引起的腰痛，亦可试用。

【歌括】青娥丸内用胡桃，骨脂杜仲力偏骁，腰痛如折因筋急，温补肾阳痛可消。

赞育丹 （《景岳全书》）

【药物组成】熟地黄240g，白术240g，当归180g，枸杞子180g，杜仲120g，仙茅120g，巴戟天120g，山茱萸120g，淫羊藿120g，肉苁蓉120g，韭菜子120g，蛇床子60g，制附子60g，肉桂60g。

【制剂用法】炼蜜为丸，每日服2次，每次服5~10g，加入人参、鹿茸更好。

【方证病机】命门火衰，精气虚寒。

【体现治法】温补下元。

【适应证候】阳痿精衰，虚寒无子。

【方理剖析】本方可治两类见症：一是阳痿；二是无子。阳痿的原因虽多，总与气、血、津、液的盈、虚、通、滞有关。在正常情况下，宗筋有阳气温煦，阴血充盈，欲念始萌，即形随意举。如果阳气虚衰，血行不旺，筋为湿浸，则宗筋废弛而痿不能举。深究导致阳气不足与阴精不充的原因，多因房事不节、下元亏损、命门火衰使然。不能种子多因精子太少或活力太差，除少数是因先天不足以外，亦因下元亏损、命门火衰所致。

针对上述机制，治当补虚、壮阳、活血、祛湿，补中寓通，始臻完善。方中附子、肉桂、韭菜子、仙茅、杜仲、肉苁蓉、巴戟天、淫羊藿、蛇床子等药均为补肾壮阳药物，集于一方，补肾兴阳力量颇强；配伍熟地黄、山茱萸、枸杞子补益阴精，疗其匮乏，滋阴与壮阳同用，是为下元亏损而设。当归助熟地黄补血，且合桂枝、附子畅旺血行；白术健脾除湿，附子温阳除湿，蛇床子、淫羊藿祛风除湿，活血与除湿同用，是通津血之滞。令阴精充盈，阳气旺盛，血能贯注宗筋，宗筋不为湿弛，自然阳事能举；阴精生化旺盛，活力为之增强，自然可育子嗣。若加人参大补元气，鹿茸补肾壮阳，则温补力量更强。方名赞育，是因治疗肾虚无子是本方主要用途。

此方壮阳力量最强，用治阳痿还未尽善。须知阳痿并非下元虚损一端，血行不旺、湿滞下焦、宗筋松弛尤为常见。此方虽有活血、燥湿药物，力量稍嫌不足，是其弱点。

【临证应用】治疗虚寒无子，可用原方加人参、鹿茸，如果治疗阳痿，可加活血的川芎，渗湿的茯苓，通络的蜈蚣，成为补中寓通之法。

【歌括】补肾壮阳赞育丹，归地仙茅术戟天，桂附蛇床苁蓉韭，杜仲羊藿茱枸餐。

温冲汤 （《医学衷中参西录》）

【药物组成】生山药24g，当归身12g，制附子6g，肉桂6g，补骨脂（炒）9g，小茴香（炒）6g，核桃仁6g，紫石英（煅，研）24g，鹿角胶6g。

【制剂用法】水煎，温服。

【方证病机】血海虚寒。

【体现治法】补肾温中。

【适应证候】妇人血海虚寒不育。

【方理剖析】《素问·上古天真论篇》说："二七而天癸至，任脉通，太冲脉盛，月事以时下，故有子……七七，任脉虚，太冲脉衰少，天癸竭，地道不通，故形坏而无子也。"妇女生育与冲脉盛衰有关。冲为血海，起于胞中，所谓血海虚寒，实即子宫虚冷，《校注妇人良方》说："阴阳交媾，胚胎始凝，所藏之处，名曰子宫。"子宫虚冷，不能正常生化输泄阴精（卵子），故不能孕。欲究血海虚寒原因，既与自身阳气不足有关，也与寒邪客于胞宫有关。

肾气虚寒，宜补阴精虚损，温下焦阳气，散胞宫寒冷。鹿角胶、核桃仁、生山药、补骨脂均有补肾益精作用，合补血的当归，可补精血之虚，鹿角胶、补骨脂又有温肾助阳作用，合肉桂、附子可助肾命之阳，紫石英主治"女子风寒在子宫，绝孕十年无子"（《神农本草经》），此药能散风寒邪气，温暖子宫，得温肾散寒的小茴香相助，可散外入之寒。九药相合，令寒邪外散，胞宫得温，精血充盈，则生化输泄正常而育麟有望。

此方用鹿角胶双补阴阳，紫石英温暖子宫，小茴香行散冷气，是选药独特处。

【临证应用】妇女不能生育、体质较虚、舌淡脉和者，可用此方，阴虚者不可用，瘀血痰浊阻塞胞络（输卵管不通）者，亦不可用。

【歌括】温冲桂附紫石英，鹿胶山药核桃仁，骨脂小茴当归配，虚寒不育此方寻。

---------------------------------- 小 结 ----------------------------------

温补肾阳法共选7方，因其各有所主，方剂结构也就各不相同。肾气丸治肾阳不足、

气化不及、水液失调，温阳利水药是其主要组成部分，配伍滋阴药物，有补阳宜兼补阴之意，学习此方应该特别留意相同病机可以出现相反证象，提示不要只看表面现象，应当谨察病机。十补丸以面色黧黑为主症，是阳虚、湿滞、血滞的综合反映，本方不仅温补肾阳力量甚强，并有利水、活血作用，切近病机，理当有效。内补丸以白带清稀、久病不止、腰痛如折为主症，属于肾阳虚衰、阴精不固机制。故以温补肾阳、固精止带为法，兼配益气升提的黄芪，疏风泄邪的白蒺藜，兼治肝脾，是可取处。固精丸为男子滑精而设，究其滑精原因，则因下元虚损，精关不固，故此方以补肾为主，固涩为辅，成为补肾固精之法。青娥丸是治腰痛因于肾虚的专方，有补肾强腰功效。赞育丹为命门火衰、精气虚寒的阳痿、无子而设，有温补下元之功，唯活血、除湿力量稍嫌不足，治法未臻完善。温冲汤是治妇人血海虚寒不育之方，有补肾温冲功效，与赞育丹合参，一治男精衰少，一治女阴虚寒，两方对比，可以看出选药不同之处。

第九节　阴阳双补法

阴阳双补是根据阴阳两虚病机拟定的治法。

阴阳俱虚，是指肾阴与肾阳都有亏损的病理改变。以阳痿早泄、夜梦遗精、男子性欲减退、女子不育、耳鸣眼花、发落发白、腰酸脚软、精神疲乏、脉象细弱为主症。肾阴与肾阳互为其根。发生病变，或单见阳虚，或独见阴损，或相互转化。阴虚日久，可以导致阳虚，阳虚日久，亦可导致阴损，成为阴阳俱虚的病理转归。这种阴损及阳、阳损及阴的关系，反映了物质基础与功能活动之间的相互依存和转化关系。阴阳两虚可从本系统的各个方面反映出阴精亏损和功能衰退的证象，治宜滋阴补阳，双管齐下，才能两顾其虚。本法常用熟地黄、龟甲胶之属补其阴，鹿角胶、巴戟天、肉桂、附子之属补其阳，随其阴阳偏胜决定两组药的主次。如龟鹿二仙胶、赞化血余丹、苁蓉河车丸、地黄饮子等即体现这一治法。

龟鹿二仙胶（《证治准绳》）

【**药物组成**】鹿角 3000g，龟甲 3000g，人参 360g，枸杞子 600g。

【**制剂用法**】煎熬成膏，每服 10g，食前开水送下，早晚各 1 次。

【**方证病机**】肾阴肾阳两虚。

【**体现治法**】滋阴补阳。

【**适应证候**】瘦弱少气，夜梦遗精，阳痿早泄，视力减退，精神疲乏，脉象细弱。

【**方理剖析**】此方是为肾阴、肾阳两虚病机而设。肾主蛰，封藏之本，精之处也。误犯手淫或房事不节，下元亏损，阴精不固，故夜梦遗精；久遗不止，阴损及阳，性欲减退，故阳痿早泄。目能明察秋毫，端赖阴精充足、阳气旺盛，肾阴、肾阳两虚，故视力为之减退。肾为先天之本，元阴、元阳之根。阴阳盛衰直接关系到五脏荣枯，若有亏损，证象并不限于肾系，故阴不足则瘦弱，阳不足则少气。综上，此证的病理转归是：房事不节，阴精不固→夜梦遗精；日久不止，阴损及阳→阳痿；阴阳两虚，全身衰弱→瘦弱少气，精神疲乏，视力减退。

治疗阴阳两虚，法当阴阳双补。龟甲专补阴衰，善滋肾损，滋阴补血，两擅胜场，本方用此滋补肾阴。鹿角能补督脉，壮元阳，充精髓，强筋骨，对于阳气不足、阳事不兴、畏寒乏力等，有峻补元阳、强筋健骨功效，本方用此药温补肾阳。再配补肾益精的枸杞子，助龟甲滋补真阴；大补元气的人参，助鹿角温补阳气。四药同用，能收阴阳双补功效。方名龟鹿二仙，取其龟鹿长寿，服用本方，可以益寿延年。

【临证应用】此方纯属补剂，无需加减，熬制成膏，便于长期服用。若将鹿角换成鹿角胶，龟甲换成龟甲胶，制备更为方便，但宜减量，以500g左右为宜。

【歌括】龟鹿二仙胶，枸杞人参僚，阴阳俱虚损，滋阴补阳妙。

赞化血余丹 （《景岳全书》）

【药物组成】血余炭240g，熟地黄240g，枸杞子、当归、鹿角胶、菟丝子、杜仲、巴戟天、小茴香、白茯苓、肉苁蓉、胡桃肉各120g，何首乌100g，人参50g。

【制剂用法】蜜丸，食前开水送服6~10g。

【方证病机】肾阴肾阳俱虚。

【体现治法】滋阴补阳。

【适应证候】形体消瘦，腰痛脚软，小便清长，头发脱落或白，男子性欲减退，女子虚寒不育。

【方理剖析】肾阳虚损，精血大亏，故形体消瘦、腰痛脚软、小便清长。发为血之余，精血不足，故发落、发白。肾为作强之官，肾阳既亏，故男子性欲减退、女子不能孕育。

本方用血余炭、熟地黄、枸杞子、当归、何首乌补血滋阴，填精补髓；鹿角胶、菟丝子、杜仲、巴戟天、小茴香、肉苁蓉、胡桃肉温补肾阳；人参大补元气，振衰起废，共收阴阳双补功效。肾为水脏，补药中配伍渗湿的茯苓，亦补中寓通之意。

【临证应用】《景岳全书》说："此方大补气血，故能乌须发，壮形体，其培元赞育之功，有不能尽述者。"此方可以用于下述证候：一是身体瘦弱，二是发落发白，三是男子性欲减退，四是女子不能受孕。

【歌括】赞化血余仲蓉苓，鹿胶归地杞人参，胡桃首乌茴巴菟，阴阳双补法堪循。

苁蓉河车丸 （《妇科临床手册》）

【药物组成】肉苁蓉30g，紫河车1具，人参30g，鹿茸10g，菟丝子36g，淫羊藿30g，续断30g，桑寄生30g，茯苓30g，熟地黄（砂仁末拌）18g，龟甲胶10g。

【制剂用法】先将紫河车焙干为末，龟甲胶烊化，余药均研细末，炼蜜为丸，如梧桐子大，每日早晚各服1次，每次服6g，空腹白开水或淡盐汤送下。

【方证病机】下元虚损。

【体现治法】固本培元。

【适应证候】体质较弱，倦怠食少，月经量少而渐至停闭，或性欲减退，腰酸脚软，喜呵欠，小便清长，舌质淡，脉沉涩。

【方理剖析】月经量少、渐至停闭、性欲减退，是本方主症；下元亏损，阴阳两虚，是此证病机；其余脉症，是下元亏损的辨证依据。肾为元阴、元阳之根，气血津精生化之源，精血虚损，源泉匮乏，故月经量少而渐至停闭；不能充养形体，故体质瘦弱、倦怠少食；性欲强弱与肾气强弱有关，下元衰惫，故性欲为之减退；气化不及，故小便为之清长、呵欠连连。舌淡、脉沉亦肾阳不足证象。综上，此为下元亏损、阴阳两虚机制。

肾系阴阳两虚而经停欲减，法当固本培元。肉苁蓉功擅强阴益精，《本草汇言》谓系"养命门、滋肾气、补精血之药也。男子丹元虚冷而阳道久沉，妇人冲任失调而阴气不治"，皆可用此治疗；紫河车系精血有情之品，大能补气养血益精，以此二药名方，盖欲提示此属阴阳双补之法。复用鹿茸、菟丝子、淫羊藿、续断等药滋补肾阳，人参大补元气；熟地黄、龟甲胶、桑寄生等药滋补肾阴，并佐渗湿的茯苓防其呆滞，能收固本培元功效，俾阴平阳秘，真元得固而经水可按月来潮，减退的性欲可以增强。

此方人参、鹿茸滋补作用均较肉苁蓉强，以肉苁蓉冠于本方之首，不过示以平调阴阳之意，不要勉强去说肉苁蓉就是主药。权衡补阴与补阳两组药的功力，补阳力量强于补阴力量，谓以补阳为主，补阴为辅，较为贴切。

【临证应用】月经量少而渐停，以及男女性欲减退，审属下元亏损，可用此方。

【歌括】苁蓉河车淫羊藿，参苓续菟寄生添，胶地滋阴茸助阳，阴阳俱损此方探。

地黄饮子 （《黄帝素问宣明论方》）

【药物组成】熟地黄、麦冬、金石斛、五味子、山茱萸、巴戟天、肉苁蓉、制附子、肉桂、茯苓、远志、石菖蒲各等份。

【制剂用法】为末，每次 10g，加生姜 5 片，大枣 1 枚，薄荷 10g。水煎服，不拘时候。

【方证病机】下元衰惫，痰浊阻窍。

【体现治法】阴阳双补，化痰开窍。

【适应证候】喑痱。症见语声不出，足废不用，苔浮腻，脉沉迟细弱。

【方理剖析】喑指语声不能出，痱指足废不能用。形成喑痱之机，则由下元衰惫，痰浊阻窍使然。《素问·阴阳应象大论篇》谓："年六十，阴痿，气大衰，九窍不利，下虚上实。"下虚，是指肾阳虚损，上实，是指浊阴上僭。肾阳有化气行水之功，肾阳亏损，气化不及，阳气虚于下，浊阴僭于上，痰浊阻于窍隧，遂见舌喑不能言，足废不能行。

下元衰惫，法当温补下元，方用肉桂、附子温肾阳以助气化。巴戟天、肉苁蓉补肾阳以治亏损，山茱萸、五味子补肝肾以敛浮阳。上六药合用，意在温补肾阳。补阳宜兼补阴，始合阴阳互根之理。故配熟地黄补肾滋阴，石斛、麦冬滋其水源，兼清浮热。上述两组药物展示了阴阳双补的配伍形式，是为下虚而设。阳不化气而液结为痰，痰浊阻窍而见上实，法当开窍化痰，故配远志祛少阳三焦之痰，石菖蒲化少阳三焦之浊，茯苓利少阳三焦之湿，引导痰浊下行，窍隧不为所阻，喑痱庶可渐趋好转，上述三药是为上实而设。此方补阳之中寓补阴之法，是阴阳双补；补虚之中寓开窍化痰之法，是标本同治。全方展示了以补阳为主、补阴为辅，温补下元为主、兼化痰开窍的配伍形式。

阳虚于下，痰浊阻窍，一方面温补下元，一方面化痰开窍，易被人们理解。唯痰浊既已阻窍，祛之犹恐不及，反配麦冬、石斛滋其阴液，颇为费解。张秉诚谓"真阳下虚，必有浮阳上僭，故以石斛、麦冬清之"。这一解释较为可信。

【临证应用】（1）舌强不能言，足废不能用，兼见舌苔白润、脉象沉迟细弱，可用此方。

（2）现代用本方治疗脊髓痨、脊髓炎、晚期高血压、脑动脉硬化、卒中后遗症等病。

【歌括】地黄饮子少阴方，麦味蓉苓斛地黄，巴戟远蒲萸桂附，中风喑痱服之康。

-------- 小 结 --------

阴阳双补法共选 4 方，都由滋补肾阴和温补肾阳两组药物组成，是相同处。龟鹿二仙胶所治反映了肾阴、肾阳虚损两类证象，也反映了全身衰弱证象，方中两味药滋补阴精，两味药温补阳气，是典型的阴阳双补法。赞化血余丹可用于形体消瘦、发白发落、男子性欲减退、女子不能受孕四个方面，景岳所组之方每多呆滞，此方因有行气的小茴香，渗湿的茯苓，当是例外。苁蓉河车丸是治妇女经闭、性欲减退之方，补虚力量与龟鹿二仙胶相若，用药更为灵动，是其优点。地黄饮子是治舌喑不能言、足废不能行的方剂，制方要旨在于补其下虚、泻其上实，在本类方中颇有特色。赞化血余丹、苁蓉河车丸两方以补阳为主，补阴为辅；地黄饮子以补虚为主，泻实为辅。

第二十章　解痉法

解痉法是针对经隧挛急拟定的治疗大法。

以《素问·至真要大论篇》中"急者缓之"及《素问·脏气法时论篇》中"肝若急，急食甘以缓之"为立法依据，选用长于解痉的药物为主组合成方，即可体现解痉大法。这类方有缓解五脏经隧及体表筋脉挛急的作用，是治疗组织结构发生病变的唯一治法。

《素问·调经论篇》说："五脏之道，皆出于经隧，以行血气，血气不和，百病乃变化而生，是故守经隧焉。"五脏是由大小不同的管道所构成的五大网络系统，这些管道，古人称为经隧，是流通气、血、津、液、精五种基础物质的通道。躯体是由皮、肉、脉、筋、骨组成，分别归属五脏。肝主身之筋膜，心主身之血脉，但运行心血的脉管也是筋膜的组成部分，也应隶属肝系。总而言之，全身内外的经隧和筋脉都是肝系筋膜构成，多数疾病都是流动的气血津液与固定的组织结构同时出现病态，只重视气血津液的盈、虚、通、滞变化，而不重视组织结构的弛张变化显然是不全面的。以往方书将治疗体表筋脉痉挛之方归纳成为治风剂，是从病因角度分类。本书删去治风，代以解痉，遂由病因分类变成针对组织结构分类了。改成解痉法有利于揭示病变本质，可以扩大解痉法的使用范围，并使治法趋于完善。综观各种治疗大法，都突出了某一方面的主要作用。如消除病因的有消导、驱虫等法；针对病位的有解表、泻下、和解等法；针对病性的除清热与温里二法以外，还有根据气血津液的盈、虚、通、滞和升降出入拟定的升降、理气、活血、止血、祛湿、祛痰、固涩、滋阴、补益诸法。出乎意外，前人虽然早已创制了众多具有解痉作用的方剂，却没有针对组织结构施治的大法，不能说不是一个缺陷。以解痉法取代治风法，可以弥补治法的不足，使其成为完整的治法体系。

致病原因：引起筋脉及经隧挛急不外乎三因。风性劲急，寒主收引，热灼津伤，筋脉失濡，都是外因；气郁而急，血虚而挛，水不涵木，都是内因；外伤致痉，则属不内外因。

病变部位：筋脉和经隧都由筋膜构成，按五体所属予以归类，应当归属肝系。由于经隧是联络五脏六腑的一种组织，病本虽属肝系，证象则可见于任何一脏。

病变性质：此类疾病有寒证亦有热证，有虚证也有实证。因津血亏损导致挛急者属虚，因其他原因引起挛急者属实，其中不少属于本虚标实证型，必须细微辨别。

基本病理：经隧与筋膜挛急，常见以下三种基本病理：一是风寒外袭，经隧受寒，收引而呈挛急。如体表筋脉挛急导致的半身不遂、口眼歪斜、手足转筋，五脏经隧挛急导致的喘咳、头身掣痛、胁痛、腹痛、小便不利、痛经、遗精等，都是因寒而致的证型，这一基本病理见于体表和体内经隧挛急。二是阴津亏损，经脉失濡，多见于体表筋脉挛急。三是阴阳两虚，脉失温养，多见于五脏经隧挛急。

治法分类：筋脉与经隧虽然都由肝的筋膜组成，因其一在体表，一在五脏，所以治法略有不同。体表筋脉挛急，常见的有外风致痉、肝风内动两型，从而也就产生了祛风止痉与平肝息风两法。五脏经隧挛急，每因气血津液病变引起，常以消除病因、调理脏腑功能、通调气血津液为主，解痉居于辅助地位。正因解痉居于从属地位，才令医者熟视无睹，似乎此法并不存在，也正因解痉居于从属地位，众多具有解痉作用的古方，才被纳入其他治法之中。本章列入柔肝缓急一法以阐明治疗经隧挛急的选药原则，目的在于引起学者重视，不要忘记还有解痉一法。

配伍规律：治疗体表筋脉痉挛抽搐，多用息风解痉药物。外风致痉，多选温性解痉药和祛风药组成祛风解痉法，热盛生风，则以清热解毒为主，解痉仅居其次；热病后期的阴虚风动，多以滋阴为主，从本治疗。五脏经隧挛急则以柔肝药和甘味药为主，体现"肝苦急，急食甘以缓之"的治则。

使用注意：筋脉挛急，随其病因不同而证象各异。真中风以骤感寒邪而见半身不遂、口眼㖞斜为特征；肝风内动虽然也以半身不遂为主症，但有高血压病史等可资鉴别；破伤风以外伤以后，继见牙关紧急、身体强直为辨证依据；热盛生风因有高热与抽搐同时出现而与其他风证不同；阴虚风动以热病后期，阴津耗损证象与手足拘急并见为辨证要点；风痰阻络则以痰涎壅滞证象与痉挛抽搐并见为辨证依据，各有各的特征，必须细微辨别。这是应该注意的第一点。筋脉挛急的风证，有内风与外风之别，外风宜祛，内风宜息，二者不能混淆。外风而用息风之品，犹如雪上加霜，冰伏不解；内风而用祛风药物，犹如火上浇油，益张其焰。这是应该注意的第二点。治疗五脏经隧挛急，应该注意消除病因，从本治疗，单纯解痉，疗效不佳。这是应该注意的第三点。

第一节　祛风解痉法

祛风解痉是根据外风致痉病机拟定的治法。

外风致痉，包括真中风和破伤风等不同病种。治疗真中风之方，有一部分以疏泄风邪、消除病因为主，已经纳入解表法中，这里只选解痉为主之方，聊备一格。本法着重探索破伤风的治疗方法。破伤风以牙关紧急、口撮唇紧、身体强直、角弓反张为主症，是风毒从伤口侵入体内，筋膜受病，出现筋脉拘急的反映，西医学已经肯定此系破伤风梭菌侵入伤口，产生痉挛毒素引起的症状。治疗此证，宜用解痉力量较强的全蝎、蜈蚣、天南星、白附子、僵蚕、蝉蜕等药为主，配入祛风散邪亦能解痉的羌活、防风、荆芥、白芷等药组合成方，体现祛风解痉法则。祛风的目的，在于消除病因，使外来的风邪仍从外出；解痉的目的，在于使口撮唇紧、角弓反张等症缓解。如玉真散、五虎追风汤等方即体现这一法则。

古代和现代治疗破伤风，都强调服药以得汗为度，或服药后须盖被发汗，并认为汗出与否和疗效密切相关。由此可见，本类方配伍祛风药是为了疏散风邪，排出毒素，得汗为度与治疗的成败有关。这类方剂与解表法中的外中风邪配方法度基本相同，都以祛邪出表为主要目的。但因破伤风是以筋膜挛急为主，解痉是当务之急，所以多配一组解痉药物，与疏散外风之方纯从疏泄风邪着眼有所不同。

玉真散（《外科正宗》）

【药物组成】白附子、南星、天麻、羌活、防风、白芷各等份。

【制剂用法】研为末，每次服 6g，热酒一盏调服，并以药末调敷伤处。若牙关紧急、腰脊反张者，每次服 9g，用热童便调敷。

【方证病机】外风致痉。

【体现治法】祛风解痉。

【适应证候】（1）破伤风。症见牙关紧急，口撮唇紧，身体强直，角弓反张。

（2）风痰阻滞。症见头痛，腰痛。

【方理剖析】破伤风是因皮肉破损，病邪从伤口侵入人体，引起局部或全身性抽搐为特征的急性病。西医学已肯定本病是感染破伤风梭菌所致。古人却认为是风邪侵入破损伤口而成，故名破伤风。风性劲急，攻于太阳经脉则身体强直、角弓反张；攻于阳明经脉，则牙关紧急、口撮唇紧。产生上述症状的病因是风邪，导致肝系筋膜挛急。

因风致痉，法当祛风与解痉并举。祛风的目的，是通过疏风发汗的作用使致痉因素从汗而出；解痉的目的，是治疗症状。方用白附子祛风解痉，再配天麻、南星加强解痉作用。羌活、防风、白芷都是祛风散邪之品，使致痉因素从汗而解，两组药物相互配合，共成祛风解痉之效。

《外科正宗》谓："破伤风……伤口反为平陷如故，其毒内攻矣！当用万灵丹发汗，令风邪反出，次以玉真散患上贴之，得脓为效。"强调破伤风宜发汗，要"令风邪反出"才有生机，故服本方之后要以汗出为佳，否则预后不良。

《普济本事方》玉真散由天南星与防风二药组成。治破伤风及跌仆伤损。张叔潜谓："此方极奇……天南星为防风所制，不麻口。"本方是在《普济本事方》玉真散的基础上加味而成。

最后还要指出配伍祛风泄邪药物发汗，是否真正能够使毒素随汗而泄，需要通过实验证实，这是存在的问题。

【临证应用】（1）此为治疗破伤风的古方，以先有外伤，继见牙关紧急、项背强直为辨证要点。

（2）治风痰上攻的头痛、风痰阻络的腰痛，亦有较好疗效。以兼见苔白而腻为使用指征。

（3）临床报道：玉真散治疗破伤风或跌仆损伤，效果甚佳，并谓汗出以后方能奏效。

【歌括】玉真散治破伤风，紧闭牙关反角弓，白附星麻羌防芷，祛风解痉法宜从。

五虎追风汤（晋南史全恩家传方）

【药物组成】蝉蜕 30g，天南星 6g，天麻 6g，全蝎（带尾）7 个，僵蚕 7 条，朱砂（冲服）1.5g。

【制剂用法】水煎，去渣，加入黄酒 60g，服药前，先冲服朱砂，1 日 1 剂，连服 3 剂。

【方证病机】外风致痉。

【体现治法】祛风解痉。

【适应证候】破伤风。

【方理剖析】本方蝉蜕、天南星、全蝎、僵蚕都是强有力的解痉药；天麻止痉息风。加黄酒用意有二：一则运行药力使其效速；一则有助于出汗以排出毒素。若本方再加蜈蚣，则解痉力量更强。亦可加荆芥、白芷等祛风药，助其出汗，服药后遍身汗出为良好现象，否则预后不良。

方中蝉蜕用量最重，当是主药。临床报道，单用本品去头足，焙干研细，成人每日服3次，每次服10~25g，用酒60g冲服，治疗破作风，亦有较好疗效，服药后24~48小时，往往全身出汗，逐渐痊愈。

【临证应用】受外伤以后数日，出现口撮唇紧、牙关紧急、项背强直，即破伤风，可用此方。朱砂有毒，应该严格控制剂量。

【歌括】五虎追风用星麻，全蝎僵蚕蝉蜕砂，破伤风病牙关紧，祛风解痉庶能差。

白附天麻汤（康成之方）

【药物组成】白附子6g，天麻2.5g，全蝎5个，蜈蚣1条，僵蚕1.5g，防风6g，细辛1g，猪牙皂1g，生姜3g，甘草2.5g（1岁半至3岁量）。

【制剂用法】水煎，汤成，分8次，微温服。1日量。

【方证病机】风痰阻络。

【体现治法】祛风解痉，化痰通络。

【适应证候】（1）风痰阻滞经络。症见惊风抽搐，喉间痰鸣，面白睛青，唇舌淡白，苔白腻，指纹青。

（2）小儿腹泻，大便呈绿色风泡状。

【方理剖析】惊风抽搐，为本方主症；风痰阻络，经脉挛急，是此证病机；喉间痰鸣、面白睛青、唇舌淡白、苔白腻、指纹青，是风痰阻络的辨证依据。若抽搐与高热昏谵、舌红唇焦等症并见，当是热盛生风，此证抽搐与喉间痰鸣同时出现，并有面白睛青、唇舌淡白等虚寒证象，自然属于风痰阻络机制。其基本病理是：外感风寒→液聚成痰→阻滞经脉→抽搐。

风痰阻滞经络而见抽搐，故用白附子祛风、化痰、解痉，全面兼顾，辅以天麻、僵蚕、全蝎、蜈蚣增强解痉力量，治疗主症。抽搐是因痰滞经脉所致，故用猪牙皂合生姜涤痰通络，化其痰滞；痰滞是因外感风寒导致津行不利，故用防风、细辛祛风散寒，消除病因，复佐甘草和药缓急，合而成方，能收祛风解痉、化痰通络功效。

研究此方，应注意祛风、化痰、解痉三组药物环环相扣，缺一不可。如果只用解痉药物，不用祛风化痰之品，是治标而不治本，很难获效。

【临证应用】（1）治疗惊风抽搐，应以面白睛青、唇舌淡白为辨证要点，若系热盛生风，慎不可投，投此无异于抱薪救火，益张其焰。

（2）小儿腹泻，大便呈绿色风泡状，此为肝受风邪，下泄成泻。用此方祛风达表，使气机不陷，泄泻可愈。大便呈绿色风泡状是其辨证要点。

（3）小儿喘咳，审属虚寒证型，可用本方。

【歌括】小白附子天麻剂，祛风化痰解痉宜，风痰阻络呈抽搐，喘咳腹泻亦能医。

止痉散（经验方）

【药物组成】全蝎 6g，蜈蚣 2 条。

【制剂用法】全蝎用酒洗以后焙干，与蜈蚣研末。周岁小儿每次服 1.5g，成人每次服 6g，2 小时 1 次。

【方证病机】筋脉痉挛。

【体现治法】息风解痉。

【适应证候】脑炎，剧烈抽搐，持续不止。或脑炎后遗症，症见身体强直。

【方理剖析】脑炎属风温、暑温范畴。温邪上受，首先犯肺，由手少阳三焦上侵于脑，搏击经脉，遂致经脉痉挛，抽搐不止。抽搐常与神志昏迷同时出现，即《温热经纬·湿热病篇》所说"火动则风生而筋挛脉急，风煽则火炽而识乱神迷"的致病机制，主症以外，当见高热、舌绛、脉数，才是因热成痉的确据。若系温病后期，热退身凉，唯存身体强直，则属热病后阴，筋脉失濡所致。

热盛生风，肝风内动而抽搐不止，法当清热、息风同时并举，本方仅用解痉力量很强的全蝎、蜈蚣二药，纯属解痉定搐之方，只适宜于配合其他清热解毒方剂治疗，增强解痉疗效，单独使用，绝非所宜。若病至后期，热退身凉，唯见身体强直，可与芍药甘草汤同用，一方面柔肝，一方面解痉。

【临证应用】高热期的抽搐，可与羚角钩藤汤等清热息风法同用。脑炎后遗症的身体强直，可与大定风珠等滋阴息风法合用。加金钱白花蛇 6g，即金蛇止痉散，治证同本方，但解痉力量有所增强。本方加入天麻、僵蚕，亦名止痉散，治证相同，解痉力量更强。

【歌括】止痉全蝎与蜈蚣，药味虽少效力宏，剧烈抽搐或强直，息风解痉可为功。

牵正散（《杨氏家藏方》）

【药物组成】白附子、僵蚕、全蝎（去毒）各等份。

【制剂用法】为细末，每服 3g，热酒调下。

【方证病机】风中经络。

【体现治法】祛风解痉。

【适应证候】风中经络。症见口眼㖞斜。

【方理剖析】足太阳经脉起于目内眦，足阳明经脉夹口环唇，风中二经之络，受邪一侧经脉挛急，遂见口眼㖞斜。

治此证应祛风解痉。白附子祛风解痉、缓解痉挛作用较强，可治疗患侧因急而挛，故是方中主药。复用擅长息风通络的全蝎、祛风解痉的僵蚕为辅，能收祛风解痉功效。

吴崑在《医方考》中说："中风口眼㖞斜，无他证者，此方主之。芄、防之属，可以祛外来之风，而内生之风，非其治也。星、夏之辈，足以治湿土之痰，而虚风之痰，非其治也。斯三物者，疗内生之风，治虚热之痰，得酒引之，能入经而正口眼。"吴崑首先提出此方疗内生之风，治虚热之痰，现代多从其说而谓此系风痰阻络，引起口眼歪斜。其实三药全为解痉之用，非为痰浊而施，谓系湿滞脉弛，于理较为贴近，谓系风痰阻络，似与实际不符。张秉成谓"三者皆治风之专药"，堪称一语中的，要言不烦。

【临证应用】（1）本方治疗面瘫、口眼歪斜，既可用于感受外来风邪所致，亦可用于内风所致。以无明显热象为用方指征。

（2）可以随症加入蜈蚣、钩藤等药，增强解痉效力。

【歌括】口眼歪斜牵正散，白附全蝎与僵蚕，服用少量热酒下，风邪中络庶能痊。

-------------------------------- 小　结 --------------------------------

祛风解痉法共选5方，都治外风致痉，都用祛风解痉药物为主，是其相同处。其不同处如下述。其一，玉真散与五虎追风汤都是治疗破伤风的成方，就其解痉力量而言，显以五虎追风汤为胜，但因祛风出表力量不如玉真散，难收事半功倍效果，比较功力，二方各擅胜场。其二，白附天麻汤是为外感风寒、津凝为痰、阻滞经络的惊风抽搐而设，反映了因风生痰、陈陈相因的基本病理，此方由祛风、涤痰、解痉三类药物组成，其结构反映了消除病因、通调津液、缓解痉挛、环环相扣的配方法度。其三，止痉散是为热盛生风的剧烈抽搐而设，结构简单，纯属治标之法，并非拔病之方，是配合其他方剂使用的小卒，不是独当一面的将才。其四，牵正散是为风中经络的口眼歪斜而设，纯为祛风解痉，结构简单。

第二节　平肝息风法

平肝息风是根据肝风内动病机拟定的治法。

肝风内动，是指阴津不足，筋脉失濡而呈紧张或挛急的病变，以痉挛、抽搐、拘急、眩晕为主症。

肝风内动，病在肝之筋膜。筋膜为何发生病变？本质在于阴津亏损，筋脉失养。津液亏损原因，有外感亦有内伤。病位虽在肝经而病机却与肺、脾、肾有直接联系，因为水液运行出入都与此三脏息息相关。肝风内动常见下述三种情况：一是温邪上受，首先犯肺，气分热炽，阴津亏损，由上焦病及下焦，由津虚导致筋脉失濡，成为肺病及肝的热盛生风和阴虚风动证。二是风寒之邪由表入里，或不洁之物自口而入，侵犯胃肠，脾胃升降失司而上吐下泻，阴津大耗而筋脉失濡，成为脾病及肝，土不荣木的虚风内动证。三是中年以后，肾阴日损，阴不制阳，遂致肝阳偏亢，肝风上翔，成为肾病及肝，水不涵木的肝风内动。综上可知，所谓肝风内动，并非全是自身阴阳失调，也有外邪相加的病变机制；并非全是热证，亦有因于寒者。其机制有肝阳化风、热盛生风、阴虚风动、土虚风动四型，本法限于研究前面三种致病机制及配方法度，土虚风动未曾涉及。

肝阳化风：常见脉弦长有力，或头目眩晕，或脑中时常作疼发热，或目胀耳鸣，或头面如醉，或心中烦热，或时常嗳气，甚至眩晕至于颠仆，昏不知人，部分患者虽然可以苏醒，但却不能复原而见半身不遂。此证多因年事渐高，阴津日损，以致肾水亏虚，水不涵木，导致肝阴不足，肝阳偏亢，风阳上翔，而见上述诸症。所谓肝阳偏亢实即脉管失濡而呈紧张状态，血因脉络紧张而上冲于脑（西医学称为高血压病），其卒然倒仆，昏不知人，或移时才醒，醒后不能复原而见半身不遂，即《素问·调经论篇》中"血之与气，并走于上，则为大厥，厥则暴死，气复反则生，不反则死"的病变（西医学称为脑出血）。

上述证象反映了五脏气机升多于降的病理改变。根据"高者抑之"的治疗原则，应该选用平肝潜阳的龙骨、牡蛎、石决明、代赭石、磁石、龟甲等金石药重坠与介类药潜阳，组成镇肝息风法治疗，使风阳内潜而诸症可解。代表方如镇肝熄风汤。

在配伍本类方剂时，要注意以下三个问题。其一，风阳之所以上翔，是因肾水亏虚，水不涵木，引起肝阴不足，肝阳上亢，血随气逆，升多于降，所以本类方常在镇肝息风的基础上，配伍生地黄、玄参等凉血滋阴药物滋水涵木，养阴配阳，使阴津充足，风阳自潜。其二，肝为风木之脏，性喜条达；肝为将军之官，体阴用阳。治疗时不宜单纯镇肝，试图压服，还须顺其刚介之性，遂其条达之情。所以本类方剂常配伍条达肝气的青蒿、茵陈、金铃子、马兜铃，柔肝的白芍、地龙等药，使肝疏泄正常，化刚为柔。其三，注意脏腑间的相须、相制关系。此证既因五脏气机升腾莫制，就应配伍清金制木和平胃降冲之品，才较符合此证机制。

热盛生风：此证见于急性热病的热盛阶段，以高热与抽搐同时并见为特征。温热之邪传入厥阴，可见壮热神昏、手足抽搐等既有热盛的证象，又有风动的症状。手足之所以抽搐，则有热邪犯脑，脑络痉挛，或热盛伤阴，筋脉失养，或炼液为痰，痰滞筋膜三种因素。三种因素都是因热而起，所以，热盛是风动之因，风动是热盛之果。治疗此证，应把清热凉肝作为治疗重点，息风解痉作为辅助，才较恰当。本类方剂常用兼具清热凉肝和息风解痉两种功效的羚羊角、钩藤、桑叶、菊花等为主药，养阴增液的玄参、生地黄、白芍之类为辅药，共收凉肝息风之效。清热凉肝之品，在于消除致病之因，息风解痉与养血滋阴药物是治疗因热盛产生的症状。代表方如羚角钩藤汤、清热息风汤。

温毒是引起此证的根本原因，故清热解毒是治疗此证关键。在配伍本类方剂时，可加入金银花、连翘、大青叶、板蓝根之类针对病因施治，才能提高疗效。

阴虚风动：热病末期，阴津耗损，以致筋膜失养，肝风内动，必见脉细数、舌绛少苔、口燥唇焦、筋脉拘急、手足颤动等症，治宜滋阴息风，育阴潜阳。本法常用阿胶、鸡子黄、地黄、白芍等滋阴养血药为主，配伍龟甲、鳖甲、牡蛎等潜阳息风药物组成，代表方如阿胶鸡子黄汤、大定风珠等。阴虚风动是阴伤液耗所致，应着眼于滋阴养血，阴血充盈，筋脉得濡，风象自然消失，潜阳息风仅居次要地位。

阴虚风动与热盛生风之证，虽同属热病引起的肝风内动，但病机有虚实之异。热盛动风之证，是因邪热亢盛、风火相煽所致，属实，见于热盛阶段；阴虚风动，是由邪热久羁，阴津受损，以致虚风内动，属虚，见于温病末期。两者的临床证象也有差异。热盛动风之证，症见手足抽搐，其势急剧，兼见高热神昏等热盛症状；阴虚风动之证，症见手足挛急，必然伴见一系列阴虚表现。

除肝阳化风病情稍缓外，其余两种病机都是危重证候，应配合清营凉血、清热开窍等法及时治疗，否则将会危及生命。

镇肝熄风汤（《医学衷中参西录》）

【药物组成】怀牛膝 30g，生赭石（轧细）15g，生龙骨（捣碎）15g，生牡蛎 15g，龟甲 15g，生白芍 15g，玄参 15g，生麦芽 6g，川楝子（捣碎）6g，茵陈 15g，天冬 15g，甘草 4g。

【制剂用法】水煎服。

【方证病机】肝阳上亢。

【体现治法】镇肝息风。

【适应证候】内中风证。症见脉弦长有力，头目时常眩晕，或脑中时常作疼发热，或目胀耳鸣，或心中烦热，或时常嗳气，或肢体渐觉不利，或口眼逐渐歪斜，或头面如醉，甚至眩晕至于倒仆，昏不知人，移时始醒，醒后不能复原，肢体痿废，或成偏枯，舌红少苔。

【方理剖析】此方源出《医学衷中参西录》，为内中风证而设。其实此方所治多是中风先兆，施于中风之前可预先防范，施于中风以后可以说毫无效果。所治诸症，都是血气上升太过所致。究其血气之所以上升太过，是因脉络紧张，以致血压升高；再究脉络之所以紧张，则因肾水亏损，不能涵木，以致脉络失濡。从何知道血充于脑是因脉络紧张？从脉弦长有力知之。从何知道脉络紧张是因阴津亏损？从舌红、少苔知之。诸症明明都是心系血脉为病，为何中医都从肝治？这是因为心系的脉络是由肝主的筋膜构成，所以应从肝治。综合上述，此证的基本病理是：阴津亏损→脉络失濡→经脉紧张→血压上升→出现诸症。若从传统理论来讲，则是肾水亏虚→水不涵木→肝阳偏亢→肝风上翔→出现诸症。

五脏气机上升太过，血随气逆，上充于脑，治宜调理升降，制其亢阳。此方试图通过镇肝达到息风目的。方中重用牛膝引血下行，意在使血不上充。龙骨、牡蛎、白芍平肝息风，合龟甲、生赭石潜阳镇逆，在于制其肝阳上亢。龟甲、白芍滋阴养血，玄参、天冬滋水涵木，在于濡润筋脉，使其和柔。生赭石不仅镇肝，亦能降胃气、平冲逆，在于使肝阳潜藏、肾气摄纳、胃气不逆。古人曾谓用药犹如用兵，不仅需要针锋相对，尤应投其所畏，才能战无不胜，攻无不克。肝阳上亢，虽与肾水不能涵木直接相关，肺金不能制木亦难逃其责。故用天冬、玄参滋肺阴而清制节，肺气清肃下行，自能抑制肝木。肝为风木之脏，为将军之官。治肝不宜一味潜镇，还宜顺其刚介之性，遂其条达之情。故佐川楝子、茵陈、麦芽、甘草清肝热、解肝郁、缓肝急，使其俯首归依，化刚为柔。纵观全方，有从正面而治的镇肝、柔肝药物，亦有从侧面疏导的清肝、疏肝药物，有从相生而治的滋水涵木药物，亦有从相克而治的清金制木药物，结构严密，面面俱到，是故方制较佳。

以上是据《医学衷中参西录》大意释方，改作如下解释，似乎更与病机切近。血压升高，故用牛膝引血下行。血压升高是因脉络紧张，故用龙骨、牡蛎镇静，白芍柔肝，甘草缓急。脉络紧张是因阴津亏损，故用龟甲、白芍滋阴补血，玄参、天冬增液生津。用生赭石降胃气与冲气上逆，在于调理气机升降。用川楝子、茵陈、麦芽清肝、疏肝，不仅可以顺其条达之性，亦可清肝而使血藏于肝，消除血压升高的另一原因。若从这一角度来衡量此方结构，则滋阴、解痉、清肝三类药力均嫌不足，加入生地黄、知母滋阴，地龙、钩藤解痉，黄芩、牡丹皮清热，才更加完善。

【临证应用】此方治疗高血压病有一定疗效。但并非所有血压升高都能使用此方，仍宜辨证施治。血压升高是血量与脉管的病理改变，应从脉内、脉外、脉管三个方面思考。肝经有热，输出血量过多，以致血压升高，可用龙胆泻肝汤之类清其肝热，理其疏泄；血中水分太多，以致血压升高，可用真武汤、五苓散之类温阳化气，行其水湿；风寒外束，脉络收引，以致血压上升，可用解表之方疏散外邪，均非本方所宜。只有阴津亏损，导致脉络紧张而使血压升高，才可使用此方。

【歌括】镇肝熄风芍天冬，玄麦赭石龟牡龙，牛膝茵陈草川楝，肝风上翔此方谋。

羚角钩藤汤（《重订通俗伤寒论》）

【药物组成】羚羊角粉（冲服）6g，钩藤20g，桑叶9g，菊花12g，生地黄24g，白芍30~60g，甘草10g，贝母6g，竹茹12g，茯神15g。

【制剂用法】水煎服。

【方证病机】热盛生风。

【体现治法】凉肝息风。

【适应证候】热盛生风，风阳上亢。症见头晕目眩，壮热神昏，烦闷躁扰，手足抽搐，舌质干绛，脉弦数有力。

【方理剖析】高热、神昏、舌质干绛、抽搐，是本方主症；热盛生风，是此证病机。因有高热、脉数而知病因为热；因见神昏、抽搐而知病位在手厥阴心包和足厥阴肝经；因见舌质干绛而知病性为热盛阴伤。神昏是温邪上受，首先犯肺，逆传心包，热扰神明之象。抽搐是热攻于脑，搏击其筋，或阴津亏损，筋脉失濡，或炼液为痰，痰滞筋脉三种病理的综合反映。由于导致抽搐的三种因素都因于热，所以此证属于热盛生风机制。其基本病理是：温邪上受，首先犯肺→逆传心包，搏击筋脉→神昏，抽搐。

此证高热与抽搐并见，说明热盛是导致抽搐的原因，抽搐是热盛产生的结果。治宜凉肝息风，双管齐下，才能标本兼顾。羚羊角、钩藤均兼清热凉肝与息风解痉之长，作为主药，可以全面兼顾。治病贵在因势利导，令邪有外出去路，才能收到事半功倍的效果。桑叶、菊花均走肝肺二经，擅长疏风散热，配入方中，是使热邪透达于外，与清营汤之配伍银翘同一目的，体现透热转气的配方法度。热伤阴血，以致舌绛而干、阳亢而晕、筋急而挛，故配生地黄清热凉血，养阴配阳，润燥养筋。白芍与甘草为伍，长于柔肝缓急，可以增强止痉效力，但原方分量太轻，不能显示这一作用，加重用量，其效始著。痰滞经络，故配贝母、竹茹化痰通络，心神不宁，故配茯神宁心安神，此三味虽非清热止痉药物，却可协助主药治疗兼夹证象。十药同用，能收凉肝息风功效。

此方能全面考虑引起抽搐的各种因素，并能抓住凉肝息风这一重点施治，是其所长；虽有清热药物清其已化之热，却无解毒药物消除致热之源，是其所短。加入金银花、连翘、大青叶、板蓝根等两清气血之品以消除病因，才是较为完美的结构。

何秀山云："肝藏血而主筋，凡肝风上翔，症必头晕胀痛，耳鸣心悸，手足躁扰，甚则瘈疭，狂乱痉厥，与夫孕妇子痫，产后惊风，病皆危险，故以羚、藤、桑、菊息风定痉为君；臣以川贝善治风痉，茯神木专平肝风；但火旺生风，风助火势，最易创伤血液，尤必佐以芍、甘、生地黄，酸甘化阴，滋血液以缓肝急；使以竹茹，不过以竹之脉络通人之脉络耳。此为凉肝息风，增液舒筋之良方，然唯便通者，但用甘咸镇静，酸泄清通，始能奏效。若便闭者，必须犀连承气，急泻肝火以息风，庶可救危于俄顷。"若据何氏此说，本方原为肝风上翔的头晕胀痛、耳鸣心悸而设，此为自身功能失调，并非外感温邪，自可不必使用清热解毒之品。

【临证应用】（1）以高热与抽搐并见为辨证要点，兼见神昏窍闭，可与安宫牛黄丸或紫雪丹、至宝丹合用。阴虚型高血压可用此方加黄芩、夏枯草。

（2）此方是由清热、息风、养阴、化痰、宁神五类药物组成，根据证情可从以下几个方面加味。①热盛：可加石膏、知母、大青叶、板蓝根、金银花、连翘之类清热解毒。②剧烈抽搐：可加全蝎、蜈蚣之类息风止痉。③阴伤较甚：可加玄参、麦冬之类养阴生津。④痰浊较甚：可加天竺黄、瓜蒌壳、竹沥之类清热化痰。⑤烦躁不宁：可加石决明、珍珠母之类重镇安神。⑥湿浊蒙闭，神昏窍闭：可加麝香、石菖蒲之类芳香开窍。⑦肝阳上亢，血压升高：可加大黄导热下行。

【歌括】羚角钩藤菊与桑，芍甘贝茹茯地黄，抽搐不止因肝热，凉肝息风是妙方。

钩藤饮（《幼科心法》）

【药物组成】钩藤 9g，羚羊角 3g，全蝎（去毒）6g，天麻 6g，人参 3g，甘草 3g。

【制剂用法】水煎服。

【方证病机】热盛生风。

【体现治法】清热息风，祛邪扶正。

【适应证候】小儿急惊，热盛动风。症见牙关紧闭，手足抽搐，惊悸壮热，眼目窜视。

【方理剖析】小儿热病，最易传入少阴、厥阴二经。少阴热盛，则壮热惊悸；风动于肝，则牙关紧急、手足抽搐；肝开窍于目，目为筋之窠，热盛津伤，筋膜失濡，遂见眼目窜视。综上，此证病因为热，病位在肝，病性属实。

热盛生风而痉挛抽搐，故用清热息风的羚羊角、钩藤为主药，辅以滋液息风的天麻，息风解痉的全蝎。四药共奏清热凉肝、息风解痉功效。但是，小儿易实易虚，本方使用大量凉肝息风之品，须防热退正衰，转为虚证，故佐益气扶正的人参、甘草预为防护，则邪去正复而无后患。若加解毒的大青叶、板蓝根则疗效更佳。

此方有可取处，亦有不足处。可取之处是解痉力量较强，且配强心的人参以防心衰，照顾到小儿易实易虚特点。但此方一无消除病因的清热解毒药，二无补充阴津的养阴药，病因不除，很难获效，虑及心气衰竭，而不虑及阴津亏损，亦千虑一失，是不足处。

【临证应用】以高热、抽搐并见为使用本方指征。

【歌括】钩藤饮中用羚羊，全蝎天麻参草匡，热盛动风呈抽搐，息风清热效力强。

清热息风汤（《中医治法与方剂》）

【药物组成】石膏 60g，金银花 30g，连翘 30g，莲子心 36g，天竺黄 6g，炒栀子 6g，大青叶 30g，钩藤 9g，全蝎 6g，蜈蚣 3 条　僵蚕 6g，蝉蜕 6g，地龙 9g，石菖蒲 6g。

【制剂用法】水煎服。

【方证病机】热盛生风。

【体现治法】清热解毒，息风解痉。

【适应证候】热盛动风。症见高热，昏迷，谵语，抽搐，舌质绛，脉弦数。

【方理剖析】高热、昏谵、抽搐是本方主症；热盛动风是此病病机；兼见脉症，是热盛的辨证依据。温邪上受，首先犯肺，邪热炽盛，故高热；逆传心包，机窍闭阻，故昏谵；热盛生风，故抽搐。由此可见，热盛是引起昏谵、抽搐的原因；抽搐、昏谵是热盛产生的结果。抽搐、昏谵仅是现象，热盛才是本质。其基本病理是：温邪犯肺→逆传心包，神机闭阻，或热搏筋脉，引动肝风→昏谵、抽搐。

温热病毒，传入手足厥阴，法当清热解毒。故方用石膏清气分之热，莲子心清心包之热，栀子、大青叶清肝热，合银翘清热解毒，消除致病之因。肝风内动而痉挛抽搐，当息风解痉，故用钩藤、全蝎、蜈蚣、僵蚕、蝉蜕、地龙息风解痉，治疗主要症状。热入心包，神机闭阻而昏谵，又宜化痰开窍，故用天竺黄清热化痰，石菖蒲芳香开窍，兼顾窍闭症状。诸药合而用之，能收清热解毒、息风解痉、化痰开窍功效。

此方较羚角钩藤汤多一组解毒药，较清瘟败毒饮多一组息风解痉药，对于热盛动风之证，颇合病情，唯缺乏凉血养阴之品，似乎稍有不足。临证时酌情加入生地黄、牡丹皮、白芍之属，则配伍更加完善。

【临证应用】以高热、抽搐、神昏、谵语为使用此方指征。由于此方是以清热息风为主，开窍力量甚弱，可兼用安宫牛黄丸增强清热开窍力量。

【歌括】清热息风钩地龙，蝉蚕竺蝎与蜈蚣，膏栀银翘莲蒲配，解毒大青力更宏。

阿胶鸡子黄汤 (《重订通俗伤寒论》)

【药物组成】阿胶 9g，鸡子黄 2 枚，生地黄 18g，白芍 30g，石决明 24g，生牡蛎 15g，茯神 12g，钩藤 9g，络石藤 9g，甘草 6g。

【制剂用法】除阿胶、鸡子黄二药外，水煎去渣，冲鸡子黄。阿胶烊化服。

【方证病机】阴虚风动。

【体现治法】滋阴息风。

【适应证候】热病后期，阴津被劫，虚风内动。症见筋脉拘急，手足蠕动，头目眩晕，口燥唇焦，舌绛少苔，脉象细数。

【方理剖析】筋脉拘急、手足蠕动，是本方主症；热邪伤阴，肝风内动，是此证病机；其余脉症，是阴虚风动的辨证依据。此证见于热病后期，自然病因为热；因见手足拘急，故知病位在肝；因见口燥唇焦、舌绛少苔，故知手足拘急是因营阴被劫，筋脉失濡。其基本病理是：温邪犯肺→内陷营血→营阴被动→筋脉失濡→手足拘急。

热邪伤阴，阴虚不能制阳而见阳亢眩晕，血虚不能养筋而见虚风内动，应以滋阴为主，息风潜阳为辅，使阴血得充，阴能制阳，血能养筋而风阳潜息。故方用阿胶、鸡子黄为主药以滋阴息风，标本兼顾，辅以生地黄、白芍滋阴养血，石决明、牡蛎平肝潜阳，茯神、钩藤息风解痉，络石藤通络舒筋，诸品皆为阳亢眩晕、阴虚拘挛而设。甘草和中缓急，与白芍合用以解拘急，正合《素问·脏气法时论篇》中"肝苦急，急食甘以缓之"的治疗原则。十药共用，能收滋阴息风、育阴潜阳功效。

此方所用诸药，均较精当，唯络石藤有些碍眼，络石藤本系祛风通络之品，用治风湿阻络的拘急疼痛则可，用治热病后期阴津亏损的筋脉拘急则有点文不对题，可以删去。

【临证应用】此方可用于以下两种情况：一是热病后期见上述证象；二是素体阴虚阳亢而见头晕耳鸣。两种情况都以口燥唇干、舌绛少苔、脉象细数为辨证要点。加玄参、麦冬滋气分之阴，配伍更加完善。

【加减化裁】阿胶鸡子黄汤（《重订广温热论》）：真阿胶 5g，牡蛎 15g，大生地黄 12g，白芍 9g，女贞子 9g，黄甘菊 6g，鸡子黄 1 枚，童便 1 杯。诸药先煎，汤成去渣，入阿胶、鸡子黄，童便温服。治肝风上翔，头眩、心悸、耳鸣、躁扰、狂厥等症。此方甘咸镇静，善息肝风，一切均从育阴潜阳着眼，配伍允称简洁。

【歌括】阿胶鸡子黄汤好，地芍钩藤牡炙草，石决茯神络石藤，阴虚风动此可疗。

大定风珠（《温病条辨》）

【药物组成】鸡子黄 2 枚，阿胶 9g，生地黄 18g，麦冬 18g，麻子仁 6g，五味子 6g，炙甘草 12g，白芍 18g，生龟甲 12g，生牡蛎 12g，鳖甲 12g。

【制剂用法】除阿胶、鸡子黄外，余药水煎去渣，冲鸡子黄，阿胶烊化服。

【方证病机】阴虚风动。

【体现治法】滋阴息风。

【适应证候】温热久羁，灼烁真阴，肝风内动。症见神倦瘛疭，舌绛少苔，脉象虚弱。

【方理剖析】此证见于温病末期，病情严重。神疲瘛疭，是本方主症；阴虚风动，是此证病机；舌绛少苔、脉象虚弱，是阴虚的辨证依据。温热久羁，吸烁真阴，阴津亏损而心神失养，水不涵木而筋脉失濡，于是神倦瘛疭。综上，此证病因为温邪，病位在心肝，病性属阴虚，是津血亏损、筋脉失濡的病理改变。

温热久羁，真阴欲竭，虚风内动，宜补耗损之阴，柔和瘛疭之脉，潜镇浮亢之阳，从而体现滋阴息风，育阳潜阳法则。方用鸡子黄坐镇中焦，交济上下阴阳；阿胶养血滋阴，息风解痉；生地黄清血中余热，并合白芍、麻子仁、麦冬、五味子养血生津；白芍与甘草同用，一柔肝而一缓肝，正合"燥者润之，急者缓之"治则。滋阴诸药相伍，能收滋阴息风功效。龟甲、鳖甲、牡蛎均为介类药物，既可增强滋阴效力，又可潜其浮亢之阳，滋阴诸药与此配伍，能收育阴潜阳功效。

学习此方，应该注意以下几点。①病理转归：热邪伤阴，既可成为阴不制阳，肝阳上亢，又可成为筋脉失濡，肝风内动，也可出现阴竭阳脱，心力衰竭。②治法特点：此方以滋阴为基础，佐以解痉、潜阳药，既可滋阴息风，又可育阴潜阳，再加益气救脱之品以滋阴救脱，能够兼顾上述三种病理转归。③选药特点：此证"邪气已去八九，真阴仅存一二，故以大队浓浊填阴塞隙，介属潜阳镇定"。唯诸药过于浓浊，用于重危患者难以下咽，王孟英等指责过于浓浊，有一定道理。④谨防虚脱：观其方后气喘、自汗、心悸均加人参，自知此证有虚脱危险，由于气喘、自汗、心悸都是心衰之象，故加人参益气救脱。仅加一味即可治疗阴竭阳脱之证，成为滋阴救脱之方，应特别留意。

【临证应用】以热病后期见手足拘挛、舌绛少苔、脉象虚弱为用方指征。用治肝阳偏亢的头晕，心体失养的心悸，只要加减得宜亦有一定效果。如见阴竭阳脱，可去鸡子黄、麻子仁等药，加入人参。

【歌括】大定风珠息风方，麦味麻草鸡子黄，地芍阿胶滋阴血，龟鳖牡蛎可潜阳。

-------------------------- 小　结 --------------------------

平肝息风法共选 6 方，同用息风药物治疗筋脉挛急而又各具特点。

镇肝熄风汤纯为自身阴阳失调，阴不制阳，肝阳上亢而设，不是已成中风才用此方治疗，而是一见中风先兆即可使用此方预先防范。方中镇肝的龙骨、牡蛎并非对症之品，引血下行的牛膝，滋水涵木的玄参、天冬，柔肝缓急的芍药、甘草，才是主要组成部分。

羚角钩藤汤、钩藤饮、清热息风汤都是治疗外感温邪、热盛动风的方剂。比较功力，清热息风力量以清热息风汤为最，此方配伍解毒药物，着重消除病因；钩藤饮配伍人参，照顾到了小儿易实易虚特点；羚角钩藤汤配伍疏散风热的桑叶、菊花，为热寻求出路，均值得称许。

阿胶鸡子黄汤与大定风珠是为热病后期的阴虚风动而设。阴津亏损，筋脉失濡是导致手足挛急的唯一原因，这类方配伍大量养阴药物，深得治病求本要领，两方都用潜阳药物，故又称为育阴潜阳法则。

第三节　柔肝缓急法

柔肝缓急是针对五脏经隧痉挛拟定的治法。

前已言之，五脏是由大小管道构成的五大系统，这些管道，古人称为经隧。经隧异常，有痉挛、松弛、破损、硬化、变形等不同病变，此法是为筋脉痉挛而设。临证所见，外感风寒是引起经隧挛急的主要原因。除此以外，亦有阴津亏损所致者。经隧挛急必然引起基础物质流通受阻，不通则痛，故五大系统之中就有四大系统是以疼痛为主症。肺系挛急，气津升降出入不利，即见喘咳；胃肠挛急，饮食传导失常，津气升降出入受阻，即见吐、泻、腹痛；心系挛急，血运不利，即见心区绞痛、肢体掣痛；胆胰流通受阻，即见胁下疼痛；肾系挛急，水道不利，即见小便不利；精隧挛急，即见遗精梦交、痛经等。由于五脏经隧都是肝系的筋膜构成，所以病本在肝。根据"急者缓之""肝苦急，急食甘以缓之"的治疗原则，应该选用缓急解痉的芍药、甘草、大枣等药为主组合成方，如芍药甘草汤、当归建中汤、黄芪建中汤、桂枝龙骨牡蛎汤、奔豚汤、甘麦大枣汤等都体现这一治法。

缓解经隧痉挛的古方甚多，如治肺系挛急的小青龙汤，治肠道挛急的大建中汤、小建中汤，治肝系挛急的四逆散、当归芍药散，治肾系挛急的真武汤等都是。这些方剂或以消除病因为主，或以通调气血津液为主，已经纳入其他治法之中，可以参考。

芍药甘草汤（《伤寒论》）

【**药物组成**】白芍 30~90g，炙甘草 10~30g。

【**制剂用法**】水煎服。

【**方证病机**】肝阴不足，筋脉挛急。

【**体现治法**】柔肝缓急。

【**适应证候**】肝阴不足，筋脉失养，手足拘挛；或肝木克土，腹中拘急而痛，按之其痛稍缓，苔少脉弦。

【**方理剖析**】手足拘挛、腹中疼痛，是本方主症；肝阴不足，筋脉痉挛，是此证病机；疼痛喜按、苔少、脉弦、是肝阴不足、筋脉痉挛的辨证依据。筋膜是联系脏腑形体的一种组织。由筋膜构成的经隧是流通气血津液的通路，经脉能够保持和柔，有赖阴津濡养，血液滋荣。此方所治手足拘急，属于筋脉挛急，而筋脉之所以挛急，则因肝阴不足、筋脉失养所致。腹痛喜按，也说明此证不是器质病变，而是经隧失去柔和的拘挛性疼痛。上述两组证象虽有在表、在里之异，但筋脉失养而挛的机制则相同。

筋脉挛急是上述诸症的基本病理，柔和筋脉，缓其挛急，已成当务之急。本方由芍药、炙甘草两药组成，芍药酸苦性平，是养血益阴、柔肝解痉的良药，与味甘微温，益气缓急的炙甘草配伍，酸甘化阴，能收较好的柔肝缓急功效，用治上述机制导致的痉挛与疼痛等症，疗效甚佳。

本方芍药、炙甘草《伤寒论》中各用四两，说明炙甘草的缓急作用可与芍药并驾齐驱，二药同用，有相须为用，相得益彰之妙。由于本品与大枣、饴糖等甘味药都有缓急作用，故《素问·脏气法时论篇》谓："肝苦急，急食甘以缓之。"若欲深究肝系病证为何苦急之理，则与肝主身之筋膜有关。

或谓：芍药能够柔和筋脉，向无异议，甘草能够缓解挛急，恐难令人信服。其实甘草用于缓解急迫的古方不胜枚举，仅因历代医家在解释这些古方时，未曾突出甘草的缓急作用而已。如治风寒束表，经脉收引而疼痛、气喘的小青龙汤，治呃逆的橘皮竹茹汤，治小便涩痛的导赤散等，都用甘草缓解经隧挛急，若谓上述诸方配伍本品仅为矫味和中之用，误矣！

综观历代医家应用本方经验，体表和内脏任何部分的经脉拘挛疼痛以及肺系痉挛的喘咳、肾系痉挛的小便不利等，均可酌情使用，本方能够用于表里上下各部，功在芍药、甘草能够缓解一切痉挛。理解其治病原理，才能够扩大本方应用范围。

【**临证应用**】（1）使用本方的辨证要点有四。①治疗筋病，以手足挛急、难以屈伸为特征。②治疗脉管痉挛引起的头身、四肢疼痛，以掣痛难忍为特征。③治疗腹痛，以局部紧张，按之痛减为特征。④治疗其他经隧挛急的喘急、咳嗽、呃逆、呕吐、泄泻等，以患者自觉窘迫难忍为特征。

（2）《内科摘要》："治小肠腑咳，发咳而矢气。"矢气可以佐证此咳是因肺系经隧痉挛引起。

（3）《医学心悟》谓此方"止腹痛如神。脉迟为寒，加干姜；脉洪为热，加黄连"。此为肠道膜络痉挛证象。

（4）《古今医统》谓："治小儿热腹痛，小便不通。"腹痛与小便不通并见，可见小便不通是肾系经隧挛急引起。

（5）《类聚方广义》云："小儿夜啼不止，腹中挛急甚者，亦奇效。"说明夜啼不只是因腹痛所致。

（6）《方极》谓："治拘挛急迫者。"指出无论表里上下，凡属经脉拘挛急迫，都可应用。

（7）《朱氏集验方》去杜汤（即本方）：治脚弱无力，行步艰难。是用本方滋养肝阴、柔和筋脉的作用以达治疗脚弱无力目的，与上述各种用法虽有不同，其基本病理却是一致的。

【加减化裁】由于本方是治痉挛疼痛的基础方，体现了柔肝缓急的治疗法则，凡属经脉失去和柔的各种见症，都可以此方为基础，根据病性的寒热虚实予以变化。所以它是众多古方的基本结构，学者若能细心体察，将会加深对本方治疗作用的理解。

（1）芍药甘草附子汤（《伤寒论》）：本方加附子，治芍药甘草汤证而兼恶寒者。凡下部冷，专冷于腰者，宜肾着汤；专冷于脚者，宜此方。是用附子温经散寒，强心以助血行，芍药、炙甘草柔肝缓急，令脉络舒缓，以利血行。

（2）芍甘止痉汤（验方）：本方加全蝎、蜈蚣。治脑炎，热退身凉，手足拘急，项背强直者。

（3）加味芍甘汤（《临证指南医案》）：本方加紫石英、南枣、炒小麦。水煎服。治背反张，发时背不能着席，发过如平常人。

【歌括】仲景芍药甘草汤，药味虽少效佳良，手足拘急腹挛痛，柔肝缓急自然康。

桂枝加桂汤 （《伤寒论》）

【药物组成】桂枝 25g，芍药 15g，生姜 15g，炙甘草 10g，大枣 12g。

【制剂用法】水煎，分 3 次，温服。

【方证病机】寒伤厥阴，发为奔豚。

【体现治法】温经散寒，柔肝缓急。

【适应证候】寒伤厥阴，发为奔豚，气上冲心，腹痛欲死。

【方理剖析】此为治疗奔豚偏寒的主方。以腹痛为主症，以病"从少腹起，上冲咽喉"，发时腹痛欲死，不上冲时疼痛可以缓解为辨证要点。这一特征说明既不是器质性病变，也不是感染性疾病，属于痉挛性疼痛，其机制与筋膜挛急有关。筋膜之所以挛急，则因寒伤厥阴引起。

《伤寒论》谓："烧针令其汗，针处被寒，核起而赤者，必发奔豚。气从少腹上冲心者，灸其核上各一壮，与桂枝加桂汤，更加桂二两也。"寒伤于表，本宜发汗以祛其寒，医者不用辛温解表方法，却以烧针令其汗，寒从针孔侵入少阳三焦，膜络受寒，收引拘急，遂见此证。

本方即桂枝汤加桂枝二两（15g）而成。加重桂枝分量，在于温散寒邪，得辛温走散的生姜相助，温散力量为之增强，桂枝本有平降冲气上逆之功，得下气降逆的生姜为助，平降冲气作用也为之增强，此二药在于消除病因，降其冲逆。白芍是柔肝解痉良药，炙甘草、大枣有缓急止痛作用，此三药在于柔肝缓急，缓解肠道痉挛。五药合用，能收温经散寒、降逆平冲、柔肝缓急功效。使寒邪得散，冲气得平，膜络得舒，奔豚腹痛自可缓解。

此证机制，注家多宗《难经》之说，而以奔豚为肾之积气作解，此说殊不可从。陆渊雷谓："惑于《难经》臆说者，以奔豚为肾之积气，遂谓加桂为泄肾气，伐肾邪；又以肾居下部，而桂枝气薄上行，不若肉桂之气厚下行，遂谓此汤之加桂，是肉桂而非桂枝，不从事实而凭臆说，何其诬也……果尔，唯当称加，不可云更加也。"

此方所治腹痛与小建中汤、桂枝加芍药汤的机制相同，都是肝木乘脾之象，所以柔肝缓急是基本目的。所不同者，此证寒邪较盛，且有痛从少腹上冲特征，故不加阴柔的白芍，而加温经散寒、降逆平冲的桂枝。药物剂量变化，随症而异，细心体察，将有所获。

【临证应用】雉间焕谓："奔豚主剂虽甚多，特加桂汤为最可也。"又说："生平头痛有时发，苦之一二日或四五日，其甚则昏迷吐逆，绝饮食，恶药气者，每发服此则速起，或每天阴欲雨头痛者，亦当服之，能免其患也。"

【歌括】桂枝加桂治奔豚，寒伤厥阳是病因，重用桂枝平冲逆，散寒缓急痛可宁。

奔豚汤（《金匮要略》）

【药物组成】甘李根白皮 30~90g，黄芩 10g，生葛根 30~60g，当归 10g，川芎 10g，白芍 30~90g，甘草 10g，半夏 20g，生姜 20g。

【制剂用法】水煎，分 4 次，白天 3 次，夜晚 1 次，温服。

【方证病机】肝热气逆，发为奔豚。

【体现治法】清热降逆，柔肝止痛。

【适应证候】奔豚。症见气上冲胸，腹痛难忍，往来寒热。

【方理剖析】此为治肝气上逆，发为奔豚的主方。奔豚是以腹痛为主症。此证以腹痛与自觉气从少腹上冲心胸为辨证要点。若患者无"气上冲胸"见症，当属其他原因引起，不能诊断为奔豚病。肝主身之筋膜，其经脉过少腹，布胸胁。此证是因惊引起肝气上逆，于是气从少腹循经上冲，膜络挛急，发为奔豚而腹痛欲死。

肝气上逆，发为奔豚而腹痛欲死，法当平肝降逆，缓其急迫之势，证情偏热，又宜清肝，通过清热降逆与柔肝缓急，使肝木柔顺，气不上逆，则疼痛可以缓解。方中甘李根白皮为治奔豚要药，古方每多用此以清热降逆；黄芩、生葛根，助主药清热；当归、川芎助主药养血调肝；生葛根、白芍、甘草为柔肝缓急良药，缓解痉挛非此莫属；再佐半夏、生姜降其上逆之气，共收清热降逆、柔肝缓急功效。

李根白皮宜刮去粗皮，炙黄入药。《外台秘要》载治奔豚方 13 首，甘李根白皮者 8 首，可见本品是治奔豚主药。《长沙药解》谓李根白皮能"下肝气之奔冲，清风木之郁热"，故唯奔豚之属热者宜之。

此方与桂枝加桂汤、苓桂甘枣汤均为治奔豚的主方，但有一寒一热之异，可以合参。

【歌括】气上冲胸号奔豚，四两夏姜五葛根，归芍芎芩甘二两，李根须用一升云。

内补当归建中汤（《备急千金要方》）

【**药物组成**】当归 20g，桂枝 15g，芍药 30g，生姜 15g，甘草 10g，大枣 12 枚。

【**制剂用法**】水煎，分 3 次，温服，1 日量。

【**方证病机**】营阴不足，肝木失濡。

【**体现治法**】滋阴和阳，柔肝缓急。

【**适应证候**】产后腹中刺痛不止，虚弱少气，或少腹挛急而痛，痛引腰背，舌淡脉弱。

【**方理剖析**】营血运行，脉为其隧。产育失血导致营血亏损，营血亏损导致经隧失濡，以致挛急而痛，痛引腰背。若兼瘀血停留子宫，则见刺痛。其基本病理是：产后失血→营血亏损→经脉失濡→挛急而痛。

产后失血，阴血亏损，经脉失濡，挛急而痛，故用当归、芍药养血滋阴，令营血不亏则经脉得濡，经脉得濡则肝木柔和。当归又能活血，如果血滞而见刺痛，本品亦可兼顾。用甘味的甘草、大枣协助当归、芍药缓解经脉挛急，体现了"肝苦急，急食甘以缓之"的治则。再佐桂枝、生姜通调营卫，调理阴阳，合而成方，能收滋阴和阳、柔肝缓急功效。加入饴糖，甘缓止痛效力更强，如果仍然出血不止，宜加地黄、阿胶滋阴止血。

研究此方，应该注意以下两点。①病变部位：《金匮要略》将此方附于产后篇，说明此方是为产后失血导致的少腹疼痛而设，病在肾系。但用此方治疗中焦虚寒引起的肠道挛急而痛，亦有良效。二者的病因、病位迥然不同，却能收到同一效果，道理何在？在于两病都是经隧挛急而痛，引起疼痛的病因虽有失血与寒凝之异，疼痛的部位虽有在上与在下之别，而经隧挛急的病理则完全一致。此方用当归、桂枝、生姜温通血脉，散其寒凝，芍药、甘草、大枣养血柔肝，缓其挛急，恰与病理相符。②方剂结构：此方由桂枝汤倍芍药加当归而成，桂枝汤是仲景群方之冠，外证得之可解肌和营卫，内证得之可化气调阴阳，以此方为基础加味治疗内证，确有滋阴和阳效果。产后失血，阴血亏损，以致阴阳失调，故用桂枝、生姜合甘草、大枣辛甘化阳，当归、芍药合甘草、大枣养血滋阴，阴药分量重于阳药，正是针对阴弱而设。以上是从阴阳虚实剖析其理，若从另一角度去看，此方结构又照顾到了流动的基础物质与固定的组织结构两个方面。重用白芍、甘草、大枣、饴糖柔肝缓急，治疗重点自然是针对经脉挛急。既从阴血亏损施治，又从组织结构施治，是本方一大特点。

【**临证应用**】产后腹痛，无论刺痛还是挛急而痛，都可使用，以主症兼见舌淡少苔，不夹湿邪为用方指征。脘腹疼痛，喜温喜按，审其属于肝木克土的拘挛疼痛，可以投此。

【**加减化裁**】大虚加饴糖 30g，溶化服。若失血过多，出血不止，加地黄 30g、阿胶 10g。

【**歌括**】内补当归建中汤，桂芍草枣配生姜，肝木失濡腹挛痛，柔肝缓急病能康。

黄芪建中汤（《金匮要略》）

【**药物组成**】桂枝 15g，生姜 15g，炙甘草 10g，芍药 30g，大枣 12 枚，黄芪 8g，饴糖 60g。

【制剂用法】前6药水煮，汤成去渣，纳饴糖，火上加热，令消融，分3次温服，1日量。

【方证病机】阴阳两虚，经脉失柔。

【体现治法】调补阴阳，柔肝缓急。

【适应证候】虚劳里急，诸不足。

【方理剖析】虚劳是指气血虚损；里急是指气血不足，经脉失濡，导致挛急。《素问·调经论篇》说："五脏之道，皆出于经隧，以行血气，血气不和，百病乃变化而生，是故守经隧焉。"五脏经隧是流通气、血、津、液、精五种基础物质的通道，是肝系筋膜的组成部分。经隧与基础物质之间有相互依存的关系。如果发生病变，经隧挛急或松弛，会影响气血津液的通调，气血津液的盈虚，也会影响经隧变生挛急或松弛，二者又常相互影响，互为因果。今因阴阳气血不足，阳气不能温煦经隧而收引，阴血不能濡养经隧而挛急，于是里急而见腹痛，故里急是气、血、脉三者发生病理改变的综合反映。

阴阳气血不足，经脉失养而见挛急，法当调补阴阳，治其根本。故方用辛温的桂枝、生姜，合甘味的甘草、黄芪温补阳气；酸味的芍药，合大枣、饴糖滋补阴血。诸药合而用之，能收平调阴阳气血功效。甘草、大枣、饴糖亦有缓急作用，使用甘味药物缓急，符合"肝苦急，急食甘以缓之"宗旨。

研究此方，应该注意以下三点。此方是由桂枝汤倍芍药加饴糖、黄芪而成。前人曾谓表证用桂枝汤可解肌和营卫，里证用桂枝汤可化气调阴阳，虚劳里急而用桂枝汤加味，显然是为调理阴阳之用，这是应该注意的第一点。腹痛是因经隧挛急，经隧挛急是因阴阳气血虚损，使用此方温补阴阳，体现了治病求本原则，芍药剂量加倍，饴糖配入方中，实具柔肝缓急之功，又体现了急则治标的原则，这是应该注意的第二点。中医治病，重视调理阴阳，使其平衡，当归建中汤用桂枝汤倍芍药加饴糖、当归，是补脉内的营血不足，令其阴阳平衡，此方倍芍药加饴糖、黄芪，是补脉外的卫气亏损，令其阴阳平衡，既可示人以调理阴阳气血的配方法度，也反映了一方可以随其疾病阴阳偏胜而变化，这是应该注意的第三点。

【临证应用】（1）《古今录验》黄芪汤，治"虚劳里急，引少腹绞痛极挛，卵肿缩疼痛"。突出了本方缓挛急以治腹痛的作用。书中又云："必效疗虚劳下焦虚，不甚渴，小便数。"本方加人参、当归，突出了本方温补气血、固摄津液的作用。《方极》谓此方"治小建中汤证而盗汗或自汗者"，也说明本方能益气实卫，养血调营，治疗阴津外泄的证候。

（2）胃及十二指肠溃疡，饥则疼痛，食后缓解，审其舌淡苔少，可用此方温中健脾、柔肝缓急。

【歌括】黄芪建中用饴糖，桂芍草枣合生姜，调理阴阳缓肝急，虚寒腹痛是良方。

桂枝加龙骨牡蛎汤（《金匮要略》）

【药物组成】桂枝、芍药、生姜各15g，甘草10g，大枣12枚，龙骨、牡蛎各15g。

【制剂用法】水煎，分3次，温服。

【方证病机】阴阳两虚，疏泄太过。

【体现治法】调和阴阳，柔肝缓急。

【适应证候】男子遗精，女子梦交，少腹弦急，阴头寒，目眩，发落，舌淡，脉芤动微紧。

【方理剖析】男子遗精、女子梦交，是本方主症；阴阳两虚，疏泄太过，是此证病机；其余脉症，是阴阳两虚的辨证依据。《医宗金鉴》谓："少腹弦急，虚而寒也。阴头寒，阳气衰也。目眩，精气亏也。发落，血本竭也。"从气、血、精亏损剖析其理是所有注家的共同认识，谓属阴阳两虚，已无争议。唯谓疏泄太过，有待再为剖析。肾精不藏，有精隧松弛，精关不固，或精隧挛急，疏泄太过，或湿浊下注，逼精外出这三种基本病理。此证未兼下阴潮湿，不是湿浊下注，也非无梦而遗，不是精关不固，梦与人交而泄，与真正醒时交合并无区别，都要精隧痉挛才能射精，兼有少腹弦急、脉象微紧为佐证，谓其属于疏泄太过机制，较为符合实际。

阴阳两虚，故用桂枝、生姜合甘草辛甘化阳，芍药合甘草、大枣酸甘化阴，体现调和阴阳法则。再从疏泄太过剖析方理，上述五药亦各有所主。下阴部冷，故用桂枝、生姜温通阳气；疏泄太过，故用芍药、甘草、大枣柔肝缓急；龙骨、牡蛎配入方中，一可镇静安神，息其欲念，二可平肝潜阳，理其疏泄，三可固涩精关，令精封藏，诚一举而三得也。

【临证应用】以梦遗而兼少腹弦急、舌质偏淡为使用此方指征。《小品方》云："虚弱浮热汗出者，除桂，加白薇、附子各三分，故曰二加龙骨汤。"去桂枝是因表虚汗出，不宜辛散，复用附子温固表阳，白薇清其虚热，是令热去表固而虚汗可止，一加一减，颇为得体。

【歌括】桂枝龙骨牡蛎汤，芍药草枣合生姜，梦与人交精不固，柔肝固涩调阴阳。

甘麦大枣汤 (《金匮要略》)

【药物组成】甘草 15g，小麦 30g，大枣 10 枚。

【制剂用法】水煎，分 3 次，温服，连服数剂。

【方证病机】阴虚血少，经脉挛急。

【体现治法】益阴缓急。

【适应证候】妇人脏躁，喜悲伤欲哭，像如神灵所作，数久伸。

【方理剖析】喜悲伤欲哭，像如神灵所作，是精神异常；精神异常，是因神（脑）失血养；神失血养，是因血运不利；血运不利，是因血隧挛急；血隧挛急，是因阴津亏损。其病理过程是：阴津亏损→血隧挛急→血运不利→神失血养→精神异常。此证可见血隧因阴津亏损而急，全身筋膜亦因津亏而挛。筋膜脉络遍及五脏，无处不有。阴津亏损，膜络挛急而见烦躁不宁，所以仲景称为脏躁。其基本病理可用阴津亏损，膜络挛急概之。此证虽属心神异常，实应归咎于肝，盖肝主身之筋膜，血隧由筋膜构成故而。

阴津亏损，膜络挛急，心神失养，宜用甘味药益阴缓急。阴虚不用滋阴药物而用大枣滋润脾阴，配合甘草实有甘守津回之意；甘草、大枣之甘，也可缓解挛急，正合"肝苦急，急食甘以缓之"治则。小麦味甘而凉，功能消除烦热。上三药同用，能收益阴缓急功效。

研究此方，应该注意鉴别诊断、治疗原则、煎煮方法这三个方面。其一，精神异常，有气郁、血瘀、痰凝、湿阻多种机制，此证诊断为膜络挛急，神失血养，是以兼见欠伸为依据。盖常欠伸是膜络挛急的反映，有此作为佐证，足以说明是因膜络挛急所致。其二，膜络挛急是基本病理，应当缓解挛急，若欲缓解挛急，当从肝经论治，根据甘可缓急治则，所以都用甘味药物。其三，小麦不宜久煮。陶弘景谓："小麦合汤，皆丸用之，热家疗也，作面则温。"《唐本草》亦谓："小麦汤用，不许皮坼，云坼则温，明面不能消热止烦也。"此方配伍小麦，取其清热止烦，若久煮皮破，将会变寒性为温性，宜留意。

【临证应用】妇女月经不调或渐少，兼有性情急躁易怒，或睡眠不好，或多愁善哭等，可以应用此方。

《校注妇人良方》："乡先生程虎卿内人，妊娠四五个月，遇昼则惨戚悲伤，泪下数次，如有所凭，医与巫兼治，皆无效。仆年十四，正在斋中习业，见说此证，记忆先人曾说此一证名曰脏躁悲伤，非甘麦大枣汤不愈，虎卿借方观之，甚喜对症，笑而制药，一投而愈矣。"

《方舆輗》："某小儿昼夜啼哭不止，试与甘麦大枣汤一两日止，自后用此方治小儿啼哭甚多，此本疗妇人脏躁悲伤之方，然有利于婴儿如此。"

《德生堂治验录》："某女，妊娠至五月，患水肿，及分娩尚甚，尔后发痫，狂呼妄骂，昼夜无常，将脉则张目举手，势不可近，因与甘麦大枣汤，服数百剂，渐渐得复故。"发痫不会狂呼妄骂，昼夜无常，痫字当是癫字之误。

《洛医汇讲》："一妇人，年二十四五，患一种奇证，请予诊之。诊脉候无大异，饮、啖、便、溲亦如常，但其月水时或愆期云。于是诊毕，俟少顷，病妇自告云：今病将发矣！趋就枕席，则其喉间有一种声响，非喘非哕，非呕非噎，不可名状，作甚痛苦烦扰之态。继而左手拇指自然回转旋矣，如木偶戏之机关，渐次遍及五指，互相回转，次及腕、臂、肩，而右足跗、胫、腿，而右手，而右脚，以及眼珠、鼻尖、两耳、头、颈、腰，皆顺次回转振摇。予于是抚其掌曰：有是哉！汝之病情，余今尽得之矣！征之仲景所说妇人脏躁，若合符节。即投以甘麦大枣汤，二日而神志条畅，不旬日即不复发。其后二三年更试治二妇人，亦随愈。"此病百年难遇一人，三年之内，就有三人，纯属杜撰。

从上述四案看来：①本方不仅用于妇人，小儿、男子亦可应用。②不仅悲伤哭啼等症可用，即癫证、失眠等亦可用。③从本方可以看出古方的妙处，与头痛医头的时方有天壤之别。④所举四案都是膜络挛急现象，证明五脏经脉紧张是其基本病理。

【歌括】《金匮》甘麦大枣汤，药仅三味效佳良，妇人脏躁因挛急，和中缓急法可彰。

-------------------------------------- 小　结 --------------------------------------

柔肝缓急法共选7方，都有缓解经脉痉挛作用。其中多数方剂都以芍药、甘草为基础，是相同处，但亦各有特点。芍药甘草汤展示了柔肝缓急的基本结构，是治木失和柔的基本法则，无论表里上下，五脏六腑，概莫能外。因此，这一结构散见于治疗各种痉挛性病变方中，痛证尤为常见，应用之广，罕有其匹。

桂枝加桂汤与奔豚汤都是治疗奔豚的专方，都以腹痛时气从下腹上冲为特征。不过桂枝加桂汤证的病性偏寒，故以桂枝温阳散寒，降其冲逆，芍药、甘草、大枣柔和经脉，治其挛急。奔豚汤证的病性偏热，故以甘李根白皮"下肝气之奔冲，清风木之郁热"，而以葛根、芍药、甘草解痉缓急。

当归建中汤、黄芪建中汤都用白芍、甘草、大枣、饴糖柔肝缓急，解痉作用较为明显。当归建中汤本为产后腹中刺痛不止而设，是治子宫挛急而痛，但亦可以治疗胃痛；黄芪建中汤本是治疗上腹疼痛之方，但《外台秘要》又以此方治疗少腹绞痛极挛，由此可见，只要经隧挛急的病变本质一致，疼痛部位不必受到限制。至于黄芪建中汤用黄芪补外卫之阳气，当归建中汤用当归补内营之阴血，又在于调理阴阳气血，使趋平衡。

桂枝加龙骨牡蛎汤治疗男子遗精，女子梦交，是因梦中精隧挛急，故以芍药、甘草、大枣缓急，龙骨、牡蛎宁神、涩精。甘麦大枣汤治疗妇人脏躁，精神异常，是因阴津不足，膜络失濡，导致神失其养，所以此方用大枣滋阴，合甘草缓急，小麦除烦热。

本法所选七方中就有四方是由桂枝汤加味而成，应该留意它的变化，从中受到启迪。桂枝加桂汤所治奔豚腹痛，是因外寒相侵引起，故加桂枝用量以温散寒邪；黄芪建中汤证是因阴阳两虚引起经隧挛急，故倍芍药以调营，加黄芪以实卫；当归建中汤证虽然仍属阴阳两虚，营血不足却是主要方面，故倍芍药加当归以调营血。桂枝加龙骨牡蛎汤所治不是痛证，故无须倍用芍药，以梦遗为主症，故加龙骨、牡蛎宁心安神，息其欲念，固涩精关，止其遗泄。一方加减，变化多端，于此可见一斑。

第二十一章　驱虫法

驱虫法是针对肠道虫证拟定的治疗法则。

以《素问·至真要大论篇》中"客者除之，留者攻之"为立法依据，选用驱虫、杀虫药物为主组合成方，专门用于虫证的方剂，称为驱虫剂。这类方有驱除或杀灭肠道寄生虫的作用，完全是针对病因施治的方法。

致病原因：常见的肠道寄生虫有钩虫、蛔虫、绦虫、蛲虫多种。由于种类不同，传染途径也就随之而异。蛔虫、绦虫、蛲虫是因饮食不洁，虫卵随着食物进入肠道而成。钩虫是藏于土中的幼虫从皮肤毛窍进入体内，最后寄生于肠道。

病变部位：钩虫、蛔虫、绦虫、蛲虫都以肠道为寄生场所，定位非常明确。蛔虫窜入胆道，则属胆道病变。

病变性质：虫生肠道，初期都是实证。如果虫的数量较多，消耗体内大量营养，患者因为长期营养匮乏即可成为本虚标实证。

基本病理：患者多以营养不良为共同特征。虫在肠道寄生，需要大量营养供其挥霍，患者所食营养为虫掠夺，遂致营养不良而见面黄肌瘦。钩虫在小肠吸食血液，因其经常换位造成多处黏膜出血，造成患者长期失血而贫血现象更为明显。蛲虫虽然危害较小，但因成虫要在肛门外面产卵引起瘙痒，令人难以安眠。至于蛔虫、绦虫梗阻肠道，每致腹痛。

治疗原则：杀虫本是治疗各类寄生虫的总则，但因绦虫、蛔虫的虫体较大，生命力强，使用微量杀虫药物不能致虫于死地，使用大量杀虫药物又恐人亦中毒，只有驱之使出，才是安全之策。如果蛔虫窜入胆道而见剧痛难忍，更宜安抚，使其重新回到肠内，不宜杀虫，以免虫死胆管。综上，杀虫、驱虫、安蛔是治疗肠道虫证的治疗原则。

治法分类：肠道之虫，或驱之使出，或杀之致死，均可获效。蛔虫窜入胆道，则宜驱之、安之。本章依据上述两种情况分为驱除肠虫、胆道驱蛔两法，以便临证检索。

配伍特点：使用驱虫、杀虫药物驱杀寄生之虫，是完全针对病因施治的一种方法，病因一除，所有证象也就随之消失，既不需要调理脏腑功能，也不需要调理气血津液。所以本类方的结构较为简单。但亦不尽如此，本类方中也有最为复杂的方剂结构，如乌梅丸即是。

临证应用：应该注意以下两点。①必须熟悉各类虫证的证象，才能施治无误。②严格控制药量，是施治关键。少则无济于事，不能达到治疗目的；多则谨防中毒，人随虫死，同归于尽。

除肠道寄生虫外，还有肝吸虫、肺吸虫、血吸虫、丝虫、滴虫等，由于中药对这些虫证的疗效还不够理想，故未选方。

第一节　驱杀肠虫法

驱杀肠虫是根据肠道虫证拟定的治法。

常见的消化道寄生虫有蛔虫、钩虫、绦虫等。各种寄生虫的临床证象各不相同，应当予以鉴别。①蛔虫：寄生于小肠，常见腹中嘈杂，脐周腹痛，时作时止，有索状包块，常吐清水，流涎，面黄肌瘦，或鼻孔作痒，睡中磨牙，面部有白色虫斑，唇内有小点隆起，粪便镜检有蛔虫卵则是最确切的诊断依据。治疗蛔虫常以苦楝根皮、雷丸、鹤虱、蜀椒、乌梅、铅粉、使君子、槟榔片等驱虫药为基础，适当配伍牵牛子、大黄、芒硝等泻下药，以利排出虫体。代表方如化虫丸、槟榔散、万应丸。②钩虫：寄生于十二指肠及小肠上段，有上腹不适或隐隐作痛，面色萎黄，四肢无力，心悸气短，耳鸣眼花症状，甚至好食生米、泥土等异物，面部、手掌和全身皮肤呈蜡黄色，有轻度或重度凹陷性水肿。治此宜用青矾、白矾、苍术、厚朴等药组成燥湿杀虫方剂，如钩虫丸就是疗效十分可靠的方剂。③绦虫：古籍谓之寸白虫，以患者的粪便中常排出白色节片为特征。用南瓜子粉槟榔煎治疗有较好疗效。

钩虫丸（陈彰维方）

【**药物组成**】栀子10g，黄柏10g，甘松10g，甘草10g，茵陈30g，茅苍术20g，青矾（煅）20g，白矾（煅）10g。

【**制剂用法**】上药研为细末，红糖为丸，早晚用白开水送服，米汤、油汤亦可。7日服完，病情重者，可连续服4~6剂。若改为汤剂，效果欠佳。

【**方证病机**】钩虫病。

【**体现治法**】燥湿杀虫，利胆退黄。

【**适应证候**】钩虫病。症见心悸，气短，面色、肢体萎黄，或黄肿，或好食生米、泥土等。亦治湿热黄疸。

【**方理剖析**】本方以治钩虫病见长。钩虫病的临床症状，有心悸、气短、面色萎黄等，多表现为血虚，导致血虚的原因，则因钩虫寄生小肠，损耗大量阴血所致。此证应与黄疸鉴别，黄疸遍身、眼目俱黄，而无浮肿现象，此病黄色带白而眼目不黄，严重者可见全身浮肿。若欲诊断准确，可做粪便镜检，如有钩虫卵，即可确诊。

一切证象都是血虚表现，究其原因，则由钩虫引起。根据治病求本原则，只需杀虫拔其病根，一切证象也就随之消失。此方既可杀虫拔其病根，又可燥湿治其湿滞，体现标本兼顾的配伍形式。方中青矾（又名绿矾、皂矾）有燥湿杀虫止血之功，因其主要成分是硫酸亚铁，故又可治疗缺铁性贫血；白矾亦具燥湿杀虫止血作用，差别只是不能补血。青矾、白矾同用，不仅可以杀灭钩虫，制止肠壁出血，亦可燥湿醒脾，治其湿滞。辅以苍术燥脾除湿，甘松醒脾化湿，茵陈淡渗利湿，除湿力量为之增强。复佐栀子、黄柏清肝胆郁热，甘草、红糖和中健脾。诸药合而成方，能收燥湿杀虫功效。因其肝胆并调，故亦可治湿热黄疸及胆经湿热。

此方为陈彰维公所制。川南过去患此病者极多，俗呼之为懒黄病。用此方治疗不下千百，少则 2 剂，多则 4~5 剂即愈，百发百中，无一不愈。用时需要注意两点：一是必须制成丸剂才有效果，汤剂则不见效。二是此药味道极怪，难以下咽，以米汤或油汤送服虽可减少怪味，仍然难吃。应嘱咐患者做成小丸吞服，不要多嚼。

【临证应用】本方对钩虫病有特效，蛔虫、蛲虫投之亦效。亦可治疗肝胆湿热为患，及下肢湿痒、黄疸。

【歌括】钩虫丸内用甘松，二矾苍术甘草同，栀子黄柏茵陈入，红糖为丸建奇功。

化虫丸（《太平惠民和剂局方》）

【药物组成】鹤虱 50g，胡粉（炒）50g，苦楝皮 50g，槟榔 50g，枯矾 12g。

【制剂用法】共为细末，面糊为丸，每次 2~4g，温米汤饮下。

【方证病机】肠道诸虫。

【体现治法】驱杀肠虫。

【适应证候】蛔虫、钩虫、绦虫等。

【方理剖析】此方所用诸药都有杀虫作用。鹤虱早在《唐本草》中即谓此物能治蛔虫、蛲虫，《日华子诸家本草》更谓本品能杀五脏之虫而止疟疾，说明不仅肠道虫证可用，即五脏之虫及疟原虫亦可用之。胡粉即铅粉之别名，《神农本草经》谓其能"杀三虫"。苦楝皮所含苦楝素有驱虫作用，用于蛔虫、绦虫、蛲虫都有效果，对蛔虫的疗效尤为可靠，与山道年相比，作用缓慢而持久。槟榔能杀绦虫、钩虫、姜片虫；枯矾也有杀虫作用。集五药于一方，能收很强的驱杀肠虫功效。唯前三药的毒性很大，应严格控制剂量，谨防中毒，慎之。

【临证应用】用于蛔虫有较好疗效，其他虫证亦可应用。只宜作丸，以便控制剂量，若作汤剂则很难掌握。

【歌括】化虫丸可治诸虫，鹤虱铅粉白矾从，苦楝皮与槟榔子，每服三克即见功。

苦楝杀虫丸（《药物图考》）

【药物组成】苦楝皮 6g，苦参 6g，蛇床子 3g，皂角 2g。

【制剂用法】共为末，炼蜜为丸，如枣大，纳入肛门或阴道。

【方证病机】蛲虫为患。

【体现治法】杀灭蛲虫。

【适应证候】蛲虫。

【方理剖析】此方所用苦楝皮有很强的杀虫作用，苦参、蛇床子、皂角也有杀虫效果，制成蜜丸纳入肛门，可以直接杀灭蛲虫。所用苦参有杀阴道滴虫之功，亦有用蛇床子治阴道滴虫的报道，所以此方用于阴道滴虫亦当有效。若将苦楝皮的剂量增大成 15g，作为汤剂内服，亦可驱除蛔虫。

方中苦楝皮的驱虫效果甚佳，据报道用本品治疗 20000 余例肠蛔虫病及川（苦）楝素片治疗约 500 例肠蛔虫病，一般都在服药后数小时或 2~3 天内排出蛔虫，以 24~48 小时排出者居多，排虫率 20.2%~100% 不等，大便转阴率 5.5%~92.8% 不等。

【临证应用】蛲虫可用此方，蛔虫、阴道滴虫也可使用。

【歌括】苦楝杀虫用楝皮，苦参蛇床皂角齐，蜜丸纳入肛门内，蛲虫为患此能医。

南瓜子粉槟榔煎（经验方）

【药物组成】南瓜子（研粉）6~120g，槟榔 60~100g。

【制剂用法】槟榔煎液，送服南瓜子粉，1 次服完，半小时后，继服泻剂。

【方证病机】绦虫为患。

【体现治法】驱除绦虫。

【适应证候】绦虫。

【方理剖析】本方由南瓜子和槟榔两味组成。现代药理研究表明，南瓜子对绦虫有瘫痪作用，主要作用在绦虫的中段和后段；槟榔所含槟榔碱可麻痹绦虫神经系统，为驱虫佳品。由于两味药对绦虫都有麻痹作用，且一作用于绦虫神经系统，一作用于绦虫中、后段，故有较为满意的疗效。

本方两药性味和平，使用时剂量宜大，少则效果欠佳。服后宜继服泻剂，使虫体排出体外。

【临证应用】应注意几点：新鲜槟榔较放置已久的槟榔效力大；槟榔煎煮前用水浸泡数小时，较即时煎者疗效高；服用泻剂较不服泻剂者效果佳；槟榔与南瓜子合用，不但对牛带绦虫效果显著，而且对短小绦虫亦有疗效。

【歌括】南瓜子粉槟榔煎，专治绦虫效不凡，清晨空腹一次用，继服泻剂报平安。

仙鹤草根芽粉（《中华医学杂志》）

【药物组成】仙鹤草根芽 250g。

【制剂用法】将干燥仙鹤草根芽研成粉末，成人每次服 30~50g，小儿 0.7~0.8g/kg，晨起空腹 1 次服完，无需另服泻药。

【方证病机】绦虫为患。

【体现治法】驱除绦虫。

【适应证候】绦虫。

【方理剖析】此方首先发表于《中华医学杂志》，是驱除绦虫的有效新方。所用仙鹤草根芽为蔷薇科植物龙芽草的根芽，新苗萌发以前拔取，洗净晒干，研成粉末即得。仙鹤草的地下部分冬芽有驱除绦虫作用。体外实验发现其主要作用于绦虫头节，4~7 分钟内即能抑制头节上的吸盘和顶突运动，使之很快失去活动能力，10~12 分钟后，颈节、体节亦停止活动。临床使用，其疗效与体外实验的结果相符。冬芽粉有导泻作用，用时不必另服泻药。

【临证应用】用仙鹤草根芽全粉、浸膏及提取物（仙鹤草酚结晶和粗晶片）治疗 275 例绦虫患者，效果显著。

【歌括】仙鹤根芽驱绦虫，研成粉末温水冲，清晨空腹一次服，无需泻药即成功。

驱杀肠虫法共选5方，各有各的用途，钩虫丸以青矾、白矾为主药，对钩虫病有特效，此方不仅能治虫证，对胆经湿热亦有一定效果。化虫丸所用五药驱虫效力都强，除常用于蛔虫以外，钩虫、绦虫亦可使用。苦楝杀虫丸以苦楝皮为主药，除治蛲虫以外，又能驱除蛔虫。南瓜子粉槟榔煎与仙鹤草根芽粉则专驱绦虫。

第二节　利胆驱蛔法

利胆驱蛔是根据蛔入胆道病机拟定的治法。

蛔入胆道，是指胃肠功能紊乱，引起蛔虫不安，窜入胆道的病变。此病以剑突下或右胁部位突然见阵发性绞痛或钻顶样痛，间歇期疼痛可完全消失为特征。蛔虫寄生肠内，性喜钻窜，倘使胃肠功能紊乱，蛔虫不安于室，或因饥饿或驱虫不当，引起蛔虫迁居，由下上行，循开口于十二指肠的胆道口进入胆道，引起括约肌强烈收缩痉挛，以致剧烈疼痛，间歇期疼痛可完全消失。发病初期除剧烈疼痛之外并无其他体征，这种"病情严重，体征轻微"的矛盾现象有助于本病的诊断。

蛔虫钻入胆道，引起胆道痉挛、阻塞而见剧烈疼痛，这是主要矛盾。当务之急，应该使蛔虫从胆道退回肠内，疼痛才能缓解。欲使蛔虫退回肠内，需要采取下述措施：一是麻痹虫体，使蛔虫失去继续钻窜能力；二是增加胆汁分泌，使胆汁的流冲力加大，迫使蛔虫退回肠道；三是增强胆管蠕动，将蛔虫推回肠内。通过上述措施的协同作用，使蛔虫从胆道退回肠道，这一法则谓之利胆驱蛔。

根据上述治疗原则，这类方剂常选用乌梅、蜀椒、使君子、槟榔、苦楝皮之类麻痹虫体，使蛔虫失去活动能力，配增加食欲的乌梅、蜀椒、肉桂、干姜之类促进胆汁分泌，使胆汁的流冲力加大，伍疏畅气机的枳壳、木香之类增强胆管蠕动，推动蛔虫下行，合柔肝缓急的白芍、甘草、蜂蜜之类解除痉挛，有利于蛔虫退回肠内。常用方如乌梅丸、驱蛔丸、苦楝四逆散、甘草粉蜜汤等。

综合古今治疗胆道蛔虫之方，反映了四种基本结构。一是安蛔法：这种方剂结构主要在于采取各种手段使蛔虫退回肠道，并对引起蛔入胆道原因和进入胆管后引起的发热证象都予以全面考虑。其特点是既能使蛔虫退回肠道，又能调理脏腑功能，作用缓和，不会因药物而使蛔虫死于胆道，愈后无后遗症。这种结构，因其只能暂时麻痹虫体，故称为安蛔，是治法中的"王道"，如乌梅丸即属这种配伍形式。二是驱虫法：这类方使用了驱蛔、杀蛔作用较强的苦楝皮之类药物，其特点是见效迅速，很快即能止痛，但有可能使蛔虫死于胆道而留下后遗症，是治法中的"霸道"，如驱蛔汤即属此种配伍形式。三是解痉法：这类方使用柔肝解痉的白芍，甘以缓急的甘草、蜂蜜之类以缓解胆道痉挛，让蛔虫退回肠内。适合于蛔虫病初起患者，时间稍久则疗效欠佳。如苦楝四逆散即属此种结构。四是诱杀法：这类方以甘味药物为主，投其所好，在大量甘味药中配入无味的杀虫药，诱使蛔虫中毒，这种结构既可甘以缓其痉挛，又可诱使蛔虫上当，是颇具巧思的一种配方法度，如甘草粉蜜汤于甘味药中加入一味有毒的铅粉即是。

乌梅丸 (《伤寒论》)

【药物组成】乌梅600g，细辛180g，干姜300g，黄连480g，当归120g，熟附子180g，蜀椒120g，桂枝180g，人参180g，黄柏180g。

【制剂用法】乌梅用50%醋浸一宿，去核，蒸，余药研成粉末，加蜜和乌梅捣制成丸，每次服15g，每日1~3次。若作汤剂，剂量可按比例减少。

【方证病机】脏寒蛔厥。

【体现治法】温脏安蛔。

【适应证候】①蛔厥，上腹部突然阵发性剧烈绞痛，或钻顶样痛，得食即呕，甚至吐蛔，痛剧时面青汗出，手足逆冷，脉伏。②休息痢。③癣疾。

【方理剖析】蛔厥，亦即胆道蛔虫病。蛔虫寄生于小肠，性喜钻窜，倘使消化系统功能紊乱，如脏寒、发热、过饥，引起蛔虫迁居，朝上乱窜，窜入胆道，即成胆蛔病。本方所治是因脏寒引起。

蛔虫钻入胆道而见剧烈疼痛，治疗时应当考虑使蛔虫从胆道退回肠内。根据蛔虫遇酸则静、见辛则伏的特点，故本方用酸味的乌梅，辛麻的蜀椒、细辛以制蛔止痛。然而，蛔之所以上窜胆道是由于肠中虚寒之故，故用干姜、肉桂、附子温其脏寒，使蛔虫能安居肠内，不致继续上窜。再用黄连、黄柏清肝胆之热，解除因蛔虫上窜胆道引起的感染性发热症状。人参、当归补气养血，扶助正气。从全方结构分析，是一个寒热共用，补泻兼施的方剂，用于寒热错杂的蛔厥证，有可靠的疗效。服用本方疼痛缓解之后，应当使用驱蛔药，以免复发。

本方不仅用于胆道蛔虫有可靠疗效，对于久泻、久痢亦有较好效果。久痢、久泻都是余邪未尽而正气已虚，本方干姜、细辛、桂枝、附子、蜀椒温中散寒，人参、当归补气养血，这一组药在于振奋中焦，恢复功能。黄连、黄柏解毒祛邪，乌梅酸涩止痢，这一组药在于祛其余邪。这种扶正与祛邪同用的配伍形式，照顾到了邪正两个侧面，对于寒热错杂之证，用之颇为合拍。顽固性的呕吐，投此亦可获效。

本方所用乌梅、蜀椒、黄连、黄柏都有较强的抑菌作用，其中乌梅抑制真菌作用更好，又有桂枝、细辛等药从里透达于外，人参、当归鼓舞正气，煎汤内服，可使每一毛窍均无容邪之地，故对癣疾亦有很好疗效。

学习此方需要注意以下两点。一是此方配伍的理论根据：《伤寒论》谓："伤寒，脉微而厥，至七八日肤冷，其人躁，无暂安时者，此为脏厥，非蛔厥也。蛔厥者，其人当吐蛔……蛔厥者，乌梅丸主之。又主久利。"此条将蛔厥和脏厥证象作了对比，也是二者的鉴别诊断。如果病程较久，症见肢冷脉微、躁无暂安，是功能衰竭的脏厥；若病程很短，时烦时止，其人常自吐蛔者，则因脏寒引起蛔上入膈的蛔厥，并指出蛔厥当用乌梅丸主之。此方是为蛔厥而设，已经毫无疑问，但此方如此配伍的依据是什么却有必要再为探析。此证是因脏寒引起蛔虫上窜胆道，继因蛔虫进入胆道引起发热（感染），存在着肠道虚寒、蛔入胆道、胆道感染三种矛盾。此方用干姜、桂枝、附子是针对脏腑虚寒而设，乌梅、蜀椒、细辛是针对蛔入胆道而设，黄连、黄柏是针对蛔入胆道以后引起的发热而设。三类药物环环相扣，各有针对，现在看来是显而易见的，但因过去对胆蛔证的认识不足，以致对本属脏寒何必要配伍清热解毒的黄连、黄柏的道理不能理解，才有蛔虫"得苦则下"之说。余从教之初亦沿其说而深信不疑，后来学生问余既然蛔虫得苦则下，胆汁是最苦之物，为何蛔虫还要窜入胆道？入胆之后遇到胆汁为何还不下行？此问使余哑口无言，才对此说产生怀疑，改为上述解释。学者以此为鉴，不要人云亦云，才能揭示方剂配伍的真谛。二是此方的结构特点和临床意义。此方有干姜、桂枝、附子等大辛大热药，也有黄连、黄柏等大苦大寒药，是寒热共用法；有人参、当归扶正，又有蜀椒、乌梅、黄连、黄柏祛邪，是攻补兼施法。这种配伍形式，是治疗自身功能衰弱而又感受外邪的理想结构，开辟了寒热共用与补泻同施的先河，很有临床价值。

【临证应用】此方治疗胆道蛔虫病的疗效显著，以剑突下面突然绞痛或钻样痛，间歇期如常人为辨证要点。

【歌括】乌梅丸内用椒姜，桂附参归共煎汤，细辛连柏治蛔厥，温脏安蛔是妙方。

胆道驱蛔汤（经验方）

【药物组成】槟榔 30g，使君子 30g，苦楝根白皮 10g，乌梅 15g，蜀椒、细辛各 6g，枳壳、木香各 12g，干姜 6g，芒硝（冲服）9g。

【制剂用法】水煎服。

【方证病机】蛔入胆道。

【体现治法】利胆驱蛔。

【适应证候】胆道蛔虫病。

【方理剖析】蛔虫窜入胆道出现剧烈疼痛，应使蛔虫退回肠道，疼痛才能缓解。此方所用苦楝根白皮、使君子、槟榔、乌梅、蜀椒五药都有驱杀蛔虫功效，服后能使蛔虫失去活动能力；复用枳壳、木香疏畅气机，增强胆管蠕动；干姜、乌梅、蜀椒促进胆汁分泌，增强胆汁流冲力量，将蛔虫推回肠道；然后再由槟榔、芒硝的泻下作用将蛔虫排出体外，成为驱蛔作用很强的新方。

使用此方时要注意以下两点。第一，方中苦楝皮的毒性很强，多用将会造成人随虫亡，少用又不能达到驱虫目的，以每剂用 10g 左右为宜，既是有效剂量，也是安全剂量。苦楝皮表层红皮的毒性最大，以用里层的白皮为安全，使用时宜特别注意。第二，用于胆蛔病时剂量宜稍小，以免蛔死胆道。

【临证应用】确切诊断为胆道蛔虫病时可用此方，应注意与胆囊炎、胆石证、胰腺炎等鉴别。肠道蛔虫亦可使用。

【歌括】驱蛔汤内用槟榔，使君乌梅细椒姜，枳壳木香芒硝配，苦楝根皮效最良。

苦楝四逆散（验方）

【药物组成】金铃子 15g，柴胡 12g，枳壳 12g，白芍 60g，甘草 10g。

【制剂用法】水煎服。

【方证病机】蛔入胆道。

【体现治法】柔肝利胆。

【适应证候】①胆道蛔虫病初起，剧烈疼痛。②胁痛、腹痛。

【方理剖析】蛔虫初从肠道窜入胆道，仅头部进入胆道即引起胆道口痉挛而见剧烈绞痛。此时只需麻痹虫体，缓解痉挛，蛔虫即可退回肠内。故此方用驱蛔的金铃子以麻痹虫体，使其失去钻窜能力，复用柴胡、枳壳疏肝理气，白芍、甘草柔肝缓急，解除胆道口的痉挛，共收柔肝利胆功效。

【临证应用】（1）胆蛔病初期用此方可望获效。

（2）此方由四逆散加金铃子而成。四逆散有疏肝理气、柔肝缓急作用，加入擅长清热疏肝止痛的金铃子，对肝郁气滞的胁痛和肝木侮土的腹痛都有较好疗效。如果加入延胡索，即四逆散与金铃子散二方合用，疗效更佳。

【歌括】苦楝四逆用金铃，柴枳芍草五药行，蛔虫入胆宜酌用，胁腹疼痛亦堪斟。

甘草粉蜜汤（《金匮要略》）

【药物组成】甘草 6g，铅粉 3g，白蜜 12g。

【制剂用法】上三味，先煮甘草，汤成，去渣，纳铅粉、白蜜，搅匀如粥，顿服。

【方证病机】蛔入胆道。

【体现治法】诱杀蛔虫。

【适应证候】上腹部剑突下或右胁部位突然见阵发性绞痛，或钻顶样痛，间歇期疼痛可完全消失如常人，经检查，肝功能正常者。

【方理剖析】蛔虫寄生肠内，性喜窜动，如果钻入胆道则剑突下或右胁部位突然见阵发性剧烈疼痛，或钻顶样痛，不痛时又如正常人，这样痛时剧烈，不痛时又如常人的矛盾现象，正是胆道蛔虫病初期的特点。

根据蛔虫喜食甜味特性，此方用甘草、白蜜两种甜味药物与能"杀三虫"的铅粉同用，是诱使虫食，从而达到杀虫目的。此即《金匮要略心典》所谓"甘味既尽，毒性旋发，而虫患乃除"之意。

研究此方需要注意以下两点。其一，《金匮要略》中此方所用的粉，有的人说是米粉，有的人说是铅粉，众说纷纭，莫衷一是。临床以用铅粉为恰当。某医院每遇胆蛔病患者，即用铅粉 3g、甘草 6g、蜂蜜 12g 煎水服，服后疼痛多在 1~2 小时内即止，历试不爽，故本方所用的粉，以用铅粉为是。其二，此方用糖衣炮弹对付蛔虫，构思极为巧妙。现代所用驱蛔药宝塔糖即师此方之意配制而成。

【临证应用】由于铅粉有毒，如果患者肝功能不正常便会引起不良后果，用前需做检查，正因铅粉有毒，应该严格控制剂量。

【歌括】《金匮》甘草粉蜜汤，用治胆蛔效果良，一粉二甘四份蜜，诱杀蛔虫是妙方。

-- 小　结 --

利胆驱虫法共选 4 方，构思各具特色而又异曲同工，颇能启人思维，开阔视野。乌

梅丸以安蛔为主，是通过麻痹虫体、增加胆汁、畅通胆流、松弛胆道等作用使蛔虫退回肠道，展示了综合治理的组方特点，见效虽缓，却最为安全。胆道驱蛔汤仅用驱蛔之品加上理气药物，突出了驱蛔药的作用，其特点是见效迅速，但要冒蛔死胆道的风险。苦楝四逆散是驱虫与解痉同用的配伍形式，突出了解除胆道痉挛的作用，蛔虫初入胆道可用，久则效果欠佳。甘草粉蜜汤是杀虫药与甘味药同用的结构，不仅体现了诱杀法，也体现了杀虫与缓急同用的配伍特点，最具巧思。

方剂索引

（按笔画排序）